JN323453

Primary Care in Psychiatry and Brain Science

脳とこころのプライマリケア 1

うつと不安

編集 下田 和孝 獨協医科大学教授

監修　日野原重明　聖路加国際病院理事長
(五十音順)　宮岡　等　北里大学教授

編集委員　飯田　順三　奈良県立医科大学教授
(五十音順)　池田　学　熊本大学大学院教授
　　　　　下田　和孝　獨協医科大学教授
　　　　　千葉　茂　旭川医科大学教授
　　　　　中山　和彦　東京慈恵会医科大学教授
　　　　　福居　顯二　京都府立医科大学教授
　　　　　堀口　淳　島根大学教授
　　　　　宮岡　等　北里大学教授

監修のことば

　わが国にプライマリケア医学が紹介されてから，すでに40有余年が経とうとしている．この間，内科学を中心とする身体医学領域ではプライマリケア医療における対応やその背景にある科学が少しずつ明確になりつつある．医学の中の心の科学は精神医学，心身医学などとしてとりあげられているが，プライマリケアでは，安易なストレス対策のような適切な医学の議論にもとづかない対応が広まっているように思うし，一方，神経伝達物質や画像所見などの科学性を追求した心の科学には難解な部分が多く，すぐ日常臨床に役立つとは言い難い．心の医学における科学研究と専門家による治療，そして適切な知識によるプライマリケア医の対応をつなげるような本を作れないかと常々考えていた．

　医師の教育においては，2004年度に始まった新医師臨床研修制度では精神科が小児科や産婦人科とともに必修課目となったため，心の問題に対するプライマリケア医や精神科以外の医師の対応の進歩に大きな期待をかけていた．しかしそれも効果が十分に検証されないまま，2010年度からは精神科は選択必修課目となり，かつてと同じようにこころの医療の現場を経験しない医師が多く生まれることになった．医師の初期研修で精神医学をどのように教えるかという計画性が不十分であったのは事実であろうが，プライマリケア医学が bio-psycho-social-ethical のあらゆる方向から患者を診ることを基本としているのであれば，psycho の研修はもう少し慎重に扱ってほしかったとも思う．これも本書を世に問いたいというきっかけになった．

　本書は，個々の項目においてプライマリケア医が疑問に感じたり，対応に困ったりするような問題から出発して，その背景にある科学を相当専門的な領域まで記載することを目標とした．読者の方はその項目において「自分はここまでの知識で何とかなる」と考えればその項目まで読んでいただければよいし，そこから

さらに興味を感じて読み進むことが，新たな知識の源となれば望外の喜びである．

　また目の前の患者さんにどう対応するかという指針を得やすいように，教科書にありがちな疾患単位ではなく，各項をできるだけ症状単位で構成した．執筆者も臨床経験の豊富な医師を中心にした陣容とし，プライマリケア医にも読みやすく，かつ読み進めていきたくなるような内容にすることを念頭に置いて執筆していただいた．

　本書は『脳とこころのプライマリケア』と銘打っているが，身体と精神をそれほど明確に区別していない．プライマリケアでは基本的には身体も心も頭においた対応が必要であると考える．プライマリケア医との話の中で，「どこまで精神的な問題が大きくなったら精神科医に依頼すべきか」という問題がよく論じられる．一定の基準がある訳もなく，個々の医師の知識によっても異なるし，患者さんの考え方によって調整すべきことでもあろう．そのあたりの境界にある知識を伝え，適切な対応が進むようにしたいというのも監修者の強い希望である．

　本シリーズが「脳とこころ」の問題に関する適切なプライマリケアを成長させ，心身両面に対するよりより医療，患者のための医療に寄与することを願ってやまない．最後に，監修者の意をくみ，本企画に参画していただいた総勢600名を超える諸先生方と，8名の編集委員の先生方にお礼を述べたい．

2010年5月

日野原　重明
宮岡　　等

序

　筆者が母校の精神科に入局したのは1983年である．当時の精神科診療は現在のそれと比較すると，随分とゆったりしたものだったように思う．特に最近の外来患者さんの数の多さをみると隔世の感があるし，大学病院に勤務する我々も，外来診療にかかる労力が非常に増大していると感じている．この変化の大部分は不安やうつを訴える患者さんが精神科外来を訪れる際のハードルが低くなったことによるものであり，その変化自体は健全な流れであろう．一方で患者さんの数の増加に伴って，不安・うつの多様化も進んでおり，診療内容や患者さんの要求度も複雑化している．これは患者さんの側からいえばインターネットや精神医療に関する書物・資料など，精神疾患に関する情報へのアクセスが容易になったこと，医療者サイドからいえば精神科診断基準の普及とその使用の問題点，多くの新規向精神薬が最近約10年で矢継ぎ早に導入されたことなど，さまざまな要因があると思われる．

　20年来の筆者の友人で米国ミシガン大学で家庭医学（family medicine）を専門としているMicheal Fetters先生から不安・うつを訴える患者さんの多くを家庭医学科で診察・加療していると聞いた．上記のような現在のわが国の精神科診療の状況からは，米国のように家庭医学科の先生方の協力・連携があることをうらやましく思うこともしばしばである．本邦も年間の自殺者数が3万人を超えることが続いており，プライマリケアにおける精神科診療の重要性が注目されて久しい．このことからも精神科診療の裾野がさらに広がることが予測され，プライマリケアにおける不安とうつに対する診療に期待が寄せられるのも当然の帰結といえる．

　本書では，不安とうつの症候学，成因・病態，症候評価・診断，不安とうつのpsychiatric comorbidityおよびphysical comorbidity，不安とうつの面接のコツ，不安とうつのさまざまな治療（薬物療法・精神療法・対人関係療法，高照度光療法・

修正型電気痙攣療法・断眠療法などの特殊療法），プライマリケアにおける不安・うつの診療のポイント，不安・うつとライフサイクルなどの項目について幅広く扱うことを目標とした．プライマリケアにおける不安とうつの診療にお役に立つことができれば幸いである．

　最後に，企画から2年，本書の編集に際し，その社名のとおり誠心誠意ご協力をいただいた株式会社シナジー出版事業部のみなさんに深謝したい．

2010年5月

獨協医科大学精神神経医学講座
下田　和孝

脳とこころのプライマリケア
第1巻　うつと不安
目次

序章　うつ・不安の概念と歴史的展望　　広瀬徹也　1

うつと不安の概念をめぐる歴史 ……………………………………………………………… 2
メランコリーと恐怖 2／メランコリーから躁うつ病へ 3／不安精神病 3／神経衰弱と不安神経症 4／Freud の不安とうつに関する見解 4／Mapother, Lewis の一元論的見解 5／Roth らの二元論的見解 5／不安発作・抑制型うつ病 6／DSM-Ⅲとパニック障害の登場 6／うつ病とパニック障害の合併 7

うつ病の不安 …………………………………………………………………………………… 9
臨床像 9／病型 10／遺伝的側面 13

Ⅰ章　うつ・不安の症候学　19

総論 …………………………………………………………………………………… 宮岡　等　20
うつと不安の中核症状 20／環境による症状変動 20／正常範囲のうつと不安 21／自記式質問票による症状評価 21／comorbidity（併存）22／向精神薬の効果 23

うつの症候学 ………………………………………………………………… 古茶大樹, 三村　將　24
精神症状の記述について―精神症候学の限界 24／感情の精神症候学 25／うつ病の症候学 28

不安の症候学 ………………………………………………………………………… 山田和夫　34
不安とは 34／Freud の不安神経症 34／不安障害 36／不安障害の発達的変遷 36／パニック障害の症状 36／空間恐怖（広場恐怖）37／パニック障害の経過における症状の構成と消退 38／その他の不安障害の症状 43／不安障害の変遷と合併 45

Ⅱ章　うつ・不安の病因と病態　47

総論 …………………………………………………………… 鈴木克治, 井上　猛, 小山　司　48
進化論的立場からみたうつや不安の成因と病態 49／情動の神経回路の視点からみたうつや不安の成因と病態 50

神経科学からみた発症のメカニズムと病態 ………………………………………………… 52

うつ　　森信　繁　52
BDNF とうつ病 53／アポトーシスと neurogenesis（神経新生）からみたうつ病の病態 55／うつ病の病態メカニズムとシナプス可塑性 57／BDNF 情報伝達系からみたシナプス形成とうつ病発症脆弱性 57／遺伝子研究からみたうつ病の病態メカニズム 58

不安
塩入俊樹　61

恐怖の神経回路 61／情動反応の神経回路 66／不安障害の神経回路 66

心理学からみた発生のメカニズムと病態　69

うつ
岩満優美　69

抑うつ理論に影響を与えた感情2要因説 70／Beckの認知理論 70／Teasdaleの抑うつ的処理活性仮説 71／学習性無力感理論 72／改訂学習性無力感理論 73／素因—ストレスモデル 75／絶望感理論 76／パーソナリティと抑うつ 77

不安
飯田英晴, 北沢桃子　78

不安の発生 78／不安の発生と性格 80／不安の発生と不安の学習 80／不安の発生と情動の発達 81／発達過程で生じる不安とその病態 82／おもに思春期心性と関連する不安とその病態 83／おもに性格要因が関わる不安とその病態 84／歪んだ認知，誤った学習による不安とその病態 84／社会文化的に発生する不安 85

III章　うつ・不安の症状評価と診断　87

総論
越野好文　88

精神科面接の意義と技法 88／診断手技 90／操作的診断基準 90

面接のコツ　93

うつ
井原　裕　93

コツは手続記憶である 93／小さなコツを積み重ねる 94／能力開発としての「コツを覚える」94／コツのための断章 95／コツには限界がない 100

不安
阪井一雄, 前田　潔, 山本泰司　101

不安および不安障害の概念 101／不安について 102／不安を呈する患者の面接 105

評価尺度　108

うつ
田　亮介, 渡邊衡一郎　108

さまざまな評価尺度 108／類型的(categorical), 診断的(diagnostic)な評価尺度 108／次元的(dimensional)な評価尺度 109／身体疾患に伴ううつ状態の評価尺度 114

不安
大曽根　彰, 下田和孝　117

不安全般の評価尺度 117／個々の不安障害の評価尺度 120

診断，鑑別診断　130

うつを主症状とする疾患
秦　伸之, 磨井章智, 小澤寛樹　131

うつが主症状となりうる精神疾患 131／うつが主症状となりうる身体疾患 136／身体疾患に起因するうつ状態 136／身体疾患の治療中に起こるうつ病（薬剤惹起性うつ病）139

不安を主症状とする疾患
高橋　徹　141

パニック障害 141／全般性不安障害 144

IV章　うつ・不安と psychiatric comorbidity　149

総論
大野　裕　150

comorbidity 概念導入の歴史 150／comorbidity に影響する要因：DSM-Ⅲに基づく検討 151／comorbidity の研究をめぐる問題点 152

うつ病と不安 .... 貝谷久宣 154
不安障害と気分障害の併発はどれほど多いか 154／不安障害と気分障害の comorbidity の特質 156／社交不安障害と気分障害の併発 157／全般性不安障害と気分障害 158／パニック障害と気分障害の併発 160／不安障害を併発したうつ病は難治であり非定型うつ病が多い 164

双極性障害（双極Ⅰ型・双極Ⅱ型）と不安 .... 森下　茂 168
双極性障害の概念整理 168／双極性障害と不安障害併存の疫学 169／双極性障害と不安障害併存の予後 171／双極性障害と不安障害併存の治療 172

統合失調症など精神病性障害 .... 諸川由実代 174
統合失調症における抑うつや不安の評価 174／統合失調症の経過中にみられる抑うつ 175／統合失調症に併発する不安 178／失調感情障害と抑うつ 178／統合失調症に併存する抑うつあるいは不安の治療 179

不安障害とうつ .... 津留壽船，稲吉條太郎 181
不安とうつの関係 181／comorbidity について 181／不安障害とうつの comorbidity 182／パニック障害とうつの comorbidity 184／全般性不安障害とうつの comorbidity 185／PTSD とうつの comorbidity 186／社交不安障害とうつの comorbidity 186／強迫性障害とうつの comorbidity 187／特定の恐怖症とうつの comorbidity 187

物質使用障害 .... 小田晶彦 191
物質常用に伴う抑うつ・不安 192／それぞれの物質による症状・対応法の違い 193

症状精神病 .... 小森照久 199
概念 199／歴史的理解 200／薬剤による症状精神病 202／診断，症状，経過 203／症状精神病の comorbidity としてのうつ・不安 206

器質性精神障害（とくに高次脳機能障害） .... 中村俊規 208
わが国の現状 208／高次脳機能臨床とリハビリテーションの世界的現状 209／高次脳機能障害の中核症状 210／心的外傷をふまえた精神症状分類の新たな試み 211／脳外傷における心的外傷，その実在と影響 213／損害賠償上の諸問題 215／高次脳機能障害の「うつ」と「不安」と，プライマリケアにおける留意点 216

認知症 .... 池田　学 220
軽度認知障害とうつ病 220／認知症発症のリスクとしてのうつ病 221／認知症に共存する抑うつ 222／認知症に伴う抑うつに対する治療 225

身体表現性障害 .... 黒木俊秀 227
身体表現性障害の概念 227／うつ・不安と身体化 228／身体表現性障害とうつ病の鑑別診断 230／プライマリケア患者の疾病行動 232／うつ・不安を伴う身体表現性障害の治療 233／抑うつ症状を続発した心気症の症例 234

パーソナリティ障害 .... 白波瀬丈一郎 236
パーソナリティ障害 236／うつ・不安の併存障害としてのパーソナリティ障害 237／うつ・不安と鑑別を要する疾患としてのパーソナリティ障害 238／境界性パーソナリティ障害とうつ 239／境界性パーソナリティ障害と不安─精神分析的視点から 240／パーソナリティ障害患者への対応の原則 241

double depression について .... 吉村玲児，中野和歌子，中村　純 244
疫学 245／臨床的特徴 245／DD と血中脳由来神経栄養因子（BDNF）濃度 246／治療 247

うつと自殺 .... 張　賢徳 249

自殺と精神障害の関係 250／日本の自殺の実態 251／うつ病のとき，なぜ自殺が起こりやすいのか？ 252／適応障害レベルでも自殺は起こる 253／どう対応すればよいのか？ 254／最後に―認知行動療法について 256

不安と自殺 ……………………………………………………………… 長谷川 花，河西千秋 257
精神病理としての不安 258／現代における社会的不安 258／不安が主の精神疾患と自殺 258／精神疾患に不安障害が併存した場合 260／身体疾患に不安障害が合併した場合 261／プライマリケア医と自殺問題 261

V章　うつ・不安と physical comorbidity

総論 …………………………………………………………………………………… 久保千春 266
不安と関連した身体症状と疾患 266／うつと関連した身体症状と疾患 266

神経内科疾患，神経難病 ………………………………………… 加治芳明，大内慶太，平田幸一 272
各気分障害の病態 272／神経変性疾患（おもに Parkinson 病）に伴う気分障害 275／一次性頭痛に伴う気分障害 278／その他の神経内科疾患に伴う気分障害 279／治療の実際 280

脳血管障害 …………………………………………………………………………… 木村真人 284
脳血管障害とうつ病 284／血管性うつ病 288／脳血管障害と不安障害 289／脳血管障害とアパシー 290／脳血管障害に伴う感情障害の治療 291

生活習慣病 …………………………………………………………………………… 熊野宏昭 294
メタボリックシンドロームの問題点 295／肥満とうつ・不安 296／糖尿病とうつ・不安 297

循環器疾患 ………………………………………………………………………… 尾鷲登志美 300
うつ病・うつ状態と循環器疾患の合併率 300／うつ病・うつ状態と循環器疾患合併時の予後 301／うつ病・うつ状態と循環器疾患が関連する機序 303／うつ病・うつ状態治療と循環器疾患の予後 304／不安と循環器疾患 305

呼吸器疾患 …………………………………………………………………………… 佐藤 武 310
呼吸器疾患における不安とうつ 310／慢性閉塞性肺疾患における不安とうつ 310／喘息 312／肺癌 314

消化器疾患 ………………………………………………………… 富永和作，池谷俊哉，荒川哲男 317
うつ・不安の形成と消化管機能障害 317／うつ・不安の形成と消化器症状 319／うつ・不安と各種消化器疾患 320

内分泌・代謝疾患 ………………………………………………… 倉持 泉，樋渡豊彦，堀川直史 326
内分泌・代謝疾患における精神症状 326／内分泌精神症候群 327／診断のポイント 327／治療とケアのポイント 328／主要な内分泌・代謝疾患とその精神症状 329

免疫・アレルギー系疾患 …………………………………………………………… 十川 博 339
喘息と精神疾患の合併 339／喘息患者が持つ心身症的側面 346／向精神病薬の使用の報告 347

悪性腫瘍 …………………………………………………………………… 内富庸介，大谷恭平 354
サイコオンコロジーとは 354／がんへの通常の心理的反応 356／抑うつ 357／抑うつの診断 358／抑うつのスクリーニング 360／コミュニケーション 361

産科・婦人科疾患 ………………………………………………………………… 平島奈津子 363
月経に関連した症候群 363／多嚢胞性卵巣症候群 365／子宮内膜症 366／妊娠・出産 367／癌 369

腎疾患（とくに透析患者） ……………………………………………………… 鷲塚伸介 371
腎疾患・透析患者の不安 371／腎疾患・透析患者のうつ 372／腎疾患，透析患者の不安とうつに対する治療 376

VI章　うつ・不安の治療　　　　　　　　　　　　　　　　　　　　379

総論 …………………………………………………………………………………… 髙橋三郎 380
うつ病エピソードの診断を確認する 380／治療計画を立てる 381／治療経験を重ねる 381／心理面をどう受け止めるか 383

薬物療法 ……………………………………………………………………………………… 384
うつ　　　　　　　　　　　　　　　　　　　　　　藤井久彌子，尾関祐二，下田和孝 384
抗うつ薬の種類と薬理作用の特徴 384／薬物動態と臨床効果との関連 386／薬物有害反応と使用上の注意 387／activation syndrome と敵意，攻撃性 388／妊娠 388／治療戦略 389

不安　　　　　　　　　　　　　　　　　　　　　　　　　　　　　　　　　尾鷲登志美 394
パニック障害 395／特定の恐怖症 401／社交不安障害（社交恐怖）401／強迫性障害 401／外傷後ストレス障害（PTSD），急性ストレス障害 403／全般性不安障害 409

精神療法 ……………………………………………………………………………………… 416
うつ　　　　　　　　　　　　　　　　　　　　　　　　　　　　　　　　　岡島美朗 416
精神療法のためのうつ病理解 417／さまざまな精神療法 419／精神科一般臨床におけるうつ病への精神療法的対応 422

不安　　　　　　　　　　　　　　　　　　　　　　　　　　　　　　　　　中村　敬 425
不安障害の対人行動と精神療法的関わり 425／不安障害のタイプに応じた精神療法の実際 427

認知行動療法 ………………………………………………………………………………… 434
うつ　　　　　　　　　　　　　　　　　　　　　　　　　　　　　　　　　高橋良斉 434
うつ病に対する認知療法の効果 434／精神科診断の重要性 435／構造化面接と意図的面接技法 436／認知行動療法理論 436／認知行動療法の実際 437

不安　　　　　　　　　　　　　　　　　　　　　　　天野雄一，久我原明朗，坪井康次 444
不安障害に対する認知行動療法の有効性について 445／社交不安障害 452

うつの対人関係療法 ……………………………………………………………… 水島広子 455
対人関係療法とは 455／IPT の基本にある考え方 455／IPT の主要問題領域 457／IPT の技法 458／IPT 治療者の姿勢 459

高照度光療法 ……………………………………………………………………… 大川匡子 461
作用機序 461／季節性感情障害（SAD）463／治療方法 464／うつ病と高照度光療法 465

修正型電気痙攣療法 ………………………………… 佐伯吉規，濱口眞輔，北島敏光，下田和孝 468
m-ECT の適応 469／サイン波治療器とパルス波治療器 470／m-ECT の実際 470

断眠療法 …………………………………………………………………………… 山田尚登 477
臨床効果 478／断眠療法の適応と禁忌 478／断眠療法の方法 478／断眠療法と他の治療法 479／断眠療法の問題点 479／断眠療法の作用機序 479

VII章　うつ・不安のプライマリケア　　483

プライマリケア医による面接・診断のポイント　辻　敬一郎, 田島　治　484
面接のポイント 484／診断のポイント 485／身体症状に潜む精神症状 491／鑑別を要するうつ状態 492／うつ病の亜型 493

プライマリケア医による治療と管理　寺尾　岳　497
うつ病の治療と管理 498／経過, 予後 500／うつ病に潜む双極スペクトラム 500／双極スペクトラムの治療 501

プライマリケア医と精神科医との連携　石田　康　506
プライマリケア医の精神疾患診療の実態とそれに関する調査 507／精神科への患者紹介のタイミング 509／患者を精神科へ紹介する際の留意点 510

うつ・不安と社会的問題　岩波　明　512
うつ病と社会的問題 514／不安障害と社会的問題 522

VIII章　うつ・不安とライフサイクル　　525

小児・思春期　526

うつ　阿部隆明　526
疫学 526／診断 527／鑑別診断 528／合併症 530／経過と転帰 530／初期対応―状態の把握と治療方針の決定 530／周囲に対するアプローチ 532／治療 532

不安　加藤晃司, 松本英夫　534
小児・思春期の不安障害（総論）534／小児・思春期の不安障害（各論）536

中年期　542

うつ　横山正宗, 吉邨善孝　542
現代社会における中年期 542／ライフサイクルにおける中年期危機 543／危機的な中年期心性 544／中年期のうつ病の疫学 546／中年期のうつ病の特徴 547／治療, および対策 547

不安　桂川修一, 黒木宣夫　550
中年期危機とは 550／中年期の発達課題 550／労働世代としての中年期を取り巻く環境 552／ライフイベントとストレス 554／中年期の不安, 抑うつ 554／中年期の不安と抑うつの事例 558／事例の解説 560

老年期　562

うつ　西田　朗, 堀口　淳　562
疫学 562／診断 563／老年期うつ病の特徴 565／治療 566／予防 567

不安　尾籠晃司, 西村良二　569
老年期の不安の特徴 569／老年期の不安の原因となる疾患 569／老年期の不安の検査, 診断 571／老年期の不安の治療 573

索引　579

執筆者一覧

広瀬徹也 財団法人神経研究所理事長/ 帝京大学名誉教授	宮岡　等 北里大学医学部精神科	古茶大樹 慶應義塾大学医学部 精神神経科学教室
三村　將 昭和大学医学部 精神医学教室	山田和夫 東洋英和女学院大学/ 和楽会横浜クリニック	鈴木克治 北海道大学大学院医学研究科 神経病態学講座精神医学分野
井上　猛 北海道大学大学院医学研究科 神経病態学講座精神医学分野	小山　司 北海道大学大学院医学研究科 神経病態学講座精神医学分野	森信　繁 広島大学大学院医歯薬学総合研究科 精神神経医科学
塩入俊樹 岐阜大学大学院医学系研究科 精神病理学分野	岩満優美 北里大学大学院医療系研究科 医療心理学	飯田英晴 藍野大学医療保健学部 作業療法学科
北沢桃子 藍野学院短期大学 第二看護学科	越野好文 粟津神経サナトリウム	井原　裕 獨協医科大学越谷病院 こころの診療科
阪井一雄 姫路獨協大学医療保健学部 作業療法学科	前田　潔 神戸学院大学 総合リハビリテーション学部	山本泰司 神戸大学大学院医学研究科 精神神経科学分野
田　亮介 駒木野病院	渡邊衡一郎 慶應義塾大学医学部 精神神経科学教室	大曽根彰 獨協医科大学 精神神経医学講座
秦　伸之 長崎大学大学院医歯薬学総合研究科 精神神経科学	小澤寛樹 長崎大学大学院医歯薬学総合研究科 精神神経科学	高橋　徹 国土交通省本省診療所 メンタル・ヘルス
大野　裕 慶應義塾大学 保健管理センター	貝谷久宣 医療法人和楽会 パニック障害研究センター	森下　茂 十条リハビリテーション病院 うつ医療予防センター
諸川由実代 西毛病院臨床医学研究センター/ 聖マリアンナ医科大学神経精神科	津留壽船 大分大学医学部 精神医学講座	稗吉條太郎 大分大学医学部 精神医学講座
小田晶彦 独立行政法人国立病院機構 下総精神医療センター	小森照久 三重大学医学部看護学科 成人・精神看護学講座	中村俊規 表参道こころのクリニック/ 日本脳外傷後後遺症リハビリテーション支援ユニオン(JUTRA)
池田　学 熊本大学大学院生命科学研究部 脳機能病態学分野	黒木俊秀 国立病院機構 肥前精神医療センター	白波瀬丈一郎 慶應義塾大学医学部 精神神経科学教室
吉村玲児 産業医科大学 精神医学	中野和歌子 産業医科大学 精神医学	中村　純 産業医科大学 精神医学
張　賢徳 帝京大学医学部 附属溝口病院精神神経科	長谷川花 後康会沼津中央病院	河西千秋 横浜市立大学医学部 精神医学教室
久保千春 九州大学病院	加治芳明 獨協医科大学精神内科/ 宇都宮中央病院神経内科	大内慶太 獨協医科大学 神経内科
平田幸一 獨協医科大学 神経内科	木村真人 日本医科大学千葉北総病院 メンタルヘルス科	熊野宏昭 早稲田大学 人間科学学術院

執筆者一覧

尾鷲登志美
昭和大学藤が丘病院
精神神経科

佐藤　武
佐賀大学
保健管理センター

富永和作
大阪市立大学大学院
消化器内科

池谷俊哉
丹比荘病院
神経精神科

荒川哲男
大阪市立大学大学院
消化器内科

倉持　泉
埼玉医科大学総合医療センター
メンタルクリニック

樋渡豊彦
埼玉医科大学総合医療センター
メンタルクリニック

堀川直史
埼玉医科大学総合医療センター
メンタルクリニック

十川　博
九州中央病院
心療内科・アレルギー科

大谷恭平
国立がんセンター東病院臨床開発センター
精神腫瘍学開発部

内富庸介
岡山大学大学院医歯薬学総合研究科
精神神経病態学

平島奈津子
昭和大学医学部
精神医学教室

鷲塚伸介
信州大学医学部
精神医学教室

髙橋三郎
埼玉江南病院／
滋賀医科大学名誉教授

藤井久彌子
獨協医科大学
精神神経医学講座

尾関祐二
獨協医科大学
精神神経医学講座

下田和孝
獨協医科大学
精神神経医学講座

岡島美朗
自治医科大学
緩和医療講座

中村　敬
東京慈恵会医科大学附属第三病院
精神神経科森田療法センター

高橋良斉
関西記念病院

天野雄一
東邦大学医学部
心身医学講座

久我原明朗
東邦大学医学部
心身医学講座

坪井康次
東邦大学医学部
心身医学講座

水島広子
水島広子こころの健康クリニック／
慶應義塾大学医学部精神神経科

大川匡子
滋賀医科大学
睡眠学講座

佐伯吉規
獨協医科大学
精神神経医学講座

濱口眞輔
獨協医科大学
麻酔科学講座

北島敏光
獨協医科大学
麻酔科学講座

下田和孝
獨協医科大学
精神神経医学講座

山田尚登
滋賀医科大学
精神医学講座

辻敬一郎
野崎クリニック

田島　治
杏林大学保健学部
精神保健学社会福祉学教室

寺尾　岳
大分大学医学部
精神神経医学講座

石田　康
宮崎大学医学部臨床神経科学講座
精神医学分野

岩波　明
昭和大学医学部
精神医学教室

阿部隆明
自治医科大学とちぎ子ども医療センター
子どもの心の診療科

加藤晃司
東海大学医学部
専門診療学系精神科学

松本英夫
東海大学医学部
専門診療学系精神科学

横山正宗
済生会横浜市東部病院精神科

吉邨善孝
済生会横浜市東部病院精神科

桂川修一
東邦大学医療センター
佐倉病院メンタルヘルスクリニック

黒木宣夫
東邦大学医療センター
佐倉病院メンタルヘルスクリニック

西田　朗
海星病院

堀口　淳
島根大学医学部
精神医学講座

尾籠晃司
福岡大学医学部
精神医学教室

西村良二
福岡大学医学部
精神医学教室

序章
うつ・不安の概念と歴史的展望

はじめに

不安とうつは昨今の精神科の臨床場面では最も頻繁に，独立にあるいは両者が共存してみられるが，軽いものはそれぞれ日常場面であまねく浮動しながらみられる．また種々の精神，身体疾患に付随，合併してもみられ，自然界でいえば遍在しながら姿を変える水のような存在にたとえられよう．

近年の精神医学で両者は19世紀の後半に神経衰弱という装いで登場し，後述するように，Freudの慧眼によってそこから不安神経症が独立に概念化されたのは，精神医学における歴史的にも臨床的にも画期的な事件であった．20世紀に入って英国において不安とうつをめぐる一元論と二元論の対立という"大論争"があったが，なぜか英国内にとどまり，世界的な規模に発展することはなかった．それもあってか，一昔前の教科書的な考えではそのような歴史的経緯を棚上げにして，不安は神経症の中心症状であり，うつは躁うつ病のものと，明快に位置づけられてきた．

ところがそのような明快な単純さは臨床精神薬理学の知見によって崩されることになる．すなわち，1962年のKleinとFink[1]による，抗うつ薬の代表とされたイミプラミンが不安発作にも有効であるという事実の発見である．そしてさらに近年繁用される選択的セロトニン再取り込み阻害薬（selective serotonin reuptake inhibitor: SSRI）が抑うつにも不安にも有効である事実によって，抗不安薬，抗うつ薬といった向精神薬の分類体系もが揺るがされるまでに至っている．したがって，症状学，疾病学から始まった不安と抑うつをめぐる議論が今や精神薬理学，脳科学を巻き込んだ壮大なテーマとなっていることを認識する必要がある．

不安自体は今日概念がほぼ確立されているといえるが，うつに関しては昔から概念，分類に関する議論が盛んになされてきた．昨今わが国ではうつ病概念の拡大が云々されて，"偽うつ"，"自称うつ"などが巷間聞かれるようになり，混乱がみられる．そのような時こそ歴史を紐解くことが必要とされることはいうまでもないことである．そこで本章ではうつと不安の概念の歴史的検討から始めて，両者のあざなえる縄のような相互関係を多角的に明らかにすることを目指したい．

うつと不安の概念をめぐる歴史

メランコリーと恐怖

この問題に関する歴史はHippocratesの時代（B.C. 5世紀）までさかのぼるとされるが，彼は焦燥は記載したものの，「恐怖ないしは抑うつが長びいたのがメランコリーである」[2]と述べたといわれることからも明らかなように，不安でなく，恐怖に注目しており，またそれ

と抑うつが同等にメランコリーに含まれていて，恐怖とうつの区別は不明瞭のままであった．この傾向はこの分野でより精緻な観察をしたといわれるAretaeus（2～3世紀）においても同様で，メランコリーの不安が明記されるようになったのは10世紀のアラビア医学以降であるとされる[2]．これらも厳密には恐怖であり，恐怖の色彩のない純粋な不安が疾病として記載されたのは19世紀の半ばになってからといわれる．すなわち，1848年にFlemmingがPraecordialangst（前胸部不安）と記載したのを嚆矢とするとされる[3]．もちろん，不安が分かちがたく含まれているヒポコンドリーはギリシャ時代からメランコリーとともに記載されていたが，胸部苦悶を中心とする不安の精神身体症状の記載は意外に遅かったわけである．

一方，恐怖はHippocratesにまでさかのぼれると先に述べたように古くから注目され，17世紀のBurtonの時代には今日の広場恐怖（agoraphobia），高所恐怖，閉所恐怖，予期不安や過換気も記載されていたという．ただし，agoraphobiaを厳密な専門用語として用いたのはWestphal[4]が最初とされ（1872年），彼は，Platzschwindelとよばれていた広場でのめまい感は不安によるとの解釈を下している．

メランコリーから躁うつ病へ

一方，うつ病の歴史も紀元前5世紀のHippocratesのメランコリーまでさかのぼれることはよく知られたとおりであるが，彼のメランコリーは今日想像されるより広範囲であったことに留意する必要がある．すなわち，てんかんと密接に関連づけられていた事実である．同時にマニーも現代の躁病の意味より広く，興奮・狂気の意に用いられていた．また両者の関連についてもAretaeusはメランコリーをマニーの初期ないしはその一部と記載した．なおヒポコンドリーはGalenos（2世紀）によって記載され，当時はメランコリーの軽症型と考えられていたといわれる[2]．

15世紀に入ってParacelsusはHippocrates以来連綿と続いた体液学説を止揚，1621年のBurtonの"The Anatomy of Melancholy"[5]の出版によってメランコリー論も近代的装いをまとうことになる．19世紀に入ってEsquirolはメランコリーの名称を廃し，monomaniaとlypemiaに分けたが，メランコリーはその後も姿を消すことなく，Zellerのようにメランコリー→マニー→パラノイア→アメンチアと重症度に応じて精神病を層次的に分ける分類も現れている．さらにKraepelinによって昏迷を示すmelancholia attonitaと興奮を示すmaniaの逆方向性も提示されている[6]．

今日に通じる分類となったのは1899年のKraepelinの第6版の教科書[7]で，初めて躁うつ精神病（manisch-depressives Irresein）という名称が登場し，DepressionがMelancholieに代わって用いられていることが注目される．

不安精神病

一方，不安に基づく精神病状態はWernicke[8]によって不安精神病（Angstpsychose）と定義されたが，その一型である激越（Agitation）は不安の直接的な結果ではなく，合併症とされ，メランコリーとは無関係とされた．Specht[9]は不安と激越を区別し，不安はうつ病で現れるが，激越は躁病性のものと考え，不安精神病は躁うつ病の混合状態と考えた．彼はWernickeと異なり，激越を不安精神病の重要な構成因子とした．

これに対し，Foster[10]は激越と不安を峻別することに反対し，不安精神病はメランコリーの一型（melancholia agitata）と見る立場をとっ

た．Kraepelinは，激越のみられる退行期うつ病を一度は躁うつ病から除外していたのを弟子のDreyfusの見解を取り入れ，第8版の教科書（1913）[11]で躁うつ病に再帰属させた．

ただし，KraepelinとLange[12]は不安精神病を第9版の教科書で情動性症状複合（Emotionelle Symptomenkomplexe）に分類している．

このように不安の歴史を概観すると，恐怖はともかく，純粋の不安への精神医学的着目はかなり遅れ，激越（agitation）の位置づけをめぐっても混乱を生じていたことがわかる．

神経衰弱と不安神経症

Diagnostic and Statistical Manual of Mental Disorders（DSM）世代以前の者にとっては不安の代表は不安神経症であるが，その前身は神経衰弱（Neurasthenia）といえる．神経衰弱は1869年にBeard[13]が提唱して以来，米国を中心に流行した病名であり，その名残はわが国でも診断書上で繁用されることにも認められる．疲れやすく，イライラし，集中力低下，能率低下などを主とし，ドイツ語でreizbare Schwächeと一括される症状群である．Beardは神経衰弱を「神経の力（nerve force）」の不足による機能性疾患としてとらえ，その原因に当時の米国社会の能率主義を想定した．その状況はわが国の高度成長期以来目立ってきたうつ病の増加を思わせるものである．実際，抑うつ気分の乏しい仮面うつ病は神経衰弱の定義に合致し，今日でも中国ではうつ病と思われる状態は神経衰弱とよばれており，その影響でInternational Classification of Diseases（ICD）-10にも採用された経緯がある．すなわち，神経症だけでなく，うつ病との関連で今なお存在価値を保っているのである．

Beardの時代に流行し，概念も広がりすぎた神経衰弱から今日に通ずる記述・定義を行って不安神経症を分離したのがFreud[14]であった．彼は予期不安を不安神経症の中心に置き，不安発作や広場恐怖，浮動性不安などの症状の記載を行った．当初，彼は中絶性交のような現実的な欲求不満が原因で起こると考えて現実神経症とよび，早期からの生活史上の葛藤が象徴的な形で現れるヒステリーや強迫神経症などの精神神経症と対置した．彼がのちに修正したように，中絶性交は不安神経症との関連は少ないが，近年のパニック障害の位置づけを見ると，Freudの現実神経症と精神神経症の区別は間違っていなかったといえよう．

Freudの不安とうつに関する見解

これまで，20世紀の初期までうつと不安・恐怖概念の歴史の概略と，それぞれの記載，定義，分類が混沌としていた様態を記載した．ところが，1920年代にはうつと不安に関する今日にも通じる近代的な臨床的考察が現れるようになった．一つはFreudによるもので，「制止，症状，不安」[15]の中でうつと不安について以下のように述べている．

「…われわれは，不安が対象の喪失に対する反応であろうと言わざるをえなかった．ところで，対象の喪失に対して，もう一つの反応があることがわかっており，それは悲哀である．そこで，どういう時に悲哀の反応になり，どういう時に不安の反応になるのだろうか．（中略）そこで問題は複雑になり，対象からの分離が不安を起こすのはいつか，悲哀を起こしたり，苦痛だけを起こすのはいつかという問題になる．この問いには答える見通しがつかないと率直に言おう」．ここでいわれる悲哀の反応をうつに置き換えることができるが，Freudはさらに次

のように言っている．「悲哀の生ずるのは現実検討の影響である．対象がもう存在しないのだから，それから別れなければならないということを，断固として要求する現実検討の影響である」と．

すなわち，不安が分離や喪失の予期によって起こるのに対し，悲哀は対象がもう存在しないことを現実検討によって知ることから起こるといえるが，Freud は実際には両者の区別が難しいことを告白している．その率直さは意外なほどだが，Freud にしてそう告白せざるをえない，複雑で多様な両者の関係こそ真実であるというべきなのかもしれない．

Mapother, Lewis の一元論的見解

さて，うつと不安の問題のもう一人の先駆者は英国の Mapother[16] である．英国では先にもふれたように，不安とうつに関する一元論と二元論の長年にわたる大論争（The great debate）があったが，彼は Lewis とともに一元論の旗頭であり，不安神経症を躁うつ病に含めるという 1926 年当時としては非常に大胆な見解を示したことで知られる．今日のパニック障害とうつ病の関係に関する議論を実に 80 年以上も前に先取りしていたことになり，その慧眼には驚かされる．Lewis[17] はさらに細かい観察と分類を行い，激越性うつ病を躁うつ病の大きな亜型，不安神経症を小さな亜型としたことでも注目される．

Roth らの二元論的見解

さて，Lewis らのロンドン学派といわれる一元論者に対して，ニューカッスル学派といわれる Roth, Gurney, Garside ら[18] の二元論者は不安の強いものは神経症であってうつ病ではない

表1 不安状態（anxiety state）とうつ病（depressive illness）における症状比較

		不安状態 (68例) %	うつ病 (62例) %
・急性不安発作		86***	17
・自信喪失		90*	77
・血管運動神経反応亢進		74***	23
・感情不安定		86***	52
・音に過敏		68	51
・易刺激性		90	81
・就眠困難		72	57
・浅眠		50	37
・集中困難		80	91
・めまい発作		68**	40
・失神発作		22**	40
広場恐怖	著明	41***	2
	軽度	36	26
離人症	著明	36***	4
	軽度	11	17
・知覚の歪み		42***	8
・日内変動（午前中悪い）		11	48***
・状況による抑うつの変動		74***	41
・早朝覚醒		15	65***
自殺	行為	17	37**
	念慮	34	35
・抑制		5	48***
・妄想		5	17*
・軽躁病相		0	6
・悲観的傾向		87	92
・罪業念慮		37	52
・不穏，焦燥（agitation）		21	28

*：5% の水準で有意，**：1% の水準で有意，
***：0.1% の水準で有意．

（Roth M, et al, 1972[18] より）

と，両者を峻別する立場をとった．彼らは不安状態とうつ病の横断像についてクラスター分析などを行い，表1のようにパニック発作，感情不安定や自律神経の反応亢進などは不安状態で

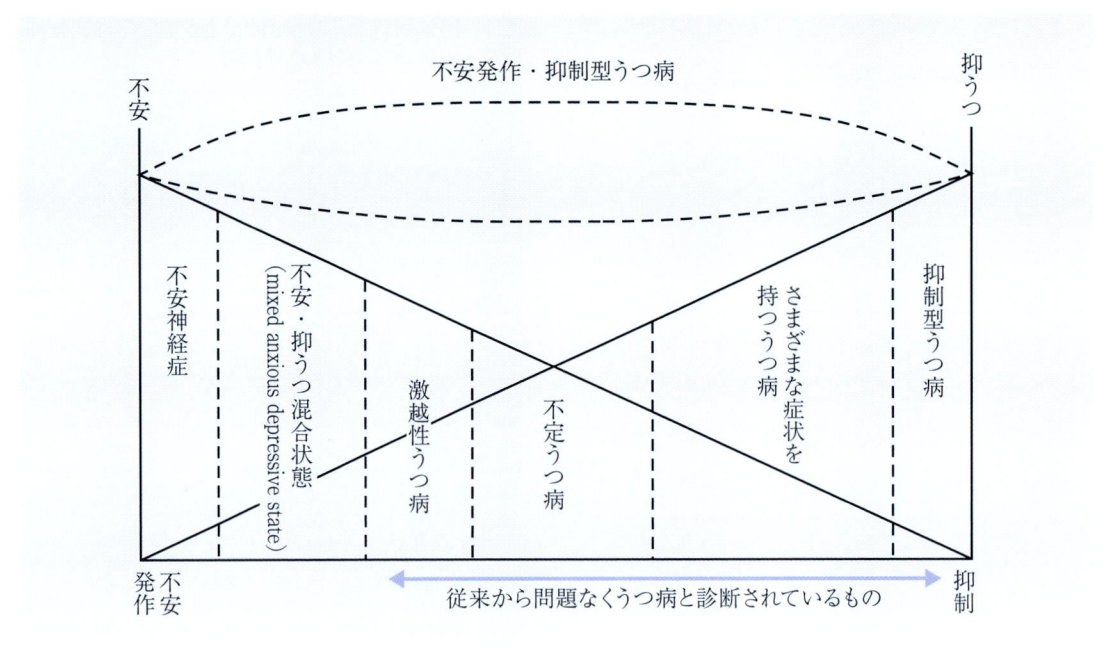

図1 不安（不安発作）と抑うつ（抑制）を対極とする病型模式図　　　　　　　　　　（広瀬徹也, 1979[20]より）

有意に多く，逆に早朝覚醒，抑制，日内変動がうつ病に特異的に多いことを数字で示して，両者の独立性を主張した[18]．一元論と二元論では見方が根本的に異なり，方法論的にも共通性がないので，議論が平行線をたどるのは当然である．1976年ごろには両者の中間的立場であるKendell[19]に代表される連続論に収束した．

不安発作・抑制型うつ病

このような大論争に見る，果てしない対立への批判と一元論的見方への一つの論拠として，1979年筆者[20]は，かつて不安発作で初発して不安神経症と診断された例が一定の間欠期間をおいて，不安と対照的な抑制主体のうつ病相が生じる例に着目して，不安発作・抑制型うつ病と名づけたことがある．二元論者が横断像を重視しすぎることへの反論として，縦断的見方をとったわけである．図1のように相対する両極が一つの例でみられることから，平面図では説明できず，円環をなす立体図で見ることによっ

表2 不安と抑うつの薬物療法（偽薬を用いた対照試験）結果のまとめ

薬物	PD	GAD	MD
・三環系抗うつ薬	(+++)	(−)	(+++)
・MAO阻害薬	(+++)	(−)	(+++)
・アルプラゾラム	(+++)	(+++)	(+)
・クロナゼパム	(+)	(+)	?
・古典的なベンゾジアゼピン系	?	(+++)	(−)
・クロニジン	(+)	(+)	?
・プロプラノロール	(−)	(−)〜(+)	?

(+++) 有効性への強力な証拠あり，(+) 有効性への示唆的な証拠あり，(−) 無効，? 不明．

（Breier A, et al, 1984[22]より）

て，二元論に対する発想の転換を象徴的に示したものである．

DSM-Ⅲとパニック障害の登場

1980年の米国精神医学会のDSM-Ⅲの登場は種々のセンセーションを呼んだが，具体的には神経症というカテゴリーの廃止が最も強い

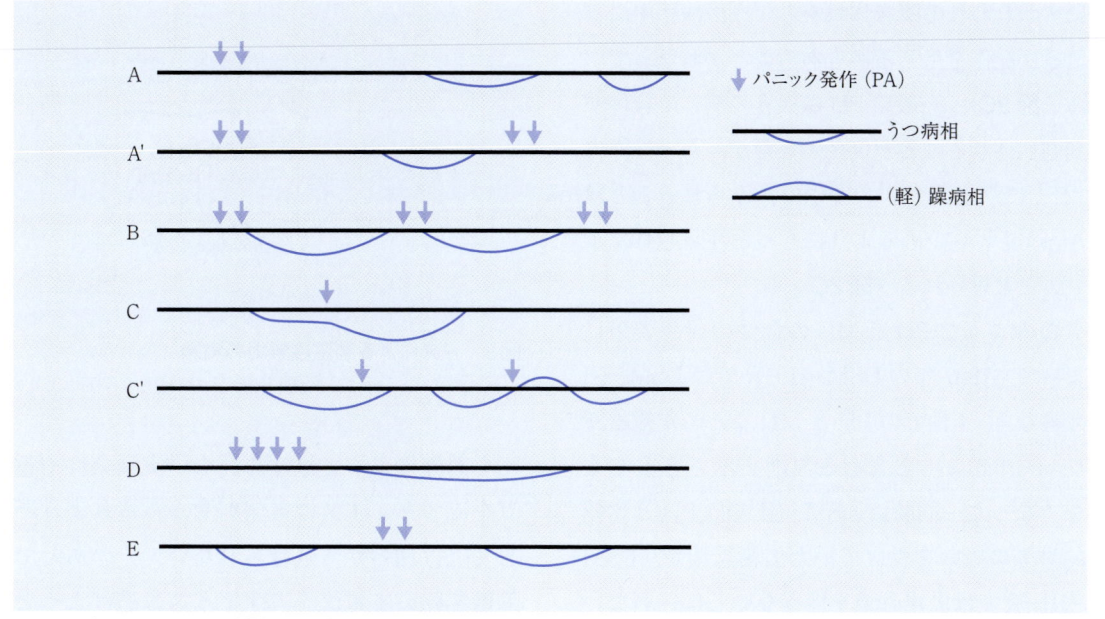

図2　パニック発作と（躁）うつ病相の経過模式図

インパクトであったと考えられる．原因論を排し，純粋に記述的立場をとる結果であったが，これにより，Freud以来90年近く臨床単位として存続した不安神経症がパニック障害（panic disorder: PD）と全般性不安障害（generalized anxiety disorder: GAD）に分離されることとなった．この背景には，冒頭に述べたようにKleinとFink[1]によりイミプラミンがパニック発作に有効であることがわかって以来，パニック障害の生物学的研究が進み，Sheehanら[21]の内因性不安という見方が優勢になったことがあげられよう．

種々な向精神薬のPD, GAD, 大うつ病（major depression: MD）に対する効果は**表2**[22]に示したとおりであるが，これから明らかなように，PDはGADよりもむしろMDに近い薬物反応性を持っていることがわかる．ジアゼパムなどの古典的なベンゾジアゼピン系誘導体はGADに有効であるのは当然としても，PDとくにパニック発作に対する効果については一致した見解が得られていない現状である．その後SSRIが登場し，うつに対してだけでなく，PDやGADなどの不安にも有効であることが示されてから，それまであったアルプラゾラムなどのベンゾジアゼピン系誘導体の特異的有効性に関する議論は下火になった印象がある．

うつ病とパニック障害の合併

臨床的には1980年以降，うつ病とPDの合併（comorbidity）がトピックとなった．筆者は先に述べたように，「不安発作・抑制型うつ病」という見地からこのテーマを扱ったが，当時はこの問題が世界的流行といえるトピックとなるとは予想できなかった．

従来，不安発作を繰り返す不安神経症が次第に抑うつ状態を呈することは，意気阻喪（demoralization）による二次性うつ病との見方がされていた（**図2D**）．それに対し，筆者は，**図2A**のようなパニック発作（不安発作）のあと長い間欠期間をおいて抑制主体のうつ病相が出現するタイプを指摘したが，その後Breierら[22]は**図2E**のような大うつ病相がPDに先行する例の少なくないことを示した．さら

に，われわれの臨床体験から，うつ病相中にパニック発作を生じる例もあることがわかっている（図2C）．一般にPDは大うつ病との合併が問題にされることがほとんどだが，双極性障害（とくに双極II型）の経過でもみられることはAkiskal[23]も認めるようにもっと注目されてよいことと思われる（図2C'）．

このようなPDとMDの合併の研究成果によって，1987年のDSM-III-RではDSM-IIIと異なり，I軸でのPDとMDなどの重複診断（comorbidity）を認める原則を示さざるをえなくなった．同時にDSM-IIIではPDと比較的対等の扱いを受けていた広場恐怖が，DSM-III-Rでは広場恐怖を伴うないしは伴わないPD，PDの既往のない広場恐怖というように，PDに従属した位置づけに変わっている．これはほとんどの広場恐怖がPDから二次的に派生するという臨床経験によるものである．しかし，世界的にはこれに対して異論があり，一般人口での疫学調査で広場恐怖のほうがPDより多いとのデータや[24]，恐怖症を重視する伝統のある英国では反対の見方をとっている．それらの影響でICD-10（1992）ではDSM-III-Rと異なり，広場恐怖の優位性が保たれた分類となっている．

このようなPDないしはパニック発作とMDの合併をどのように理解すべきであろうか．一般に不安は迫りくる脅威に対する生理的な防衛反応という面を持っているが，心理的にはFreudの不安信号[15]という用語に代表される自我の防衛に深く関わる状態でもある．すなわち，不安は未来志向性であるといえよう．それに対しうつは喪失と関わりがあり，後悔に示されるように過去志向性の特徴がある．

このことは1975年のSeligman[25]のイヌを使った学習性無力（learned helplessness）の実験からもうかがえることである．図3のような隔壁によって逃げられない実験条件で電流を流すと，イヌは電気刺激から逃れようとして逃げ回るが，逃げられない．そのあとで隔壁を除いて電流を流すとイヌは逃げようともせず，電気刺激に自らを曝したままの状態でいることが観察され，Seligmanはこれを学習性無力とよんで，反応性うつ病の動物モデルとした．最初に逃げ回るのは統御不能状態（uncontrollability）で，不安ないしはパニック発作になぞらえられ，後半逃げられる条件でも逃げようとしないのは，諦め，絶望，無力感（helplessness）を主とするうつ状態と見ることができよう．

これらから，パニック発作が先行し，のちにうつが生じるほうが不安とうつの理論から理解しやすいが，臨床的には逆の場合も少なくないのでその説明は容易でない．Groen[26]の症候移動の概念を用いざるをえない例もあろう．また，うつ病相中にみられるパニック発作はうつ病の症状としてとらえなければならないだろう．

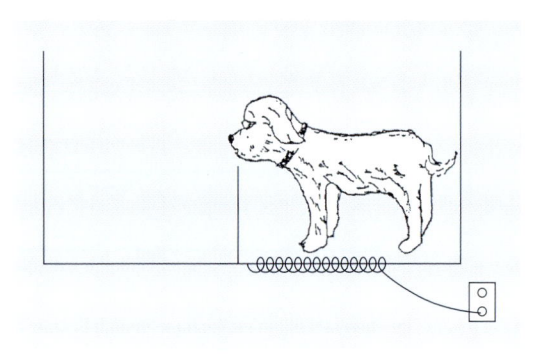

図3　イヌによる学習性無力の実験
（Seligman MEP, 1975[25]より）

うつ病の不安

臨床像

　これまでの論述では不安とうつは別個のものという前提に立つ議論が多かったが，不安はうつ病の症状であるとするのが多くの臨床家の見解と思われる．Kraepelinも第8版の教科書でうつ病の不安を次のように記載している．「…よりまれではあるが，不安な気分となることがある．時にはそれは内的な不安であり，怖れおののき，苦痛な緊張で沈黙し，無力な絶望を生ずる．時には不安気な不穏となり，多様な表情，身振り，激しい興奮や無分別な自傷によって発散しようとする．他の例では不機嫌，癇癪で，不平不満いっぱいの気分となる．すべては患者を苦しめ，焦ら立たせ，苦い気分にさせる．たとえば，陽光，楽しそうな他人，音楽，周囲の人の行為や怠慢など」[11]．

　ここでは重苦しい絶望を生む不安，焦燥，興奮，怒りに向かう不安，慢性的な不満を生む不安という3つの方向性が示されている．このようなニュアンスの異なる感情状態を2つの対立する因子で分類したのがTellegen[27]の図4に示したシェーマである．肯定的感情（positive affect）と否定的感情（negative affect）を中心に円が8分割されている．不安は強い否定的感情に位置づけられ，恐怖，敵意，焦燥などが記載されている．一方，うつは強い否定的感情と弱い肯定的感情のあいだに位置づけられ，不快（unpleasantness）から不活性（disengagement）までで一括されている．こ

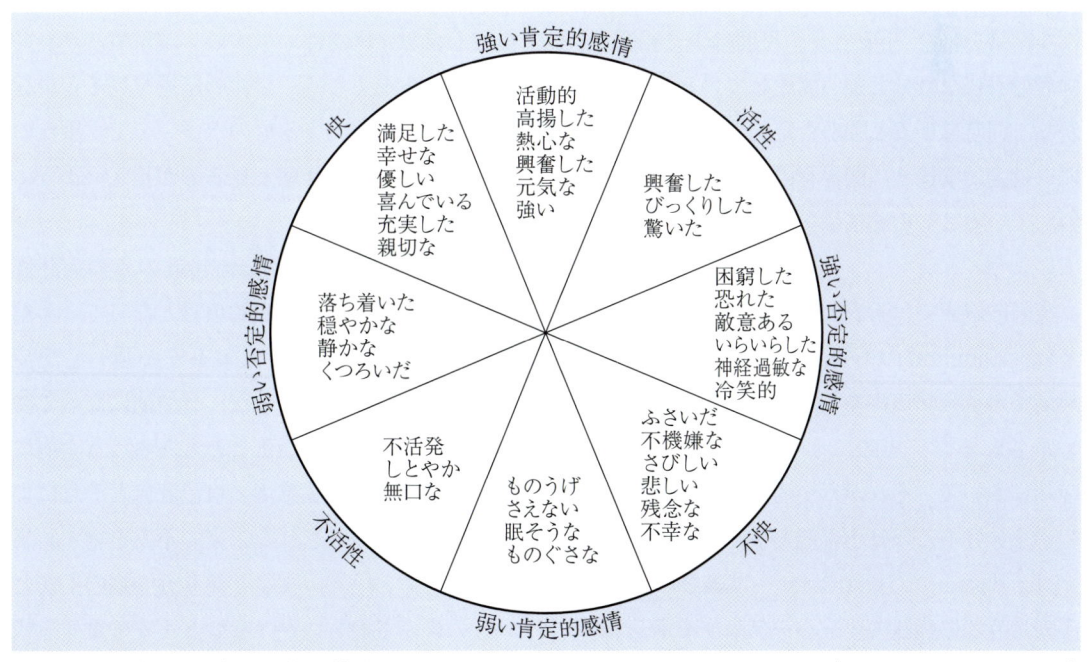

図4　自己評価による気分の対立構造　　　　　　　　　　　　　　　　　　　　（Tellegen A, 1985[27] より）

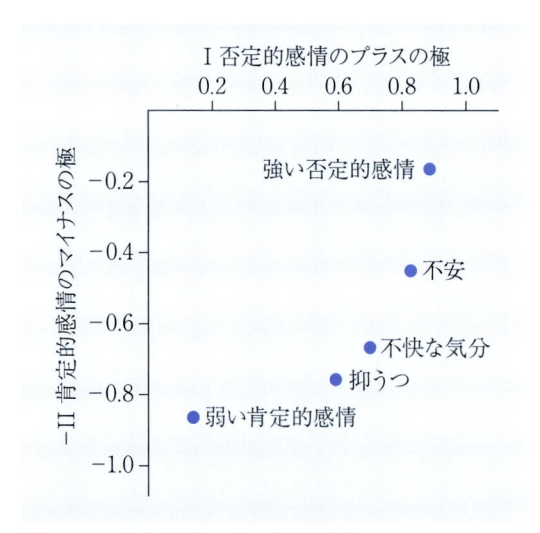

図5 5つの気分尺度の二因子構造
（Tellegen A, 1985[27] より）

表3 不安と抑うつの症状重複

抑うつ	重複症状	不安
・抑うつ気分	・睡眠障害	・震え
・興味の減退	・精神運動性激越	・筋緊張
・精神運動抑制	・倦怠感	・呼吸困難
・食欲の障害	・取越苦労／罪責感	・発汗
・無力感	・集中困難	・口渇
・絶望感	・希死念慮	・嘔気

（Pasnau RO, et al, 1994[30] より）

の点はWatsonら[28]も近い考え方で，不安もうつも強い否定的感情からなっているが，うつはそれに加えて弱い肯定的感情もあるという．すなわち，興味，関心の減退がそれであり，肯定的感情が不安とうつの鑑別点になるとした．

Tellegen[27]はさらに否定的感情尺度，肯定的感情尺度，不安とうつの項目の尺度と不快な気分の尺度を用いた分析調査を行い，**図5**のような結果を得た．不安とうつ尺度はよく相関し，両者は不快な気分と強く関連していることがわかる．同時に不安と強い否定的感情，抑うつと弱い肯定的感情との関連を強調すれば，一見類似している2つの感情は区別しうることも示していよう．

実際の臨床では不安とうつが錯綜していることは，Hamiltonの不安評価尺度とうつ病評価尺度での重複が70％を超えていることによっても示される[29]．実際にうつ病でよくみられる症状について，それがうつ病性か不安によるものかを分けることは不可能とさえいえる．たとえば，PasnauとBystritsky[30]は**表3**のように不安とうつの症状のオーバーラップを示しているが，これだけの症状についても意見が分かれ

ることが予想される．筆者の考えでは，倦怠感，罪責感，希死念慮，精神運動性激越はうつ病固有の精神身体症状と見てもよいと考える．一方，重複症状に位置づけられている，取越苦労は不安症状であろう．

激越は，歴史のところでもふれたようにSpecht[9]は不安精神病の重要な構成要素とみなし，躁性のものと位置づけるとともに不安精神病を躁うつ病の混合状態と考えた．Kraepelin[11]も混合状態とみなしていたが，すべての激越がそうみなせるかは疑問である．退行期や初老期のうつ病で多くみられ，妄想や衝動的な自殺企図を伴いやすい．電撃療法が奏効する例も少なくなく，全体の経過を見ると単極性のうつ病で終始するものが多いので，重症のうつ病の強い不安状態と見るのが正しいように思われる．

取越苦労，心配は，Hamiltonのうつ病評価尺度でも心的不安の代表的項目となっている重要な不安症状である．元来不安の強い心配症の傾向の人が持ちやすいが，うつ病になって初めてこの症状が強くなることもある．うつ病によって低下した自我感情，自己評価とそれによる自信喪失が閉ざされた未来の不安を増す結果が取越苦労といえ，文字どおりうつ病の不安というのにふさわしいが，うつと不安の重複症状とするのは疑問である．もっともBeckら[31]は

うつ病の認知障害を重視し，自己，世界，未来を否定的に見るのがうつ病の三大徴候であるとした．それに従えば，取越苦労は未来を否定的に見る認知の障害ということになり，不安との直接的関係はなくなるが，理論上はともかく，臨床的にはこのように割り切れるとは思われない．

うつ病の不安症状で重要なものに心気症状がある．Schneider[32] はうつ病でみられる心気妄想，罪業妄想，貧困妄想は人間のもつ原不安（Urangst）がうつ病によって露呈したもので，個人を超えて現れるとした．心気症状は重大な病気にかかったのではないかという怖れであり，神経症でもみられるが，相期性にみられる場合はうつ病を疑って治療しないと，"ガンノイローゼによる自殺"の危険もありうる．

不安というよりも恐怖症状といえるものに，うつ病性の嫌人症がある．元来社交的でおよそ対人恐怖傾向のなかった人がうつ病になると，人を避け，家にひきこもるようになる．最近問題になることの多い出社恐怖（出社拒否）もその延長線でとらえることができ，不安，恐怖に基づく逃避行動といえる．そこには，うつ病の自己評価の低下や，抑制による自信喪失と意志力の低下も関与する逃避傾向がうかがえる．

上記以外に純粋の不安症状のために落ち着かない感じを訴えたり，身体的感覚を含めた緊張感を示すことが少なくない．浮動性不安といわれていたものだが，最近では全般性不安障害の合併とされることもある．合併率は 39～85% にわたるが[33]，合併と見るか本来のうつ病の症状と見るかは別として，いかに不安がうつ病の際幅広くみられる症状であるかが明らかとなろう．ちなみに PD の合併率は多くて 37%[33]，Clark の総説[34]では 10% 台もみられ，頻度はそれほど多いものではない．

病型

1. 不安うつ病

不安がうつ病像の中心となるタイプは不安うつ病とよばれることがある．たとえば，Grinker ら[35] はうつ病を (1) 虚無，(2) 不安，(3) 心気，(4) 怒りの 4 類型に分け，Paykel[36] はクラスター分析を用いて同じく 4 つの類型に分けた．すなわち (1) 精神病的，(2) 不安性，(3) 敵意のある，(4) パーソナリティ障害を伴う若者，であり，4 つのうち 3 つはほぼ共通している．この 2 つの分類からも明らかなように，不安うつ病は抑制の強い内因性うつ病（empty）や精神病性うつ病と，抑うつ神経症や神経症性うつ病とよばれる可能性のある，怒りや敵意の強いうつ病やパーソナリティ障害を伴ううつ病の中間に位置づけられている．ICD-10 では混合性不安抑うつ障害という類型が設けられているが，気分障害ではなく他の不安障害（F41）の中に位置づけられている．従来の呼称でいえば，うつ病と見るか神経症と見るか，いまだに合意の得られにくい病態といえる．

Clayton[37] は不安うつ病を (1) 回復まで長期間を要する，(2) リチウムを含む多剤投与になりがち，(3) 治療 1 年目の自殺が多い，(4) 家族歴にうつ病が多い，(5) 双極性ではアルコール乱用が多い，(6) 残遺症状（前駆症状も）として全般性不安，身体的不安，易刺激性が多くみられる，などの特徴を有する重症なうつ病と位置づけ，うつ病の亜型ではなく，重篤度の因子とみなすべきとしている．

2. 非定型うつ病

不安，恐怖，パニック発作と関連の深いうつ病のタイプとして落とすことのできないものは

非定型うつ病である．1959 年 West と Dally[38] は，当時のうつ病のおもな治療法であった電気痙攣療法（electroconvulsive therapy: ECT）に反応しないか逆効果であるうつ病の一群に，モノアミン酸化酵素（monoamine oxidase: MAO）阻害薬のはしりで，抗結核薬でもあった iproniazid が反応することに気づき，注目した．この一群の患者について，パニック発作や広場恐怖などの特定の恐怖や強迫症状を中心とする不安症状が目立つうえに，過食，過眠，性欲亢進など，通常のうつ病の症状とは逆転した自律神経症状を示し，依存的，不安定，ヒステリー性格などの性格病理を示し，慢性経過をとりやすい特徴を記載した．彼らは非定型うつ病（atypical depression）と名づけたが，症状や治療への反応性が典型的内因性うつ病とは異なるとの意味が込められている．

その後 Davidson ら[39] は非定型うつ病を A 型と V 型に二分することを提唱した．彼らは非双極性で強い不安を示す一群を A 型（anxiety type），単極性と双極性があり，双極性で強い抑制と逆転した自律神経症状を示す一群を V 型（reversed vegetative symptoms type）とよんだ．V 型に不安症状はなく，双極性で不安と対置される抑制が目立つために，A 型とは対照的といえる．性格的には A 型で強迫的性格特徴がみられるのに対し，V 型では外向的，ヒステリー傾向などがみられるとし，この点でも対照的である．V 型は年齢とともに減少し，逆転した自律神経症状も年齢が高ずると通常の自律神経症状に変わる傾向も指摘されているので，V 型は若年期の双極性障害の特徴と見ることも可能である．

なお，DSM-IV でこの非定型的特徴（atypical features specifier）が類型を超えて取り入れられ，鉛様麻痺（leaden paralysis）と拒絶への過敏などが特徴として症状項目に加えられている．

3. 抑うつ神経症と気分変調症

一般に不安症状が前景に立ち，抑うつの程度が軽いと抑うつ神経症と安易に診断される傾向がまだみられる．不安を神経症の症状と結びつける根強い傾向と軽症うつ病は非内因性と見て，その面からも神経症と考えるわけである．DSM-III で神経症の呼称が消滅し，かつての抑うつ神経症の大部分が気分変調症（dysthymia）とよばれるようになり，内因性非精神病性軽症うつ病としての位置づけも徐々に認められてきてはいるものの，伝統的診断ではいまだに曖昧な部分を残している．

抑うつ神経症を抑うつ性の性格神経症に限れば問題は少ないが，Akiskal[40] の抑うつ神経症の追跡調査で，半数以上が内因性うつ病や双極 II 型に変わっている結果からも抑うつ神経症の曖昧さは払拭しきれない．DSM-III の気分変調症は大うつ病より基準の症状が少なくなり，軽症のイメージと 2 年以上持続する慢性経過という特徴で，明快さはあるものの，それ以上の具体性に乏しい難点がある．この領域では Akiskal ら[41] の一連の仕事が重要であるが，ここでは Murphy と Checkley[42] の気分変調症と大感情病を比較したデータを示す（表 4）．

これから明らかなように，気分変調症のほうが発症年齢は低く，過去の感情病の既往や過量服薬が多い．Hamilton の不安得点も有意に多いことから，A 型の非定型うつ病とのオーバーラップも問題となろう．両親の離婚や 15 歳以前の離別回数が多いことから，幼少時期の不幸な養育環境が考えられよう．これから見る限り，気分変調症は外来治療ですむ軽症うつ病と必ずしもいえないことがわかる．自殺未遂による入院は境界型パーソナリティ障害などの合併の可能性もあるが，大うつ病とは違った意味で病態はかなり重いといわざるをえない．

表4 気分変調症と大感情病エピソードの比較(Maudsley病院救急外来)

	気分変調症（n=24）	大感情病（n=20）	統計的有意差
・受診平均年齢	31.4（±10.3）	39.9（±13.1）	t検定, p<0.02
・発症平均年齢	17.4（±7.2）	36.4（±12.9）	t検定, p<0.001
・女性の割合	25%	50%	p=0.12
・Hamilton抑うつ得点	15.2（±4.8）	17.3（±4.3）	
・Hamilton不安得点	14.1（±7.0）	8.8（±4.8）	t検定, p=0.006
・過去の感情病	85%	45%	Fisher, p=0.004
・過去の過量服薬	37%	5%	Fisher, p=0.01
・精神病院入院歴	24%	10%	NS
・DSM-IIIのパーソナリティ障害	33%	25%	NS
・挙子数	0.39（±0.78）	1.15（±1.57）	NS
・両親の離婚	54%	5%	p<0.001
・15歳以前の離別回数			
0	33%	85%	$\chi^2=12.6$
1	46%	15%	d.f.=2
3	21%	0%	p=0.002
・家族歴			
アルコール症のみ	20%	5%	NS
感情障害のみ	12%	50%	Fisher, p=0.009
感情障害とアルコール症	24%	15%	NS
感情障害とその他	12%	0%	NS

NS (not significant), d.f. (degree of freedom). （Murphy D, et al, 1990[42] より）

遺伝的側面

　不安障害とうつ病の合併を問題にする際には，家系研究など遺伝学的方法による知見が役立つ．Torgersen[43] は双生児法によって不安神経症，不安・抑うつ混合群，神経症性うつ病の比較を行っている（表5）．それによると不安神経症では一卵性の一致率が高いが，その他の2つのグループではそのような傾向がみられず，神経症性うつ病では二卵性のほうが一卵性より一致率が高くなっている．不安・抑うつ混合群は一卵性，二卵性ともに一致率が低いが，神経症性うつ病ではそれよりは高い．このことから Torgersen は，不安神経症は遺伝的要素が強く，神経症性うつ病には幼児期の養育環境が大きく影響するのに対し，不安・抑うつ混合群では成人期の環境要因が大きく働いていると解釈している．

　いずれにしても，不安神経症は他の群と違って遺伝的要因と比較的順調な生活歴を持つのに対して，不安・抑うつ混合群，神経症性うつ病はニュアンスは異なるが，波乱の多い生活史を送る人々に起こりやすいことがわかり，これらの予後が悪いとされるのもうなずける結果である．

　彼はまた表6のように，不安を伴う大うつ病，不安を伴わない大うつ病，大うつ病を伴わない不安障害について双生児の一致率を調べている．発端者が不安を伴う大うつ病の場合は，大うつ病を伴わない不安障害が双生児の一方にみ

表5 3種類の神経症的感情障害の双生児の同胞の診断

		双生児の同胞の診断							
		純粋な 不安神経症		不安・抑うつ 混合群		純粋な神経症性 うつ病		計	
		n	%	n	%	n	%	n	%
・純粋な不安神経症	MZ	3	21	3	21	1	7	14	100
	DZ	2	6	2	6	3	3	36	100
・不安・抑うつ混合群	MZ	2	7	3	11	1	4	27	100
	DZ	2	9	2	9	1	4	23	100
・純粋な神経症性うつ病	MZ	1	6	3	18	3	18	17	100
	DZ	1	3	2	6	9	27	33	100

MZ（monozygotic, 一卵性），DZ（dizygotic, 二卵性）．　　　　　　　　　　　（Torgersen S, 1987[43]より）

表6 不安を伴う大うつ病，不安を伴わない大うつ病，大うつ病を伴わない不安障害の双生児の一方の診断

			双生児の一方					
発端者		n	不安を伴う 大うつ病		不安を伴わない 大うつ病		大うつ病を伴わない 不安障害	
			n	%	n	%	n	%
・不安を伴わない大うつ病	MZ	16	1	6.3	3	18.8	0	0
	DZ	25	2	8.0	2	8.0	2	8.0
・不安を伴う大うつ病	MZ	17	5*	29.4	1	5.9	2	11.8
	DZ	34	4*	11.8	0	0	4	11.8
・大うつ病を伴わない不安障害	MZ	32	1	3.1	0	0	11	34.4
	DZ	53	2	3.8	0	0	9	17.0

注：数値はそれぞれのカテゴリーの双生児の一方の数．＊：1例は双極性障害．MZ（一卵性），DZ（二卵性）．
（Torgersen S, 1990[44]より）

られるものの，一卵性と二卵性で一致率は同じであり，発端者が大うつ病を伴わない不安障害の場合の一致率より低い．これらの点を踏まえて，Torgersen[44]は，不安障害を伴う大うつ病は不安障害を伴わない大うつ病と遺伝負因を含め同じ成因を持つようだとする一方，大うつ病を伴わない不安障害は大うつ病や大うつ病と不安障害の混合型とは関係がないようだと述べている．彼は別なデータから，不安障害をパニック障害に置き換えても同じことがいえるとしている．

Merikangas[45]も同様に，不安と抑うつを共に示す発端者の家族は不安障害の家族に似るよりはうつ病の家族に似るとし，さらにうつ病を伴わない不安神経症やパニック障害は家系にうつ病を増す傾向はないと主張している．

Leckmanら[46]は**表7**のように，発端者の大うつ病に伴う不安障害の亜型ごとに第一度親族にみられる精神障害の比率を示している．これによると，不安を伴わない大うつ病患者の家系にPDもみられることがわかるが，ここで注目すべきは，大うつ病とPD，大うつ病とGAD

表7 発端者の不安障害亜型別の親族の診断比率

発端者詳	n	親族の診断%（n=1,331）							
		正常	大うつ病	恐怖症	パニック障害	GAD	全版的不安	アルコール症	その他
正常	521	75.2	5.6	1.2	0	4.0	5.2	7.9	9.7
大うつ病（不安障害なし）	338	60.1	10.7	2.1	2.1	6.2	9.2	8.9	16.6
大うつ病＋広場恐怖	96	56.2	11.5	1.0	2.1	5.2	8.3	10.4	16.7
大うつ病＋パニック障害	133	41.4	19.6	3.8	3.8	10.5	15.8	21.2	18.8
大うつ病＋GAD	243	46.5	19.8	4.5	0.4	9.1	13.6	10.7	18.5

（Leckman JF, et al, 1983[46] より）

の合併例の家系には大うつ病，恐怖症，GADなどが，大うつ病単独の場合より2倍近く高頻度にみられることである．また大うつ病とPDの合併例の家系には，PDとアルコール症が他の組合せに比べ最も高頻度にみられている．

以上の結果から，大うつ病にPDやGADが合併することは家系内の精神障害を増加する因子になることを示すとともに，これらに共通の素因があることを想定させる．

おわりに

不安はうつ病の症状であることは間違いのない事実であるが，不安自体きわめて強い場合を除いてとらえがたい性質があるため，不安とうつの関係は歴史的にも実にさまざまな見方をされてきた．今日でも混乱が解消しているわけではないが，臨床薬理学，遺伝学の成果がうつ病とPD, GADの関係をかなりの程度明らかにし，DSMなどの国際的な疾病分類にも影響を与えるに至っている．臨床的には大うつ病とPDの合併を始め，不安を伴ううつ病の予後の悪いことが強調されている．自殺の危険に注意することはもちろん重要なことであるが，すべての予後がいわれるほど悪くはないというのが臨床的実感であり，より細分化された亜型ごとの予後調査が今後の課題であろう．そして，生物学的研究の進歩に臨床精神医学，ことに精神病理学が，遅れることなく，その要請に応える必要のあるテーマ，領域であるといえよう．

（広瀬徹也）

[引用文献]

1. Klein D, Fink M. Psychiatric reaction patterns to imipramine. Am J Psychiatry 1962; 119: 432-8.
2. Jackson SW. Melancholia and Depression: from Hippocratic Times to Modern Times, Yale University Press, New Haven, 1986; p.30-41.
3. Glas G. A conceptual history of anxiety and depression. den Boer JA, Sisten JM(editors). Handbook of Depression and Anxiety, Marcel Dekker, New York, 1994; p.1-44.
4. Westphal C. Die Agoraphobie, eine neuropathische Erscheinung. Arch Psychiatr Nervenkrankh 1872; 3: 138-61.
5. Burton R. The Anatomy of Melancholy, 1621. Dell F, Jordan-Smith P(editors). Tudor, New York, 1948.
6. Lanczik M, Beckmann H. Historical aspects of affective disorders. Feighner JP, Boyer WF(editors). The Diagnosis of Depression, John Wiley, Chichester, 1991; p.1-16.
7. Kraepelin E. Psychiatrie, Band II, 6 Aufl, Barth, Leipzig, 1899; p.359-425.
8. Wernicke C. Grundriss der Psychiatrie in klinischen Vorlesungen, G. Thieme, Leipzig, 1900.

9. Specht G. Über die Struktur und klinische Stellung der Melancholia agitate. Zbl, Nervenheilk, Psychiatr, 1908; 31: 449-69.
10. Foster E. Die Klinische Stellung der Angstpsychose, Karger, Berlin, 1910; p.252-60.
11. Kraepelin E. Psychiatrie, Band III, 8 Aufl, Barth, Leipzig, 1913; p.1207-8.
12. Kraepelin E, Lange J. Psychiatrie, Band I, 9 Aufl, Barth, Leipzig, 1927; p.611.
13. Beard M. Neurasthenia(nervous exhaustion)and morbid fears as a symptoms of nervous disease. Boston Med Surg J 1869; 3: 217-21.
14. Freud S. Über die Berechtigung von der Neurasthenie einen bestimmten Symptomenkomplex als "Angstneurose" abzutrennen. Neurologische Zentralblatt 1895; 2: 315-7.
15. Freud S. Hemmung, Symptom und Angst. Gesammelte Werke, Band XIV, Fischer, Frankfurt am Main, 1926. 井村恒郎, 小此木啓吾, ほか（訳）. 制止, 症状, 不安. フロイト著作集6, 人文書院, 1975; p.374-6.
16. Mapother E. Discussion on manic-depressive psychosis. BMJ 1926; 2: 872-85.
17. Lewis AJ. Melancholia: a clinical survey of depressive states. J Ment Sci 1934; 80: 277-378.
18. Roth M, Gurney C, Garside RF, et al. Studies in the classification of affective disorders: the relationship between anxiety states and depressive illnesses -1. Br J Psychiatry 1972; 121: 147-61.
19. Kendell RE. The classification of depressions: a review of contemporary confusion. Br J Psychiatry 1976; 129: 15-28.
20. 広瀬徹也. 不安と抑うつ——"不安発作−抑制型"うつ病をめぐって. 飯田　真（編）. 躁うつ病の精神病理 3, 弘文堂, 1979; p.79-105.
21. Sheehan DV, Ballenger J, Jacobson G. Treatment of endogenous anxiety with phobic, hysterical, and hypochondriacal symptoms. Arch Gen Psychiatry 1980; 37: 51-9.
22. Breier A, Charney DS, Heninger GR. Major depression in patients with agoraphobia and panic disorder. Arch Gen Psychiatry 1984; 41: 1129-35.
23. Akiskal HS. Soft bipolarity: a footnote to Kraepelin 100 years later. （広瀬徹也（訳）. 臨精病理, 2000; 21: 3-11.）
24. Weissman MM. The epidemiology of anxiety disorders: rates, risks and familial patterns. J Psychiatr Res 1988; 22(Suppl 1): 99-114.
25. Seligman MEP. Helplessness: On Depression, Development, and Death, Freeman, San Francisco, 1975; p.21-105.
26. Groen JJ. Syndrome shift. Arch Intern Med 1964; 114: 113-7.
27. Tellegen A. Structure of mood and personality and their relevance to assessing anxiety, with emphasis on self report. Tuma AH, Maser JD(editors). Anxiety and the Anxiety Disorders, Erlbaum. Hillsdale, 1985; p.691-3.
28. Watson D, Kendall PC. Understanding anxiety and depression: their relation to negative and positive affective states. Watson D, Kendall PC(editors). Anxiety and Depression: Distinctive and Overlapping Features, Academic Press, San Diego, 1989; p.3-26.
29. Barlow DH. The dimensions of anxiety disorders. Tuma AH, Maser JD(editors). Anxiety and the Anxiety Disorders, Erlbaum, Hillsdale, 1985; p.64-9.
30. Pasnau RO, Bystritsky A. On the comorbidity of anxiety and depression. den Boer JA, Ad Sisten JM(editors). Handbook of Depression and Anxiety, Dekker, New York, 1994; p.45-56.
31. Beck AT, Rush AJ, Shaw BF, et al. Cognitive Therapy of Depression, Guilford Press, New York, 1979; p.11-2.
32. Schneider K. Klinische Psychopathologie, Thieme, Stuttgart, 1963. 平井静也, 鹿子木敏範（訳）. 臨床精神病学, 文光堂, 1963; p.156.
33. Wetzler S, Katz MM. Problems with the differentiation of anxiety and depression. J Psychiatr Res 1989; 23: 1-12.
34. Clark LA. The anxiety and depressive disorders: descriptive psychopathology and differential diagnosis. Kendall PC, Watson D (editors). Anxiety and Depression: Distinctive and Overlapping Features,

Academic Press, San Diego 1989; p.83-129.
35. Grinker RR, Miller J, Sabshin M, et al. The Phenomena of Depression, Hoeber, New York, 1961.
36. Paykel ES. Correlates of a depressive typology. Arch Gen Psychiatry 1972; 27: 203-10.
37. Clayton P. Anxious depression: A reemerging subtype of depression. 第4回箱根精神薬理シンポジウム講演記録, 1995; p.17-31.
38. West ED, Dally PJ. Effects of iproniazid in depressive syndromes. BMJ 1959; 1: 1491-4.
39. Davidson JR, Miller RD, Turnbull CD, et al. Atypical depression. Arch Gen Psychiatry 1982; 39: 527-34.
40. Akiskal HS, Bitar AH, Puzantian VR, et al. The nosological status of neurotic depression: a prospective three to four-year follow-up examination in light of the primary-secondary and unipolar-bipolar dichotomies. Arch Gen Psychiatry 1978; 35: 756-66.
41. Akiskal HS. Overview of chronic depression and their clinical management. Akiskal HS, Cassano GB(editors). Dysthymia and the Spectrum of Chronic Depressions, Guilford Press, New York, 1997; p. 1-34.
42. Murphy D, Checkley SA. Dysthymia presenting to the emergency clinic at the Maudsley Hospital. Burton SW, Akiskal HS(editors). Dysthymic Disorder, Gaskell, London, 1990; p. 37-48.
43. Torgersen S. Genetic aspects of mixed anxiety-depressive disorders. Racagni G, Smeraldi E(editors). Anxious Depression: Assessment and Treatment, Raven Press, New York, 1987; p.89-102.
44. Torgersen S. A twin-study perspective of the comorbidity of anxiety and depression. Maser JD, Cloninger CR(editors). Comorbidity of Mood and Anxiety Disorders, American Psychiatric Press, Washington DC, 1990; p.367-78.
45. Merikangas KR. Comorbidity for anxiety and depression: Review of family and genetic studies. Maser JD, Cloninger CR(editors). Comorbidity of Mood amd Anxiety Disorders, American Psychiatric Press, Washington DC, 1990; p. 331-48.
46. Leckman JF, Weissman MM, Merikangas KR, et al. Panic disorder and major depression: increased risk of depression, alcoholism, panic, and phobic disorders in families of depressed probands with panic disorder. Arch Gen Psychiatry 1983; 40: 1055-60.

[参考文献]
1. 広瀬徹也. 臨床精神医学の概念としての不安とうつ. 日本生物学的精神医学会, 野村総一郎, 中澤欽哉(編). 不安とうつの生物学, 学会出版センター, 1995; p.1-23.

I章
うつ・不安の症候学

総論

うつと不安の中核症状

　精神科医はどのような状態をみて，症状として「抑うつがある」「不安がある」ととらえているのであろうか．「試験の前に感じるのが不安であり，試験に落ちたとき感じるのが抑うつである」という説明はわかりやすいが，症状としてのとらえ方は明確にしておく必要がある．抑うつととらえる症状の中核は「ゆううつである，気持が晴々しない，気がふさぐ」などという自覚である．一方，「何もする気が起きない」「悪い方向にばかり考える」などはうつ状態で認めやすいものの，抑うつがあると判断するときに必須の症状ではない．すなわち「ゆううつである」という自覚を認めない抑うつはありえない．うつで身体症状のみが目立つ場合として「仮面うつ病」という呼称が頭に浮かぶ．これは一時的にゆううつ感が目立たないとしても，経過中に明確になる疾患に対して，全経過を通してみたときに付ける病名であり，ゆううつ感のないうつ状態をうつと認めているわけではない．

　一方，不安は国語辞典などでは「安心できないこと．気がかりなこと．心配．何かが気がかりで，落ち着かない」などと記載されている．精神医学の用語解説などには「漠然とした」とか「未分化な」感情という言葉がしばしばみられる．「ゆううつ感の自覚を認めないうつ状態はない」に準じて考えたとき，不安の必須症状は何であろうか．「落ち着かない」という感覚のない不安はありうるし，「安心できない」「何かが気がかりである」という自覚や，動悸，息苦しさなどの身体症状を認めない不安もありうる．さらに急性不安と慢性不安，パニック障害患者でみられる不安と全般性不安障害の不安に共通する不安の必須症状などというと，議論はさらに複雑になる．このあたりは強迫性障害や心的外傷後ストレス障害を不安障害に含めている診断基準を見たとき，精神科医が感じる違和感にも通じる．不安はうつに比べて，中核にある自覚症状や他覚所見をとらえにくく，まさに「漠然とした未分化な感情」であるという点は重要であろう．

環境による症状変動

　不安とは，対象がはっきりしないが，何かが気がかりであるという漠然とした感情であるといわれるのに対して，恐怖ははっきりした外的な対象に対して起こる感情であるとされる．試験に対する不安，高所に対する不安などという言い方は可能であるが，厳密には不安と恐怖を区別すべきであろう．したがって恐怖は対象となる外的対象が取り除かれれば消退するが，不安は外的対象の有無による症状変動は少なく，内的な問題から生じると推測されている．パニック障害患者に突然起こる急性不安も全般性不安障害にみられる慢性不安も，外的対象，あ

るいは環境要因で症状が変動しやすいとは考えられていない.

一方，抑うつは基本的には一定期間持続する感情の状態である．Diagnostic and Statistical Manual of Mental Disorders（DSM）でも「2週間以上にわたり毎日続き，生活の機能障害を呈している」という記載がある．最近，休日には趣味に励んでいるが会社に行くとゆううつになる人が新型うつ病などと診断されていると聞く．このように環境変化によって変動の激しいことが明確な抑うつを，症状としての抑うつと評価してよいのであろうか．はっきりした外的な対象に対して起こる感情を不安と区別して恐怖とよぶように，仕事などの環境要因で変動が大きい抑うつに対しては新たな症状名があってもよいように思う．新しい症状名を追加することは診断体系に一時期，混乱をもたらす可能性があるが，症状段階の吟味すら不十分な病態がいきなり新型うつ病などという病名で安易に登場することは防げる可能性がある．

正常範囲のうつと不安

うつと不安は健常者でも自覚する感情である．「どの程度強ければ治療すべきか」，また「どの程度まで改善すれば治ったと考えてよいか」はよく出る疑問であり，患者に対しても適切に説明する必要がある．向精神薬療法が主な治療となっている現状では，「どういう状態であれば向精神薬が必要か」「どうなれば減薬や中止してよいか」という問題そのものでもあり，誤った判断による治療はかえって薬物依存をつくる可能性もある．

いうまでもないことであるが，「うつと不安はどこまでが正常範囲か」という疑問に対する明確な回答はない．非常に抑うつ感が強くても明らかな環境変化に引き続いて起こっており，その環境要因は一定期間のうちに改善できるようであれば，抗うつ薬療法は不要であることもある．不安感は軽度であっても，それに伴う患者の苦悩が非常に強ければ向精神薬療法が必要なことも多い．

大切なのは第一に，生活史や病歴をよく尋ねて，どこからを病的状態と考えて治療するのかを，治療にあたる医師が常に意識していることであろう．病的状態の前に至れば改善したと考えればよいし，長期間経ってもそこに至らなければ遷延例として，別の対応やより専門性の高い医師への紹介などを考える必要がある．第二に，現時点では向精神薬は「症状さえ落ち着いていれば飲み続けてよい薬剤」ではなくて，「症状が改善したら中止すべき薬剤」という視点で対応することである．最近は「軽い症状でも薬で治そう」という啓発活動が多い．薬物療法を積極的に進めることに異論はないが，医師の十分な知識と適切な判断が前提となる．

自記式質問票による症状評価

プライマリケアでは，うつ状態の重症度や不安の程度を自記式質問票によって評価することがある．不安の評価では状態−特性不安検査（State Trait Anxiety Inventory: STAI），抑うつではうつ性自己評価尺度（Self-rating Depression Scale: SDS）が有名であるし，両者に関係する質問票には気分プロフィール検査（Profile of Mood States: POMS）や Hospital Anxiety and Depression Scale（HADS）などがある．

自記式質問票に関する注意を2点あげる．第

一に，自記式質問票，評価尺度，構造化面接などの目的は疾患のスクリーニング，重症度評価，症状プロフィールの評価，診断などに分けられる．自記式質問票の多くは疾患のスクリーニングや症状プロフィール評価において妥当性が検証されているが，これを安易に重症度評価や診断に用いている場面に出会うことがある．さすがに最近はないと思うが，かつては「SDSが50点だからうつ病と診断し抗うつ薬を処方した」などというスクリーニングのための区分点を診断に用いるという明らかな誤りを目にしたこともあった．

第二は「面接では不安やうつを聞きだせなかったが，自記式質問票では見いだせた．だから質問票は有用である」という考え方である．多くの質問票はその妥当性を検証するために，医師や心理士による面接を基準に大きな差が出ないことを検証している．面接で見いだせなかった精神症状が評価されたというのは「質問票がすばらしいのではなく，面接が下手なのである．自記式質問票程度の面接もできていない」と考えたほうがよい．もし自記式質問票のほうが鋭敏にうつや不安を検出しているように思えたら，その回答を確認する形でもう一度面接すべきである．質問票の適切な用い方という意味でもそうすべきであるし，不安やうつは面接で直接聞きだせなければその後の治療にはつながりにくい．

comorbidity（併存）

精神疾患の診断手順を，たとえばうつについていえば，かつては「ゆううつ感がある（症状としての抑うつ）→強迫症状や心気症状もあるが最も前景に出ているのはゆううつ感であるから，うつ状態であると判断する（状態像としてのうつ状態）→うつ状態の鑑別診断にはうつ病だけでなく，認知症や統合失調症，抑うつ神経症などが含まれるので，他の症状や経過などを考慮して，内因性うつ病と診断する（診断としての内因性うつ病）」であった．状態像の段階では不安も抑うつもある場合，不安抑うつ状態などという言葉が用いられ，うつと不安が併存するという解釈が一般に認められていた．しかし診断の段階では不安神経症，抑うつ神経症，内因性うつ病はいずれも鑑別すべき疾患であるという前提で診断されていた．

1980年に米国精神医学会のDSM第3版が発行され，日本でもcomorbidity（併存）という考え方が急速に広まった．このような診断基準によれば，診断基準に記載された条件下では，大うつ病性障害と，パニック障害や全般性不安障害は合併しうると考えられている．厳密にいえば「合併が認められる」というより，「合併を厳密に評価しなければならない」である．構造化面接を用いて，すべての疾患についてあらゆる症状の有無を尋ね，あてはまる疾患すべてが診断として記載されるというのが最も適切な診断基準の用い方である．

DSMで診断基準に記載された全疾患を検討すれば，大うつ病性障害と診断される状態であっても，I軸に身体化障害やパニック障害，II軸に回避性パーソナリティ障害などの併存を認めることが少なくない．ところが日本の臨床現場では，自分の知識の範囲内でうつ病を思いついたら，DSMの大うつ病性障害の項目を調べ，あてはまったら大うつ病性障害という診断のみ記載するという用い方をしている精神科医が多いように思う．これでは疾患の見落としが増え，適切な治療につながらない．

不安とうつは症状，状態像，診断の各段階に記載される．診断の段階では疾患概念とし

ての併存を認めなかったのがかつて伝統的に用いていた診断基準であり，診断においても状況によっては併存を認めるようにしたのが最近の操作的診断基準である．評価者間のずれが起こりやすい精神疾患の診断過程を，単純な操作によって科学性を保とうとしている点で後者は進歩とみることもできる．一方，診断を症状や状態像のレベルで安易に考えることを促し，精神科医の診療能力を落としたと考える否定的な見方もある．現状では伝統的診断基準と最近の診断基準，それぞれの利点と欠点をよく知って，診療や研究で適宜使い分けていくしかなかろう．

向精神薬の効果

不安や抑うつに対する向精神薬の効果が強調されている．かつて不安神経症や抑うつ神経症では「第一の治療は精神療法であり，補助的に向精神薬を用いる」と記載されていたが，パニック障害や社交（社会）不安障害は，最初から向精神薬の効果が強調される形で，病名が精神科医の前に登場した．かつての抑うつ神経症は軽症うつ病という名の下で抗うつ薬療法が行われることが多くなった．不安神経症や対人恐怖，抑うつ神経症という呼称をこれほど簡単に捨ててよいのかという疑問を感じている精神科医は少なくない．実際にどの程度向精神薬が有効なのであろうか．

かつての神経症の治験では，「軽度改善」を含めて改善を認めた者の割合が70％以上に至る場合も少なくなかった．比較的最近登場した選択的セロトニン再取り込み阻害薬（selective serotonin reuptake inhibitor: SSRI）に分類される抗うつ薬では，治験でパニック障害においてプラセボに対する優越性を示せなかったものがある．2009〜2010年に発売された2つの抗うつ薬には，うつ病患者に最初から薬剤とプラセボを与薬し，効果を比較した治験がある．実薬によって6週間でHamiltonうつ病評価尺度の得点が11〜14点程度低下しているが，プラセボでも9〜10点程度低下している．日本でうつ病患者に対して，最初からプラセボと実薬を比較した治験が実施されたのは今回の2薬剤が初めてであるため，「うつもこれほどプラセボで改善するのか．実薬とのあいだで統計学上の有意差はあるとしても臨床的に抗うつ薬を用いる意味がどの程度あるのか」と驚いた臨床家は多い．副作用の発現率を考え合わせると，本当に抗うつ薬を用いたほうがよいのかという疑問も生まれる．「もっと重症患者を対象としたら実薬とプラセボのあいだで差が出るはず」とか「もっと長期経過をみれば差が出るはず」などという言い訳はよく耳にするが，これは治験における研究計画に問題があったとしか言いようがない．

うつと不安を考えるとき，「向精神薬はそれほど効かない」ではなくて，「プラセボでもかなり改善する」という事実が重要であろう．またSSRIが効くから不安とうつは近縁の症状であるという議論もあるが，プラセボによるこれほどの改善を考えると，薬剤の効果からうつと不安の異同を論じることには慎重であらねばならない．

（宮岡　等）

うつの症候学

　抑うつ状態はその定義の仕方により範囲は異なるとはいえ，おそらく精神科臨床で最も遭遇する機会の多い状態像であろう．うつ病のみならず，統合失調症の経過中にも，認知症の初期症状にも，あるいは適応障害に代表される心因反応でも，抑うつ状態はおよそあらゆる精神障害に，時には部分的・一時的な症状として，あるいはまさにその患者にとっての中核的な精神病理として観察できる．

　今日の代表的な診断基準であるICD-10やDSM-IVは，基本的には横断面における状態像分類なので，抑うつ状態がそのままうつ病であるかのような錯覚を起こしかねない．実際にこれらの診断基準から精神医学を学ぶ若い世代は，ある程度の重症度を持つ抑うつ状態がそのままうつ病であると診断することに，なんの疑問も抱いていないのかもしれない．

　現在でもうつ病の身体的原因が明らかではなく，われわれが臨床像からうつ病とよんでいるもの，そうよんできたものは，他の精神障害との境界が明瞭である疾患単位ではない．時代時代に提唱されてきた症候群あるいは類型概念である．筆者は「錯覚」と述べたが，今日の診断基準からはそれを満たすものが「うつ病」であるから，診断基準を満たしていたとしてもうつ病でないものが含まれている，というような主張をする筆者のほうが勘違いをしていると批判されるかもしれない．しかしそれもまた誤りであるとはいえず，この種の議論は結論が出ないのである．

精神症状の記述について ――精神症候学の限界

　うつ病の症候学の本論に入る前に，もう一つ指摘しておきたいことがある．それは，あらゆる精神障害を論ずる際に共通することなのだが，最近は言及されることの少ない精神症候学の限界についてである．われわれは患者の精神症状を把握するために，意識，知覚，感情，意欲，思考というように，心あるいは体験をいくつかの要素に分けて（意識はその全体を司るものとして）評価する．他人の心をできるだけ客観的に記述して評価するためには，そのような手段しか取りようがない．そうして得られた各要素を一つ一つ組み合わせて再構築することで患者の心を，検者である自分の心中に浮かび上がらせてみて評価する．

　しかし，人間の心・精神の実像は，そのようなモザイクではない．それぞれの要素は機能的にまったく独立しているわけでもなく，心は本来，分かつことのできない無限で巨大な流れであり，しかもそれがわれわれ一人一人に交わることなく流れている[1,2]．ある患者の憂うつと別の患者のそれは同じ言葉で表現されていても，同じ憂うつであるかどうかはわからないし，そもそも並べて比較することができないのである．エビデンスが声高に主張される今日の医学であるが，精神症状の評価はたとえ評価尺度や構造化された質問を使ったとしても，科学の要求する客観性には到達しえないところに本質が

ある．

　われわれは患者の語りと観察によって，症状を把握する．うつ病に特徴的な症状を探し出したいと思うが，それがなかなか難しい．うつ病の抑うつ気分はもしかすると，理由のある抑うつや反応として生じた抑うつと，どこかその体験が違うのかもしれない，いやおそらく違うのだろうと思う．しかしそれを表現するための特別な言葉を患者は持ち合わせていない．そもそもそのような言葉は存在しない．その気分を伝えようといろいろな形で説明しようとするが，できるのは日常生活用語を使った表現にとどまる．

　Schneiderは，統合失調症のさまざまな症候学から，いくつかの特徴的な形式をもつ病的体験を一級症状として抽出したが，これが可能だったのは，それらの症状が正常心理の枠内では生ずることのない特徴的な形式を有していたからである．そのようなうつ病に特徴的な，まさに一級症状とよべるような形式を見いだすことに精神医学は歴史的に成功していない．

　精神症候学が無力である，診断に役に立たないといっているのではない．ただ精神症候学には限界があるということ，さらに今日の診断基準は，脳科学あるいは生物学的精神医学の進歩とは裏腹に，かつてないほどその症候学が単純化されていることのアンバランスを指摘しておきたい．「気分が憂うつだ」と言えば，どの患者も同じような体験をしているはずだと思い込んでしまうのではなく，もう少し違った見方をしてもよいのではないか．感情・意欲・思考はばらばらに独立して機能しているわけではなく，密に関連して動いているのではないかという視点をもって患者を診ることも必要である．

感情の精神症候学

総論——感情の定義と分類

　感情をどのような視点から整理して記述したらよいのだろうか．正常な感情から，（量的に）異常な感情，そして病的な感情に至るまで，使われるのはすべて日常生活用語であることにあらためて注意を促したい．健常者の体験としてなにか辛いことがあって憂うつであるのも，うつ病患者が憂うつであるのも，その内容は違うかもしれないが，表現に使われる言葉は同じなのである．そこで感情をいくつかの領域に分けて記述してみる．この考え方は，あとで述べるがうつ病の症状を整理するのに役に立つ．

　そもそも感情とは何か，それはどのように定義すべきか．ここではSchneider[2]にならって，感情とは「快あるいは不快として直接体験される心（自我）の状態」と定義してみる．すると，なにかを求めようとする欲動や志向もまた感情的な成分を帯びるし，身体もまた自我に含めるならば，感覚もまた感情成分を持つ．このように考えると，欲動・志向そして感覚もまた感情とは切り離すことはできない．もっとも，感情は自我の状態をおしなべて包括するものではないし，かといって独立した機能を想定するのでもない．それは心の受動的な側面をみているとすればわかりやすいだろうか．そのような視点から，感情は身体に感ずる身体感情と純粋に心に生ずる心的感情の大きく2つに分類することができる（図1）[2]．

　感情の定義に従ってその実像を詳しく観察してみると，すぐに気がつくのが感情と感覚との関係である．両者を厳密に区別することは論理的には可能だが，実体験としてはどうだろう

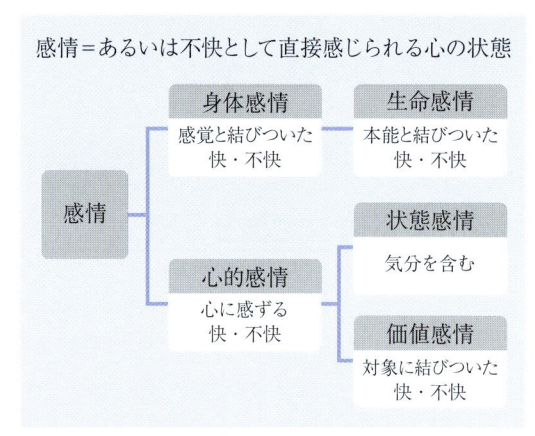

図1 感情の症候学(Kurt Schneider)
（針間博彦，2007[2]）より）

感情＝あるいは不快として直接感じられる心の状態
- 感情
  - 身体感情：感覚と結びついた快・不快
    - 生命感情：本能と結びついた快・不快
  - 心的感情：心に感ずる快・不快
    - 状態感情：気分を含む
    - 価値感情：対象に結びついた快・不快

表1 心的感情の分類 (Kurt Schneider)

状態感情
- 快：喜び，安楽，軽快，幸福，歓喜，平静，満足，自信
- 不快：悲哀，憂い，不安，恐怖，不愉快，不気味さ，落胆，郷愁，絶望，戦慄，驚愕，立腹，憤怒，羨望，嫉妬，退屈

自己価値感情
- 肯定的：力，誇り，虚栄心，自己感情，優越心，反抗心
- 否定的：恥，罪悪，後悔

他者価値感情
- 肯定的：愛，愛情，信頼，同情，尊敬，関心，同意，感謝，畏敬，賞賛
- 否定的：憎悪，嫌悪，不信，軽蔑，敵意，不同意，憤慨

（針間博彦，2007[2]）より）

か．たとえば痛覚―ここには痛みという純粋な感覚とともに不快な痛みの感情があって，これらは一体化して体験される．とくに痛覚，嗅覚，味覚，温度覚といった原始的な感覚ほど，快か不快の情調を帯びて体験される．このように身体の感覚と結びついている感情を，身体感情という．ここには，本能・生命機能と結びついた生命感情が含まれる．たとえば空腹感，口渇，性的興奮，眠気など，これらは五感に代表される感覚ではなく，いわば感覚複合体だが，快・不快の情調が加わる限り感情でもある．食べ物を前にした空腹感や飲み物を前にした口の渇きを想像してみよう．これらは，目の前にあるそれを口にすることへと導くだろう―その意味ではこれらは同時に欲動でもある．生命機能のような原始的なものほど，感覚・感情・欲動は区別しがたく結びついて体験されるわけである．

これらの身体や生命機能に結びついた身体感情に対して，身体を離れ，純粋に自我の内部つまり心に生ずる感情があり，これを心的感情とよぶ．心的感情は**表1**のように分類される．これは日常生活用語として広く使われる「感情」に相当する．その多くは（もちろん例外もあるが），なにか理由があって生ずる反応性のもの

である．心的感情はそのものに指向性がない状態感情と，対象があってそれに向かう価値感情とに分類される（**表1**）．

状態感情は快・不快の二極に分かれ，われわれが気分とよんでいるものも含まれる．快方向の状態感情には，喜び，安楽，軽快，幸福，満足，自信などが並ぶが，感情表現は国によって，言語によってさまざまであるから，ここに表記したもの以外にも，うきうき，楽々，爽快，颯爽，気楽などの感情表現がここには含まれてよい．不快方向の状態感情には，悲哀，憂い，不安，恐怖，立腹，羨望，退屈，嫉妬など多岐にわたり，不快とはいってもいろいろな色合いを帯びている．多くは何かについての不安であったり憂うつであったり恐怖であったりするが，理由がはっきりとせず漠然と漂うものもある．

状態感情に対して，対象と一体化しているものが価値感情である．これは評価といえばよりわかりやすい．あの人を尊敬するとか，愛しているとか，あるいは大嫌いだとか，会社に失望したとか……なんの感情も伴わない評価もあるが，とくに強い感情を帯びた評価が価値感情で

ある．ここは，自分自身に対する評価と他者に対するものとに分けてみると整理しやすい．価値感情は，対象に結びついた快・不快ではあるが，肯定的と否定的という2つの方向性に分けるとわかりやすい．否定的な自己価値感情は反応性に出現する．実際の失敗体験（その予測でもよい）から，自分の不注意や油断を歎き，後悔したり，自責的になったり，周囲に迷惑をかけていると思ったり，困窮を案じたりする．たとえば定期的な健康診断を受けず体調が悪くなり受診したところ末期がんと診断されれば，後悔の念が生ずる．それは「結果に対する後悔」であり，あの時こうしておけばよかった（そうすれば，その失敗は生じなかった）という形で語られるが，健康診断の結果が良ければ否定的な自己価値感情は生じない．

以上の身体感情，状態感情，価値感情という3つの領域に分けて記述すると，患者の感情状態を整理するのに役立つだろう．同じ抑うつ状態でも，否定的な自己価値感情をともなうもの（自責，恥，後悔，罪悪）とそうでないもの，あるいは否定的な他者価値感情をともなうもの（憎悪，嫌悪，不信，軽蔑，敵意，不同意，憤慨）とでは，精神療法や休養指導のあり方が違う．

各論──感情の障害

うつ病の症候学に移る前に，さまざまな感情の障害の概観をつかんでおきたい．Casey P.とKelly B.[3]は感情の障害を**表2**のように分類している．正常心理あるいはその延長線上にあるものだけを反応（reaction）とよび，単なる異常（abnormal）と病的な異常（morbid）（ここでいう「病的」は，疾患によるものを想定している）を使い分けているのは，伝統的なドイツ精神医学の流れをくんでいるからだろう．臨床実務では，前述のごとく感情そのものの症状評

表2　感情の障害の分類（Casey, Kelly）

1. 正常な感情反応（normal emotional reactions）
2. 異常な感情反応（abnormal emotional reactions）
3. 異常な感情表現（abnormal expression of emotion）
4. 病的な感情表現（morbid expression of emotion）
5. 病的な感情の障害（morbid disorder of emotion）

（Casey P, Kelly B, 2007[3]より）

価の難しさもあり，これらの境界は必ずしも明瞭ではないが，参照枠として知っておくとよい．

1. 正常な感情反応

感情反応には正常なものもあれば異常なものもあるという至極当たり前の話なのだが，今日のうつ病の拡散を考えると，この当たり前の話が忘れられている．正常な感情反応（normal emotional reactions）としてよく知られているのは悲嘆反応（grief reaction）である．愛する者の死や健康だった人が重い病気にかかったときに生ずる喪失体験である．感情反応が正常か異常かの鑑別には，社会生活上の機能低下の程度や持続期間が参考になるが，絶対的な基準はない．重い病気の中には精神病も含まれる．見過ごされがちなことであるが，精神病性体験が正常な（多くは抑うつ的な）感情反応を引き起こすことは十分にありうることである．しかしこれは，臨床の実務では鑑別することが難しい．

2. 異常な感情反応

異常な感情反応（abnormal emotional reactions）にはストレス性の出来事に対する了解可能な感情状態が含まれるが，正常との違いは機能低下の程度，持続，あるいは反復にある．両者は質的には区別することができず，連続して

いる．個人の脆弱性を問題にすることもできるだろう．抑うつや不安を前景とする適応障害，全般性不安性障害，パニック障害，恐怖症などがここに含まれる．了解可能ではあるが，原因となるストレス性体験が時を隔てて生じたり，反復したり，あるいは類似の体験が引き金になって反応を生じるものもあるので，原因となる体験が時間的に近接しているとは限らない．抑うつが前景にあるものでは，今日の操作的診断では一定の重症度に達すればうつ病と診断される．うつ病の拡散が大きな問題となっているが，その主要な問題点がこのグループにある．

3. 異常な感情表現

異常な感情表現（abnormal expression of emotion）とは平均的な正常反応とは非常に異なる感情の表出をいう．また患者自身がその異常性を自覚できるものをいう．もっとも悲しみ方は，文化的な背景によって相当異なるので，われわれの感覚からは異常な表現であるように見えるものが，その国や文化的背景に照らし合わせると至極正常な悲嘆であったりすることもある．

非常に強烈なストレスに曝されると感情反応が欠如したり，その逆であったりすることがある．感情の麻痺あるいは情動解離と表現されるもので，戦争や災害時に呆然としてなんの感情も起こらないように見えるものがある．感情の障害には分類されないが，離人症もまた「感情が全然湧かない」とよく似た訴え方となる．

重症の抑うつにみられる愛想笑い（smiling depression）は，重い抑うつがあるのにコミュニケーションのための笑顔は保たれているもので，背景にある病理を隠そうとする意図（匿病）がはたらいていることが少なくない．笑顔とは裏腹に，目は少しも笑っていないことを見逃さないことである．すでに歴史的用語になりつつあるが，転換性障害でみられる障害に対する無関心は，美しき無関心（belle indifference）とよばれる．否認の防衛機制もまた感情反応の欠如という形で現れる．

4. 病的な感情表現

病的な感情表現（morbid expression of emotion）という群は，観察者には明らかであっても患者に病的である自覚がないという点で感情の異常表出とは区別される．感情反応の欠如や不適切さがある．代表的なものに，統合失調症の感情鈍麻や不適切な情動がある．思考内容にそぐわない感情が生ずることを気分倒錯あるいは錯感情という．空笑もここに含まれる．

5. 病的な感情の障害

病的な感情の障害（morbid disorders of emotion）に含まれるものは，病的な感情の状態である．うつ病の抑うつはここに含まれる．ストレス性の出来事によって引き起こされることがあるが，そのストレッサーが消失しても気分が自然に改善せず，抑うつそのものに自律性があるので，反応とはよべない抑うつということができる．器質性疾患による感情の異常もここに含まれる．

うつ病の症候学

ここで述べるうつ病の症候学は，従来，内因性うつ病とよばれてきた病態を想定しているもので，DSM-IVの大うつ病エピソードには必ずしも一致しない．DSM-IVの規定するうつ

病概念は，抑うつの持続期間や重症度によって規定されているもので，心理的原因の有無や症状の自律性を問わない概念である．一方の内因性うつ病は，明らかな身体疾患がなく，症状の生起や持続に理由がない（感情反応ではない）ことに重きを置いている概念である．もちろんうつ病と抑うつ感情反応は，横断面の状態像としては多くの部分で重なり合う．発生的了解という視点からその違いがはじめて明らかになるもので，伝統的に内因性うつ病とよばれてきた病態は，反応ではない，もしくはまだ原因が明らかではない病気としての抑うつを想定しているものである（このフレーズから「反応」は「病気」ではないという考え方に立っていることがわかるだろう）．

以下に個々の症状について述べるが，それだけでは十分ではない，どこか足りない．それは全体像を貫くテーマのようなものである．うつ病に限らず，精神病（「病気」である精神障害）は，本質的に了解不能な全体的変化である．それはとくに統合失調症にあてはまるのだが，うつ病の場合も，その病相においては例外ではない．

内因性うつ病の全体像を貫くテーマは何か，それは抽象的な言い方しかできないが，「理由なき生命性の停滞」というべきか．ここでいう「生命性」とは単なる生命機能にとどまらず，周囲の出来事に自然に反応し，何かを志向し，何かを楽しみ，何かを期待し，日常生活を維持していこう（なすべきことをなそう）とする心のエネルギーのようなものである．その自由で自然な流れが理由なく停滞してしまうような事態が，内因性うつ病ではないだろうか．それはあたかも重い漬物石を載せられてしまっているようなものである．その抽象的にしか語れない全体像をいくつかの側面から記載をしてみる，それが他ならぬ個々の症状なのである．しかし，うつ病はあくまで全体的変化であって，個々の症状の「組み合わせ」（モザイク）からなるのではないことをあらためて強調しておく．

不快な状態感情と身体感情

新福[4]はうつ病の症状は「全人性」であると述べている．「全人性」とは心だけでなく，（体験される）身体にも広がる，心身の障害であるという意味である．図2[4]を見てほしい．それはあたかも日向から急にすっぽりと日陰に入ってしまうようなものである．心に感ずる変化は，憂うつ，悲しい，沈んだ気分，億劫といった不快な状態感情（われわれが抑うつ気分とよんでいるもの）であり，それと同時に体に感ずる変化がある．それは体がだるい，重い，頭重感，胸のあたりがモヤモヤする，おなかが気持ち悪い，吐き気，痛みといった多種多様な身体的な不快感（身体感情）である．通常，両者が観察されるはずだが，その割合はさまざまで，たとえば抑うつ気分が目立たず，もっぱら身体感情症状が前景に立つ病像を仮面うつ病（masked depression）[5]とよんでいる．

この不快な身体感情症状は限局して訴えられる—とくに頭頸部，胸腹部などに多い（図3[4]）—こともあるが，それでも，「体がだるくて重い」というように全身性に広がることが多い．部位が一定しない全身性の疼痛など，操作的診断では疼痛性障害と診断されるようなケースでも，うつ病とみるべき病態があることもおぼえておきたい．

しばしばこれらの症状は，理由なく日内変動をともなう．多くは朝が最悪（morning depression）で，午後から夕方にかけて症状が軽減するというパターンを示すことも特徴の一つである．ただこの日内変動の評価は慎重にすべきである．「理由なく」というところに注意してほしい．上司とトラブルがあり職場から逃

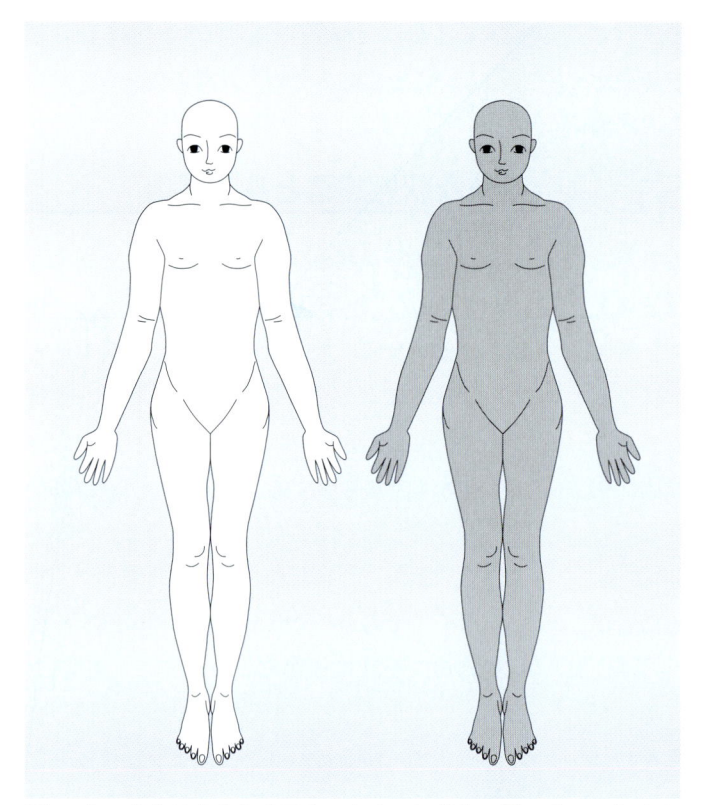

図2 うつ病とはあたかも日向からすっぽりと日陰に入ってしまう全人性の変化

（新福尚武, 1974[4] より）

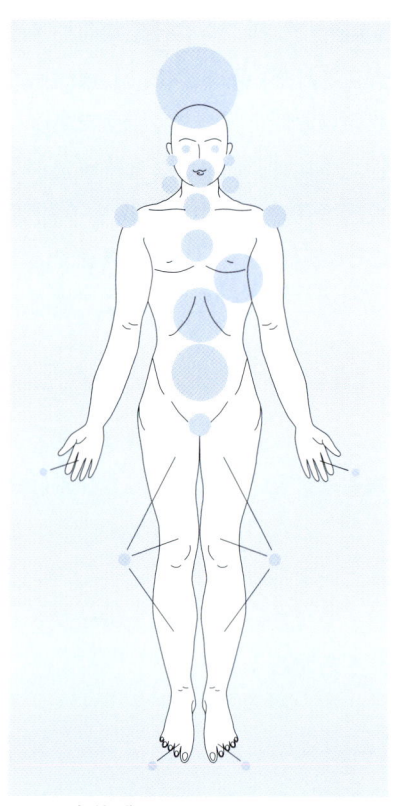

図3 身体感情症状が現れやすい部位
とくに頭頸部, 胸頸部に多い.

（新福尚武, 1974[4] より）

避している反応性抑うつのケースでも, 出社しなければならないウィークデイの朝がいちばん具合悪いはずである.

意欲や興味・関心の低下

不快な状態感情と身体感情があり, 意欲や興味・関心がまったく障害されないことがあるだろうか.「なんだかやる気がしない, 億劫だ」という表現の中にはすでに不快な状態感情を読み取ることができる. その意味では, 不快な身体感情と状態感情に包含されてもよい. ただ, うつ病の全体像を, 意欲・興味・関心という側面から評価するなら, これらは低下しているはずである. 近年, 気分の反応性が保持されている, つまり楽しいことは楽しいと感ずる抑うつ状態を非定型抑うつ（atypical depression）とよんでいる. このような症例は確かに存在するのだが, その楽しめるというときには, 前節で示した不快感もまたそのときには消失している. この非定型抑うつは, はたして精神病としての抑うつなのか, それとも抑うつ感情反応の一つであるのかは, 結論が出ていない.

認知症に代表される脳器質性疾患をもつ患者では, 意欲や興味・関心が著しく低下しているにもかかわらず, 自覚的な不快感が希薄なアパシー（apathy）とよばれる病像がある. アパシーはうつ病に含めるべきではない.

また精神運動制止（psychomotor inhibition）は歴史的にうつ病の診断で重視されてきたが, これは観察者の印象に基づかざるをえないし, これを欠く症例は多数存在する（近年の臨床

像でみる限り，典型的な制止と評価できる状態は非常に少ない印象すらある）．ただし，「理由なき生命性の停滞」というテーマを忠実に表現している側面として，精神運動制止は忘れられてはならない．気分反応性（mood reactivity）の喪失，悲しむことの不能（悲しいという感情すらわかず，涙も出ない），感情喪失の感情（なんの感情もわからない）なども「理由なき生命性の停滞」に直接通ずるものとして重要だが，患者の陳述の中から普遍的に抽出できるものではない．

生命機能の低下（生命感情障害）

これも前述の不快な状態感情に含むべきものだが，患者の苦痛が前面に出る症状であり，かつ「理由なき生命性の停滞」の最も直接的な表現でもあるので重要な側面として扱う．食欲，睡眠欲求，性欲といった本能的欲動の理由なき低下である．空腹感がないので食欲がまったくわかず，食べ物を前にしても無理をして食べるので，食事が苦痛に感じられる．一日の心地よい疲れと自然な睡眠欲求がなくなり，休息の証である熟睡感がなくなる．健康なときには当たり前だったことが失われるのである．食欲低下と不眠の結果として体重は著しく減少する．1～2か月のあいだに体重が5 kg以上減少することがまれではない．

否定的な自己価値感情と微小妄想

今日のICD-10，DSM-IVでは，「精神病症状をともなう重症うつ病」と分類されているグループがある．精神病としての抑うつ状態において，否定的な自己価値感情が発展するのには2つのパターンがある．一つは病状の経過とともに，とくに慢性化している抑うつに生ずるもので，なかなかよくならない，なにもできない，なにも楽しめない自分（これらは事実であり結果として生じた事態である）に対して，恥，罪責，心気といった感情がもともとあった病像に加わるものである．これは「結果に対する後悔」であり，うつ病患者の体験反応として了解できる．うつ病の最中にあっても健康な人格部分が反応して二次性に生じているという言い方もできるかもしれない．多くのうつ病患者で生ずる否定的な自己価値感情はこのパターンであるが，妄想の定義がはっきりしていない今日の診断基準では，その程度がひどくなれば，これを微小妄想ととらえてしまうことがある．

これとは別に，病初期から否定的な自己価値感情が生ずるパターンがあり，それが真性の微小妄想である．ここでは結果ではなく，「行為に対する後悔」が前景に立つ．行為そのものが誤っているという確信が強く生じており，独特な体験構造の変化がある．自らの過去の営みに対しては「取り返しのつかない失敗」，現在については「なにかが誤っている」，そして将来については「無駄，無益，絶望」と体験される．

微小妄想は罪責，貧困，心気が主要テーマとなりうるが，Schneiderはこれらを人間が根源的に持っている不安（原不安）であるという[6]．それは通常は覆いをかけられて露呈しないが，精神病によって覆いが外されるものだと表現している．いわゆる退行期メランコリー（involutional melancholia）は，不安・焦燥と微小妄想を中核症状とする病態であるが，これをうつ病圏とみなすのか，区別するべきなのかの議論はKraepelin以来続いている．最初は，別々のものとして，次に統合され，最近ではまた区別するべきではないかという意見が出始めている[7]．

今日，精神病性あるいは妄想性うつ病として論じられているものは，これら2つを明確に

表3 退行期メランコリーとうつ病との鑑別

	退行期メランコリー	うつ病
一次性に出現する感情症状	否定的な自己価値感情と不安が中心	不快な身体感情と状態感情（とくに悲哀，憂い，落胆）が中心
原不安の露呈	前景に出る	露呈されない
思考内容	原不安（微小妄想群：罪業，心気，貧困妄想）	抑うつ気分が投射された了解可能な優格観念
体験構造	世界が排除された自我内的空間へのとらわれ（自閉思考）	外界は排除されない，偏ってはいても現実的思考
病感・病識	病初期から失われる	保持されることが多い
匿病傾向	強い	弱い
自殺念慮	病初期から強い	病状の悪化に伴う

（古茶大樹，古野毅彦，2009[8]より）

区別せずに扱っている．加えてICD-10では，精神病症状は重症うつ病にのみ随伴するものとしてとらえられており，微小妄想を重症の抑うつ気分の表現であると，気分から導き出せるものであるとしているのは納得がいかない．実際の臨床では，うつ病そのものの程度が軽くとも，明らかな微小妄想がみられるケースは少なくない．

筆者は，この微小妄想を中核症状とする類型を，うつ病とは切り離した別の病態（退行期メランコリー）として扱うべきであると主張している[8-10]．その鑑別点を表3[8]に示した．

抑うつ的な表出の存在

典型的なうつ病患者に出会うと，「この人は本当に病んでいる」と感ずるものである．それは患者の言葉だけでなく，その様子（表出）から伝わってくる．顔色の悪さ，肌の荒れ，疲れきった表情，整容の乱れ，言葉数の少なさ，ため息，涙もろい，うつむき加減で目を合わそうとしない，体を動かすのが億劫で身振りも少ない，沈みがちな声の調子，どこか悲しげな愛想笑い（smiling depression）など．抑うつの表出は人それぞれであるが，丁寧に観察していればすぐに読み取ることができる．きっちりとスーツに身を包み，「診断書を書いてもらおうと思って受診しました」と述べ，上司に叱責された怒りをエネルギッシュに訴える「自称うつ病」患者とはまったく違う．

病感の存在

うつ病の全体像として欠かせないものに病感の存在がある．うつ病の始まりは多くの場合，精神的な不調というよりも体調不良（不快な身体感情症状）として自覚されるものである．症状は軽くとも，「自分のどこかが具合が悪い」とはっきりと自覚している．うつ病はどんなに症状が軽くても，どこか調子が悪いという自覚がある．とくにその回復過程においては，周囲からはだいぶ元気になったように見えても，本人の自己採点はパッとしないことがよくある．病感の存在はとても重要な特徴である．これに対して，従来の「妄想性うつ病」では，自分の調子が悪いという認識に欠けることが多い．その点でもこの病態はうつ病から外して考える必要があると思う．

おわりに

うつ病は感情反応ではない

うつ病と抑うつ感情反応との違いはどこにあるのだろうか．上述の個々の症状は横断面の状態像から抽出したものであるが，基本的には抑うつ感情反応でも同様のものは出現しうる．完成した病像では，それがうつ病なのか感情反応なのかを横断面の症状内容から鑑別することが難しいことは少なくない．今日のDSM診断は，疫学調査での利用を視野に入れているために，比較的短時間で信頼性の高い診断がほしいという現実的な要請から，抑うつ状態の理由の有無（了解可能性）を診断基準に入れることを断念したのだろう．

しかし，その結果が今日のうつ病の拡散という深刻な事態につながっているのではあるまいか．その混乱は治療を考えたときに，大きな問題を引き起こしかねない．症状が同じだからといって，うつ病と感情反応とを同等に扱ってよいはずはない．感情反応は，本人の運命というか，みずからが背負い克服していく（周囲はそれを支える）ものであり，生じた反応にはなんらかの意味がある．それを疾病とみなすことにやはり抵抗がある．

今日の操作的診断基準は，症状の重症度によりうつ病を規定しているが，これは伝統的な思考様式とは違う．うつ病はどんなに症状が軽くてもうつ病であるし，外見上の症状がひどく重い抑うつ感情反応も存在するのではないかと考える．疾患であるうつ病と，健常者の幅広いバリエーションである感情反応（反応性抑うつ）とは区別されなければならない[11]．両者は治療，とくに精神療法のアプローチや休養指導が異なるので，時間がかかるとしても鑑別の努力を怠ってはならない[12]．

（古茶大樹，三村　將）

[引用文献]

1. Jaspers K. Allgemeine Psychopathologie, Verlag von Julius Springer, Berlin, 1913. 西丸四方（訳）．精神病理学総論，みすず書房，1971.
2. Schneider K. Klinische Psychopathologie, 15 Auflage, Georg Thieme Verlag, Stuttgart, 2007. 針間博彦（訳）．新版臨床精神病理学，文光堂，2007.
3. Casey P, Kelly B. Disorders of Emotion. Fish's Clinical Psychopathology, 3rd ed, Gaskell, London, 2007; p.65-74.
4. 新福尚武．仮面デプレッション，日本メルク萬有（株），1974.
5. 古茶大樹．老年期の仮面うつ病．総病精医 2009; 21: 1-7.
6. Schneider K. Über den Wahn, 1. Auflage, Springer, Stuttgart, 1952. 平井静也，鹿子木俊範（共訳）．妄想について，Schneider 今日の精神医学——三つの小論，文光堂，1957; p.31-72.
7. Swartz C, Shorter E. Psychotic Depression, Cambridge University Press, New York, 2007.
8. 古茶大樹，古野毅彦．退行期うつ病について．精神誌 2009; 111: 373-87.
9. 濱田秀伯，古茶大樹（編著）．メランコリー——人生後半期の妄想性障害，弘文堂，2008.
10. 三村　將，仲秋秀太郎，古茶大樹（編著）．老年期うつ病ハンドブック，診断と治療社，2009.
11. Horwitz AV, Wakefield JC. The Loss of Sadness: How Psychiatry Transformed Normal Sorrow into Depressive Disorder, Oxford University Press, New York, 2007.
12. 古茶大樹．目的反応としての「軽症うつ病」．臨精医 2008; 37(9): 1249-55.

不安の症候学

不安とは

　不安は認知（知覚，記憶，判断，推論，決定など）[1]に対する一つの情動反応である．不安は誰もが有する正常不安と，過剰・過敏な病的不安がある．精神医学では病的不安を対象とする．精神医学的には，不安は狭義の不安と恐怖に分ける．不安は「漠然とした未分化な怖れの感情，内的矛盾から発する対象の無い情緒的混乱」[1]，恐怖はそれに対して「はっきりとした対象に対する怖れ」[1]と一般的には定義される．恐怖は直接，恐怖対象と対峙するが，不安は状況に依存する部分がある．そのため，恐怖にしても不安にしても，症状として回避行動を伴いやすい．全般的な回避行動はひきこもり・自閉という症状につながる．また長期の継続的な不安はうつ症状を誘発しやすい．不安の症状を，症状，経過における症状構成，症状の消退と予後，再発の徴候としての症状というように構造的に記述していき症候学としたい．

Freudの不安神経症

　現代の不安障害の最初の概念「不安神経症」を提起した人物は，Sigmund Freud（以下Freudと略）である．Freudは，自分自身が不安神経症（現代でいうパニック障害）であった[2]．そのために精神科医になったともいえる．Freudは自分自身の臨床像と類似の十数例の症例から1894年38歳時に「神経衰弱症から，ある際立ったまとまりを持つ症候群を分離する根拠─不安神経症」という論文にまとめて発表し，「不安神経症」という疾病概念を提起した[3]．現代の不安の症状学を考えるうえで，まずFreudの生い立ちとその中でのFreudの不安神経症（パニック障害）の成立プロセスを見ていきたい．

　Freudは1856年5月6日，チェコスロバキアの小都市フライベルクにおいて，下層中産階級のユダヤ商人である父Jacob・Freudの第三子，母Amalia・Nathansohnの最初の子として生まれる．父Jacobは，40歳の時，19歳のユダヤ商人の娘Amaliaと3度目の結婚をして，翌年Freudを，次いでその後の10年以内に次々と7人の子どもをもうけた．そのため，Freudは上に2人の異母兄と下に5人の妹，2人の弟がいた．

　Freudはなによりもまず若き母の最初の息子として母の限りない誇りと愛を独占して成長している．Freudは常に家庭の中心的存在であり，家庭の期待は彼の元に集まった．1930年，93歳という高齢で亡くなるまでFreudと暮らした母は，いつまでもFreudのことを「私の黄金のジキ（Sigmundの愛称）」と呼んでいた．後半生においてFreudは自ら「母のこの上ない寵愛を受けた人は，一生涯征服者という感情，すなわち成功への確信を持ち続け，しばしば現実の成功をもたらす」と述べている．

Freudが3歳の時，産業革命による手工業の衰退と織物業の不振や民族主義と結合したユダヤ人への反発が強まったこともあり，異母兄2人はイギリスに移住し，Freud一家はライプチヒからウイーンに移住した．この際，Freudは強い分離不安を体験している．これは「一人置き去られることへの恐怖」="広場恐怖"につながっている．Freudの青年期におけるパニック障害の背景には幼少時における分離不安，広場恐怖があった．Freudはその後においても，待ち合わせた場合，取り残されてしまう恐怖感から1時間は早く着くようにしていたという．現代のパニック障害にも類似した面がある．

　17歳の若さでウイーン大学に入学し，25歳で優秀な成績で卒業し，生理学研究室に入り研究活動をスタートするが，Brucke教授から「君はユダヤ人だからいくら業績をあげていっても教授にはなれない」と言われ，初めての強い挫折感を味わう．翌年，生理学者の道を断念し，精神科医になるため，総合病院神経科に勤務する．このころよりパニック障害が生じるようになっている．強い動悸，めまい体験，すなわちパニック発作を起こすようになり，心臓病恐怖，乗物恐怖，胃腸症状，抑うつ状態を呈している．同年Martaという5歳年下の女性に一目惚れして，30歳で結婚するが，パニック障害はさらに悪化する．Freudはこれを性欲の抑圧（次々子どもが生まれたため）による，脳幹部における交感神経の興奮状態によるのではないかと推測している．これは現代における生物学的病因に合致する部分がある．

　40歳の時，父Jacobが病死する．この時パニック障害は最悪となる．そのころ，友人の耳鼻科医Fliessに自分の悩みを手紙に書いて送り，アドバイス（現代でいうスーパーバイズ）を受けていた．その過程で自らのエディプス・コンプレックス（母親を愛するあまり，無意識の中で父親を嫉妬し父親の死を願うという有名なコンプレックス）を発見する．そして，実際に父親の死が現実化し，その無意識の罪悪感から不安障害が最悪化したと解釈する．そのことを自覚し，受け入れ，Fliessへの依存からも自立していった後，パニック障害が改善している．この一連のプロセスから精神分析療法が確立していく．精神分析療法はFreudの自己分析・自己治療の過程から産み出された治療法である．

　Freudはパニック障害の真っ只中にいるとき，38歳（1894年）時に前述の「神経衰弱症から，ある極立ったまとまりを持つ症候群を分離する根拠—不安神経症」という論文を著している．この論文によって世界で初めて現代に通じる「不安（anxiety）」「神経症（neurosis）」という概念が提示された．Freudは自己自身の症状と実際に治療した十数例の症例から特徴的な共通した10症状を取り上げ，それが「不安」に基づいた症状であることを分析し「不安神経症」と命名した．10の症状とは，以下のような症状である（括弧内は現代の不安障害に当てはめた際の症状，障害）．

　(1) 全般的な過敏性（全般性不安障害），(2) 不安に満ちた待機状態（予期不安），(3) 不安発作（パニック発作），(4) 不安発作の不全型，代理症，(5) 驚愕覚醒（夜間睡眠発作），(6) めまい：重要な症状の一つとして取り上げている，(7) 恐怖症（広場恐怖），(8) 消化器の機能障害（過敏性大腸症），(9) 感覚異常（前兆），(10) いわゆる慢性不安症状（慢性期の不安うつ病）．

　Freudの記載した不安神経症の症状は，まさに現代のパニック障害と相通じている．Freudは「心の問題」がまだ混沌としていた19世紀末に，これだけ明確に不安の疾患概念を取り出した．この概念，臨床像は100年以上経った現代においても，その本質は変わりなく継承されてきている．

不安障害

現在,不安の病はDSM-IV-TR (Diagnostic and Statistical Manual of Mental Disorders, Fourth Edition, Text Revision)[4]において不安障害として集約されている.具体的には次の11の障害に分類される.

(1)パニック障害,(2)空間恐怖(広場恐怖),(3)特定の恐怖症,(4)社会(社交)恐怖,(5)強迫性障害,(6)心的外傷後ストレス障害,(7)急性ストレス障害,(8)全般性不安障害,(9)一般身体疾患における不安障害,(10)物質誘発性不安障害,(11)特定不能の不安障害

不安障害の発達的変遷

典型的な不安障害患者は小児期よりさまざまな不安を経て,不安障害が発達的に形成されていくことが見てとれる.貝谷[5]は不安体質を基底におき,そのプロセスを,幼児期の人見知り→分離不安→特定の恐怖症→社交(社会)不安障害→全般性不安障害→パニック障害と進展すると提起している。社交不安障害までは小児期,思春期の不安障害である。それに対して,全般性不安障害とパニック障害はおもに成人期の不安障害である.Freudのパニック障害に至るまでの経過を見ると,確かにそのようなプロセスが認められる.パニック障害が最終で完成された不安障害ということもできる.

このような視点から不安障害は大きく次の5群に分けることもできる.
(1)パニック障害群:特定の恐怖症,社交不安障害,全般性不安障害,空間恐怖,パニック障害.
(2)強迫性障害群.
(3)ストレス障害群:急性ストレス反応,心的外傷後ストレス障害.
(4)一般身体疾患における不安障害.
(5)物質誘発性不安障害群.

代表してパニック障害の症状と症状形成過程をまず見ていきたい.

パニック障害の症状[4]

パニック障害の基本的症状は,反復されるパニック発作とそれによってもたらされる不安・恐怖状態と予期不安である.パニック発作には次の13の身体症状または認知症状が取り上げられ,そのうち4つ以上がある場合をパニック発作といい,3つ以下である場合は症状限定性発作とよばれる.パニック発作の症状は以下のとおりである.

(1)動悸,心悸亢進,または心拍数の増加.(2)発汗.(3)身震いまたは震え.(4)息切れ感または息苦しさ.(5)窒息感.(6)胸痛または胸部の不快感.(7)嘔気または腹部の不快感.(8)めまい感,ふらつく感じ,頭が軽くなる感じ,または気が遠くなる感じ.(9)現実感消失(現実ではない感じ)または離人症状(自分自身から離れている).(10)コントロールを失うことに対する,または気が狂うことに対する恐怖.(11)死ぬことに対する恐怖.(12)異常感覚(感覚麻痺またはうずき感).(13)冷感または熱感.

パニック発作は,現実の危険は存在しない中で,はっきりと他と区別される強い恐怖または不快感の期間が存在する.発作は突然起こり,急速に,通常は10分以内に頂点に達し,しば

しば危険が切迫している，または破滅が迫っているという感覚と，今すぐ逃げたいという気持ちを伴っている．パニック発作の特徴的な不安ははっきりとほかと区別され，発作的な特質と，通常は非常に重篤であることによってほかの不安と区別できる．実際のパニック発作症状の頻度は図1のとおりである．

空間恐怖（広場恐怖）

正式な病名は広場恐怖だが，日本における多くの症例に広場恐怖は無く，閉所恐怖である．そのため筆者は以前より，欧米の広場恐怖と日本の閉所恐怖を合わせて空間恐怖と呼称している[6]．ここでは空間恐怖で統一したい．

空間恐怖は，逃げるに逃げられない（または逃げたら恥をかく）ような場所や状況，またはパニック発作やパニック様症状が起きたときに助けが得られないかもしれない場所や状況に対する不安または回避である．

日本人における具体的な空間としては，以下があげられる．

(1) 電車：電車の中でも停車区間の長い特急，急行，鈍行の順に回避する．最も乗りやすい電車は一番空いている始発の鈍行である．立っているよりは座っているほうが安心感がある．空間が広いほうが安心できるので，一般車両よりグリーン車両のほうがより安心である．人身事故などで，駅と駅のあいだで途中停車となった場合は最悪である．

(2) 地下鉄：地下鉄は路線自体が閉所になっているのでより不安である．深さは深いほど不安である．

(3) バス：出口に近いほうが安心である．バス停に並ぶのは不安である．

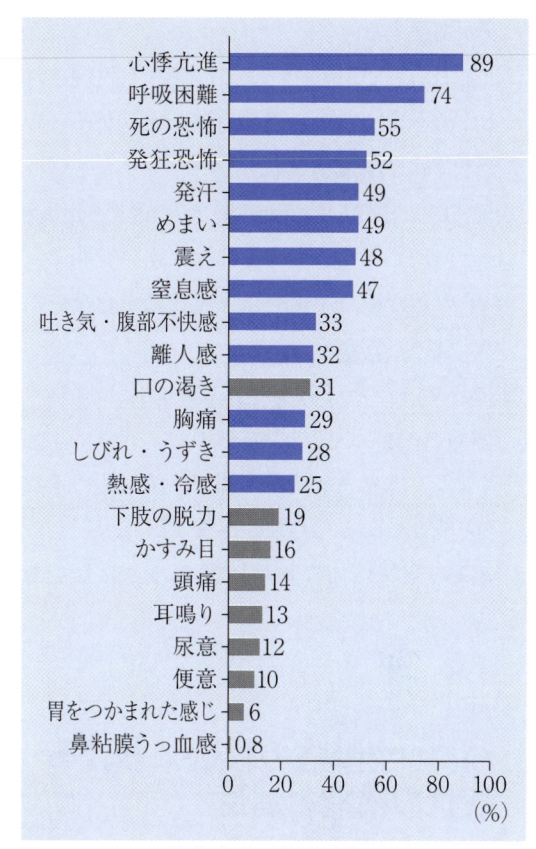

図1 パニック発作症状の種類と頻度
■ DSM-IV-TR パニック発作症状，なごやメンタルクリニック，$n=539$.

（貝谷久宣，2005[8] より）

症状	%
心悸亢進	89
呼吸困難	74
死の恐怖	55
発狂恐怖	52
発汗	49
めまい	49
震え	48
窒息感	47
吐き気・腹部不快感	33
離人感	32
口の渇き	31
胸痛	29
しびれ・うずき	28
熱感・冷感	25
下肢の脱力	19
かすみ目	16
頭痛	14
耳鳴り	13
尿意	12
便意	10
胃をつかまれた感じ	6
鼻粘膜うっ血感	0.8

(4) 車：2ドアの後部座席に座ると強い不安が生じる．高速道路は停止することができないのでより不安である．首都高速道路のように路肩が無い高速道路はより不安である．さらに，トンネルは閉所が重なるためより不安である．長いトンネルはより不安である．渋滞は，いつ閉所から出られるかわからなくなるため最悪の状況である．

(5) 飛行機：地上から1万メートル近く離れていることもあり，完全な密閉空間で強い不安が生じやすい．着陸の際は，機体が揺れやすく，着陸失敗の危険性も感じ，恐怖である．

(6) 美容院，理髪室：しばらく固定され，身動きができないため不安である．頭に温熱器を被せられると，より身動きができないので不

安が増強する．

(7) 歯科医院：美容院同様にしばらく固定されるため不安である．歯科治療に痛みが多いので恐怖感を増強させる．
(8) 磁気共鳴画像（magnetic resonance imaging: MRI）撮影：全身を非常に狭い空間に入れられるため，手足もほとんど動かせないため，強い不安が出る．
(9) スーパー：とくにレジに並んだ際しばらく動けないため不安になりやすい．
(10) エレベーター：閉所空間で，閉じ込められる可能性もあるため強い不安が出る．

実際の空間恐怖の頻度は図2のとおりである．

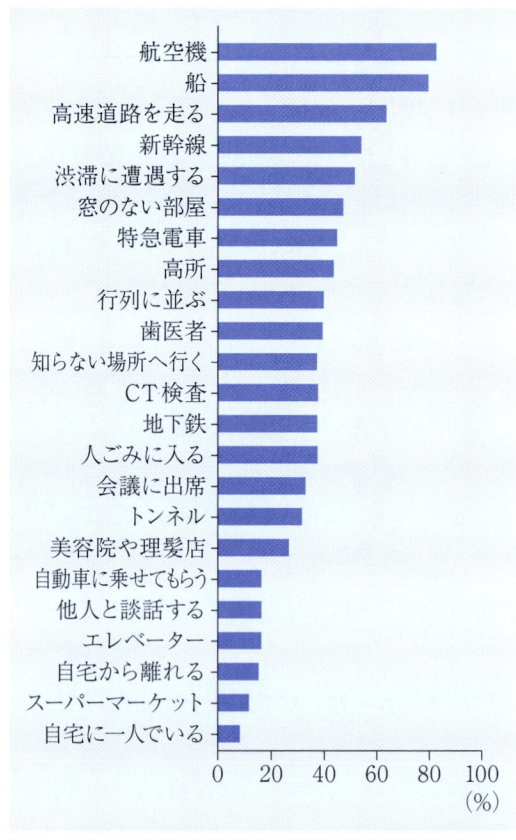

図2 パニック障害の患者が訴える広場恐怖症の場所や状況
なごやメンタルクリニック調べ，n=262．
（貝谷久宣，2005[8]より）

パニック障害の経過における症状の構成と消退

パニック障害の起こり

Sheehan[7]は，パニック障害の起こりを次の7段階に分けて説明している．

第1段階：前パニック段階
(subpanic symptom attacks)

突然の動悸，息苦しさ，めまいなどに襲われ，身体がどうかなってしまったのではないかと思うが，身体症状の自覚のみで精神的パニックには至っていない．

第2段階：完成されたパニック段階
(polysymptomatic panic attacks)

多くの症状が出そろい，強度も強く，死の恐怖も起こりパニックに陥り，頭皮反応を起こす．第1段階を経ないで，いきなりこの段階から起こる症例もある．

第3段階：心気症段階（hypochondriasis）

症状の原因は何か身体の病気に違いないと考え，病院を訪れ，検査の結果どこも異常がないと言われても信じられず，あちこちの病院を回る．

第4段階：単一恐怖段階（single phobia）

ある特定の状況下でパニック発作が起こる場合に，その状況を恐れ避けるようになる段階．

第5段階：社会恐怖段階（social phobia）

予期しないパニック発作が続く場合に，人の中に出て行くことを恐れ避けるようになる段階．

第6段階：汎恐怖症および空間恐怖段階
(polyphobic and agoraphobic behavior)

さらにパニック発作が頻発する場合，空間恐

怖を伴う広汎な恐怖症性回避に陥り，家から出られなくなる状態．

第7段階：抑うつ段階（depression）

このような状態で意気消沈（demoralization）し，続発性のうつ状態に陥る例，約60％にみられる．

Sheehanは，以上の段階的経過はパニック発作の強度と頻度によって決まり，発作が強く頻発する場合は各段階を早いスピードで走り抜けて最終段階に至るし，パニック発作が軽快する場合は途中の段階で留まり，発作が消失する場合は自然に寛解（15％）と記している．

日本のパニック障害の経過

貝谷[8]は著書の中で自験例からパニック障害の経過を詳細に記述している．

a. 前駆症状と限定発作

DSM-IV-TRの診断基準[4]では，発作の身体症状が3つ以下の場合は「症状限定発作」または「パニック限定発作」とよばれる．発作の起こる以前に前駆症状がみられる場合も多い．症状としては，少し息苦しい感じや軽い動悸，めまい，意識が薄れるような症状などである．パニック発作の半年ぐらい前から起こることがある．

b. パニック発作

貝谷[8]はパニック障害患者539例を調査し，パニック発作における身体症状の種類とその頻度をまとめている（図1）．発作の誘因は大きく身体的または心理的の2つに分類される．その具体的内容は表1，表2のとおりである．これらの誘因は少なからず経過に影響する．

表1 パニック発作の身体的誘因

1.	ハチに刺されショックに陥った
2.	甲状腺腫瘍の手術後
3.	過換気症候群からの移行
4.	シンナー中毒の後遺症
5.	正常出産の2か月後
6.	飛行機に乗り，着陸時耳がポーンとした
7.	就寝前にチューハイを一口飲んだあと
8.	出勤時間に遅刻を気にして階段を駆け上がり動悸がしたあと
9.	妊娠中絶10日後，友人と喫茶店でおしゃべりをしているとき
10.	ふろ上がりにドライヤーで髪を乾かしているとき
11.	尿道炎にかかり，点滴を受けてめまい発作が起こったあと
12.	スキーの帰途，空腹でフラフラしたとき
13.	かぜ薬を飲み，手がしびれ，力が抜けてパニック発作に移行した
14.	コーヒーを続けて2杯飲んだあと，動悸で始まる発作が起こった
15.	食事をして満腹になり，おなかの不快感とともに起こった
16.	マラソンのあと呼吸困難から発作に移行した
17.	タバコを吸ったあと息苦しくなって発作に移行した
18.	覚醒剤をやったあと
19.	二日酔い状態またはアルコール禁断状態
20.	炭火にあたっていて
21.	鉄アレイで訓練中
22.	テレビやパソコンの画面のチカチカで発作が起こった
23.	薬局で眠気ざましを買って飲んだら発作が起こった

（貝谷久宣，2005[8]より）

c. 予期不安

貝谷[8]は予期不安をパニック障害の根本的症状という．パニック発作を何度も起こすうちに「また起きるのではないか」という予期不安が生じてくる．予期不安の具体的内容は表3のとおりである．予期不安がなければパニック障

表2　パニック発作の精神的・心理的誘因

1. 夜暗がりで目が覚めたら恐ろしくなり，パニック発作が起こった
2. 父の大腸癌手術2か月後，自分も血便があり，全身の震えが起こった
3. 長男が先天性心臓奇形の手術を受け，まもなく叔父が狭心症で亡くなるのを見た直後，動悸でパニック発作が始まった
4. 親族の葬式に出席し，死顔を見て恐怖感，不安感が出てきた
5. 夫がサラ金苦に自殺したあと，幼子3人を抱え孤独な夜の不眠から
6. 遺産相続で兄弟からいやがらせの電話をもらった直後
7. テレビドラマで殺人の場面を見たあとで発作が起こった
8. スキー場でリフトに乗っているとき動悸が起こってきた
9. 溺愛してくれた父が喉頭癌で亡くなった4か月後に発作が起こった
10. 夜間ドライブで民家に衝突した翌日，車のなかで発作が起こった
11. 4年間つきあっていた彼と別れ，ショックから立ち直ると思った矢先
12. 姑の葬式が終わった夜，ホッとしたとき
13. 水族館の暗いところで初めての発作
14. 同級生が交通事故で死亡してから発症
15. 赤ちゃんを亡くして3か月後に発症
16. 水頭症の赤ちゃんを産んで3か月後に発症

（貝谷久宣，2005[8]）より）

表3　予期不安

1. 発作症状がまた起こるのではないか
2. 発作により病気になるのではないか
3. 発作の原因は重篤な身体疾患（心臓病，肺癌）ではないか
4. 死んでしまうのではないか
5. 気を失ってしまうのではないか
6. 気が狂ってしまうのではないか
7. 事故を起こすのではないか
8. 発作を起こしても助けてくれる人がいないのではないか
9. 発作を起こした場所からすぐ逃げだせないのではないか
10. 人前で自分が取り乱してしまうのではないか
11. 人前で倒れたり吐いたり失禁したりするのではないか
12. 他人に迷惑をかけるのではないか

（貝谷久宣，2005[8]）より）

害の診断はなされない．

d. 空間恐怖

　パニック発作は日本の場合，しばらくは身動きできない状況，逃げ場がない閉鎖的状況で起きやすい．満員電車，新幹線，飛行機，MRI撮影，歯科治療，理容・美容室などが典型である．

e. うつ病の合併

　Sheehan[7]が報告したようにパニック障害患者の60％にうつ病の合併（comorbidity）がみられる．貝谷[8]はパニック障害後のうつ病のほとんどは「非定型うつ病」であることを指摘し「パニック性不安うつ病」とよんでいる．その臨床的特徴は**表4**のとおりである．

f. 残遺症状（非発作性不定愁訴）

　パニック障害の治療が不十分だったり，また長期間治療されずに放置された慢性例では，発作症状は影をひそめ，その代わりに類似した症状が穏やかで，より持続的になる．貝谷[8]はこのような症状を残遺症状とよんでいる．この残遺症状は，いつのまにか現れて，気がつかないうちに消えていくのが特徴的という．具体的には身体的残遺症状（**表5**）と精神的残遺症状（**表6**）がある．

g. 不安・抑うつ発作　（Anxious-Depressive Fit）

　貝谷[9]は，パニック障害患者の中に突然理由なく流涙する症例のあることを報告した．流涙

表4 パニック性不安うつ病と定型うつ病（メランコリー型）の違い

	パニック性不安うつ病	定型うつ病
気分反応性	強い．よいことがあれば気分がよくなり，悪いことがあると強く落ち込む	ない．ほとんどすべてのことに関心を失い，喜びを持てない
抑うつ気分	了解可能な憂うつ	了解が困難な病的な憂うつ
睡眠	過眠，睡眠覚醒リズム障害（昼夜逆転），朝の目覚めが悪い	入眠障害，中途覚醒が多い
食欲・体重	過食が多い，体重増加が多い	食欲低下，体重減少がある
疲労感	強い．手足が鉛のように重くなる	全身倦怠感がしばしばある
気分の変動性	夕方から夜にかけて悪い	朝方悪い
基本的心性	過敏．他人の顔色を強くうかがう	他人配慮的・罪責感を持ちやすい

（貝谷久宣，2005[8] より）

表5 身体的な残遺症状

1. 頭がジーンとする	22. のどがピクピクする
2. 頭のなかに空気が入ってフワフワして軽い感じ	23. のどがつまった感じ
3. 血圧が上がって頭のなかで腫れてくるような感じ	24. からだ全体がドキドキ脈打っている
4. 頭になにかが載っている感じ	25. 脈が飛ぶ
5. 頭全体をピクンとうしろに引っ張られた感じ	26. つねに動悸を感じる
6. 頸動脈がビクンビクンとして，それが全身に広がる	27. つねに息苦しい
7. 眼の浮いた感じ	28. 胸を押さえつけられた感じ
8. 眼をうしろから押された感じでジンジンする	29. 胸がチクチクする
9. 眼が乾いてきてバチバチする	30. 脚がボーンとして腫れぼったい
10. 眼の焦点の動きに意識がついていかない	31. 肩こりと首の痛み
11. 視野がガクンガクンと動く	32. 手がつねに冷たい（温かい）
12. 眼に力が入らない，周囲がぴったりとこない	33. じっとり汗をかいている
13. 眼球を動かすと体に電気が流れる	34. 体がゾクゾクして鳥肌が立つ
14. 耳がボーンとする	35. 全身の神経を電気が走る
15. キーンと耳鳴り	36. 全身のしびれ
16. 鼻が乾くと不安になる	37. 静かにしているのに，体全体がガクッと沈む
17. 鼻粘膜が肥厚してつまる	38. 足が地に着かない
18. 口腔内と頬がしびれてきて舌を出したくなる	39. ひざがドカッと熱くなりヒリヒリする
19. 疲労時に頬の筋肉がこわばってくる	40. 急に下半身が重くなる
20. 歯が浮いてくる	41. 空腹になると体が震える
21. のどが張る，そして，つまってくる	

（貝谷久宣，2005[8] より）

に前後して抑うつ，自己嫌悪，空虚，悲哀，不安・焦燥，無力，孤独，自責，絶望，制御困難，羨望，離人，希死念慮，自己憐憫が入り混じった情動が，その場の情動と何の脈絡もなく出現していることを明らかにした．そして多くの患者がその発作後，嫌な思い出が視覚的フラッシュ

表6　精神的な残遺症状

1. なんでもないのに，あせってセカセカする
2. 気持ちのおきどころがない
3. 気が遠くなりそう
4. 感情がわからない
5. 自分の周囲の感じがピンとこない
6. 雲のなかにいるようだ
7. フッと現実感がなくなる
8. 自分だけとり残された感じがする
9. 胸騒ぎがする
10. ソワソワしている
11. 神経がピリッとする
12. 電車に乗っていると脱線する恐怖感におそわれる
13. 車の助手席に座っていると対向車が衝突してくる恐怖感を持つ
14. 仕事の最中，周囲の壁が自分に向かってくる
15. 夫にとってはふつうのスピード感が自分にとっては恐怖に感じる

（貝谷久宣，2005[8]）より）

バックを伴って出現していたという．貝谷はこの発作を"不安・抑うつ発作"と命名し，以下のようにまとめている．

(1) 不安・抑うつ発作は，Freud が記載した Angstanfalle（不安発作）と考えることができる．すなわち，パニック発作の不全・残遺型または代理症である．
(2) 不安・抑うつ発作が長期化して不安うつ病または非定型うつ病になる．
(3) 多くの問題行動は不安・抑うつ発作の最中に起こる．
(4) 不安・抑うつ発作をはっきりと認識し，それに対する医学的・心理的介在をすることが重要である．

不安・抑うつ発作はパニック障害の中でも，自殺企図に通じる面があるため重要な症状である．意識して聴取しないと見落としやすい症状でもある．

パニック障害の予後

パニック障害は治療法が進歩し，選択的セロトニン再取り込み阻害薬（selective serotonin reuptake inhibitor: SSRI）を中心とした薬物療法と認知行動療法との組み合わせでかなり寛解するようになってきた．そうはいっても完全に症状が無くなり，薬物療法が終了できるような回復状態に達する患者の数は少ない．パニック発作は無いものの，予期不安や若干の空間恐怖や身体症状が残存する患者は多い．

米国精神医学会の調査（自然史追跡研究：naturalistic study）によると，治療開始後6～10年経った時点での転帰は，大まかに良好が30％，症状は残存するものの改善している率は40～50％，不変または悪化した率が20～30％程度と記載されている[4]．

再発の徴候と予防 [10-15]

パニック障害は，基本的にはかなり改善するものの治癒に至る例は少ない．この数少ない治癒例が再発する場合の徴候を知るにはさらに長期の転帰調査が必要になってくる．自験例では，完全なパニック発作の再発は少ない．胸苦しさがする程度の前駆症状的な小さな発作であることが多い．状況も最初の時と同じように満員電車の中であったりすることが多い．しかし小さくとも一種のフラッシュバックを起こし，強い恐怖体験として揺り戻ることが多い．強い驚きをもって慌てて再受診してくることが多い．パニック障害は一種の心的外傷後ストレス障害（post-traumatic stress disorder: PTSD）でもある．患者本人にとってはパニック発作は一種の「死の恐怖」体験である．

前回有効だった薬物療法をすぐに開始する．すぐに症状は改善し，大きな発作は起こらずに

表7 不安の身体的表出による分類	
・赤面	・硬直
・表情	・嘔吐
・吃音	・卒倒
・震え	・頻尿
・発汗	・尿閉

(笠原敏彦, 2005[16]) より)

表8 不安喚起状況による分類	
・大衆	・談話
・長上	・電話
・異性	・会食
・交際	・視線
・演説	・正視
・講演	・思惑

(笠原敏彦, 2005[16]) より)

表9 '社交不安障害'の可能性
以下のような状況に対し, 強い不安を感じたり, 緊張で声や手が震えたりすることがありますか?
1. □ 大勢の人の前で話すとき
2. □ 公式な席であいさつするとき
3. □ 集会で自己紹介するとき
4. □ 会議で指名されて意見を言うとき
5. □ 権威ある人と話をするとき
6. □ よく知らない人に電話をかけるとき
7. □ まったく初対面の人と話をするとき
8. □ 面接を受けるとき
9. □ 人に見られながらサインをするとき
10. □ 外で食事をするとき
11. □ 1.〜10. のため, 社会生活に大きな支障がありますか?

ドクター山田の診断
1.〜10. では'時々そういうこともある'という程度ならば大きな問題はないが, 3つ以上で'頻繁にある'人は社交不安障害の可能性がある. それに加え 11. にも該当する人は社交不安障害の可能性が大きくなる. 1人で悩まずに心療内科医や精神科医に相談してみることが必要.

(山田和夫, 2008[15]) より)

経緯する. 身体的, 精神的誘因にさらされないように生活指導をする. これらのことで再発は予防される.

その他の不安障害の症状 [4]

1. 特定の恐怖症

強く持続的な恐怖. 不安反応, 時に状況誘発性のパニック発作を起こすことがある.

小児の場合:泣く, かんしゃくを起こす, 立ちつくす, しがみつくことなど.

2. 社交恐怖(社交不安障害)

不安反応, 時に状況誘発性のパニック発作を起こすことがある.

小児の場合:泣く, かんしゃくを起こす, 立ちすくむ, 遠ざかるなど.

日本人の症状を**表7**[16])に, 不安誘発状況を**表8**[16])と**表9**[15])に示す. また, 自験例における社交不安障害の患者の主訴を**図3**に示す.

3. 全般性不安障害

過剰な不安と心配(worry:予期憂慮). 不安と心配は, 以下の6つの症状のうち3つ以上(小児の場合:1項目以上)を伴っている.

(1)落ち着きのなさ, または緊張感または過敏, (2)易疲労感, (3)集中困難, または心が空白になること, (4)いらだたしさ, (5)筋肉の緊張, (6)睡眠障害(入眠障害, 中途覚醒, 熟眠障害).

4. 強迫性障害

(1)強迫観念:反復的, 持続的な思考, 衝動または心象.

(2)強迫行為:強迫行動(例:手を洗う, 順番に並べる, 確認する)または心の中の行動(例:祈る, 数を数える, 言葉を繰り返す).

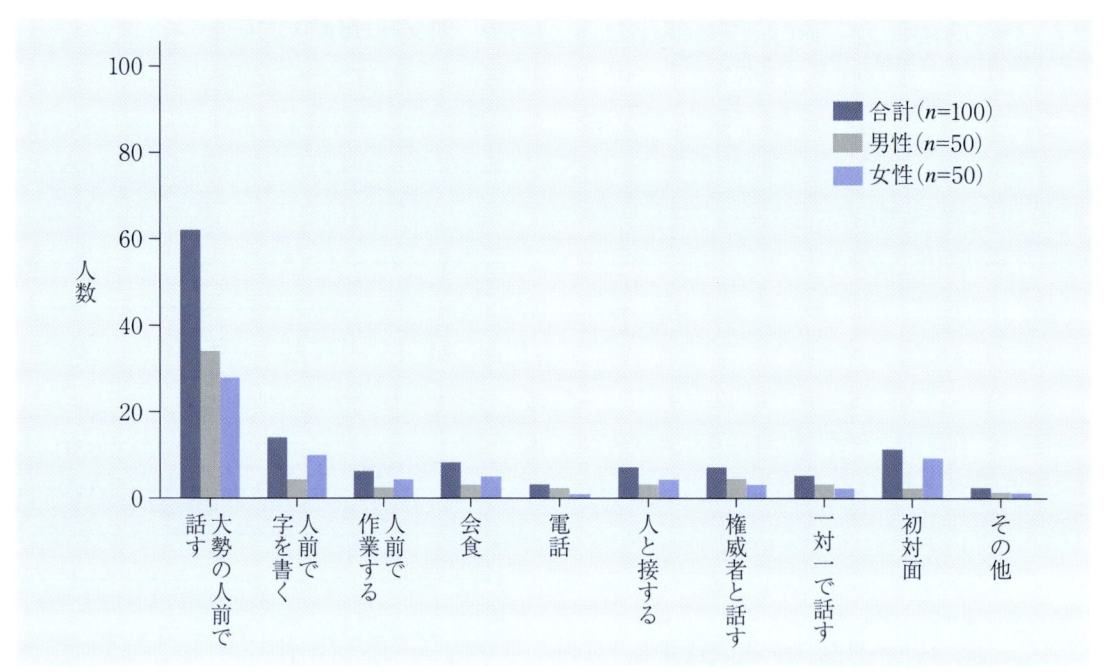

図3 和楽会クリニックにおける社交不安障害患者100名の主訴（複数回答）

5. 急性ストレス障害

(1) 解離性症状（以下の5つの症状のうち3つ以上）
　(a) 麻痺した，孤立した，または感情反応がないという主観的感覚.
　(b) 周囲に対する注意の減弱.
　(c) 現実感消失.
　(d) 離人感.
　(e) 解離性健忘.
(2) 再体験：反復する心象，思考，夢，錯覚，感覚，苦痛，フラッシュバック.
(3) 回避：外傷を想起させる刺激の回避.
(4) 強い不安症状または覚醒の亢進.

6. 心的外傷後ストレス障害

(1) 再体験症状（以下の症状の1つ以上）.
　(a) 出来事の反復的，侵入的な苦痛を伴う想起.
　　小児の場合：外傷の主題または側面を表現する遊びを繰り返すことがある.
　(b) 出来事の反復的で苦痛な夢.
　　小児の場合：はっきりとした内容のない恐ろしい夢であることがある.
　(c) 外傷的な出来事が再び起こっているかのように行動したり，感じたりする（その体験を再体験する感覚，錯覚，幻覚，および解離性フラッシュバック）.
　　小児の場合：外傷特異的なことの再演が行われることがある.
　(d) 外傷的出来事の一つの側面を象徴し，または類似している内的または外的きっかけに曝露された場合に生じる強い心理的苦痛.
　(e) 外傷的出来事の一つの側面を象徴し，または類似している内的または外的きっかけに曝露された場合に生じる生理的反応.
(2) 外傷と関連した刺激の持続的回避と，全般的反応性の麻痺（以下の症状の3つ以上）.
　(a) 外傷と関連した思考，感情，または会

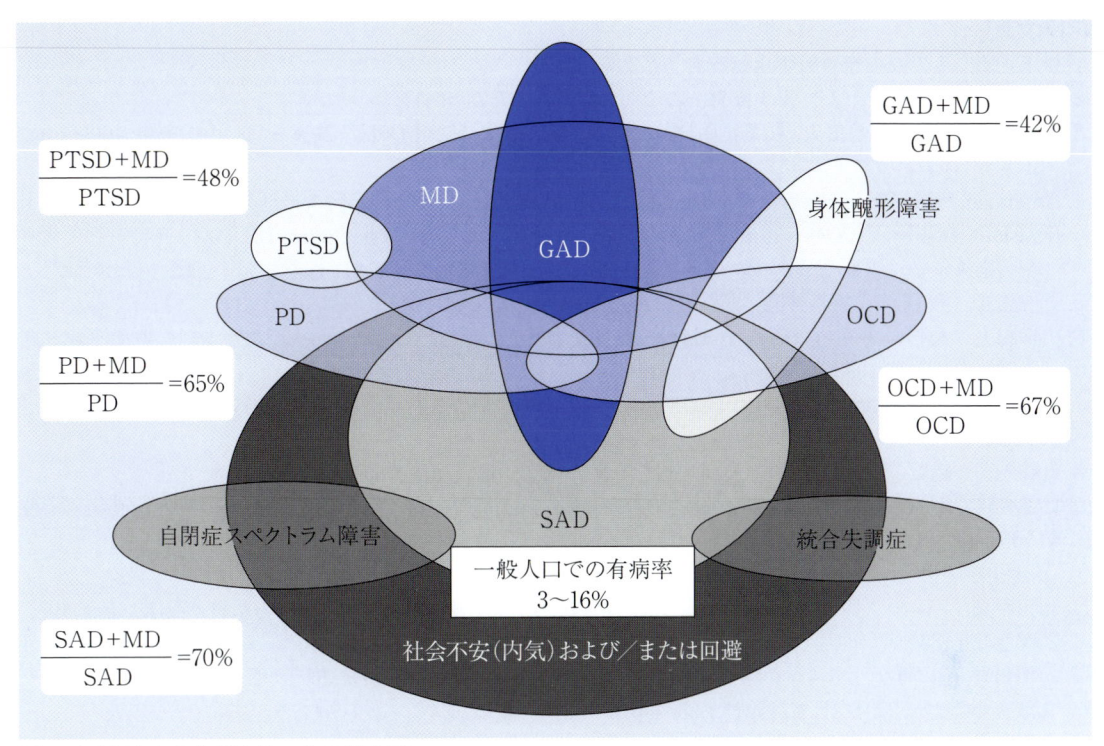

図4 不安障害の合併とうつ病の併存率

GAD(generalized anxiety disorder, 全般性不安障害), MD(major depression, 大うつ病), PTSD(post-traumatic stress disorder, 心的外傷後ストレス障害), PD(panic disorder, パニック障害), OCD(obsessive compulsive disorder, 強迫性障害), SAD(social anxiety disorder, 社会不安障害).

(貝谷久宣, 2010[5]より)

$\dfrac{PTSD+MD}{PTSD}=48\%$

$\dfrac{GAD+MD}{GAD}=42\%$

$\dfrac{PD+MD}{PD}=65\%$

$\dfrac{OCD+MD}{OCD}=67\%$

$\dfrac{SAD+MD}{SAD}=70\%$

一般人口での有病率 3〜16%

社会不安(内気)および/または回避

自閉症スペクトラム障害　統合失調症　身体醜形障害

話を回避しようとする努力.
(b) 外傷を想起させる活動, 場所または人物を避けようとする努力.
(c) 外傷の重要な側面の想起不能.
(d) 重要な活動への関心または参加の著しい減退.
(e) 他の人から孤立している, または疎遠となっているという感覚.
(f) 感情の範囲の縮小(例：愛の感情を持つことができない).
(g) 未来が短縮した感覚(例：仕事, 結婚, 子どもまたは正常な寿命を期待しない).
(3) 持続的な覚醒亢進症状(以下の症状の2つ以上).
(a) 入眠または睡眠維持の困難.
(b) 苛立たしさまたは怒りの爆発.
(c) 集中困難.
(d) 過度の警戒心.
(e) 過剰な驚愕反応.

不安障害の変遷と合併

不安障害は変遷しながら時に合併する. また, 不安障害が長期化した場合, うつ病の併存率が高くなる. 現時点では, **図4**のようにまとめることができる.

(山田和夫)

[引用文献]

1. 松下正明. みんなの精神医学用語辞典. 弘文堂, 2009.
2. 山田和夫. フロイトとパニック障害. こころの科学 1997; 74: 8-11.
3. 山田和夫. 神経症の治療史. 松下正明(編). 精神医療の歴史, 臨床精神医学講座 S1 巻, 中山書店, 1999; p.443-61.
4. American Psychiatric Association. Diagnostic and Statistical Manual of Mental Disorders, 4th ed, Text Revision (DSM-IV-TR), American Psychiatric Publishing Inc., Washington DC, 2000. 髙橋三郎, 大野裕, 染矢俊幸 (訳). DSM-IV-TR 精神疾患の診断・統計マニュアル, 医学書院, 2002.
5. 貝谷久宣. 第 12 回赤坂精神医学懇話会資料, 2010.
6. 山田和夫, 桑村かすみ, 伊藤導智, ほか. 空間恐怖の臨床研究. メンタルヘルス岡本記念財団平成 3 年度研究助成報告書 1992; 4: 319-22.
7. Sheehan DV, Sheehan KH. The classification of phobic disorders. Int J Psychiatry Med 1982-1983; 12: 243-66.
8. 貝谷久宣. 新版 不安・恐怖症—パニック障害の克服. 講談社, 2005.
9. 貝谷久宣. 不安・抑うつ発作 (Anxious-Depressive Fit) —不安障害から気分障害への架け橋症状. 治療学 2008; 42: 182.
10. 山田和夫. パニック障害の生物学的基礎. 臨成人病 2000; 26: 209-14.
11. 山田和夫. パニック障害の薬物療法. 白倉克之・山田和夫 (編). パニック障害の基礎と臨床, 金剛出版, 2000; p166-86.
12. 山田和夫, 樋口輝彦. パニック障害の薬物療法. 越野好文, 貝谷久宣, 不安・抑うつ臨床研究会(編). パニック障害セミナー 2004, 日本評論社, 2004; p.67-80.
13. 山田和夫. パニック障害の薬物療法. 心療内科 2008; 12: 12-24.
14. 山田和夫. パニック障害再発の兆候と発見. 精神科治療 2008; 23: 431-7.
15. 山田和夫. 不安・うつは必ず治る. 勉誠出版, 2008.
16. 笠原敏彦. 対人恐怖と社会不安障害—診断と治療の指針. 金剛出版, 2005.

II 章
うつ・不安の成因と病態

総論

　うつや不安は誰しも感じるであろうし，現代の人間に基本的に備わっている生理機能の一つと思われる．うつや不安が行き過ぎると苦痛を伴うであろうことも，おそらく大多数の人間にとって理解のできるところである．なぜなら，正常範囲内のうつや不安（表1）であっても，それらは決して快感ではなく不快なものだからである．しかし，うつや不安の多くはよほど強いものであっても一過性であり，日常生活を持続的に阻害することはそうそうない．日常生活機能，あるいは社会機能が持続的に阻害されている点で，病的なうつや不安は，生理機能と一線を画すのである．参考までに，正常範囲内のうつや不安と，病的なうつや不安の違いを表1[1)]にまとめた．

　この病的なうつや不安を経験したことのない人にとっても，一過性に過ぎ去るうつや不安を経験することは日常茶飯事である．しかも，うつや不安が一過性に過ぎ去る場合，実際には「偶然」過ぎ去っているのに，不快感を克服したことによる一種の自己効力感を伴うせいか，意図して不安やうつを「乗り切った」あるいは「克服した」と感じることも多いだろう．そのため，一過性に過ぎ去らない病的なうつや不安を経験すると，「通常なら制御できるはずのものを制御できない」という無力感に陥りやすい．あるいは，うつ病や不安障害を経験したことがない人が，うつ病や不安障害に陥っている人を見ると，なぜうつや不安を克服できないのか不思議に思い，その人の「精神力が足りない」などという無益な解釈をしてしまう可能性もある．つまり，うつ病や不安障害を患っている人は，持続的な不快感に悩まされるばかりか，無力感に包まれるうえに，外部から不要な非難を浴びることすらある．近年，うつ病や不安障害についての啓蒙が積極的になされるようになって，不

表1　不安とうつの正常と異常の境界

健康範囲内の不安	精神病理学のいう不安
1. ふさわしい理由がある 2. 表現できる 3. 人にわかってもらえる 4. 我慢（自制）できる 5. あまり長くは続かない 6. いったん消えれば簡単に再現しない	1. しかるべき理由がない 2. 言葉で表現することが難しい 3. 人にわかってもらえない 4. 我慢しにくい 5. 長く続く，少なくとも簡単には消えない 6. いったん消えてもまた来ないかと不安
健康範囲内のうつ	うつ病のうつ
1. 理由がある 2. 長期に続くことはまれ 3. 比較的断続的 4. 思考力の低下や興味関心の喪失はわずか 5. 日内変動と早朝覚醒はまれ 6. 原因が去れば消失	1. 理由がなくても生じる 2. 2週間以上続くことが多い 3. 持続性であることが多い 4. 思考力の低下や興味関心の喪失を伴う 5. 日内変動や早朝覚醒を伴う 6. 原因が去っても消失しない

（笠原　嘉，1981[1)]の記述を参考に作成）

要な非難はかなり減ってきていると思われるが，その成因や病態についてはまだわからないことが多い．うつ病や不安障害の成因や病態の理解を深めることが，こころの健康への理解をいっそう促進し，うつや不安を少しでも身近に感じることにつながるであろう．

本項ではこれまでさまざまな切り口から検討されてきた不安やうつの成因，病態の中から，最近試みられてきた進化生物学的な考察を紹介し，次いで認知科学や機能画像の発展が動物モデルと融合しながら成熟してきた扁桃体のセロトニン仮説について解説する．

進化論的立場からみたうつや不安の成因と病態

不安の適応的側面

野村[2]はNesse[3]や神庭[4]の考えを引用しながら，進化生物学の立場からうつ病や不安の意味について以下のような興味深い考察をしている．まず，比較的理解しやすい「不安の適応的側面」から考えてみる．もしも，不安という生理機構がなかったら，人は危険が迫っていても，それに備えたり回避したりすることができずに淘汰されてしまったであろう．危険が多い環境では，不安は生存にとって有利であり，そのため人類の歴史の流れの中で不安というこころの動きが進化して残されたと考えられる．もしかするとかつては不安というこころの動きを持たない人間がいたかもしれないが，そのような生存に適さない遺伝子は淘汰された可能性がある．

不安は，危険に対する警報の役割を担っていると考えられるが，進化論的考察によると，この警報システムが不適切に誤って作動するのが不安障害の病態であると理論づけられる．Klein[5]によるパニック障害の「窒息誤警報説」を例にとる．酸素の不足という危険に対して進化の過程で「窒息警報」という適応的なシステムが形成され，外界の酸素が不足するとこのシステムが作動するようになり，不安に伴い窒息に対する緊急反応としての呼吸促迫が生じる．パニック障害患者では，この警報の発動閾値が低く，酸素不足という危険が迫っていなくても誤った窒息警報が作動してしまい，これがパニック発作となる．

このように，不安には，一面，適応しようとする積極的な，前向きなイメージがあるが，否定的で悲観的なイメージの強い「うつ」にも進化論的な説明が可能であろうか．

うつの適応的側面

野村[2]は神庭[4]やNesse[3]の仮説を取り入れ以下のように説明する．これ以上自尊心あるいは自己愛を失う状況は許容できないと感じたときに「うつ」は解発され，行動に抑制がかかる．まず，これまでの「自尊心や自己愛を危うくするような」「まずい」行動を停止する．次にこれまでの「まずい」行動を見直し，それを棄却し，最後に「適応的な」「うまい」行動を始める．また，うつ病になると，争う気力がなくなるので，たとえば争うことで秩序が乱れるような状況では，争うことを避けることにより適応的に働くと考えられる．さらに，うつ病になることで，自力では食事の摂取が不良となったり，疲労感のため生命を維持するための活動性そのものが減少してしまうため，決して意識的ではないのだが周囲からの援助を受けやすくなる，ということが起こる．自尊心や自己愛の喪失とそれに伴う非常に強いおびえや哀しみにうちひしがれている局面で周囲からの援助を受けられることは，そのような局面を乗り切るのに好都合

であろう．

　このような，「それまでの（まずい）行動の停止から，（うまい）新たな行動の開始」「争いを避けること」「周囲の援助を得やすくすること」は，いずれも進化生物学的には生存に結びつく．進化論の立場からは，うつ病にも適応的な側面があると理論づけることは可能なのである．この理論からすると，自尊心や自己愛が強すぎると，うつは容易に発動し，やめなくてもよかったはずの適応的行動を「まずい行動」であると誤認して早々に諦めてしまうことによってかえって不適応をきたし，新たな適応的行動も容易にはみつからないであろう．また，リーダーシップを求められているときにうつが発動すると争いを避けて不適応に陥るであろうし，援助を受けられない環境でうつが発動すると，生命の危機に直面するかもしれない．

現代の「うつ」が意味するもの

　このように，進化の過程で獲得した「うつ」も，「うつ病になりやすい性質」を持つ人にとっては，あるいは，環境次第では不適応の源となる．翻って考えると，本来は成熟した社会においては互いに生き延びるために助け合いのこころを生み出す作用があったはずの「うつ」も，現代の競争社会の中では「病的な反応」としか受け止められなくなった，といえるかもしれないし，反対に現代の「うつ」が，来るべき成熟した社会へ向けて生き延びるヒントを与えているのかもしれない．

　うつ病や不安障害は本人が苦痛を感じる病態だからこそ「病気または障害」であり，治療の対象になるのだと一般には信じられているが，ひょっとすると，社会が変われば本人の苦痛はそれほどでもなく，治療が不要な一群も無視できない数存在するのかもしれない．

情動の神経回路の視点からみたうつや不安の成因と病態

　うつと不安の併存については，疫学的観点からも，症候学的観点からも他項で詳しく述べられると思われるが，両者は密接に関連しているものと考えられており，共通の生物学的基盤が想定されている．

うつと不安に関与する脳部位——扁桃体

　うつ病と不安障害に関与する脳部位については，おおまかに以下のようになっている．不安障害では，おそらく扁桃体などの機能亢進が病態において中心的な役割を担っていると考えられる．一方，うつ病では，扁桃体も病態機序としての役割を担っているが，むしろ前頭葉皮質や海馬などにおける機能障害が病態の中心となっていると考えられる．不安とうつの病態で共通する部分があるとすれば，それはおそらく扁桃体である（図1）[6]．

　不安の病態に深く関与すると考えられる扁桃体に関して，近年，機能的磁気共鳴画像（functional magnetic resonance imaging: fMRI）やポジトロン断層撮影法（positron emission tomography: PET）を用いたさまざまな研究が行われている．いずれも，いわゆる扁桃体活性化に関するものであるが，社交（社会）不安障害では，怒りや軽蔑の表情を見せただけで，あるいは，見知らぬ複数の人の前で話すだけで扁桃体活性化が認められ，選択的セロトニン再取り込み阻害薬（selective serotonin reuptake inhibitor: SSRI）や認知行動療法による治療によって扁桃体活性化が改善されること

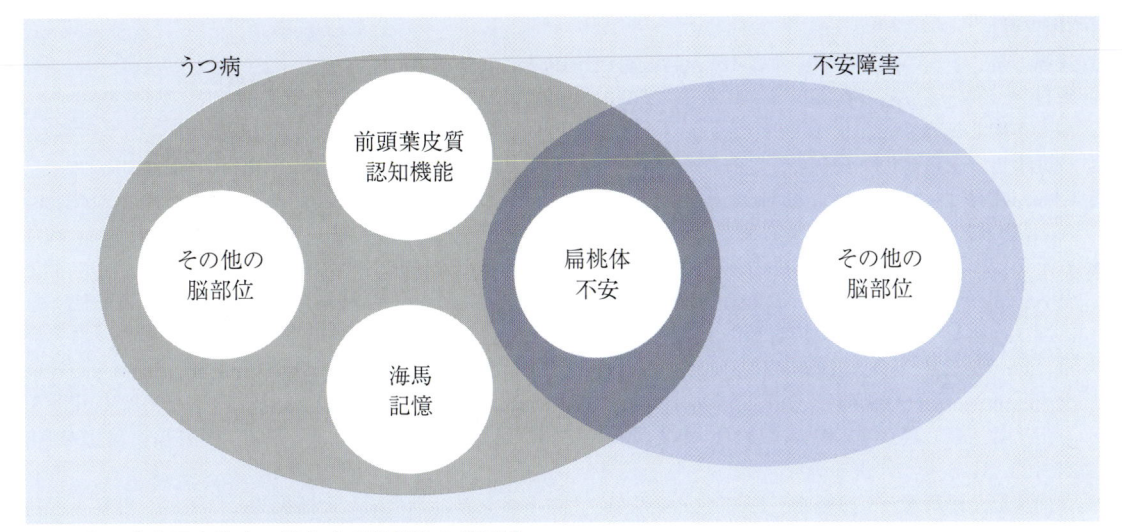

図1 うつ病と不安障害に関与する脳部位の共通性
不安障害では，おそらく扁桃体などの機能亢進が病態において中心的な役割を担っていると考えられる．一方，うつ病においては前頭葉皮質や海馬における機能障害が病態の中心と考えられるが，扁桃体活性化も1つの病態機序としての役割を担っている．

(井上 猛，2009[6]より)

が明らかになっている．また，パニック障害においては安静時の糖代謝や発作時の血流測定により扁桃体活性化の所見が見いだされた．一方，うつ病に関しても，安静時の扁桃体における糖代謝については所見は分かれているものの，表情認知による扁桃体活性化は認められ，抗うつ薬による治療後には同活性化がみられなくなるという[7]．

また，われわれは恐怖条件づけストレス（conditioned fear stress: CFS; 逃避不可能な電撃ショックを四肢に受けたことのある環境への再曝露）によって惹起される「すくみ行動」を不安の動物モデルとして用い，SSRIが扁桃体のセロトニン（5-hydroxytryptamine（HT））神経伝達を促進することにより「すくみ行動」を抑制することを見いだした[8]．

SSRIによる抗不安効果と5-HT

不安における5-HTの役割については古典的には「5-HTは不安を惹起し，抗不安薬は5-HTの機能を抑制することにより不安を減弱する」と考えられてきた．当初，ベンゾジアゼピン系抗不安薬も5-HT作動性神経系の活動を減弱させることによって抗不安効果を発揮すると考えられた．しかし，SSRIや5-HT$_{1A}$受容体アゴニストの抗不安効果が確かめられるにつれて，この古典的仮説ではうまく説明がつかなくなった．SSRIはシナプス間隙の5-HT濃度を増加させることが知られているし，5-HT$_{1A}$受容体は後シナプスでは5-HT神経伝達に対して促進的に働くことも確かめられていたからである．

現時点でいえることは，少なくとも不安やうつに共通して関わる脳部位の候補として扁桃体があげられ，扁桃体では少なくともSSRIにより細胞外5HT濃度が上昇し，それが抗不安効果と関係しそうだということである．山内らは，SSRIによる抗不安効果の発現機序として，5-HT$_{2C}$受容体機能の減弱を提唱している[9]．今後は脳内各部位と，セロトニン受容体サブタイプの機能的役割がさらに明らかにされることにより，不安・うつの生物学的病態が解明されて行くことが期待される．

(鈴木克治，井上 猛，小山 司)

[引用文献]

1. 笠原 嘉．不安の病理，岩波新書 157，岩波書店，1981．
2. 野村総一郎．うつ病の真実，日本評論社，2008．
3. Nesse RM. Is depression an adaptation? Arch Gen Psychiatry 2000; 57: 14-20.
4. 神庭重信．生物進化からみたこころとその病理．臨精医 2001; 30: 17-20.
5. Klein DF. False suffocation alarms, spontaneous panics, and related conditions. An integrative hypothesis. Arch Gen Psychiatry 1993; 50: 306-17.
6. 井上 猛．不安と抑うつ：情動の神経回路の視点から．日本不安・抑うつ精神科ネットワーク（編）．The 6th Symposium of Japan Psychiatrists Network on Depression and Anxiety. Depression and Anxiety—診断・病態レベル・治療の側面から，アルタ出版，2009; p. 35-40.
7. Sheline YI, Barch DM, Donnelly JM, et al. Increased amygdala response to masked emotional faces in depressed subjects resolves with antidepressant treatment: an fMRI study. Biol Psychiatry 2001; 50: 651-8.
8. 井上 猛，泉 剛，李 暁白，ほか．不安障害の生物学的基盤とセロトニン系薬物．日神経薬理誌 2004; 24: 125-31.
9. 山内美紀，平岡秀一，今西泰一郎．不安障害へのセロトニン神経系の関与と選択的セロトニン再取り込み阻害薬（SSRI）の作用機序．日神精薬理誌 2006; 26: 193-8.

神経科学からみた発症のメカニズムと病態

うつ

うつ病の病態メカニズムの解明に関する研究は，大きく分類してラットなどの動物を用いた抗うつ薬やストレスによる分子生物学的研究と，一塩基多型（single nucleotide polymorphism: SNP）などを対象とした遺伝子解析などの臨床研究と，ポジトロン断層撮影法（positron emission tomography: PET）や機能的 MRI（functional magnetic resonance imaging: fMRI）などを用いた脳画像研究になると思われる．本項では，動物実験によって得られてきたこれまでの成果による，うつ病の発症メカニズムや治癒過程での脳内メカニズムについて主に紹介する．

抗うつ薬は脳内のノルアドレナリンやセロトニンのトランスポーターを阻害することによって，これらの神経伝達物質のシナプス間隙内濃度を亢進させ，後シナプス部細胞膜にある受容体を刺激することで後シナプス部の細胞内情報系を活性化させ，抗うつ効果を発揮することが，これまでの動物実験の結果からわかっている．しかしながらこのような再取り込み阻害作用は抗うつ薬の急性投与によってすぐに発揮されるにもかかわらず，臨床的には少なくとも1か月以上の慢性投与がうつ病の症状改善には必要である．同時に，うつ病症状の改善後早期に抗うつ薬の減量や投与中止を行うと，再発の危

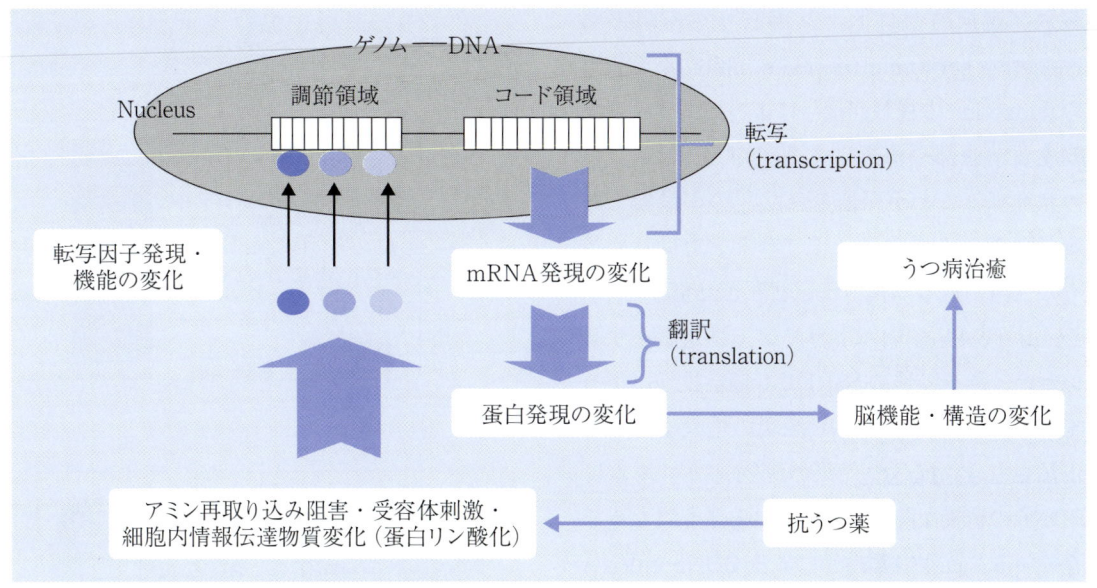

図1 抗うつ薬によるうつ病治癒のメカニズム

険性が維持治療群に対して有意に亢進することも示されている．このような事実は，単に抗うつ薬の投与によってシナプス間隙のノルアドレナリンやセロトニンの濃度が増大する現象ではなく，これらの神経伝達物質受容体と共役した細胞内情報系の変化を介した遺伝子発現の変動が，抗うつ効果と密接に関連している可能性を示唆している（**図1**）．

その一方でうつ病の発症にはストレスの前駆することが一般的であり，動物実験を中心にストレスによって大脳皮質，海馬などを中心に，脳内で発現の変化する遺伝子を探求する試みも行われている．最近では，未処置の動物にストレスや抗うつ薬を負荷する実験パラダイムではなく，うつ病モデルに抗うつ薬慢性投与を行い，発現が正常範囲に回復する遺伝子を探索する研究に変化してきている．

BDNFとうつ病

これまでの多くの抗うつ薬やストレスを用いた動物実験の結果は，脳の神経細胞の分化・維持に重要な役割を果たしている，脳由来神経栄養因子（brain-derived neurotrophic factor: BDNF）が，抗うつ薬やストレスの標的遺伝子である可能性を提唱している[1]．

ストレスと脳内のBDNFの関連は，拘束ストレスによってラット海馬内のBDNF mRNA発現が減少するという報告が最初である[2]．筆者らも単回の拘束ストレスによって，ラット海馬のBDNF mRNA発現の減少することを，ノーザンブロット法や*in situ*ハイブリダイゼーション法を用いて報告してきた（**図2**）[3]．このような単なるストレス実験の報告に引き続いて，ストレス負荷を用いたうつ病動物モデルである，学習性無力試験やsocial defeat試験によるうつ状態様ラットの海馬にてBDNF発現の減少することが示され[1]，うつ病の発症メカニズムにBDNFの関与する可能性が提唱されるようになってきた．

うつ病治療とBDNFとの関連は，電気痙攣の単回（**図2**）および複数回の処置や，モノアミンオキシダーゼ（monoamine oxidase: MAO）阻害薬（MAOI）のtranylcypromine

および選択的セロトニン再取り込み阻害薬（selective serotonin reuptake inhibitor: SSRI）のfluoxetineの複数回投与によって，ラット大脳皮質前頭部や海馬にてBDNF mRNA発現の亢進することが報告された[4]のが最初である（図3）．その後はイミプラミンをはじめ多くの三環系抗うつ薬（tricyclic antidepressive agent: TCA）やセルトラリン，フルボキサミンといったその他のSSRIでも慢性投与によって，ラット脳内のBDNF発現の増大することが示され[1]，抗うつ効果の脳内メカニズムにBDNFの密接な関与が提唱されるようになってきている．抗うつ薬投与によるBDNF mRNA発現亢進のメカニズムについては，ノルアドレナリンβ受容体やセロトニン₂受容体の刺激を介して，転写因子であるcAMP response element binding protein（CREB）がリン酸化されBDNF遺伝子プロモーター領域に結合することから，BDNF mRNAの転写が亢進すると考えられている（図3）．

先にも述べたように，これまでのようなストレス負荷や抗うつ薬投与を正常動物に行った実験ではなく，最近ではsocial defeat試験などでうつ状態様ラットを作製後に抗うつ薬を慢性投与し，再び行動の回復した状態でBDNF発現を解析する研究[5]などが報告されている．これらの新たな研究からBDNF減少→うつ病発症，BDNF減少の回復→うつ病の治癒，といううつ病BDNF仮説がいっそうの妥当性をもって提唱されるようになってきている（図4）[6]．

うつ病の病態メカニズムとの関係は，未治療うつ病患者の血中BDNF濃度は健康対照者と比較して減少しており，抗うつ薬治療によって回復することが報告され，臨床研究の分野からも実証されてきている[7]．最近報告された，うつ病患者での血清あるいは血漿BDNF濃度を健康対照者とのあいだで比較した研究や，うつ

A：未処置，B：拘束ストレス，
C：拘束ストレス後に電気痙攣処置

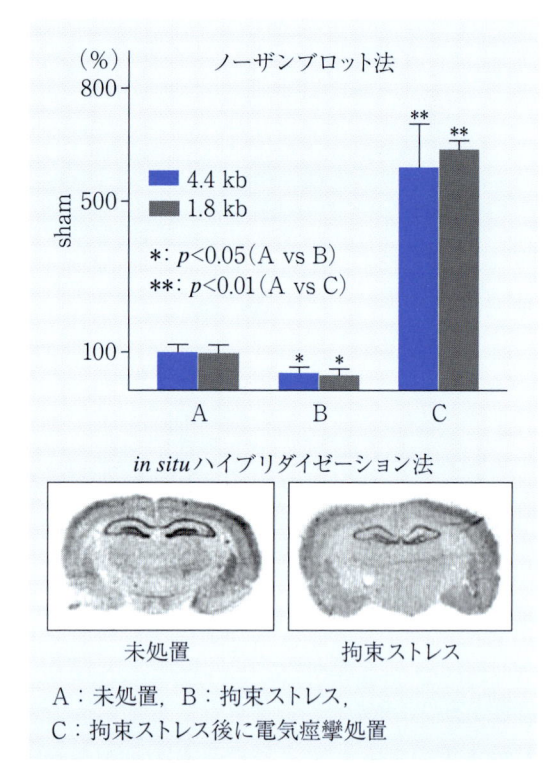

**図2　拘束ストレスによる
　　　ラット海馬BDNF mRNA発現への影響**
ラット海馬BDNF mRA発現は拘束ストレスによって有意に減少し，電気痙攣処置によって有意に増大する．
（森信　繁，2009[3]から一部改変して引用）

病治療前後での濃度を比較した研究など，合計18編の論文を対象としたメタ解析の論文でも下記のような結論になっている[8]．

未治療うつ病群のBDNF濃度は健康対照群と比較して有意に減少しており，治療後のBDNF濃度は治療前に比較して有意な亢進がみられるも，健康対照群と比較すると軽度だが有意な減少が依然としてみられていた．また治療前後でのBDNFの変化量とうつ病の改善度とのあいだや，BDNFの変化量とうつ病治療期間とのあいだに，有意な正の相関がみられていた．これらの報告は，血中BDNF濃度がうつ病のバイオマーカーとなる可能性を示唆している．ただ血液脳関門の関連から脳内のBDNFが末梢に出ていくか，あるいは逆

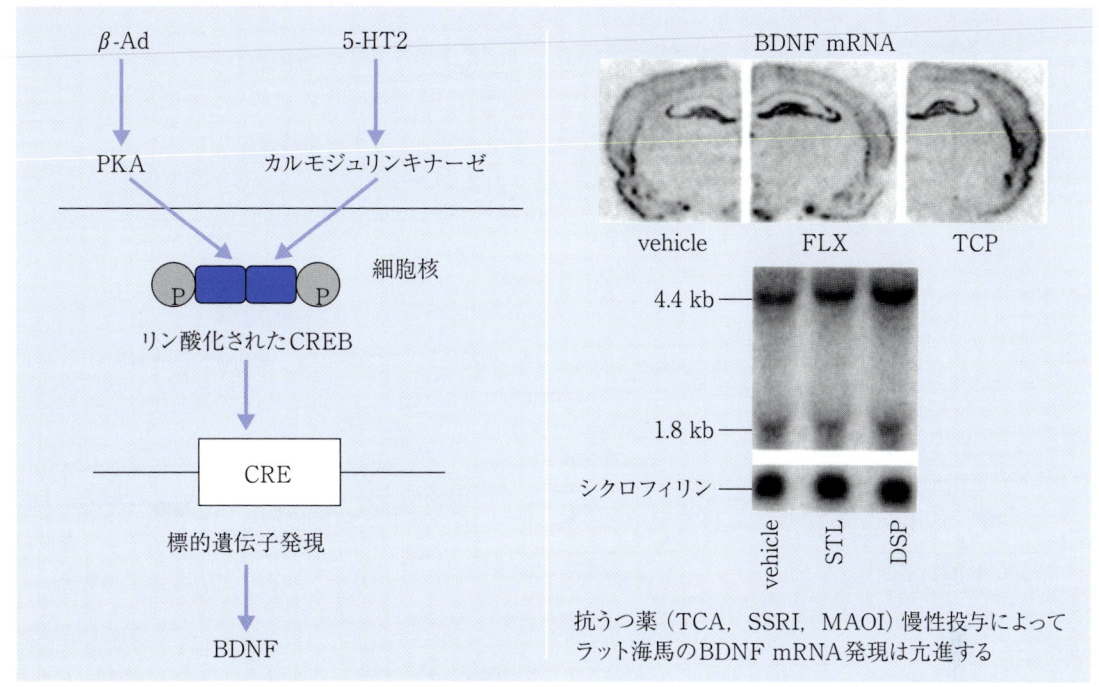

図3 BDNF mRNAの発現に対する抗うつ薬の影響

抗うつ薬（TCA, SSRI, MAOI）慢性投与によってラット海馬のBDNF mRNA発現は亢進する

（Nibuya M, et al, 1995[4]）を一部改変して引用）

に末梢から投与したBDNFが脳内で作用するか，という問題は未解決である．なお末梢血内のBDNFは，その大半が血小板由来であるとみなされている．ただし，ラットを用いた研究ではあるが脳内BDNF濃度と血清BDNF濃度に相関のあることが報告されており[9]，この報告を前提に考えると，うつ病のBDNF仮説は画期的な仮説であると思われる．

ではBDNFは一体どのような役割を果たすことで，うつ病の病態や治癒過程に関与しているのであろうか？

アポトーシスとneurogenesis（神経新生）からみたうつ病の病態

BDNFは受容体trkBに結合して，trkBの細胞内ドメインであるチロシンキナーゼ・リン酸化を介して，さまざまな作用を発揮することが推測されている[10]（図5）．ストレス負荷によってBDNFの発現が減少することや神経細胞の変性が導かれることから，抗うつ薬によるBDNF-trkB情報系の活性化以後の変化に関して最初に提唱されたのは，アポトーシスを抑制する遺伝子である*bcl-2*の発現亢進やアポトーシスを促進させる*bad*の発現減少を介した，細胞保護作用の亢進である[11]．この考えは，慢性ストレス状態に曝露されたサルの海馬での神経細胞の変性[12]をはじめ，多くのストレスによる海馬での形態学的研究の結果から，抗うつ薬の効果として受け入れられてきた．

このようなアポトーシス抑制を介したメカニズムに対して近年注目を集めているのが，BDNF発現亢進を介した神経新生（neurogenesis）促進によるメカニズムである[1]．とくに慢性ストレス負荷によって，海馬での神経新生の減弱することが報告され，逆に抗うつ薬の慢性投与によって神経新生が促進されるという実験結果は，うつ病の病態メカニズムに神経新生が密接に関与している可能性を示唆している．この神経新生という現象は発達時期のみでなく，成人

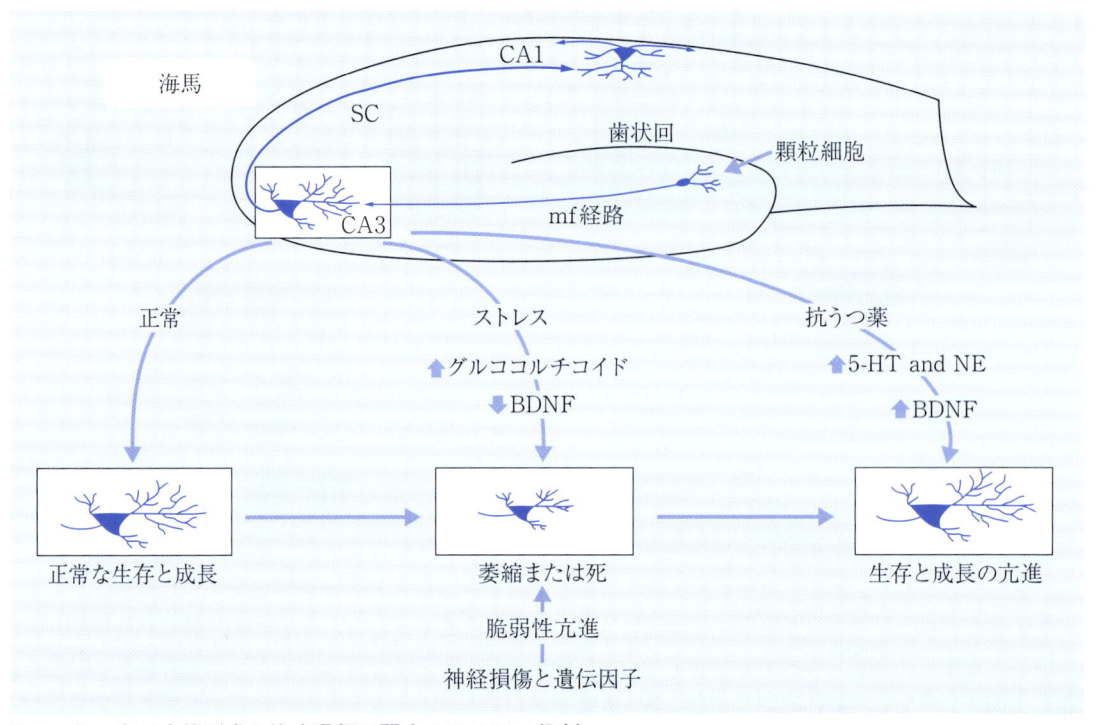

図4 うつ病の病態形成や治癒過程に関するBDNFの役割

(Duman RS, 1998[6] から引用)

の脳でも脳室下帯（subventricular zone）や海馬の顆粒細胞層下帯（subgranular zone）で発見されている．

　神経新生を簡単に紹介すると，神経幹細胞（type-1 cell）が神経前駆細胞（type-2a, -2b；両者の差異は細胞の形態の違いにある）を経て未成熟神経細胞に分化し，海馬の顆粒細胞層（granular cell layer）に移動して周囲の神経細胞とシナプス形成を行い，成熟神経細胞として機能していく過程である．ただし，抗うつ効果のすべてが神経新生という現象を介しているかというと，新規環境下摂食行動抑制試験や慢性予測不能ストレスといったうつ病様行動に対する抗うつ効果は神経新生依存的であるが，強制水泳試験や尾懸垂試験および学習性無力試験などのうつ病様行動は神経新生非依存的であることが報告され[13]，神経新生は抗うつ効果のある部分を担っているにすぎないという考えが提唱されている．

　BDNFがこの神経新生過程にどのように関与しているのかは，まだはっきりとした結論は得られていない．しかしながらBDNF受容体であるtrkBの発現を，この過程に沿って調べた研究によると[14]，trkB発現はtype-1細胞にはみられるもののtype-2細胞での発現には乏しく，成熟した神経細胞になってから再び発現がはっきりと認められている．type-1細胞は分化しにくい特徴があり，このような結果はBDNFが神経新生の過程では後半部である神経細胞の生存過程で重要な役割を果たしていることを示唆している．抗うつ薬のBDNFを介した神経新生への影響を，BDNF+/−マウスやtrkB以後の情報系を抑制したマウスを用いて解析した研究成果も，抗うつ薬慢性投与によるBDNFの作用点は新たに作られた神経細胞の分化や生存維持にあることを報告している[15]．

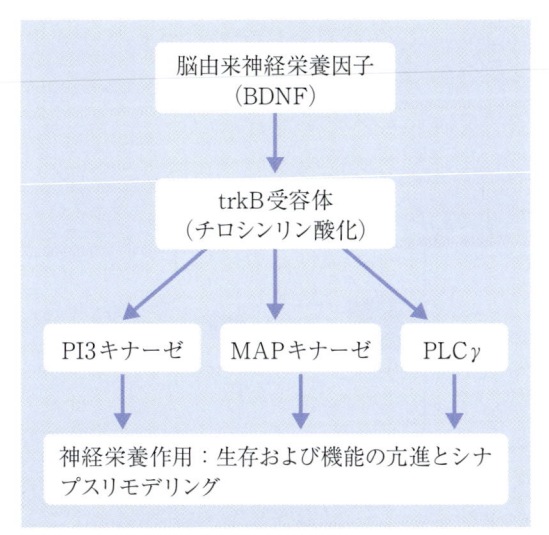

図5　trkB受容体の細胞内情報系
PI3: phosphoinositide-3, MAP: mitogen-activated protein
（森信　繁，2009[3]）から一部改変して引用）

うつ病の病態メカニズムとシナプス可塑性

これまでにうつ病の発症機序を解明する目的で，げっ歯類を中心にストレスが組織化学的に脳にどのような影響を与えるのかという研究が行われている．とくにうつ病患者を対象としたMRIの研究から，再発を繰り返す難治性うつ病症例では容積の減少[16]が報告されている海馬に関しては，以下のような結果が示されている．

ラットに慢性拘束ストレス・慢性コルチコステロン投与・慢性社会的ストレスなどを負荷することで，海馬CA3領域の錐体細胞の樹状突起の萎縮がみられる．後シナプス形成に重要な樹状突起スパインの慢性ストレスによる形態変化は研究によって違いがみられ，スパインの密度の減少を示す結果と逆に密度の増大やpostsynaptic density（PSD）の増大を示す報告もある．同様に慢性拘束ストレス負荷によって，ラット大脳皮質前頭部の神経細胞の樹状突起スパインの減少も報告されている．げっ歯類のみでなく霊長類のサルによるストレスの海馬への影響を解析した研究でも，ストレス負荷によって海馬の神経細胞の減少や樹状突起の分岐の減少が報告されている[12]．

ストレスによる変化だけとは結論づけられないが，うつ病患者死後脳の組織解剖学的な研究からも，ニューロンやグリア細胞の変性が報告されている[17]．大脳皮質前頭前野，背外側前頭部，前頭葉眼窩面では，神経細胞の細胞体の萎縮やグリア細胞の密度の減少が比較的共通にみられる変化として報告されている．大脳皮質と比較して海馬では解剖学的な研究が少なく，まだ結論的な見解は得られていない．少ない報告を参照すると神経細胞の細胞体の萎縮や神経突起の伸長や可塑性のマーカーであるGAP-43の発現減少などが報告されている．総論的には海馬をはじめ多くの脳領域でneuropil（神経網）の減少が示唆されており，このような結果は軸索終末・樹状突起・グリア細胞によって形成されるシナプス構築の減少とリンクしており，動物実験での結果と同様にシナプス新生（synaptogenesis）やシナプス可塑性の変化を示唆していると思われる．このようなストレスによる動物実験の成果やヒト死後脳を用いた解剖学的な解析の結果は，細胞間の情報連絡に重要なシナプス部の減少や変性を意味しており，うつ病発症メカニズムに及ぼすシナプス新生やシナプス可塑性の重要性を示唆している．

BDNF情報伝達系からみたシナプス新生とうつ病発症脆弱性

図5に示すようにBDNFは後シナプス部受容体であるtrkBという受容体に結合し，trkB受容体の細胞内ドメインであるチロシンキナーゼ部位をリン酸化することで，細胞保護作用など多様な神経栄養因子機能を発揮すると考えら

れている．最近ではとくにシナプス新生に対して，後シナプス部構築に重要な役割を果たす樹状突起スパインの形成に，BDNFシグナルがどのように作用するかが解明されてきている．BDNFはtrkB結合後に，チロシンキナーゼ活性化→PI3キナーゼおよびAkt活性化→mTOR活性化→マイクロRNA-134の発現抑制→LIMK-1キナーゼの発現亢進→アクチン重合−脱重合の回転促進，というカスケードを介してスパイン形成を促進させる[18]（図6）．

うつ病発症脆弱性形成を導く因子の一つに不遇な養育環境のあることが，これまでの多くの疫学的研究やげっ歯類を用いた養育研究から示されているが，筆者らも母子分離ラットが正常飼育ラットと比べて有意に成長後にうつ病動物モデルである学習性無力（learned helplessness: LH）状態になりやすいことを報告している[19]．筆者らの行った母子分離ラットのLH感受性亢進の分子機序の解析の結果は，興味深いことに海馬でのLIMK-1発現の減少と樹状突起スパインの形成障害が根底に関与していることを示していた．このような研究結果は，BDNF−trkB−LIMK-1情報機構の障害がシナプス構築に負の影響を及ぼし，うつ病発症脆弱性を亢進させる可能性を報告している．

遺伝子研究からみたうつ病の病態メカニズム

うつ病の発症に関与する環境因の重要性は多くの臨床家の実感している現象であり，このような事実からみてうつ病は単一遺伝子疾患ではなく，環境因と遺伝的要因が複合した多因子疾患であると考えられる．

そのなかで遺伝的要因を研究した代表的な報告の一つは，セロトニントランスポーター（5-HTT）の遺伝子多型の研究である[20]．こ

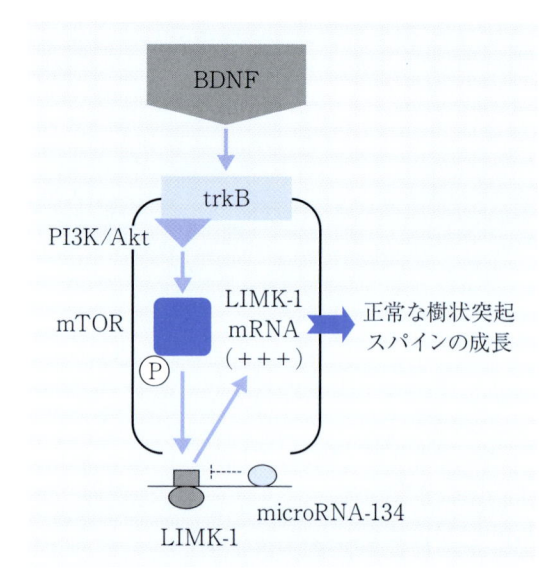

図6　BDNF-trkB情報系と樹状突起スパイン形成
mTOR: mammalian target of rapamycin

れは5-HTT遺伝子プロモーター上の遺伝子配列によって，long variant（L型）とshort variant（S型）に分類されることを用いて，うつ病との関連を調べたものである．双極性障害と5-HTT多型とのあいだに有意な相関をみた報告はいくつかあるが，大うつ病（単極型）との相関では必ずしも有意な結果は得られていない．このほかの代表的な研究に，BDNF遺伝子の一塩基多型（SNP）とうつ病との相関研究がある．BDNFにみられるまれでないSNPの一つに，196番目のグアニンがアデニンに変異する多型があり，この一塩基変異はプロドメイン66番目のアミノ酸配列をバリンからメチオニンに変異させることが知られている[21]．このアミノ酸はBDNF機能に変化をもたらすことや海馬機能に影響を及ぼすことが示され，複数の研究がうつ病との相関を解析しているがその結果は一致していない．

大うつ病の発症にはストレスなどの環境因も大きく関与しており，不遇な養育環境で育った児童のうつ病発症リスクはBDNF変異のバリン型と5-HTTのS型を持った子供では有意に

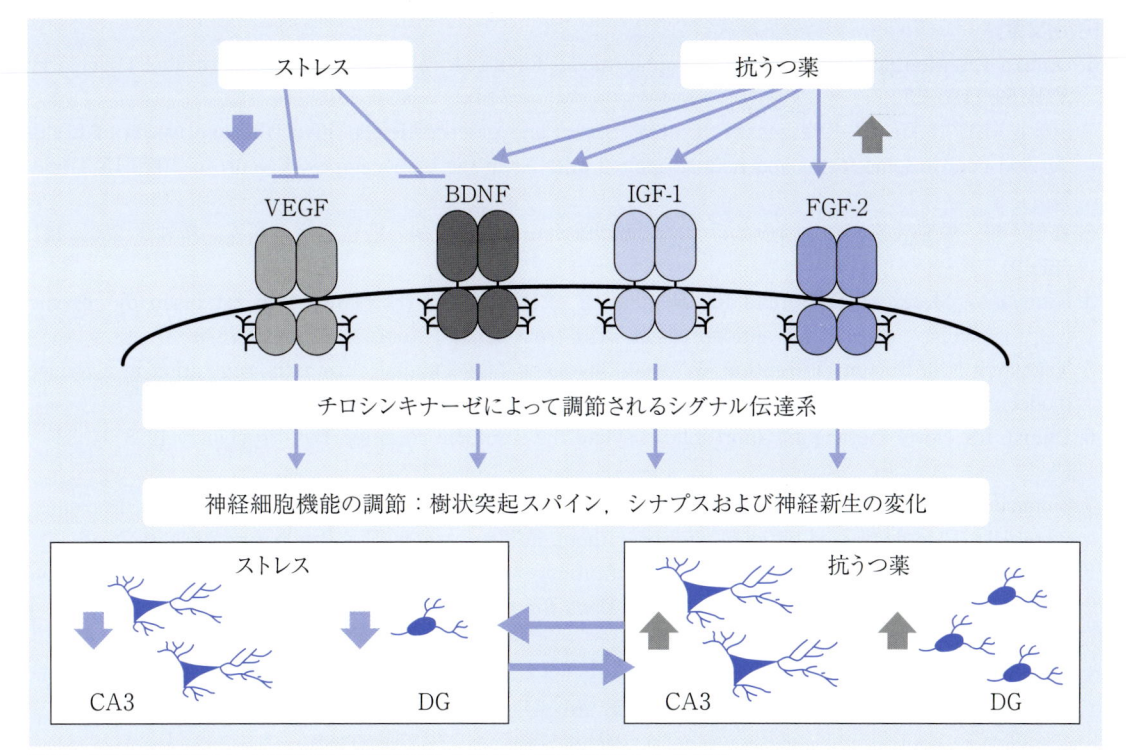

図7 神経栄養因子および神経成長因子によるうつ病の病態メカニズム
(Dumas RS, et al, 2006[1]) を一部改変して引用)

亢進することが報告されており[22]，これまでの研究が報告するように環境因と遺伝的要因の双方からの解析アプローチが必要と思われる．

おわりに

ストレスや抗うつ薬の作用メカニズムの解析を目的に行われた，動物実験の成果から推測される，うつ病発症機序の神経科学的メカニズムを紹介した．古典的には脳内アミン減少がうつ病の病態仮説であったが，その後の脳科学の進歩から脳内アミンの減少を介した神経栄養および成長因子仮説に進化してきている．BDNFは神経新生過程の後半部である新生された神経細胞の分化や生存維持に重要な働きをもっており，これらの因子の中でもとくに重要な役割を果たす可能性を報告した．この他にも神経新生の初期過程に密接な関与が報告されている，VEGF[23] やIGF-1[24] などの成長因子の関与の可能性が今後の研究から明らかにされると思われる（図7）．うつ病の病態形成には神経新生のみでなくシナプス新生の重要性も組織化学的研究から提唱されており，この点でBDNF-trkB情報系は，LIMK-1を介して樹状突起スパインの形成にも関与していることから，多面的にBDNFはうつ病の病態形成に関与している．うつ病の発症メカニズムや治癒過程の機序については，まだまだ今後の検討が必要であることには異論はないが，BDNF-trkB-LIMK-1系などを介したシナプス可塑性の障害による神経回路網の機能不全が，病態の形成に密接に関与している可能性[25] は，うつ病の神経科学的基盤を考えるうえで，重要な所見であると思われる．

（森信　繁）

[引用文献]

1. Duman RS, Monteggia LM. A neurotrophic model for stress-related mood disorders. Biol Psychiatry 2006; 59: 1116-27.
2. Smith MA, Makino S, Kvetnansky R, et al. Stress and glucocorticoids affect the expression of brain-derived neurotrophic factor and neurotrophin-3 mRNAs in the hippocampus. J Neurosci 1995; 15: 1768-77.
3. 森信 繁．栄養因子・成長因子とシナプス可塑性からみたうつ病の病態メカニズム．精神誌 2009; 111: 687-91.
4. Nibuya M, Morinobu S, Duman RS. Regulation of BDNF and trkB mRNA in rat brain by chronic electroconvulsive seizure and antidepressant drug treatments. J Neurosci 1995; 15: 7539-47.
5. Tsankova NM, Berton O, Renthal W, et al. Sustained hippocampal chromatin regulation in a mouse model of depression and antidepressant action. Nat Neurosci 2006; 9: 519-25.
6. Duman RS. Novel therapeutic approaches beyond the serotonin receptor. Biol Psychiatry 1998; 44: 324-35.
7. Shimizu E, Hashimoto K, Okumura N, et al. Alterations of serum levels of brain-derived neurotrophic factor(BDNF) in depressed patients with or without antidepressants. Biol Psychiatry 2003; 54: 70-5.
8. Brunoni AR, Lopes M, Fregni F. A systematic review and meta-analysis of clinical studies on major depression and BDNF levels: implications for the role of neuroplasticity in depression. Int J Neuropsychopharmacol 2008; 11: 1169-80.
9. Karege F, Schwald M, Cisse M. Postnatal developmental profile of brain-derived neurotrophic factor in rat brain and platelets. Neurosci Lett 2002; 328: 261-4.
10. Thoenen H. Neurotrophins and neuronal plasticity. Science 1995; 270: 593-8.
11. Manji HK, Duman RS. Impairments of neuroplasticity and cellular resilience in severe mood disorders: implications for the development of novel therapeutics. Psychopharmacol Bull 2001; 35: 5-49.
12. Uno H, Tarara R, Else JG, et al. Hippocampal damage associated with prolonged and fatal stress in primates. J Neurosci 1989; 9: 1705-11.
13. David DJ, Samuels BA, Rainer Q, et al. Neurogenesis-dependent and -independent effects of fluoxetine in an animal model of anxiety/depression. Neuron 2009; 62: 479-93.
14. Donovan MH, Yamaguchi M, Eisch AJ. Dynamic expression of TrkB receptor protein on proliferating and maturing cells in the adult mouse dentate gyrus. Hippocampus 2008; 18; 435-59.
15. Sairanen M, Lucas G, Ernfors P, et al. Brain-derived neurotrophic factor and antidepressant drugs have different but coordinated effects on neuronal turnover, proliferation, and survival in the adult dentate gyrus. J Neurosci 2005; 25; 1089-94.
16. Videbech P, Ravnkilde B. Hippocampal volume and depression: a meta-analysis of MRI studies. Am J Psychiatry 2004; 161: 1957-66.
17. Hercher C, Turecki G, Mechawar N. Through the looking glass: examining neuroanatomical evidence for cellular alterations in major depression. J Psychiatr Res 2009; 43: 947-61.
18. Schratt GM, Tuebing F, Nigh EA, et al. A brain-specific microRNA regulates dendritic spine development. Nature 2006; 439: 283-9.
19. 森信 繁．ストレス反応性とうつ病発症感受性．精神誌 2007; 109: 854-8.
20. Cho HJ, Meira-Lima I, Cordeiro Q, et al. Population-based and family-based studies on the serotonin transporter gene polymorphisms and bipolar disorder: a systematic review and meta-analysis. Mol Psychiatry 2005; 10: 771-81.
21. Egan MF, Kojima M, Callicott JH, et al. The BDNF val66met polymorphism affects activity-dependent secretion of BDNF and human memory and hippocampal function. Cell 2003; 112: 257-69.
22. Kaufman J, Yang B, Douglas-Palumberi H, et al. Brain-derived neurotrophic factor-5-HTTLPR gene interactions and environmental modifiers of depression in children. Biol Psychiatry 2006; 59: 673-80.
23. Warner-Schmidt J, Duman RS. VEGF is an essential mediator of the neurogenic and behavioral actions of antidepressants. Proc Natl Acad Sci U S A 2007; 104: 4647-52.

24. Aberg MA, Aberg ND, Hedbäcker H, et al. Peripheral infusion of IGF-1 selectively induces neurogenesis in the adult rat hippocampus. J Neurosci 2000; 20: 2896-903.
25. Nestler EJ, Barrot M, DiLeone RJ, et al. Neurobiology of depression. Neuron 2002; 34: 13-25.

不安

精神（こころ）は，知・情・意の3つの要素が複雑に連携したもので，精神疾患はこれらの1つあるいはそれ以上の機能障害によって起こる．知は知覚された情報を司り，情は身体の内外の情報に反応した感情で，意は行動を規定する統合機能とされる[1]．そして情，つまり感情は情動と気分に分けられる．前者は外界の刺激によって急激に起こるが，その刺激対象がなくなることで，急速に消失する．一方，後者は繰り返す弱い刺激によって徐々に起き，刺激対象がなくなってもしばらく持続する．情動が主に神経性要因のみで生じるのに対して，気分は脳内麻薬様物質（オピオイド）が神経細胞外に放出され，長く持続すると推測されている[1]．情動には快と不快の情動があるが，不安は不快の情動の代表である．

すでにⅠ章で述べられているように，一般に，不快であいまいな憂慮の慢性的な感覚とされる不安は，内的および外的脅威に対して注意を喚起し，生命を守るための情動である．そのため不安が生じるとさまざまな自律神経症状を伴い，覚醒度を上げ，危険を知らせ，それに対処させる．この現象はすべての人がたびたび経験するものであり，不安それ自体が病的なのではない．不安障害に代表される精神疾患が呈する病的な不安では，些細な原因で起こり，原因に比べ不安の程度が強く，持続が長いことが特徴

とされる．ちなみに，恐怖は，外的で既知の，はっきりと限定された，その源において葛藤のない脅威に対する急性の反応，という違いがある．しかしながら，実は，病的な不安と恐怖を明確に区別することは臨床的には容易ではなく，世界中で最も使われている国際的診断基準であるDSM-Ⅳ-TR（Diagnostic and Statistical Manual of Mental Disorders, Fourth Edition, Text Revision）[2] においても，特定の恐怖症や社交不安障害（social anxiety disorder: SAD）（以前は，社会恐怖），パニック障害の既往のない広場恐怖などのいわゆる"恐怖症性障害"が，不安障害の中に含まれている（ⅠおよびⅢ章参照）．また，神経科学からみた発生のメカニズムという観点からも，不安と恐怖は同様の脳内神経回路が関与している．したがって，ここでは不安と恐怖を区別せずに扱い，とくに実験的に再現可能な恐怖に関する研究でのデータを基に，まず，最近少しずつ明らかになりつつある恐怖の神経回路のメカニズム（恐怖の条件付け・消去・再生）について述べてから，不安障害の代表的な疾患であるパニック障害の病態仮説について記述する．

恐怖の神経回路

前述したように，動物は危険を予測する学習によって自らをさまざまな害から守り，生命を維持することが可能となる．これらの機能に寄与する神経機構は進化論的には古く，その機能障害が，パニック障害，心的外傷後ストレス障

害（post-traumatic stress disorder: PTSD），社交不安障害（SAD），特定の恐怖症などの"stress-induced fear circuitry disorders"といわれる不安障害の病態に関与していると考えられている[3]．

恐怖反応を制御している神経回路を研究するためには，恐怖の条件付け（fear conditioning）が広く用いられる．よく使われている一例をあげると，動物にフットショックのような嫌悪刺激を短い時間与える前に，必ず小さな音などの一般的には有害ではない刺激を与え，これを繰り返す．そうすることで，無害刺激（条件刺激（conditioned stimulus: CS））と嫌悪刺激（無条件刺激（unconditioned stimulus: US））という2つの刺激が連合し，両者のあいだに関連性が形成される．その結果，動物はCSの刺激のみによってこの関連性を思い起こし（たぶん），フットショック（すなわち，恐怖）の際に生じるさまざまな生理学的あるいは行動学的な反応（条件反応（conditioned responses: CR）），すなわち交感神経亢進，心拍数増加，血圧上昇，呼吸数増加，ノルアドレナリンや副腎皮質刺激ホルモン（adrenocorticotropic hormone: ACTH），コルチゾールの増加，そして回避行動などが生じるのである．ちなみに，この恐怖の条件付けが確立していない場合に，フットショックによって自動的に生じてしまう上記のさまざまな反応は，特別な訓練を必要とせず無条件的に生じるので，無条件反応（unconditioned responses: UR）という．

ここまで話していくと，"古典的条件付け"の代名詞であるPavlovの犬（図1）を思い出す方も多いのではないだろうか．まったくそのとおりで，この恐怖バージョンが恐怖の条件付けのメカニズムである．ちなみに，"古典的条件付け"とは，重要でない刺激（中性刺激）が重要な刺激の性質（自動的に反応を誘発する）

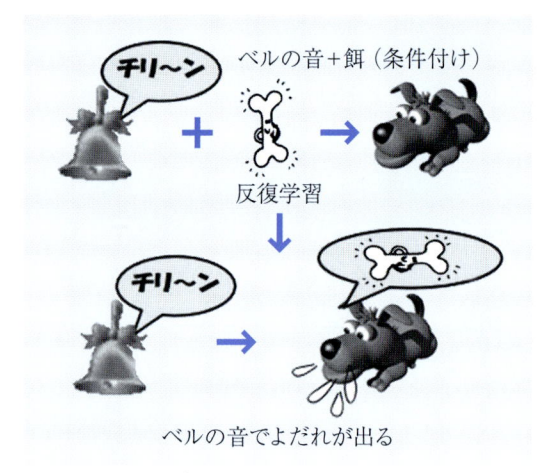

図1　Pavlovの犬
ベルを鳴らした直後にえさを与えることを繰り返すと，犬はベルを鳴らしただけで唾液を出すようになる．
（http://www.21eco.net/pabu.htmlより）

を獲得することで，ある特定の刺激が存在するとき，ある特定の行動を行うことを学習する能力とも理解できる（つまり，学習の一つである）．ちなみにCSとしては，パニック障害ではパニック発作による体性感覚であったり，発作が起こった状況のような文脈的なものが多く，また，PTSDではトラウマに関連した文脈（状況や環境など）や感覚刺激，SADでは社会状況という文脈，そして特定の恐怖症ではそれぞれに恐怖を誘発する物や状況がCSにあたるものと思われる．

1. 恐怖の条件付けのメカニズム

では，どのようにして恐怖の条件付けは成立するのであろうか．図2に，その推定される神経回路メカニズムを示した[4]．まず，CSとUSを別々に与えてみよう．前述した例のように，音のようなCSを与えてみても動物はなんの反応も示さない．図2に示したように，音のような聴覚系ニューロン（図ではCSと表示）は，内側膝状体や大脳皮質聴覚領などを経由して，まず扁桃体（amygdala）の基底外側核群

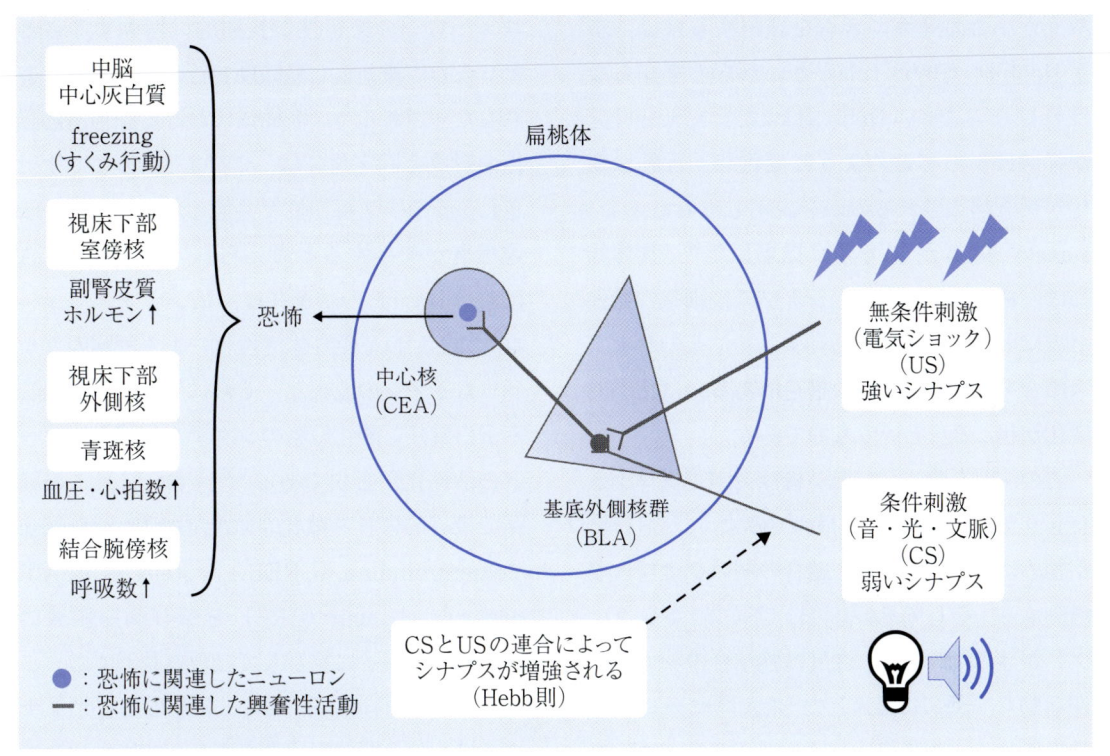

図2 恐怖を司る神経回路 ①―恐怖の条件付けのメカニズム

まず初めにCS（音）が提示されると，結合の弱いシナプスが活動する．そしてその直後にUS（フットショック）が与えられると，今度は強結合のシナプスが活動し，恐怖に関連したBLAニューロンを発火させる．そして，Hebb則によりこの発火によってBLAニューロンと結合し，ちょうどその少し前から活動している弱い聴覚系ニューロン（CS）のシナプス結合を強化する．この2つの刺激（CSとUS）の対連合を何度か繰り返すと，弱い結合であった聴覚系ニューロンとBLAニューロンの結合は十分に強くなり，聴覚系ニューロン単独でBLAニューロンを発火させることが可能となる．

(Sah P, et al, 2008[4])より改変して引用)

(basolateral amygdala: BLA）にある恐怖に関連したニューロンとシナプス形成をしている（ちなみに，BLAは基底核と外側核の2つに分かれる）．しかしながら，この結合は弱く，CSが提示されたとしても，BLAのニューロンは興奮しない．つまり，活動電位が聴覚系のニューロンのシナプスの終末ボタンに達し，BLAニューロンの樹状突起で興奮性シナプス後電位（excitatory postsynaptic potential: EPSP）が生じるものの，弱すぎるため恐怖に関連したBLAニューロンは発火しないのである．

ところが，フットショックを動物に与えると，前述したCRが必発する．これは，進化の過程でフットショックのような体性感覚系ニューロンとBLAとのあいだに強いシナプス結合を獲得することができたからである．体性感覚系ニューロンは視床後外側腹側核や大脳皮質体性感覚領を経由してBLAに到達し，前述したようにこの強い結合によって，恐怖に関連したBLAニューロンを発火させ，さらにこのニューロンの軸索が投射している扁桃体中心核（central nucleus of amygdala: CEA）が活性化される．CEAは扁桃体における主な出力核であり，その出力先は視床下部，中脳，橋，延髄など多岐にわたっており，上述したCRが起こることになる．

では，CSとUSをほぼ同時に提示した場合にはどうして恐怖の条件付けが生じるのであ

ろうか．このメカニズムを理解するには，まず Hebb 則（Hebb rule）というものを知らなければならない．Hebb 則とは，ニューロンが経験によってどのように変化し，行動に変化が引き起こされるのかを説明しうるもので，Donald Hebb が 60 年前に提案した[5]．具体的には，あるシナプスが，シナプス後細胞の発火とほぼ同時に繰り返し活動すると，そのシナプス結合を強化するような構造的あるいは化学的変化が起こる，というものである．

この法則を前述した CS（音）と US（フットショック）の関係にあてはめてみよう．CS（音）が初めに提示されると，結合の弱いシナプスが活動する．そしてその直後に US（フットショック）が与えられると，今度は強結合のシナプスが活動し，恐怖に関連した BLA ニューロンを発火させる．この発火によって BLA ニューロンと結合し，ちょうどその少し前から活動している弱い聴覚系ニューロン（CS）のシナプス結合を強化する．この 2 つの刺激（CS と US）の対連合を何度か繰り返すことによって，弱い結合であった聴覚系ニューロンと BLA ニューロンの結合は十分に強くなり，聴覚系ニューロン単独で BLA ニューロンを発火させることが可能となる．これが CS だけで恐怖が誘発されるメカニズムと推定されている．

このように，恐怖の条件付けの過程は皮質下の脳部位だけで構成されている．そして CS と US に関する 2 つの情報が BLA に収束しているということは，学習にかかわるシナプス変化がこの場所で起こっている可能性がある．ちなみに，このような条件情動反応の獲得にかかわる BLA の変化には，NMDA（N-methyl-D-aspartate）受容体の活動によって生じる長期増強（long-term potentiation: LTP）が関与しているといわれている[6,7]．

LTP とは，特定のシナプス入力に対して，ニューロンの興奮性が長期的に増強することで，入力が繰り返し高頻度で行われることによりもたらされる[5]．扁桃体における恐怖情動記憶の形成と固定化には，この LTP として検出されるシナプス可塑性と共通した細胞内情報伝達機構が関与すると考えられている[8]．BLA における LTP の誘導には，後シナプスニューロンの NMDA 受容体活性化による細胞内カルシウムイオンの流入と，それに引き続いて起こる蛋白質リン酸化酵素のシグナル伝達カスケードの活性化が必須である[9,10]．さらに，この経路で最終的にリン酸化された cAMP response element-binding（CREB）protein が cAMP response element（CRE）を転写調節領域に持つ標的遺伝子に結合して発現を誘導する．この CREB 標的遺伝子のコードを蛋白質がシナプス構造の長期的変化をもたらして情動記憶の形成をするとされている[11]．

2. 恐怖の消去のメカニズム

次に，恐怖の消去についての神経機構である．恐怖の消去とは，一度確立した恐怖の条件付けが，CS が単独で反復提示されることで消失することである．これまでに示してきた例で具体的に説明すると，フットショック（US）を伴わないで音刺激（CS）のみを繰り返し提示することで，音刺激に対する条件反応（CR）が消失してしまうことである．つまり，恐怖の条件付けがなされた条件下では恐怖であると認識された音刺激が，安全であると新たに認識される．どうしてこのようなことが起こるのかというと，そもそも条件情動反応が，動物が嫌悪刺激に立ち向かう，あるいは回避する準備を行うためのものだからである．図 3 にそのメカニズムを示した[4]．図を見ると明らかなように，恐怖の消去には，前頭前野（prefrontal cortex:

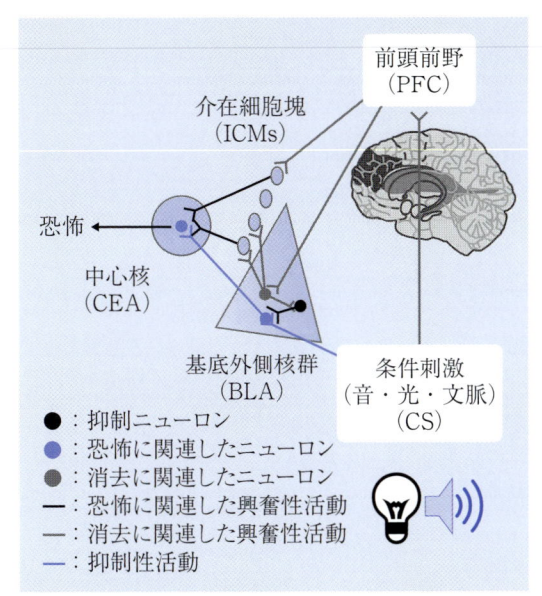

図3 恐怖を司る神経回路②―恐怖の消去のメカニズム

CSの情報がPFCに伝わることで，PFCから扁桃体内の介在細胞塊（ICMs）という部位にあるニューロンを直接あるいは間接的に（BLAニューロンを介して）活性化する．このICMsニューロンはCEAにある恐怖の出力ニューロンの活動を抑制する．加えて，PFC→BLA内の興奮性介在ニューロン→BLA内の抑制性介在ニューロンという経路によって前述した恐怖条件付けの回路が直接抑制される．これらの働きによって，CRは生じなくなる．

(Sah P, et al, 2008[4])より改変して引用）

PFC)（とくに内側前頭前野）の働きが重要である．CSの情報がPFCに伝わることで，PFCから扁桃体内の介在細胞塊（intercalated cell masses: ICMs）という部位にあるニューロンを直接あるいは間接的（BLAニューロンを介して）に活性化する．このICMsニューロンはCEAにある恐怖の出力ニューロンの活動を抑制する[4]．加えて，PFC→BLA内の興奮性介在ニューロン→BLA内の抑制性介在ニューロンという経路によって前述した恐怖条件付けの回路が直接抑制される．これらの働きによって，CRは生じなくなる．ただし，CSとUSの連合の記憶は消去されるのではなく，新たな学習がなされたのである．ちなみに，このシステムは，

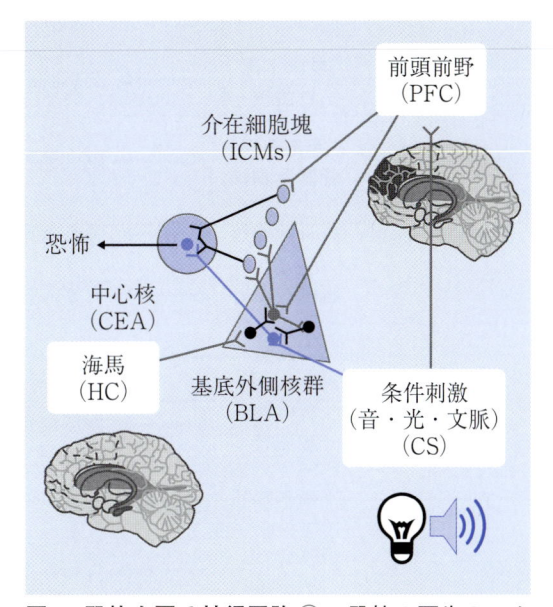

図4 恐怖を司る神経回路③―恐怖の再生のメカニズム

海馬からの入力がBLA内にある抑制性の介在ニューロンに働きかけ，消去のニューロンを抑えて恐怖反応を復活（再生）させる．

(Sah P, et al, 2008[4])より改変して引用）

好ましくない外傷的な記憶を消去する際に関与するとされ，外界からの日常的な刺激がCSとなって過度の恐怖反応を引き起こすPTSDなどの不安障害では，この消去システムになんらかの異常があるものと考えられている．

3. 恐怖の再生のメカニズム

前述したように，消去は忘却とは違う．実は，恐怖の消去に成功した後にもかかわらず，恐怖の条件付けによって最初に学習された恐怖は残存している[12]．そのため，すでに消去されたはずのCSを施行している最中，あるいは危険な状況に曝露された直後に，恐怖の条件付けが突如復活（再生）することがある．恐怖の再生である．**図4**はその推定メカニズムを示した[4]．恐怖の再生に重要な役割を果たしているのは，海馬（hippocampus: HC）である．**図4**に示すように，HCからの入力がBLA内にある抑制

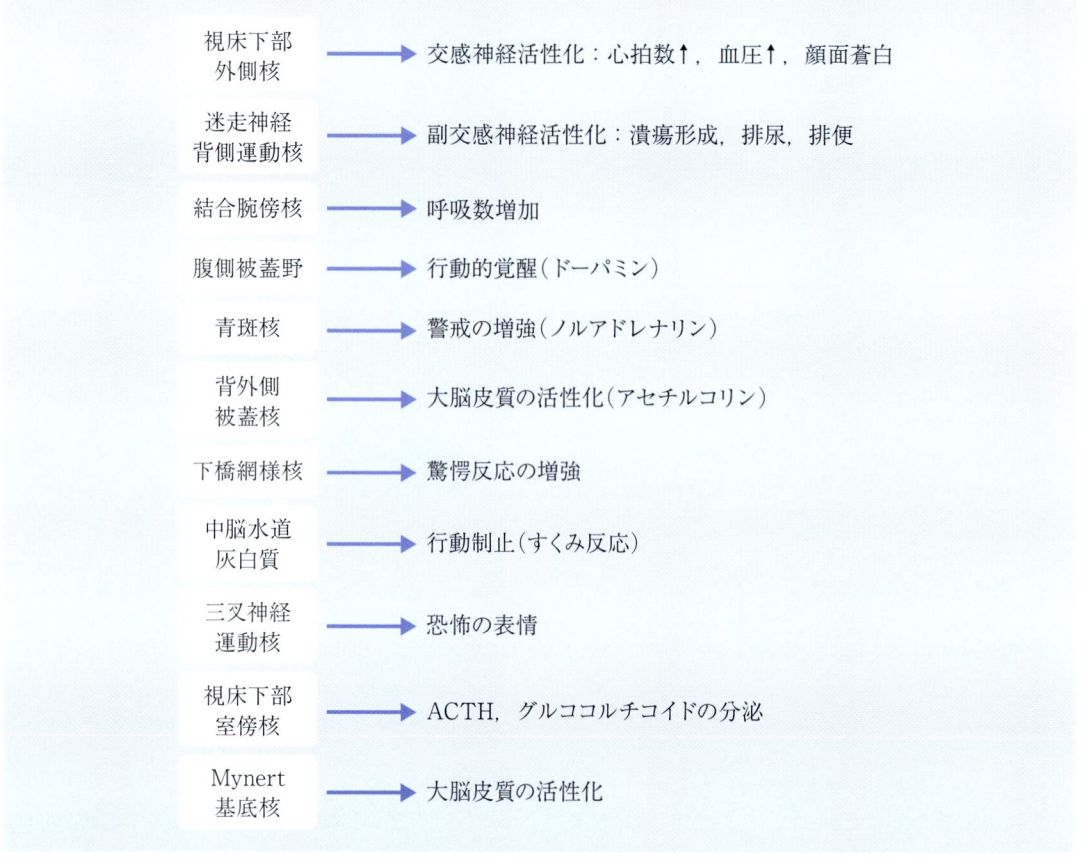

視床下部外側核	→ 交感神経活性化：心拍数↑，血圧↑，顔面蒼白
迷走神経背側運動核	→ 副交感神経活性化：潰瘍形成，排尿，排便
結合腕傍核	→ 呼吸数増加
腹側被蓋野	→ 行動的覚醒（ドーパミン）
青斑核	→ 警戒の増強（ノルアドレナリン）
背外側被蓋核	→ 大脳皮質の活性化（アセチルコリン）
下橋網様核	→ 驚愕反応の増強
中脳水道灰白質	→ 行動制止（すくみ反応）
三叉神経運動核	→ 恐怖の表情
視床下部室傍核	→ ACTH，グルココルチコイドの分泌
Mynert基底核	→ 大脳皮質の活性化

図5　扁桃体中心核から入力を受ける主要な脳領域と情動反応
CEAのニューロンは情動反応のさまざまな成分の発現に重要な関わりを持つ脳領域に軸索を送っている．
（Carlson NR, 2008[5]より改変して引用）

性の介在ニューロンに働きかけ，消去のニューロンを抑えて恐怖反応を復活させるのである．PTSDなどの不安障害では，何年も消えていた恐怖反応が突然再生されるようなこともある．やはり，このシステムの機能障害が予想される．

情動反応の神経回路

　恐怖も含めた情動反応は，行動，自律神経およびホルモンの反応からなる．行動反応は状況に相応しい筋運動であり，自律神経反応は，行動を促進し，活発な運動のためのエネルギーの迅速な補給を行う[5]．ホルモン反応は，自律神経反応の強化を担っている．具体的には，副腎髄質よりアドレナリンやノルアドレナリン（noradrenaline: NA）が放出され，筋への血流を増加させ，筋に貯蔵されている栄養素をグルコースへ変換し，副腎皮質からのステロイドホルモンは筋へのグルコースの動員を助ける[5]．

　前述したように，CEAのニューロンは情動反応のさまざまな成分の発現に重要な関わりを持つ脳領域に軸索を送っている．図5はCEAから入力を受ける主な脳領域とその領域によって制御されている情動反応を示した．図2に示した代表的な脳領域に加えて，CEAは実にさまざまな領域に出力していることがわかる．

不安障害の神経回路

　これまでに述べた，恐怖と情動反応に関連し

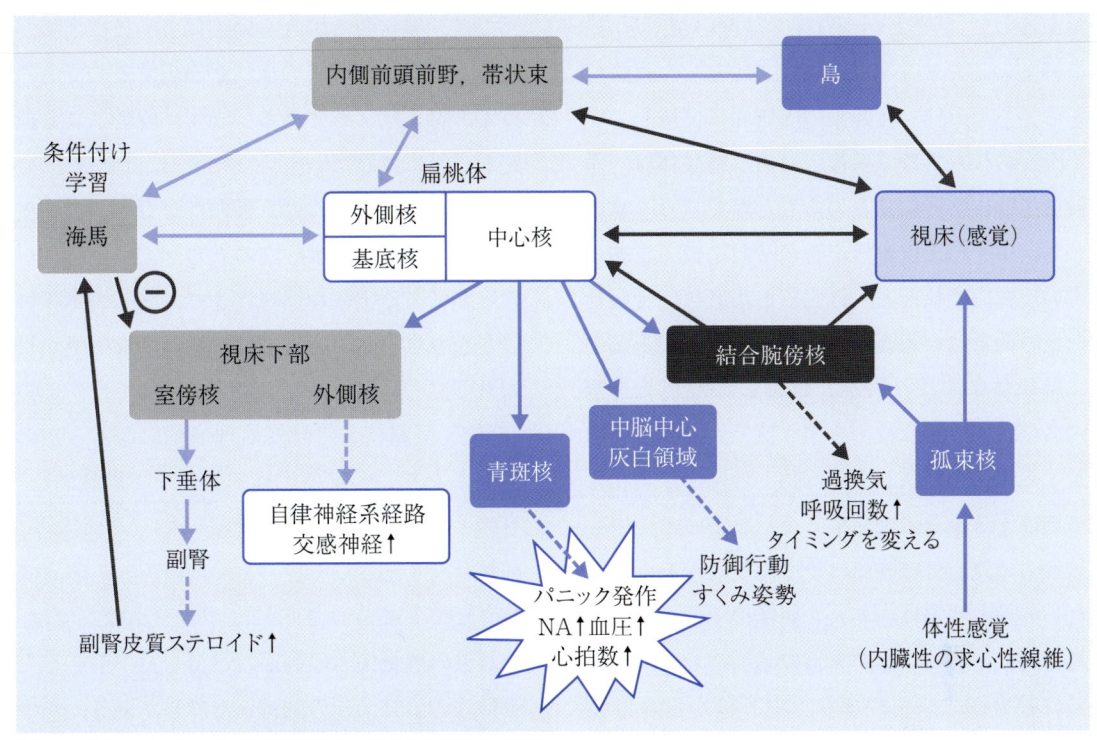

図6 脳内における内臓感覚情報の神経解剖学的経路
内臓感覚情報は2つの経路で扁桃体に伝えられる．一つは扁桃体からみて下流に位置する脳幹によるもので，孤束核から結合腕傍核あるいは視床を経由し扁桃体に至る経路である．もう一つは上流の経路で，視床から島，あるいは内側前頭前野や帯状束，海馬などを経由して扁桃体に入る皮質性のものである．後者は高度な神経認知過程と感覚情報の調節を司る．エピソード記憶の文脈情報（ある事物を以前に提示された文脈の中で保持し，取り出す能力をエピソード記憶という）は，記憶として海馬に蓄積され，直接扁桃体に伝えられる．扁桃体からの遠心性の経路は以下に示す部位に投射し，不安に関連している．① 青斑核（NAの放出を増やし，生理的あるいは行動上の覚醒に関与する），② 中脳水道周辺の灰白領域（防御行動とすくみ姿勢を生じさせる），③ 視床下部室傍核（視床下部-下垂体-副腎皮質系を活性化し，副腎皮質ステロイドを放出する），④ 視床下部外側核（交感神経系を活性化する），⑤ 結合腕傍核（呼吸の回数とタイミングに影響を与える）．

(Gorman JM, et al, 2000[13]) より改変して引用)

た神経回路を基にして，ここでは，不安障害，とくにその神経解剖学的仮説が最も確立されているパニック障害について述べる．この病態メカニズムは，前述したように"stress-induced fear circuitry disorders"といわれる病態におおむねあてはまるものと思われる．

2000年，Gormanらは動物実験により示された事実を基に，パニック障害の神経解剖学的仮説を提唱した[13]．もちろん動物モデルの結果をすべてパニック障害にあてはめるのは無理があるものの，現在，彼らの仮説がいちばん説得力のあるものである．**図6**は，脳内における内臓感覚情報の神経解剖学的経路を示している．

状況刺激に関する感覚入力は，視床前部を通り扁桃体の外側核に入り，そこで線維を換えて扁桃体の中心核に至る場合と，視床から島や内側前頭前野，帯状束を一端経由した後，扁桃体外側核に入り，中心核へと向かう経路の2つが知られている．前者はその伝達は反射のように速いものの，いわゆる高次機能による"思考"はなく，情報はdirtyであり，言い換えると"低位"の経路であるのに対し，後者は前頭前野などのより高次機能による分析を受けた後の情報

であるので，伝達という意味では遅いが，"思考"を経ているためより正確で，"高位"の経路である．ちなみに，側頭葉の内側面に位置し，いくつかの核からなる核複合である扁桃体は，系統発生的に2群にまとめることができる．すなわち，中心核と皮質核を合わせた系統発生的に古い皮質内側核群と，外側核と基底核を合わせた比較的新しい基底外側核群（BLA）である．

扁桃体中心核（CEA）は得られた情報を脳内各部位に広める役割を担う核で，その情報に対する自律神経系および行動上の反応が調和して機能するように調節する．したがって，中心核からの遠心性線維には多くの投射がある．これらの投射経路はパニック発作や予期不安，回避行動などのパニック障害の諸症状を説明するのに都合がよい．つまり，中心核から（1）結合腕傍核への投射は呼吸数を増加させ，（2）視床下部外側核は，交感神経系を活性化し，自律神経系を覚醒させ，交感神経系を興奮させる．そして，（3）青斑核では，NAの放出が増加することで，血圧や心拍数，行動上の恐怖反応の増加に寄与する．また（4）視床下部室傍核興奮により，下垂体-視床下部-副腎皮質系（hypothalamus-pituitary-adrenal axis: HPA-axis）が活性化され，副腎皮質ステロイドの放出が増加し，中心核から（5）中脳水道周辺の灰白領域への投射は，パニック障害患者の恐怖回避行動に相当する防御行動やすくみ姿勢を含む行動上の反応と関連する（図6）．パニック障害では，これらの脳幹性の感覚情報の制御が不十分であることが推定されている[13]．

では，健常者の場合も扁桃体中心核に情報が入るとパニック障害の症状が出現するのであろうか．答えはノーである．まず，脳幹による経路が正常に働けば，パニック発作には至らない．図6にも示したように，前頭前野などの大脳皮質から扁桃体への求心性の入力，つまり"高位"の経路による正確な情報によって正しい意味付けがなされ，内臓感覚情報では適切な対処が行われる．一方，パニック障害においては，この"高位"経路による認知処理過程になんらかの欠陥があり，不安の生理的徴候を"破滅的な"ものと誤解し，"低位"の経路がメインとなり，扁桃体中心核（CEA）のネットワークを活性化させてしまう．さらに，パニック障害では，皮質性の感覚情報の調節だけでなく，前述した脳幹性の感覚情報の制御にも障害があり，かつ皮質性と脳幹性の協調がうまくいかないためにパニック発作が頻発し，さまざまな回避行動が生じるものと考えられている．また，内臓感覚の情報を記憶するHCからは直接扁桃体に線維が投射している．つまりパニック障害患者では，認知処理過程が障害されているために，ほんの些細な不安の生理的徴候が"破滅的な"記憶としてHCに貯蔵される．そして，次に同様の体験が起こると，保持された記憶が想起され（=HCが活性化する），この体験を"破滅的な"ものとして認知し，誤った認知処理過程を増強させてしまう．また，HCにより扁桃体が活性化されることでパニック症状も出現すると考えられている．

（塩入俊樹）

[引用文献]
1. 田代信維．情動とストレスの神経科学，九州大学出版会，2002.
2. American Psychiatric Association. Diagnostic and Statistical Manual of Mental Disorders, Fourth Edition, Text Revision. APA, Washington DC, 2000. 髙橋三郎，大野 裕，染矢俊幸（訳）．DSM-IV-TR 精神疾患の診断・統計マニュアル，医学書院，2002.
3. Davis M. The role of the amygdala in fear and anxiety. Annu Rev Neurosci 1992; 15: 353-75.

4. Sah P, Westbrook RF. Behavioural neuroscience: the circuit of fear. Nature 2008; 454: 589-90.
5. Carlson NR. Physiology of Behavior, 9th ed, 2007. 泰羅雅登, 中村克樹（監訳）. カールソン 神経科学テキスト 脳と行動, 丸善, 2008.
6. Clugnet MC, LeDoux JE. Synaptic plasticity in fear conditioning circuits: induction of LTP in the lateral nucleus of the amygdala by stimulation of the medial geniculate body. J Neurosci 1990; 10: 2818-24.
7. Rogan MT, LeDoux JE. LTP is accompanied by commensurate enhancement of auditory-evoked responses in a fear conditioning circuit. Neuron 1995; 15: 127-36.
8. Schafe GE, Nader K, Blair HT, et al. Memory consolidation of Pavlovian fear conditioning: a cellular and molecular perspective. Trends Neurosci 2001; 24: 540-6.
9. Adams JP, Sweatt JD. Molecular psychology: roles for the ERK MAP kinase cascade in memory. Annu Rev Pharmacol Toxicol 2002; 42: 135-63.
10. Nakazawa T, Komai S, Watabe AM, et al. NR2B tyrosine phosphorylation modulates fear learning as well as amygdaloid synaptic plasticity. EMBO J 2006; 25: 2867-77.
11. 湯浅茂樹, 相馬美歩, 伊早坂智子. 扁桃体の基礎―扁桃体における情動の分子基盤. Clin Neurosci 2008; 26: 386-9.
12. Rescorla RA. Behavioral studies of Pavlovian conditioning. Annu Rev Neurosci 1988; 11: 329-52.
13. Gorman JM, Kent JM, Sullivan GM, et al. Neuroanatomical hypothesis of panic disorder, revised. Am J Psychiatry 2000; 157: 493-505.

心理学からみた発生のメカニズムと病態

うつ

　20世紀後半になるまで，抑うつ発生のメカニズムとして，器質的・遺伝的・体質的障害が主な原因として考えられてきた．しかし，1950年代の認知理論の発展により，抑うつ発生のメカニズムと病態について，認知心理学の視点を取り入れるようになった．一方，学習心理学からのアプローチも，抑うつの発生の解明に影響を与えている．

　ここでは，認知心理学により発展したBeckの認知理論，それに批判修正を行ったTeasdaleの抑うつ的処理活性仮説について最初に説明する．その後，学習心理学の影響を受けて発展した学習性無力感理論，これに認知と原因帰属の過程を加えた改訂学習性無力感理論について説明し，この改訂学習性無力感理論で問題となった原因と抑うつとの関係から提案された素因-ストレスモデル，改訂学習性無力感理論と素因-ストレスモデルを修正および統合した絶望感理論について説明する．最後に，古くからいわれているパーソナリティと抑うつとの関係について解説する．

抑うつ理論に影響を与えた感情2要因説

SchacterとSinger[1]は感情2要因説を提唱し，ある身体反応が起こったとき，体内および外部環境状況の文脈から推測，解釈して，その身体反応（生理的覚醒反応）に対し，意味づけ（認知的解釈）を加えることにより感情体験が生じることを明らかにした．すなわち，実験的に生じさせた身体反応（生理的覚醒反応）は同じであっても，置かれている状況（社会的文脈）に対する認知の仕方によって，感情はネガティブにもポジティブにも認知されることを示した．

この2要因説はその後，臨床に応用され，以下で説明しているEllisの論理情動療法やAbramsonらの改訂学習性無力感理論など，認知によって感情が生じるとする理論の基礎となった．

Beckの認知理論

1950年代における認知心理学の発展により，抑うつの発生の問題に認知心理学の視点が取り入れられるようになった．そこで，Beck[2]は，論理情動療法を提唱したEllisのABC図式（**図1**）をもとに，認知の歪み理論を提唱した．すなわち，抑うつ感情（C：consequence）を生み出すものは，外界の出来事（A：activating events）ではなく，その出来事をどのように解釈するかという認知（B：belief）であるとした（**図2**）．ここでは，抑うつの本質は認知の障害（思考の異常）であり，感情の障害はそこから二次的に生じるものであると考えており[3]，この理論は，うつ病が感情の障害であり，その結果，認知，行動および生物学的な症状が生じたと考えたこれまでの概念を覆すものであった．さらに，抑うつの発生メカニズムに関与する要

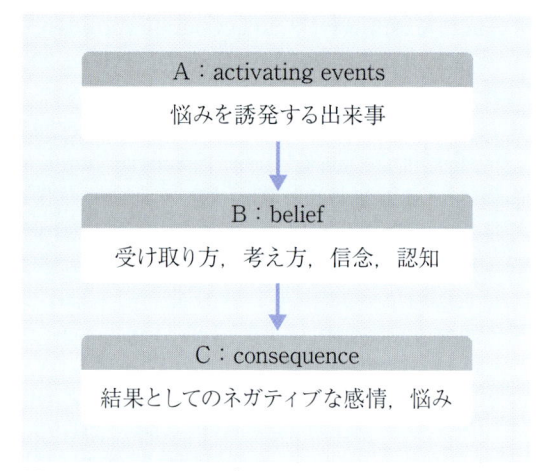

図1　EllisのABC図式
論理情動療法を提唱したEllisのABC図式を表している．遭遇したストレスフルな出来事（A：activating events）を不合理な信念（B：belief）によってとらえることにより，その結果として抑うつ感情（C：consequence）が生じる．

（坂本真士，1997[3]より改変して引用）

因を，自動思考（d），推論の誤り（あるいは認知の歪み）（c），スキーマ（b）という3つのレベルに分けて考えている[4]（**図2**）．

自動思考（d）とは，日常生活の中で出会う出来事について自然に浮かぶ思考やイメージのことであり，しかもその思考やイメージが習慣化していることを示す．うつ病患者の自動思考は，たとえば「私は弱い人間だ，私は人生の落後者だ，誰も私のことをわかってくれない，お先真っ暗だ」といったように，自分自身を，自分の世界・体験を，自分の未来を否定的・悲観的にとらえている．こういった否定的自動思考は，論理的に不合理であり，この論理的な誤り（c）を推論の誤り，あるいは認知の歪みとよんでいる．

自動思考（d）は表層部にある認知であるのに対して，スキーマ（b）は，より深層にある認知構造や信念体系を示す．なんらかのネガティブな出来事（a）を契機にこの深層にあるスキーマが活性化され，その結果として二次的に否定的自動思考（d）が生じ，抑うつ気分（e）

[A：誘発する出来事]　　　[B：認知]　　　　　　　　　　[C：感情]

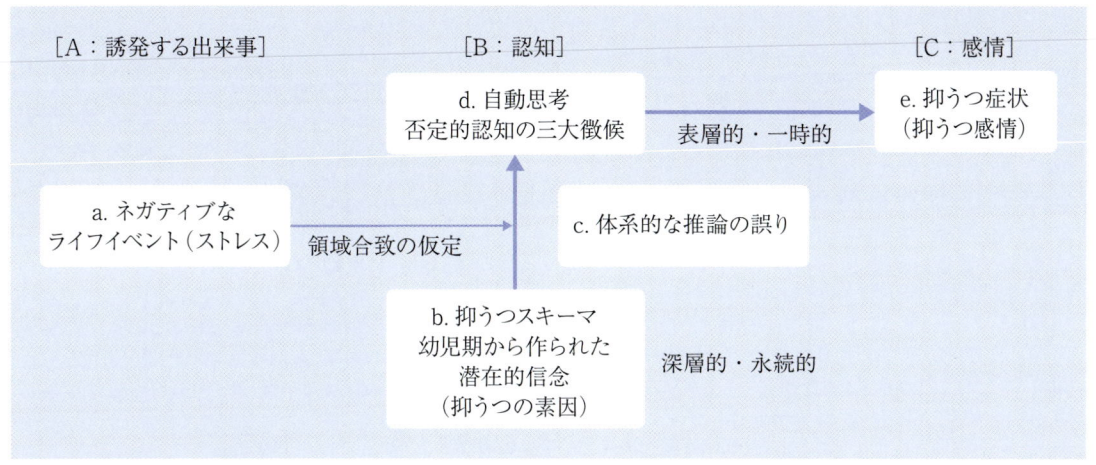

```
                    d. 自動思考
                    否定的認知の三大徴候  ──表層的・一時的──→  e. 抑うつ症状
                                                              （抑うつ感情）
  a. ネガティブな
  ライフイベント（ストレス） ──領域合致の仮定──→  c. 体系的な推論の誤り
                              ↑
                    b. 抑うつスキーマ
                    幼児期から作られた        深層的・永続的
                      潜在的信念
                    （抑うつの素因）
```

図2　Beckの抑うつ理論
この図は，EllisのABC図式をもとに，Beckの抑うつスキーマを取り入れて考案された認知の歪み理論を示したものである．

（Abramson LY, et al, 1988を改変，坂本真士，1997[3]より引用）

をもたらす．たとえば，「愛されていなければ私は無価値だ」という信念（b：スキーマ）を持つ人は，仲のよかった友人を失うといった出来事（a）により，「愛されていなければ私は無価値だ」という信念（b：スキーマ）を活性化させる．その結果，「お先真っ暗だ」といった否定的自動思考（d）が生じ，最終的に気分の落ち込みが認められる（e）．個人の経験によって培われた，永続的・安定的なスキーマが抑うつ的であると（これを抑うつスキーマとよぶ），この抑うつスキーマ（b）は否定的自動思考（d）の原因であると同時に，抑うつの素因でもある．一方，否定的自動思考（d）は抑うつスキーマ（b）活性の結果として生じるものであるため，一次的・不安定的で抑うつの素因ではない．

この理論はもともと抑うつに対する脆弱性，あるいは抑うつの素因（b：抑うつスキーマ）を持つ人が，なんらかのストレス（a：ネガティブなライフイベント）を経験して発病するという「素因-ストレスモデル」の形をとっている[5]．この素因-ストレスモデルについては，後述する．

Teasdaleの抑うつ的処理活性仮説

Beckの認知理論，とくに抑うつスキーマ仮説が提唱された後，抑うつから完全に回復したあとにも，抑うつへの脆弱性としての抑うつスキーマがみられるか否かについてさまざまな研究が行われた．しかし，その見解は一致していなかった．そこで，Teasdale[6]は，Beckの抑うつスキーマ仮説を批判修正し，抑うつ的処理活性仮説を提唱した．この理論をEllisのABC図式に合わせて表したのが，**図3**である．ネガティブなライフイベント（a）を体験すると，それに対して嫌悪的に認知する（b）ことがある．その結果，軽い抑うつ気分を経験する（c）．ただ，多くの人は短時間のうちに自然に，この軽い抑うつから回復できるが，なかには抑うつが持続したり強くなる人がいる．このような人は，一度抑うつ状態になると，これまでのネガティブな記憶ばかりを思い出したり（d1），体験をネガティブに認知し（d2），抑うつ的情報処理が活性化される（d）．その結果，もともと体験していたネガティブなライフイベント（a）がさらに嫌悪的であると認知され（b），抑うつ

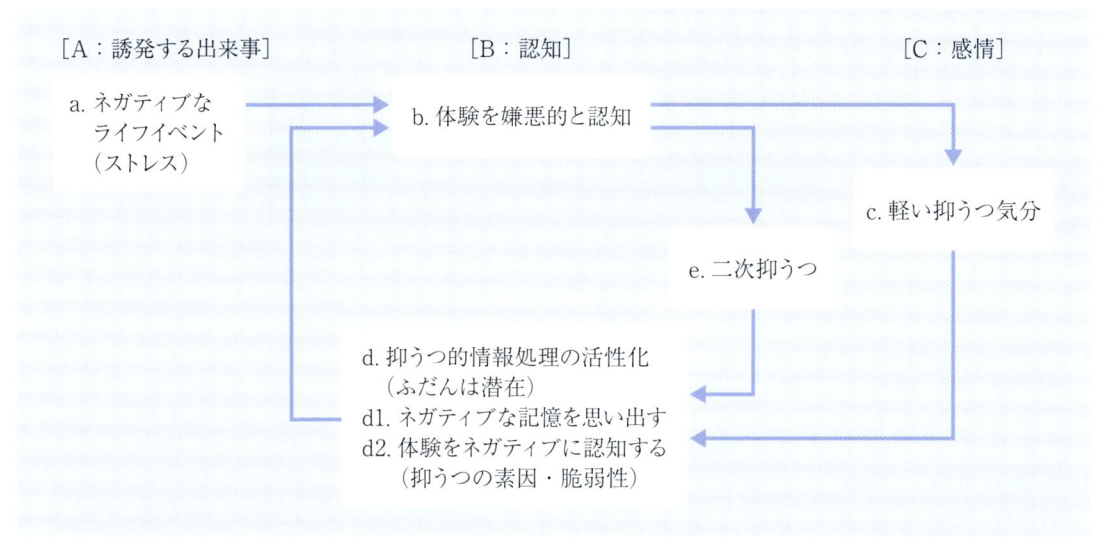

```
[A:誘発する出来事]        [B:認知]                [C:感情]

a. ネガティブな      →   b. 体験を嫌悪的と認知   →
   ライフイベント                                    ↓
   （ストレス）                                    c. 軽い抑うつ気分
                            e. 二次抑うつ
                            ↑
                     d. 抑うつ的情報処理の活性化
                        （ふだんは潜在）
                     d1. ネガティブな記憶を思い出す    ←
                     d2. 体験をネガティブに認知する
                        （抑うつの素因・脆弱性）
```

図3 Teasdaleの抑うつ的処理活性仮説—認知と感情の抑うつスパイラル
この図はEllisのABC図式をもとに，Beckの抑うつスキーマ仮説を批判・修正し，Teasdaleの抑うつ処理活性化を示したものである．

(Teasdale JD, 1985[6])に基づいて作成：丹野義彦，2001[5]より引用)

気分はさらに強くなる(c)．最終的に，a→b→c→d→b→c…という循環ができあがり，抑うつスパイラルに陥ることになる．さらに，抑うつ症状の体験自体がネガティブな体験となり，二次抑うつ(e)を生じさせることにもなる．

このTeasdaleの理論とBeckの理論の相違点をまとめると，抑うつに対する考え方の違いがよくわかる（**表1**）．第1の違いは脆弱性の捉え方である．Beckは抑うつスキーマを，Teasdaleは抑うつ的情報処理を脆弱性としてとらえている．第2の違いは，脆弱性の水準についてであるが，Beckは，抑うつ者はうつ状態でも回復した状態でも，抑うつスキーマを持っており，それはいつでも顕在化すると考えている．Teasdaleは，抑うつ者の抑うつ的情報処理は，抑うつ気分においてのみ顕在化し，回復時には潜在すると考えている．一方，両者の共通点は，ABC図式上で表すことができること，素因-ストレスモデルの形をとること，抑うつへの素因（脆弱性）の定式化に力を注いでいること，などである．

学習性無力感理論

心理学では，1970年代前半までは行動学的な理論や実験が抑うつ研究の主流であった．SeligmanとMaier[7]は，犬を用いた条件付け実験を行った際，回避できない状況で電気ショックを受け続けた犬は，電気ショックを回避できる状況になっても自ら回避することができず，その後の回避学習を習得することができないことを発見した．すなわち，一度，電気ショックを受け続けるといったコントロール不能な経験をした犬は，自分が何をしても無駄であるということを学習し，その後，電気ショックを回避できる状況になっても，電気ショックを回避するための行動を自ら起こすことなく，電気ショックを受け続けたのである．この現象を，Seligmanは「学習性無力感」とよんだ．

人間においても同様に，コントロール不能な状況を経験した際には，自分の行った行動が苦痛な刺激をコントロールできないことを学習し，その結果，無気力な状態に陥り，自分から

表1　BeckとTeasdaleの理論の相違点

	Beck理論	Teasdale理論
1. 抑うつへの脆弱性	抑うつスキーマ	抑うつ的情報処理
2. 脆弱性はふだんは	顕在している	潜在している 抑うつ時のみ顕在
3. 脆弱性とストレスの関係	領域合致の仮定（合い鍵の原理）	どんなストレスでも抑うつ的処理を活性化 （マスターキーの原理）
4. 認知と感情の方向	認知→感情 単方向性	認知⇔感情 双方向性
5. モデルの特徴	リニアな因果関係	循環モデル
6. 背景となる感情心理学理論	Schacterの感情2要因理論	Bowerの感情ネットワーク理論
7. 対象となる抑うつ	反応性の抑うつ 軽い抑うつ	内因性の抑うつ 重い抑うつ
8. 研究の生産性	高い	劣る（？）

抑うつに対するBeck理論とTeasdale理論の違いをまとめたものである．
Bowerの感情ネットワーク理論では、認知要素と感情要素は同格のレベルで並び、認知と感情の相互作用が重視されている．

（丹野義彦，2001[5]）より引用）

何もしなくなることが報告されている[8]．たとえば、勉強すれば成績が上がる、一生懸命働けば給料が上がるといったように、行動とその結果には結びつき、すなわち随伴性がある．そのため、人は好ましい結果を期待し、行動を起こす．一方、勉強しても成績が上がらない、一生懸命働いても給料が上がらない、といったように、行動と結果が結びつかない、すなわち非随伴性、あるいはコントロール不能性という状況になると、「何をやっても無駄だ」と無気力になり、学習性無力感に陥ることになる．このように、動物実験をもとに、人間の抑うつは学習によって発生したという考え方が学習性無力感理論である．

改訂学習性無力感理論

同じようなコントロール不能性を体験しても、抑うつを発症する人と発症しない人がいることが、その後の研究で明らかになった[9]．
Abramsonら[10]は、この学習性無力感理論では、抑うつ症状の維持や般化における個人差を説明できないことを指摘し、学習性無力感理論に認知と原因帰属の過程を追加し、改訂学習性無力感理論を提唱した（**図4**）．まず、(1)コントロール不能な状況を体験した際、(2)現在あるいは過去の状況を自分の力でコントロールできないことを認知する（コントロール不能性の認知）．次に、(3)コントロール不能な状況の原因を帰属し（コントロール不能性に対する原因帰属）、(4)無力感予期が形成される（ネガティブな結果への予期と将来に対するコントロール不能性の予期）．(5)最終的に、学習性無力感の4つの症状、すなわち、動機づけの障害（自発的な行動が減って無気力になる）、認知の障害（コントロール可能な状況でも、行動と結果の随伴性を認知・学習できなくなる）、感情の障害（抑うつ的な気分、不安、胃潰瘍などの身体症状）、自尊心の低下、が出現することになる．

(3)のコントロール不能な状況の原因帰属の仕方は、RotterやWeinerの帰属理論をもとに、

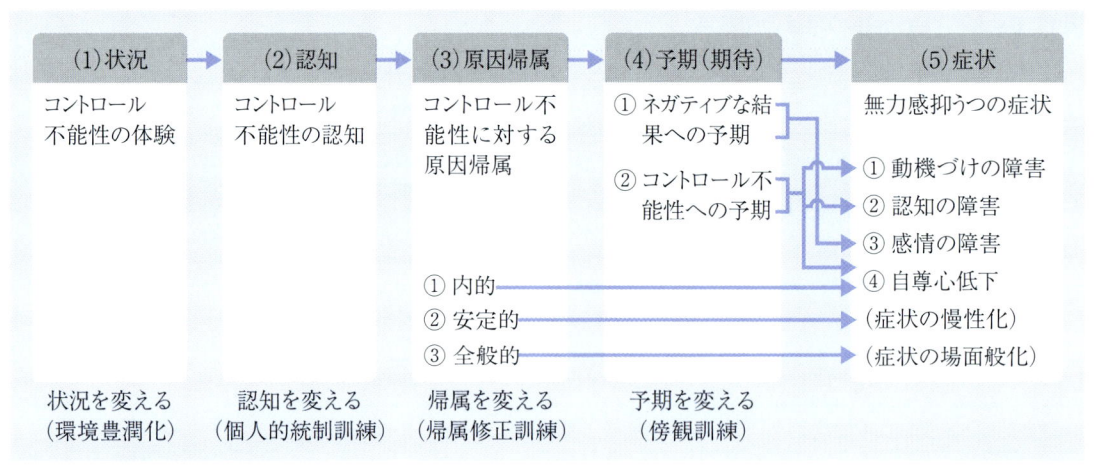

図4 改訂学習性無力感理論
この図は、学習性無力感理論に(2)認知と(3)原因帰属の過程を追加して提唱した改訂学習性無力感理論を表したものである。
(Abramson LY, et al, 1978[10] より引用)

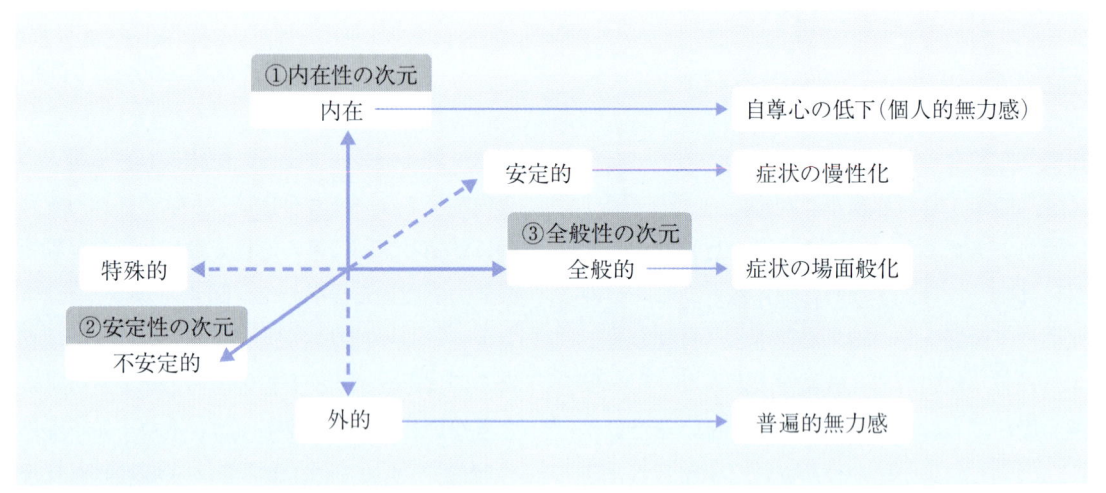

図5 原因帰属の3つの次元と無力感症状の関連
この図は、無力感症状と原因帰属の内在性、安定性、および全般性の3次元との関係性を表したものである。
(坂本真士, 1997[3] より引用)

3つの次元および8つの帰属パターンによって考えられた。3つの次元とは、①内在性の次元（内在か外在か）、②安定性の次元（安定的か不安定的か）、③全般性の次元（全般的か特殊的か）、である[11]（**図5**）。「内在性の次元（内的か外的か）」では、コントロール不能の原因を「内的なもの」と帰属すれば無力感が生じ、自尊心の低下を伴う。一方、その原因を「外的なもの」と帰属すると、普遍的無力感へとつながる。「安定性の次元（安定的か不安定的か）」では、コ ントロール不能の原因を時間的に「安定的なもの」と帰属すれば、無力感の症状を慢性化させ、長引かせる。「全般性の次元（全般的か特殊的か）」では、コントロール不能の原因を「全般的なもの」と帰属すれば、無力感症状の場面般化性は大きくなり、無力感ははじめの場面だけでなく、似たような場面すべてに般化していく。

これら3つの次元を組み合わせると、8つの帰属パターンが考えられる（**表2**）。数学の試験に失敗した生徒が、自分の失敗原因をどのよ

表2 原因帰属—数学の試験で失敗した生徒の例

③全般性の次元	②安定性の次元	①内在性の次元 内的（個人的無力感）	①内在性の次元 外的（普遍的無力感）
全般的	安定的	私は頭が悪いから（能力）	授業で習わないことが出たから（課題の困難度）
全般的	不安定的	疲れて努力不足だった（努力不足）	きょうは13日の金曜日だったから（運）
特殊的	安定的	数学の能力がないから	数学の試験はいつも不公平だから
特殊的	不安定的	風邪をひき計算力が鈍っていたから	数学の問題が13問だったから

数学の試験で失敗した場合の8つの原因帰属の例を示している．これら8つの原因帰属は，内在性の次元，安定性の次元，全般性の次元といった3次元の組み合わせによる．

(Abramson LY, et al, 1978[10] より引用)

うに帰属するかをみていくと，最も無力感が強くなる帰属パターンは，①の内的，②の安定的，③の全般的の組み合わせであり，「私は頭が悪いから失敗した」と考えたときである．一方，最も無力感が弱くなる帰属パターンは①の外的，②の不安定的，③の特殊的の組み合わせであり，具体的には「数学の問題が13問だったから」と考えた場合である．このように，同じコントロール不能の状況を体験しても，原因帰属の仕方は個人によって異なるため，抑うつになる人とならない人とが出てくると考えられた．

（4）の無力感予期の形成（図4）は，コントロール不能の原因帰属のあり方による．コントロール不能性が，過去や現在だけのものと考えることができれば，抑うつには陥らない．しかし，将来に対しても同様にコントロール不能であろうと予期することによって，無力感予期が形成される．

ここで説明した「原因帰属」は，新しい状況に遭遇するたびに毎回新しく行われる．そのため，状況によって帰属の仕方が異なることもある．しかし，個人が行う原因帰属には，時間や状況を越えた，ある安定的な帰属パターンがみ

られることをAbramsonら[10]は示唆している．

素因−ストレスモデル

改訂学習性無力感理論が提唱され，その後，原因帰属と抑うつとの関係を検討した研究が多く行われたが，これらの関連性について，一貫した見解は得られなかった．そのため，原因帰属だけではなく，他の要因も同時に抑うつに影響を与えていると考える理論が出てきた．これが，素因−ストレスモデルである[12]．この理論では，「抑うつの素因（抑うつ脆弱性）」と「ストレス（社会的要因）」は単独ではなく，ともに抑うつの発生に関与しており，抑うつになりやすい「認知的素因（ネガティブな帰属スタイル）」と抑うつを引き起こす「ストレス（ネガティブなライフイベント）」が互いに影響しあった結果，抑うつ症状が生起すると仮定した．

ここで述べている帰属スタイルとは，個人が行う時間や状況を越えた，ある安定的な原因帰属のことを意味する．この「内的で安定的で全般的な帰属スタイル」がネガティブな場合，抑うつになりやすい素因（抑うつへの脆弱性）を持っていることになり，抑うつになる危険性が

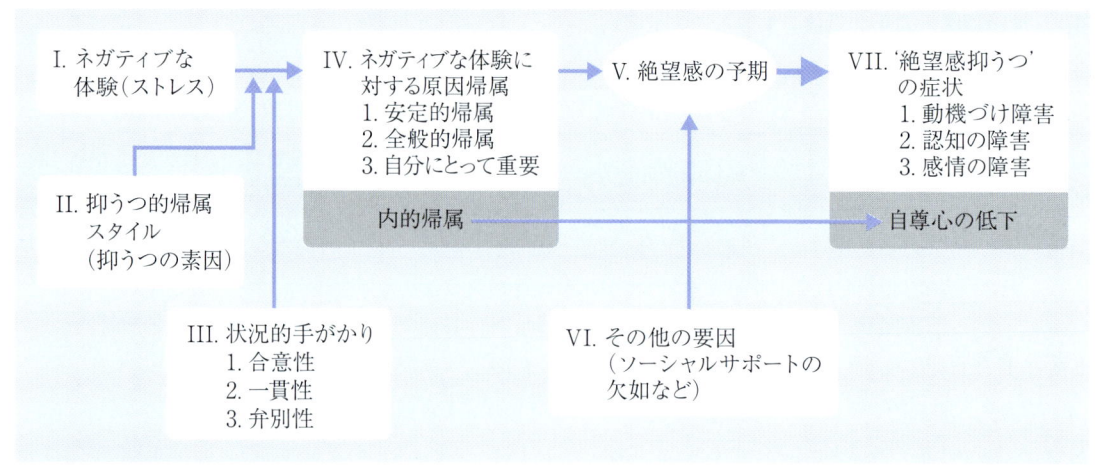

図6 絶望感理論の因果パスウェイ
この図は，改訂学習性無力感理論と素因−ストレスモデルを修正および統合する形で提案された絶望感理論を示したものである．

(Alloy LB, et al, 1988[13] より引用)

高い．しかし，ネガティブな帰属スタイルを持っていても，必ずしも抑うつ症状を示すわけではない．抑うつ症状が出現するためには，それを促進するような状況的要因，すなわち日常的に起こる「ネガティブなライフイベント（ストレス）」の経験が必要となる．

改訂学習性無力感理論では，コントロール不能性を重視し，コントロール不能を感じさせる出来事であれば，たとえそれがポジティブな出来事であっても抑うつの発生につながると仮定したが，ここでは，ネガティブな出来事さえあれば，たとえそれがコントロール可能であったとしても，抑うつ発生の契機となることを仮定した[3]．

絶望感理論

抑うつの絶望感理論が，改訂学習性無力感理論と素因−ストレスモデルを修正および統合する形で提案された[13]（図6）．まず，素因−ストレスモデルにおける「ネガティブなライフイベント（ストレス）」と「ネガティブな帰属スタイル（認知的素因）」を取り入れた（それぞれ，「I．ネガティブな体験（ストレス）」と「II．抑うつ的帰属スタイル（素因）」）．一方，改訂学習性無力感理論の「原因帰属」をもとに，「IV．ネガティブな体験に対する原因帰属」を仮定した．改訂学習性無力感理論では，この原因帰属を内在性，安定性，および全般性の次元でとらえたが，ここでは内因性の次元を除外し，重要性の次元を追加した．さらに，「IV．ネガティブな体験に対する原因帰属」を決定する要因は，「I．ネガティブな体験（ストレス）」と「II．抑うつ的帰属スタイル（抑うつの素因）」に，新たに「III．状況的手がかり」を加えたものであり，これら3つの相互作用とした．「V．絶望感の予測」は，改訂学習性無力感理論と同様で，「ネガティブな結果への予期」「コントロール不能性への予期」から構成した．この「V．絶望感の予測」は，「IV．原因帰属」と新たに加わった「VI．その他の要因」による影響を受ける．「VI．その他の要因」とは，ソーシャルサポートの欠如，発達上の問題，遺伝的要因などが考えられている．「VII．絶望感抑うつの症状」についても改訂学習性無力感理論とほぼ同じであるが，その後の改訂で，認知障害をこの抑うつ

症状から削除し，最終的に，絶望感に陥った人がとくに示しやすい抑うつ症状を「絶望感抑うつ」とよんでいる．その主な抑うつ症状とは，自発反応の低下（動機的障害）と悲嘆感情あるいは抑うつ感情（感情的障害）である．

パーソナリティと抑うつ

古くから，パーソナリティと抑うつとの関係について研究されてきたが，抑うつの病前性格としては「執着性格」[14]と「メランコリー親和型性格」[15]がよく知られている．執着性格の人は，仕事熱心，凝り性，徹底的，正直，几帳面，強い正義感や義務責任感といった特徴を持ち，そのため他者からは確実な人として信頼されやすく，模範的な人として評価される．このような「几帳面さ」「熱中性」といった特徴は，感情障害（双極性障害）で多く認められている．ある期間のストレス状況（誘因）によって睡眠障害，疲労性亢進を始め各種の神経衰弱症状を生じやすい執着性格の人は，ストレス状況で休養することなく，疲憊に抵抗して活動を続け，ますます過労に陥り，最終的に抑うつ状態になると考えられている．

執着性格が生物学的・体質学的概念であるのに対し，一方「メランコリー親和型性格」はより心理学的・人間学的概念であり，うつ病の「発病状況」との関連から，性格あるいは人間の存在様式をとらえている[16]．生来的にうつ病にかかりやすい人の特徴として，秩序正しさが考えられている．「メランコリー親和型性格」の人は，仕事に対しては正確で勤勉で責任感が強く，他者との衝突や摩擦も避け，他者に心から尽くそうとする「他者のための存在」として，一定の秩序に固着して安定した生活を営むことを好む．しかし，転職，昇進，退職，近親者の死亡など，自分が慣れ親しんだ生活の秩序が大幅に乱されると，自分の秩序を保つことができなくなったり，過去のことばかり思い悩むことにもなる．このような状況は前うつ状況とよばれ，前うつ状況は「内因的なもの」に誘発的に作用し，内因うつ病を発病すると考えられている．

Beckは抑うつに関連したパーソナリティとして，対人志向性格と自律性格をあげた[17]．対人志向性格の人は，親密な対人関係に価値を置き，世話になることや，他人に頼ることをめざすため，大切な人間関係を失ったり，人から拒否されるといった対人的ストレッサーで落ち込みやすく，喪失によってうつ病を発症する．一方，自律性格の人は，独立，目標達成，および自己決定に価値を置くため，仕事上の挫折や，役割を果たせないことで落ち込みやすく，挫折や失敗によってうつ病を発症する．うつ病になると，対人志向性格の人は他者に依存的となり，些細な刺激に反応しやすく，「誰も私を気にしてくれない」「私には魅力がない」といった自動思考となる．一方，自律性格の人は，他者に無関心となり，無気力で自己批判的となり，「私は無能だ，失敗者だ」「生きている価値がない」といった自動思考となる．一般には，対人志向性格は女性に，自律性格は男性にみられることが多い．

おわりに

心理学における抑うつ理論の発展には，認知心理学の影響が大きい．その他，抑うつ理論には，社会心理学で発展した自己意識理論，対人関係理論などがある[18]．個々の理論は相互に影響を受けながら発展しているが，どの理論に従ってうつの発生を考えるかによって治療法も異なるため，個々の理論の特徴をよく理解することが重要である．

〔岩満優美〕

[引用文献]

1. Schacter S, Singer JE. Cognitive, social, and psychological determinants of emotional state. Psychol Rev 1962; 69: 379-9.
2. Beck AT. Cognitive Therapy and the Emotional Disorders, International Universities Press, New York, 1976.
3. 坂本真士．自己注目と抑うつの社会心理学，東京大学出版会，1997; p.23-73.
4. 井上正臣．認知療法への招待，第2版，金芳堂，1997; p.7-48.
5. 丹野義彦．エビデンス臨床心理学——認知行動理論の最前線，日本評論社，2001; p.31-75.
6. Teasdale JD. Psychological treatment for depression: How do they work? Behav Res Ther 1985; 23: 157-65.
7. Seligman MEP, Maier SF. Failure to escape traumatic shock. J Exp Psychol 1967; 74: 1-9.
8. Hiroto DS, Seligman MEP. Generality of learned helplessness in man. J Pers Soc Psychol 1975; 31: 311-27.
9. Roth S, Bootzin RR. Effects of experimentary expectancy of external control: an investigation of learned helplessness. J Pers Soc Psychol 1974; 29: 253-64.
10. Abramson LY, Seligman MEP, Teasdale JD. Learned helplessness in humans: cristique and reformulation. J Abnorm Psychol 1978; 87: 49-74.
11. Metalsky GL, Abramson LY, Seligman MEP, et al. Attributional styles and life events in the classroom: vulnerability and invulnerability to depressive mood reactions. J Pers Soc Psychol 1982; 43: 612-7.
12. 高比良美詠子．ネガティブ思考と抑うつ——絶望感の臨床社会心理学，学文社，2003; p.28-53.
13. Alloy LB, Abramson LY, Metalsky GL, et al. The hopelessness theory of depression: attributional aspects. Br J Clin Psychol 1988; 27: 5-21.
14. 下田光造．躁鬱病に就いて，米子医学雑誌 1950; 2: 1-2.
15. Tellenbach H. Melancholie, Springer, Berlin, 1961. 木村　敏（訳）．メランコリー，みすず書房，1978.
16. 大熊輝雄．現代臨床精神医学，第9版，金原出版，2002; p.41-5.
17. 丹野義彦．性格の心——ビッグファイブと臨床からみたパーソナリティ，第9版，サイエンス社，2009; p.41-5.
18. 坂本真士．抑うつにおける臨床とそのインターフェイス．坂本真士，丹野義彦，大野　裕（編）．抑うつの臨床心理学，東京大学出版会，2005; p.29-48.

不安

不安の発生

　人類が誕生して以来，人は不安と闘い不安の中にいた．不安を生じさせる原因がない時代もなかった．なにも，現代だけが不安の時代であるわけではない．不快な情動ではあるが，人が存在し生活を営んでいくには，希望と同じように不安も必要なのであろう．

　不安は日常においてもかなり頻繁に用いられる心理学の用語の一つで，よく体験される情動でもある．不安を体験しない日はないかもしれない．ふと頭をよぎる程度の不安であれば「なんとなく嫌な感じ」や「なんとなく居心地の悪い」「ゆったりとできない」体験であるが，強くなると「落ち着かなく」「そわそわした」「心配な」「いらいらした」情動体験である．さらに自律神経系のさまざまな症状が出現する．筋緊張の亢進，心悸亢進，息切れ，動悸，頻脈，めまい，震え，発汗，口の渇きなどが体験される．不安が慢性的になると，疲れやすさ，不眠，

食欲低下などとともに集中力，意欲や活動性の低下など日常生活面にも及ぶ．

不安と類似した情動に「恐れ・恐怖」がある．不安は，その対象が漠然としているという点で，対象が明確である「恐れ・恐怖」と区別される．さらに，「恐れ・恐怖」にはそれを惹起する対象から逃れるための積極的な行動や対象を攻撃しようという感情が伴うが，不安には無力感や諦念が伴うという特徴を持つ．「恐れ・恐怖」には，一部の恐怖症を除いて，その体験に誰しもが納得できる合理性があるが，不安にはその合理性が認められないことが多く，また「恐れ・恐怖」は対象が消失する，もしくはその対象が何であるかを理解すればある時間で終わるのに対して，不安は長く持続する傾向が強い．

Freudは不安を現実不安と神経症的不安に分け，Symondsは，現実不安は正常不安だとした．正常不安とは不安を感じるのに正当な理由があり，いわゆる正常な人（神経症や精神病ではないといった意味）であれば誰しもがごく自然に体験し，不安を引き起こしている事態に対して合目的的で適応的な行動が引き起こされるものである．不安は人として存在していくために求められる一次的な反応で，ある面ではなくてはならない反応である．

Janis[1]は，「現実的な脅威に対する適量の予期恐怖は，続いて起こる危険や喪失を処理するのに有効な内的防衛の発達のために必要である」と指摘している．Freudも，不安は危険を知らせる信号であると考えていた．

マウスを用いた実験では，不安が少ないマウスは探索行動が多いという報告がある．不安が少ないマウスほど，より積極的に探索行動をし，餌を十分に食べ，子孫を残す多くの可能性を得ることができるが，無防備な探索行動は同時に危険も伴う．この場合，不安は無防備に動き回って危険にさらされることのないように本能行動を抑える役割を果たしているといえよう．

このように，不安はこれから起こりうる危険の可能性を私たちに知らせ，その危険に対応するための準備や心構えを促す役割を持ち，人が生存していくうえで必要な情動である．不安が生じなくなれば，危機を避けるための努力もできず，突然の不幸に身動きがとれなくなる可能性がある．また不安が楽しく快適な情動であれば，危険な信号とはなりえない可能性もあり，ここに不安が不快な情動である必要がある．

不安は誰の身にも日常的に生じる情動であるが，その体験には個人差が多い．取るに足りない事態に対して不安を抱く人もいれば，当然強い不安が惹起されるような事態でも平然としている人がいる．些細な物音にも驚き，わずかな周囲の変化にも馴染めず不器用な適応しかできない神経質な児は，不安を抱きやすく容易に不安反応を出しやすい特性を持つ．また，青年期は，自意識の発達とともに他者を過剰に不安の対象として認識して，より不安を増大させる時期である．突然の予期せぬ事態で，自律神経症状を強く伴う不安発作が出現し，この1回の体験が非常に耐えがたい体験として学習され，神経症に発展してしまうこともある．

個人がある対象に対して不安を抱くか否かについては，少なくとも2つの要因が関与していると考えられる．1つは，不安への脆弱性，自意識の発達，特性不安，性格特性など生来的な要因であり，もう1つは不安の条件付け，強化，認知の歪みなど学習理論で説明される要因である．

不安の発生と性格

どのような特性を持った人がどういった不安を持ちやすいのか，不安を背景に持つ病態の病前性格や，不安と関連を持つといわれる性格傾

向,不安の生じやすさについては,これまでさまざまな立場から諸説が述べられてきた.

1つは特性不安という性格特徴である.特性不安とは,性格特性としての不安,つまりどのくらい不安になりやすいか,普段からどのくらい不安を感じているかを表している.これに対し,ある特定場面で感じられる不安,今ここで感じている一過性の不安は,状態不安とよばれる.Spielberger[2]は,この特性不安と状態不安を明確に区別した不安測定検査（State-Trait Anxiety Inventory: STAI）を作成している.ストレスが加わったとき,特性不安が高い人は低い人より,さまざまな状況で状態不安を喚起し,同じ状況に対してより脅威的と評定する傾向があるといわれている.

わが国では,森田の提唱したヒポコンドリー性基調がある.森田[3]は,自分の不快気分,病気,死ということに関して,これを気にやみ取り越し苦労する心情をヒポコンドリーとよんだ.この傾向の人は「生の欲望」が強く,「かくありたい,こうあるべき」という性格傾向であるがゆえ,その対極にある死への不安も強くなると考えた.内向的で,外界の事物よりも自分自身に注意を向ける傾向が強く,自己の身体的・精神的不快や異常,病的感覚に細かく気づき,これにこだわり心配する傾向である.

Eysenckは,人の行為を決定づける要因として,外向性—内向性と神経症的傾向の2つの次元を想定し,神経症傾向が強くかつ内向性性格の強い人が最も不安になりやすいと考えた.神経症傾向とは,情緒が過敏で,わずかなストレスに対しても容易に動揺を示す傾向をいい,この傾向が強い人は,頭痛,消化不良,不眠など多くの不安に伴う症状を持つという.情緒不安定な性格特徴を表す内向性性格は,物静かで,内省的な傾向を示し,落ち着いて秩序だった生活を好み,引っ込み思案で人付き合いを避けたがるといった特徴を示すという.

Cattellは,不安診断検査CAS（Cattell Anxiety Scale）の作成に際し,下位尺度として不安を構成する5つの性格特徴について示している[4].

(1) 自我統制力の欠如（自分の感情を認知する意識的努力や社会基準に従う能力など）
(2) 自我の弱さ（欲求の不安を統制し,現実にふさわしい方法で表現する能力など）
(3) 疑い深さ,パラノイド傾向
(4) 罪悪感の強さ
(5) 欲求不満による緊張,または欲動による緊張

不安の発生と不安の学習

1. 認知的評価による不安の発生

認知理論では,間違った過敏な認知をすることで不安が発生し,そのような歪んだ認知の繰り返しにより不安が強化・促進され悪循環が形成されると考える.Lazarus[5]は,不安や怒りなどの情動を心理的ストレスへの反応であるととらえ,ストレスの認知的評定プロセスが不安の発生にも関連していると考えた.まず,その事態が自分にとってどのようなもので,どのくらい脅威であるかという自己関連性の評定,これは一次的評定とよばれる.次に,その脅威に対して自分がどのくらい対処できるかという制御可能性の評定,これを二次的評定とよぶ.そして3つ目に,新たな情報入手や実際の経験から,それまでの認知的評価に変更を加え修正する再評定が加わる.予想される事態が自分にとって非常に脅威的でどうにも制御できないと評価したとき,事態はより強い不安として認知され,必要以上に脅威的もしくは制御不能という過敏で偏った認知を繰り返し,不安はさらに

強固になると考えた．

2. 条件付けによる不安の発生

行動理論では，不安や恐怖を，過去の経験によって学習された反応であると考え，そのメカニズムを条件付けの考え方によって説明している．

イヌに餌として肉片（本能的に備えた行動誘発刺激：無条件刺激という）を与えると，イヌの唾液腺から唾液が分泌されるが（無条件反応），肉片と同時，もしくは肉片の提示に少し先行して，メトロノームの音（条件刺激）を聴かせることを繰り返し体験させると，メトロノームの音を聴いただけで唾液腺から唾液が分泌されることが確認される（条件反射）．これをレスポンデント条件付け（古典的条件付け）といい，この新しい行動生起のメカニズムにより不安や恐怖の発生が説明されている．たとえば，突然激しい息苦しさ（無条件刺激）を感じて不安（無条件反応）に襲われたとき，たまたまバス（条件刺激）が通りかかったとする．このような偶然を何回か経験すると，後にバスを見ただけで同じような不安（条件反射）に襲われるようになるという説明である．

もう一つは道具的条件付けによる不安の学習である．仕掛け箱の中に餌が出てくるボタンを作る．箱に入れられた空腹のハトが探索の途中に偶然そのボタンを押すと餌が出てくる．ハトは偶然に餌を得る体験を何回か繰り返すうちに，ボタンを押すと餌が出てくるということを学習する．このように，ある特定の行動（反応）をしたときのみ報酬（強化刺激）を与えると，動物は行動と強化刺激との関係を学習する．たとえば，偶然バスを一度も見なかった日に以前のような不安に襲われなかったとする．そのような日が何日か続くと，バスを見るような場所

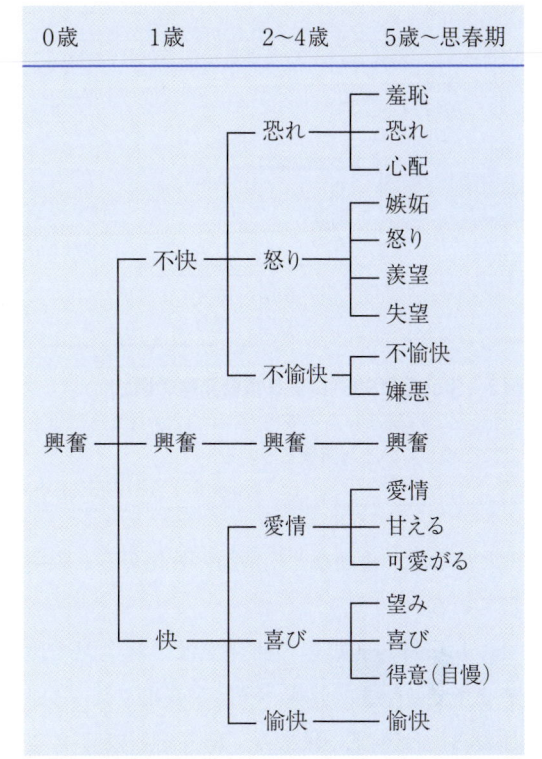

図1 情動の分化図式—情動の分化における古典的な図式

（Bridges KMB，1932[6]より）

へ行かないという行動（反応）をしたときのみ不安に襲われずに安心（強化刺激）が得られると学習をし，バスを避けるために外出を控えるようになったりする．これは回避反応とよばれ，このメカニズムで神経症の強迫症状などが説明されている．

不安の発生と情動の発達

人間の情動は，未分化な状態から発達過程のなかで分化していく．情動発達の古典的知見であるBridgesの分化図式によると（**図1**），誕生直後（新生児期）は興奮状態だけである情動が，3か月ごろになると快・不快の2方向へ分化するという．さらに2歳ごろ（乳児期）になると，快・不快から喜び，怒り，恐れなどの基本的情動が出そろい，5歳ごろ（幼児期）にな

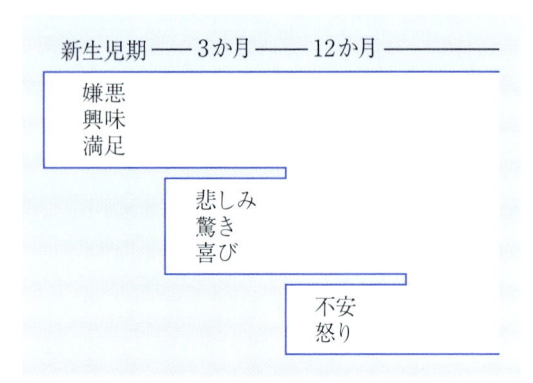

図2 Sroufe（1995）による情動発達の図式
Bridgesとは異なり，不安や怒りは12か月ごろにはすでに出現していると指摘している．
（Sroufe LA, 1995[7]より）

ると，心配，羞恥などの情動へ分化すると説明している．

これに対して最近の研究では，新生児の段階ですでに嫌悪，興味，満足が表出され，3か月ごろには喜び，悲しみ，驚きが，12か月ごろには不安，恐れなどが出現するとする調査（Sroufe[7]）があるなど，誕生後かなり早い時期から基本的情動が出現する可能性も指摘されている（図2）．

このように情動の分化の時期については諸説あるが，おおむね生後6か月ころに主要な情動が分化し（Stenberg & Campos[8]；Buss & Goldsmith[9]；Lewis[10]），このころから恐怖や心配といった類似の情動とともに，不安も分化すると考えることができそうである．

発達過程で生じる不安とその病態

乳幼児は母親またはそれに代わる養育者から離れることに対して不安を示す．いわゆる分離不安で，正常な発達のしるしであると考えられている．親が自分を置いてどこかへ行ってしまうのではないかと危険を感じることで不安が生じると，姿が見えなくなるだけで激しく泣いたり，極度の後追いやしがみつきをしたりする．離れた後に抑うつ的になったり，再会した後に怒りを示したりする（母親を叩く）などの反応がみられることもある．分離不安は，生後8か月前後の人見知りの時期に始まり，姿が見えなくなっても母親が消えてしまったわけではないという対象の恒常性が理解される2歳にはほぼ治まると考えられている．このころにみられる分離不安は，母子関係における十分な情緒的交流の存在や，自律的な自我の芽生えとみなすことができる．母子関係が十分に形成されていなかったり，また母子分離がなんらかの形で誤って学習されたりした場合には，分離不安が強く不登校（幼稚園や小学校低学年での不登校）の要因となることもある．また，被虐待児童には，健全な母子分離不安がなく，逆に，大人に対して無差別に愛着行動を示すといわれる．

Mahlerによると，この時期ひとりで動きまわることが可能になり母親から離れて遊びだした幼児は，自分の身体を自由にできた達成の喜びや周りの世界への関心が広がると同時に，分離不安が高まってくるとしている．このような，母親から離れて独立しようという欲求と，いつまでも母親に依存していたいという欲求との葛藤は，思春期・青年期にも認められることがあり，喘息や不登校のメカニズムの一部として分離不安を関連づける考えもある．

またDeutsch，Bowlbyは，成人の不安や恐怖症にもこれらを基礎とするものがあると指摘している．母親に代表される愛着対象との不安定な関係パターンが，その後の人生で愛着の対象となる人物や環境とのあいだで再現され，不安を喚起するという考え方である．

おもに思春期心性と関連する不安とその病態

1. 対人不安

　思春期・青年期に多くみられる不安には，対人的な原因によると考えられるものがいくつかある．これらは対人不安，対人恐怖，社会的不安などとよばれ，人から嫌がられたり変に思われたりしているのではないかという恐怖や，自分の視線や容貌が周囲の相手を傷つけ不快にさせているのではないかという恐れ（加害恐怖）から，不当に強い不安や緊張が生じ対人関係を避けようとする特徴がみられる．性別では男性に多く，これについては社会的な役割期待や，性衝動の発現とその抑圧などによって説明されてきたが，近年は女性の社会進出などの社会変化により，女性例も増加傾向にある．

　不安の起こりやすい場面としては，クラスメイト，近所の人，親戚など，家族ほど親しくはないが何かしら自分と関係がある人との場面で起こりやすい．欧米に比べ日本は対人不安が多いとされ，とくに加害恐怖は日本文化特有の病態であると考えられる．赤面恐怖，醜貌恐怖，視線恐怖，自己臭恐怖などは対人恐怖の代表的な症状とされ，類似の病態としてDSM（Diagnostic and Statistical Manual of Mental Disorders）-IV，ICD（International Classification of Diseases）-10では社会恐怖症と分類されているが，社会恐怖症では加害恐怖については触れられていない．

　対人不安の生じるメカニズムについては，自意識の高まりや性格特徴，日本文化特有の対人関係のあり方などが関連していると考えられている．好発年齢である思春期・青年期は，アイデンティティの形成に伴い自意識が非常に高まる時期であり，現実と理想とのギャップに悩んだり，他者の目や評価を気にしたりする．さらに，相手の気持ちを察することや周囲との調和を重んじる日本の文化的特徴の中では，相手の表情やしぐさから自分に対する評価や相手の態度を読み取ろうとする傾向がますます強くなる．また，対人不安の強い人は，理想が高く，負けず嫌いで，人に優越したい気持ちが強い反面，人から疎まれることを非常に恐れて，過度に他者配慮的に振る舞う傾向が強いとする性格特徴の二面性を指摘する研究もある．このように対人不安の根底には，他者の目や評価を非常に気にし，どう思われているだろうか，もしこんな風に思われていたらどうしよう，という自意識から生じる強い不安が存在していると考えることができる．

a. 醜貌恐怖

　実際には特別な欠点が見当たらないにもかかわらず，自分の持つ醜悪さのために相手に不快感を与えたり，軽蔑されたりするのではないかと思い込み，対人関係を避けようとする．

b. 赤面恐怖

　対人場面において，自分の顔が赤くなっているのではないかと過度に意識し，そのために相手に不快感を与えたり，軽蔑されたりするのではないかと思い込み，対人場面を避けようとする．

c. 視線恐怖

　人の視線を受けることに脅威を覚えたり，自分の視線が異様な鋭さや醜さを発し，相手を傷つけたり不快にさせているのではないかと気にしたりする（自己視線恐怖）．

d. 自己臭恐怖

　実際にはないのに，自分の身体から嫌な臭い

が発散し，周囲の人に不快感を与え，その結果相手から嫌がられていると確信する．

おもに性格要因が関わる不安とその病態

1. 心気症

心気症は，身体の病気，健康を過度に心配する状態をさす．自分は病気に罹っているのではないかという信念に頑固にとらわれ，心身の些細な不調にこだわったり，それらを重大な疾患の徴候ではないかと必要以上に恐れたりすることを特徴とする．心気神経症とよばれる場合もあり，DSM-IVでは身体表現性障害に分類されている．おもに頭痛，めまい，耳鳴り，吐き気，腹痛などの身体症状に加え，イライラ感，抑うつ感，集中困難などの精神症状をも訴える．健康に問題はないと保証する医師の診断には満足せず，医療機関を転々とすること（ドクターショッピング）が多いとされている．心気的傾向は一般には中高年の女性に多く，些細な身体に現れた症状にこだわり，重大な病気の徴候であると確信し，抑うつ的色彩が強い場合には心気妄想的に発展することもある．

心気症をきたしやすい性格特徴としては，身体に自己不全感を抱きやすい傾向のある人や，自己愛の傾向の強い人が多いとする考えもあるが，これについては密接な関係が確認されているわけではない．ほかに，内省的で物事を気にしやすくこだわりやすい性質（ヒポコンドリー性基調）なども，心気症に関連していると考えられている．

2. 強迫性障害

強迫性障害は，不安を引き起こす強迫観念と，その不安を軽減するための強迫行為に対する強い衝動を特徴とする．強迫観念や強迫行為の反復・持続による時間の浪費や回避行動のために日常生活や人間関係が困難になる．それらが自分にとって無意味で異常であるとわかっていても，やめると著しい不安が生じ，それらの観念・行為にとらわれざるをえない状態になる．他の恐怖症に比べ，恐れや不安などより情動的な面が強調される傾向がある．発症年齢は，4～5歳から老年期に至るあらゆる年齢に発症するが，青年期や成人前期での発症が多い．性別での差はないとする報告が多いが，児童期，青年期の発症例には男性が多く，女性例はそれよりやや遅れて発症する傾向にある．

強迫性障害の病前性格としては，几帳面，完全主義，感情表現の乏しさなどを特徴とする強迫性格傾向の強い人が多いとされてきた．しかし，近年の研究では，これらの傾向は必ずしも強迫性障害の必要条件ではないという見解が有力とされているようである．ほかに，内省的で物事を気にしやすい性質（ヒポコンドリー性基調）や，不安を自己の内界に保持できず不安解消のために他者を巻き込む境界性人格構造との関連がみられる例もあるとされている．

歪んだ認知，誤った学習による不安とその病態

1. 予期不安

現実に起きていないことを，起きるに違いないと思い込んだり，あるいは起きるかもしれないと思って心配することを「予期不安」を持つという．不安を，危険を予測することに伴う不快な情動であるとすると，予期不安こそ不安の本態であるといえよう．文字どおり，危険を予期することによって生じる不安，近未来に対す

る不相応に強い不安を意味し、行動理論や認知理論を始めとする幅広い分野で、不安の発生や促進のメカニズムを説明する概念として用いられてきた。

たとえば、行動理論では、レスポンデント条件付けによって学習された反応（バスを見るだけでまた激しい動悸に襲われるのではないかと不安になる反応）を予期不安と考え、認知理論では、もっと広い意味で危険や困難の到来を想定したり予期したりしたときの不安状態をさしている。予期不安は、危険を知らせる信号であると同時に予想される危険に対しての対処を促す役割も果たすなど人間にとって有意な機能であるが、これが過剰になると、不安を強化・促進させる要因になり、不相応に強い不安や強迫行動へとつながる恐れもある。予期不安の最も典型的な例にパニック発作と広場恐怖があげられる。

2. パニック障害と広場恐怖

パニック障害は、強い不安感をおもな症状とする、従来不安神経症とよばれていた疾患の一部である。突如強い不安感に襲われ、これに付随してめまい、動悸、手足のしびれ、吐き気、息苦しさなどの自律神経症状を感じたり、「今にも死ぬのではないか」「気が狂ってしまうのではないか」という狂気恐怖に襲われたり、現実喪失感、離人感、異常感覚、冷感、熱感などを感じたりする。これをパニック発作といい、これがある期間繰り返し起こることをパニック障害という。発作は通常30分から1時間以内に治まるとされているが、この体験を非常に強烈なものとして感じると、次に発作が発生する状況を非常に恐れ、また起こるのではないかとさらに予期不安が高まる。

さらに、パニック発作に伴い、逃れることが困難な場所や、発作が起きても助けが得られないような場所や状況にいること自体に恐怖を覚える場合がある。これは広場恐怖（アゴラフォビア）とよばれ、発作が起きることを恐れ、不安を感じる特定の場所を避けたり、外出を避けたりする。バスや電車、美容室や歯科、車での移動や人込みの中、橋の上などさまざまな状況が恐怖となりうる。このように予期不安や広場恐怖が高まると、外出も困難になるなどの制限が生じ、日常生活や社会機能面においても大きな支障が出てくる。パニック障害はストレスとの関連も指摘され、近年増加している疾患の一つである。

社会文化的に発生する不安

これまで不安発生のメカニズムについて、発達や性格特性、学習、などさまざまな視点からみてきたが、もう一つ、文化的な要素についても触れておきたい。日本には取り越し苦労という言葉がある。ずっと先のことなのにあれこれと考えて、どうでもいい心配（本人にとっては心配しておかなければならない重大なこと）をすることをいうが、過剰な不安というものは、ほとんどといっていいほどこの取り越し苦労である。とくに日本の文化は、取り越し苦労の文化であるといわれている。変化の目まぐるしい国や文化の中では、先のことをいちいち心配して不安になっていたのでは時代についていけない。しかし、長いあいだ安定した経済や文化の中で過ごしてきた日本人は、今の状態が変化することに不安を感じ、先のことを心配しすぎるという守りの姿勢で、多くの取り越し苦労を生んできた。また、わが国の伝統的な稲作文化の中では、周囲との調和を重んじ、調和を乱さないように個人個人が先々を憂慮し、他の人よりももっと深く慎重に先々を考えておくことが、

脳天気に，なるようにしかならないと考える楽観主義を諫めるために必要であったし，それが尊重され，取り越し苦労は一つの地域社会で生活するためには大切な思考方法であった．

おわりに

不安は，人にとっての最も一般的な反応であり，生存し，適応していくためには必要な不快な感情で，この不快さゆえに不安は価値があるといえる．しかし，この生きるために必要な不安も，個人の受け止め方や誤った学習によっておおいに人を苦しめるものになる．ストレスとの関連で，心的外傷後ストレス障害（post-traumatic stress disorder: PTSD）やパニック障害などが増加し，不安を主体とする病態も時代の流れで変化をしていくが，人が存在する以上，この不安からは逃れることができないのかもしれない．

（飯田英晴，北沢桃子）

[引用文献]

1. Janis IL. Groupthink: Psychological Studies of Foreign-Policy Decisions and Fiascoes, Houghton Mifflin, Bsoston, 1982.
2. Spielberger CD. Theory and research on anxiety. Spielberger CD(editor). Anxiety and Behavior, Academic Press, New York, 1966.
3. 森田正馬．神経質ノ本態及療法，吐鳳堂書店，1928.
4. Cattell RB. Description and Measurement of Personality, World Book Company, Oxford, 1946.
5. Lazarus RS. Psychological Stress and the Coping Process, McGraw-Hill, New York, 1966.
6. Bridges KMB. Emotional development in early infancy. Child Dev 1932; 3: 324-41.
7. Sroufe LA. Emotional Development. The Organization of Emotional Life in the Early Years. Cambridge University Press, Cambridge, 1995.
8. Stenberg CR, Campos JJ. The development of anger expressions in infancy. Stein, Leventhal B, Trabasso T(editors). Psychological and Biological Approaches to Emotion, Erlbaum, Hillsdale: NJ, 1990.
9. Buss KA. Goldsmith HH. Fear and anger regulation in infancy: effects on the temporal dynamics of affective expression. Child Dev 1998; 69: 359-74.
10. Lewis M. The emergence of human emotions. Lewis M, Haviland-Jones JM(editors). Handbook of Emotions, 2nd ed, Guilford Press, New York, 2000.

III章

うつ・不安の症状評価と診断

総論

　うつ病や不安障害の患者は精神科医よりもプライマリケア医を受診するほうが多い．プライマリケア医はうつ病や不安障害の患者をどのようにして発見し，診断し，治療するか，そして場合によってはどのようにして患者を精神科医に紹介するかを知る必要がある[1]．

　現在のところ，うつ病および不安障害を的確に診断する臨床検査はない．面接によって得られた精神症状に基づいて診断は行われる．面接には患者の行動観察も含まれる．ここでは精神科面接の意義，具体的な面接と診断の技法，そして近年精神科領域で広く使用されるようになった操作的診断基準について考える．

精神科面接の意義と技法

　医師と患者との接触は面接の間に生じる．そして精神科における面接には，医師が患者との治療関係を確立するという重要な役割がある．面接の結果によって，患者からの協力，信頼，理解，および医師と患者双方の満足などの事柄が決まることが多い．面接の機能は，問題点をはっきりさせること，病歴の正確さと完全さを決定すること，医師と患者の双方が病気について予測すること，およびその後に行う治療的介入とケアの日程を共同して作成することなどである[1]．

　患者と家族が面接の始まる前に不安と緊張を感じていることを，医師は理解しておく必要がある．医師は面接を始めるにあたって「患者・家族が持っている不安の除去」「安心感の提供」に配慮しなければならない．同時に医師も，どのような患者なのか，どのような問題に苦しんでいるのかについて不安と緊張を持っていることを自覚して，このような不安・緊張をある程度コントロールしておくことが求められると大森[2]は指摘している．

面接の原則と技法

　McGlynnとMetcalf[1]がまとめた，実践的な面接の原則と技法を紹介する（表1）．

(1) 時間を投資する：完全な病歴を入手するためには時間が必要である．うまく計画された包括的な1回の診察，あるいは患者の障害のいくつかの要素に焦点をあてた複数回の診察によって診断を下す．

(2) 面接を構造化する：患者に十分な時間を与

表1　面接の原則と技法

・時間を投資する
・面接を構造化する
・1回の受診では1～2つの問題だけを検討する
・効果的な面接技法を用いる
・喜んで聴こうとしていることを伝える
・各セッションの日程を取り決める
・面接時間の制限に従う
・最も重要な症状を標的にし，正確な記録をつける
・患者がこれまでに行った薬物を用いない治療法を調べる
・定期的に患者を教育する

（McGlynn TJ, Metcalf HL(editors), 1991[1] より）

え，病気に関連したことをあれこれ話してもらう．全部の日程を決定し，優先順位について話し合う．優先事項を絞り込むには医師にも十分な時間が必要である．

(3) 1回の受診では1〜2つの問題だけを検討する：患者の症状，心配，質問，仮説などあらゆることに1回の診察で答えてしまおうとしない．

(4) 効果的な面接技法を用いる：面接は，「どうしましたか」「どんな具合ですか」「今日こられたわけを話して下さい」といった回答を制限しない自由に答えられる形式の質問法（open-ended question）で開始し，積極的に傾聴する．続いて患者の答えの不足部分，不正確な部分について"はい／いいえ"で答える形式の質問（closed question）を追加し，要点を絞り込んでいく．最後に要約して，再確認する[1,2]．

(5) 喜んで聴こうとしていることを伝える：視線を合わせること，適度な距離と態度，およびはっきりした返事を通じてこの気持ちを伝える．

(6) 各セッションの日程を取り決める：その際，日程に柔軟性を持たせ，新しい問題のための空き時間を作っておく．各段階の評価と治療は規則正しく，実りあるように実行する．複雑なスケジュールに関しては文書で同意を得るようにする．

(7) 面接時間の制限に従う：各セッションを時間どおりに終了する．それぞれの話し合いの重要な点を要約して，繰り返すことで，すべての重要な問題に十分な注意を払って終了する．

(8) 最も重要な症状を標的にし，正確な記録をつける：症状の頻度，重症度および関連している機能の低下を記録する．優れた記録は治療の成功を促進する．

(9) 患者がこれまでに行った薬物を用いない治療法を調べる：患者が指示された治療法を，いつ，どのように用いたか，そしてどのような効果があったかを振り返り，治療の成功と失敗を詳しく調べる．そして解決法を話し合う．

(10) 定期的に患者を教育する：治療の重要な面を見直し，可能なときはいつでも教育的な材料を提供する．

面接場面での対応のヒント

抑うつ状態の患者では，精神運動抑制のため返答は遅れがちである．相手が落ち込んでいるからと，医師が陽気に振る舞い，その場の雰囲気を明るくしようとすることはかえって反治療的である．落ち着いた，やや小さな声で話すことが患者を楽な気持ちにさせる[2]．面接中に患者が沈黙することはよくある．30秒ぐらいまでの沈黙は患者が何かを思い出そうとしているか，あるいは心の中である事柄について話そうか話さないでおこうか考えている場合が多い．しかしこのような短時間の沈黙でも医師にとってはきわめて長く感じられ，医師のほうが緊張に耐えられなくなって沈黙を破ることが多い．患者に沈黙を許し，患者の緊張の度合いを察して医師のほうから話しかけるべきタイミングまで，あるいは患者自らが再び話し始めるまで待つことが重要である．しかし，長時間沈黙したり，しばしば沈黙する患者では，医師が絶えず患者に話すように促してやっと情報が得られる場合もある[3]．

なお，ここで述べた診療現場における治療的面接とは異なった，研究のために均質な患者の集団を集めたいときや，薬物効果の検定のために客観的に変化を見いだしたい場合に用いられる面接として，構造化面接（structured interview）がある．面接者の個性を表に出すことなく，客観的な評価を得るための面接であり，質問の順序と内容があらかじめ決められて

いる．特定の精神障害もしくはすべての精神障害を診断するために必要とされる精神症状項目が網羅されており，それぞれの精神症状の有無，およびそれらの重症度が標準化された方法によって評価できるように作成されている．ちなみに，完全に構造化されてはいない，自由裁量の余地が残されているものは半構造化面接（semi-structured interview）という[2]．

診断手技

うつ病や不安障害の臨床診断は，**表2**に示す6つのステップに従って行うのが実際的である[1]．

ステップ1─聴く
診断の最初の，そして最も重要なステップは，患者が述べることを聴くことである．単に言葉を聞くだけでなく，話すときの行動，情動の変化に注意し，その言葉が患者にとって何を意味しているかを聴き取る．

ステップ2─尋ねる
訴える症状のパターンがうつ病や不安障害に一致するなら，よくみられるその他の抑うつ・不安症状の存在について尋ね，ひとかたまりとなった症状のクラスターを探す．

ステップ3─評価する
患者の外見と行動，気分と感情，話し方とその内容，思考内容と知的能力，病識，判断力，社会機能低下の有無，および社会適応性を評価する．

ステップ4─検査する
うつ病や不安障害に類似した別の障害が存在しないかを調べる．身体面の診察を行って随伴する身体的な問題を明らかにする．患者の訴えや身体所見から必要と思われる臨床検査を行う．

表2　うつ病・不安障害診断の6ステップ

- ステップ1：聴く
- ステップ2：尋ねる
- ステップ3：評価する
- ステップ4：検査する
- ステップ5：告知する
- ステップ6：解明する

（McGlynn TJ, Metcalf HL(editors), 1991[1] より）

ステップ5─告知する
抑うつや不安の症状が存在すれば，適切なタイミングをとらえてうつ病あるいは不安障害の可能性を告知し，患者が思っている原因や診断，先入観を調べる．同時に治療について患者教育を始めるのがよい．

ステップ6─解明する
抑うつ・不安症状を呈することがある障害（アルコール症，精神作用物質の乱用など）の共存の有無を探る．面接で得られたすべての事実を見直し，診断を確定する．

操作的診断基準

診断の原語（diagnosis）は2つの状態を鑑別するという意味であるが，大きく分けて2つの診断がある．1つはInternational Classification of Diseases（ICD）-10[4] などのような，ある病気に用語集で定義された診断名をつけ，それがどのクラスにあてはまるかを分類するもので，統計や研究用に有用である．この場合は厳密な信頼性や妥当性が求められ，操作的診断が用いられる．もう1つは，診療現場において行われる診断である．これは患者一人一人についての診断である．実地診療では臨床像が完全でなくても，診断を下さなくてはなら

表3 ICD-10とDSM-IV-TRの特徴

ICD	DSM
・WHO	・米国精神医学会
・国際的-非英語圏	・米国中心
・身体症状の重視(身体症状は世界的に共通)	・精神症状(国の文化の影響あり,精神症状の翻訳は困難)
・疫学・統計目的(国家レベルの共同調査)	・統計・研究目的(複数の施設での共同研究)
・日常臨床での使用(日本)	・日常臨床での使用(米国系医学)
・エキスパートの意見を尊重し作成	・エビデンス重視で作成
・sensitivity 重視	・specificity 重視
・緩い基準	・厳密な基準(均一な疾患患者群の選択)
・改訂頻度少ない	・改訂頻度多い
・プライマリケアで使用(日本)	・精神科医が使用(日本)

ないことが多く,診断基準は厳密さよりもむしろ弾力的に活用できることが優先される[5]。

1980年に米国精神医学会のDiagnostic and Statistical Manual of Mental Disorders (DSM)-III[6]によって精神障害の診断基準が提案され,操作的診断が広まった。DSM-IIIが登場する以前は,医師がそれぞれ独自の方法で診断を下していた。その診断は主観的,独断的であり,医師同士の共通言語となりにくかった。操作的診断に対しては「臨床精神病理的視点が欠如している」「深みに欠ける」などの批判もあるが,共通言語として操作的診断基準の必要性は高い[7]。

DSM-IIIとその後の改訂版(DSM-IV-TR[8]など)およびICD-10[4]が,現在の代表的な操作的診断基準といってよかろう。両者の作成グループは共通部分を増やそうと努力しているが,実際にはかなり異なった点がある。**表3**に両者の特徴をまとめた。使用目的に応じて両者を使い分けるのがよい。

DSM-IV-TRは米国精神医学会が作成したもので,複数の施設での治療を含めた共同研究を可能にすることを目的にしている。そのため均一な疾患群を選ぶことが優先され,特異性(specificity)が重視され,診断基準は厳格である。エビデンスに基づいて作成されており,エビデンスの集積に伴い数年ごとに改訂が行われている。当然ながら英語で精神症状が定義されており,文化の影響を受けることが多い精神症状の厳密な定義や,微妙なニュアンスの差を確実に外国語へ翻訳するのは容易ではない。これに対し,ICD-10は世界保健機関(World Health Organization: WHO)がエキスパートの意見を参考に作成したもので,疫学や国家レベルの国際共同調査など非英語圏を含め国際的に使用されることを想定している。診断基準は感度(sensitivity)に重きが置かれ,複雑になりすぎないようにつくられている。診断基準は緩く定められている。また世界各国で翻訳使用されることから,それぞれの国の文化や翻訳の影響を受けることが少ない身体症状が重視されている。改訂は少ない[9]。

この2つの診断基準の活用状況をみると,2000年の高橋ら[10]の調査では,精神科医212人のうち42%が従来診断を使用していた。若い世代ではDSMが普及していたが,40代以上ではDSMへの関心が低かった。2002年のNakaneら[11]の大学病院における使用状況の

報告では，DSMとICDは同頻度（42～43%）で使用されていたが，約15%で従来診断が行われていた．2006年の長峯ら[12]の日本の精神科医を対象に行われたwebアンケート調査では，回答者は若年層に偏っていたが，常用されていた診断基準はICD-10臨床診断が72%，DSM-IV I軸が61%であった．どちらか1つでも常用するのは84%，両方を常用するのは49%であった．大学病院所属の医師でDSM-IVの使用が多かった．アジア諸国での使用状況[13]をみると，韓国，台湾では精神科医の90%以上がDSM-IV I軸を使用しており，ICD-10は1/4以下であった．中国ではICD-10が52%，DSM-IV I軸が31%といずれの使用も少なかった．ICD-10とDSM-IVの使用頻度はアジアの国によっても，また日本国内でも年齢，所属医療機関によって差があることが示された．日本ではICDコードが公的文書の記載に採用されており，プライマリケアではICD-10が用いられることが多いようである．なお，プライマリケアに携わる総合臨床医が使用する診断基準について，高橋ら[13]は修正された簡易な分類システムがよいと考える精神科医が75%と多く，精神科専門医と同じ分類システムがよいとするのは25%にすぎなかったと報告している．

おわりに

近年，うつ病患者の受診が激増し，プライマリケア医にもうつ病診療への参加が求められるようになってきた．うつ病に劣らず，不安障害患者も増加している．うつ病・不安障害の早期発見・早期治療が切に求められるところである．うつ病・不安障害では，身体症状を訴えてプライマリケア医を受診する人が多い．患者が心臓系，呼吸器系，胃腸管系，中枢ないし末梢神経系のいずれかの機能障害を訴えるならば，うつ病・不安障害の可能性を考えることを心がけることが勧められる[1]．

（越野好文）

[引用文献]

1. McGlynn TJ, Metcalf HL(editors). Diagnosis and Treatment of Anxiety Disorders: A Physician's Handbook. 2nd ed, American Psychiatric Press, Washington DC, 1991. 越野好文（訳）．不安障害臨床ハンドブック，金剛出版，1994; p.13-23.
2. 大森健一．精神医学的面接，精神的所見の取り方，病歴の取り方，記載の仕方．精神医学講座担当者会議（監修）．専門医をめざす人の精神医学，第2版，医学書院，2004; p.154-60.
3. Enelow AJ, Swisher SN. Interviewing and Patient Care, 3rd ed, Oxford University Press, New York, 1986. 津田 司（監訳）．新しい問診・面接法 よきPatient Careのために，医学書院，1989; p.8-55.
4. World Health Organization. The ICD-10. Classification of Mental and Behavioural Disorders: Clinical Descriptions and Diagnostic Guidelines, World Health Organization, Geneva, 1992. 融 道男，中根允文，小見山 実，ほか（監訳）．ICD-10 精神および行動の障害――臨床記述と診断ガイドライン，医学書院，1993.
5. 高橋 良．精神医学における診断と分類．土居健郎，藤縄 昭（編）．精神医学における診断の意味，東京大学出版会，1983; p.27-48.
6. American Psychiatric Association. Diagnostic and Statistical Manual of Mental Disorders, 3rd ed, American Psychiatric Association, Washington DC, 1980.
7. 新福尚隆．ICDの過去，現在，未来――国際的視点から，操作的診断を考える．精神医 2006; 48: 706-8.
8. American Psychiatric Association. Diagnostic and Statistical Manual of Mental Disorders, 4th ed, Text Revision, American Psychiatric Association, Washington DC, 2000; p.450. 髙橋三郎，大野 裕，染矢俊幸（訳）．DSM-IV-TR 精神疾患の診断・統計マニュアル，医学書院，2002; p.433.
9. 越野好文．ICD-10とDSM-IV．山内俊雄（総編集）．精神科専門医のためのプラクティカル精神医学，

中山書店，2009; p.271.
10. 高橋　誠，高橋三郎，染矢俊幸．DSM診断はどこまで受け入れられたか？ 精神医 2001; 43: 831-9.
11. Nakane Y, Nakane H. Classification systems for psychiatric diseases currently used in Japan. Psychopathology 2002; 35: 191-4.
12. 長峯正典，勝　強志，加藤隆弘，ほか．日本における精神科疾患分類（ICDおよびDSM）に関するアンケート調査—New Zealandとの比較も踏まえて．精神医 2007; 49: 1045-52.
13. 高橋知久，長峯正典，新福尚隆．中国，日本，韓国，台湾における精神科疾病分類（ICDおよびDSM）に関するアンケート調査．精神医 2009; 51: 129-35.

面接のコツ

うつ

コツは手続記憶である

「面接のコツ」とはどのような知識か．哲学，認知科学における知識の理論において，どこに位置づけられるか．

それは，オックスフォード日常言語学派の哲学者 Gilbert Ryle[1] のことばを借りれば，「knowing that」ではなく，「knowing how」である．科学哲学者 Michael Polanyi[2] の理論を借りれば，言語化されない知，いわゆる「暗黙知」(tacit knowledge) である．認知心理学[3] の記憶の分類でいえば，「面接のコツ」は，宣言的記憶よりも手続記憶の側面が強い．

したがって，数学，語学，楽器の演奏，スポーツなどと同様，反復練習によって体で覚えていくものである．まったく頭を使わないわけではない．何も考えずに数だけこなしてうまくなるものでもない．考えながら面接に臨み，その結果を後で振り返るという「反省的実践」(reflective practice)[4] こそ必要である．しかし，反復練習の絶対量がなければ，そもそも身につかない．

マリナーズのイチローに野球少年が「イチローさんのようにバッティングがうまくなる方法は？」と尋ねれば，安易な方法を教えてくれるだろうか．「毎日何百回も素振りして，何百球もの球を打ち，それを何十年も続けて，それでもだめかもしれない」と答えるであろう．同じことを一流ピアニスト，一流の芸術家，その道の達人たちに尋ねてもまず同じ回答であろう．

数学者の佐藤幹夫は，「朝起きたときに，きょうも一日数学をやるぞと思っているようでは，とてもものにならない．数学を考えながら，いつのまにか眠り，朝，目が覚めたときはすでに数学の世界に入っていなければならない．どのくらい，数学に浸っているかが勝負の分かれ目だ．数学は自分の命を削ってやるようなものなのだ」[5] と述べている．

精神科臨床も，ある程度のレベルに達するまでにはかなりの量のトレーニングが必要である．基本的なことを何度も反復し，かつ考えながら行わなければならない．

小さなコツを積み重ねる

ただ，忘れてはならないことは，「面接のコツ」は「極意」ではないということである．「極意」とはおそらく最高レベルの「コツ」であろうが，それを習得すれば臨床医としてはもう引退である．現役世代の私どもがさしあたり目指すのは，まずは，自分なりに小さなコツを発見することである．

コツを発見するコツはなにか．それは自分でやってみて効果があったとき，素直に驚くことである．数学好きの少年は，たとえば小学校のころツルカメ算をやってみて，その解法の鮮やかさに非常な喜びを味わう．この面白さにひきつけられて数字をいじるようになっていく．その後，幾何学，方程式，関数，微分，積分と段階を追うごとに難しさも増すけれど，レベルが高くなればなるほど味わえる感動も大きい．しかし，その喜びは，本質的に初めてツルカメ算のからくりを見いだしたときの感動と変わらない．混沌とした状況が，形式的な操作を加えることで一気に霧が晴れるように解明されるとは，なんと素晴らしいことであろう．「この感動をもう一度」と思えば，少年は数学好きになっていく．

ギター少年は，エリック・クラプトンのレベルに及ばなくても，まずコードが押さえられるだけでとてもうれしい．綺麗な和音を次々に出していくときの感動を積み重ねることが，ギターに上達する道である．

ダンスの好きな女性は，バレエであろうが，ラテンであろうが，ヒップ・ホップであろうが，リズムに合わせて体を動かすことができれば，いつもうれしい．その原体験は，案外，夏休みに浴衣に着替えてでかけた盆踊りにあるかもしれない．あのときの小さな感動が，いまだに彼女を突き動かしているのである．

ある意味で，精神科医として初めて外来で患者を診るときにも，コツを一つ覚える．初診の前に，事前アンケートを十分読み込めば，スムーズに診察に入れることを知る．うつ状態の患者が，翌週，再診に訪れ「先生のあの言葉でほっとした」などと言ってくれれば，これでまた一つのコツを覚えた．このうれしさを決して忘れないことである．「あそこで，あの言葉は使えるのか」と思う．このような小さな感動を積み重ねることが，コツを覚えていくことである．

「小さいことを積み重ねることが，とんでもないところへ行くただ一つの道」とは，イチローの名言である．精神科医にとっても同じで，小さな感動を重ねることが小さなコツを覚えることであり，それを積み重ねることで，数年後，数十年後には，とんでもないところまで行ける．

能力開発としての「コツを覚える」

結局のところ，コツを覚えるとは，自分の言葉の断片がどのような影響を患者に及ぼし，どのような状況でどのような言葉をかければどのように患者が変わるかを，体得していくことである．それは，日々の診療のなかで「この言葉はどう効くだろう？」と考えながら語りかけ，その反応を見ながら，効果を確認する作業を無限に繰り返すことである．

逆に，このコツを覚える努力をしなくなることが，マンネリ化への道である．患者の微妙な変化を察知しようとしない．日々の診察のなかで，小さな工夫を試みない．無造作な質問で面接を始める．話題の選び方を考えない．そもそ

も展開をコントロールしようとしない．戦略のない傾聴，漫然とした相槌，気の抜けた嘆息，紋切り型の慰め，これらはすべて「慢性精神科医」にみられる典型的な症状である．ひどい場合，「…はい，…はい，…はい，……はい，じゃあ，薬出しておきますね」で診察を終える．診察は，ただ，患者が治療者に失望してくれるのを待つだけである．

マンネリ化とは，感動を感じなくなることである．患者がすべて同じに見える．患者が，前回も，前々回も，その前も，十年一日のごとく同じ様子で立ち現れるように見える．精神科医自身が，あたかも重篤な残遺性人格変化のように，無為・自閉，意欲減退，情意鈍麻を呈し始める．それは最も恐るべき職業病であり，毎日を殺伐としたものに変え，感性を内部からむしばんでいく．精神科医としての生命は危機に瀕し，そのままではただ朽ち果てるのを待つだけの身となる．

マンネリ化を防ぐためには，新しい対象，新しい患者，創意工夫，病歴の読み直し，過去のノートの再読などを試みる．日々の診療に1つでいいから課題を持って臨むことである．診療録とは別に，自身でノートをとって勉強を続けることを，研修医時代同様に怠らない．プロフェッショナルとして自分で自分を鍛え続けていくことだけが，精神科医が職業病に陥らない唯一の道である．仕事に対して攻める姿勢を失えば，仕事はただの労役と化す．しかし，仕事に対して攻撃的な姿勢を持ち続けていれば，仕事はかけがえのない自己表現の機会となる．

すなわち「コツを覚える」とは，単なる技術的な問題にとどまらず，職業人としての精神科医の能力開発の問題である．小さな変化を見逃さないこと，自分の言葉の効果に注意を払うこと，小さな驚きを大切にすること，そのことを続ければ，日々の診療はコツをつかむ体験に満ちてくる．面接は創意工夫にあふれたクリエイティブな営みとなり，仕事は生きがいそのものとなる．一人一人の精神科医がはつらつと自己の能力を発揮することが，いい臨床サービスの提供につながり，一人一人の患者にも還元される．患者からの感謝を通して医師も努力が報われた感を持つ．

コツのための断章

以下に，筆者自身がうつ病・うつ状態の患者の面接を通じて「つかんだ」と思えたことがらを記す．ただ，それは「コツ」とはよべないだろう．神田橋[6]のいうとおり，「何の分野であれ，実務作業のコツを文章で拾いあげることは難しい」のだから，コツそのものは言葉では表せない．たかだかコツに近づく一歩を記したにすぎない．体系的な記述になじまない，断片としてのみ表現しうることを列挙することとしたい．

1. コツとはムダを省くこと

コツを覚えるとは，要領を覚えることであり，ムダの省き方を知ることである．

大腸内視鏡の名人のレベルは「回盲部まで5，6分」といわれ，そのアートはしばしばF1にたとえられる．名人たちは送気量を絞ってカーブを緩やかにし，外から入り内を攻めて外へ抜けるコーナリングをもって，「直線的なイメージ」で駆け抜ける．ここでは，ムダな動きは一切省かれている．

一般に，うまい外科医は手術が早い．必要最小限の動きで，病巣まで到達する．数学の天才少年は，式の展開の段階から項のまとめ方，単純化のセンスがずば抜けている．

精神科面接も同じで，優れた精神科医の診察は，冗漫とは縁遠い．コツを覚えるとは，面接

をシンプルにまとめることであり，大事なことを集中的に話し合って，瑣事については截然と切り捨てる．患者のここまでの経過のなかで，この話題は傾聴するに値するか，しないと思えば，瞬時に話題を切り換える．ムダな話で時間を浪費することはない．

2. 病気よりも人間を，診断よりも治療を，症状よりも生活を

精神科医の仕事は，援助することである．そのためには，生活を診る．症状だけ診て，生活を診ようとしなければ治療にならない．病気だけ診て，人間を診ようとしない医者は，精神科医の名に値しない．

診断に費やす労力は，薬物治療にとって必要な範囲にとどめる．精神科面接のエッセンスは，あくまで人間を診ること，生活を診ること，人生を診ることにある．生活を診るとき，症状を記載することが便宜上優れていると思われるなら，そうすればいい．病気を診ることが，人間を診るうえで必要な場合には，そうすることとしよう．しかし，これらは目的を達成するための手段である．手段を自己目的化してはならない．

今日の精神医学は，「診断に密であり，治療に疎」である．より正確にいえば「診断に密」というよりも，「診断名に密，診立てに疎」というべきだろう．診断名をつける努力が無益だとはいわない．しかし，診断名の検討は，見逃してはならない疾患に重きを置いて，それを中心に軽重をつけるべきである．要領の悪い医者ほど，必要以上に多様な診断名を検討して時間を浪費する．ただ，当面の目的にとっては，特定の重要な疾患の可能性にしぼって，その是非を検討すれば十分である．一般には，器質性・症状性精神病圏（ICD-10コードのF0群）と精神病圏（同F2群），ならびに双極性障害（同F31）などがそれである．

うつの臨床におけるF0群としては，まず，甲状腺機能低下症の潜伏はつねに念頭に置く．脳卒中の既往もチェックするし，無症候性のラクナ梗塞を呈するような血管性加齢性変化の進んでいるケースなら，難治を予想しなければならない．うつ病圏（F32〜F34）であることが明らかとなれば，反復性かどうかと，極期の症状の重症度に注意を払う．いずれも薬物療法を考えるうえで，重要なポイントとなる．逆にいえば，症状が軽度から中等度のうつ病の場合，抗うつ薬に多くを期待できないので[7]，診断の下位分類にこだわっても意味がない．

当面，診断にかける労力は，「それが薬剤選択にとって重要か？」を考え，「重要だ」と思えば慎重になっていい．しかし，「役に立たない」と思えば深追いせず，むしろ，その人の生きる世界や状況を尋ねたほうが実りがある[8]．

3. 起きる時間，寝る時間

メンタルな症状に見えて，実は，フィジカル面を整えさえすれば雲散霧消する問題も多い．身体疾患が背後にあるというわけではない．たかだか，十分眠る，三食摂る，酒量・喫煙量を減らす，などの体調管理のイロハすらできていない場合が多いのである．

とくに睡眠に関しては，「眠れるか」といった概括的な質問ではなく，就床時間，入眠時間，覚醒時間，起床時間を詳しく尋ねる．1時就床，5時起床で「うつだ，不安だ」と言う患者は，IT系企業人にことに多い．抗うつ薬は，眠らない人には効かない．

ひきこもり青年の訴える「眠れない」は，まず，そのほとんどは朝寝坊の所産である．毎日昼過ぎにようやく起き出すような人が，夜12時に

眠れるわけがない．「起床時間の7～8時間前に体内時計がオフになるようにセットされる」，それは，時間生物学の学問的知見に言及するまでもなく，専門家でなくとも常識的に考えてわかる．起床時間を尋ねることなくして，睡眠導入剤を投与してはならない．まずは起床時間を前倒しする．薬剤投与はその次である．

逆に高齢者が「一睡もできない」と言うときは，字義どおり受けとって睡眠薬を増量することは危険である．高齢者の不眠の訴えには，多くは誇張が混じっている．午後8時から12時間近く臥床し，日中も炬燵で過ごしているかもしれない．睡眠薬を出す前に，夕方のウォーキングなどを促して少し身体を疲れさせること，午後10時までは就床しないことなどを勧めるべきであろう．

4. わけのあるうつは，薬では治らない

わけのあるうつと，わけのないうつとは，治療の方法が異なる．前者なら薬は効かない．後者なら薬効に期待すべきである．ただ，わけのあるうつのように見えて，その実，わけの表現が誇張されていて，明らかに本人の側の病理である場合がある．老年期のCotard症候群などはその極型である．一方，わけのないうつのように見えて，その実，ある理由があって本人がわけを決して口外しないということもありうる．治療が難航している場合は，常にこれらの可能性を念頭に置く．

5. 意味のあるうつは，治さなくてもよい

人生にとって意味のあるうつもある．別れのあとのうつが，そうである．その場合，治すのではなく，時の流れがすべてを洗い流すのを待つことである．治療者の役割は，治療ではなく，むしろ気持ちの整理の進捗をモニターすることにある．

望むらくは，この別れの悲しみを，その後の人生にとって意味あるものたらしめたい．死別の場合，故人と過ごした日々の記憶を折にふれ想起させ，これからの人生を故人の面影とともに生きていくこと，天上の故人に対して恥ずかしくない，堂々とした人生を歩むよう促すことであろう．

6. 朝の倦怠感は，単なる寝不足かもしれない

朝の倦怠感と気分の日内変動があれば，ただちにうつ病を考え，抗うつ薬を投与する．その判断が間違っているとはいわない．

しかし，連日深夜帰りで疲弊していて，心身が長い睡眠を求めているのに，仕事を休むわけにもいかず，やむをえず無理して毎日6時に起きている，というような場合もあるかもしれない．早朝，重い体を引きずるようにして起き出してきた人が，激しい倦怠感と意欲低下を自覚することは自然の理である．この場合，朝の倦怠感はうつ病性日内変動を示しているのではなく，疲労蓄積を示しているにすぎない．

抗うつ薬を処方してもいいが，その理由は気分の日内変動を是正するためではなく，十分な休養を確保するためである．

7. 孤独はこころの毒である

人のこころは，人のこころでしか癒されない．終日誰とも口をきかない孤独な状況に置かれれば，どんな人間も例外なくうつ状態に陥る．

人間は集団行動をする動物であり，孤独のなかにひきこもることは本来自然な行動ではない．もちろん，個人差はある．集団の中心に位

置する人もいれば，周縁に位置する人もいる．しかし，ポジショニングに差はあれ，皆，集団に帰属を維持している点は同じである．

独居生活に加え，無職となると，人と交流を持つ機会が失われる．寂しさのあまり，うつ状態になって当然である．この状態を抗うつ薬が解決できるわけではない．孤独はこころの毒であり，治療者としては何よりも人との交流を促していく．

8. 病理には手を触れるな，健康な部分にのみ働きかけよ

うつ状態のときは，患者は生活史上の悲惨な体験に言及しがちである．過去の性的外傷，自分と母を棄てた父，支配的な母との葛藤，部下・同僚の背信などである．簡単には解決できないことばかりを，最悪のときに持ち出してくる．しかし，「まずは休むこと，眠ること，すべてはうつを治してから」と言って問題を先送りすべきである．

一般に，うつ状態のときは多種多様な病理を表現してくる．しかし，「病理には手を触れるな．健康な部分にのみ働きかけよ」が精神療法の鉄則である．「根本的な問題を解決しないかぎり事態は変わらない」，そう本人は言うであろう．しかし実際には，「根本的な問題」と思えたことは過去のこころの負債を抑うつ気分が過大評価させていたにすぎない．

うつ病に限らず，精神療法一般にいえることだが，症状の治療にこだわると結果として墓穴を掘る．解離性障害に対して解離しないことを，強迫性障害に対して確認しないことを，それぞれ治療の目標に据えると，いずれも間違いなく患者は解離し，確認する．心的外傷後ストレス障害（post-traumatic stress disorder: PTSD）に対して，外傷性記憶ばかりを話題にすれば，

まさに自縄自縛である．むしろ「今，ここに」の問題に焦点を絞り，現実適応の改善をめざす．日々の生活で健康な部分が広がれば，病理は相対的に小さくなる．

9. 怠けの口実のうつを見落とさない

「本物のうつ病か，それとも怠けの口実のうつにすぎないのか？」これは愚問のようにみえて，実際は，精神科臨床の根幹を揺るがす重大な問題である．

うつ病が産業精神保健の主要テーマとなる前から，労働嫌忌の口実として病気を偽る人はいた．うつ病が産業保健の中心に躍り出て，それとともに「うつ病か怠業か？」が深刻な問題となった経緯には，まぎれもなく激励禁忌神話[9]が預かっている．精神科医のあまりにナイーブな性善説が激励禁忌を神話化させ，医原性アブセンティーイズムを大量発生させてしまった．

うつ病の臨床に関わる以上，この問題を意識せざるをえない．怠けの口実のうつを見落とさないコツは，まず，そのような可能性があることを念頭に置くことである．そして，少しずつ現実への直面化を促したとき，どのような反応が返るかを注意深く診ることである．

10. 厳しい現実をイメージさせる

実生活の挫折に端を発してうつ状態となった人の場合，治療開始によって状態が改善するのは，現実逃避の機会を得たからにすぎない．

しかし，そこからが本当の治療である．回復期においては，診察室では，甘くない現実についてイメージさせなければならない．治療者としては，治療当初の保護的な雰囲気をいつまでも続けるわけにはいかない．患者を少しずつ厳しい現実のなかに返していく．

たとえば，復職が話題に上るころ，患者は，同僚たちが自分をうつ病患者として温かく遇してくれると思いがちである．このような期待を抱いたまま職場に復帰することは，危険である．

「会社では，うつ病で休んだあなたのことを，同情してくれる人ばかりではないだろう．"このくそ忙しいときに，病気だとか何とか言って休みやがって！"と思っている人もいるかもしれない．そんな人のなかに入っていかなきゃならない．楽しくないこともありうると，想定しておかなければいけない」といったことも，正しく伝えていくべきであろう．

実際に復職したときにショックを受けないためにも，診察室で，イメージのなかでは最悪の状況を想定しておく．もちろん，それは患者を不安にさせる．しかし，その不安は，患者自身が乗り越えていくべき不安である．非現実的な慢心に患者を陥らせることは，結局のところ本人のためにならない．

11. 医者が無力であることを伝える

優れた精神科医は，「お任せください．私が治します」などとは決して言わない．「医者が治すのではない」いうことを，治療過程のさまざまなポイントで巧みに伝えている．それは，患者自身に「自分で苦境を乗り越えた」「自分の力で克服した」という自信を抱かせることが，なによりの治療だということを知っているからである．プロの治療者としては，「先生のおかげです」と言われて喜んでいるようなナイーブなレベルはできるだけ早く卒業することとしよう．

うつ病の臨床においては，治療の後半のテーマは，いかにして本人の自助努力を促すかである．そのためには適度の激励は必要だが，言葉で直接，励まさなくても，その目的を遂げるこ とはできる．それには，「医者は無力だ」とそれとなく伝えることである．

たとえば職場復帰後，新しい業務に慣れないことを口にする際には，「そういう実務的な問題については，私はよくわからないなぁ」と述べるなどする．患者は「なんて頼りないことを！」と思うだろうけれど，そもそも医者に頼らずに自力で解決していくべき問題なのである．患者が医者に失望するとしても，その失望は主治医から自立していく過程で必要なことである．「結局は，頼りになるのは自分だけ」という思いを抱かせることができれば，これほど治療的なことはない．

12. 若者には夢を，お年寄りには思い出を

若者には未来を語らせること，お年寄りには過去を語らせることが，そのまま精神療法になる．夢を語る若者は，誰もがはつらつとしている．思い出を語るお年寄りは皆いきいきと輝いている．

若者は，患者として現れたときは「過去のトラウマ」を持ち出したがる．しかし，来し方より行く末のほうが長い彼らにとっては，「未来を作ること」が先決である．本来，取り組むべきは「人生」というプロジェクトの立ち上げであり，後ろをふりかえっている暇などないはずである．治療の中長期的な目標は，行動計画の立案にある．過去については，忙しい日常のふとした合間に思いを馳せれば十分である．見知らぬ人，未知の経験，まだ見ぬ風景への憧憬は，若者が内心に抱いている本性である．彼らの秘めた冒険心に働きかけるためには，トラウマなど委細構わず，夢を，未来を，アンビションを語っていくべきであろう．

悲しいことに誰も年を重ねるごとに，夢の数

は減り，思い出が増えていく．夢は依然として行動へのエネルギーだが，次第に「本当に実現できるのか」を意識するようになる．当然である．中年は，人生が無限ではないという冷厳な事実を少しずつ実感しつつある年頃なのだから．その一方で，思い出のなかに，あのがむしゃらな日をよみがえらせてくれる熱いものがあることにも気づく．未来が永遠に続くと思えた時代に，無辺大の夢を思い描くことのできたかつての情熱を，人生の半ばを過ぎた中年は意識的に思い出そうと試みる．

　夢多き時代に「たった一人，ふりかえらず歩く」と歌った北山修は，精神分析医に転向して，中年にさしかかるころから過去を語るようになった[10]．北山の心酔者にとってこの事実はいささかショックであったけれど，かつて愛を歌い，花を讃えた青春詩人が，今や人生の真実に正面から向き合おうとしていると思えば，それはかえって胸を打つものがある．北山の背中を追いかけてきた世代も，北山と同じく年を重ね，それとともにふりかえることのなかに勇気の源があることを知る．

　たとえば，恋ということを考えてみる．それは，若者にとって夢であり，お年寄りにとって思い出である．一方，精神科医の多くは，恋愛に最も冷ややかな見方をしがちな壮年期にある．それは夢ではなく，悪夢かもしれず，思い出であるよりは，むしろトラウマかもしれない．

　中年男（女）の覚めた認識からすれば，平凡な女（男）のなかに理想をみる点で，恋は「ありえないことの確信」であり，「妄想」に類するものがある．しかし，それを「妄想」とよぶことは，熱い情念のたぎりを失った中年のひがみかもしれない．若者たちの想像力は，愛に無限の可能性を夢想する．「愛からなされることは，いつも善悪の彼岸におこる」[11]とのNietzscheの言葉どおり，その夢のはらむ過剰なパッションは伝統を破壊し，因襲を打破し，新しい価値を創造する．

　若者が夢をかけて歩き出すとき，始まりはいつも突然である．それは，「妄想による衝動行為」にも似て，時に治療者は制止すべき場合もあるであろう．しかし，夢を求めるがむしゃらな行動は若者の特権であり，そこには治療者が積極的に働きかけていくべき，面接のツボがある．

　お年寄りには，未来を語らせることは酷である．言われなくてもわかっている．前方に待ち受けるのは，「死」である．悲劇への道を胸をはって歩き続けるためには，過去を語らせるのがいちばんである．思い出のなかの数々の場面が老いた身に，計り知れない力を与えてくれる．

　思い出を語るおじいさまは，少年のように青臭い．恋を語るおばあさまは，うぶな乙女のように恥じらいを浮かべる．思い出は，お年寄りの財産である．頭痛，ふらつき，めまい，動悸，腰の痛み…，際限のない心気的愁訴は，話題を思い出に向けさえすれば一瞬にして静まる．

　苦さと甘さをはらんだ記憶の数々は，それこそがまさに安らぎの場所であり，勇気の泉である．痛みも，苦しみも，不安も，すべては思い出のもやのなかに消えていく．あらゆる抗うつ薬が副作用しかもたらさないこの年齢にとって，思い出は実に唯一の治療薬なのである．

コツには限界がない

　コツの発見には限界がない．精神科医の毎日は，発見と創意工夫に満ちている．医師として引退するその日まで，コツの発見は続く．人間に与えられた最高の価値が創造性であり，その追求に生涯をかけることができるのは，臨床家に与えられた至上の幸福である．

〈井原　裕〉

[引用文献]

1. Ryle G. The Concept of Mind, 1949. 坂本百大，井上治子，服部裕幸（訳）．心の概念，みすず書房，1987.
2. Polanyi M. The Tacit Dimension, University of Chicago Press, Chicago, 1967. 佐藤敬三（訳）．暗黙知の次元——言語から非言語へ，紀伊國屋書店，1980.
3. Anderson JR. Cognitive Psychology and its Implications, WH Freeman, San Francisco, 1980.
4. Schön DA. The Reflective Practitioner: How Professionals Think in Action, Basic Books, New York, 1983. 佐藤 学，秋田喜代美（訳）．専門家の知恵——反省的実践家は行為しながら考える，ゆみる出版，2001.
5. 木村達雄．数学は体力だ．http://www.math.tsukuba.ac.jp/~kazunari/Kimurata/kimurata.html
6. 神田橋條治．精神療法面接のコツ，岩崎学術出版社，1990.
7. Fournier JC, DeRubeis RJ, Hollon SD, et al. Antidepressant drug effects and depression severity: a patient-level meta-analysis. JAMA 2010; 303(1): 47-53.
8. 井原 裕．うつ病臨床の常識を疑う．臨精病理 2008; 29: 184-93.
9. 井原 裕．激励禁忌神話の終焉，日本評論社，2009.
10. 北山 修．ふりかえったら風3 北山修の巻，みすず書房，2006.
11. Nietzsche F. Jenseits von Gut und Böse/Zur Genealogie der Moral. 信太正三（訳）．ニーチェ全集 11．善悪の彼岸／道徳の系譜，筑摩書房，1993.

不安

本項では不安を呈する患者の面接のコツについて述べる．その前に簡単に不安について，その概念，診断，種類，topics について概説する．不安のみを呈する患者あるいは不安・抑うつを同時に呈する患者は多く，臨床で重要なテーマである．

不安および不安障害の概念

不安は「将来の危険または不幸を心配しながら予期することであり，不快な気分または緊張の身体症状を伴っている．予期する危険の対象は，内的なものも外的なものもある」と Diagnostic and Statistical Manual of Mental Disorders（DSM）には定義されている[1]．また，よく知られているように，DSM では第 III 版から神経症のカテゴリーが消滅し，従来神経症に分類されていた障害群は，不安障害・身体表現性障害・解離性障害の 3 群のいずれかに組み入れられることになった．不安障害に含まれるのは，パニック障害，特定の恐怖症，社交恐怖（社交〈社会〉不安障害），強迫性障害，心的外傷後ストレス障害（post-traumatic stress disorder: PTSD），急性ストレス障害，全般性不安障害である（ほかに一般身体疾患による不安障害（表 1）や物質誘発性不安障害などがあるが，これは病因による分類で，症候論的には前者がおおむね DSM における不安障害の大枠をなしている）．

一方，International Classification of Diseases（ICD）-10 においては「神経症概念を残したわけではない」と断り書きされているものの，神経症性という表現は「F4 神経症性障害，ストレス関連障害および身体表現性障害」の中に残っており，F4 のサブカテゴリーとして，F40 恐怖症性不安障害，F41 他の不安性障害の 2 つが「不安」という用語を持つカテゴリーを形成している．強迫性障害，心的外傷後ストレ

表1 不安症状を惹起する可能性のある身体疾患

内分泌疾患	1. 甲状腺機能亢進症・低下症，低血糖症，褐色細胞腫，副腎皮質機能亢進症など，Cushing症候群，副甲状腺機能亢進症，副甲状腺機能低下症など 2. エストロゲン，プロゲステロン，甲状腺ホルモン，インスリン，ステロイド，避妊用ピルなどの服用
神経疾患	・脳卒中，Parkinson病，閉鎖性頭部外傷，片頭痛，Huntington病，多発性硬化症
呼吸器疾患	1. 喘息，慢性閉塞性肺疾患（chronic obstructive pulmonary disease: COPD），肺水腫，肺高血圧症，肺塞栓症，気胸，睡眠時無呼吸，声帯機能異常 2. コルチコステロイド，βアドレナリン作動薬，メチルキサンチン類（テオフィリンなど）の服用
循環器疾患	・心筋梗塞・狭心症などの急性冠動脈症候群，大動脈解離，肺塞栓症，心筋炎，僧帽弁逸脱症
その他	・食道破裂

（髙橋三郎，ほか（訳），2004[1] より）

ス障害（PTSD），急性ストレス障害は，DSM-IV-TRでは不安障害に含まれているがICDではそれぞれ，F42強迫性障害，F43重度ストレス反応［重度ストレスへの反応］および適応障害，という別のサブカテゴリーの中に分類されている[2]．

これらの分類からみると，「不安」をその臨床像の中心に据える障害は，広場恐怖（agoraphobia）であれ，社交恐怖（social phobia）であれ，あるいは高所恐怖（acrophobia）・動物恐怖（animal phobia）などの特定の恐怖であれ，なんらかの対象に対して恐怖症（phobia）を持つものが第1の群となる．また，パニック障害を中心としてパニック発作を伴うものが第2の群とみなされている．最後に全般性不安障害が第3群をなし，これらの3群が不安障害の中核群と考えられているようである．

強迫性障害は，強迫観念が自我違和的であり不安や苦痛を生じさせるものであること，強迫行為は不安を中和するために行われるものであることという視点や，選択的セロトニン再取り込み阻害薬（selective serotonin reuptake inhibitor: SSRI）などのセロトニン作動薬が効果を示すといった精神薬理学的観点から，DSMにおいては不安障害の中に組み込まれているようである[1]．しかしながら，強迫性障害はDSMにおける他の不安障害群に比べて症候論的に異なるという報告が多く[3]，他項で解説されると思うので本項ではふれない．また，心気症も不安障害に含めるべきであるという議論も存在するが[4]，定説として受け入れられているとはいえないので，ここでは前述した比較的狭い範囲の不安障害を対象とすることにする．

不安について

1. パニック発作（急性不安・恐慌発作・エピソード（挿間）性発作性不安）と慢性不安

身体疾患に起因する不安症状を除外すると，ICD，DSMいずれの分類においても，パニック発作とそれに伴う広場恐怖が不安障害の中心になる．パニック発作（急性不安・恐慌発作・エピソード（挿間）性発作性不安）は急性の不安発作であり，動悸，胸痛，窒息感，めまい，離人症といった症状を伴う．患者は通常，いつ

発作が起こったかを正確に覚えている．ICDではパニック発作がどの程度重篤であればパニック障害と認めるかは曖昧であるが，DSMでは予期不安が1か月以上続くことを条件にしている．

広場恐怖とは，パニック発作が起こることを恐れ，発作または症状が起きたとき周囲に助けを求めることができないような場所を避けようとすることを指す．疫学調査においてはパニック障害の有病率がほかの不安障害に比べてとくに高いわけではない．しかし，症状が特徴的であり多くの場合青年期以降に急性の発症を示すため受診率が高く，症状が循環器疾患や前庭障害に似ているため，内科が初診となることもまれではない．このため，精神科や循環器科，耳鼻科の外来ではかなりの数をパニック障害の患者が占めることとなる．DSMでは「パニック障害のない広場恐怖」も不全型のパニック様発作を経験することを前提にしている．しかしICDの場合は必ずしもそれを前提にしておらず，全般性不安障害との区別がより曖昧になる[1,2]．

2. 外的不安と内的不安

外的不安（exogenous anxiety）とは「飛行機に乗ると墜落するのではないかと思って怖い」「蜘蛛が怖い」といったように対象が明確な不安であり，内的不安（endogenous anxiety）とは対象が明確でない不安である．

ICDにおける外的不安は広場恐怖症を含んだ恐怖症性不安障害（phobic anxiety disorders）と範疇化されている．恐怖症は前述した広場恐怖症のほかに，特異的（個別的）恐怖症（specific (isolated) phobia）（DSMでは，特定の恐怖症（specific phobia）とよばれる）と社交恐怖がおもなものとなる．前者が恐怖症の原型であり，恐怖対象によって，高所恐怖（acrophobia），閉所恐怖（claustrophobia），蜘蛛恐怖（arachnophobia）と名づけられるが，この下位疾病分類は恣意的であるとの批判がある．社交恐怖は「比較的少人数の集団内で他の人から注視される恐れを中核とし，社交場面を普通回避するようになる」[2]状態である．本邦で従来論じられてきた，いわゆる対人恐怖症と対応する概念であるが，細部には異同がある[5,6]．社交恐怖の場合，「特異的恐怖症」に比べてその影響は広範にわたっているため，恐怖症の範疇に含めることに対する批判があり，社交不安障害（social anxiety disorder）の表現を主唱する流れがあって，最近はこちらの表現のほうが優勢になってきている[1,7]．

全般性不安障害は，「全般的かつ持続的であるが，きわめて優勢であっても，いかなる特殊な周囲の状況にも限定されない」[2]不安を特徴とし，内的不安の病的状態を代表するものである．ある意味で不安障害の中核を担う概念ともいえるものであるが，その定義に曖昧さが残り，併存するほかの精神障害の多さから，その診断的意義には議論の余地があるとされている[8,9]．

3. 一次性不安障害とcomorbidity あるいは前駆症状としての不安

不安は生理的な現象であるため，異常な不安が症状の前景に立つ以外に，ほかの精神障害の付随症状として不安が観察されることがしばしばある．むしろ，ほとんどの精神障害で不安を伴うといっても過言ではない．統合失調症などの精神病性障害が存在する場合，不安障害の重複診断が許されるかについては明確な基準はない．しかし臨床上の常識として治療戦略は別であり，多くの場合，精神病性障害を中心にしたものになるであろう．社交不安障害は，広汎性発達障害や統合失調質パーソナリティ

障害（シゾイドパーソナリティ障害（schizoid personality disorder））がある場合は通常診断されないが[1]，実際の診療場面ではこれらの障害の診断は困難なことが多く注意が必要である．とくに10代・20代の患者の場合は，統合失調症や広汎性発達障害，パーソナリティ障害が基盤にあることが多く，これらを念頭に置いて治療を考えるべきである．

うつ病性障害と不安障害の合併は非常に多い．たとえばパニック障害におけるうつ病性障害の合併率は10～65％といわれている[1]．うつ病の診断を満たす抑うつと，不安障害の診断を満たす不安症状がともに存在する場合，操作的に2つの障害を診断名に入れるかどうかという問題とは別に，そもそもうつ病と不安障害というそれぞれの障害を同一の患者が発症していると考えてよいかどうかについては，かなり以前から議論が存在していた．1980年代にはすでに，抑うつ症状のみを周期的に繰り返す群（いわゆる内因性うつ病）と，不安症状のみの群とは別に，全般性不安障害から神経症性反応性うつ病へと広がる第3群が存在するのではないかという主張があった[10]．最近でも，合併群は抑うつ単独群や不安単独群とはパーソナリティ構造が異なるという報告や[11]，合併群は予後が悪いという報告[11]があり，臨床診断や予後を考えるにあたって考慮すべきと思われる．

4. 生理的不安と病的不安

不安の特徴は「基本的に自己違和的な体験であること」であり，一方で（あるいはそれゆえに）「生理的に必要な体験であること」である．不安障害の一般人口における有病率の高さや受診率の低さに注目し，臨床医は不安症状を見逃すべきでないし，より積極的に診断すべきであるという立場が存在する[7]．一方，不安は自己違和的な存在であるために，患者の主訴の中心となりやすい．われわれは不安を最小限にしようと行動する．しかし幻覚妄想などとは異なり，不安は生理的な現象である．同様に，軽度の抑うつも生理的な現象である．ところが，副作用の少ないSSRIの登場以前，米国ではうつ病の有病率は2,000人に1人と考えられていたが，現在では10人に1人とみなされている[12]．同様の現象は本邦でも起きていると推測され，精神科クリニックの受診患者数や抗うつ薬の処方数は激増しているが，たとえば自殺率が高止まりの傾向にあることからみても，それによって国民の精神保健が改善しているとは考えにくい．ある種の不適応は，軽症のうつ病とも全般性の不安であるとも解釈可能である．軽度の対人コミュニケーション障害（広汎性発達障害）ととることや，不全型の統合失調症ととらえることも可能かもしれない．

どれほど明確な診断基準でも，症候診断である限り解釈の余地は残り，その境界は社会経済的要因に左右されてしまう．「現時点で普通とみなされる脳関連状態も，いつかは"障害"とみなされる日が来るかもしれない．」と予言する者までいる[12]．野村は全般性不安障害の概念について，「不安を病的なものとして，生活の中から排斥する動きを促進しないか」「悩みに対する努力と自己責任の放棄，治療構造への過度の依存という問題を呼び込みはしないか」という危惧を述べているが[8,9]，これは他の不安障害についてもいえることではないだろうか．治療（treating）と強化（enhancing）のあいだにはわずかな隙間（thin line）しかない[12]ことを考慮するとき，不安障害の治療を行う際に最も留意しなければならないのはこの点ではないかというのが私見である．

不安を呈する患者の面接

　不安患者の治療は薬物療法と精神療法があるが，選択的セロトニン再取り込み阻害薬（SSRI）が導入されて以来，不安障害の治療はSSRIそのほかの薬物療法が主流になっている．SSRIが登場する以前は，ベンゾジアゼピン系（benzodiazepines: BZD）の抗不安薬がもっぱら用いられていた．BZDは効果発現が早く，効果は確実であるため，乱用といわれるほど高頻度に処方されてきた．とくに内科系の医師が「不定愁訴」に対して頻用していた．しかしBZDの常用量依存，すなわち効果は確実であるが長期に連用するとやめられなくなることが問題となってきた．やめると症状が再燃するからである．今，ほとんどの専門医は不安患者をBZDだけで治療しようとはしない．

　ここでは，一般的な精神科医が不安の強い患者を診る場合の薬物療法への導入とその際の患者心理について述べ，心理療法的アプローチ（面接）における重要な点をまとめる．不安患者に特徴的な服薬への抵抗感を和らげ，服薬アドヒアランスを向上させて，薬物療法を円滑に導入し，薬物療法の効果を発揮させる面接とはどのようなものであろうか．

1. 不安患者の服薬に対する意識の特徴

　SSRIは不安患者の第一選択薬である．しかし不安の強い患者は往々にして薬を服用することに対しても不安を感じており，これが不安患者の特徴ともいえる．統合失調症患者でも服薬に対する抵抗はあるが，不安患者のそれとは異なるように思われる．不安患者の場合は，いわば神経症的な抵抗感といってもよいかもしれない．また服薬することに劣等意識を持っており，そのため服薬に抵抗する場合も多い．精神科医なら不安を呈する患者から「なるべくなら薬は飲みたくないのですが…」と訴えられることをよく経験するであろう．彼らの懸念は「癖にならないか」「薬をやめられなくなるのではないか」「薬がだんだん効かなくなって，どんどん量が増えていくのではないか」というものである．また，薬に頼らなくては社会生活が送れない自分のふがいなさを認めたくない心理が働くこともある．薬を飲んでいる患者をみている家族もまた，「薬にばかり頼るから（良くならないの）よ」と，患者に「プレッシャー」をかけることが多い．こういった点が重なって，患者は薬を飲むことに強い抵抗感を持つのである．もともと抱いている不安患者の葛藤にさらに服薬という葛藤を抱え込むことにさえなる．

　今日，不安を呈する患者に抗不安作用を有する薬を処方することなくして不安患者の治療は成立しない．抵抗なく服薬させることが不安患者への心理療法的アプローチの提要であるといっても過言ではない．不安に対する深い洞察や行動変容，パーソナリティ変容を求めるような本格的な心理療法は今日の医療状況からは現実的ではない．実際の臨床では，抗不安薬服用のアドヒアランスを向上させるような面接を行って不安患者を治療していくことになる．

　それではどのようにすれば患者の抵抗を和らげてアドヒアランスを高められるか．一般的な薬物療法を用いた際の面接について述べることとする．

2. 患者への情報提供

　まず最初に重要なのは不安に対する心理教育，情報提供である．現在どういう状態であるのか，治療者はどのように治療戦略を考えているのか，今後治療はどう展開するのかを情報提供するのである．このなかには薬物に対する正

確な情報提供も含まれる．治癒・回復に向かっての主導的な立場にあるのはあくまでも患者自身であることを繰り返し述べることで，薬のみの力で回復するのではないことを患者に納得させる．薬物が治療の主体ではなく，服薬は重要ではあるがあくまでも補助的なものであることを説明する．患者は薬で治癒することを良しとはしないことがほとんどである．その理由の一つは患者が最も重要な（と考えられることの多い）自己同一性が薬によって脅かされると考えることが多い．自分が薬物によって操作されているという思いを薄らげることが重要である．また患者は薬の作用によって治癒・回復したとなると，薬を一生飲み続けなければならない，薬をやめたら症状がぶり返すと思い込むことも多い．薬を一生飲み続けなければ症状がとれないのであれば，患者にとっては症状が消失することにあまり意味を見いだせないのである．それに対しては，時間はかかるが，服薬によって不安や症状がいったん消失すると，周囲に対する受け取り方が変わり，ゆとりと自信が芽生え，不安がひどくなる前の状態に戻り，徐々に薬を減量していく．いったん不安が消失すると服薬をやめても容易に症状が再燃することはないと説明する．周囲の受け止め方を変えるために必要な時間を薬は与えてくれるものである，と筆者は説明している．

3. 治療者の得意とする理論を用いて説明する

患者に病態や治療のメカニズムを説明する必要があるが，そのときには，治療者の得意な領域の心理療法的あるいは行動療法的な理論をわかりやすく患者に説明することが重要である．治療者にとっていちばん経験が多く，自信のある心理療法理論によって不安の機序を説明する

表2　不安障害の診察において留意するポイント

1. パニック発作（急性不安・恐慌発作・エピソード（挿間）性発作性不安）と慢性不安
2. 外的不安（exogenous anxiety）と内的不安（endogenous anxiety）
3. 一次性不安障害とcomorbidityあるいは前駆症状としての不安
4. 生理的不安と病的不安

のがよいと思われる．治療者が自信を持って説明するとき，最も説得性が出てくるからである．

おわりに

与えられた標題は「うつ・不安の症状評価と診断，面接のコツ，不安」というものであった．不安を訴える患者を診察する場合に一次医療に携る先生方が留意すべき点を中心に考察した．まず「身体疾患による不安症状の鑑別」について記述した．次に現在の不安障害の疾病分類学の理解軸として，「急性不安（パニック発作）と慢性不安」「外的不安と内的不安」をあげ解説した．次に不安は，種々の精神障害に合併することが多いことを考慮し，「一次性不安障害とcomorbidityあるいは前駆症状としての不安」について述べた．次いで不安はその存在自体が病的なものではなく生理的なものであることを強調して，「生理的不安と病的不安」について述べた．これらの理解軸を表2にまとめている．今回の議論が読者の先生方の日常診療に多少でも役立てば幸いである．

最後に不安患者の面接のコツについて筆者の見解を述べた．SSRIを中心とする抗不安作用を有する薬剤の服薬は最も重要である．しかし，不安患者の心理特性ともいえる「服薬への不安」をどう和らげるかが，不安患者の治療のポイントとなる．服薬への過度の不安をぬぐいさり，

不安を持たずに服薬するようになれば，不安を呈する患者の治療はほぼ成功したといってもよいと考えられる．

(阪井一雄，前田　潔，山本泰司)

[引用文献]

1. American Psychiatric Association. Diagnostic and Statistical Manual of Mental Disorders, Fourth Edition, Text Revision(DSM-IV-TR), APPI, Washington DC, 2000. 髙橋三郎，大野　裕，染矢俊幸（訳）．DSM-IV-TR 精神疾患の診断・統計マニュアル，新訂版，医学書院，2004; p.784.
2. World Health Organization. The ICD-10 Classification of Mental and Behavioral Disorders: Clinical Descriptions and Diagnostic Guidelines, WHO, Geneva, 1992. 融　道男，中根允文，小宮山　実，ほか（訳）．ICD-10 精神および行動の障害—臨床記述と診断ガイドライン，新訂版，医学書院，2005; p.35-6.
3. Cameron OG, Thyer BA, Nesse RM, et al. Symptom profiles of patients with DSM-III anxiety disorders. Am J Psychiatry 1986; 143: 1132-7.
4. Olatunji BG, Deacon BJ, Abramowitz JS. Is hypochondriasis an anxiety disorder? Br J Psychiatry 2009; 194: 481-2.
5. 朝倉　聡，小山　明．社会不安障害と対人恐怖．臨精医 2007; 36: 1551-8.
6. 笠原敏彦．対人恐怖と社会性不安障害の歴史と差異．精神経誌 2006; 108: 750-3.
7. Liebowitz MR, Heimberg RG, Fresco DM, et al. Social phobia or social anxiety disorder: what is a name? Arch Gen Psychiatry 2000; 57: 191-2.
8. 野村総一郎．全般性不安障害の概念は成立するか．最新精神医学 2003; 8: 517-24.
9. 野村総一郎．全般性不安障害—その疾病概念を巡って．精神経誌 2003; 105: 1221-38.
10. Holmberg GA. Anxiety disorders: classification and diagnosis. Acta Psychiatr Scand Suppl 1987; 335: 7-13.
11. Tackett JL, Quilty LC, Sellbom M, et al. Additional evidence for a quantitive hierarchical model of mood and anxiety disorders for DSM-V: the context of personality structure. J Abnorm Psychology 2008; 117: 812-25.
12. Freedman DH. Brain Boosters. News Week 2009; 13: 48-51.

[参考文献]

1. Emmanuel J, Simmonds S, Typer P. Systemic review of the outcome of anxiety and depressive disorders. Br J Psychiatry Suppl 1998; 34: 35-41.
2. Skodol, AE. Anxiety in the medically ill: nosology and principles of differential diagnosis. Semin Clin Neuropsychiatry 1999; 4: 64-71.
3. Hall RCW, Hall RCW. Anxiety and endocrine disease. Semin Clin Neuropsychiatry 1999; 4: 72-83.
4. Banzakis MA, Kunzler C. Altered mental status due to metabolic or endocrine disorders. Emerg Med Clin N Am 2005; 23: 901-8.
5. Wise MG, Rundell JR. Anxiety and neurological disorders. Semin Clin Neuropsychiatry 1999; 4: 98-102.
6. Smoller JW, Simon NM, Pollack MH, et al. Anxiety in patients with pulmonary disease: comorbidity and treatment. Semin Clin Neuropsychiatry 1999; 4: 84-97.
7. Winters ME, Katzen SM. Identifying chest pain emergencies in the primary care setting. Prim Care Clin Office Pract 2006; 33: 625-42.
8. Jeejeebhoy FM, Dorian P, Newman DM. Panic disorder and the heart: a cardiology perspective. J Psychosom Res 2000; 48: 393-403
9. Roy-Byrne PP, Davidson KW, Kessler RC, et al. Anxiety disorder and comorbid medical illness. Gen Hosp Psychiatry 2008; 30: 208-25.

評価尺度

うつ

気分障害については，ICD（International Classification of Diseases）-10，DSM（Diagnostic and Statistical Manual of Mental Disorders）-IV どちらにおいても診断の際に重症度の判定が必要である．うつ病の各国のガイドライン，アルゴリズムを概観してみても，重症度により治療アプローチや推奨される薬剤選択が異なる[1]．そのために，医師の単なる印象だけではなく，客観的な評価として評価尺度をつけることは必要であると考える．

また近年，うつ病の治療ゴールは寛解（remission）・回復（recovery）といわれている．しかし実臨床において，寛解に達する患者の割合は十分とは言い難い．寛解に至らないことは再発率の増加を招き，縦断的には病相を繰り返す危険因子となりうることが知られている．一方，うつ状態の患者は自分の症状をすべて表出できるわけではない．したがって，寛解という治療ゴールを目指す意味でも，評価尺度を用いてうつ病の典型的な症状項目をチェックすることにより，症状や治療経過を把握していくことが有用であると考える．

本項では代表的なうつ病，うつ状態の評価尺度について紹介し，総括してみたいと思う．

さまざまな評価尺度

うつ病・うつ状態の評価尺度は，類型的（categorical），診断的（diagnostic）なものと，次元的（dimensional）なものに大別することができる[2]．前者はうつの全般的な評価をするものであり，症状の内容や有無を含む感情の構成要素を調べることができる．後者は基準の数量化，すなわち計測軸を設定し，その量的評価を伴うもので，臨床医が評価するものと自記式により評価するものがある．

それぞれの評価尺度の活用については，何を調べたいかということによって適切な評価尺度の選択が求められるのだが，実際はいくつかの評価尺度を併用して臨床研究などが行われることが多い．

類型的（categorical），診断的（diagnostic）な評価尺度

1. Newcastle Depression Diagnostic Scale（NDDS）[3]

1965年 Carney らによって開発された内因性うつ病と神経症性うつ病の鑑別のために作られた評価尺度である．メランコリー性症状に相当する5項目の症状と神経症症状に相当する2項目に加え，良好な病前性格，心因の欠如，挿話の既往の3項目を含んだ10項目から構成され，神経症症状に該当する2項目についてはマイナスの評点がつけられ，それ以外の項目につ

いては0, 1, 2点で評価される．合計得点が6点以上あれば内因性，5点以下であれば神経症性と判定される．

2. Diagnostic Melancholia Scale (DMS)[4]

Newcastle Depression Diagnostic Scale をもとに作成されたもので，内因性（5項目），反応性（3項目），神経症性（2項目）の計10項目で構成されている．それぞれ0～2点で評価される．

次元的（dimensional）な評価尺度

次元的な評価尺度に関しては，医師が評点をつける評価尺度と，自記式のものに大別できる．

1. 医師による評価尺度

臨床研究では，Hamiltonうつ病評価尺度（Hamilton Rating Scale for Depression: HAM-D）と Montgomery-Åsberg Depression Rating Scale（MADRS）が群を抜いて用いられている．HAM-Dもそうであるが，とくにMADRSは変化に対する反応がよいことが知られており，ほかの評価尺度はこの点が弱い．

ほとんどの評価尺度が入院患者を対象にデザインされている．多くは10～20の項目数で，一般的には30分以内に評価できるものが多い．そして過去の数日もしくは1週間という時間枠で，重症度に関して4～6点で評価し，全般的な気分の重症度を示す総得点を算出する．多くの評価尺度は臨床試験において治療の反応をモニターするために使用されてきており，評価に際しては訓練されたメンタルヘルスの専門家を必要とするが，MADRSに関しては他の医療従事者が評価することが許容されているといった特徴がある．

また，これらの評価尺度については，DSMやICDにおける気分障害の記述や診断基準が変化しているにもかかわらず，20～45年前に開発されたあとはIDS（Inventory of Depressive Symptomatology）を除いては大幅に改定されてきたものはないということも注目すべき点と思われる．

a. Hamiltonうつ病評価尺度 (HAM-D)[5,6]（表1）

HAM-Dは，Hamiltonが1960年に自らの臨床経験をもとに作成したうつ病の評価尺度であり，現在精神科領域において最も広く用いられている．この評価尺度はうつ病を診断するために作成されたものではなく，すでに「うつ病」と診断された患者の重症度の評価や，症状の経過を観察するために開発されたものである．うつ病の重症度を表す17項目（項目1～17）で構成された主要17項目版と，これに追加の4項目（項目18～21，うつ病のサブタイプを表現しているとしている）を加えた21項目版が主に用いられている．HAM-D下位項目について因子分析の結果を報告する際には，うつ病

表1 HAM-Dの評価項目

1. 抑うつ気分	12. 身体症状, 消化器系
2. 罪業感	13. 身体症状, 一般的
3. 自殺	14. 生殖器症状
4. 入眠障害	15. 心気症
5. 熟眠障害	16. 体重減少
6. 早朝睡眠障害	17. 病識, 洞察
7. 仕事と活動	18. 日内変動
8. 精神運動抑制	19. 現実感喪失・離人症
9. 精神運動興奮, 激越	20. 妄想症状
10. 精神的不安	21. 強迫症状
11. 身体的不安	

（中根允文，ほか，2003[7]より）

の重症度を表す最初の17項目だけを解析対象としている．各項目の重症度評価は0～2の3段階評価または0～4の5段階評価となっているが，重症度評価についての明確なアンカーポイントが存在しないことによる信頼性の問題を克服するため，構造化面接が公表されている．わが国では1992年に長崎大によりその翻訳改訂版が発表され，また日本語版構造化面接も公表されている[7]．

版により得点方法がさまざまに異なるが，17項目の場合，一般的に0～7点が正常範囲内，8～13点が軽度，14～18点が中等度，19～22点が重症，23点以上が最重症としている[8]．

HAM-Dが広く普及し使用されるにつれて，その研究目的や用途によってさまざまな要約版，改訂版，拡張版が発表されてきている．

i. 24項目版[9]

ヨーロッパでは，21項目版に「無力感（helplessness）」「絶望感（hopelessness）」「無価値感（worthlessness）」を加えた24項目版も使用されている．これらの評価については5段階である．

ii. 7項目版[10]

時間の限られたプライマリケアの場面で使用するために開発された17項目の短縮版である．7～10分で評価することができ，0～3点で臨床的寛解（HAM-D-17では0～7点に相当）と評価される．

b. Montgomery-Åsberg Depression Rating Scale（MADRS）[11]（表2）

MADRSは，もともとはÅsberg, Montgomery によってスウェーデンで開発された包括的精神病理学評価尺度（Comprehensive Psychopathological Rating Scale: CPRS）のなかからうつ状態を評価するための10項目を抽出したCPRSの下位尺度であり，CPRS英語版

表2　MADRSの評価項目

1. 外見に表出される悲しみ
2. 言葉で表現された悲しみ
3. 内的緊張
4. 睡眠減少
5. 食欲減退
6. 集中困難
7. 制止
8. 感情を持てないこと
9. 悲観的思考
10. 自殺思考

（稲田俊也，ほか，2004[13]より）

の公表された翌年に同じ著者らによって10項目のアンカーポイントの英文表現を一部改訂し，またアンカーポイントの得点刻みを1～2点として公表されたうつ病の重症度評価尺度である．

MADRSの特徴は，不安の身体症状，消化器系の身体症状，一般的な身体症状，心気症などの身体症状の評価が多く含まれるHAM-Dとは異なり，抑うつ症状の改善を敏感に反映させられるように，身体症状の影響を極力除外して，精神症状を中心とした抑うつ症状と快感消失（anhedonia）の評価を重視している点である．また，うつ病の重症度変化を鋭敏に反映できるような症状評価項目が選ばれており，抗うつ薬の薬効比較においては抗うつ効果をより的確にとらえることができると考えられている．また，HAM-Dと比較して評価項目が少なく，アンカーポイントが明示されていることから，精神科医以外でも評価することが可能であると報告されており，日常臨床においても広く用いられるものと思われる．

全部で10項目からなり，各項目の重症度は0～6の整数値で評点し，偶数評点にアンカーポイントが設けられている．わが国では昭和大学グループによる日本語版MADRS-J[12]が公表されており，英文と日本語訳が同時開発さ

れた半構造化面接ガイドSIGMA（Structured Interview Guide for MADRS）[13] を用いることによって，MADRS-Jは高い評価者間信頼性のあることが確認されている．

c. Bech-Rafaelesen Melancholia Scale (BeRaMeS)[14]

BechらによりHAM-Dの中からとくにうつ病の重症度を測定する妥当性のある6項目が抽出され，それに基づいて作成された11項目からなるうつ病評価尺度である．各項目の重症度は0〜4の5段階で評価されアンカーポイントも設けられている．信頼性や妥当性も検討されており，うつ病の重症度だけではなく，治療による変化にも鋭敏で，薬効判定にも用いられ，脳梗塞後抑うつや慢性疼痛に伴う抑うつの治療反応性を評価する際にも高い感受性が示されている．

d. Inventory for Depressive Symptomatology (IDS), Inventory for Depressive Symptomatology-Clinician Rated (IDS-C)[15,16], Quick Inventory of Depressive Symptomatology (QIDS)[17]

IDSはDSM-IVで診断される大うつ病性障害の重症度を評価するためにRushらによって開発された30項目からなるうつ病の評価尺度であり，大うつ病性エピソードの診断基準Aに含まれる9項目のすべてが網羅されている．不安，易刺激性といったうつ病に関連する精神症状や，非定型，メランコリー性の特徴と大うつ病性障害の特徴を同定するための事項も評価項目に含まれる．すなわち，内因性うつ病，非定型うつ病，非内因性うつ病の患者が対象で，内因性と非内因性の鑑別が可能である．

Rushらは，このIDSの30項目の中から大うつ病性障害を診断する目的で16項目を抽出したQIDSを開発し[17]，STAR*D (Sequenced Treatment Alternatives to Relieve Depression) アルゴリズムプロジェクト[18]でも用いられている．

観察者によって評価されるIDS-C30/QIDS-16（C: Clinicians）は，過去7日間の精神状態について評価し，各々の項目は0〜3の4段階で評価されるが，そのアンカーポイントは重症度と頻度の双方で明示されている．

IDSでは，項目11/12の2項目が食欲を，項目13/14の2項目が過去2週間の体重を評価しており，これらについてはいずれか1項目ずつ回答するので，最終的に評価する項目は28項目で合計点は0〜84点のあいだとなる．

QIDSでは，項目1〜4の4項目が睡眠障害，項目6〜9の4項目が食欲，体重の障害，項目15〜16の2項目が精神運動障害として評価を行い，これらの項目群については，最も高い評点がついた項目1つだけを選択するため，最終的に評価するのは9項目であり，合計点は0〜27点のあいだとなる．わが国では藤澤らがQIDS日本語版の開発を進めている．

RushらはIDS-30とQIDS-16の2つの評価尺度において，医師評価版と自記式の2つを比較したところ，医師評価版と自記式は高い一致率を示し，結論としてはいずれの自記式の評価尺度も，十分にうつ症状の重症度，ならびに反応（response）や寛解（remission）を評価できるというものであり，とくに精神病性うつ病の外来患者でも非精神病性と同様に正確に評価できるようである．より短い時間ですむQIDS-16のほうが時間やコストの面から，より好ましいのではないかと述べている．

2. 自記式評価尺度

うつ病・うつ状態の評価は，他の精神疾患と同様に精神症状を直接面接において評価することが基本であるが，自己評価尺度の質問票を併用することにより，面接で得られる情報の補足とすることが可能である．たとえば，患者が口頭では言いづらい情報（希死念慮や性欲減退など）については，自己評価尺度の質問票に○をつけることのほうが抵抗感なく回答できる[7]．疫学調査などの研究において自己評価尺度の質問票は，面接と比較して抵抗感なく被調査者に受け入れられやすいと同時に大規模な調査が可能になるという点からも不可欠なツールであるといえよう．

また思考，判断に時間のかかる患者が自分のペースで回答できるという利点もある．しかし，当然のことながら重篤な精神状態では自己評価尺度の施行は困難であるという限界はある．さらに自記式評価尺度は，自分が治療に参画している印象を本人に与えること，患者が自らの回復度合いを知るための物差しとしての機能も持ち，自分自身で治療経過や回復経過について実感できること，本人の過小評価，過大評価などについて把握できる，などといったメリットがあると考える．

臨床医が評点をつける評価尺度と異なる点としては，いくつかの自記式のものではもっぱら特定の人を選別するためにデザインされているものがある．医師がつける尺度よりも一般的に精神状態の評価のレベルや程度はより広範囲に及ぶ．多くの尺度は過去数日もしくは1週間の重症度の3または4点で項目を評価する．さらには，気分障害の概念や診断基準の変化を反映して最初の出版以降，大きな改訂を経てきているところも臨床医がつける評価尺度と大きく異なる点である．

表3 BDI-IIの評価項目

1. 悲しさ	12. 興味喪失
2. 悲観	13. 決断力低下
3. 過去の失敗	14. 無価値感
4. 喜びの喪失	15. 活力喪失
5. 罪責感	16. 睡眠習慣の変化
6. 被罰感	17. 易刺激性
7. 自己嫌悪	18. 食欲の変化
8. 自己批判	19. 集中困難
9. 自殺念慮	20. 疲労感
10. 落涙	21. 性欲減退
11. 激越	

（小島雅代，ほか，2003[20]より）

a. Beck Depression Inventory (BDI)[19]，Beck Depression Inventory-Second Ed. (BDI-II)[20]（表3）

Beckうつ病評価尺度（BDI）は，Beckらにより臨床的な観察と患者の訴えに基づいて作成されたテストである．「悲しさ」「罪責感」などの21項目で構成され，それぞれの項目について自分にあてはまる文章を選ぶ形式である．1979年に15項目に修正が加えられ，選択肢を4つに限定した改訂版（BDI-IA）が出版された．

1996年には，DSM-IVの診断基準を反映した項目に修正をしたBDI-IIが出版された．BDI-IIは表3に示す21項目で構成され，項目6，9，21以外のすべての項目について修正が加えられている．これら21項目について，あてはまる文章を4つの選択肢から選択する．所要時間は5～10分程度とされている．BDI-IIの各項目は0～3点に配点されており，これらを合計することで得点が求められる．満点63点で，大うつ病と診断された患者を重症度別に判別する際の区分点（重症度を分けるための得点の範囲）は，極軽症：0～13点，軽症：14～19点，中等症：20～28点，重症：29～63点

とされている．17点以上では他の精神疾患の可能性がある．他覚的評価尺度との相関はそれほど高くない．

BDI, BDI-II は臨床上，研究上最も頻繁に利用されている質問票であり，エビデンスが蓄積されている．特定の項目（自殺念慮，悲観）は自殺行為を予測することが Beck らにより確認されているため，総合得点のみならず特定項目の評価に注意を払うことも重要である．

b. Center for Epidemiological Studies Depression Scale (CES-D)[21]

一般人における「うつ病」を発見することを目的として，米国国立精神衛生研究所（National Institute of Mental Health: NIMH）により開発されたテストであり，20項目（通常項目16項目，陽性項目4項目）から構成されている．

各項目について，この1週間における頻度について「ない」「1～2日」「3～4日」「5日以上」のいずれかを選択する．通常項目は「ない」0点，「1～2日」1点，「3～4日」2点，「5日以上」3点とし，陽性項目は「ない」3点，「1～2日」2点，「3～4日」1点，「5日以上」0点で換算して，20項目の合計得点を算出する．総合点は0～60点となる．得点が高ければ高いほど症状がより存在することを意味する．区分点は日本語版でも16点が妥当であることが確認されている．回答に要する時間は10～15分程度である．

CES-D は20項目と少なく，回答も1週間のうちの具体的な頻度で選択するため，回答者の負担が少なく簡便に使用できる．「うつ病」をスクリーニングするために開発されたCES-D において，16点以上の得点を示した人はうつ病の存在が疑われるということになるが，当然ながら15点以下だからといって「うつ病」を除外することはできない．

c. Zung Self-Rating Depression Scale (SDS)[22]

Duke 大学の Zung らによって開発されたうつ病の重症度評価尺度である．20項目（肯定項目10項目，否定項目10項目）それぞれについて「いいえ」「ときどき」「かなり」「いつも」のいずれかを選択する．

肯定項目については「いいえ」1点，「ときどき」2点，「かなり」3点，「いつも」4点とし，否定項目については「いいえ」4点，「ときどき」3点，「かなり」2点，「いつも」1点で換算し，20項目の合計得点を算出する．総合点は20～80点となるが，日本語版では健常群平均35点，神経症群平均49点，うつ病患者群平均60点であった．スクリーニングとして利用する場合の区分点を40点とすることを Zung は提唱している．

SDS の利点としては項目数が少ないこと，共通の質問項目になっているため BDI のようにすべてを読む必要がなく，回答者に負担がかからないことがあげられ，利用が簡便である．重症度評価，抑うつ群と不安群の鑑別における妥当性は確認されている．一方，治療による改善度に対する鋭敏さは劣ると指摘されている．また，身体症状についての項目が多いことから，高齢者においては性欲減退，制止，食欲減退，日内変動，便秘といった身体症状において高得点となるため，高齢者に利用する場合には区分点を高くする必要があると Zung は述べている．

回答に要する時間は10～15分程度である．70点以上が重症，60～69点が中等症，50～59点が軽症うつ，50点未満が異常なし，とされている．

d. Geriatric Depression Scale(GDS) (short form)[23]

　高齢者のうつ病をスクリーニングするために開発された自己評価尺度である．GDSではSDSと違って身体症状に関する項目がほとんどないことが特徴であり，身体合併症を持つことの多い高齢者に有用であるといえる．過去1週間について30項目に対して，はい，いいえの二者択一で答えるもので，区分点を11点に設定した場合，感度84%，特異性95%であり，妥当性が確認されている．その後，高齢患者の疲労を避けるため15項目に短縮され，5点以上がうつ病である可能性を示すとされている．日本語版は笠原らにより作成されている[24]．

身体疾患に伴ううつ状態の評価尺度

　身体疾患や薬物による二次性うつ状態も臨床上重要である．これらの患者は身体科でフォローされることが多いことから，重症度というよりは精神症状のスクリーニングとしての意味合いが大きく，プライマリケア医，身体科医にとって重要な評価尺度と考える．

1. 日本脳卒中学会・脳卒中うつ病スケール[25]

　脳卒中後うつ病（post-stroke depression: PSD）を含む脳卒中後の気分障害を評価するために日本脳卒中学会が開発したもので，PSDを予測する信頼性のある最も有用な評価尺度である．これはHAM-D-17を始めとした既存の複数のスケールからPSDの病態を適切に表現していると思われる項目を抽出し，かつ食欲不振などの脳卒中そのものの症状と区別が困難な項目を除外した7項目を設定し，それぞれ重み付けを行ったものである．この評価尺度は，(1) 気分，(2) 罪責感，絶望感，悲観的考え，自殺念慮，(3) 日常への興味，楽しみ，(4) 精神運動抑制または思考停止，(5) 不安・焦燥，(6) 睡眠障害，(7) 表情，の7項目から構成され，各項目は3カテゴリーからなる．各項目に割り当てられたスコア値を合算することによりうつの重症度スコアが計算される．

2. Cornell Scale for Depression in Dementia (CSDD)[26]

　CSDDは認知症患者のうつ状態を定量的に評価するためにAlexopoulosらによって開発された評価尺度であり，気分に関連した症状，行動障害，身体症状，日内変動および睡眠障害，思考障害の5つのサブスケールで構成され，合計19の評価項目を観察・評価するものである．

　各評価項目について初めに介護者との面接を行い，次に患者に簡単な面接を行った後，評価者が最終的な評点をつけるという特徴を有する．各項目は0（なし），1（軽度または散発的），2（重度）の3段階で評価を行い，評価できない項目についてはa（absent: 評価不能）の評点が設けられている．合計点（CSDD得点）が高いほど抑うつ度が高いことを示す（最大38点）．CSDD得点の信頼性・妥当性は開発者らによって確認されており，認知症患者におけるCSDD得点には，評価者間で差が出ないこと，およびMini-Mental State Examination (MMSE) によって判定した認知症の重症度にかかわらず，Research Diagnosis Criteriaによる抑うつ度評価とCSDD得点には高い相関が認められることが報告されている．

　Research Diagnosis Criteriaにより認知症の重症度分類からみたCSDD得点は，「正常」（no

depression: 4.7 ± 3.4)、「軽症うつ状態」(episodic minor depressive disorder: 7.7 ± 2.5)、「中等度うつ状態」(probable major depressive disorder: 12.6 ± 2.6)、「重度うつ状態」(definite major depressive disorder: 21.8 ± 4.0) であったと報告されている．

おわりに

うつの評価尺度を概観し，その特徴について述べてきた．どのうつ状態に対しても有用な評価尺度は存在しないため，現時点においてはそれぞれの評価尺度の特徴を把握し，うまく使い分けることが必要である．そして，汎用性の高い評価尺度の開発が望まれる．プライマリケアでの臨床場面では，非専門医が行うこと，短時間で簡便にやれるものがよいことから主にスクリーニングとして用いることが多いであろうから，自記式のもので評価するのが実用的であろう．自記式のものの中には合計得点と重症度が関連しているものもあり，中等症～重症のケースについては適宜精神科専門医に紹介することが重要と考える．

またうつ病の治療ゴールとして，寛解や回復の重要性が示されてきているが，部分寛解の状態を放置しない意味でも大切である．また日常臨床において患者が自分の症状のすべてを話すことができるわけではないし，臨床医自身が聞き忘れたことを補う意味でも評価尺度をつけることは重要と考えられる．そういった状況のなかで Measurement-Based Approach が提唱[27]され，STAR*D 研究によりその重要性が確認されたといってよいであろう．忙しい臨床のなかではあるが，できる限りこのような客観的な評価を用い，うまく患者や治療にフィードバックしていくことが求められる．

現在の評価尺度では，仕事上の生産性や欠勤状態などを直接評価はできず，こういったものも本来は臨床評価に組み入れるべきであるとする意見もある．Lam らは Lam Employment Absence and Productivity Scale（LEAPS: 3～5分でできる10項目からなる自記式の質問票）を作成し，LEAPS の総得点が増加するとうつの重症度も重くなることを示し[28]，うつ病患者の仕事上の機能や生産性を評価しモニターするうえで臨床的に有用なツールであろうとしている．まだ多く使われているわけではないが，このような視点や現代型うつ病に合った評価尺度の開発も重要であると考える．

（田　亮介，渡邊衡一郎）

[引用文献]

1. 渡邊衡一郎，田　亮介，加藤元一郎．諸外国のうつ病治療ガイドライン・アルゴリズムにおける新規抗うつ薬の位置づけ―諸外国でも SSRI，SNRI は第一選択薬なのか．臨精薬理 2008; 11: 1849-59.
2. Dew MA, Switzer GE, Myaskovsky L, et al. Rating Scales for Mood Disorders. Stein DJ, Kupfer DJ, Schatzberg AF (editors). The American Psychiatric Publishing Textbook of Mood Disorders, American Psychiatric Publishing, Washington DC, 2005; p.69-97.
3. Carney MWP, Roth M, Garside RF. The Diagnosis of depressive syndromes and the prediction of E.C.T response. Br J Psychiatry 1965; 111: 659-74.
4. Bech P, Allerup P, Gram LF, et al. The Diagnostic Melancholia Scale (DMS): dimensions of endogenous and reactive depression with relationship to the New castle Scales. J Affect Disord 1988; 14: 161-70.
5. Hamilton M. A rating scale for depression. J Neurol Neurosurg Psychiatry 1960; 23: 56-62.
6. Hamilton M. Development of a rating scale for primary depressive illness. Br J Soc Clin Psychol 1967; 6: 278-96.
7. 中根充文，William J. HAM-D の構造化面接 SIGH-D 日本語版について．臨精薬理 2003; 6: 1353-68.

8. Kearns NP, Cruickshank CA, McGuigan KJ, et al. A comparison of depression rating scale. Br J Psychiatry 1982; 141: 45-9.
9. Moberg PJ, Lazarus LW, Mesholam RI, et al. Comparison of the standard and structured interview guide for the Hamilton Depression Rating Scale in depressed geriatric inpatients. Am J Geriatr Psychiatry 2001; 9: 35-40.
10. McIntyre R, Kennedy S, Bagby RM, et al. Assessing full remission. J Psychiatry Neurosci 2002; 27: 235-9.
11. Montgomery SA, Åsberg M. A new depression scale designed to be sensitive to change. Br J Psychiatry 1979; 134: 382-9.
12. 上島国利, 樋口輝彦, 田村かおる, ほか. Montgomery-Åsberg Depression Rating Scale (MADRS) の日本語訳の作成経緯. 臨精薬理 2003; 6: 341-63.
13. 稲田俊也, 岩本邦弘, 髙橋長秀, ほか. SIGMAを用いたMADRS日本語版によるうつ病の臨床評価. じほう, 2004.
14. Bech P, Rafaelsen OJ. The use of rating scales exemplified by a comparison of the Hamilton and the Bech-Rafaelsen Melancholia Scale. Acta Psychiatr Scand 1980; 62(suppl 285): 128-31.
15. Rush AJ, Giles DE, Schlesser MA, et al. The Inventory for Depressive Symptomatology (IDS): preliminary findings. Psychiatry Res 1986; 18: 65-87.
16. Rush AJ, Gullion CM, Basco MR, et al. The Inventory for Depressive Symptomatology (IDS): psychometric properties. Psychol Med 1996; 26: 477-86.
17. Rush AJ, Trivedi MH, Ibrahim HM, et al. The 16-item Quick Inventory of Depressive Symptomatology (QIDS), clinician rating (QIDS-C), and self-report (QIDS-SR): a psychometric evaluation in patients with chronic major depression. Biol Psychiatry 2003; 54: 573-83.
18. Rush AJ, Fava M, Wisniewski SR, et al. Sequenced treatment alternative to relieve depression (STAR*D): rationale and design. Control Clin Trials 2004; 25: 119-42.
19. Beck AT, Ward CH, Mendelson M, et al. An inventory for measuring depression. Arch Gen Psychitry 1961; 4: 561-71.
20. 小島雅代, 古川壽亮. 日本版Beck-II—ベック抑うつ質問票—手引き, 日本文化科学社, 2003.
21. Radloff LS. The CES-D Scale: a self-report depression scale for research in the general population. Applied Psychology of Measurement 1977; 1: 385-401.
22. Zung WWK. A self-rating depression scale. Arch Gen Psychiatry 1965; 12: 63-70.
23. Mike Briley（著）, 木村真人（監訳）. 高齢者におけるうつ病の診断と治療, 星和書店, 2004.
24. 笠原洋勇, 加田博秀, 柳川裕紀子. 老年精神医学関連領域で用いられる測度②—うつ状態を評価するための測度(2). 老年精医誌 1995; 6: 905-14.
25. 日本脳卒中学会 Stroke Scale 委員会（感情スケール作成委員会）. 脳卒中感情障害（うつ・情動障害）スケール. 脳卒中 2003; 25: 206-14.
26. Alexopoulos GS, Abrams RC, Young RC, et al. Cornell Scale for Depression in Dementia. Biol Psychiatry 1988; 23: 271-84.
27. Trivedi MH. Tools and Strategies for ongoing assessment of depression: a measurement-based approach to remission. J Clin Pcyhiatry 2009; 70(suppl 6): 26-31.
28. Lam RW, Michalak EE, Yatham LN. A new clinical rating scale for work and productivity: validation in patients with major depressive disorder. BMC Psychiatry 2009; 9: 78.

不安

不安全般の評価尺度

1. State-Trait Anxiety Inventory（STAI）

臨床的に不安の評価を行う際には，その状態と特性を区別して評価することが重要であろう．状態不安とは一時的な不安状態であり，特性不安とはもっと長期的な不安になりやすい性格傾向を示している．この点に関し，臨床的に最も頻用されている評価尺度はSpielbergerによる「状態-特性不安理論（state-trait anxiety theory）」に基づいて作成されたSTAI（State-Trait Anxiety Inventory）である．STAIは自己記入式の質問票であり，特性不安（Trait-Anxiety）20項目と状態不安（State-Anxiety）20項目に分けられ，とくに後者は不安状態の主観的な横断的評価として用いられている．Form-Xから改訂され，現在はForm-Yとなっている．版権の問題から詳細な評価項目は掲載できないが，心理テスト取り扱い会社から購入可能である．日本語版の標準化がなされており，Iwataら[1,2]によりForm-Yの信頼性や因子分析が報告されている．

2. Hamilton不安尺度（Hamilton Anxiety Scale: HAM-A, HAS）（表1）

不安に伴う精神症状や自律神経症状，不眠，認知障害，抑うつ気分，面接時の行動など，不安に関するさまざまな症状を14項目で評価するよう1959年にHamilton[3]が作成したスケールである．各評価項目は0～4の5段階で評価し，質問の手がかりが多く記載されている．評価者間の信頼性も高く，総合得点の推移は治療の効果を反映しているため，薬物治療の効果判定にも多用されている．浅井による日本語版[4]がある．しかし，重症度の内容が明確に規定されていないという問題があり，これを克服するために，Brussら[5]により具体的なアンカーポイントを設け，質問例も提示された構造化面接ガイドStructured Interview Guide for the Hamilton Anxiety Rating Scale（SIGH-A）が開発され，Shearら[6]によりその信頼性と妥当性が確認されている．

3. Anxiety Status Inventory（ASI）of Zung（表2）

1971年にZung[7]が開発した不安障害に関する症状評価尺度である．当時のいくつかの教科書に「不安神経症」の症状として記載されていた，心身に現れる不安の症状項目を比較検討し作成された．5つの感情症状項目と15の身体症状項目の計20項目からなり，具体的な質問項目が提示されており，各項目とも1～4の4段階で評価を行う．Zung自身の研究では，ASI of Zungの得点は他の精神障害の得点より有意に高いとの結果であった．

4. Zung自己評価不安尺度（Self-rating Anxiety Scale: SAS）

Zungによって作成された不安障害の評価尺度である．上記のASI of Zungと同じ内容の20項目からなり，ASI of Zungが客観的な不安の症状評価尺度であるのに対して，SASは患者による自己記入式の質問票である．直近の1週間の状態を1～4の4段階で評価し，ASI

表1 Hamilton不安尺度

No	項目	質問の手がかり	評価
1	不安気分	心配,最も悪いことが起こるのではないかという危惧,懸念・憂慮(恐ろしいことの予想),焦燥感	0 1 2 3 4
2	緊張	緊張感,易疲労性,くつろげない,涙もろい,驚愕反応,身体がふるえる,落着けない感じ	0 1 2 3 4
3	恐怖	暗闇が怖い,見知らぬ人が怖い,独りにされるのが怖い,大動物が怖い,往来や交通に対する恐れ,人混みが怖い	0 1 2 3 4
4	不眠	入眠困難,睡眠断絶,覚醒時の寝不足感と倦怠感,多夢,悪夢,驚愕	0 1 2 3 4
5	知的能力(認知)の変化	集中困難,記憶減退	0 1 2 3 4
6	抑うつ気分	興味の喪失,趣味に対する楽しみの欠如,抑うつ,早朝覚醒,日内変動	0 1 2 3 4
7	身体症状(筋肉系)	筋肉痛,筋肉のこり,筋攣縮,間代性痙攣,歯ぎしり,不安定な音声	0 1 2 3 4
8	身体症状(感覚系)	耳鳴,目のかすみ,熱感と冷感,脱力感,蟻走感	0 1 2 3 4
9	心血管系症状	頻脈,心悸亢進,胸痛,血管の拍動感,失神感,脈拍結滞	0 1 2 3 4
10	呼吸器症状	胸部圧迫感ないし絞扼感,窒息感,ため息,呼吸困難	0 1 2 3 4
11	胃腸症状	嚥下困難,放屁,胃症状(食前後の疼痛,やける感じ,膨満感,呑酸,嘔気,嘔吐,胃の重い感じ),腸の蠕動感,腹鳴,下痢傾向,体重減少,便秘	0 1 2 3 4
12	生殖器 尿路系症状	頻尿,尿意切迫,女性(無月経,月経過多,不感症),男性(早期射精,勃起不全,陰萎)	0 1 2 3 4
13	自律神経症状	潮紅,蒼白,多汗,めまい感,緊張性頭痛,立毛	0 1 2 3 4
14	面接時の行動	(一般症状):緊張してくつろげない,もじもじする(手,指を神経質に動かす,握りしめる,チック,ハンカチをいじる),落着かない(うろうろ歩く),手指振戦,額にしわをよせる,緊張した顔つき,筋緊張亢進,ため息,顔面蒼白(生理的症状):呑気,おくび,安静時脈拍増加,呼吸数毎分20以上,腱反射亢進,振戦,瞳孔散大,眼球突出,発汗,眼瞼痙攣	0 1 2 3 4

(浅井昌弘,1993[4] より)

of Zungと同時に施行することにより,不安症状の評価を客観的および主観的な2つの観点から比較可能である.

5. Anxiety Sensitivity Index (ASI) (表3)

パニック障害などで顕著に現れ身体感覚を破局的に解釈させる認知は,不安感受性とよばれ,この評価にはReissら[8]によるAnxiety Sensitivity Index (ASI)が広く使用される.Coxら[9]の因子分析で,public(人前での症状出現への恐怖),cognition(認知症状への恐怖),somatic(循環器・呼吸器・消化器系症状への恐怖),tremble(震えと失神への恐怖)の4因子がASIの構成要素として最適とされ,これらは不安感受性のサブタイプを表していると考えられる.

Schmidtら[10]は,縦断的な研究からASIは抑うつなどの他の変数とは独立したものであ

表2 Anxiety Status Inventory (ASI) of Zung

	心身に現れる不安の症状	質問	重症度
1	不安	心配や不安を感じますか？	1 2 3 4
2	恐怖	恐怖を感じたことがありますか？	1 2 3 4
3	パニック	すぐに慌ててしまいますか？ パニックになったり，なりそうに感じたことがありますか？	1 2 3 4
4	心の崩壊	精神的に参ったり，だめになったように感じますか？	1 2 3 4
5	懸念	不安や何か恐ろしいことが起こるように感じますか？	1 2 3 4
6	振戦	震えたり揺れたりしたことがありますか？	1 2 3 4
7	体の痛み	頭痛，頸の痛み，背中の痛みがありますか？	1 2 3 4
8	易疲労性，虚弱	どれくらい疲れやすいですか？ 体力が衰えていますか？	1 2 3 4
9	落ち着きのなさ	落ち着かず，じっと座っていられないですか？	1 2 3 4
10	動悸	心臓が速くなるのを感じたことがありますか？	1 2 3 4
11	めまい	めまいの発作がありましたか？	1 2 3 4
12	失神	失神発作を起こしたり，起きそうに感じたことがありますか？	1 2 3 4
13	呼吸困難	呼吸困難がありましたか？	1 2 3 4
14	知覚異常	指先や口の周りにしびれやヒリヒリを感じましたか？	1 2 3 4
15	嘔気，嘔吐	胃の不快感や吐き気を感じますか？	1 2 3 4
16	頻尿	どれくらい頻繁に小水に行きますか？	1 2 3 4
17	発汗	手にじっとりと汗をかきますか？	1 2 3 4
18	顔面紅潮	顔がほてって赤く感じますか？	1 2 3 4
19	不眠	眠れてますか？ 不眠はありますか？	1 2 3 4
20	悪夢	恐い夢を見ますか？	1 2 3 4

重症度：1 なし　2 軽度　3 中等度　4 重度
ASI 指数＝（合計素点/80）×100

(Zung WW, 1971[7] より引用，日本語訳／大曽根)

り，ASI の値の推移は不安症状の変化を有意に予測していることを示した．Donnel ら[11] は，ASI 得点が 27 点以上を不安感受性「高」，10〜26 点を不安感受性「中」，9 点以下を不安感受性「低」としている．杉浦[12] による日本語版がある．

6. Sheehan 不安尺度（Sheehan Patient Rated Anxiety Scale）

35 項目の不安症状を 1〜5 の 5 段階で評価する自己評価尺度である．内容はパニック障害に関する項目が多い．貝谷ら[13] による日本語訳がある．貝谷らは，この尺度の内的整合性が高く（Cronbach's α=0.95）かつパニック障害の種々の症状との相関性が高いため，パニック障害の重症度を測定するスケールとしての妥当性を有していると報告している．原著では，30 点以上が異常であり，80 点以上が重症と評価されている．

表3 Anxiety Sensitivity Index (ASI)

			評価
1	public	他の人の目に神経がピリピリしているように映ってはならない	0 1 2 3 4
2	cognition	仕事に集中できないと，自分は気が狂ってしまうのではないかと心配になる	0 1 2 3 4
3	tremble	体が震えると怖くなる	0 1 2 3 4
4	tremble	卒倒しそうになると怖くなる	0 1 2 3 4
5	public	自分の感情をコントロールしておかなくてはならない	0 1 2 3 4
6	somatic	脈が速くなると怖くなる	0 1 2 3 4
7	public	お腹がごろごろいうと，どうしていいかわからなくなる	0 1 2 3 4
8	somatic	吐き気がすると怖くなる	0 1 2 3 4
9	somatic	脈が速いのに気づくと，心臓発作を起こすのではないかと心配になる	0 1 2 3 4
10	somatic	息切れがすると怖くなる	0 1 2 3 4
11	somatic	胃腸の調子が悪いと，大変な病気に罹っているのではないかと思う	0 1 2 3 4
12	cognition	仕事に集中できないと怖くなる	0 1 2 3 4
13	tremble	周りの人には私の体が震えていることがわかる	0 1 2 3 4
14	tremble	体に違和感を感じると怖くなる	0 1 2 3 4
15	cognition	神経がピリピリしていると，自分は頭が変なのではないかと心配になる	0 1 2 3 4
16	cognition	神経がピリピリしていると怖くなる	0 1 2 3 4

(杉浦義典，1998[12] より)

個々の不安障害の評価尺度

1. パニック障害

a. パニック障害重症度評価尺度（Panic Disorder Severity Scale: PDSS）

Shearら[14]によって開発・検査された評価尺度であり，パニック障害の中核的な特徴を評価する7項目からなる臨床面接尺度である．7項目にはパニック発作と症状限定エピソードの頻度およびそれに伴う苦痛，予期不安，広場恐怖と回避，パニックに関連した感覚への恐怖と回避，職業上の機能障害，および社会機能障害が含まれ0〜4の5段階で評価する．PDSSの施行には10〜15分を要する．

古川らによる日本語版は日本臨床精神神経薬理学会のホームページ（http://www.jscnp.org/scale/index.html）で公開されており，ダウンロード可能である．このPDSSのマニュアルには質問時の詳細な注意事項が記載されている．

Yamamotoら[15]は日本人と米国人のパニック障害患者にPDSSを施行し，信頼性と妥当性を検証している．それによるとPDSSは両国で内的整合性および級内相関係数が高く（Cronbach's a=0.86, ICC≧0.90），Clinical Global Impression Severity Scale（CGI）を基準とした妥当性も良好であった（Pearsonの積率相関係数はおおむね0.5以上）．またPDSS合計が10以上を「軽度」，11〜15を「中等度」，16以上を「重度」のパニック障害としている．ただし，合計点のレンジがあまり広くなく，経時的な変化に関し統計学的な有意差がやや出にくい傾向がある．

b. パニック障害・広場恐怖症評価尺度 (Panic and Agoraphobia Scale)（表4）

DSM-III-R, DSM-IVまたはICD-10でパニック障害と診断された後，その重症度を評価するためにBandelow[16]により開発された尺度である．評価項目は(1)パニック発作，(2)広場恐怖，回避行動，(3)予期不安，(4)家族や社会的関係や職業上の障害，(5)健康に関する心配，の5つの要素に分かれている．患者が自己評価する版と医師が他覚的に評価する版があり，両者とも Clinical Global Impression Severity Scale (CGI) のそれぞれの自己評点および医師評点と相関が高い[17]．治験に利用され，項目数が多いため統計学的な有意差が出やすい．田島ら[18]による日本語訳がある．

c. パニック日記 (Panic Diary)

Taylorら[19]は患者にパニック発作と予期不安のエピソードを記載させた．それらは1～10の程度，パニック発作の種類，パニック発作のあいだに何をしていたかを記載するようになっていた．ホルター心電図を装着したパニック障害の患者での心電図異常と，パニック日記中の記載が60%程度一致していた．Boumanら[20]によるパニック日記のほか，Sheehanパニック日記 (Sheehan Panic Attack Diary)[21] も有名である．

2. 社交不安障害（社会不安障害，社会恐怖〈社交恐怖〉）

a. Liebowitz社交不安障害尺度 (Liebowitz Social Anxiety Scale: LSAS)（図1）

Liebowitz[22]により，社交不安障害（社会不安障害，社会恐怖）の重症度を評価するために開発された評価尺度である．全24の評価項目はそれぞれ「不安感／恐怖感」と「回避」で0～3の4段階に評価される．評価項目の最後のPはPerformance（行為状況）を，SはSocial Interaction（社交状況）を表し，各々の合計点が小計として計算される．Heimbergら[23]により信頼性と妥当性が報告され，また薬物治療の効果に対する感度の高いことが示された．朝倉ら[24]による日本語版 (LSAS-J) があり，その信頼性と妥当性が確認されている．

現在，社交不安障害の治験で最も頻繁に使用されている尺度であるが，不安の身体症状を評価していないとの指摘もあり，Hamilton不安尺度などとともに使用すると有用な場合もあろう．治験ではLSAS合計点が60点以上の患者が対象となることが多い．

b. Fear of Negative Evaluation Scale (FNE)

WatsonとFriend[25]によって，対人場面での他者からの否定的な評価に対する不安症状を測定するための尺度として開発された．30項目からなり「はい」を1点，「いいえ」を0点と採点するが，13の項目は逆転項目で「いいえ」を1点として合計点を計算する．合計点が高いほど不安の度合いも高いと評価される．

多くの社会不安研究に用いられ，高い信頼性と妥当性が実証されてきた．石川ら[26]による日本語版の標準化の研究によると，高い内的整合性が確認され，因子分析からFNEは他者からの評価に対して生じる不安・緊張という1つの主成分構造を有することが報告されている．また再テスト法によりr=0.76という高い信頼性を示し，Watsonら[25]の結果 (r=0.78) とほぼ等しいことが確認された．Mattickら[27]は社交不安障害の治療においてFNEの感度が高

表4 パニック障害・広場恐怖症尺度

(A) パニック発作

A1. 頻度
- 0 過去1週間にパニック発作はなかった
- 1 過去1週間にパニック発作が1回あった
- 2 過去1週間にパニック発作が2～3回あった
- 3 過去1週間にパニック発作が4～6回あった
- 4 過去1週間にパニック発作が7回以上あった

A2. 重症度
- 0 パニック発作を経験したことはない
- 1 発作は通常，ごく軽度である
- 2 発作は通常，中等度である
- 3 発作は通常，重度である
- 4 発作は通常，きわめて重度である

A3. パニック発作の平均持続時間
- 0 パニック発作を経験したことはない
- 1 1～10分
- 2 10～60分
- 3 1～2時間
- 4 2時間以上

U. ほとんどの発作は予期した（恐れている状況で起こった）ものか，それとも予期していなかった（自然発生的な）ものか？
- □ パニック発作を経験したことはない
- 0 ほとんど予期していなかった
- 1 予期していたものより予期していなかったもののほうが多い
- 2 予期していなかったものもあれば，予期していたものもある
- 3 予期していなかったものより予期していたもののほうが多い
- 4 ほとんど予期していた

(B) 広場恐怖，回避行動

B1. 回避行動の頻度
- 0 回避なし（または広場恐怖なし）
- 1 恐れている状況を回避することはほとんどない
- 2 恐れている状況を回避することがときどきある
- 3 恐れている状況を回避することが頻繁にある
- 4 恐れている状況を回避することが非常に頻繁にある

B2. 恐れている状況の数
避けている状況，またはパニック発作や不快感が起こる状況はいくつあるか？
- 0 なし（または広場恐怖なし）
- 1 1つ
- 2 2～3
- 3 4～8
- 4 非常に多くの，さまざまな状況で起こる

B3. 避けている状況の重要性
避けている状況はどの程度重要なものか？
- 0 重要ではない（または広場恐怖なし）
- 1 さほど重要ではない
- 2 ある程度重要である
- 3 非常に重要である
- 4 きわめて重要である

(C) 予期不安（「恐怖に対する恐怖」）

C1. 予期不安の頻度
- 0 パニック発作を起こすのではないかという恐怖は感じない
- 1 パニック発作を起こすのではないかという恐怖はめったに感じない
- 2 パニック発作を起こすのではないかという恐怖をときどき感じることがある
- 3 パニック発作を起こすのではないかという恐怖を頻繁に感じる
- 4 パニック発作を起こすのではないかという恐怖を常に感じている

C2. この「恐怖に対する恐怖」はどのくらい強かったか
- 0 なし
- 1 軽度
- 2 中等度
- 3 顕著
- 4 極度

注：Uは合計に入れない．

表4 パニック障害・広場恐怖症尺度（続き）

(D) 無能力	
D1. 家族関係（夫婦，子供たちとの関係など）における無能力 　0　なし 　1　軽度 　2　中等度 　3　顕著 　4　極度	D2. 社会的関係および余暇時間（映画鑑賞などの社会的イベントなど）における無能力 　0　なし 　1　軽度 　2　中等度 　3　顕著 　4　極度
D3. 職場（または家事）における無能力 　0　なし 　1　軽度 　2　中等度 　3　顕著 　4　極度	
(E) 健康に関する心配	
E1. 健康が損なわれることに対する心配 　患者は，この障害のために身体の健康を損なうのではないかと心配していた 　0　心配していなかった 　1　ほとんど心配していなかった 　2　多少心配していた 　3　かなり心配していた 　4　明らかに心配していた	E2. 器質性疾患の想定 　患者は，不安症状が心理的な障害ではなく，身体疾患によるものだと思っていた 　0　思っていなかった，心理的な障害によるものだと思っていた 　1　ほとんど思っていなかった 　2　多少思っていた 　3　かなり思っていた 　4　明らかに身体疾患によるものだと思っていた

（田島 治，ほか（訳）．2007[18]より一部改変）

いことを報告している．

c. Social Avoidance and Distress Scale (SADS)

FNEと同時にWatsonとFriend[25]により開発され，社会的場面で経験される不安感や回避行動を測定するための自己評価尺度である．欧米では対人場面での不安測定のための尺度としてすでに信頼性と妥当性が確認されており，本邦でも石川ら[26]により，内的整合性，因子妥当性，臨床的妥当性および再テスト法による信頼係数が高いことが証明された．石井らの研究では，健常群での平均得点8.76（SD=6.18）と対人不安を抱いていた群の得点17.50（SD=4.01）とのあいだには有意差が認められ（$p<0.0001$），FNEおよびSADSが臨床的にも社会的不安の高い患者を弁別可能であることが示されているが，他の不安障害患者と弁別可能かは今後の問題としている．

3. 強迫性障害

Yale-Brown大学強迫性障害評価尺度 (Yale-Brown Obsessive Compulsive Scale: Y-BOCS)（表5）

エール大学とブラウン大学の研究者が共同で開発した半構造化面接による評価尺度[28,29]で，強迫性障害の重症度を測定することを目的としている．本邦では，中嶋ら[30,31]によるY-BOCS日本語版（JY-BOCS）の信頼性と妥当性が報告されている．日本語版は文献[32]に

掲載されている．また Baer[33] による自己記入式 Y-BOCS もあり，浜垣ら[34] による日本語版およびその信頼性・妥当性の研究もある．現在，強迫性障害の治験で世界標準となっている尺度である．

大きく 2 部からなり，初めにどのような強迫症が中心であるかを測定し，標的症状を設定する．その後 10 項目からなる評価項目で，強迫観念と強迫行為をそれぞれについて費やす時間，社会的障害，強迫観念や行為に伴う不快感，抵抗，制御の 5 項目の重症度を 0～4 の 5 段階で評価する．経時的には後者を用い症状の推移を追う．

4．全般性不安障害

DSM に基づく GAD 症状重症度尺度（DSM-IV based Generalized Anxiety Disorder Severity Scale: DGSS）

これまで，全般性不安障害（generalized anxiety disorder: GAD）に関する臨床症状評価は Hamilton 不安尺度によることが多かった．しかし，Hamilton 不安尺度は，全般性不安障害評価には過剰な自律神経症状や，消化器症状，心血管症状の評価を含んでいるほか，重症度に関する明確なアンカーポイントの欠如，および不安と抑うつ症状の十分な弁別能力がないことなどの問題が指摘されてきた．

これらの欠点を補うためにいくつかの評価尺度が開発されてきたが，現在最も注目されているのは Stein[35] により作成された DGSS である．DGSS は，DSM-IV の GAD 診断項目の 8 つの頻度と重症度を評価するものであり，Stein らの研究[36] では十分な内的整合性（Cronbach's a=0.77）を有し，Hamilton 不安尺度および Clinical Global Impression Severity Scale（CGI）と有意な相関を示し，薬物療法の変化を明瞭に表していた．この結果から Stein らは GDSS が全般性不安障害の臨床評価に有用な尺度であるとしている．残念ながら，現在のところ日本語版の標準化はなされていない．

5．その他

恐怖症状質問票（Fear Questionnaire）（図 2）

Maudsley 大学の Marks[37] により開発された，広場，血，社会（社交）などの恐怖症状，およびそれらに対する感情および重症度を評価する尺度である．まず，患者自身が最も怖がる恐怖の対象を自身の言葉で書かせ，その後に広場恐怖，血恐怖，社会恐怖（社交恐怖）およびその他の恐怖に関し，まったく回避しない（0）から常に回避する（8）の 9 段階で評価させる．広場恐怖，血恐怖，社会恐怖（社交恐怖）はそれぞれ 5 項目ずつより構成されている．その後，それぞれの恐怖症にどのような感情が伴っているかを，まったく困っていない（0）から極度に困っている（8）の 9 段階で評価させる．最後に全体として恐怖症状により，どの程度日常生活に支障をきたしているかを 9 段階で評価させる．この尺度は単独の恐怖症評価にも，またパニック障害に伴う恐怖症の詳細な評価にも用いられよう．

〔大曽根　彰，下田和孝〕

全項目合計 ☐		恐怖感／不安感	回避
恐怖感／不安感合計 ☐	回避合計 ☐	0：まったく感じない	0：全く回避しない
行為状況恐怖感不安感 ☐	行為状況回避 ☐	1：少しは感じる	1：回避する（確率1/3以下）
社会状況恐怖感不安感 ☐	社会状況回避 ☐	2：はっきりと感じる	2：回避する（確率1/2程度）
		3：非常に強く感じる	3：回避する（確率2/3以上または100％）

	恐怖感/不安感	回避
1. 人前で電話をかける (P)	☐	☐
2. 少人数のグループ活動に参加する (P)	☐	☐
3. 公共の場所で食事をする (P)	☐	☐
4. 人と一緒に公共の場所でお酒（飲み物）を飲む (P)	☐	☐
5. 権威ある人と話をする (P)	☐	☐
6. 観衆の前で何か行為をしたり話をする (P)	☐	☐
7. パーティーに行く (P)	☐	☐
8. 人に姿を見られながら仕事（勉強）する (P)	☐	☐
9. 人に見られながら字を書く (P)	☐	☐
10. あまりよく知らない人に電話をする (S)	☐	☐
11. あまりよく知らない人達と話し合う (S)	☐	☐
12. まったく初対面の人と会う (S)	☐	☐
13. 公衆トイレで用を足す (P)	☐	☐
14. 他の人達が着席して待っている部屋に入って行く (P)	☐	☐
15. 人々の注目を浴びる (S)	☐	☐
16. 会議で意見を言う (P)	☐	☐
17. 試験を受ける (P)	☐	☐
18. あまりよく知らない人に不賛成であると言う (S)	☐	☐
19. あまりよく知らない人と目を合わせる (S)	☐	☐
20. 仲間の前で報告をする (P)	☐	☐
21. 誰かを誘おうとする (P)	☐	☐
22. 店に品物を返品する (S)	☐	☐
23. パーティーを主催する (S)	☐	☐
24. 強引なセールスマンの誘いに抵抗する (S)	☐	☐

図1 Liebowitz社交不安障害尺度（LSAS）-J
P：行為状況，S：社交状況．

（朝倉　聡，ほか，2002[24]）より一部改変し引用）

表5　Yale-Brown大学強迫性障害評価尺度（Y-BOCS）

1. 強迫的な考えにとらわれている時間

質問：強迫的な考えにとらわれている時間はどれくらいありますか？　どれくらい頻繁に強迫的な考えが浮かんできますか？
0＝まったくない
1＝軽度．1日1時間未満，またはときどき考えが侵入してくる
2＝中等度．1日1～3時間，または頻繁に考えが侵入してくる
3＝重度．1日3～8時間，または非常に頻繁に考えが侵入してくる
4＝極度．1日8時間以上，またはほとんど常に考えが侵入してくる

2. 強迫的な考えによる妨げ

質問：強迫的な考えのために社会的な活動や仕事（または役割）がどのくらい妨げられますか？　強迫的な考えのためにできなくなることはありますか？
0＝まったくない
1＝軽度．多少は社会的な活動や仕事の妨げになるが，全体的な能力に支障をきたすことはない
2＝中等度．社会的な活動や仕事上の能力にとって明らかに妨げとなるが，対処可能な範囲である
3＝重度．社会的な活動や仕事上の能力を大きく損ねている
4＝極度．何もできなくなるほどである

3. 強迫的な考えに伴う苦痛

質問：強迫的な考えは，あなたにとってどのくらい苦痛ですか？
0＝まったく苦痛ではない
1＝軽度．さほど苦痛ではない
2＝中等度．苦痛ではあるが，対処可能な範囲である
3＝重度．非常に苦痛である
4＝極度．ほとんど常に苦痛を感じており，他のことができなくなるくらいである

4. 強迫的な考えに対する抵抗

質問：強迫的な考えに抵抗するためにどのくらい努力していますか？　こうした考えが進入してきたとき，それを無視しようとしたり，気を紛らわせようとしたりすることはどのくらいありますか？
0＝常に抵抗しようと努力している，または症状がごくわずかなので，積極的に抵抗する必要はない
1＝ほとんどの場合，抵抗しようとする
2＝抵抗しようと，ある程度努力する
3＝コントロールしようとはせず，すべてなすがままにしているが，不本意である
4＝まったく好きなようになすがままにしている

5. 強迫的な考えに対するコントロール力

質問：強迫的な考えをどのくらいコントロールできますか？　強迫的に考えるのをやめたり，気を散らしたりするのはどのくらいうまくいきますか？　強迫的な考えを頭から追い出すことができますか？
0＝完全にコントロールできる
1＝ほとんどコントロールできる．ある程度努力し，集中すれば，通常は強迫的な考えをやめたり，気を散らしたりできる
2＝ある程度コントロールできる．ときどきは，強迫的な考えをやめたり，気を散らしたりできる
3＝ほとんどコントロールできない．強迫的な考えをやめたり，頭から追い出したりできることはほとんどなく，なかなか気を散らすことができない
4＝まったくコントロールできない．意志の力はまったく及ばず，一瞬たりとも強迫的な考えを変えることができない

表5 Yale-Brown大学強迫性障害評価尺度（Y-BOCS）（続き）

6. 強迫行為に費やす時間

質問：強迫行為に費やす時間はどのくらいですか？ 儀式があるために，普通の人に比べて日常の行動を完了するのにどのくらい時間がかかりますか？ どのくらい頻繁に強迫行為をしますか？

0＝まったくない
1＝軽度（1日1時間未満），またはときどき強迫行為を行う
2＝中等度（1日1〜3時間），または頻繁に強迫行為を行う
3＝重度（1日3〜8時間），または非常に頻繁に強迫行為を行う
4＝極度（1日8時間以上），またはほとんど常に強迫行為を行っている（数え切れないほどだ）

7. 強迫行為による妨げ

質問：強迫行為のために社会的な活動や仕事（または役割）がどのくらい妨げられますか？ 強迫行為のためにできなくなることはありますか？

0＝まったくない
1＝軽度．多少は社会的な活動や仕事の妨げになるが，全体的な能力に支障をきたすことはない
2＝中等度．社会的な活動や仕事上の能力にとって明らかに妨げとなるが，対処可能な範囲である
3＝重度．社会的な活動や仕事上の能力を大きく損ねている
4＝極度．何もできなくなるほどである

8. 強迫行為に伴う苦痛

質問：強迫行為を妨げられるとどんな気持ちになりますか？ どのくらい不安になりますか？ 強迫行為が完了して満足するまでのあいだ，強迫行為をしている最中はどのくらい不安になりますか？

0＝まったく感じない
1＝軽度．強迫行為を妨げられると多少不安になる程度である．または，強迫行為をしている最中に多少不安になる程度である
2＝中等度．強迫行為を妨げられると不安が高まるものの，対処可能な範囲である．または，強迫行為をしている最中は不安が高まっているものの，対処可能な範囲である
3＝重度．強迫行為を妨げられると著しく不安が高まり，非常に苦痛である．または，強迫行為をしている最中は著しく不安が高まり，非常に苦痛である
4＝極度．行動を変えようとして何らかの介入があると，いてもたってもいられないほど強い不安に襲われる．または，強迫行為をしている最中に，いてもたってもいられないほど強い不安に襲われる

9. 強迫行為に対する抵抗

質問：強迫行為に抵抗するためにどのくらい努力していますか？

0＝常に抵抗しようと努力している，または症状がごくわずかなので，積極的に抵抗する必要はない
1＝ほとんどの場合，抵抗しようとする
2＝抵抗しようと，ある程度努力する
3＝コントロールしようとはせず，すべてなすがままにしているが，不本意である
4＝まったく好きなようになすがままにしている

10. 強迫行為に対するコントロール力

質問：強迫行為の衝動はどのくらい強いですか？ 強迫行為をどのくらいコントロールできますか？

0＝完全にコントロールできる
1＝ほとんどコントロールできる．強迫行為をするように仕向ける力を感じるが，通常は意志の力でコントロールできる
2＝ある程度コントロールできる．強迫行為をするように仕向ける強い力を感じ，やっとのことでコントロールできる
3＝ほとんどコントロールできない．強迫行為をするように仕向ける非常に強い衝動を感じ，最後までやらないと気が済まず，強迫行為を遅らせる程度のことしかできない
4＝まったくコントロールできない．強迫行為の衝動は圧倒的であり，意志の力はまったく及ばず，一時的に遅らせることすらほとんどできない

（多賀千明，1999[32]）より一部改変し引用）

恐怖やその他の不快な感情のためにあなたが下記にあげた状況をどの程度避けようとしているか，下のスケールから番号を選んでください．そしてそれぞれの状況に対応する空欄にあなたの選んだ番号を記入してください．

0 ——— 1 ——— 2 ——— 3 ——— 4 ——— 5 ——— 6 ——— 7 ——— 8
避けない　　　少し避ける　　　明らかに避ける　　著しく避ける　　いつも必ず避ける

1. 治療を希望する主要な恐怖症（自分の言葉で記述してください）
2. 注射や小手術 ☐
3. 他人と飲食をともにすること ☐
4. 病院 ☐
5. バスや電車に一人で長時間乗ること ☐
6. 混雑した通りを一人で歩くこと ☐
7. 人に見られたり見つめられたりすること ☐
8. 混雑した店に入ること ☐
9. 目上の人と話すこと ☐
10. 血を見ること ☐
11. 人に批判されること ☐
12. 家を離れて一人で出掛けること ☐
13. けがや病気のことを考えること ☐
14. 聴衆の前で話したり演じたりすること ☐
15. 大きな開けた場所 ☐
16. 歯医者に行くこと ☐
17. その他の状況（具体的に記述してください）

広場恐怖症	5	6	8	12	15
血恐怖	2	4	10	13	16
社会恐怖	3	7	9	11	14
その他	1	17			

小計 ☐

つぎに，上にあげたそれぞれの問題によってあなたがどの程度困っているか，下のスケールから番号で選び，対応する空欄に記入してください．

0 ——— 1 ——— 2 ——— 3 ——— 4 ——— 5 ——— 6 ——— 7 ——— 8
全く困っていない　少し困っている　明らかに困っている　著しく困っている　極度に困っている

18. 悲惨な，または沈んだ感情 ☐
19. いらいらした，または怒りの感情 ☐
20. どこにいてもいつも緊張している ☐
21. どこにいても突然パニックが起こる ☐
22. 気持ちを動転させる考えが浮かんでくる ☐
23. その他の感情（具体的に記述してください） ☐

小計 ☐

あなたの主な問題の現在の状態を下のスケールでどのように評定しますか？

0 ——— 1 ——— 2 ——— 3 ——— 4 ——— 5 ——— 6 ——— 7 ——— 8
恐怖症なし　少し悩まされている/　明らかに悩まされている/　著しく悩まされている/　極度に悩まされている/
　　　　　　あまり支障はきたさない　支障をきたしている　　支障をきたしている　　支障をきたしている

0から8の番号の一つに○印をつけてください．

図2　恐怖症状質問票（Marks） （竹内龍雄，ほか，1988[37]より）

[引用文献]

1. Iwata N, Mishima N. Reliability of the State-trait anxiety inventory, form Y in Japanese samples. Psychol Rep 1999; 84: 494-6.
2. Iwata N, Mishima N, Okabe K, et al. Psychometric properties of the state-trait anxiety inventory among Japanese clinical outpatients. J Clin Psychol 2000; 56: 793-806.
3. Hamilton M. The assessment of anxiety states by rating. Br J Med Psychol 1959; 32: 50-5.
4. 浅井昌弘. 不安の臨床. UPJOHN SYMPOSIUM Vol.5 不安の基礎と臨床 II, 日本アップジョン株式会社, 1993; p.48-9.
5. Bruss GS, Gruenburg AM, Goldstein RD, et al. Hamilton Anxiety Rating Scale Interview guide: joint interview and test-retest methods for interrater reliability. Psychiatry Res 1994; 53: 191-202.
6. Shear MK, Vander Bilt J, Rucci P, et al. Reliablity and validity of a structured interview guide for the Hamilton Anxiety Rating Scale (SIGH-A). Depress Anxiety 2001; 13: 166-78.
7. Zung WW. A rating instrument for anxiety disorders. Psychosomatics 1971; 12: 371-9.
8. Reiss S, Peterson RA, Gursky DM, et al. Anxiety sensitivity, anxiety frequency and the prediction of fearfulness. Behav Res Ther 1986; 24: 1-8.
9. Cox BJ, Parker JD, Swinson RP. Anxiety sensitivity: confirmatory evidence for a multidimensional construct. Behav Res Ther 1996; 34: 591-8.
10. Schmidt NB, Lerew DR, Joiner TE Jr. Anxiety sensitivity and the pathogenesis of anxiety and depression: evidence for symptom specificity. Behav Res Ther 1998; 36: 165-77.
11. Donnell CD, McNally RJ. Anxiety sensitivity and panic attacks in a nonclinical population. Behav Res Ther 1990; 28: 83-5.
12. 杉浦義典. 不安の認知的アセスメント. 精神科診断 1998; 9: 469-78.
13. 貝谷久宣, 陳 峻文, 村岡理子, ほか. 7 不安障害 パニック発作・恐怖症. 臨精医 1999; 28 (増刊号): 146-59.
14. Shear MK, Brown TA, Barlow DH, et al. Multicenter collaborative panic disorder severity scale. Am J Psychiatry 1997; 154: 1571-5.
15. Yamamoto I, Nakano Y, Watanabe N, et al. Cross-cultural evaluation of the Panic Disorder Severity Scale in Japan. Depress Anxiety 2004; 20: 17-22.
16. Bandelow B. Assessing the efficacy of treatment for panic disorder and agoraphobia. II. The Panic and Agoraphobia Scale. Int Clin Psychopharmacol 1995; 10: 73-81.
17. Bandelow B, Hajak G, Holzrichter S, et al. Assessing the efficacy of treatment for panic disorder and agoraphobia. I. Methodological problems. Int Clin Psychopharmacol 1995; 10: 83-93.
18. Stein DJ. Cognitive-Affective Neuroscience of Depression and Anxiety Disorders, Martin Dunitz Ltd, London, 2003. 田島 治, 荒井まゆみ (訳). 不安とうつの脳と心のメカニズム——感情と認知のニューロサイエンス, 星和書店, 2007.
19. Taylor CB, Sheikh J, Agras WT, et al. Ambulatory heart rate changes in patients with panic attacks. Am J Psychiatry 1986; 143: 478-82.
20. Bouman TK, Emmelkamp MG. Panic Disorder and Agoraphobia. Van Hasselt VB, Hersen M(editors). Sourcebook of Psychological Treatment Manuals for Adult Disorders, Plenum Press, New York, 1996; p.23-63.
21. Sheehan DV. The Anxiety Disease, Bantam Books, New York, 1986.
22. Liebowitz MR. Social Phobia. Ban TA, Pichot P, Poldinger W(editors). Modern Problems of Pharmaco-psychiatry. 22. Karger, Basel, Switzerland, 1987; p.141-73.
23. Heimberg RG, Horner KJ, Juster HR, et al. Psychometric properties of the Liebowitz Social Anxiety Scale. Psychol Med 1999; 29: 199-212.
24. 朝倉 聡, 井上誠士郎, 佐々木 史, ほか. Liebowitz Social Anxiety Scale (LSAS) 日本語版の信頼性および妥当性の検討. 精神医 2002; 44: 1077-84.
25. Watson JB, Friend R. Measurement of social-evaluation anxiety. J Consult Clin Psychol 1969; 33: 448-57.
26. 石川利江, 佐々木和義, 福井 至. 社会的不安尺度 FNE・SADS の日本語版標準化の試み. 行動療研

1992; 18: 10-7.
27. Mattick PR, Peters L. Treatment of severe social phobia: effects of guided exposure with and without cognitive restructuring. J Consult Clin Psychol 1988; 56: 251-60.
28. Goodman WK, Price LH, Rasmussen SA, et al. The Yale-Brown Obsessive-Compulsive Scale. I. Development, use, and reliability. Arch Gen Psychiatry 1989; 46: 1006-11.
29. Goodman WK, Price LH, Rasmussen SA, et al. The Yale-Brown Obsessive-Compulsive Scale. II. Validity. Arch Gen Psychiatry 1989; 46: 1012-6.
30. 中嶋照夫, 中村道彦, 多賀千明, ほか. Yale-Brown Obsessive-Compulsive Scale 日本語版 (JY-BOCS) とその信頼性・妥当性の検討. 臨評価 1993; 21: 491-8.
31. Nakajima T, Nakamura M, Taga C, et al. Reliability and validity of the Japanese version of the Yale-Brown Obsessive-Compulsive Scale. Psychiatr Clin Neurosci 1995; 49: 121-6.
32. 多賀千明. 7 不安障害 強迫性障害. 臨精医 1999; 28 (増刊号): 160-70.
33. Baer L. Getting Control: Overcoming Your Obsessions and Compulsions, Plume, New York, 1992.
34. 浜垣誠司, 高木俊介, 漆原良和, ほか. 自己記入式 Yale-Brown 強迫観念・強迫行為尺度 (Y-BOCS) 日本語版の作成とその検討. 精神誌 1999; 101: 152-68.
35. Stein DJ. Generalized anxiety disorder: rethinking diagnosis and rating. CNS Spectr 2005: 10; 930-4.
36. Stein DJ, Fincham D, Seedat S, et al. The DSM-IV-Based generalized anxiety disorder severity scale. Preliminary validation using data from a trial of agomelatine versus placebo. J Nerv Ment Dis 2009; 197: 391-4.
37. Marks I. Behavioural Psychotherapy: Maudsley Pocket Book of Clinical Management, Butterworths & Co (Publishers) Ltd, London, 1986. 竹内龍雄, ほか (訳). 行動精神療法 モーズレイ病院ハンドブック, 中央洋書出版部, 1988; p.64.

診断，鑑別診断

うつを主症状とする疾患

　現在うつ病，うつ状態はプライマリケア疾患の一つと位置づけられ，新研修医制度においても研修医が必ず経験すべき精神疾患の一つとして重要視されている．選択的セロトニン再取り込み阻害薬（selective serotonin reuptake inhibitor: SSRI），セロトニン・ノルアドレナリン再取り込み阻害薬（serotonin noradrenaline reuptake inhibitor: SNRI）といった副作用が少なく用いやすい抗うつ薬の登場により三環系抗うつ薬が中心であった時代と比較して，うつ病，うつ状態の治療は取り組みやすい現状と考えられ，実際，内科を始めとした精神科以外の診療科での処方量は著しく増加している．

　これにはうつ病が軽症化していることも影

響しているだろう．一方で三木[1]によれば**図1**のとおり，うつ病患者の初診診療科の64%は内科であるが，うつと診断された者は10%程度に留まっており，うつの診断が適切になされていないという現状も指摘されている．うつ病，うつ状態の診断は国際疾病分類第10版（international classification of diseases, 10th revision: ICD-10）や米国精神医学会・精神障害の分類と診断の手引き（Diagnostic and Statistical Manual of Mental Disorders, Fourth Edition: DSM-IV）により行われることが多いが，実際はうつ状態を呈する疾患は精神疾患，身体疾患の多岐にわたり，治療が異なる場合もあるので注意を要する．本項ではうつが主症状となりうる疾患について，身体科で遭遇する頻度が高いと考えられる疾患を中心に論じる．

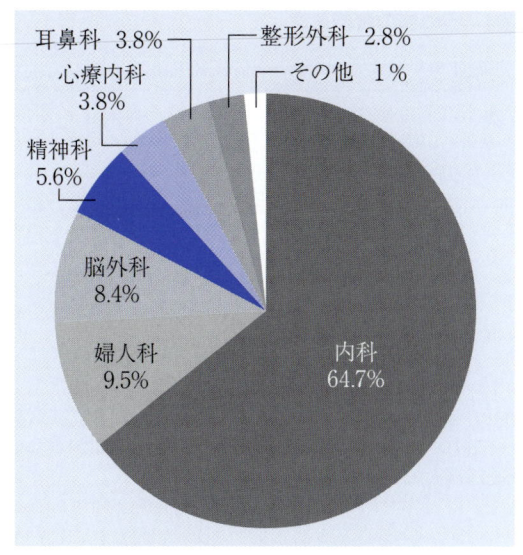

図1 うつ症状を呈する患者の初診診療科
うつ症状を呈する患者は身体症状を訴え，内科に受診する．
対象：心療内科のプライマリケアにおける初診患者330例のうつ病実態調査．self-rating depression scale（SDS）45以上を示した患者161例の初診診療科
（三木 治，2002[1]より）

うつが主症状となりうる精神疾患

1. うつ病

当然であるがうつを主症状とする代表的疾患である．ICD-10，DSM-IVによる大うつ病のエピソード（major depressive episode）の診断基準は**表1**のとおりである．いずれの診断基準に当てはめても自然と診断できるようになっているのであるが，実際，身体科医がうつ病を診断するにあたっては案外と役に立たないのではないかと思われる．野村[4]によれば，うつ病診断には2つのステップが重要であり，第1は「うつ病かもしれないという"あたり"をつけること」であり，第2は「うつ病について積極的に探りを入れること」とされている．

うつ病という病気が頭に浮かんだら，まず行動と症状で「あたり」をつける．身体症状としては「疲労感」が最も重要といわれており，身体愁訴，とくに倦怠感，易疲労感が強く，それに加えて「いかにも活気がない」「動作が鈍く辛そう」「表情が暗い」「口数が少なく，言葉かけへの反応が投げやり」などの行動上の特徴が目立てば，うつ病の可能性が出てくる．ただしここで，うつ病の「人前では常に感じ良く」という習性のために，「無理してニコニコしているうつ病がある」ということを頭の片隅に置いておく必要がある．そのような場合は家族や看護者など診察場面以外の様子をよく知る者の情報が参考となる．

第2のステップ「積極的な探り」とは，診断基準に該当する精神症状を具体的な質問によってチェックする作業である．睡眠や食欲に関する質問からが入りやすく，不眠や食欲低下が強いようであれば，やはりうつ病の可能性が高まる．次に感情面の質問，抑うつ気分や苛々感，悲哀感などについて問うとよいと思われる．入

表1 うつ病の診断基準

DSM-IV：大うつ病エピソード（major depressive episode）
A. 以下の症状のうち5つ（またはそれ以上）が同じ2週間の間に存在し，病前の機能からの変化を起こしている．これらの症状のうち少なくとも1つは，(1) 抑うつ気分，あるいは (2) 興味または喜びの喪失である 注：明らかに，一般身体疾患，または気分に一致しない妄想または幻覚による症状は含まない (1) その人自身の言明（例：悲しみまたは空虚感を感じる）か，他者の観察（例：涙を流しているように見える）によって示される，ほとんど1日中，ほとんど毎日の抑うつ気分 注：小児や青年ではいらだたしい気分もありうる (2) ほとんど1日中，ほとんど毎日の，すべて，またはほとんどすべての活動における興味，喜びの著しい減退（その人の言明，または他者の観察によって示される） (3) 食事療法をしていないのに，著しい体重減少，あるいは体重増加（例：1か月で体重の5％以上の変化），またはほとんど毎日の，食欲の減退または増加 注：小児の場合，期待される体重増加がみられないことも考慮せよ (4) ほとんど毎日の不眠または睡眠過多 (5) ほとんど毎日の精神運動性の焦燥または制止（他者によって観察可能で，ただ単に落ち着きがないとか，のろくなったという主観的感覚ではないもの） (6) ほとんど毎日の易疲労性，または気力の減退 (7) ほとんど毎日の無価値感，または過剰であるか不適切な罪責感（妄想的であることもある．単に自分をとがめたり，病気になったことに対する罪の意識ではない） (8) 思考力や集中力の減退，または，決断困難がほとんど毎日認められる（その人自身の言明による，または他者によって観察される） (9) 死についての反復思考（死の恐怖だけではない），特別な計画はないが反復的な自殺念慮，または自殺企図，または自殺するためのはっきりとした計画
B. 症状は混合性エピソードの基準を満たさない
C. 症状は，臨床的に著しい苦痛，または社会的，職業的，または他の重要な領域における機能の障害を引き起こしている
D. 症状は，物質（例：乱用薬物，投薬）の直接的な生理学的作用，一般身体疾患（例：甲状腺機能低下症）によるものではない
E. 症状は死別反応ではうまく説明されない．すなわち，愛する者を失った後，症状が2か月を超えて続くか，または，著明な機能不全，無価値感への病的なとらわれ，自殺念慮，精神病性の症状，精神運動制止があることで特徴づけられる

（髙橋三郎，ほか（訳），2004[2]）より）

院中の患者などでは自身の病気について当然不安や抑うつが認められると考えられるが，過度の悲観やマイナス思考，自殺念慮などが認められれば，うつ病である可能性が高まる．なお，うつ病の診断をつける際に，うつ病の自己評価尺度を利用することがあるかと思われる．これはうつ病の重症度を測るために有用であるが，診断をつける際には参考程度に留めるのが得策と考えられる．代表的な自己評価尺度としてZungの自己評価式抑うつ性尺度（self-rating depression scale: SDS）を**表2**に示した．

2. 双極性うつ病

双極性うつ病とは双極性障害（躁うつ病）のうつ状態を指す．状態像としては，1. のうつ病の精神症状と同様と考えてよいが，重要な点は過去に躁病もしくは軽躁病エピソードがあるか否かである．病歴聴取の際に「うつ病を疑う患者には過去に非常にテンションの高い時期があったか否かを聞く必要がある」とさえ念頭に置いておけば，躁病エピソードを聞きもらすことは少ないと思われるが，問題は軽躁病エピソードをいかに聴取するかである．軽躁病は精

表1 うつ病の診断基準（続き）

ICD-10：F32 うつ病エピソード（depressive episode）
G1. うつ病エピソードは，少なくとも2週間続くこと G2. 対象者の人生のいかなる時点においても，軽躁病や躁病エピソードの診断基準を満たすほどに十分な躁病性症状がないこと G3. 主要な除外基準：このエピソードは，精神作用物質の使用，あるいは器質性精神障害によるものでないこと
身体症候群（somatic syndrome） 　　うつ病症状のなかで，特別に臨床的重要性があると広く認められているものがいくつかあるが，それらをここでは「身体的」とよぶ（他の分類では，この症候群は，生物学的，生気的，メランコリー的，または内因性などの用語で表されている）． 　　第5桁の数字（F31.3, F32.0, F32.1, F33.0, F33.1に指摘してある）は，身体症候群の有無を特定するために使われる．身体症候群があるとみなすためには，次の症状のうち，<u>4項</u>の症状が存在すべきである． 　(1) 通常なら楽しいはずの活動における興味や喜びの顕著な喪失 　(2) 通常なら情動的に反応するような出来事や活動に対する情動反応性の不足 　(3) 朝，いつもの時刻より2時間早い覚醒 　(4) 午前中に悪い抑うつ 　(5) 著明な精神運動制止や焦燥が客観的に確認されること（他者に気づかれたり，報告されたりして） 　(6) 著明な食欲低下 　(7) 体重減少（前月に比べ体重の5%以上） 　(8) 性的衝動の著明な減退
F32.0 軽症うつ病エピソード（mild depressive episode） A. うつ病エピソード（F32）の全般基準を満たすこと B. 次の3項の症状のうち少なくとも2項があること 　(1) 対象者にとって明らかに異常で，著明な抑うつ気分が，周囲の状況にほとんど影響されることなく，少なくとも2週間のほとんど毎日かつ1日の大部分続く 　(2) 通常なら楽しいはずの活動における興味や喜びの喪失 　(3) 活力の減退または疲労感の増加 C. 次に示す付加的な症状を併せて，<u>B項</u>との合計が少なくとも4項あること 　(1) 自信喪失，自尊心の喪失 　(2) 自責感や，過度で不適切な罪悪感といった不合理な感情 　(3) 死や自殺についての繰り返し起こる考え，あるいは他の自殺的な行為 　(4) 思考力や集中力の低下の訴え，あるいはその証拠．例；優柔不断や動揺性の思考 　(5) 焦燥あるいは遅滞を伴う精神運動性の変化（主観的なものであれ客観的なものであれ，いずれでもよい） 　(6) いろいろなタイプの睡眠障害 　(7) 相応の体重変化を伴う食欲の変化（減退または増進）

（中根允文，ほか（訳），2008[3] より）

神科の専門医師でもうまく聞き出そうとしなければ聞きもらすことのある精神症状であるため注意を要する．DSM-IVによれば，"少なくとも4日間以上持続する通常の気分と明確に異なる"ものとして軽躁病エピソードを**表3**のように定めている．

双極性うつ病は単極性うつ病と治療に異なる点があるため注意を要する．おおまかには，単極性うつ病が抗うつ薬を中心に治療されるのに対して，双極性うつ病は炭酸リチウムやバルプロ酸ナトリウムを併用することを検討しなければならない点で異なる．仮に抗うつ薬で治療を開始した患者に躁病や軽躁病を思わせるエピソードが出現した際には，精神科専門医を紹介することが望ましいと考えられる．

表2　Zungの自己評価式抑うつ性尺度（SDS）

質問項目	ないかたまに	ときどき	かなりのあいだ	ほとんどいつも
1. 気が沈んで憂うつだ	1	2	3	4
2. 朝がたはいちばん気分がよい	4	3	2	1
3. 泣いたり，泣きたくなる	1	2	3	4
4. 夜よく眠れない	1	2	3	4
5. 食欲はふつうだ	4	3	2	1
6. まだ性欲がある（独身者の場合），異性に対する関心がある	4	3	2	1
7. やせてきたことに気がつく	1	2	3	4
8. 便秘している	1	2	3	4
9. ふだんよりも動悸がする	1	2	3	4
10. 何となく疲れる	1	2	3	4
11. 気持ちは，いつもさっぱりしている	4	3	2	1
12. いつもとかわりなく仕事をやれる	4	3	2	1
13. 落ち着かず，じっとしていられない	1	2	3	4
14. 将来に希望がある	4	3	2	1
15. いつもよりいらいらする	1	2	3	4
16. たやすく決断できる	4	3	2	1
17. 役に立つ，働ける人間だと思う	4	3	2	1
18. 生活は，かなり充実している	4	3	2	1
19. 自分が死んだほうが，ほかの者は楽に暮らせると思う	1	2	3	4
20. 日頃していることに満足している	4	3	2	1

［判定］40点未満：抑うつ性が乏しい．40〜49点：軽度抑うつ性あり．50点以上：中等度（以上の）抑うつ性あり

(福田一彦，ほか，1983[5] より)

3. パニック障害

　従来，不安神経症とされていた疾患は，現在の診断基準において，不安発作が頻発するタイプをパニック障害，慢性の不安は全般性不安障害と別々のカテゴリーに大別されている．このような大別がなされる以前より，不安神経症にうつ病が合併しやすいことは報告されていたが，その後，とくにパニック障害にうつ病の合併が多いことが報告された．パニック障害の患者におけるうつ病の生涯有病率は73.4％という報告があるほどである[7]．表4にパニック障害患者を対象とした場合のうつ病の合併に関する報告を示す．ちなみにうつ病の患者におけるパニック障害の生涯有病率は10％程度とされている[9]．Ballら[10]はパニック障害に合併したうつ病に多く認められる抑うつ症状は，易疲労感，不眠，集中困難であり，少ないのは食欲低下，精神運動抑制，自殺念慮，無価値感であったと報告している．パニック障害でうつを主症状とする状

表3 DSM-IV 軽躁病エピソード

A.	持続的に高揚した，開放的な，または易怒的な気分が，少なくとも4日間続くはっきりとした期間があり，それは抑うつのない通常の気分とは明らかに異なっている
B.	気分の障害の期間中，以下の症状のうち3つ（またはそれ以上）が持続しており（気分が単に易怒的な場合は4つ），はっきりと認められる程度に存在している (1) 自尊心の肥大または誇大 (2) 睡眠欲求の減少（例えば，3時間眠っただけでよく休めたと感じる） (3) 普段より多弁であるか，喋り続けようとする心迫 (4) 観念奔逸，またはいくつもの考えが競い合っているという主観的な体験 (5) 注意散漫（すなわち，注意があまりにも容易に，重要でないかまたは関係のない外的刺激に転導される） (6) 目標志向性の活動（社会的，職業または学校内，性的のいずれか）の増加，または精神運動性の焦燥 (7) まずい結果になる可能性が高い快楽的活動に熱中すること（たとえば，制御のきかない買いあさり，性的無分別，または馬鹿げた商売への投資などに専念する人）
C.	エピソードには，症状のないときにはその人物に特徴的でない明確な機能変化が随伴する
D.	気分の障害や機能の変化は，他者から観察可能である
E.	エピソードは，社会的または職業的機能に著しい障害を起こすほど，または入院を必要とするほど重篤ではなく，精神病性の特徴は存在しない
F.	症状は物質（例：乱用薬物，投薬，または他の治療）の直接的な生理学的作用，または一般身体疾患（例：甲状腺機能亢進症）によるものではない

（注）身体的な抗うつ治療（例：投薬，電気痙攣療法，光療法）によって明らかに引き起こされた軽躁病様のエピソードは，双極II型障害の診断に数え上げるべきではない．

（髙橋三郎，ほか（訳），1995[6] より）

態の診断においては，過去，および現在に表5の診断基準に当てはまるような症状がないかを確認する．またうつ病の治療中に時間差で出現するパニック障害もあるため注意を要する．

4. アルコール依存症

アルコール依存症もうつを主症状としうる疾患であるが，欧米に比して本邦では関心が乏しい傾向にある．アルコール依存症が欧米ほど問題とされないのには，欧米よりもアルコール依存症者が少ないとされていることや"アルコール依存症は自業自得"といったような社会通念があるのかもしれない．精神科を受診するようなアルコール依存症患者はともかく，身体科を受診するようなアルコール依存症患者は，元々"否認"の強い病態から考えても，「私は大酒のみです」と馬鹿正直に最初から打ち明ける患者はいないのではなかろうか．問診の際に，「あなたはお酒をどのくらい飲みますか」といった聞き方では正確な答えが得られない可能性が高いと考えられるため，斎藤ら[11]によれば「最高に飲んだときはどのくらい飲みましたか」とか「ボトルは何日で空けますか」などと視点を変えて問診するのがよいとされている．なお，アルコール依存症にうつ病が併発している，もしくは逆の併発の疑いが高まった場合，表6の3点が目安として有用と考えられる．

アルコール依存症の治療に関しては精神科でもアルコール依存症の治療プログラムを有している医療機関を紹介することが望ましいと考えられるが，前提として患者自身にアルコール依存症を治療したいという治療意欲があることが必要であることを付しておく．

5. 境界性パーソナリティ障害

　境界性パーソナリティ障害を始めとしたパーソナリティ障害もうつを主症状としうる疾患の一つである．また身体的愁訴で身体科を受診することも多い疾患である．DSM-IVによる診断基準は**表7**のとおりである．境界性パーソナリティ障害の抑うつ症状は，空虚感，孤独感が目立つことが最大の特徴であると考えられる．前述のパニック障害やアルコール依存症との併発も多く，「若年で持続性の抑うつ症状」「過量服薬やリストカットなどの自殺企図」「親密な2者関係を強く希望する」「傷つきやすい」などの特徴もみられる．対人関係が非常に不安定な疾患のため，しばしば医療現場も混乱させられるという事態が起きるため注意を要する．担当医を始め医療者さえも気づかないまま混乱の中心に立たされることがありうる．**表7**に当てはまるような患者に対峙した際は速やかに精神科との連携を図る必要があるが，一方的な精神科紹介は患者との関係を著しく不安とし，さらに混乱が乗じる可能性も推測されるため，事前に精神科医師と相談を重ねたうえでの慎重な対応が求められる．

うつが主症状となりうる身体疾患

　身体疾患で治療を受けている患者の22～33%がうつ病あるいはうつ状態に罹っていると報告されている[12,13]．中河原によれば，身体疾患に伴ううつ状態は次の5つに分類される[14]．
(1) 身体疾患とは無関係に，身体疾患と同時に起こったうつ病（うつ病の併発）
(2) 身体疾患によって二次的に誘発されたうつ病（反応性うつ病）
(3) うつ病が身体疾患と類似した症状として表現されている状態（仮面うつ病）
(4) 身体疾患に起因するうつ状態（狭義の身体疾患に伴ううつ状態）
(5) 身体疾患の治療中に起こるうつ病（薬剤惹起性うつ病）

　本項では（4）身体疾患に起因するうつ状態と（5）身体疾患の治療中に起こるうつ病（薬剤惹起性うつ病）について述べる．

表4　パニック障害に合併するうつ病の頻度

報告者	対象数	うつ病の合計
Breirerら（1984）	60人	41人（68%）
Van Valkenburgら（1984）	49	
Uhdeら（1985）	38	
Nutzingerら（1985）	29	
Bullerら（1986）	97	
Lesserら（1988）	443	
竹内ら（1988）	45	4 （9）
Steinら（1989）	35	24 （69）
Cassanoら（1989）	151	46 （30）
Steinら（1990）	63	40 （63）
Sandersonら（1990）	55	6 （11）
Nagyら（1993）	28	17 （61）
Ballら（1995）	64	23 （36）
二宮ら（1996）	72	10 （14）
合計	1,229人	211人（37%）

（坂上紀幸，ほか，1998[8]より）

身体疾患に起因するうつ状態

　うつ病，うつ状態を起こしやすい疾患については**表8**のとおりである．以下，**表8**中の代表的疾患について述べる．

1. 甲状腺機能低下症

　易疲労感，活動性低下，抑うつ気分が主症状となることが多い．臨床症状からだけではうつ病との区別がつかない症例も多く，更年期以

表5　DSM-IV　広場恐怖を伴わないパニック障害の診断基準

A. (1)と(2)の両方を満たす
　(1) 予期しないパニック発作が繰り返し起こる
　(2) 少なくとも1回の発作の後1か月間（またはそれ以上），以下のうち1つ（またはそれ以上）が続いていたこと
　　(a) もっと発作が起こるのではないかという心配の継続
　　(b) 発作またはその結果が持つ意味（例：コントロールを失う，心臓発作を起こす，"気違いになる"）についての心配
　　(c) 発作と関連した行動の大きな変化

B. 広場恐怖が存在しない

C. パニック発作は，物質（例：乱用薬物，投薬）または身体疾患（例：甲状腺機能亢進症）の直接的な生理学的作用によるものではない

D. パニック発作は，以下のような他の精神疾患ではうまく説明されない．たとえば，社会恐怖（例：恐れている社会的状況に曝露されて生じる），特定の恐怖症（例：特定の恐怖状況に曝露されて），強迫性障害（例：汚染に対する強迫観念のある人が，ごみに曝露されて），心的外傷後ストレス障害（例：強いストレス因子と関連した刺激に反応して），または分離不安障害（例：家を離れたり，または身近の家族から離れたりしたとき）

（髙橋三郎，ほか（訳），1995[6]より）

降の患者では記銘力低下が起こり，認知症と誤診されることもある．臨床検査所見で血中甲状腺ホルモン（free triiodothyronine: FT₃, free thyroxine: FT₄）の低下，血中甲状腺刺激ホルモン（thyroid stimulating hormone: TSH）の上昇が認められることでうつ病と鑑別される．

2. Cushing 症候群

患者の50%以上に抑うつ気分，意欲減退，不安，焦燥などの抑うつ症状が出現する．臨床症状からだけではうつ病との区別がつかない症例も多く，重症度は軽症のものから妄想を伴うほど重症のものまでさまざまである．睡眠障害を伴うものも多い．臨床検査所見で血中コルチゾールと血中副腎皮質刺激ホルモン（adrenocorticotropic hormone: ACTH）が増加し，これらの日内変動が消失することでうつ病と鑑別される．

3. Parkinson 病

抑うつ気分，緊張，焦燥，とり越し苦労，興味・

表6　身体科医からみたアルコール依存症の診断

1. ブレーキの効かない飲み方
2. 身体症状を認める
3. 家庭的，社会的問題を引き起こしている

（斎藤　学，ほか，1989[11]より）

関心の低下などの抑うつ症状が出現し，妄想や認知症症状を伴うこともある．55歳以前に発症するParkinson病ではうつ状態が出現する頻度が高く，55歳以降に出現するうつ状態では，振戦，無動，筋強剛が強くなる．抑うつ状態を伴うParkinson病患者は，抑うつ状態を伴わないParkinson病患者と比較してさらなる日常生活動作（activities of daily living: ADL）の低下を招く．

治療はレボドパなどのParkinson病治療薬を使用することから始める点で，うつ病の治療と異なる．

4. 月経前不快気分障害

月経1週間前より始まり，月経開始後数日で軽快するうつ状態で，卵胞期には症状が出現

表7 DSM-IV 境界性パーソナリティ障害の診断基準

対人関係，自己像，感情の不安定および著しい衝動性の広範な様式で，成人期早期に始まり，種々の状況で明らかになる．以下のうち5つ（またはそれ以上）で示される

(1) 現実に，または想像の中で見捨てられることを避けようとする気違いじみた努力 注：基準5で取り上げられる自殺行為または自傷行為は含めないこと
(2) 理想化とこき下ろしとの両極端を揺れ動くことによって特徴づけられる不安定で激しい対人関係様式
(3) 同一性障害：著明で持続的な不安定で自己像または自己感
(4) 自己を傷つける可能性のある衝動性で，少なくとも2つの領域にわたるもの（例：浪費，性行為，物質乱用，無謀な運転，無茶喰い） 注：基準5で取り上げられる自殺行為または自傷行為は含めないこと
(5) 自殺の行動，そぶり，脅し，または自傷行為の繰り返し
(6) 顕著な気分反応性による感情不安定性（例：通常は2，3時間持続し，2，3日以上持続することはまれな，エピソード的に起こる強い不快気分，いらいら，または不安）
(7) 慢性的な空虚感
(8) 不適切で激しい怒り，または怒りの制御の困難（例：しばしばかんしゃくを起こす，いつも怒っている，取っ組み合いの喧嘩を繰り返す）
(9) 一過性のストレス関連性の妄想様観念または重篤な解離性症状

（髙橋三郎，ほか（訳），1995[6]より）

しない特徴がある．症状が出現すると，仕事や学校などの日常生活に支障が起きることが多い．この症状が2回以上の月経周期で認められる場合，月経前不快気分障害（premenstrual dysphoric disorder: PMDD）と診断される．抑うつ気分，不安，焦燥，情緒不安定のいずれかの抑うつ症状が認められるとされており，過食，過眠，乳房の圧痛や腫脹感，腹部膨満感などの身体症状など特徴的な症状がみられることがある．治療は食事療法，ホルモン療法に加え，最近ではSSRIによる薬物療法が行われることも多い．

5. 慢性疲労症候群（chronic fatigue syndrome: CFS）

微熱，筋肉痛，疲労，抑うつ気分といった症状が6か月以上持続する疾患で，20〜50歳台にみられ，30歳台に多発する．1985年に米国ではじめて報告された疾患であり，原因はわかっていない．表9に診断指針（日本疲労学会）を示す．

表8 うつ病，うつ状態を起こしやすい疾患

1.	内分泌代謝疾患
	甲状腺機能障害，副腎皮質機能障害，性腺機能障害，電解質異常（とくに低ナトリウム血症）
2.	中枢神経疾患
	Parkinson病，多発性硬化症，脳血管性認知症，Alzheimer病，正常圧水頭症，慢性硬膜下血腫，脳腫瘍
3.	その他
	膠原病，インフルエンザ，膵炎，膵癌

（野村総一郎，2004[4]より）

6. Alzheimer型認知症

初老期，老年期に起きる進行性の脳変性疾患である．記憶障害と見当識障害を主症状とするが，意欲低下，抑うつ気分などの抑うつ症状を伴うことや，抑うつ症状が先行することもある．初老期や老年期の患者でうつ状態を呈している患者を診た際には，「認知症かもしれない」ということを常に念頭に置いておくことが必要であり，それさえあれば見逃しはなくなるであろ

表9 慢性疲労症候群（CFS）の新しい診断指針（抄）：日本疲労学会，2007年

6か月以上持続する原因不明の全身倦怠感を訴える患者が，下記の前提I，II，IIIを満たしたとき，臨床的にCFSが疑われる．確定診断を得るためには，さらに感染・免疫系検査，神経・内分泌・代謝系検査を行うことが望ましいが，現在のところCFSに特異的検査異常はなく，臨床的CFSをもって「慢性疲労症候群」と診断する
前提I
病歴，身体診察，臨床検査を精確に行い，慢性疲労をきたす疾患を除外する．ただし，抗アレルギー薬などの長期服用者とBMIが40を超える肥満者に対しては，当該病態が改善し，慢性疲労との因果関係が明確になるまで，CFSの診断を保留し，経過観察する．また，気分障害（双極性障害，精神病性うつ病を除く），不安障害，身体表現性障害，線維筋痛症は併存疾患として扱う
前提II
前提Iの検索によっても慢性疲労の原因が不明で，以下の4項目を満たす （1）この全身倦怠感は新しく発症したものであり，急激に始まった （2）十分休養をとっても回復しない （3）現在行っている仕事や生活習慣のせいではない （4）日常の生活活動が発症前に比べて50％以下になっている．あるいは疲労感のため，月に数日は社会生活や仕事ができず休んでいる
前提III
以下の自覚症状と他覚的所見10項目のうち5項目以上を認める （1）労作後疲労感（労作後休んでも24時間以上続く） （2）筋肉痛 （3）多発性関節痛（腫脹はない） （4）頭痛 （5）咽頭痛 （6）睡眠障害（不眠，過眠，睡眠相遅延） （7）思考力・集中力低下 （8）微熱 （9）頸部リンパ節腫脹（明らかに病的腫脹と考えられる場合） （10）筋力低下 （（8）（9）（10）の他覚的所見は，医師が少なくとも1か月以上の間隔をおいて2回認めること）

（週刊医学界新聞，2007[15]より）

う．「認知症かもしれない」ということが念頭にないと単にうつ病と診断し，認知機能の低下を招きうる抗コリン作用の強い抗うつ薬を処方してしまうことにもつながりかねないため注意を要する．

身体疾患の治療中に起こるうつ病（薬剤惹起性うつ病）[16]

身体疾患を治療するためのさまざまな薬剤の使用中にうつ状態が生じることはまれではない．薬剤を使用している際には，常に「薬剤が原因なのかもしれない」ということを念頭に置いておいて欲しい．臨床の現場では見逃されている場合が少なくないため，精神科医も身体科医も，どの薬剤がどのくらいの頻度でうつ状態を起こすのかということに関して十分な知識を持ち，監視していく構えが必要である．身体科で治療中の患者がうつ状態を呈したとき，薬剤惹起性うつ病の可能性を考えるわけであるが，実際は，身体疾患自体が抑うつ症状を生じやすい疾患であったり，服薬中にたまたま心因となりうるライフイベントがある可能性もあり，その鑑別は必ずしも容易ではない．

薬剤惹起性うつ病の診断は，投薬との時間的関係，症状の特徴や推移，症状の相対的出現頻

表10 薬剤惹起性うつ病を起こしやすい薬剤

1.	降圧薬：レセルピン，α-メチルドパ，β遮断薬
2.	ホルモン製剤：副腎皮質ステロイド，黄体卵胞混合ホルモン，酢酸ブセレリン
3.	抗潰瘍薬：H_2受容体拮抗薬（H_2ブロッカー）
4.	抗Parkinson薬：アマンタジン，レボドパ
5.	免疫調整薬：インターフェロン
6.	向精神薬：ハロペリドール
7.	抗酒薬：ジスルフィラム

（野村総一郎，2004[4]より）

度などを総合的に判断して下すこととなる．投薬との時間的関係は，投薬直後に精神症状が出現し，投薬の中止により精神症状が軽快したり，用量の増減と精神症状の増悪・軽快が一致したりすれば，その診断は比較的容易である．しかし，なかには投薬後数か月を経て抑うつ症状が出現したり，投薬の中止後も抑うつ症状が遷延したりする場合もある．薬剤惹起性うつ病に特異的な抑うつ症状は存在しないが，悲哀感や抑うつ気分よりも，精神運動抑制，活動性低下を呈することが多いようである．また不快気分，不安，焦燥などがそこに混在し，経過中に衝動性や攻撃性，はたまた不活発，無関心になったりと動揺性を示すともいわれる[17,18]．しかしこれらの特徴は薬剤惹起性うつ病を診断するに必要十分条件ではない．要するに，抑うつ症状は薬剤惹起性うつ病の診断にあまり役に立たないため，抑うつ症状を起こしやすい薬剤を知っておくことが得策と考えられる．**表10**に薬剤惹起性うつ病を起こしやすい薬剤を示した．

おわりに

うつを主症状とする疾患について概説した．世界保健機関（World Health Organization: WHO）の統計によると，全世界で約1億2,100万人の人がうつ病に罹患しているといわれ，2000年の統計では，うつ病は，世界的に，患者に負担を強いる疾患という観点から見るためのスコア，「障害調整生命年数（disability adjusted life years: DALYs）」で4番目に位置づけられており，2020年までには，性別，年齢に関係なく2番目に上昇すると予想されている．このような現状および将来に対して精神科のみで対応することはとうてい困難な状況であり，うつ病，うつ状態はいま一度プライマリ疾患と位置づけることで，多くのうつ病患者がそれぞれの症状に沿った適切な治療を受けることができることを期待している．

（秦　伸之，磨井章智，小澤寛樹）

[引用文献]

1. 三木　治．プライマリ・ケアにおけるうつ病の実態と治療．心身医 2002; 42(9): 585-91.
2. American Psychiatric Association. Diagnostic and Statistical Manual of Mental Disorders, Fourth Edition, Text Revision, American Psychiatric Publishing, Inc., Washington, DC, 2000. 髙橋三郎，大野　裕，染矢俊幸（訳）．DSM-IV-TR 精神疾患の診断・統計マニュアル，新訂版，医学書院，2004; p.137-9.
3. World Health Organization. The ICD-10 Classification of Mental and Behavioural Disorders; Diagnostic criteria for research, 1993. 中根允文，岡崎祐士，藤原妙子，ほか（訳）．ICD-10 精神および行動の障害；DCR 研究用診断基準，新訂版，医学書院，1994: p.96-7.
4. 野村総一郎．リエゾン精神医療でよく見る精神症状とその対応．精神科治療 2004; 19: 37-40.
5. 福田一彦，小林重雄．日本版 SDS 使用手引，三京房，1983.
6. American Psychiatric Association. Diagnostic and Statistical Manual of Mental Disorders, Fourth Edition, American Psychiatric Publishing, Inc., Washington, DC, 1994. 髙橋三郎，大野　裕，染矢俊幸（訳）．DSM-IV 精神疾患の診断・統計マニュアル，医学書院，1995; p.132-3.
7. Dick CL, Bland RC, Newman SC. Epidemiology of psychiatric disorders in Edmonton. Panic disorder.

Acta Psychiatr Scand Suppl 1994; 376: 45-53.
8. 坂上紀幸, 清水宗夫. 不安とうつ病, 広瀬徹也, 樋口輝彦 (編). 臨床精神医学講座 4, 気分障害, 中山書店, 1998: p.428.
9. Chen YW, Dilsaver SC. Comorbidity of panic disorder in bipolar illness: evidence from the Epidemiologic Catchment Area Survey. Am J Psychiatry 1995; 152: 280-2.
10. Ball SG, Buchwald AM, Waddell MT, et al. Depression and generalized anxiety symptoms in panic disorder. Implications for comorbidity. J Nerv Ment Dis 1995; 183: 304-8.
11. 斎藤 学, 高木 敏, 小阪憲司. アルコール依存症の最新治療, 金剛出版, 1989, p.49.
12. Dietch JT, Zetin M. Diagnosis of organic depressive disorders. Psychosomatics 1983; 24: 971-9.
13. Rodin G, Voshart K. Depression in the medically ill: an overview. Am J Psychiatry 1986; 143: 696-705.
14. 中河原通夫. 身体疾患に伴ううつ状態. 松下正明, 浅井昌弘, 牛島定信, ほか (編). 臨床精神医学講座 4, 気分障害, 中山書店, 1998: p.457-66.
15. 「慢性疲労症候群」新・診断指針発表——第 3 回日本疲労学会の話題から. 週刊医学界新聞. 第 2746 号, 医学書院, 2007.
16. 大坪天平, 上島国利. 薬剤惹起性うつ病. 精神科治療 1998; 13(2): 143-50.
17. 上島国利. 抗精神病薬の副作用——うつ状態の誘発. 神精薬理 1989; 11: 25-35.
18. 大坪天平. インターフェロンによる精神症状. 精神科治療 1996; 11: 121-31.

不安を主症状とする疾患

不安症状は, 心身のさまざまな病態に出現するが, 不安症状を主症状とする精神疾患 (精神障害) は, 国際疾病分類 (International Classification of Diseases, 10th revision (ICD-10) 第 V 章) では, F41 「他の不安障害」の項目のうちの F41.0 「パニック障害」および F41.1 「全般性不安障害」に分類されている. したがって, 本項ではこの 2 つの障害単位を取り上げる.

実は, かつて, もっぱら種々の形の不安症状のみからなる病態が記載され, 86 年ものあいだ, 代表的な神経症類型の一つとみなされてきた疾患がある. 1894 年に Freud が記載した不安神経症がそれである. 1960 年代の終わりごろから, 精神科診断分類に操作的診断基準を用いた分類試案が著されるようになり, その一つとして Feighner らによる「精神医学研究用診断基準」[1] では, 不安神経症は不安発作の頻発を伴う慢性不安状態と定義され, その不安発作が 6 個の症状からなる診断基準で示されている. 1980 年に著された米国精神医学診断分類便覧第 III 版 (Diagnostic and Statistical Manual of Mental Disorders(DSM)-III) には, その発作に頻発する病像が「パニック障害」として, また慢性病像が「全般性不安障害」として登録され, それが ICD-10 第 V 章にも採用された経緯がある.

1. パニック障害

a. 病像

パニック障害は精神科外来診療でしばしば遭遇する精神障害で, わが国の一般人口における 12 か月有病率は 0.5% と推定されている[2]. 女性にやや多く, 発病年齢の幅は広いが, 筆者の自験例では 20 代から 30 代にかけて好発している. ICD-10 の精神と行動の障害の分類には

F41.0「パニック障害（挿間性発作性不安）」として登録され，その診断ガイドラインの冒頭に「本質的な病像は，いかなる特別な状況あるいは環境的背景にも限定されず，したがって予知できない，反復性の重篤な不安（パニック）発作である」[3]と記されている．この予知できないパニック発作に襲われて発病したある女性患者は，そのありさまについて次のように語っている．

「ひとりでデパートに買物に行き，店内を歩いていると，急に脳貧血を起こして，頭がクラクラして，胸苦しくなって，寒気のような，血が頭から引いてしまうような感じがなんどもして，激しい不安に襲われた．息苦しさを覚え，動悸がし，じっとしていられない気分だったが，からだがヘナヘナして動けなかった．今にも死ぬのではないかと恐ろしかった．10分くらいしてから，店員に頼んでタクシー乗り場までついてきてもらい，タクシーで，店員が教えてくれた近くの医院へ行った．診察を受けるころには，気分もよくなっていた．診察をした医師は，大丈夫心配はない，と言って力づけてくれた」[4]．このケースは，2日後，および17日後に同様のパニック発作を起こしている．

パニック発作は，精神的なショックを受けたときや，ある種の身体疾患の急性症状として，あるいは，ある種の薬物の摂取時や退薬時などの直接的原因に基づいて発現しうる発作であるが，パニック障害のパニック発作はそうした直接的原因に由来しない．

なお，「DSM-IV-TR 精神疾患の分類と診断の手引」には，パニック発作の操作的診断基準が記されている[5]．

b. パニック発作の診断基準[5]

「強い恐怖または不快を感じるはっきりと他と区別できる期間で，そのとき，以下の症状のうち4つ（またはそれ以上）が突然発現し，10分以内にその頂点に達する．

(1) 動悸，心悸亢進，または心拍数の増加，(2) 発汗，(3) 身震いまたは震え，(4) 息切れ感または息苦しさ，(5) 窒息感，(6) 胸痛または胸部不快感，(7) 嘔気または腹部の不快感，(8) めまい感，ふらつく感じ，頭が軽くなる感じ，または気が遠くなる感じ，(9) 現実感消失（現実でない感じ），または離人症状（自分自身から離れている），(10) コントロールを失うことに対する，または気が狂うことに対する恐怖，(11) 死ぬことに対する恐怖，(12) 異常感覚（感覚麻痺またはうずき感），(13) 冷感または熱感．」

多くの患者は，パニック発作を起こしたあと，この発作がある重大な心身の病気の前触れではないか，などの不安にとらわれ，健康への自信がゆらぎ，以前とは違った気持ちで暮らすようになる．とくに，いつまた発作が起こるかを恐れて落ち着かぬ気分に襲われる予期不安の募りに苛まれたり，発作のたびに救急車で救急外来を受診したり，さらには，発作が起こったときに取り乱すことを恐れて，頼れる人が傍にいない状況や，すぐさまその場から逃れられない状況などに対する恐怖心を抱くようになる．広場恐怖症がそれである．

上記の「DSM-IV-TR 精神疾患の分類と診断の手引」には，広場恐怖の診断基準が記されている[5]．

c. 広場恐怖の診断基準[5]

A. 逃げるに逃げられない（または逃げたら恥をかく）ような場所や状況，またはパニック発作やパニック様症状が予期しないで，または状況に誘発されて起きたときに，助けが得られない場所や状況にいることについての不安．広場恐怖が生じやすい典型的な状況には，家の外に一人でいること，混

雑の中にいることまたは列に並んでいること，橋の上にいること，バスや汽車，または自動車で移動していることなどがある．
注：1つまたは2～3の状況だけを回避している場合には特定の恐怖症の診断を，または社会的状況だけを回避している場合は社会恐怖を考えること．
B. その状況が回避されている（例：旅行が制限されている）か，またはそうしなくても，パニック発作またはパニック様症状が起こることを非常に強い苦痛または不安を伴いながら耐え忍んでいるか，または同伴者を伴う必要がある．
C. その不安または恐怖症性の回避は，以下のような他の精神疾患ではうまく説明されない．たとえば，社会恐怖（例：恥ずかしい思いをすることに対する恐怖のために社会的状況のみを避ける），特定の恐怖症（エレベーターのような単一の状況だけを避ける），強迫性障害（例：汚染に対する強迫観念のある人が，ごみや汚物を避ける），心的外傷後ストレス障害（例：強いストレス刺激と関連した刺激を避ける），または分離不安障害（例：家を離れることまたは家族から離れることを避ける）．

　パニック障害に広場恐怖を伴っているケースは，「広場恐怖を伴うパニック障害」として伴わないものと区別されている．

d. 広場恐怖を伴うパニック障害の診断基準[5]

A. (1)と(2)の両方を満たす．
　(1) 予期しないパニック発作が繰り返し起こる．
　(2) 少なくとも1回の発作の後1か月間（またはそれ以上），以下のうち1つ（またはそれ以上）が続いていたこと：
　　(a) もっと発作が起こるのではないかという心配の継続
　　(b) 発作またはその結果が持つ意味（例：コントロールを失う，心臓発作を起こす，"気が狂う"）についての心配
　　(c) 発作と関連した行動の大きな変化
B. 広場恐怖が存在している（広場恐怖を伴うパニック障害の場合）．
C. パニック発作は物質（例：乱用薬物，投薬）または一般身体疾患（例：甲状腺機能亢進症）の直接的な生理学的作用によるものではない．
D. パニック発作は，以下のような他の精神疾患ではうまく説明できない．たとえば，社会恐怖（例：恐れている社会的状況に曝露されて生じる），特定の恐怖症（例：特定の恐怖状況に曝露されて），強迫性障害（例：汚染に対する強迫観念のある人が，ごみや汚物に曝露されて），心的外傷後ストレス障害（例：強いストレス因子と関連した刺激に反応して），または分離不安障害（例：家を離れたり，または身近な家族から離れたりしたとき）．

e. 診断

　上記の「精神疾患の分類と診断の手引」には，パニック障害を操作的に診断するための診断基準が記されている．概念描写の記述的診断分類のみによらず，操作的診断基準に基づいて正確な診断を下すためには，パニック障害以外の精神障害の診断基準についても弁えておかねばならない．とりわけ，パニック障害以外の不安障害や身体表現性障害，解離性障害，適応障害などの診断基準に多少とも精通しておく必要がある．
　なお，パニック障害を持つケースが，同時にほかの精神障害の診断基準を満たしている場合はcomorbidityケースとよばれており，気

分障害や不安障害などに分類される障害とのcomorbidityケースが多い．

f．経過，予後

「病像」の節でも記したが，予知せぬパニック発作で発病すると，ほとんどのケースでは日を置いて同様の発作を繰り返す．再発する発作がパニック発作の診断基準を十分には満たしていない場合は，症状限定発作とよばれる．発作を起こした後，ほとんどのケースでは予期不安を持つようになる．発作が生じなくなり，予期不安が消えて治癒するケースがある一方で，慢性経過をたどるケースも少なくない．発作の再発のありさまはさまざまであるが[6]，頻発ケースは長期にわたり慢性経過をたどりやすい傾向がある．慢性病像の一つは広場恐怖症で，広場恐怖を伴うパニック障害がそれである．また，発作や予期不安に触発されて，心身のなんらかの疾患への罹患を懸念して心気症的な固着観念を抱くようになり，健康への自信を失って神経症的な生活を続けるようになる．いわゆる心臓神経症ケースなどがそれにあたる．また，これらのほかに，抑うつ状態が目立ってくるケースがあり，パニック障害に基づくdemoralizationとよばれている．

貝谷は，パニック障害の慢性病像にみられるうつ状態に非定型うつ病像を呈するケースを見いだし，これをパニック障害のcomorbidityケースとみなし，その病像，病前性格特徴，成因を検討し，あらためて「パニック性不安うつ病」を記載している[7]．

2．全般性不安障害

a．「不安」の語義をめぐって

全般性不安障害の病像を扱う前に，「不安」の語義についてふれておきたい．「不安」の語が用いられるようになったのは江戸期になってからで，1597（慶長2）年に刊行されて「易林本節用集」に収録されているという．汎用されるようになったのは，さらに近年になってからで，ドイツ語の"Angst"の訳語としても「不安」があてられた．精神医学書については，1928（昭和3）年に刊行された丸井清泰著「精神分析療法」前編（克誠堂）で，"Angst"の訳語に「不安」が用いられている．しかし明治～大正時代においては精神医学書では，"Angst"はもっぱら「苦悶」と訳されていた．"Angst"には，恐怖，驚愕などの意味も含まれ，「こころの落ち着かぬさま，心配，憂慮」を意味する「不安」とは語義空間で重なり合わない部分がある．また，同じ語根"enk"を持つ，ドイツ語"Angst"，フランス語"anxiété"，英語"anxiety"などには語義に違いがあり，精神医学用語として安易に同列に扱うことは問題であることもつとに指摘されている[8]．現行の診断分類は英文のテキストがもとになっており，"anxiety"にはおおむね「不安」があてられているが，"apprehension" "worry"などにあてられている訳語にも注意を払う必要がある．

b．病像

全般性不安障害は，ICD-10に次のように記述されている．

「本質的な病像は全般的かつ持続的であるが，きわめて優勢であっても，いかなる特殊な周囲の状況にも限定されない（すなわち「自由に浮動する」）不安である．他の不安障害と同様に，主要症状はきわめてさまざまであるが，たえずいらいらしている．振戦，筋緊張，発汗，頭のふらつき，動悸，めまい，心窩部の不快などの訴えがよく認められる．患者か身内がすぐにでも病気になるのではないか，あるいは事故にあ

うのではないかという恐怖がさまざまな他の心配事や不吉な予感とともに，しばしば口にされる．この障害は女性により多く，しばしば慢性の環境的ストレスと関連している．その経過はさまざまであるが，動揺し，慢性化する傾向を示す」．

冒頭に述べたように，全般性不安障害の診断基準は不安神経症の病像から，不安発作からなる急性病像を除いた慢性病像を想定してつくられた経緯がある．そこで，不安神経症についてふれておきたい．

19世紀後半に代表的な神経症であった神経衰弱症のケースのなかに，もっぱら不安・恐怖症状からなる病態を呈する一群があることに注目したFreudは，その一群をあらためて不安神経症と名づけ1894年に記載した．その病像は，次の10項目の病態から構成されている．すなわち，全般的な過敏性，不安に満ちた待機状態，不安発作，不安発作の不全型（代理症），驚愕覚醒，めまい，恐怖症，消化器の機能障害，感覚異常，いわゆる慢性不安状態．これらのうち，不安に満ちた待機状態について次のように記している．

「ものごとのわるい面，暗い面ばかり考えてしまう傾向や，わるいことの起こりそうな懸念を抱くこと，などに示される状態である．或る婦人は，自宅の戸口のまえに二人の人が来ているのを見て，自分の子供が窓から落ちたのではないかという考えがうかんできて，それを振り払えない．また，電話がなると，わるい報せではないかと思い込んでしまう．自分の健康についての不安な予期は，心気症の場合は，予めからだに不快感や感覚異常が生じているので，この不安に満ちた待機状態とは必ずしも一致しないが，しかし心気症は，本来の神経衰弱症に罹っている患者がこの不安神経症におちこむことから，しばしば発展してくる．

不安に満ちた待機状態は不安神経症の中心的症状で，おそらくそこには浮動中の状態の不安（浮動性不安）が存在し，なにかを予期するとき，その考えの選択をその不安がコントロールしていて，しかも，そうして選択される考想のなかみにとりつくのを待ち受けて，という具合にみることができる」[9]．

全般性不安障害の病像記述が，この不安神経症の病像記述の一部，とくに不安に満ちた待機状態の記述を取り入れたものであることがわかる．

c. ICD-10の診断ガイドライン

ICD-10の診断ガイドラインには，次のように記されている．

「患者は，少なくとも数週，通常は数か月，連続してほとんど毎日，不安の一次症状を示さなければならない．それらの症状は通常，以下の要素を含んでいなければならない．(a)心配（将来の不幸に関する気がかり，「いらいら感」，集中困難など），(b)運動性緊張（そわそわした落着きのなさ，筋緊張性頭痛，振戦，身震い，くつろげないこと），(c)自律神経性過活動（頭のふらつき，発汗，頻脈あるいは呼吸促迫，心窩部不快，めまい，口渇など）．小児では頻回に安心させる必要があったり，繰り返し身体的訴えをすることがあるかもしれない．他の症状，とりわけ抑うつが一過性に（一度につき2，3日間）出現しても，主診断として全般性不安障害を除外することにはならないが，患者はうつ病エピソード，恐怖症性不安障害，パニック障害，あるいは強迫性障害の診断基準を完全に満たしてはならない．〈含〉不安神経症，不安反応，不安状態，〈除〉神経衰弱」．

ICD-10に登録される以前に，全般性不安状態を記載したのは米国精神障害診断分類で，公式の診断分類ではDSM-III（1980）に初めて

登録されている．その操作的診断基準は DSM-III-R を経て洗練され，DSM-IV-TR では，以下の基準をあげている．

d. DSM-IV-TR の診断基準[5]

A. （仕事や学業などの）多数の出来事または活動についての過剰な不安と心配（予期憂慮）が，少なくとも 6 か月間，起こる日のほうが起こらない日より多い．

B. その人は，その心配を制御することが難しいと感じている．

C. 不安と心配は，以下の 6 つの症状のうち 3 つ（またはそれ以上）を伴っている（過去 6 か月間，少なくとも数個の症状が，ある日のほうがない日より多い）．
　注：子どもの場合は 1 項目だけが必要．
　(1) 落ち着きのなさ，または緊張感または過敏
　(2) 疲労しやすいこと
　(3) 集中困難，または心が空白になること
　(4) いらだたしさ
　(5) 筋肉の緊張
　(6) 睡眠障害（入眠または睡眠維持の困難，または落ち着かず熟睡感のない睡眠）

D. 不安と心配がⅠ軸障害（他の精神障害）の特徴に限られていない．たとえば，不安または心配が，（パニック障害におけるように）パニック発作が起こること，（社交〈社会〉不安障害におけるように）人前で恥ずかしい思いをすること，（強迫性障害におけるように）汚染させること，（分離不安障害におけるように）家族または身近な家族から離れること，（神経性無食欲症におけるように）体重が増えること，（身体化障害におけるように）複数の身体的愁訴があること，（心気症におけるように）重篤な疾患があること，に関するものではなく，また，その不安と心配は心的外傷後ストレス障害の期間中にのみ起こるものではない．

E. 不安，心配，または身体症状が，臨床上著しい苦痛，または社会的，職業的，または他の重要な領域における機能の障害を引き起こしている．

F. 障害が，物質（例：乱用薬物，投薬）または一般身体疾患（例：甲状腺機能亢進症）の直接的な生理学的作用によるものではなく，気分障害，精神病性障害，または広汎性発達障害の期間中にのみ起こるものではない．

e. 診断

　全般性不安障害は，不安に満ちた待機状態，予期憂慮（apprehensive expectation; worry）が長期間にわたって持続する状態で，その雛形は，健常者が時として味わう心配事に苛まれる状態にみられる．しかし，全般性不安障害の診断を下すには，その重篤度と持続期間が基準を満たしていなければならない．わが国の一般人口における 12 か月有病率は 1.5％ と推定されている[2]．

　臨床ケースでは，仕事や学業などについての出来事が過度の心配を触発する，心配の種となっているが，しかし，その心配の種にさらに関係するなんらかのストレス因が，心理療法の過程で見いだされるケースもある．また，患者のパーソナリティが関わっているとみられるケースもある．米国の文献[10]によれば，全般性不安障害ケースの 50％ 近くにパーソナリティ障害が認められ，回避性（不安性）パーソナリティ，依存性パーソナリティ，強迫性パーソナリティや，それらの特性がみられたという．わが国のケースのなかには，森田神経質の特徴を持つケースがある．森田学説は科学的理論では

ないが，優れた臨床的「知」であり，森田が提唱したヒポコンドリー性基調は，ある種の全般性不安障害を診るときの重要な手がかりとなる．

鑑別診断については，診断基準に除外すべき精神障害としてあげられているが，全般性不安障害が合併する障害が多岐にわたっていることがわかる．とりわけ気分変調症との鑑別は困難なことが指摘されている．その「潜行性の発症，周期的な悪化を伴う経過の長さ，慢性的な不快感情など」[10] 全般性不安障害と共通点がある．

全般性不安障害は，ごく普通の不安状態に近い障害で，とくにDSM-IVの診断基準で中心的な症状として取り上げられている"worry"をめぐって，病態常態を問わず，その性状，機能，成因に関する研究が米国の研究者たちによって進められていることを付記しておきたい[11]．

（高橋　徹）

[引用文献]

1. Feighner JP, Robins E, Guze SB, et al. Diagnostic criteria for use in psychiatric research. Arch Gen Psychiatry 1972; 26: 57-63.
2. Kawakami N, Takeshima T, Ono Y, et al. Twelve-month prevalence, severity and treatment of common mental disorders in communities in Japan; preliminary finding from the World Mental Health Japan Survey 2002-2003. Psychiatry Clin Neurosci 2005; 59: 441-52.
3. World Health Organization. 融　道男，中根允文，小宮山　実，ほか（監訳）．ICD-10 精神および行動の障害――臨床記述と診断ガイドライン，医学書院，1993; p.150.
4. 高橋　徹．不安神経症――パニック障害とその周辺，金原出版，1989; p.7.
5. 髙橋三郎，大野　裕，染谷俊幸（訳）．DSM-IV-TR 精神疾患の分類と診断の手引，新訂版，医学書院，2002; p.171-4.
6. 高橋　徹．前掲書．p.16-7.
7. 貝谷久宣．「非定型うつ病」の診断はなぜ使われないのか，貝谷久宣，不安・抑うつ臨床研究会（編）．非定型うつ病，日本評論社，2008; p.22-60.
8. Lewis A. Problems presented by the ambiguous word "anxiety" as used in psychopathology. Burrows G, Davis B(editors). Studies on Anxiety, Elsevier, Amsterdam, 1980; p.1-11.
9. 高橋　徹．前掲書．p.64-7.
10. Stein DJ, Hollander E (editors). Textbook of Anxiety Disorders, American Psychiatric Publishing, Washington DC, 2002. 樋口輝彦，久保木富房，貝谷久宣，ほか（訳）．不安障害，日本評論社，2005; p.120-30.
11. Davey G, Tallis F(editors). Worrying: Perspectives on Theory, Assessment and Treatment, John Wiley & Sons, New York, 1994.

IV章
うつ・不安とpsychiatric comorbidity

総論

　comorbidityはラテン語のmorbsusに由来しており，疾患や障害の併存の意味で用いられている．それは，(1) AおよびBという2つの疾患もしくは症状群が関連して存在している場合，(2) AとBが独立して存在している場合，(3) 同一疾患がAとBという異なった形で現れている場合，(4) Aの結果としてBが現れている，逆にBの結果としてAが生じている場合，などがある．

　疾患同士の関係は，3つ以上の精神疾患が併存している場合には，さらに複雑になる．その関係について，Wittchen[1]は，次の4つに分けられるとしている．

(1) ある障害（たとえば不安障害）が第2の障害（うつ病性障害）を引き起こし，さらにそれが第3の障害（物質使用障害）を引き起こしている可能性．
(2) 第1の障害（不安障害）と第2の障害（うつ病性障害）がともに第3の障害（物質使用障害）の発症に影響している可能性．
(3) ある1つの要因がすべての精神疾患の発症に関与している可能性[2]．
(4) いくつかの要因がそれぞれ組み合わさっていくつかの障害が生じている可能性（XとYが疾患A，XとZが疾患Bの発症に影響）．

comorbidity概念導入の歴史

　こうした疾患や障害の併存については，すでにHippocratesが「タソスのある女性は，了解できる悲哀の後に引きこもるようになり，不眠や食欲不振に苦しむようになった……彼女は恐怖感を訴えて多弁になる一方で，落胆した気持ちも口にした，持続的で強い疼痛も訴えていた」とうつと不安の併存を取り上げており，はるか昔から認識されていたことがわかる[1]．

　現代医学で併存症状に注目したのはFeinstein[3]であり，実際には併存症状群が存在することが多いにもかかわらずその事実が軽視されていると指摘した．そうしたcomorbidity概念が精神医学領域で注目されるようになったのは，DSM-III (Diagnostic and Statistical Manual of Mental Disorders (3rd edition revised))[4]が導入されてからのことである．

　それまでは，精神疾患の診断は基本的に1つの診断名にまとめられるものと考えられていた．うつ症状と不安症状がともに認められる患者の診断では，うつ病か不安神経症かをまず鑑別することが重要とされ，うつか不安どちらが中心であるかを決めて診断名がつけられていた．それは，個々の精神疾患カテゴリーには，その疾患特有の原因があると考えられていたからである．

　しかし精神疾患の原因はまだ解明しきれておらず，精神疾患の診断は患者が訴える症状に基づいて下すしかないのが実状である．そこで，1980年に米国精神医学会が発表したDSM-IIIでは，臨床家や研究者同士のコミュニケーションの手段を提供し，臨床や研究の発展を促すことを目的として，表面に現れた症状を記載し

分類することで診断カテゴリーの統一を図ったが，その結果，comorbidity概念が注目されるようになったのである．

しかし，comorbidity概念は，いまだに混乱を伴っている．comorbidityという用語は，一般的には横断面的に障害が併存している場合に用いられることが多い．しかし，治療予後に注目したFeinstein[3]は，複数の疾患が縦断的な時間軸の中で存在することを中心に論じている．また，診断基準に合致しているかどうかには関係なく疾患や症状の併存を意味するものとして使われることもある．このように，comorbidity概念には，いまなお曖昧さが残っているのである．

comorbidityに影響する要因：DSM-IIIに基づく検討

DSM-IIIでは，エビデンスのはっきりしない理論を排除し，病因を想定しない症状分類を採用した．もちろん個々の診断カテゴリーは，妥当性と信頼性を十分検討したうえで診断分類に追加されたが，それが並列的に並べられたために，必然的に複数の診断が下される可能性が高くなったのである．

DSM-IIIやDSM-IV，ICD-10（International Classification of Diseases, 10th revision）のような理論や病因を排除した分類では，必然的に，診断カテゴリー間のヒエラルキーが薄まることになる．診断カテゴリーのあいだにヒエラルキーを設定するということは，それらのカテゴリーに軽重をつけることであり，病因を想定しないというDSMの思想に反することになるからである．そのために，複数の疾患カテゴリーを同時に，もしくは時間をおいて診断する可能性が高まることになった．

DSM-IIIから導入された診断基準も，comorbidityに影響した．診断基準は臨床家や研究者の診断のばらつきを排除するという点では重要な意味を持っているが，それに厳密に従えば複数の診断が下される可能性が高くなるからである．また，診断基準の設定の仕方や判断の仕方によって診断されるカテゴリーの数が異なってくる可能性が出てくる．

診断基準の設定は，診断のもとになる症状の同定率を高める可能性もある．一般に従来型診断では，診断者が最も重要だと考える症状を中心に質問をしていくために，ほかの診断の可能性を考慮することが少なくなる．一方，診断基準に沿って診断をするようになると，細かく症状に目を向けることになり，症状の見落としは少なくなるものの，複数の診断が下される可能性が高くなる．しかも，臨床研究や地域疫学研究で用いられる構造化面接を使用すると，個々の症状の有無を確認することになるので，comorbidityの割合は高くなる．

診断基準の中に含める症状によっても，comorbidityは影響される．診断カテゴリーの重複を避けるためには，診断基準の症状の重複をできるだけ少なくすることが望ましい．discriminant validityを高めるためであるが，その一方で，個々の疾患が正確に記述できなくなる可能性が生じてくる．

たとえば，精神病性障害を狭くとり感情障害を広くとるという新Kraepelin学派の影響もあって，DSM-IIIでは境界性パーソナリティ障害の診断項目に気分の障害を示す症状が多く取り入れられたが，その結果，境界性パーソナリティ障害と気分障害の併存例が増加したといわれている．このように診断基準にどのような症状を含むかによっても，comorbidityの割合は変化してくるのである．

診断を確定するために必要な診断基準項目数によってもcomorbidityは影響される．閾値が低く設定されれば，それだけ多くのカテゴリーが診断されることになるからである．臨床的には，それによってより多くの情報が得られ，多面的な治療的アプローチが可能になるという利点があるが，診断の厳密さが損なわれ，過剰な治療につながる可能性が生じてくる．

診断基準を設定した場合，直前の診断項目の影響を受けるという問題も見逃せない．これはハロー効果（halo effects）とよばれているものであり，類似の評価項目が連続して存在している場合，前の項目で陽性に答えた場合には次の項目でも同じように陽性に答える可能性が高くなる．気分障害と不安障害のcomorbidityの率が高い理由の一つとして，これらのカテゴリーが共通した要素を含んでおり，調査や研究では連続して質問されることが多いことが影響している可能性があると指摘されている．

このほかに，疾患の有病率もcomorbidityに影響を与える．不安障害や気分障害内容に一般に多く存在している精神疾患の場合には，当然のことながら他の精神疾患と同時に診断される可能性が高くなるからである．

comorbidityの研究をめぐる問題点

このようにcomorbidityはさまざまな要因の影響を受けるが，comorbidity研究の問題点についてWittchenが，概念，内容，時間枠，評価方法，研究デザインと分析の5つの視点から論じているので，以下に紹介する．

第1に，概念のレベルでは，明確に定義された障害ではなく，症状の重なりを検討している論者が少なくない点が問題であるという．また，ある基準に基づいて診断が行われた場合でも，除外基準を考慮に入れていない研究が存在している．一例をあげると，大うつ病性障害の診断にあたっては躁病もしくは軽躁病エピソード，妄想もしくは幻覚，悲哀反応，器質性障害を除外項目として検討する必要があるが，そうした点が検討されていない研究が散見される．comorbidityを論ずる際には，診断に用いる操作的基準および除外基準をきちんと検討しなくてはならないというのである．

第2の問題は，対象とする診断分類カテゴリーの内容と幅に関するものである．たとえば，不安障害には，パニック障害，広場恐怖，特定の恐怖症，社交（社会）不安障害，強迫性障害，急性ストレス障害，外傷後ストレス障害，全般性不安障害，一般身体疾患による不安障害，物質誘発性不安障害，特定不能の不安障害など数多くの障害が含まれるが，こうした診断カテゴリーをすべて対象としている研究は限られている．また，I軸障害（いわゆる精神疾患）とII軸障害（パーソナリティ障害）との併存を検討している研究も多いが，その場合も，対象とする障害が研究によってまちまちである．

さらに最近では，癌患者やHIV（human immunodeficiency virus）陽性者などのIII軸障害（一般身体疾患）と精神疾患の併存に関する研究が盛んになってきている．糖尿病，高血圧，心疾患，気管支喘息や慢性閉塞性呼吸器疾患，関節炎や腰痛などの慢性疼痛性障害など，慢性疾患と精神疾患との併存も注目されている[3]．こうした疾患との併存を検討する場合にも，対象疾患と診断の根拠を明確にしておく必要がある．

第3に，時間枠の違いも問題になる．診断の重複を横断面で検討している研究もあれば，縦断的に検討しているものもある．横断面の場合も，2週間，1か月，半年，1年など時間の幅

はさまざまである．この場合も，診断基準を満たすに至らない症状の重複を検討している研究と，診断基準を満たした状態を比較している研究がある．長期にわたって後ろ向きに研究をした場合などには，調査対象者の記憶の問題も生じてくる．

第4の評価方法に関しては，構造化された面接を使うのか臨床診断を使うのかでcomorbidityが大きく違ってくるという問題がある．Wittchen[5]は，Composit International Diagnostic Interview（CIDI）による診断と臨床医による診断とを比較している．CIDIというのは疫学調査などで用いる目的で作られたもので，非専門家でも使用できるように完全に構造化されている．一方，臨床家の診断はICD-10の症状チェックリストに基づいて行われた．その結果，臨床家はただ1つの診断名をつけることが多かったが，構造化された診断面接技法であるCIDIを用いた場合は不安障害，物質使用障害，身体表現性障害の診断がつくことが有意に多く，comorbidityも明らかに多かった．こうした結果からWittchenは，臨床家が，現在の病状に目を向けて過去の精神症状やいわゆるマイナーな精神症状を無視する傾向や，症状や疾患の重要性を自分なりの基準で判断する傾向があることを指摘している．

こうしたことに加えて，研究デザインや統計処理によってもcomorbidityの違いが生じることがわかっている．

おわりに

本項で論じたように，精神医学領域でcomorbidityが注目されるようになったのは病因を想定しないカテゴリー分類をDSM-IIIが採用してからのことである．このことは，精神疾患のカテゴリー分類の困難さを示すものであると同時に，その妥当性に対する疑問を抱かせるものでもあった．つまり，それだけ重複して診断されることの多いカテゴリーを独立したものとして位置づけることがはたして妥当であるかどうかという問題である．とくに，うつ病性障害と不安障害の併存率が高いことを考えると，これらのカテゴリーが病因論的に考えて別のものであるといえるかどうかという疑問さえ生じてくる．

治療的な視点からみた場合にも，カテゴリー的アプローチだけでは限界があると考えられる[6]．エビデンスに基づく治療の基礎になる実証的研究は，一般にcomorbidityを伴わない単一の診断カテゴリーを対象に行われている．ところが，実際の臨床では複数の診断カテゴリーを満たす患者のほうが多く，その場合には単一の診断カテゴリーを対象にした臨床研究の結果を適応することはできない．

そうしたことから，カテゴリーモデルに加えてディメンジョンモデルの導入が議論されたりする．また米国NIMH（National Institute of Mental Health）は，これまでの症状に基づく分類とは独立して，生物学的な知見をベースにした新しい分類の可能性を検討するResearch Domain Categories（RDoC）（座長：Bruce Cuthbert）に着手したという．これは，10年，20年とかかる息の長い作業になると思われるが，こうした研究を含めて，臨床に役立つ診断分類のあり方について，今後さらに議論を深めていくことが重要であると考える．

（大野　裕）

[引用文献]

1. Wittchen HU. Critical issues in the evaluation of comorbidity of psychiatric disorders. Br J Psychiatry Suppl. 1996; (30): 9-16.

2. Eaton WW. Epidemiologic evidence in the comorbidity of depression and diabetes. J Psychosom Res 2002; 53: 903-6.
3. Feinstein AR. The pre-therapeutic classification of co-morbidity in chronic disease. J Chron Dis 1970; 23: 455-68.
4. American Psychiatric Association. Diagnostic and Statistical Manual of Mental Disorders (3rd edition revised), American Psychiatric Association, Washington, DC, 1980. 高橋三郎，花田耕一，藤縄　昭（訳）．精神障害の分類と診断の手引，第3版，DSM-III，医学書院，1982.
5. Wittchen HU. Comorbidity of mood disorders: diagnosis and treatment. Depression 1995; 3: 131-3.
6. 大野　裕．Comorbidity と精神疾患の分類をめぐって．臨精薬理 2003; 6(11): 1387-93.

うつ病と不安

　本項のテーマは抑うつと不安である．英国では不安と抑うつに関して古くから一元論と二元論の大論争があった（広瀬，1995）．不安と抑うつについて近年はどのように扱われているかを見てみると，「International Classification of Deseases (ICD)-10」には「混合性不安抑うつ障害」という項目がある．しかし，この診断カテゴリーは，"不安症状と抑うつ症状がともに存在するが，どちらのタイプの症状も別々に診断することを正当化するほど重症でないときに用いるべきである"としているので，本項のテーマからは外れる．米国精神医学会の Diagnostic and Statistical Manual of Mental Disorders, Fourth Edition, Text Revision (DSM-IV-TR) を使用した最近の研究は，不安障害と気分障害とを区別して記載し，両者が併存する状態またはかつては併存した状態を comorbidity という言葉を使用して表すようになった．

　本項では，その数においても治療抵抗性という面においても臨床的に無視することのできない両障害が併発した病態について述べる．従来の不安障害は DSM-V では stress and fear-circuitry disorders と OCD (obsessive-compulsive disorder) spectrum disorders に分類される予定である．以下，fear-circuitry disorders に分類される予定の社交（社会）不安障害とパニック障害を，そしてうつ病圏に分類される可能性のある全般性不安障害と気分障害の併発について述べる．

不安障害と気分障害の併発はどれほど多いか

　Merikangas ら[1] はバーゼル，Epidemiologic Catchment Area（米国），チューリッヒ，プエルトリコ，ミュンヘンの疫学調査を集計して，17～65歳，23,160名について感情障害と不安障害の合併について検討した．その結果は以下

のとおりであった．(1) 大うつ病と不安障害の合併（2.7～14.9%）は物質乱用（2.2～5.6%）より多い，(2) 不安障害の中でもパニック障害と大うつ病の合併は 2.7～30%ととくに多い．社会恐怖は恐怖症の中では大うつ病との合併が最も多い（2.5～12.5%），(3) 不安がうつに先行するか同時に起こることが多い，(4) 反対にアルコール中毒はうつ病に続いて起こることが多い，(5) 治療を受けたケースは合併例が多い．

しかし最近の研究は，両疾患の併発がより高頻度に生じていることを示している．米国の National Epidemiologic Survey on Alcohol and Related Conditions (NESARC) による 18 歳以上の 4,300 名以上の成人に対して行われた疫学研究で，大うつ病における comorbidity の生涯有病率を見てみると，なんらかの不安障害が 41.4% と I 軸診断中最も高い（**表 1**）．このような一般人口を対象とした疫学研究ではなく，臨床研究となるとこの傾向はさらに著明になる．

フィンランドの初発エピソードの大うつ病外来患者 269 名で comorbidity が調べられた．その結果，なんらかの精神障害は 79% であり，不安障害は 57% に上った（Melartin ら[3]）．単相性うつ病入院患者 479 名を調べた米国の研究では，64.1% はなんらかの I 軸障害の comorbidity を持ち，1/3 (36.7%) は 2 つ以上の I 軸障害を持っていた．不安障害を持つものが最も多く（56.8%），そのなかでもパニック障害（16.7%）や社交不安障害（32.4%）が多かった（Zimmerman ら[4]）．

このように多くの研究は気分障害で最も多い併発障害は不安障害であるとしている（Wittchen ら[5]，Sanderson ら[6]，Goodwin ら[7]，Regier ら[8]）．

逆に，不安障害における気分障害の comorbidity 率をみると，社交不安障害では

表 1 大うつ病の併発障害

	12か月 有病率	生涯 有病率
・なんらかの不安障害	36.1±1.27	41.4±0.92
広場恐怖を伴うパニック障害	2.5±0.41	3.1±0.30
広場恐怖を伴わないパニック障害	7.9±0.75	10.8±0.55
社交不安障害	10.4±0.84	12.8±0.58
特定の恐怖症	17.5±1.05	20.4±0.74
全般性不安障害	13.5±0.87	15.0±0.62
・なんらかのパーソナリティ障害	37.9±1.30	10.8±0.76
・なんらかのアルコール使用	14.1±0.86	40.3±0.89

NESARC 研究
n=43,093　　　　　　　　（Hasin DS, et al, 2005[2] より）

56.3%（Grant ら[9]），広場恐怖を伴うパニック障害では 73.3%（Kessler ら[10]），全般性不安障害では 72%（Moffitt ら[11]）であった．これは，発症年齢の遅い不安障害ほどうつ病の comorbidity の頻度が上昇することを意味している（**図 1**）．

以上述べたように，不安障害と気分障害は併発していることがきわめて多いのに，臨床的には前駆する不安障害が見逃されていることが多い．Zimmerman ら[12] は半構造化面接で診断したうつ病患者 300 名と通常診療でのうつ病患者 610 名における不安障害の診断率を比較検討した．その結果は，社交不安障害では 32.7% vs 2.1%，全般性不安障害では 20.0% vs 6.7%，パニック障害では 15.7% vs 8.1% で，一般診察では不安障害併発の認知率は非常に低い．

不安障害と気分障害の comorbidity の特質

不安障害と気分障害の comorbidity では，一般には不安障害が先行する（Wittchen ら[5]，

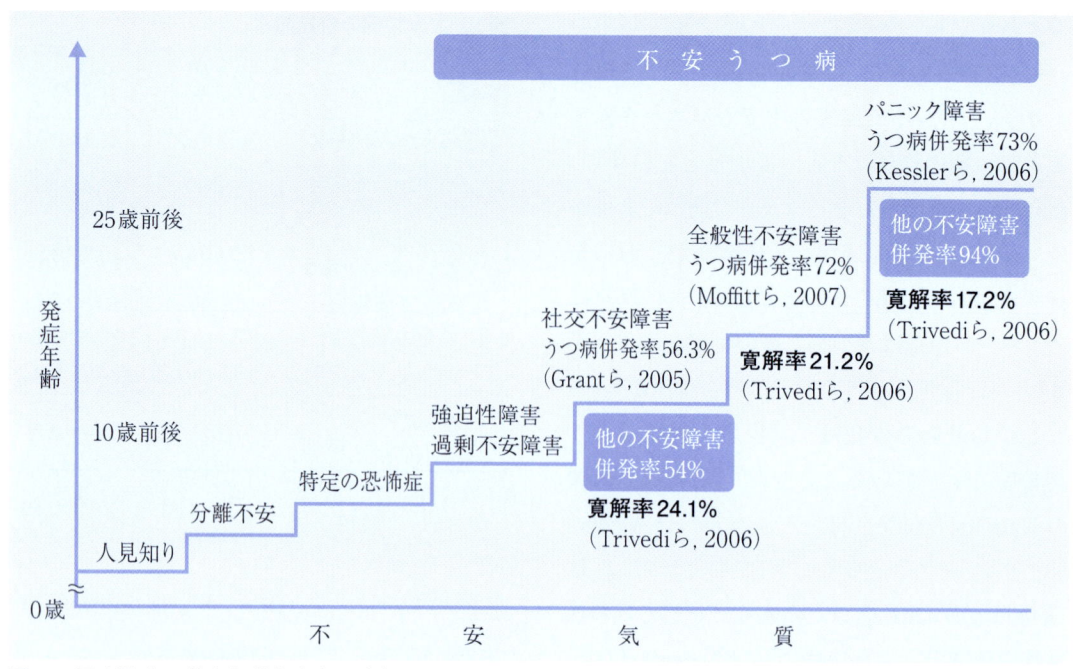

図1 不安障害の発症年齢と大うつ病併発の頻度 （貝谷久宣）

Goodwinら[7], Regierら[8]）．反対に，気分障害が不安障害に先行するという臨床研究は1つだけ見つかった（Sandersonら[6]）．米国の一般住民の疫学調査 Epidemiologic Catchment Area Program Survey（ECAPS）において，不安障害があるとその後の12か月間のうつ病発症にどれほどの影響があるかが調べられた．そのオッズ比は，特定の恐怖症1.7，広場恐怖2.3，強迫性障害5.4，パニック発作1.9であった（Goodwinら[7]）．同じECAPS研究において大うつ病の42.7%は不安障害を併発しており，その平均発症年齢は16.4歳であり，大うつ病の平均発症年齢の23.2歳より若かった（Regierら[8]）．

ミュンヘンの疫学調査は14～24歳の2,548名を4年間追跡した．この4年間にうつ病発症に影響を与えたベースラインの不安障害のオッズ比は，なんらかの不安障害2.2，特定の恐怖症1.9，社交不安障害2.9，広場恐怖3.1，パニック障害3.4，全般性不安障害4.5であった．この研究は2つ以上の不安障害の併発とパニック発作の存在をうつ病発症の危険因子とした（Bittnerら[13]）．ミュンヘンの疫学研究は次のようにまとめられた．(1) パニック障害以外の不安障害はほとんど前駆する1次障害となっており，大うつ病は2次障害となっていた．(2) 追跡期間を通じて大うつ病のcomorbidityは増加し，社会機能障害の程度が悪化した．(3) 純粋なうつ病の予期因子"親密な人間関係の貧困と慢性ストレス"は，純粋な不安障害の予期因子"不安気質－行動抑制"とは異なっていた．(4) 純粋不安障害の基底にある臨床的特質のほうが純粋うつ病のそれよりもうつ病comorbidityとより多く関係していた（Wittchenら[14]）．

フィンランドのManterら[15]は，単極性気分障害患者269名と双極性191名についてcomorbidityを調べた．その結果，単極性と双極性におけるなんらかの精神障害と不安障害のcomorbidityの割合は，それぞれ，56.5%：44.5%および56.5%：44.5%）であり，大きな差は認められなかった．318名の双極性障害患者（そのうち75%は双極Ⅰ型障害）の調査でなん

らかの不安障害を持つものは24%で，そのうち47%は2つ以上の不安障害を持っていた．不安障害をcomorbidityしている割合は双極II型障害のほうが多かった．不安障害を併発した群はしない群に比べ抑うつ気質が有意に多く，リチウムに対する反応は変わらなかったが，抗てんかん薬に対する反応は劣っていた（Henryら[16]）．

社交不安障害と気分障害の併発

大うつ病における社交不安障害の生涯有病率は，NESARC研究では12.8%（**表1**），最近報告されたNational Comorbidity Survey Replication（NCS-R）研究では27.9%である（Kesslerら[17]）．両障害のcomorbidityは社交不安障害からみるとさらにその頻度は高い．

社交不安障害ではなんらかの気分障害の生涯有病率は56.3%で，大うつ病のそれは34.1%であった（**表2**）（Grantら[18]）．National Comorbidity Survey（NCS）では，社交不安障害における大うつ病と気分変調性障害の生涯有病率は，それぞれ17%および12%であった（Juddら[19]）．その内訳は，大うつ病オッズ比2.9，気分変調性障害2.7，双極性障害5.9で示された（Kesslerら[20]）．

ミュンヘンの疫学調査では，社交不安障害があるとうつ病が発症するオッズ比は2.9で，全般性不安障害4.5，パニック障害3.4よりは低かった（Bittnerら[13]）．この疫学研究は14〜24歳まで追跡調査し，社交不安障害に引き続きうつ病が発症してくる要因を検討した．その結果，社交不安障害の発病年齢は関係なく，その重症度と罹病期間，およびパニック発作の存在が関係していた．さらに，親の不安障害と気

表2 社交不安障害と一般人口におけるcomorbidity（生涯有病率）

	SAD有	SAD無
・なんらかの気分障害	56.3±1.46	17.6±0.34
大うつ病性障害	34.1±1.31	12.1±0.28
気分変調性障害	11.5±0.86	2.8±0.11
双極I型障害	15.8±1.14	2.7±0.11
双極II型障害	3.7±0.51	1.0±0.06
・なんらかの不安障害	54.1±1.41	12.8±0.35
パニック障害	22.0±1.09	4.2±0.13
特定の恐怖症	38.1±1.30	7.9±0.27
全般性不安障害	23.3±1.22	3.1±0.14
・なんらかのパーソナリティ障害	55.4±1.35	12.7±0.31
・なんらかのアルコール使用障害	48.2±1.41	29.3±0.76

NESARC研究
$n=43,093$
SAD（social anxiety disorder，社交不安障害）
（Grant BF, et al, 2005[18]より）

分障害の家族歴と幼少時の行動抑制が関係していた（Beesdoら[21]）．

臨床研究を見てみると，プライマリケア患者511名における社交不安障害は7.0%で，そのうち58.3%は大うつ病を併発していた（Steinら[22]）．プライマリケアにおける別の調査では，社交不安障害は5.1%で，そのうち15歳未満の発症者の70%はうつ病を併発していた．うつ病を併発している社交不安障害患者が一般医の診察を受けると76%はうつ病と診断がなされ，そのうち不安障害が併存していることは11%に認められたにすぎなかった（Lecrubierら[23]）．このようなエビデンスもうつ病の根底にある不安障害が無視されていることを示している．

別の臨床研究では，63名の社交不安障害で経過中に大うつ病を併発したのは35%で，亜型分類では全般性37%，限局性30%で，両者に変わりはなかった（Steinら[24]）．

社交不安障害にその他の不安障害や気分障害が併発したとき，社交不安障害の発症が先行する割合は，それぞれ32%，71%であった．気

分障害の大部分は社交不安障害に引き続くといえよう（Chartierら[25]）。全般性社交不安障害と限局性社交不安障害のあいだにcomorbidityの頻度による違いはないと報告されている（Weinshenkerら[26]）。ただ，全般性に併発するうつ病では非定型うつ病の割合が高いという報告がある（Mannuzzaら[27]）。双極性障害における恐怖症（広場恐怖，社交不安障害，特定の恐怖症）の併存率は11%であった（Henryら[16]）。14〜24歳の2,548名を34〜50か月追跡したミュンヘンの疫学研究で，開始時の社交不安障害の有病率は7.02%であった。34〜50か月後の追跡期間中にうつ病になる頻度は健常者に比べ3.5倍であった．調査時に両障害が併発していると，社交不安障害のないうつ病に比べて，再発率は2.3倍，自殺企図は6.1倍と予後は不良であった（Steinら[28]）。163名の大うつ病を5年間追跡した予後研究（Vantaa Depression Study）では，社交不安障害が併発すると大うつ病の再発危険率は8.93倍になった（Holmaら[29]）。

社交不安障害を持つうつ病の治療に関する報告は少ない．ただ1つ薬物療法に関する研究が見つかった．両障害のある21例がcitalopramで12週間の治療を受けた．うつ病症状の反応率は76.2%であったが，社交不安障害では66.7%であった．うつ病症状のほうが早く完全に反応した．研究対象の14.3%のみが非定型うつ病の診断基準を完全に満たしていたが，85.7%は拒絶に対する対人過敏性を持っていた（Schneierら[30]）。

全般性不安障害と気分障害の併発

NESARC研究における全般性不安

表3 GADのcomorbidity（オッズ比）

	12か月有病率	生涯有病率
・なんらかの気分障害	18.7	14.1
大うつ病性障害	8.6	5.7
気分変調性障害	12.4	7.1
双極I型障害	13.6	8.8
双極II型障害	5.1	5.0
・なんらかの不安障害	8.9	7.5
パニック障害	12.9	7.3
広場恐怖有	19.3	13.3
広場恐怖無	8.7	4.8
社交不安障害	10.7	8.4
特定の恐怖症	6.0	5.4
・なんらかのパーソナリティ障害	9.7	7.2
・なんらかのアルコール性障害	2.0	2.2
・なんらかの物質使用障害	4.5	2.7

NESARC研究
$n=43,093$
GAD（全般性不安障害）

（Grant BF, et al, 2005[18] より）

障害（generalized anxiety disorder: GAD）のcomorbidityの結果を**表3**に示す．全般性不安障害の12か月有病率は2.1%，生涯有病率は4.1%であった．いかなる精神障害も併発しない純粋な全般性不安障害の割合は，不安障害中最も低く10.2%であった．双極I型障害を併発するオッズ比8.8が最も高かった．気分障害を併発した全般性不安障害は純粋な気分障害や純粋な全般性不安障害より障害度が高く，全般性不安障害にその他の不安障害やニコチン中毒が併発した場合の障害度は変わらなかった（Grantら[9]）。

Moffittら[31]は，ニュージーランドで1,037名の一般住民を誕生から32歳まで追跡し，精神医学的調査をした．その結果，32歳までに少なくとも1回の大うつ病エピソードを経験した人は44%，また，幼小児期の不安障害か成人期に全般性不安障害の経験のある人は29%と非常に高率であった．全経過を追うと全般性不安障害の72%が大うつ病を併発し，大うつ病の

48%が全般性不安障害を併発していた．両者を併発していると，再発，向精神薬服薬，入院，自殺企図の頻度が高かった．併発例では大うつ病が初発するものが1/3，全般性不安障害が初発するものが1/3，そして両者がほぼ同時に発症するものが1/3で，必ずしも，全般性不安障害が発症してうつ病になっていくというこれまでの一般的見解を支持する結果ではなかった．

この研究結果では，不安障害が先行するタイプはエピソード回数が多く，comorbidityの数も多く，病期が長く，重症例が多かった．症状が重いために臨床場面で遭遇することが多い不安障害が先行するタイプのうつ病は，純粋な大うつ病とは別の病気である可能性が強いと報告者は考えている．

不安障害と気分障害を併発する一群はそれぞれの個別の障害とは別の疾患であることを示す研究が別にもある．Reich[32]は不安障害単独群，気分障害単独群，両者の併発群についての家族研究を行った．併発群はアルコール乱用と全般性不安障害が多いことから気分障害単独群から区別され，不安性パーソナリティ障害群のある点で不安障害単独群から区別された．併発群は，気分障害単独群，不安障害単独群および健常者に比べて気分障害の家族性発症が少なく，パーソナリティ障害の家族性発症が多かったので，併発群はこれら2つの単独群とは別の疾患である可能性を指摘した．

Kendlerら[33]は，全般性不安障害とうつ病には共通した家族性因子があり，環境の違いがどちらの障害になって出るかを決めるという結果を双生児研究から導き出した．しかし，最近これとは異なった結果も出されている．Moffittら[34]は前述のサンプルで発病危険因子を研究した．純粋大うつ病ではうつ病家族歴と陽性感情低下性格（low positive emotionality）が明らかにされ，純粋全般性不安障害と併発群の発病危険因子は共通しており，問題のある養育歴（虐待など）と小児期の気質（内向的，非行，行動抑制）が認められた．全般性不安障害の存在は，より重症な内因的な障害があると考えられた．

Zimmermanら[12]は，332名の大うつ病外来患者を3群に分け臨床的な検討を加えた．A群：DSM-IV診断基準にあった全般性不安障害＋大うつ病，B群：DSM-IV診断基準のうち"気分障害の期間中のみに起こる"という除外項目を満たさない全般性不安障害＋大うつ病，C群：大うつ病のみ，とした．全般性不安障害を合併した大うつ病は全般性不安障害を持たない大うつ病に比べ，自殺念慮が多い，社会機能が低い，その他の不安障害，摂食障害，身体化障害が併発する頻度が高い，病的な心配が多い，一等親親族に全般性不安障害を認める確率が高い，という特徴を示し，全般性不安障害の診断基準を違えてもこの特徴に差はみられなかった．彼らは，DSM-IV診断基準のなかの"気分障害の期間中のみに起こる"という除外項目は必要ないと考えた．

Kesslerら[35]はそれまでの全般性不安障害に関する疫学研究のレビューを行い，次のように要約した．(1) 臨床所見に反して，疫学研究における全般性不安障害のcomorbidityは他の不安障害や気分障害におけるほど高くない．（筆者注：一般人口においては軽症の全般性不安障害が多いためであろうと考えられたが，このことは最新のNESARC研究では否定されている．）(2) 全般性不安障害と大うつ病の症状は別個のものである．(3) 家族研究によれば，全般性不安障害と大うつ病の家族性集積は異なる．(4) 双生児研究によれば，環境的要因は大うつ病のそれとは異なる．(5) 疫学研究における全般性不安障害の社会心理的要因は大うつ病のそれとは異なる．(6) 他の不安障害やうつ病では

comorbidityが臨床経過を異なったものにするが，全般性不安障害はそれほどではない．(7) 全般性不安障害の障害度は重症の精神障害や身体的疾患と同等以上である．

さらにその後，彼らはNCSの追跡研究から全般性不安障害と大うつ病の関係について次のような結論を得た（Kesslerら[36]）．全般性不安障害からうつ病，うつ病から全般性不安障害どちらもありうる．発症後1年以内にどちらかの障害が併発する割合が最も高く，次いで，1〜2年以内が高い．先行する大うつ病が存在してもしなくても全般性不安障害の病期は変わらないが，全般性不安障害が先行して大うつ病が発症すると病期は長くなる可能性が強い．結論として，2つの障害は単なる同じ病態生理の現象の違いだけであるという見解や，全般性不安障害は大うつ病の前駆症状，残遺症状，または重症度のマーカーであるという意見は，全般性不安障害と大うつ病では発病危険因子が異なることから支持されなかった．このような研究結果が提出されている中で，DSM-Vが全般性不安障害をうつ病圏に分類する背景を示した研究は見つけることができなかった．

パニック障害と気分障害の併発

大うつ病におけるパニック障害の併存率は，NCS-R研究では14.6%（Kesslerら[17]），NESARC研究では13.9%（Hasinら[2]）である．逆に広場恐怖を伴うパニック障害における大うつ病の生涯有病率は38.5%，パニック障害のないときと比べると発症危険率は3.3倍であった（**表4**）．

NCS-R研究において，パニック障害関連の状態がなんらかの気分障害を併発する割合は，パニック発作のみ36.0%，広場恐怖を伴うパニック発作64.2%，広場恐怖を伴わないパニック障害50.0%，広場恐怖を伴うパニック障害73.3%で，広場恐怖の存在が気分障害のcomorbidity率を高めている（Kesslerら[37]）．また，この研究では広場恐怖の存在はほかの不安障害の併発率も高めている．NESARC研究でも，パニック障害における広場恐怖の存在は，薬物依存，双極I型障害，社交不安障害，特定の恐怖症，全般性不安障害の併発を有意に高めていた（Grantら[38]）．

NCS研究ではパニック障害と大うつ病について単独と併発の場合の臨床変数を比較している．それによると，パニック障害が大うつ病を併発するとパニック障害だけの場合より障害度も重症度も高く，専門家の援助を求める頻度も，欠勤も，自殺企図も最近のパニック発作の数も多くなった．大うつ病ではパニック障害を併発した群のほうがしない群よりも障害度も重症度も同様に高かった．そして同じように，専門家の援助を求める頻度，自殺企図の頻度，抑うつエピソード回数も有意に高かった．パニック障害発症と大うつ病発症の時間的関係は影響しなかった（Roy-Byrneら[39]）．

Goodwinら[40]はパニック障害の治療をしないとうつ病になりやすいかどうかを調査した．治療を受けた群（77名）では19.2%が，受けなかった群（78名）では44.7%が大うつ病を発症した．パニック障害の治療を受けたときの大うつ病発症危険率は0.47となった．ここで治療を受けたことがうつ病の予防になったと即座に判断することには慎重でなければならない．それは，治療を受けた群は受けなかった群と比較して年長で結婚している人が多かったといった，うつ病の発症にかかわると考えられる因子に違いがあったからである．

筆者の臨床経験では，治療によりパニック障

表4 広場恐怖を伴うパニック障害のcomorbidity

	生涯有病率 (オッズ比)*1	生涯有病率 (%)*2
・なんらかの気分障害	9.2	73.3
大うつ病性障害	3.3	38.5
気分変調性障害	3.2	14.6
双極Ⅰ型障害	8.7	
双極Ⅱ型障害	4.4	33.0
・なんらかの不安障害	29.9	93.6
全般性不安障害	13.5	15.0
特定の恐怖症	19.3	75.2
社交不安障害	23.2	66.5
PTSD	−	39.6
強迫性障害	−	19.6
分離不安障害	−	23.5
・なんらかの物質使用障害	4.4	37.3
・なんらかのアルコール性障害	2.5	
・なんらかのパーソナリティ障害	10.4	

*1：NESARC研究，n=43,093．
*2：NCS研究，n=9,282．
（生涯有病率（オッズ比）：Grant BF, et al, 2006[38]より；生涯有病率（%）：Kessler RC, et al, 2006[10]より）

害症状が軽快してくるとうつ病症状が出現し，その後両症状はシーソー現象を示す．Steinら[41]は63名のパニック障害患者における気分障害を検討した．そのうち63%の患者は1回以上うつ病エピソードを経験していた．広場恐怖の有無はうつ病エピソードの発症とは関係していなかったが，うつ病経験群では有意に社交不安障害が多かった．パニック障害と社交不安障害とうつ病の関係を考えたとき，Kesslerら[42]は，パニック障害とうつ病を併発した場合その半数がさらにほかの精神障害（多くはパニック障害に先駆する不安障害）を持つことから，"不安−抑うつ症候群"の存在を示唆した．この考えを支持する研究がほかにもある（Goodwinら[43]）．

Weissmanら[44]は大うつ病とパニック障害のcomorbidityに関する家族研究の結果を次のように結論づけた．(1)パニック障害と早期発症大うつ病は独立した，そして特異的に遺伝する病気である．(2)うつ病とパニック障害とは各々個別の障害である．(3)晩期発症うつ病は非家族性．(4)パニック障害＋大うつ病はいろいろな病気の症候群である．

Maierら[45]のパニック障害とうつ病の併発例の家族研究では，単相性（単極性）うつ病患者親族におけるパニック障害の発症の危険率は一般より2.3倍高く，パニック障害だけを持つ患者の親族における単相性（単極性）うつ病の発症危険率は一般より1.8倍高かった．両障害を併発している患者の家族においては特定な障害の集積はなかった．発病している親族にはパニック障害とうつ病が併発している頻度は高かったが，発端者の診断による特定の傾向はみられなかった．彼らは，パニック障害とうつ病のcomorbidityの大部分は非家族性因子によるものと考察した．Mannuzzaら[46]も大うつ病とパニック障害の併発障害についての家族研究を行った．その結果，大うつ病併発の有無を問

表5　パニック性不安うつ病の臨床特性：Ver. 20

(A) DSM-IV-TRにおける広場恐怖を伴うまたは伴わないパニック障害およびその不全型の病期中にみられるか，またはそれに引き続く，大うつ病エピソード，気分変調性障害，双極性障害，気分循環性障害の診断に対応するうつ状態がある．ただし，この診断基準に含まれる"ほとんど毎日，ほとんど1日中"という条件を満たさないことがある

(B) これらの抑うつ状態は，都合の良いことがあれば軽減・消滅し，些細な都合の悪いことにより著しく悪化する，気分反応性があるが，病状が極度に進行すればこの気分反応性は消失する

(C) 抑うつ状態は，初期には，不安・抑うつ発作として認められることが多い．不安・抑うつ発作が頻発し慢性化すると，それに引き続き反応性抑うつが生じ，情動障害が気分障害になっていく

(D) 不安・抑うつ発作は誘因なく，夕方から夜間にかけて出現することが多いが，例外もある
不安・抑うつ発作の特徴：
強い不安または抑うつを感じるはっきり他と区別できる期間で，そのとき，以下の精神症状のうち2つ以上と身体症状の1つ以上が突然または短時間のうちに発現し，30分以内でその頂点に達する．
〈不安・抑うつ発作の精神症状〉
1. 不安・焦燥感，2. 悲哀感，3. 自己嫌悪感，4. 絶望感，5. 孤独感，6. 無力感，7. 抑うつ感，8. 自己憐憫感，9. 自責感，10. 羨望，11. 空虚感，12. 現実感喪失・離人症，13. 発狂恐怖，14. 死の恐怖，15. フラッシュバック
〈不安−抑うつ発作の身体症状〉
1. 流涙，2. 動悸，心悸亢進，ないし心拍数の増加，3. 発汗，4. 身震いまたは震え，5. 息切れ感または息苦しさ，6. 窒息感，7. 胸痛または胸部の不快感，8. 嘔気または腹部の不快感，9. めまい感，ふらつく感じ，頭が軽くなる感じ，または気が遠くなる感じ，10. 異常感覚（感覚麻痺またはうずき感），11. 冷感または熱感
〈不安・抑うつ発作に対する対処行動〉
1. 感情の爆発（泣く，叫ぶ，など），2. 攻撃，器物破損，3. 自傷行為，4. 過剰服薬，5. 浪費（多買），6. 過食，7. 物質依存（タバコ，アルコール），8. 尋常でない性行為，9. メールまたは電話，10. 遁走，11. 賭博行為

(E) 自然経過中に抑うつ状態とパニック障害症状（パニック発作・予期不安・広場恐怖）は交替性の消長を示す

(F) 人間関係における過敏性が認められ，社会的障害度を助長する．これは幼小児期から存在する対人緊張，社会不安が，パニック障害・うつ病の発症によりより鮮鋭化したものと考えられる

(G) 病状の進行とともに，行動・性格変化が出現する．これは前掲の不安−抑うつ発作への対処行動と病状の進行による前頭葉機能低下によるものとが含まれる．下記の前頭葉機能低下症状は病状の改善とともに多少とも軽減する
1. 感情移入過多，客観性の喪失—はまりやすい/熱中しやすい/耽溺
2. 自他の境界不明瞭—気分が感染しやすい/感応性亢進
3. 直情的自己中心的思考—待てない/許せない/我慢できない/勝手がよい/お節介
4. 短絡的思考—早とちり/熟慮がない/おっちょこちょい
5. 過敏性/感受性亢進—激しい嫌悪感，ハーム・アボイダンス行動，回避性パーソナリティ障害
6. 怒り発作とその後の激しい自己嫌悪感
7. 依存性亢進—依存性パーソナリティ障害
8. 過剰関与−おせっかい，付和雷同

わずパニック障害の親族では対照と比べ有意にパニック障害が多いこと，パニック障害と大うつ病併発例の親族では大うつ病のないパニック障害の親族におけるよりも有意に大うつ病が多いこと，またパニック障害と大うつ病併発例の親族では大うつ病のないパニック障害の親族に比べ，有意にパニック障害と大うつ病の併発が多い（9%：3%：1%）ことを観察した．彼らは，パニック障害と大うつ病の併発障害は独立した疾患単位と考えた．

表5　パニック性不安うつ病の臨床特性：Ver. 20（続き）

(H) 以下の身体症状が出現する
　1. 睡眠覚醒リズムの障害（過眠，入眠障害，夜間過覚醒）
　2. 過食または著明な体重増加
　3. 発作性疲労感（肩こりを含む）——鉛様麻痺
　4. 起立性低血圧
　5. 下痢
　6. 胃痙攣発作，とくに夜間

付帯事項：
1. 不安障害，感情障害およびアルコール中毒の家族歴があることが多い
2. 男性よりも女性に圧倒的に多い
3. 若年発症ほど経過が長い傾向にある
4. パニック障害の病状が安定してからもパニック発作が散発的に出現する
5. 激しい不安・焦燥に対して感情調整薬（バルプロ酸ナトリウム，ガバペンチン，カルバマゼピン）や非定型抗精神病薬（ブロナンセリン，クエチアピン，オランザピン，アリピプラゾール）を必要とすることがしばしばある
6. 長期の社会的機能（就労，通学，主婦の役割）の障害を示すことが多い．家族の負担が重く，カウンセリングを希望し，入院が必要となるケースが時にある
7. 3割前後のケースは経過中に軽躁状態を示す（ソフトバイポーラー）
8. 障害による性格変化が顕著な例は，依存性，回避性，自己愛性，境界性のパーソナリティ障害の診断が時になされる
9. 不安・抑うつ発作にみられるフラッシュバックの内容は患者にとってトラウマになっていることが多い．それが古い出来事であってもあたかも最近にあったかのごとくに行動することがまれにある．この行動化は，訴訟，報復行動など攻撃的な内容になることが多い

（2009〈平成21〉年10月，貝谷久宣）

　以上3つの家族研究から，少なくともパニック障害と大うつ病に関して一元論は否定されると考えられる．パニック障害とうつ病を併発した障害が疾病単位として存在するかどうかは今後の問題として残されるが，少なくともパニック障害に引き続く臨床病態はかなり共通性があるものと筆者はとらえている．最近，筆者はパニック障害に引き続くうつ病を「パニック性不安うつ病」としてその臨床特徴を記載したが（貝谷[47]），その後さらに改訂したので表5に示す．

　パニック性不安うつ病ではパーソナリティ障害がみられる（Ampolliniら[48]）．うつ病を伴うパニック障害患者35名とうつ病を伴わないパニック障害患者42名の人格検査をした結果，依存性パーソナリティ障害はそれぞれ41.4%と16.7%，強迫性パーソナリティ障害は3.4%と4.8%，演技性パーソナリティ障害は31%と23.8%であり，依存性パーソナリティ障害の頻度はうつ病を伴った患者において2倍以上高かった（Ampolliniら[49]）．このようなパーソナリティ障害を筆者は臨床経験から病気による性格変化と考えている．このことを示唆する研究がある．Iketaniら[50]によれば，パニック障害患者が少なくとも1つのパーソナリティ障害を合併する割合は，現在うつ病を合併している群では82.4%，現在はないが過去にうつ病を合併していた群では52.4%，うつ病を合併しない群では56.3%であった．うつ病を合併した群ではそのほかの2群と比べ，境界性パーソナリティ障害，依存性パーソナリティ障害，および強迫性パーソナリティ障害が統計学的有意に多くみられた．このIketaniらの研究結果は同じ症例を経過を追って検討していないから筆者の見解を全面的には支持しないが，パニック障害に引き続くうつ病のパーソナリティ障害は病気による性格変化ととらえることには矛盾しない．

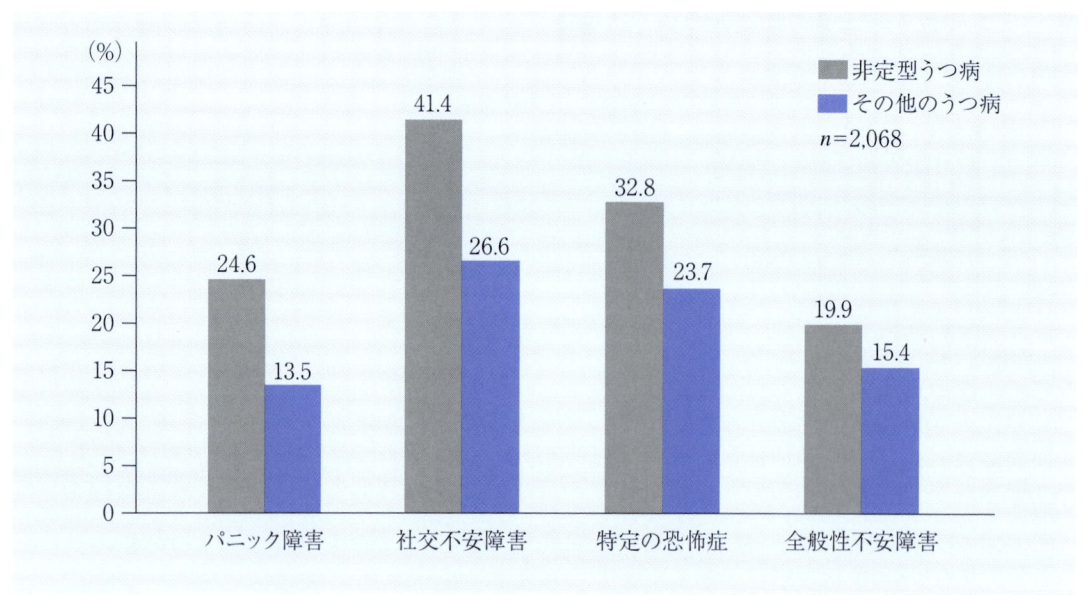

図2 非定型うつ病とその他のうつ病における不安障害の併発率
（Levitan RD, et al, 1997[55]；Posternak MA, et al, 2002[56]；Matza LS, et al, 2003[54]の3研究のまとめ）

不安障害を併発したうつ病は難治であり非定型うつ病が多い

　最近報告された大うつ病の治療抵抗性要因を調べると，パニック障害の併発（オッズ比 3.2），なんらかの不安障害の併発（オッズ比 2.6），および社交不安障害の併発（オッズ比：2.1）が上位を占めた（Soueryら[51]）．STAR*D研究においては，大うつ病に不安障害が併発すると14週間のcitalopram治療での反応率も寛解率もともに低下した（図1）．これら治療反応の低下はとくにパニック障害と広場恐怖の併発例に著明であった（Trivediら[52]）．これらのことは各不安障害の併発の項で見てきたように，不安障害が併発したうつ病は重症で社会的障害度が大きいことに相応している．

　筆者らの研究では，パニック障害に引き続く大うつ病の6割以上は非定型うつ病であった（貝谷，林[53]）．非定型うつ病はそれ以外のうつ病に比べ重症で，社会的障害度も大きいといわれている（Matzaら[54]）．非定型うつ病はそれ以外のうつ病と比べ不安障害が併発する割合が高い（図2）．それゆえ，不安障害を併発するうつ病の多くは非定型うつ病であるか，非定型うつ病の診断基準を完全に満たさなくともその特徴を持つものが大部分であろう（Mannuzzaら[27]），Schneierら[30]）．

　ここで，非定型うつ病とそれ以外のうつ病において不安障害の併発の割合を比較した3つの研究（Levitanら[55]，Posternakら[56]，Matzaら[54]）の結果をまとめたものを見てみよう（図2）．その結果，不安障害を併発すると非定型うつ病になる割合は併発のないときよりも，パニック障害では1.8倍，社交不安障害では1.6倍，特定の恐怖症では1.4倍，全般性不安障害では1.3倍高くなる．Posternakら[56]は不安障害を伴ううつ病では非定型うつ病像を持つ割合が倍になったと述べている．Matzaら[54]は，非定型うつ病ではそうでないうつ病に比べて，自殺企図が多く，重症で，専門家の世話になること

が多く，障害度が高いことを示した．不安障害を併発するうつ病は治療抵抗性で，重症で，さらには障害度が高いのは，これらのうつ病に非定型うつ病が多く含まれているためであると考えられる．Parkerら[57]は拒絶過敏性と不安を非定型うつ病の中軸症状としてとらえ，パニック障害と社交不安障害のcomorbidityの重要性を指摘し，非定型うつ病をスペクトラム障害としてとらえている．

おわりに

(1) 不安障害と気分障害の併発率は非常に高く，併発例は，重症，治療抵抗性であることが多い．

(2) それにもかかわらず，不安障害の併発は日常臨床場面では見逃されていることがきわめて多い．

(3) 不安障害を併発したうつ病には非定型うつ病が多く，慢性で，自殺企図が多く，専門家の世話になることが多く，社会的障害度が高い．

(4) 不安障害を併発したうつ病は，併発しないうつ病とは異なった独立した臨床症候群である可能性が強い．

(5) 日常臨床では不安障害の既往に十分留意して，うつ病の治療にあたる必要がある．

(貝谷久宣)

[引用文献]

1. Merikangas KR, Angst J, Eaton W, et al. Comorbidity and boundaries of affective disorders with anxiety disorders and substance misuse: results of an international task force. Br J Psychiatry Suppl 1996; (30): 58-67.
2. Hasin DS, Goodwin RD, Stinson FS, et al. Epidemiology of major depressive disorder: results from the National Epidemiologic Survey on Alcoholism and Related Conditions. Arch Gen Psychiatry 2005; 62(10): 1097-106.
3. Melartin TK, Rytsälä HJ, Leskelä US, et al. Current comorbidity of psychiatric disorders among DSM-IV major depressive disorder patients in psychiatric care in the Vantaa Depression Study. J Clin Psychiatry 2002; 63(2): 126-34.
4. Zimmerman M, Chelminski I, McDermut W. Major depressive disorder and axis I diagnostic comorbidity. J Clin Psychiatry 2002; 63(3): 187-93.
5. Wittchen HU, Essau CA, von Zerssen D, et al. Lifetime and six-month prevalence of mental disorders in the Munich Follow-Up Study. Eur Arch Psychiatry Clin Neurosci 1992; 241(4): 247-58.
6. Sanderson WC, Beck AT, Beck J. Syndrome comorbidity in patients with major depression or dysthymia: prevalence and temporal relationships. Am J Psychiatry 1990; 147(8): 1025-8.
7. Goodwin RD. Anxiety disorders and the onset of depression among adults in the community. Psychol Med 2002; 32(6): 1121-4.
8. Regier DA, Rae DS, Narrow WE, et al. Prevalence of anxiety disorders and their comorbidity with mood and addictive disorders. Br J Psychiatry Suppl 1998; (34): 24-8.
9. Grant BF, Hasin DS, Stinson FS, et al. Prevalence, correlates, co-morbidity, and comparative disability of DSM-IV generalized anxiety disorder in the USA: results from the National Epidemiologic Survey on Alcohol and Related Conditions. Psychol Med 2005; 35(12): 1747-59.
10. Kessler RC, Chiu WT, Jin R, et al. The epidemiology of panic attacks, panic disorder, and agoraphobia in the National Comorbidity Survey Replication. Arch Gen Psychiatry 2006; 63(4): 415-24.
11. Moffitt TE, Harrington H, Caspi A, et al. Depression and generalized anxiety disorder: cumulative and sequential comorbidity in a birth cohort followed prospectively to age 32 years. Arch Gen Psychiatry 2007; 64(6): 651-60.
12. Zimmerman M, Chelminski I. Generalized anxiety disorder in patients with major depression: is DSM-

IV's hierarchy correct? Am J Psychiatry 2003; 160(3): 504-12.
13. Bittner A, Goodwin RD, Wittchen HU, et al. What characteristics of primary anxiety disorders predict subsequent major depressive disorder? J Clin Psychiatry 2004; 65(5): 618-26.
14. Wittchen HU, Kessler RC, Pfister H, et al. Why do people with anxiety disorders become depressed? A prospective-longitudinal community study. Acta Psychiatr Scand Suppl 2000; (406): 14-23.
15. Mantere O, Melartin TK, Suominen K, et al. Differences in Axis I and II comorbidity between bipolar I and II disorders and major depressive disorder. J Clin Psychiatry 2006; 67(4): 584-93.
16. Henry C, Van den Bulke D, Bellivier F, et al. Anxiety disorders in 318 bipolar patients: prevalence and impact on illness severity and response to mood stabilizer. J Clin Psychiatry 2003; 64(3): 331-5.
17. Kessler RC, Birnbaum H, Bromet E, et al. Age differences in major depression: results from the National Comorbidity Survey Replication (NCS-R). Psychol Med 2010; 40(2): 225-37.
18. Grant BF, Hasin DS, Blanco C, et al. The epidemiology of social anxiety disorder in the United States: results from the National Epidemiologic Survey on Alcohol and Related Conditions. J Clin Psychiatry 2005; 66(11): 1351-61.
19. Judd LL. Social phobia: a clinical overview. J Clin Psychiatry 1994; 55 Suppl: 5-9.
20. Kessler RC, Stang P, Wittchen HU, et al. Lifetime co-morbidities between social phobia and mood disorders in the US National Comorbidity Survey. Psychol Med 1999; 29(3): 555-67.
21. Beesdo K, Bittner A, Pine DS, et al. Incidence of social anxiety disorder and the consistent risk for secondary depression in the first three decades of life. Arch Gen Psychiatry 2007; 64(8): 903-12.
22. Stein MB, McQuaid JR, Laffaye C, et al. Social phobia in the primary care medical setting. J Fam Pract 1999; 48(7): 514-9.
23. Lecrubier Y, Weiller E. Comorbidities in social phobia. Int Clin Psychopharmacol 1997; 12 Suppl 6: S17-21.
24. Stein MB, Tancer ME, Gelernter CS, et al. Major depression in patients with social phobia. Am J Psychiatry 1990; 147(5): 637-9.
25. Chartier MJ, Walker JR, Stein MB. Considering comorbidity in social phobia. Soc Psychiatry Psychiatr Epidemiol 2003; 38(12): 728-34.
26. Weinshenker NJ, Goldenberg I, Rogers MP, et al. Profile of a large sample of patients with social phobia: comparison between generalized and specific social phobia. Depress Anxiety 1996-97; 4(5): 209-16.
27. Mannuzza S. Generalized social phobia. Reliability and validity. Arch Gen Psychiatry 1995; 52(3): 230-7.
28. Stein MB, Fuetsch M, Müller N, et al. Social anxiety disorder and the risk of depression: a prospective community study of adolescents and young adults. Arch Gen Psychiatry 2001; 58(3): 251-6.
29. Holma KM, Holma IA, Melartin TK, et al. Long-term outcome of major depressive disorder in psychiatric patients is variable. J Clin Psychiatry 2008; 69(2): 196-205.
30. Schneier FR, Blanco C, Campeas R, et al. Citalopram treatment of social anxiety disorder with comorbid major depression. Depress Anxiety 2003; 17(4): 191-6.
31. Moffitt TE, Harrington H, Caspi A, et al. Depression and generalized anxiety disorder: cumulative and sequential comorbidity in a birth cohort followed prospectively to age 32 years. Arch Gen Psychiatry 2007; 64(6): 651-60.
32. Reich J. Family psychiatric histories in male patients with generalized anxiety disorder and major depressive disorder. Ann Clin Psychiatry 1995; 7(2): 71-8.
33. Kendler KS, Neale MC, Kessler RC, et al. Major depression and generalized anxiety disorder. Same genes, (partly) different environments? Arch Gen Psychiatry 1992; 49(9): 716-22.
34. Moffitt TE, Caspi A, Harrington H, et al. Generalized anxiety disorder and depression: childhood risk factors in a birth cohort followed to age 32. Psychol Med 2007; 37(3): 441-52.
35. Kessler RC, Keller MB, Wittchen HU. The epidemiology of generalized anxiety disorder. Psychiatr Clin North Am 2001; 24(1): 19-39.
36. Kessler RC, Gruber M, Hettema JM, et al. Co-morbid major depression and generalized anxiety disorders in the National Comorbidity Survey follow-up. Psychol Med 2008; 38(3): 365-74.

37. Kessler RC, Chiu WT, Jin R, et al. The epidemiology of panic attacks, panic disorder, and agoraphobia in the National Comorbidity Survey Replication. Arch Gen Psychiatry 2006; 63(4): 415-24.
38. Grant BF, Hasin DS, Stinson FS, et al. The epidemiology of DSM-IV panic disorder and agoraphobia in the United States: results from the National Epidemiologic Survey on Alcohol and Related Conditions. J Clin Psychiatry 2006; 67(3): 363-74.
39. Roy-Byrne PP, Stang P, Wittchen HU, et al. Lifetime panic-depression comorbidity in the National Comorbidity Survey. Association with symptoms, impairment, course and help-seeking. Br J Psychiatry 2000; 176: 229-35.
40. Goodwin R, Olfson M.Treatment of panic attack and risk of major depressive disorder in the community. Am J Psychiatry 2001; 158(7): 1146-8.
41. Stein MB, Tancer ME, Uhde TW. Major depression in patients with panic disorder: factors associated with course and recurrence. J Affect Disord 1990; 19(4): 287-96.
42. Kessler RC, Stang PE, Wittchen HU, et al. Lifetime panic-depression comorbidity in the National Comorbidity Survey. Arch Gen Psychiatry 1998; 55(9): 801-8.
43. Goodwin RD, Lieb R, Hoefler M, et al. Panic attack as a risk factor for severe psychopathology. Am J Psychiatry 2004; 161(12): 2207-14.
44. Weissman MM, Wickramaratne P, Adams PB, et al. The relationship between panic disorder and major depression. A new family study. Arch Gen Psychiatry 1993; 50: 767-80.
45. Maier W, Minges J, Lichtermann D. The familial relationship between panic disorder and unipolar depression. J Psychiatr Res 1995; 29(5): 375-88.
46. Mannuzza S, Chapman TF, Klein DF, et al. Familial transmission of panic disorder: effect of major depression comorbidity. Anxiety 1994-1995; 1(4): 180-5.
47. 貝谷久宣．パニック性不安うつ病―不安・抑うつ発作を主徴とするうつ病．心療内科 2008; 12(1): 30-7.
48. Ampollini P, Marchesi C, Signifredi R, et al. Temperament and personality features in panic disorder with or without comorbid mood disorders. Acta Psychiatr Scand 1997; 95(5): 420-3.
49. Ampollini P, Marchesi C, Signifredi R, et al. Temperament and personality features in patients with major depression, panic disorder and mixed conditions. J Affect Disord 1999; 52(1-3): 203-7.
50. Iketani T, Kiriike N, Stein MB, et al. Personality disorder comorbidity in panic disorder patients with or without current major depression. Depress Anxiety 2002; 15(4): 176-82.
51. Souery D, Oswald P, Massat I, et al. Group for the Study of Resistant Depression. Clinical factors associated with treatment resistance in major depressive disorder: results from a European multicenter study. J Clin Psychiatry 2007; 68(7): 1062-70.
52. Trivedi MH, Rush AJ, Wisniewski SR, et al. STAR*D Study Team. Evaluation of outcomes with citalopram for depression using measurement-based care in STAR*D: implications for clinical practice. Am J Psychiatry 2006; 163(1): 28-40.
53. 貝谷久宣，林　恵美．パニック障害と非定型うつ病との関係．樋口輝彦，久保木富房，貝谷久宣，不安・抑うつ臨床研究会（編）．うつ病の亜型分類，日本評論社，2003; p.41-59.
54. Matza LS, Revicki DA, Davidson JR, et al. Depression with atypical features in the National Comorbidity Survey: classification, description, and consequences. Arch Gen Psychiatry 2003; 60(8): 817-26.
55. Levitan RD, Lesage A, Parikh SV, et al. Reversed neurovegetative symptoms of depression: a community study of Ontario. Am J Psychiatry 1997; 154(7): 934-40.
56. Posternak MA, Zimmerman M. The prevalence of atypical features across mood, anxiety, and personality disorders. Compr Psychiatry 2002; 43(4): 253-62.
57. Parker G, Roy K, Mitchell P, et al. Atypical depression: a reappraisal. Am J Psychiatry 2002; 159(9): 1470-9.

双極性障害（双極Ⅰ型・双極Ⅱ型）と不安

　双極性障害では併存症（comorbidity）が多く，2/3の患者はなんらかの併存症を有しているといわれている．併存症の多くはアルコールなどの物質関連障害とパニック障害，強迫性障害，社会恐怖，全般性不安障害などの不安を主訴とする障害で占められていると考えられている．従来，臨床的に双極性障害（躁うつ病）の主診断が下された場合，さまざまな臨床症状が出現しても双極性障害は多彩な臨床所見を現すことがあるとして双極性障害に含めて扱われてきた．ところが，米国精神医学会の定める精神疾患の分類（Diagnostic and Statistical Manual of Mental Disorders: DSM）のやり方で症状によりいくつでも疾患を併記できるようになった．そして臨床的に多彩な不安症状を合併する双極性障害はしばしば難治性であり，また重症化・遷延化しやすい傾向があるということを理解し，最終的には治療につなげるために単一疾患での双極性障害理解を捨て併存症として同時に2つ以上の疾患が合併したと考え，病態を整理し連続性や特徴をとらえようとしているのがcomorbidity（併存）の考えであると感じる．この方法論が将来まで通用する正しいやり方であるかどうかは別にして，疾患を理解する一つの方法であることに相違はない．

　また，双極性障害に不安障害が併存することにより予後が悪くなり自殺の危険性が高まることもある程度明らかになってきている．このようなことから本項ではDSMの観点に立ち双極性障害と不安障害の併存という視点から「うつ」と「不安」を考えることとする．

双極性障害の概念整理 （図1）

　躁状態とうつ状態が同一人に周期性に出現することに気づいたKraepelinは，早発痴呆（統合失調症）と区別して躁うつ病の概念を作り上げた．これはうつ病のみを呈するにしろ，躁病のみを呈するにしろ，あるいは両方を持ち合わせるにしろ，一つの疾患単位で包括できるいわゆる単一疾患としての概念であった[2]．

　この概念は広く受け入れられてきたが，1960年前後よりうつ病のみを呈する場合と躁病あるいは躁病とうつ病両方を呈する躁うつ病とのあいだに年齢や臨床症状，さらに予後に差があることが少しずつ明らかになってきた．さらに，うつ病のみを呈する群と躁病あるいは躁うつ病を呈する群の2群間に生物学的な違いがあるのではないかとの研究も進み，躁うつ病を症状の極性（躁状態かうつ状態か）によってうつ病と双極性感情障害の2つに分ける診断分類が提唱された．二元疾患論である．

　この考えに沿い現在，国際疾病分類第10改訂版（International Classification of Diseases (ICD)-10）と米国精神医学会の精神疾患の分類（DSM-Ⅳ-TR）では従来の躁うつ病をうつ病と双極性障害の2つに分類するいわゆる二元疾患論を採用している．しかし，ICD-10とDSM-Ⅳ-TRでは双極性障害は定義が少し異なっているところがある．DSM-Ⅳ-TRでは双極性障害をⅠ型とⅡ型に分類している．双

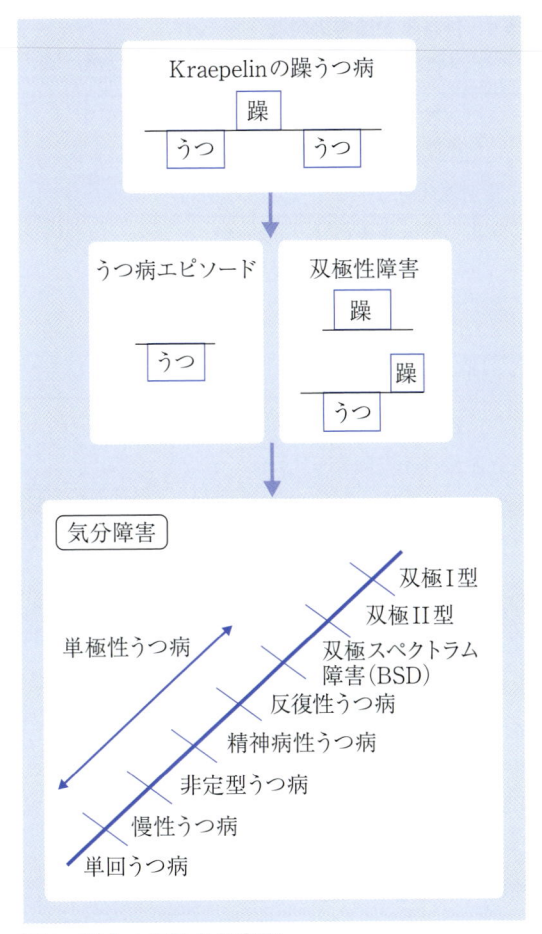

図1 躁うつ病概念の変遷
Kraepelinの躁うつ病は同一人に繰り返し躁病とうつ病が出現する一元論である．その後米国精神医学会の診断分類により躁うつ病は気分障害とよばれ，うつ病エピソードと双極性障害に分けられ二元論となる．近年，再び気分障害を連続性の疾患ととらえる概念が提唱されている．
(Goodwin FK, et al, 2000[1] より)

ている（しかし実際，薬物の影響か病気の経過かを見分けるのは容易ではないことのほうが多い）．このように現在でも概念に混乱があるのも事実である．

最近では，うつ病と双極性障害という二元疾患論から再び単一疾患概念へと戻る動きがある．これは躁うつ病を一つの連続性の疾患と考えるもので，躁うつ病の両端にそれぞれ躁病（双極Ⅰ型）と単回うつ病が存在し，そのあいだを「躁」と「うつ」の症状が移行していくという考えである．このように双極性障害の概念はこの百年でも変遷しており，今後も変化する可能性はあるが，ここでは双極性障害は躁病あるいは躁病とうつ病両者を呈する躁うつ病と考えておくこととする．

極Ⅰ型は本格的な躁病または混合エピソードを示すものとされ，双極Ⅱ型は軽躁エピソードを示し精神病性の特徴は存在しないとされる．ICD-10にはこの区別はない．またICD-10では，うつ病直後の軽躁状態はうつ状態の延長として双極性障害には含めず，うつ病のままの診断としている．さらに抗うつ薬使用などによる薬物での軽躁状態の出現は双極性障害には含めず，物質誘発性気分障害と診断することになっ

双極性障害と不安障害併存の疫学

双極性障害の有病率

まず双極性障害自体の有病率であるが，米国では0.5～3.9％といわれている．ヨーロッパでの双極性障害の有病率は，ドイツでは0.6～1.0％，イタリアでは0.8％，スイスでは0.4％，英国では大都市では4.0～4.6％でその他の都市では0.01％と低いとの報告があり平均して1.0％程度と見込まれている．その他カナダでは0.6％，ニュージーランドでは0.7％，台湾では0.16％，韓国では0.4％などの報告がある．わが国では1.0％程度と考えられている．平均すると米国の有病率はやや高い傾向がある．これは双極性障害という疾患を定めた国であることも関係しているとも思われるが，幅はあるもののおおまかに1.0％程度と見込まれる[3]．

双極性障害と不安障害併存 (表1)

　DSM流の多軸診断で評価すると，双極性障害にはなんらかの併存症が存在するといわれている．ドイツでは75%，スペインでは17〜31%，イタリアでは46〜59%と高率に併存症があると考えられている[3]．国際的な併存症の調査では，とくに双極性障害には不安障害の併存が多いとされ，その内訳は全般性不安障害(38.7〜42.4%)，社会恐怖 (47.1〜51.6%)，パニック障害(29.1〜32.9%)，心的外傷後ストレス障害(post-traumatic stress disorder: PTSD) (30.9〜38.7%) などで占められている[4]．報告によっては70%近くが不安障害であるとするものもある．また不安障害を併存した半数は少なくとも1つ以上の不安障害を持ち，30%が2つ以上の不安障害を同時に持っているという報告がある[5]．小児の双極性障害は不安障害の併存が成人より多く，分離不安なども含まれるとされている．

1. パニック障害

　疫学的調査でパニック障害の併存率は30%前後あり，これは一般人口のパニック障害有病率の26倍である．この数値はパニック障害と双極性障害に特別な関連があることを想像させる．家族研究においても双極性障害患者の兄弟がパニック障害を発症する率は，健常者の兄弟の3.4%に対して28%と明らかに双極性障害の兄弟にパニック障害が多いことがわかる[6]．さらに遺伝学的にも双極性障害とパニック障害は近接していることが想像されている．

2. 強迫性障害

　疫学的調査により強迫性障害の併存率も21%と高く，これは一般人口の強迫性障害の有病率

表1　併存不安障害の特徴

パニック障害
・一般有病率の20倍以上の高率で併存
・家族間での発症が多い

強迫性障害
・一般有病率の10倍の高率で併存
・家族間での発症が多い
・小児期の発症が30%ほどある
・併存した場合，強迫性障害の症状は重くなる

社会恐怖
・双極I型との併存は高率

全般性不安障害
・双極I型との併存が多い
・家族間での発症が多い
・小児に併存することが多い

PTSD
・小児期に躁病相を発症すると併存が多い
・女性双極性障害に多い

併存する不安障害の特徴では共通する部分も多いが，表に示すように若干の違いもあり予後にも影響する．PTSD（心的外傷後ストレス障害）

の10倍に相当する．双極性障害の家族も高い強迫性障害の有病率を持つと考えられている．これらのことはやはり双極性障害と強迫性障害にも遺伝的な関連があることを推察させる．双極性障害と強迫性障害の併存の発症は小児期にさかのぼることが多く，15歳前後で30%がすでに併存して発症していたとする報告もある[7]．また双極性障害に強迫性障害が併存する場合，強迫性障害の程度は単独発症よりも症状は重いといわれている．

3. 社会恐怖

　双極I型への社会恐怖の併存率は高く，47〜56.1%もあるとする研究がある[4]．

4. 全般性不安障害

　全般性不安障害の併存率も約40%あるといわ

表2 地域による不安障害併存率

米国	不安障害 30〜50% （パニック障害 8〜27%，全般性不安障害 3〜27%，強迫性障害 3〜13%）
イタリア	不安障害 40〜50% （パニック障害 23〜32%，全般性不安障害 28%，強迫性障害 16%）
フランス	不安障害 24% （パニック障害 16%，強迫性障害 3%）
ドイツ	不安障害 16%
日本	不安障害 19%

地域によって不安障害全体併存の率は少し異なる．ヨーロッパと日本は米国に比べて少ない傾向にある．しかし不安障害の種類に関してはパニック障害，全般性不安障害，強迫性障害それぞれに大きな違いはない．

れ，とくに DSM でいう双極 II 型に多いと考えられている．さらに小児の双極性障害は高い併存率を有すると考えられ，また双極性障害の患者の子どもは全般性不安障害出現率が有意に高い．このことも双極性障害と全般性不安障害の関係が強いことをうかがわせる[8]．

5. 心的外傷後ストレス障害（PTSD）

PTSD も双極性障害に併存し，16〜39%に及ぶとされる．とくに小児期に軽躁状態や躁状態を発症すると高いリスクを負うとされる．女性双極性障害は男性双極性障害より2倍近くPTSD を併存しやすい[9]．

地域による併存率の違い（表2）

双極性障害の概念が米国の診断基準 DSM で定義されたこともあり，米国以外の地域や国で双極性障害と不安障害の併存がどのようかということも興味深い．

イタリアではパニック障害の併存率は23〜32%，全般性不安障害の併存率は28%，強迫性

表3 双極性障害と不安障害併存の予後

・うつ病相の症状が重くなり回復も遅い
・双極 I 型では自殺念慮が強くなる
・小児期に双極性障害が発症すると不安障害を併存しやすくなる
・小児期に強迫性障害が併存すると症状が重くなる
・全般性不安障害と社会恐怖併存は予後が悪い
・不安障害が併存するとリチウムの治療反応が低下する

双極性障害に不安障害が併存すると経過の遷延，症状の重症化，薬物による治療反応の低下などが起こり，双極性障害の予後悪化につながる．

障害の併存率は16%である．性別による区別では，双極性障害の女性の56%，また男性の26%にパニック障害が併存しているという．そして双極性障害の女性の33%，また男性の63%に強迫性障害が併存していると報告されている．

ドイツでは不安障害の併存が16%，フランスでは不安障害の併存が24%，パニック障害の併存が16%，強迫性障害の併存が3%との報告が示されている．

わが国では不安障害の併存率は19%との報告がある．不安障害の併存率は米国，ヨーロッパ，日本で違いがあるようで，米国に比べてヨーロッパ，日本では併存率が統計学的に低い傾向がある．もちろん民族や遺伝的違い，診断に対する考え方の相違など多くの理由が考えられる．構造化面接を行うと些細な症状でも診断してしまうこともありうる．このようなことの克服が今後の研究には必要である．

双極性障害と不安障害併存の予後（表3）

双極性障害に不安障害が併存すると予後が悪いと考えられている．併存した不安障害の症状

も重くなり、治療反応も悪くなる[10]。またうつ症状も重くなり、自殺念慮も強くなることも心配されている。双極性障害に不安障害が併存し不安の症状が強い場合は、アルコール依存、自殺行動、リチウム低反応のリスクが高まる傾向がある。

双極性障害の発症年齢が低いほど不安障害の併存率は高くなる。再発、寛解期の短縮、自殺、暴力行為が増す。また不安障害が併存すると、うつ状態を呈した場合の回復は通常よりも遅れ、再発する場合は数日という短期間で悪化する傾向がある。

自殺念慮と自殺行動については、双極I型が双極II型よりも2.5倍ほど高い。

併存する不安障害の数あるいは種類のどちらが予後に影響するかについては、種類のほうが重要であり、全般性不安障害と社会恐怖がパニック障害や強迫性障害よりも予後は悪い傾向にある。

小児の場合、強迫性障害と併存すると症状が重くなる傾向がある。

以上のように、双極性障害に不安障害が併存すると予後が悪くなることが予想される。また、併存症に気づかなかった場合は治療方針に誤りを生じる恐れさえあるので併存症を考えることは重要である、と説明されている。しかし併存する不安の症状はあくまで双極性障害の症状と経過の一部であるとする考え方もあり、今後の課題ではある。また、併存症があることは予後に影響するばかりでなく、長期にわたる治療や患者本人の生活の問題など社会的経済的な負担を社会にもたらす点でも大きな問題となっている。

双極性障害と不安障害併存の治療 (表4)

パニック障害、全般性不安障害、強迫性障

表4 双極性障害と不安障害併存の治療

うつ病相と不安障害
・SSRI（三環系抗うつ薬は避ける） ・リチウム ・抗不安薬
躁病相と不安障害
・リチウム ・抗てんかん薬 ・抗精神病薬（クエチアピン、オランザピン） ・抗不安薬（クロナゼパム）
再発予防
・リチウム ・抗てんかん薬

SSRIの躁転率は1〜8%で三環系抗うつ薬の9〜11%より低い。さらにフルボキサミン、セルトラリンの躁転率は1〜2%程度といわれており、双極性障害のうつ病相にも使用可能と推察される。躁病相にはリチウム、抗てんかん薬のほか、クエチアピン、オランザピンなどの非定型抗精神病薬の併用も有益と考えられる。

害、社会恐怖、PTSDといった不安障害に対して抗うつ薬の選択的セロトニン再取り込み阻害薬（selective serotonin reuptake inhibitor: SSRI）が有効であることが明らかにされている。SSRIは一応不安障害の急性期効果も予防効果もあるとされ、不安障害治療の第一選択の一つとして位置づけられている。しかしながら、SSRIなどの抗うつ薬を双極性障害の治療に用いることに問題があるとする考え方がある。抗うつ薬は双極性障害に使用すると躁転を引き起こし、躁病相もうつ病相も回数が増加し、さらにうつ病相が慢性化するとの報告がある[11]。一方、躁転に対して抗うつ薬は関係していないとする報告もある[12]。

ベンゾジアゼピン系抗不安薬は不安症状を比較的すみやかに軽減させることは周知のとおりである。とくにクロナゼパムは躁状態をリチウムより早く改善させる作用があるので、急性期の躁状態に使用されることがある。またクロナゼパムはほかのベンゾジアゼピン系抗不安薬と

同様にパニック障害，社会恐怖に対して有効である．ところが，双極性障害は不安障害ばかりでなくアルコールや薬物の物質依存の併存も多い．ベンゾジアゼピン系抗不安薬の使用は物質依存の併存を悪化させる恐れもあると心配されている．

抗てんかん薬や第二世代の抗精神病薬（オランザピン，クエチアピン）がパニック障害，社会恐怖，強迫性障害，PTSDなどに有効であり，双極性障害に併存する不安障害にも有益であるとする報告もあるが，これらの薬物の不安障害への有効性はもともと第二選択以後といった位置づけであり，現実的には大きな治療効果は期待できない[13]．

双極性障害の治療については，ガイドライン的にいうと抗うつ薬は使用せずリチウムかバルプロ酸のような抗てんかん薬を使用することが勧められているが，現実的には双極II型の病相はほとんどうつ病相であり，双極I型であったとしてもうつ病相の治療がリチウムや抗てんかん薬のみで改善できることはむしろまれである．バルプロ酸を始めとする抗てんかん薬はうつ病相の治療には無効であるとする報告は多い．三環系抗うつ薬よりもSSRIは実際の躁転率は低く，このことからも不安障害の併存する双極性障害にSSRIを使用することは合理的と考えられる．また，ベンゾジアゼピン系抗不安薬も急性期の切迫した不安症状にはSSRIより有効性が高く，使用期間や頻度を工夫すれば十分使用に妥当性がある．このように双極性障害に不安が併存している場合の治療は，単一薬剤ではなく，作用機序と効果を考えて併用薬剤の組み合わせを工夫することが重要と推察される．

（森下　茂）

[引用文献]

1. Goodwin FK, Ghaemi SN. An introduction to and history of affective disorders. Gelder MG, López-Ibor jr. JJ, Andreasen NC(editors). New Oxford Textbook of Psychiatry, Oxford University Press, New York, 2000; p.677-82.
2. Kraepelin E. Psychiatry, Verlang von Johan Ambrosius, Leipzig, 1913. 西丸四方，西丸甫夫（訳）．躁うつ病とてんかん，みすず書房，2001．
3. Fajutrao L, Locklear J, Priaulx J, et al. A systematic review of the evidence of the burden of bipolar disorder in Europe. Clin Pract Epidemiol Ment Health 2009; 5: 3.
4. Simon NM, Otto MW, Wisniewski SR, et al. Anxiety disorder comorbidity in bipolar disorder patients: data from first 500 participants in the Systematic Treatment Enhancement Program for Bipolar Disorder(STEP-BD). Am J Psychiatry 2004; 161: 2222-9.
5. Boylan KR, Bieling PT, Marriott M, et al. Impact of comorbid anxiety disorders on outcome in a cohort of patients with bipolar disorder. J Clin Psychiatry 2004; 65: 1106-13.
6. Doughty CJ, Wells JE, Joyce PR, et al. Bipolar-panic disorder comorbidity with bipolar disorder families: a study of siblings. Bipolar Disord 2004; 6: 245-52.
7. Masi G, Perugi G, Toni C, et al. Obsessive-compulsive bipolar comorbidity: focus on children and adolescents. J Affect Disord 2004; 78: 175-83.
8. Henin A, Biederman J, Mick E, et al. Psychopathology in the offspring of patients with bipolar disorder: a controlled study. Biol Psychiatry 2005; 58: 554-61.
9. Baldassano CF, Marangell LB, Gyulai L, et al. Gender differences in bipolar disorder: retrospective data from the first 500 STEP-BD participants. Bipolar Disord 2005; 7: 465-70.
10. Grant BF, Hasin DS, Blanco C, et al. The epidemiology of social anxiety disorder in the United States: results from the National Epidemiologic survery on Alchohol and Related Conditions. J Clin Psychiatry 2005; 66: 1351-61.
11. El-Mallakh RS, Karippot A. Use of antidepressants to treat depression in bipolar disorder. Psychiat Serv

12. Gijsman HJ, Geddes JR, Rendell J, et al. Antidepressants for bipolar depression: a systematic review of randomized, controlled trial. Am J Psychiatry 2004; 161: 1537-47.
13. Sepede G, De Berardis D, Gambi F, et al. Olanzapine augmentation in treatment-resistant panic disorder: a 12-week, fixed-dose, open-label trial. J Clin Psychopharmacol, 2006; 26: 45-9.

統合失調症など精神病性障害

抑うつと不安は精神疾患において高頻度にみられる症候である.

統合失調症の経過中にみられる抑うつの発現頻度は約7～75％と大きな幅があるが, おおむね25％程度[1]と報告されている. 抑うつは統合失調症の経過のあらゆる時期に発現する可能性があり, その原因はさまざまである（**図1**）. また, 慢性期の統合失調症の経過中にみられる不安の発現頻度は60％程度と報告されている[2]. 抑うつあるいは不安と精神病性障害の併存は, 患者の生活の質（quality of life: QOL）を低下させ予後に大きな影響を与えるため, 適切な対応が必要である.

統合失調症における抑うつや不安の評価

統合失調症に併存する抑うつや不安を評価する場合, 包括的評価と抑うつそのものを評価する方法がある. 包括的評価尺度は広範な精神症状を評価し, 統合失調症の症状およびその経過を包括的に把握することを目的としており, 代表的なものに陽性・陰性症状評価尺度（Positive and Negative Syndrome Scale: PANSS）と簡易精神症状評価尺度（Brief Psychiatric Rating Scale: BPRS）がある[3]. 一方, 広範な症状のなかから抑うつを取り上げて評価する尺度として, 統合失調症患者におけるCalgary抑うつ重症度評価尺度（Calgary Depression Scale for Schizophrenia: CDSS）がある.

PANSSは, 30～40分の半構造化面接を行い, 陽性尺度（7項目）, 陰性尺度（7項目）, 総合精神病理尺度（16項目）の3つの下位尺度を評価する. 症状の重症度は「なし」「ごく軽度」「軽度」「中等度」「やや重度」「重度」「最重度」の7段階で評価し, 各段階に基準が設定されている. 総合精神病理評価尺度のなかに抑うつあるいは不安に関する評価項目として, 抑うつ（depression）, 不安（anxiety）, 心気症（somatic concern）および罪責感（guilt feeling）の項目が含まれる.

BPRSは簡便に精神症状を包括し, 経時的変化を評価するために開発されたものであり, 下位項目として16項目あるいは18項目から構成される. 面接手順として, ラポールを築く段

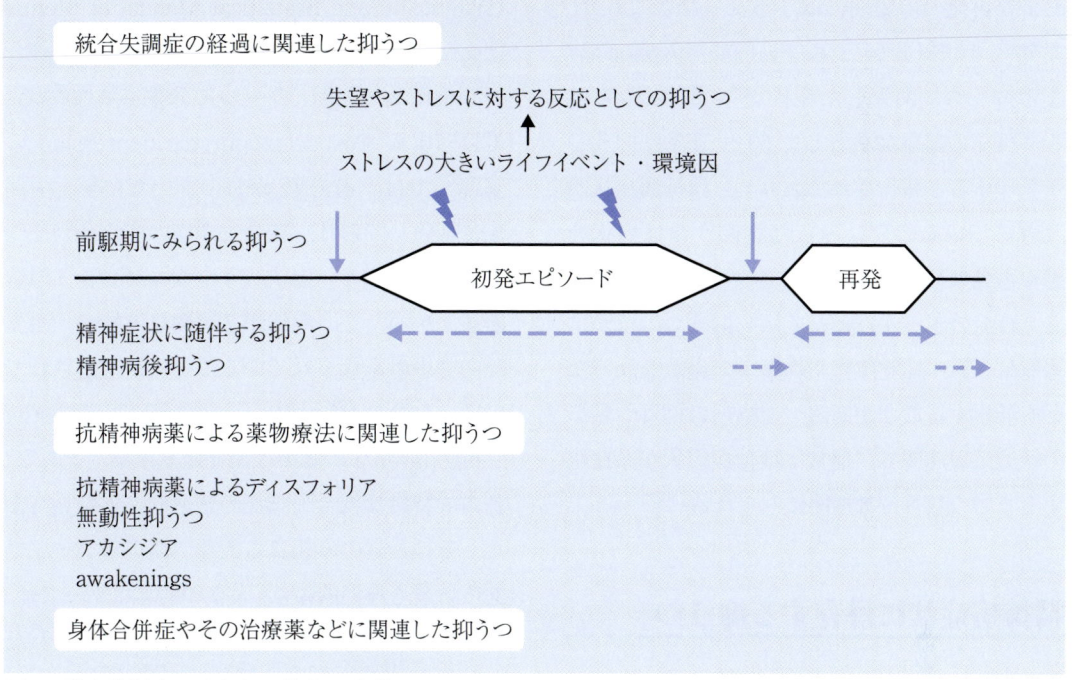

図1 統合失調症にみられる抑うつ症状

階に続いて非指示的面接および指示的面接が決められており，まず型にはまらない質問方法で情報を収集した後に具体的質問を行う．原著では構造化面接は用意されていない．抑うつあるいは不安に関する評価項目として，抑うつ（depression），不安（anxiety），心気症（somatic concern）および罪責感（guilt feeling）が含まれる．重症度は7段階評価であり，「症状なし」は1,「軽度」は2および3,「中等度」は4および5,「重度」は6および7の評点である．

統合失調症患者にみられる広範な症状のなかから抑うつに関係した症状を評価する尺度にCDSSがある．統合失調症では抑うつと陰性症状あるいは抗精神病薬による錐体外路症状との区別が困難であることが指摘されているが，CDSSはこれらに影響されない抑うつの評価を目的に考案されたものである[4]．CDSSは抑うつ（depression），絶望感（hopelessness），自己軽視（self-depreciation），罪責的関係念慮（guilty ideas of reference），病的罪業感（pathological guilt），朝方抑うつ（morning depression），早朝覚醒（early waking），自殺（suicide），観察に基づく抑うつ（observed depression）の9項目から構成されている．これら9項目はHamiltonうつ病評価尺度（Hamilton Rating Scale for Depression: HAM-D）とPresent State Examinationから因子分析により抽出されたものである．最初の8項目は構造化された質問によって評価し，最後の項目は面接を通じての観察に基づいて評価する．重症度は「なし」「軽度」「中等度」「重度」の4段階で評価する．

統合失調症の経過中にみられる抑うつ

前駆期にみられる抑うつ

精神病症状に先立つ初発エピソードの前駆期

および再発の前駆期には，不安，ひきこもり，罪業感，不快気分（ディスフォリア（dysphoria））など抑うつに関連した症状がしばしばみられる．再発の前駆症状として60〜75%に抑うつが発現すると報告されており[5]，精神病症状が改善している時期にみられる抑うつは症状増悪や再発のリスクファクターの一つと考えられる．再発のきっかけとしては，抑うつのほかに過覚醒状態，知覚障害や物事への過敏な反応なども発現することがある．前駆期の抑うつ類似の状態は短期間で，通常は精神病症状が顕在化するまでの数日〜数週間にみられる．

精神病症状に併存する抑うつ

抑うつは急性精神病症状に併存してみられることも多い．入院時には約半数の患者に抑うつ症状がみられるという．これらの患者のうち約半数は3週間程度の短期間で抑うつが消退するが，残りは抑うつが遷延する[6]．抑うつ，興味や意欲の減退，不快気分，精神運動抑制，集中力の低下などの症状は，抑うつ状態と陰性症状のいずれにもみられるため，両者の区別にはしばしば困難を伴う．患者のコミュニケーション能力が十分でなく自分の状態をうまく伝えられない場合はさらに鑑別が難しい．明らかな気分の落ち込み，罪業感，自殺念慮や身体症状（早朝覚醒，食欲低下，睡眠障害など）がみられる場合は抑うつ状態が示唆される．一方，感情の平板化がみられる場合は陰性症状が疑われる．

精神病後抑うつ

精神病エピソードの後にみられる抑うつは，国際疾病分類（International Classification of Diseases, 10th revision: ICD-10）では統合失調症（F20）に分類されるのに対し，DSM-IV（Diagnostic and Statistical Manual of Mental Disorders, Fourth Edition）では特定不能のうつ病性障害（311）の一つに分類されている．ICD-10のPost-schizophrenic depressionの基準[7]では，過去12か月のあいだに統合失調症に罹患しており，統合失調症の症状がいくつか存在し，抑うつ症状（うつ病エピソードの診断基準を満たし，症状が2週間以上持続）が支配的で患者を悩ませていること，が規定されている．DSM-IVのPostpsychotic Disorder of Schizophreniaの基準は研究用基準案[8]である．基本的特徴は統合失調症の残遺期に重畳し，また，そのときのみ起こる大うつ病エピソードである．最も典型的には，大うつ病エピソードは，精神病性エピソードの活動期の症状が寛解した直後に続いて起こるが，精神病症状が存在していない時期が短期間または長期間続いた後に起きてくることも時にはあると記載されている．

失望やストレスに対する反応としての抑うつ

日常生活上でストレスになるようなイベントが起きたときや統合失調症が増悪した場合に抑うつがみられることがある．このような反応性の抑うつは急性の経過をたどる場合と，慢性に経過する場合があり，急性に経過する場合はストレスと気分の変化の関連に患者自身が気づくこともある．抑うつの持続は短期間で数時間〜数週間であり，サポーティブな介入が有効であることが多い．ポジティブな体験をすることにより解消されることもある．

慢性に経過する場合は抑うつの持続が長く，demoralization syndrome[9,10]という用語も用いられる．患者は自分の人生がコントロールできないと感じやすく，失望や失敗の体験が長く続くことにより，有意義で満ち足りた生活をす

ることはできないと思い悩む．このような場合の抑うつは，他の原因による抑うつ状態よりも心理社会的な介入の重要性が高い．

抗精神病薬治療に関連する抑うつ

1. 抗精神病薬によるディスフォリア（neuroleptic-induced dysphoria）

ドパミン神経は脳内報酬系に関与しているため，ドパミンレセプターを阻害する抗精神病薬は薬理学的にみても，抑うつ，快楽消失（アンヘドニア），不快気分（ディスフォリア）を引き起こす可能性がある．実際，抗精神病薬で治療中の統合失調症患者の多くにディスフォリアがみられる．抗精神病薬と抑うつの関係については，維持期において抗精神病薬を内服している患者は内服していない患者よりも抑うつの発現頻度が高い，抗精神病薬に起因する抑うつはQOLを低下させる，などの報告がある一方，抗精神病薬は統合失調症そのものによる抑うつを改善させるという報告，抑うつを併存している患者としていない患者のあいだで抗精神病薬の投与量や血中濃度に違いがないとする報告もある[11]．

2. 抗精神病薬による錐体外路症状と抑うつ

錐体外路症状の一つであるアキネジア（無動）では，動作の開始や持続が障害され，自発的な行動が少なくなる．会話やなんらかの動作を続けることが難しいので，人間関係にも大きな影響を及ぼすことになる．患者自身は抗精神病薬の副作用としてのアキネジアを自分が怠惰なせいであると思い込んでいることもあり，それによって羞恥心や罪業感を抱くことがある．抑うつも生じやすく，アキネジアと抑うつを伴う状態は無動性抑うつ（akinetic depression）といわれる．

アカシジア（静坐不能）は抗精神病薬治療中にしばしばみられる副作用である．内的な不穏，落ち着きのなさ，じっとしていられず動き回るなどの症状が典型的であり，患者の苦痛が強いと自殺念慮や自殺企図に至ることがある．抑うつや不安も生じやすく，これらの症状が落ち着きのなさなどよりも目立つ場合には精神病症状に伴う抑うつや精神病後抑うつと区別することが難しい．

アキネジアやアカシジアに伴う抑うつの大きな問題は，これらが統合失調症そのものによる抑うつ症状と紛らわしく，混同されやすいことである．

3. awakenings

新規抗精神病薬により急激に精神病症状が改善すると症状から解放された安堵感に引き続いて，強い不安感や焦燥感，抑うつ感が生じることがある．病的体験にわずらわされずにすみ，自分の世界を取り戻したように感じる．「悪夢から醒めたようだ」という表現もよく聞かれる．ところが，周囲に目を向けると，病的体験に苦しんでいるうちに世の中から取り残されてしまったような感じ，これからどのように生活していけばよいのかという，現実に直面したが故の不安感や焦燥感，抑うつ感が生じることがある[12]．抑うつ感が増強し，自殺企図に至る場合もある．

awakenings（目覚め現象）は新規抗精神病薬の投与に関連して生じた日常生活機能の明らかな改善を含む行動の活性化，周囲の状況の正しい把握，病識の改善と考えられる．

awakeningsに伴う患者の心理的変化として，「"治癒した"という感じに結びつくような症状の回復」「失われた時間を取り戻そうとする」「久しぶりに体験する感情に圧倒される」「他者から切り離される感じ」「実存的事項に気づく」が指摘されている．治療者は，新規抗精神病薬への切り替えによって「目覚め」た患者が心理学的に必ずしも好ましい適応を形成するとは限らないことに留意しておく必要があると考えられる[13]．

合併身体疾患やその治療薬などによる抑うつ

統合失調症は慢性疾患であるため，経過中に代謝内分泌疾患，循環器疾患，腫瘍性疾患など種々の身体疾患を発症するリスクがある．身体合併症の治療目的で使用される降圧薬，副腎皮質ステロイド，抗悪性腫瘍薬などは副作用として抑うつをきたすことがある．また，アルコール，カフェイン，ニコチンなどの物質乱用を合併している場合，抗不安薬や睡眠薬を長期連用している場合などは，これらの物質あるいは治療薬を中断したときに離脱症状として抑うつが生じるため注意が必要である．

統合失調症に併存する不安

精神病症状にみられる感情の障害のうち，抑うつについてはよく知られており，多くの知見が集積されているが，不安は注目の度合いが低い．しかしながら，不安は抑うつよりもQOLとの関連が強いとの報告もある．統合失調症における不安症状や不安障害の併存については，強迫症状の併存が29％，強迫性障害の併存が15.8％と報告されている．パニック発作の併存は統合失調症患者の45％にのぼるといわれる．パニック発作を有する患者は，そうでない患者と比べて抑うつ症状や敵意が強く，社会生活機能が低いと報告されている[14]．

不安は次のような場合に問題になる．不安が強く生活に支障をきたしている．不安をコントロールできずネガティブな感情が強く，それにとらわれてしまい，問題の解決には結びつかないような内容のことを考え続ける．不安による身体症状がみられる．パニック，緊張，救いようのない感じなどの典型的な症状がみられる．不安症状に典型的な行動障害，すなわち不安を誘発するような状況を回避したり，長期的にみて問題の解決にはならないような行動をしたりする．

不安障害の併存は陽性症状や陰性症状とも関連があり，不安が強いと幻覚，ひきこもり，抑うつ，絶望感が重く，病識はより保たれていて，社会機能が障害されていると報告されている．不安は陽性症状との相関が強く，統合失調症の急性増悪と関係する．この場合，不安は精神病症状から二次的に派生しているものであり，精神病症状の改善と並行して不安が改善する．

失調感情障害と抑うつ

失調感情障害は統合失調症と気分障害の両者の特徴を有するが，その疾患概念や診断基準は変遷を遂げてきており，いまだ議論の余地が残されている．ICD-10では，精神病症状と感情病症状とが，同一のエピソードに同じ程度で同時に認められることが必要とされているが，DSM-IVでは，同じエピソードのなかに感情病症状と精神病症状とが併存するほかに，少なくとも2週間，著明な感情病症状なしに精神病

症状がみられることが要請されている[15]．また，日本では非定型精神病の概念も用いられている．非定型精神病は発病初期にうつ病や躁病のような感情障害が前景にある場合も少なくないが，その後に妄想や妄想様体験を伴う錯乱状態あるいは夢幻様状態がみられ，経過は一過性あるいは周期性であることが多く，予後は一般的に良好であるとされている．

失調感情障害の治療は薬物療法と心理社会的介入があり，失調感情障害の抑うつ型であれば抗うつ薬による治療が適応になる．また，感情障害に対する薬物が，進行中の症状の制御に無効な場合には，抗精神病薬の適応となる．

統合失調症に併存する抑うつあるいは不安の治療

抗精神病薬による薬物療法は統合失調症治療の標準的な治療である．しかしながら，抗精神病薬によって改善する症状がある一方，残存する症状もあり，さらに QOL や社会機能については限られた効果しかない．そこで，残存している症状を緩和し社会機能や QOL を改善させるために，薬物療法に心理社会的治療を組み合わせる試みがなされている[16]．

薬物療法的アプローチ

統合失調症に併存する抑うつに対する治療は原因によって異なるアプローチが必要である．新たに抑うつがみられた場合，それがストレスや絶望感に対する反応なのか，精神病エピソードの前駆症状なのかを知ることが大切である．前者であればサポーティブに対応するだけで抑うつは改善してくるが，後者であれば精神病症状が明らかになってくるので，抗精神病薬治療開始や変更のきっかけになる．

抗精神病薬治療中に抑うつが発現した場合は，抗精神病薬が統合失調症の症状としての抑うつ症状に効果を発現しているか，あるいは薬物療法に起因した抑うつなのかを考慮する．抑うつ症状のほかに幻覚妄想，思考障害，ひきこもりなどがみられれば統合失調症そのものによる抑うつである可能性が高いため，投与中の抗精神病薬の増量あるいは変更を考える．

一方，薬物療法に起因する抑うつとしては，抗精神病薬そのものに起因するディスフォリア，抗精神病薬の副作用であるアカシジアやアキネジアなどに起因する抑うつがあげられる．これらの場合は，投与中の抗精神病薬の減量，抗パーキンソン病薬の投与あるいは増量，抗精神病薬の変更が対処法として考えられる．アカシジアに対しては抗不安薬の投与も選択肢の一つである．

精神病症状の増悪がなく，抗精神病薬の種類や投与量の調節，抗パーキンソン病薬の調節が奏効せず，遷延する抑うつ症状に対して抗うつ薬投与が奏効する場合がある[17]．抗うつ薬の併用投与の効果については，うつ病エピソードの診断基準を満たす外来患者を対象として定型抗精神病薬と三環系抗うつ薬を併用した報告が多く，新規抗精神病薬投与時の効果については今後の知見の集積が待たれる．三環系抗うつ薬のほかに，選択的セロトニン再取り込み阻害薬（selective serotonin reuptake inhibitor：SSRI）やセロトニン・ノルアドレナリン再取り込み阻害薬（serotonin noradrenaline reuptake inhibitor：SNRI）も選択肢として考えうる．統合失調症の抑うつ症状に対する抗うつ薬の併用にあたっては，その適応を検討するとともに併用に伴う精神症状の増悪や興奮の発現などに注意が必要である．

統合失調症に併存する不安症状の薬物療法ではもともと投与されている治療薬や患者のパー

ソナリティへの配慮が必要である．不安症状は精神病症状から二次的に派生している場合が多いため，精神病症状が改善すれば消退する場合が多いが，遷延する不安症状に対しては鎮静作用の強い抗精神病薬あるいはベンゾジアゼピン系抗不安薬の併用が奏効しうる．しかしながら，抗精神病薬は強迫性障害や社交（社会）不安障害（社会恐怖）に対する効果は期待できず，むしろ症状を増悪させる場合があると報告されており[18]，これらの疾患が併存する場合は，クロミプラミンやSSRIの併用が必要となる[19]．

心理社会的治療アプローチ

失望やストレスに対する反応としての抑うつ症状，awakenings，併存疾患としての強迫性障害や社交不安障害に伴う不安に対しては，精神療法的アプローチが有用である．統合失調症患者にとっては自分自身のライフイベントはもちろんのこと，兄弟姉妹や友人の進学，就職，結婚などもストレスになりうる．自分の社会生活機能を近親者と比較し，普通は誰でも得られるはずのチャンスや幸福を得ることができないという失望を感じる．病識が保たれていると，障害のために家庭生活や社会生活に支障をきたしている現実と直面し，自分の人生がコントロールできないと思ってしまうこともある．このような悲観的な考えは抑うつや不安を引き起こしやすく，遷延することも多い．

awakeningsにおいても同様な状況が発生する．薬物療法的アプローチで統合失調症の最も良好な予後は，障害を受け入れた場合に達成されるといわれるが，障害の受容には長い時間と困難が伴う[20]．社会心理療法的アプローチは，障害を受容し，それをコントロール可能であると感じること，種々のストレスフルなライフイベントに自分自身で対処できる方法を身につけることを可能にし，QOLの改善をもたらしうる．

（諸川由実代）

[引用文献]

1. Siris SG. Diagnosis of secondary depression in schizophrenia: implications for DSM-IV. Schizophr Bull 1991; 17: 75-98.
2. Moorey H, Soni SD. Anxiety symptoms in stable chronic schizophrenics. J Ment Health 1994; 3: 257-62.
3. 山口 登．BPRS, PANSS（包括的評価尺度）．臨精医 2004; 増刊号：196-212.
4. 兼田康宏，大森哲郎，Donald Addington. The Calgary Depression Scale for Schizophrenics 日本語版（JCDSS）．脳と神経 2000; 52: 163-6.
5. Herz ML, Melville C. Relapse in schizophrenia. Am J Psychiatry 1980; 137: 801-5.
6. Hausmann A, Fleischhacker WW. Differential diagnosis of depressed mood in patients with schizophrenia: a diagnostic algorithm based on a review. Acta Psychiatr Scand 2002; 106: 83-96.
7. World Health Organization. The ICD-10 classification of Mental and Behavioural Disorders, WHO, 1992. 融 道男，中根充文，小見山 実，ほか（監訳）．ICD-10 精神および行動の障害—臨床記述と診断ガイドライン，医学書院，1993; p.103-4.
8. American Psychiatric Association. Diagnostic and Statistical Manual of Mental Disorders, 4th edition, Text revision; DSM-IV-TR, Washington DC and London, 2000. 高橋三郎，大野 裕，染矢俊幸（監訳）．DSM-IV-TR 精神疾患の診断・統計マニュアル，医学書院，2002; p.735-6.
9. Birchwood M, Mason R, MacMillan F, et al. Depression, demoralization and control over psychotic illness: a comparison of depressed and non-depressed patients with chronic psychosis. Psychol Med 1993; 23: 387-95.
10. Klein DF. Endogenomorphic depression: a conceptual and terminological revision. Arch Gen Psychiatry 1974; 31: 447-54.

11. Siris SG. Depression in schizophrenia: perspective in the era of "Atypical" antipsychotic agents. Am J Psychiatry 2000; 157: 1379-89.
12. 諸川由実代. 非定型抗精神病薬―SDA―の社会復帰に果たす役割. 臨精薬理 2001; 4: 317-24.
13. 野崎昭子, 渡邊衡一郎. 新規非定型抗精神病薬と自殺. 臨精薬理 2002; 5: 1429-34.
14. Dernovsek MZ, Sprah L. Comorbid anxiety in patients with psychosis. Psychiatr Danub 2009; 21 (suppl 1): 43-50.
15. 林 拓二. 分裂感情障害および非定型精神病. 山内俊雄, 倉知正佳, 広瀬徹也, ほか (編). 専門医を目指す人の精神医学, 第2版, 医学書院, 2004: p.388-93.
16. Patterson TL, Leeuwenkamp OR. Adjunctive psychosocial therapies for the treatment of schizophrenia. Schizophr Res 2008; 100(1-3): 108-19.
17. Hausmann A, Flieschhacker WW. Depression in patients with schizophrenia: prevalence and diagnostic and treatment sonciderations. CNS-drugs 2000; 14 :289-99.
18. De Haan L, Beuk N, Hoogenboon B, et al. Obsessive-compulsive symptoms during treatment with olanzapine and risperidone: a prospective study of 113 patients with recent-onset schizophrenia or related disorders. J Clin Psychiatry 2002; 63: 104-7.
19. Margetic B. Aggravation of schizophrenia by clomipramine in a patient with comorbid obsessive-compulsive disorder. Psychopharmacol Bull 2008; 41(2): 9-11.
20. Velligan DI, Gonzalez JM. Rehabilitation and recovery in schizophrenia. Psychiatr Clin North Am 2007; 30(3): 535-48.

不安障害とうつ

不安とうつの関係

不安とうつの関係において, 両者は連続するという説 (一元論) とそれぞれは独立しているという説 (二元論) とで論争があり, 多くの研究報告がある[1,2].

一元論とは, 不安とうつは同一疾患の変形にすぎず, 単に量的な差異しかない連続的なものとする説である. その根拠として, 縦断的に経過を追った場合に, 不安障害では診断が変更されやすく, とくにうつ病への変更 (二次性のうつ病が続発) が多く報告されていることがあげられた. 二元論とは, 不安とうつは質的に異なり明確に分離されるという説である. この説は, 構造化面接で臨床症状の判別分析を行い, 不安症状群とうつ症状群とが明確に分離されたという多くの報告が根拠となっている[1].

comorbidity について

1980年にDSM-III (Diagnostic and Statistical Manual of Mental Disorders III edition)

表1 DSM-IV/WMH-CIDIにおける有病率[*1] (*n*=9,282)

		生涯有病率(%)	12か月有病率(%)
不安障害	パニック障害	4.7	2.7
	パニック障害のない広場恐怖	1.3	0.9
	特定の恐怖症	12.5	9.1
	社交不安障害	12.1	7.1
	全般性不安障害	5.7	2.7
	PTSD[*2]	6.8	3.6
	強迫性障害[*3]	2.3	1.2
	分離不安障害	9.2	1.9
	他の不安障害	31.2	19.1
気分障害	大うつ病性障害	16.9	6.8
	気分変調性障害	2.5	1.5
	双極性障害	4.4	2.8
	他の気分障害	21.4	9.7

[*1]: WMH-CIDI: World Mental Health-Composite International Diagnostic Interview (WHOの定めた診断のための国際的な構造化面接). [*2]: *n*=5,692で評価. [*3]: *n*=2,073で評価.

(Kessler RC, et al, 2005[8]より)

が発表され，操作的診断基準が導入された．1987年に改訂されたDSM-III-R以降は，一元論，二元論などの見解の相違に明確な結論は出ず，病因論や主診断のみを採用する階層構造的な流れから，症状レベルで各診断基準が満たされれば併存も認める流れへと変わっていった．この流れは1994年のDSM-IV，2000年のDSM-IV-TRと踏襲され，不安障害とうつ病を同時に診断することが可能になり，comorbidityの概念が注目されるようになった[3]．

comorbidityについては，concurrent（併発），concomitant，また共存，付随などのいくつかの言葉と使い分けられることがある．Wittchenらはcomorbidityを「ある一定期間（現在，6か月，1年など）に，複数の特異的障害が存在する場合」と定義した[4,5]．また，Maierら[6]は，「comorbidityはその人物の生涯において同時期，もしくは異なった時期に2つの疾患が存在することである．横断的なcomorbidityは，2つの疾患が同時期に発症することである」と定義した[7]．

表2 comorbidityとなりうる一般的な気分障害と不安障害

気分障害（うつ病性障害）	不安障害
大うつ病性障害	広場恐怖
気分変調性障害	パニック障害
特定不能のうつ病性障害	特定の恐怖症 社交不安障害 強迫性障害 PTSD 全般性不安障害 特定不能の不安障害

(Rapaport MH, 2001[9]より)

不安障害とうつのcomorbidity

The National Comorbidity Survey(NCS)が，9,282人を対象としたDSM-IVに基づく疾患別の有病率を報告した．2007年7月に報告されたデータ（表1）によると，不安障害の各疾患別の生涯有病率は，パニック障害が4.7％，特定の恐怖症が12.5％，社交（社会）不安障害が12.1％，全般性不安障害が5.7％，心的外傷後

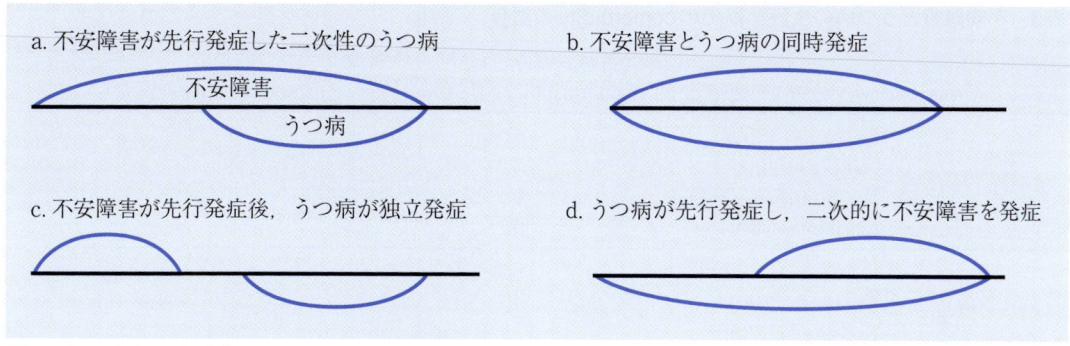

図1 うつ病と不安障害のcomorbidityの経過図　　　　　　　　　　　　　　　　　　　（Stahl SM, et al, 1993[17]より）

a. 不安障害が先行発症した二次性のうつ病
b. 不安障害とうつ病の同時発症
c. 不安障害が先行発症後，うつ病が独立発症
d. うつ病が先行発症し，二次的に不安障害を発症

ストレス障害（post traumatic stress disorder: PTSD）が6.8%，強迫性障害が2.3%であった．また，12か月有病率は，パニック障害が2.7%，特定の恐怖症が9.1%，社交不安障害が7.1%，全般性不安障害が2.7%，PTSDが3.6%，強迫性障害が1.2%であった．また，気分障害のうち，大うつ病性障害の生涯有病率は16.9%，12か月有病率は6.8%であった．

不安障害とうつ病（主に大うつ病性障害）はともに高い有病率であり，臨床場面で併存診断がなされることは多い．**表2**にcomorbidityとなりうる一般的な気分障害と不安障害を示している[9]．Halbreichらによると，女性，若年者，低い教育レベル，無職という要因は，不安障害とうつ病のcomorbidityと関連があり，女性は男性よりも不安障害とうつ病のcomorbidityを持ちやすく，男性は物質依存と不安障害とうつ病とのcomorbidityを持ちやすかった[10]．また，不安障害とうつ病のcomorbidityの有病率は，女性で5.1%，男性で1.9%であり，性差で比較すると女性のほうが男性の2倍以上も多かった[11-13]．

Reigerらは，多くの不安障害とうつ病もしくは気分変調性障害のcomorbidityは25〜40%であったと報告した[14,15]．KesslerらによるとNCSは米国の人口の15%がある時点で不安障害に罹患しており，これらの不安障害の多くがうつ病と併存していると報告した．またKessler, Nelson, McGonagle, Liuらの報告では，15施設のプライマリケアで行われた世界保健機関（World Health Organization: WHO）の調査において，うつ病のすべてのケースの68%で，少なくとも1つの精神疾患のcomorbidityが認められた．最も多かった疾患が不安障害であった[16]．

不安障害とうつ病とのcomorbidityの大多数のケースで，不安障害は大うつ病性障害の発症に先行していると報告されている．**図1**にうつ病と不安障害のcomorbidityの経過図を示している[17]．DeGraaf, Merikangas, Regierらは，不安障害の患者の大うつ病性障害の発症リスクは，大うつ病性障害の患者の不安障害の発症リスクよりも高いと述べている[18-21]．社交不安障害，全般性不安障害，PTSDの50〜75%では，それぞれの発症が大うつ病性障害に先行していた．対照的にパニック障害の発症時期は，大うつ病性障害の前後もしくは同時期と同じぐらいの割合（約33%）であった[22]．

不安障害の発症後に大うつ病性障害を発症するまでの期間について，いくつかの報告がある．Kesslerらの報告では大うつ病性障害の患者の68%が不安障害を先に発症しており，その後のうつ病の発症までに平均11年間が経過していた[16]．この期間は，全般性不安障害と

表3 不安障害とうつ病の生涯診断でのcomorbidityの割合

		各不安障害におけるうつ病のcomorbidityの割合	うつ病における各不安障害のcomorbidityの割合
全般性不安障害	Kesslerら (1994) Juddら (1998) Kaufmanら (2000) Levineら (2001)	62% 67% 62〜67% 60%	− − 17% 20%
パニック障害	Kaufmanら (2000) Levineら (2001) Kesslerら (2006)	56〜73% 40〜50% 35%	10% 30% −
強迫性障害	Rassmussenら (1992) Levineら (2001)	67% 30%	− −
社交不安障害	Kaufmanら (2000) Levineら (2001)	15〜21% 35%	27% 30%
PTSD	Breslauら (1991) Kesslerら (1995) Kaufmanら (2000) Levineら (2001)	30〜36% 48% 37〜48% 30〜40%	− − 20% −
特定の恐怖症	Kesslerら (1996)	−	24%

(Levine J, et al, 2001[15] より)

パニック障害では平均1.5年と短く，PTSD・特定の恐怖症・社交不安障害・広場恐怖では平均10年間であった．またRegierらは，特定不能の恐怖症の発症から大うつ病性障害の発症までの平均期間は10年ほどであり，パニック障害と強迫性障害では1年ほどであったと報告した[21,23]．

不安障害と大うつ病性障害のcomorbidityは，症状の重症度や持続，治療抵抗性，重篤な社会的役割の障害，医療機関などに援助を求める行為の増加，自殺企図の増加と大きく関連があるという研究報告がある[24-26]．Kellerらは，不安障害のcomorbidityのないうつ病患者の自殺率は7.9%であったが，不安障害のcomorbidityのあるうつ病患者では19.8%であったと報告した[27]．comorbidityは重症度を増加させ，転帰も増悪，再発を予測させる．

不安障害と大うつ病性障害に苦しんでいる患者は，より慢性化した経過をたどり，不安障害と大うつ病性障害をそれぞれ単独で発症している患者と比較し，社会的・職業的機能を障害されている[28-30]．そのためにJuddは，不安障害と大うつ病性障害のcomorbidityのある患者には，より密な薬物療法，精神療法の機会が必要であり，メンタルヘルスサービスの利用頻度はcomorbidityのない患者の30〜60%も増加すると報告している[7,31]．

具体的にどれほどの頻度でcomorbidityが認められるのか．表3に，今までに報告された各不安障害とうつ病の生涯診断でのcomorbidityの割合を示した．報告結果に幅が認められるものもあるが，対象者数の違いが影響していると考えられた[15]．

パニック障害とうつのcomorbidity

パニック障害の有病率は，NCSによると12か月有病率だと2.7%，生涯有病率で4.7%であっ

た．人口統計学的な研究では，パニック障害の既往のある患者の74～90%が1つかそれ以上の精神疾患の基準を満たし，56～73%に大うつ病性障害の既往があった．これは各不安障害のなかでも，全般性不安障害とともにかなり高率であった[22]．

パニック障害と大うつ病性障害のcomorbidityの発症時期について多くの研究報告がある．その報告では，パニック障害の発症が大うつ病性障害の発症に先行している割合，2つの疾患の発症がほぼ同時期であった割合，大うつ病性障害の発症の後であった割合とも，ほとんど同率の約33%であった[32]．傅田ら，杉原らはパニック障害と大うつ病性障害のcomorbidityの発症の経過類型についてまとめている．その報告では，パニック障害に軽症うつ病が併存するようなパニック障害が主体の群，パニック障害とうつ病が並列的に存在する群，うつ病が主体で持続したパニック発作も認めるような群に分類され，その病態は多様化していた．坂上らは，発症の時間的前後関係と疾患の主体とは必ずしも一致しないと述べている[1,33,34]．

パニック障害の患者での大うつ病性障害の発症の予測因子としては，大うつ病性障害の既往歴，全般性不安障害や重症の広場恐怖の存在などの他の不安障害の既往歴などがあり，とくに他の不安障害の存在は，大うつ病性障害の発症を予測するために重要である[35]．

また，Kesslerらはパニック発作についても述べている．NCSのデータでは，パニック障害の患者の二次的なうつ病の生涯有病率は50%以上であった．パニック発作の先行は潜在的なうつ病のマーカーとなると考えられているが，リスクファクターではない．しかし，大うつ病性障害の先行は二次的なパニック発作のリスクファクターとなるが，パニック障害のリスクファクターとならないと考えられている．二次的なパニック障害のcomorbidityというよりも，むしろ大うつ病性障害の重症度のマーカーとなるのかもしれない[36,37]．

全般性不安障害とうつのcomorbidity

Wittchen，Juddらによると，全般性不安障害の患者の90%が少なくとも他の1つの精神疾患のcomorbidityを持ち，そのうち最も生涯有病率が高かった疾患は67%の大うつ病性障害であり，双極性障害は17%であった[31,38,39]．

長期研究では，不安障害の存在が大うつ病性障害の発症のリスクファクターであることが示唆されている．とくに全般性不安障害は，若年者や老年者にかかわらず，高い割合で大うつ病性障害に先行していた[2,24,40]．Brawman-Mintzerらは，事前に全般性不安障害と診断された109人の患者の42%が，その後に大うつ病性障害を発症したと報告した[23,41]．

不安障害は比較的若年で発症しやすく，それゆえに大うつ病性障害の初めてのエピソードより以前に発症することが多い[42]．その後に大うつ病性障害を発症する患者にとっては，全般性不安障害は大うつ病性障害の前駆症状なのかもしれない．図2に示すように，その臨床症状が重複することも多い[7]．Andrade，Bittner，Hettemaらなども，早期発症の全般性不安障害は，大うつ病性障害の発症の最も有力な予測因子であると述べている[18,43,44]．Kesslerらによると，実際に新たに全般性不安障害を発症した患者は，発症していない患者よりも，1年以内に大うつ病性障害を発症する割合が高かった[16,45]．

また，Moffittらの若年者を対象とした前向き研究では，全般性不安障害の発症が大うつ病

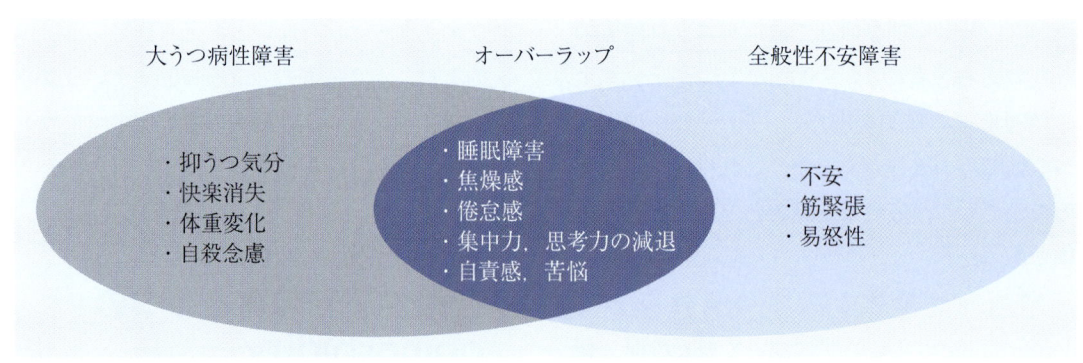

図2 大うつ病性障害と全般性不安障害の症状のオーバーラップ（重複）
(Sekula LK, et al, 2003[7]より)

性障害の発症前であった割合，同時期の発症であった割合，大うつ病性障害の後であった割合は，ほぼ同率の約33％であった[46]．

人口統計学的・臨床学的な研究では，全般性不安障害の病因における遺伝要因の影響について，全般性不安障害と大うつ病性障害とでは遺伝要因が部分的に共有されているようである，ということが示唆されている[22]．Kendlerも，全般性不安障害と大うつ病性障害の高いcomorbidityの割合に関する一つの要因として，重複する遺伝的要因が考えられると報告している[47]．一卵性と二卵性の女性の双生児研究において，全般性不安障害と大うつ病性障害に同じ遺伝的なリスクファクターが見つかった．

PTSDとうつのcomorbidity

生命の危機を感じるほどのトラウマとなる出来事に直面した後に，PTSDやうつ病を発症することはよく知られている．PTSDの有病率の報告は広くさまざまであり，各研究のサンプルによって異なる．Breslau, Kesslerらの報告では，生涯有病率は1.3～10.4％と報告された[48,49]．KeaneやKaloupekによると，PTSDは他の精神疾患と併存することがよくあり，最も多いものが大うつ病性障害と物質依存であった[37,50]．NCSの報告では，慢性のPTSD患者のうち，男性患者の88％，女性患者の79％が1つ以上のほかの精神疾患を罹患しており，とくに大うつ病性障害の生涯でのcomorbidityは37～48％と報告されている．そのうちの50～75％で，大うつ病性障害よりもPTSDの発症のほうが先行していた[22]．

しかし，PTSDの存在が大うつ病性障害の発症リスクを増大させる可能性があることと同様に，大うつ病性障害が事前に存在していることがPTSDに罹患しやすくなる脆弱性を与える可能性を増すことにもなる．そのため，O'Donnellらは互いを別々の疾患ととらえるのではなく，大うつ病性障害とPTSDのcomorbidityは単一のトラウマによるストレス性の構成疾患ではないか，という概念を報告している[51]．

社交不安障害とうつのcomorbidity

LepineらやWittchenによると，社交不安障害の生涯有病率は4～5％の範囲と評価されていることが多かった．Mageeらによると有病率は，NCSが13.3％で他と比較して高く報

告していた．この違いは診断基準の多様さや対象者のサンプリングの違いのためと考えられた[37,52-54]．

いくつかの疫学研究では，社交不安障害の既往のある患者の67～92%が1つ以上のほかの精神疾患の診断基準を満たし，15～21%に大うつ病性障害の既往があった．臨床コホートで報告されている社交不安障害と大うつ病性障害のcomorbidityの割合は高く，専門的な治療を受けている社交不安障害の患者では，現在もしくは過去に大うつ病性障害の既往のある者は約60%であった[22]．Schneierによると，ECA（Epidemiological Catchment Area study）においては，社交不安障害の患者の16.6%に大うつ病性障害の既往があった[55]．Magee, Lydiard, Zajeckaらも社交不安障害はうつ病と強く関連があると報告し，さらに社交不安障害のほとんどがうつ病の発症に先行していた．その先行発症している割合は約76%であった[56,57]．

Kasper, Coxらは，社交不安障害と大うつ病性障害のcomorbidityの患者は，健康への意識がより低く，自殺念慮や自殺企図のリスクがcomorbidityのない患者よりも高かったと報告した[58,59]．社交不安障害と大うつ病性障害のcomorbidityの患者では，精神健康調査票（General Health Questionnaire（GHQ）；28項目）で16.3点であり，社交不安障害のみの患者では4.7点（$p<0.01$），コントロール群の2.9点（$p<0.01$）と比較し，明らかに症状の重症度が高かった．さらに，大うつ病性障害と社交不安障害のcomorbidityの患者の自殺企図の割合は41.3%（$p<0.01$）で，大うつ病性障害のみの患者の16%，社交不安障害のみの患者の8.5%，コントロール群の6.5%と比較し，明らかに増加していた[60]．

一般的な遺伝要因では，社交不安障害と大うつ病性障害の脆弱性は引き継がれるといわれている．発端者の大うつ病性障害のcomorbidityをコントロールした後でさえも，社交不安障害に罹患している双子の大うつ病性障害の発症リスクは増加していた．こうした双生児研究の結果とは矛盾せず，社交不安障害の発端者の第一親等の血縁者は，発端者の大うつ病性障害をコントロールした後でさえも，その後に大うつ病性障害を発症するリスクが2倍に増加するといわれている[22]．

強迫性障害とうつのcomorbidity

SassonやZohar, Weissmannらは，強迫性障害の生涯有病率は2～3%と報告した[61,62]．強迫性障害と大うつ病性障害とのcomorbidityの割合は比較的高いといわれている[37]．RasmussenとEisenは，ECAのデータに基づき，強迫性障害と診断された100人の患者のうち，その後の患者の大うつ病性障害の生涯有病率は67%で，現在有病率は31%であった[63]．

うつ病とのcomorbidityが認められた場合の予後は，その発症の順序によって異なるといわれている．時間的にうつ病が先行して発症した場合には予後は比較的良好であり，強迫性障害が先行発症してうつ病が続発した場合には，併存しているあいだは強迫症状が増悪することが多かった[64]．

特定の恐怖症とうつのcomorbidity

「特定の恐怖症」はDSM-IVで定義された診断名であり，以前に使用されていた単一恐怖

と同義である．具体的には，高所恐怖，閉所恐怖，先端恐怖などがあげられる．その有病率はほかの精神疾患と比較してもかなり高く，12か月有病率で約9％，生涯有病率で10〜12％と報告されている．しかし，個別の対象に対しての恐怖感が正常範囲内であるのか，病的範囲であるのか，その境界が明瞭ではないこと，予期不安のために個別の対象に対して事前に回避行動をとることなどから，有病率が高いにもかかわらず治療の対象とならない非臨床例が多い[65]．一貫して恐怖の対象を回避することで実際の日常生活ではほとんど不安を感じず，支障なく生活できている場合が多いが，慢性的な不安が継続している場合もあり，特定の恐怖症とうつのcomorbidityは多く認められている．Kesslerらはcomorbidityの割合を約24％と報告しているが，先述のような理由で疫学的調査が施行しづらく，報告数自体が少ない[16]．

おわりに

不安障害とうつ病について，comorbidityの概念および不安障害の疾患別のうつ病とのcomorbidityについて概説した．不安障害またはうつ病と診断した場合はcomorbidityを念頭におき，ほかの疾患がないことを確認することが，治療や予後のうえで重要と考える．

(津留壽船，稗吉條太郎)

[引用文献]

1. 坂上紀幸, 清水宗夫. 15. comorbidity, B. 不安とうつ病. 広瀬徹也, 樋口輝彦（編）. 臨床精神医学講座 4, 気分障害, 中山書店, 1998; p.424-36.
2. 山田久美子, 稗吉條太郎. 不安障害と抑うつ. 臨精薬理 2003; 6: 1435-43.
3. 住谷さつき. 不安障害, 強迫性障害, 摂食障害とのコモビディティ. 大森哲郎（編）. 専門医のための精神科臨床リュミエール 6, 双極性障害, 中山書店, 2008; p.90-8.
4. 大野 裕. Comorbidityと精神疾患の分類をめぐって. 臨精薬理 2003; 6: 1387-93.
5. Wittchen HU. Critical issues in the evaluation of comorbidity of psychiatric disorders. Br J Psychiatry Suppl 1996; 30: 9-16.
6. Maier W, Falkai P. The epidemiology of comorbidity between depression, anxiety disorders and somatic diseases. Int Clin Psychopharmacol 1999; 14(Suppl 2): S1-6.
7. Sekula LK, DeSantis AJ, Gianetti V. Considerations in the management of the patients with comorbid depression and anxiety. J Am Acad Nurse Pract 2003; 15: 23-33.
8. Kessler RC, Berglund P, Demler O, et al. Lifetime prevalence and age-of-onset distributions of DSM-IV disorders in the National Comorbidity Survey Replication. Arch Gen Psychiatry 2005; 62: 593-602.
9. Rapaport MH. Prevalence recognition, and treatment of comorbid depression and anxiety. J Clin Psychiatry 2001; 62(Suppl 24): 6-10.
10. Halbreich U, Kahn LS. Atypical depression, somatic depression and anxious depression in women: are they gender-preferred phenotypes? J Affect Disord 2007; 102: 245-58.
11. Sartorius N, Ustün TB, Lecrubier Y, et al. Depression comorbid with anxiety: results from the WHO study on psychological disorders in primary health care. Br J Psychiatry 1996; 30: 38-43.
12. Weissman MM, Bland R, Joyce PR, et al. Sex differences in rates of depression: cross-national perspectives. J Affect Disord 1993; 29: 77-84.
13. Kessler RC, Berglund P, Demler O, et al. Lifetime prevalence and age-of-onset distributions of DSM-IV disorders in the National Comorbidity Survey Replication. Arch Gen Psychiatry 2005; 62: 593-602.
14. Reiger DA, Boyd JH, Burke JD Jr, et al. One month prevalence of mental disorders in the United States. Based on five Epidemiologic Catchment Area sites. Arch Gen Psychiatry 1988; 45: 977.
15. Levine J, Cole DP, Chengappa KN, et al. Anxiety disorders and major depression, together or apart. Depress Anxiety 2001; 14: 94-104.

16. Kessler RC, Nelson CB, McGonagle KA, et al. Comorbidity of DSM-III-R major depressive disorder in the general population: results from the US National Comorbidity Survey. Br J Psychiatry Supple 1996; 30: 17-30.
17. Stahl SM. Mixed anxiety and depression: clinical implications. J Clin Psychiatry 1993; 54 (Suppl 1): 33-8.
18. Hettema JM. The nosologic relationship between generalized anxiety disorder and major depression. Depress Anxiety 2008; 25: 300-16.
19. DeGraaf R, Bijl RV, Spijker J, et al. Temporal sequencing of lifetime mood disorders in relation to comorbid anxiety and substance use disorders: findings from the Netherlands Mental Health Survey and Incidence Study. Soc Psychiatry Psychiatr Epidemiol 2003; 38: 1-11.
20. Merikangas KR, Mehta RL, Molnar BE, et al. Comorbidity of substance use disorders with mood and anxiety disorders: results of the International Consortium in Psychiatric Epidemiology. Addict Behav 1998; 23: 893-907.
21. Regier DA, Rae DS, Narrow WE, et al. Prevalence of anxiety disorders and their comorbidity with mood and addictive disorders. Br J Psychiatry Suppl 1998; 34: 24-8.
22. Kaufman J, Charney D. Comorbidity of mood and anxiety disorders. Depress Anxiety 2000; 12(Suppl 1): 69-76.
23. Ninan PT, Berger J. Symptomatic and syndromal anxiety and depression. Depress Anxiety 2001; 14: 79-85.
24. Schoevers RA, Van HL, Koppelmans V, et al. Managing the patients with co-morbid depression and an anxiety disorder. Drugs 2008; 68: 1621-34.
25. Aina Y, Susman JL. Understanding comorbidity with depression and anxiety disorders. J Am Osteopath Assoc 2006; 106(5 Suppl 2): S9-14.
26. Roy-Byrne PP, Stang P, Wittchen HU, et al. Lifetime panic-depression comorbidity in the National Comobidity Survey. Association with symptoms, impairment, course and help-seeking. Br J Psychiatry 2000; 176: 229-35.
27. Keller MB, Hanks DL. Anxiety symptom relief in depression treatment outcomes. J Clin Psychiatry 1995; 56 Supple 6: 22-9.
28. Möller HJ. Anxiety associated with comorbid depression. J Clin Psychiatry 2002; 63 (Suppl 14): 22-6.
29. Lenze EJ, Mulsant BH, Shear MK, et al. Comorbidity of depression and anxiety disorders in later life. Depress Anxiety 2001; 14: 86-93.
30. 坂本暢典. 診断と治療. II. パニック障害, H. 精神疾患との共存. 田代信維, 越野好文 (編). 臨床精神医学講座 5, 神経症性障害・ストレス関連性障害, 中山書店, 1997; p.238-42.
31. Judd LL, Kessler RC, Paulus MP, et al. Comorbidity as a fundamental feature of generalized anxiety disorders: results from the National Comorbidity Study (NCS). Acta Psychiatry Scand Supple 1998; 393: 6-11.
32. Kessler RC, Stang PE, Wittchen HU, et al. Lifetime panic-depression comorbidity in the National Comobidity Survey. Arch Gen Psychiatry 1998; 55: 801-8.
33. 傳田健三, 北川信樹, 嶋中昭二, ほか. 抑うつ状態を伴う panic disorder の臨床的研究. 精神医 1996; 38: 709-17.
34. 杉原徳郎, 岸本朗, 水川六郎, ほか. 恐慌発作を有するうつ病の臨床的検討. 精神医 1988; 30: 105-7.
35. 吉邸喜孝. I. 恐怖症性不安障害, A. 広場恐怖症, A-3. 疫学, 経過, 転帰. 田代信維, 越野好文 (編). 臨床精神医学講座 5, 神経症性障害・ストレス関連性障害, 中山書店, 1997; p.89-97.
36. Kessler RC, Crum RM, Warner LA, et al. Lifetime co-occurrence of DSM-III-R alcohol abuse and dependence with other psychiatric disorders in the National Comorbidity Study. Arch Gen Psychiatry 1997; 54: 313-21.
37. Dunner DL. Management of anxiety disorders: the added challenge of comorbidity. Depress Anxiety 2001; 13: 57-71.
38. den Boer JA, Evans DL, Lee S, et al. Unraveling the diagnostic clues of depression and GAD: the primary care challenge. Psychopharmacol Bull 2002; 36 (Suppl 2): 150-7.

39. Wittchen HU, Zhao S, Kessler RC, et al. DSM-III-R generalized anxiety disorder in the National Comobidity Survey. Arch Gen Psychiatry 1994; 51: 355-64.
40. Kessler RC, McGonagle KA, Zhao S, et al. Lifetime and 12-month prevalence of DSM-III-R psychiatric disorders in the United States: results from the National Comobidity Survey. Arch Gen Psychiatry 1994; 51: 8-19.
41. Brawman-Mintzer O, Lydiard RB, Emmanuel N, et al. Psychiatric comorbidity in patients with generalized anxiety disorder. Am J Psychiatry 1993; 150: 1216-8.
42. Simon NM. Generalized anxiety disorder and psychiatric comorbidities such as depression, bipolar disorder, and substance abuse. J Clin Psychiatry 2009; 70 (Suppl 2): 10-4.
43. Andrade L, Caraveo-Anduaga JJ, Berglund P, et al. The epidemiology of major depressive episodes: results from the International Consortium of Psychiatric Epidemiology(ICPE) Surveys. Int J Methods Psychiatr Res 2003; 12: 3-21.
44. Bittner A, Goodwin RD, Wittchen HU, et al. What characteristics of primary anxiety disorders predict subsequent major depressive disorder? J Clin Psychiatry 2004; 65: 618-26.
45. Wittchen HU, Kessler RC, Beesdo K, et al. Generalized anxiety and depression in primary care: prevalence, recognition, and management. J Clin Psychiatry 2002; 63 (suppl 8): 24-34.
46. Moffitt TE, Harrington H, Caspi A, et al. Cumulative and sequential comorbidity in a birth cohort followed prospectively to age 32 years. Arch Gen Psychiatry 2007; 64: 651-60.
47. Kendler KS. Major depression and generalized anxiety disorder: same genes, (partly) different environments revisited. Br J Psychiatry Suppl 1996; 30: 68-75.
48. Kessler RC, Sonnega A, Bromet E, et al. Posttraumatic stress disorder in the National Comobidity Survey. Arch Gen Psychiatry 1995; 52: 1048-60.
49. Breslau N, Davis GC, Andreski P, et al. Traumatic events and posttraumatic stress disorder in an urban population of young adults. Arch Gen Psychiatry 1991 ; 48: 216-22.
50. Keane TM, Kaloupek DG. Comorbidity psychiatric disorders in PTSD. Implications for research. Ann NY Acad Sci 1997; 821: 24-34.
51. O'Donnell ML, Creamer M, Pattison P, et al. Posttraumatic stress disorder and depression following trauma: understanding comorbidity. Am J Psychiatry 2004; 161: 1390-6.
52. Lepine JP, Lellouch J. Classification and epidemiology of social phobia. Eur Arch Clin neurasci 1995; 244 : 290-6.
53. Wittchen HU, Nelson CB, Lachner G. Prevalence of mental disorders and psychosocial impairments in adolescents and young adults. Psychol Med 1998; 28: 109-26.
54. Magee WJ, Eaton WW, Wittchen HU, et al. Agoraphobia, simple phobia, and social phobia in the National Comorbidity Survey. Arch Gen Psychiatry 1996; 53: 159-68.
55. Schneier FR, Johnson J, Hornig CD, et al. Social phobia. Comorbidity and morbidity in an epidemiologic sample. Arch Gen Psychiatry 1992; 49: 282-8.
56. Magee WJ, Eaton WW, Wittchen HU, et al. Agoraphobia, simple phobia, and social phobia in the National Comorbidity Survey. Arch Gen Psychiatry 1996; 53: 159-68.
57. Zajecka JM, Ross JS. Management of comorbid anxiety and depression. J Clin Psychiatry 1995; 56 (Suppl 2): 10-3.
58. Kasper S. Social phobia: the nature of the disorder. J Affect Disord 1998; 50: S3-9.
59. Cox BJ, Direnfeld DM, SwinsonRP, et al. Suicidal ideation and suicide attempts in panic disarder and social phobia. Am J Psychiatry 1994; 151: 822-87.
60. Lecrubier Y. The burden of depression and anxiety in general medicine. J Clin Psychiatry 2001; 62 (Suppl 8): 4-9.
61. Sasson Y, Zohar J. New developments in obsessive-compulsive disorder research: implications for clinical management. Int Clin Psychopharmacol 1996; 11: 3-12.
62. Weissman MM, Bland RC, Canino GJ, et al. The cross-national epidemiology of obsessive compulsive disorder. J Clin Psychiatry 1994; 55: 5-10.

63. Rasmussen SA, Eisen JL. The epidemiology and differential diagnosis of obsessive-compulsive disorder. J Clin Psychiatry 1992; 53 (Suppl): 4-10.
64. Piccinelli M, Pini S, Bellantuono C, et al. Efficacy of drug treatment in obsessive-compulsive disorder. A meta analytic review. Br J Psychiatry, 1995; 166: 424-43.
65. 岩井圭司．I．恐怖症性不安障害，C．特定の（個別的）恐怖症．田代信維，越野好文（編）．臨床精神医学講座5，神経症性障害・ストレス関連性障害，中山書店，1997; p.128-37.

物質使用障害

物質使用障害とは，substance use disordersの和訳であり，アルコールおよび依存性薬物の使用に伴う精神疾患の総称である．使用される物質によって，結果として起こる精神症状はさまざまなかたちをとるが，現今の診断基準はそれらの違いを論ずることはない．ただそれぞれの物質使用が乱用，依存，離脱症候群，精神病，残遺症候群のどの段階にあるのかという点が重視されてきた．これは欧米で発達した物質使用の疾患概念と治療・回復モデルがアルコールを参考にして作られてきたからにほかならない．また欧米で広く乱用され，深刻な社会問題であったヘロインがアルコールと同じ中枢神経抑制薬であり，似たような精神症状を呈するので，同様の治療を施してもさほど矛盾を感じなかったのだろう．覚醒剤や有機溶剤のように幻覚惹起性の強い薬物に焦点をあてられていたら異なる展開を示したであろう．

また20世紀前半の依存症治療は，12ステップとそれを回復の根幹とするアルコホーリクスアノニマス（Alcoholics Anonymous: AA），ナルコティクスアノニマス（Narcotics Anonymous: NA）が全盛であり，宗教的な回復モデルが多くの人を惹きつけた．依存症から回復するためには，宗教的な体験が必要不可欠とされ，同じ物質乱用を経験し，そこから回復した人が援助者として重用された．この傾向に変化がみられたのは，1980年代に米国で貧困な黒人のあいだに，混ぜ物を加えて廉価にしたクラックコカインの乱用が広まってからである．それまでの中枢神経抑制薬の乱用・依存とは違う症状を呈し，既存の治療・回復モデルでは困難な症例が続出した．また心的外傷後ストレス障害（post-traumatic stress disorder: PTSD）の研究の発達により，多くの物質常用者に幼少時虐待などの体験があることが明らかになってきた．それらを契機として，物質依存症の回復に対し，12ステップ一辺倒ではなく，その背景や乱用・依存に伴う精神症状に注目が集められるようになったが，まだそれぞれの物質に伴う多彩な症状に対して個々のアプローチを試みるものは少ない．

一方わが国では，アルコールとならんで覚醒剤が広範に乱用されてきた歴史があり，その中

毒性精神病について多くの臨床経験が蓄積されてきた．またアルコールと同じ中枢神経抑制薬でありながら，幻覚惹起作用の強い有機溶剤についても多くの知見がある．これらの中毒性精神病症状をきたしやすい薬物の場合は，うつや不安の症状も薬物の影響により多彩な経過をたどり，対応も個々の薬物の特性に応じた工夫が必要になる．

したがって本項では，最初に物質常用に伴う抑うつ・不安について簡単にまとめた後，それぞれの物質に特徴的な症状の現れ方とその対応法を詳しく述べることとした．なお違法薬物の乱用・依存については，司法機関に通報すべきか否かという議論がつきまとうが，本項では通報しないことを前提として論述している．これについては異論のある読者も多いと思うが，それでも参考になる部分が多いので，辛抱して最後までお付き合いいただきたい．

物質常用に伴う抑うつ・不安

物質常用者が抑うつ・不安を呈する場合，常に議論になるのは，「ニワトリが先か，卵が先か」という問題である．気分障害や不安障害の者が，アルコールや薬物に依存するようになったのか，あるいはアルコールや薬物を長期使用した結果として気分障害，不安障害になったのか．前者の立場をとるものではKhantzianの自己治療仮説がある[1]．これはなんらかの精神疾患を持つ者が，否定的な感情を克服するために，それに応じた物質を乱用するに至るという仮説である．この仮説は多くの反響を得たが，その後それに反する実例が多く報告されるようになった．たとえば注意欠如・多動性障害の若者のあいだでは覚醒剤やコカインなどの中枢神経刺激薬が好まれそうだが，現実には大麻が最も利用され，結果的に彼らの問題を悪くしているといった報告がある[2]．

米国保健社会福祉省薬物乱用・精神衛生管理庁の治療プロトコールでは，物質乱用に口実を与えかねない「自己治療」という言葉の使用を控えるように勧めている[3]．ただし臨床上は，意識的であれ無意識的であれ，精神症状を克服するために物質を使用したと思われる症例は多く存在する．元来持っていた症状を和らげるような物質が選択されたかどうかについては，各国の法律，年齢，社会階層により薬物の入手しやすさが違うので，必ずしも「自己治療」に適しているとはいえない物質が選ばれることがある．わが国では，入手しやすさからみて，アルコールが最も多く用いられてきたといえるだろう．

物質乱用の結果としての気分障害，不安障害は，使用される物質により症状が修飾されることが大きいため，それぞれの物質に分けて後述する．とくにわが国で広く乱用されている覚醒剤，有機溶剤，大麻は幻覚惹起作用，精神病発現性が強く，うつや不安もそれぞれの精神病エピソードのなかに挿間的にみられることが多い．精神病症状を持たない乱用・依存者の抑うつや不安については，(1)離脱症状としてみられるもの，(2)乱用により家庭や友人，仕事を失ったことからくるもの，(3)回復への努力に疲弊してしまったもの，がある．離脱症状の場合は，時間の経過とともに消失する．喪失からくる抑うつ・不安は家族教育や断酒会，AA，NAなどで周囲のサポートを強化すれば徐々に回復していく．回復の経過中に禁欲に飽きてしまうことがあるが，援助の態勢が安定していれば，いずれ乗り越えられるものである．

これら3つが原因の場合は，薬物療法が必要にならないことが多い．回復には時間がかかり，

長く断酒・断薬が続いた後に再使用（スリップ）されると，連続して使われているとき以上に落胆させられるものである．担当医は長期的な回復への過程を見定めたうえで，本人のみならず家族もサポートしていくべきである．

それぞれの物質による症状・対応法の違い

アルコール

　アルコールは，わが国で最も「自己治療目的」で使用されている物質であろう．覚醒剤や有機溶剤などに比べて依存症に至る経過が長いため，精神医療を受診したときには，気分障害，不安障害が先にあったのか，アルコール依存症が先にあったのか判別しにくいことが多い．最近は，アルコール依存症と気分障害に共通の生物学的背景を見つけようとする試みも多い[4]．共通の脆弱性の基盤があれば，どちらが先に出るかはさほど重要ではなくなる．抑うつ・不安が長く遷延し，十分な働きかけをしても効果がみられない場合，薬物療法を考慮すべきである．これらの事例では，家族歴にうつ病を持つ者が多い．

症例 1　46歳，男性．6人兄弟の末子であり，成育歴に特記すべき点はない．父方の祖父と兄がうつ病で，兄は自殺している．本人は生来几帳面で真面目な性格であった．成績はあまり良いほうではなく，中学校を卒業後は鉄鋼関係の仕事についた．27歳のころ，妻の浮気が発覚したために離婚し，一人娘は自分が引き取った．実際の養育は近所に住んでいた姉夫婦がみていた．35歳のときに独立し，内装関係の会社を興したが，責任の重大さと仕事量の多さからいらいら，焦燥が強くなった．それでも酒でストレスを発散しながら，自分を叱咤して仕事を続けていた．

　休日は昼夜問わず酒を飲んでいた．娘は酒癖の悪い父親に嫌悪感を抱いており，中学校を卒業すると同時に住み込みの仕事を始めて，家を出て行った．これを契機にうつ症状が一気に増悪した．一人暮らしになると，孤独感・空虚感が強まり，酒量は増していった．仕事も断続的になり，朝から食事も摂らずに日本酒，ビールを大量に飲んだ．車の中で排ガスを吸って自殺をしようと試みたが失敗し，心配した姉に連れられて当院を受診した．

　自殺を試みるほどの抑うつ状態ではあったが，離脱症状は軽度であり，外来での通院治療を行うことにした．離脱症状を抑えるためにジアゼパム 18 mg，抑うつ症状にはマプロチリン 25 mg を処方した．また一時的に生活保護を受けられるように手続きした．抑うつ症状は 2 週間でほぼ改善した．抗酒薬としてシアナミド 16 mL を処方し，断酒会への参加を促した．外来は 2 週間に 1 回規則的に通い続け，断酒もほぼ継続していた．抑うつ症状が一時的に悪化することがあり，マプロチリンを 85 mg まで増量した．1 年後にはビル清掃の仕事ができるようになった．その後は仕事のストレスで飲酒してしまうことがしばしばあったが，連続飲酒につながることはなかった．ただ毎年冬から春にかけてうつ状態になることが多く，外来で抗うつ薬を調整した．冬場は仕事ができないことも多く，建設現場などでの短期間の仕事に変わった．ここ数年は断酒は続いているが，うつ症状は軽快，増悪を繰り返している．

有機溶剤

　近年の大麻の流行により，有機溶剤の乱用は

比較的目立たなくなってきたが，非行少年のあいだでは，今なお深刻な乱用状況を呈している．有機溶剤は中枢神経抑制薬に分類され，アルコールに似た脱力感，酩酊感が得られるが，少なくない割合で幻覚を生じる．これは使用者が願望したものが目前にありありと見えるという独特の体験で，夢想症とよばれる．有機溶剤体験者から夢想症の体験を聞くと，まるで3D映画のようである．空飛ぶ円盤を見たいと思ったら，超低空飛行をしてきて慌てて避けた，竜に乗って夜空を飛んだ，走っている車の外が海の上だった，裸の女性を集めてハーレムを作った，などである．幻視体験は有機溶剤の効果が切れるとともに消失する．このような性質から，有機溶剤は逃避傾向のある若者に乱用されやすい．

有機溶剤乱用者の多くは，人生の一時期に集中的に使用しても，立ち直って断薬したり，あるいは覚醒剤乱用に移行したりして，有機溶剤から離れていくが，一部の者は有機溶剤の依存症になって，乱用が長期的に続いていく．梅野らの調査では，覚醒剤乱用者に比べて，有機溶剤乱用者のほうが，幼少時に虐待体験を受けている者が多いことが明らかになっている[5]．有機溶剤が本人の心的外傷やうつ状態の「自己治療」に使われているのである．

症例2 19歳，男性．3人兄弟の末っ子で，勝気で頑固なところがある反面，やさしく面倒見のよい子どもだった．中学2年生のころ，不良仲間と交流し，有機溶剤の吸引を1年くらい続けたことがあった．中学校卒業後は工事現場で外壁工事の仕事を始めた．18歳のころ，女子高校生の彼女ができたが，半年後彼女が不慮の事故で死んでしまった．その後有機溶剤の使用を再開し，すぐに連続的に吸引するようになった．自宅で吸引し，時に奇声をあげた．家族や亡くなった彼女の父親が説得しても聞き入れなかった．有機溶剤を買う金がなくなると，近所のガソリンスタンドでガソリンを買って，寺社や空き地で吸引し，朝方酔って自宅に帰り，寝てしまう昼夜逆転の生活になった．仕事は辞めてしまった．彼女の死から9か月後，別の仕事を始めた．欠勤はなかったが，仕事から帰ると，夕食を摂り，自宅のガレージに行ってガソリンを吸い，2時間くらいして帰ってくる生活が続いた．有機溶剤の酩酊中，夢の中に彼女が出てくるそうだ．本人も幻覚であることはわかっていたが，彼女の面影を追い続けることはやめられなかった．

両親が当時筆者が行っていた薬物乱用者の家族相談に訪れた．両親は病院での治療を望んでいたが，本人は望まなかった．筆者はしばらく様子をみるよう勧めた．本人は彼女の月命日には墓参りを欠かさず，墓前に生前好きだった雑誌を供えることを続けていた．彼女の死後，11か月目くらいからガソリンの吸引をやめた．このころからパチンコに行くことが増えた．仕事はほぼ休まなくなった．彼女の一周忌に参加した．彼女の両親から感謝され，昔の友人たちとも会った．派遣社員だった仕事は，仕事ぶりが認められ，契約期間が延びた．有機溶剤の使用は自然になくなったが，アルコールやギャンブルは頻繁になった．また今でも死んだ彼女の面影を引きずっていることはあるようだ．

覚醒剤同様，有機溶剤も長期乱用の結果，中毒性精神病をきたしうる．覚醒剤精神病の妄想内容が比較的ステレオタイプで短期間で消失するのに対して，有機溶剤の場合は荒唐無稽な内容の妄想が多く，幻覚妄想の消失に時間がかかり，統合失調症との鑑別が困難である．また気分障害の家族歴を持つ者は，精神病エピソードの合間に躁うつ状態を呈することがある．治療

法は抗精神病薬に加えて，通常の気分障害の治療を行えばよい．

症例3　26歳，女性．父親は本人が15歳のときにギャンブルで多額の借金を負い，その後夫婦仲が悪くなり，殺虫剤を服用して自殺した．本人は明るく，社交的な性格で，成績は中の下くらいであったが，高校まで地元の学校に通い，高校ではバンドを組んだりして楽しく過ごしていた．高卒後，美容専門学校に入り，1年で卒業した．美容院で1年間見習いをした後，美容師の免許を取り，その後も同じ美容院に勤めた．

19歳のとき，1歳年上の男と付き合うようになった．彼は有機溶剤乱用者であった．同棲するようになり，毎晩一緒に有機溶剤を吸い，翌朝仕事に行った．このような生活が3年間続いたころ，幻視，幻聴が出るようになった．天使が見えてきたり，家族の顔が見えたり，男の声で「死ね．死ね」などと聞こえるようになった．このころは一晩眠って朝になると幻覚は消えていた．乱用が長期化するに従って幻聴が翌朝まで残るようになった．仕事をやめ，以後はアルバイトを転々としたが，どこも1週間くらいしか続かなかった．精神科クリニックを受診し，向精神薬を処方され，いったんは落ち着いた．その後有機溶剤の吸引はないが，幻聴は残存し，飲酒をするととくに騒々しくなった．「セックス．セックス．やっちゃえ」とか「窓から飛び降りて死ね」などという内容の幻聴があり，何度か自殺を試みたが，未遂に終わった．いっこうに症状が軽快しないため，当院に紹介された．

前医では，アモキサピン150 mg，イミプラミン150 mgなど抗うつ薬を中心とした処方であったが，効果はほとんどみられなかったので，ハロペリドール12 mg，クロルプロマジン25 mgに切り替えた．その後3日間はよく眠り，目覚めた後は幻聴はほとんど消失していた．抑うつ症状もほとんどみられなかった．半年後から美容院でアルバイトを始めたが，人間関係で悩むようになり，うつ状態になった．抗うつ薬としてマプロチリン35 mgを処方したところ，うつ状態は2週間で軽快した．その後半年間は安定していたが，またうつ状態になり，仕事を辞め，すぐに別の仕事を始めた．このころは幻聴が再燃し，「がんばって仕事しろ」などと聞こえるようになっていた．時には軽躁気味のこともあり，このようなときは仕事には行くがミスも多かった．数か月単位で職場を転々とした．

気分は抑うつ状態から軽躁状態と目まぐるしく変わった．バルプロ酸ナトリウム600 mgを投与したところ，気分の変動は目立たなくなった．いったん仕事を辞め，家で安静にすることにした．家で読書をしたり，散歩をしたり，新しい彼氏とデートをして過ごすようになった．また日中は地域のデイケアに通うようになった．

大麻

　大麻は，近年大学生などの若年者を中心に急速に乱用を広げている．大麻が精神に及ぼす作用は，使用されるときの心理状態（set）と環境（setting）に大きく影響されるが，良い条件で使用されると「ハイ」とよばれる状態に至る．感覚が鋭敏になり，見えているもの，聞こえるものがすべて美しく感じられるようになる．気分が大らかになり，笑い出したくなる．想像力が活発になり，友人と楽しく話ができるようになるといった体験である．

　有機溶剤のようにまったくそこに存在しないものが見えるといった幻視や，LSDのような時間や空間が歪んでしまうような知覚の異常は出現しない．大麻が効いているあいだ，異次

元空間にいるような感覚を覚えるため乱用者はtripと表現する．setとsettingが良いとgood tripとよばれる状態になる．これは「ハイ」の感覚が深まった感じで，世界が愛と祝福に満たされているように感じられるものであり，時に宗教的な色彩を帯びる．

一方，setとsettingが悪いとbad tripになる．これは周囲のものがすべて不吉で邪悪なものに変わったように感じられることである．つまりtripとは，知覚するものが変形するわけではなく，それに対する感じ方と意味づけのしかたが変わってしまうのである．大麻の効果はせいぜい30分くらいしか持続しないので，たとえbad tripに陥っても，冷静でいれば自然におさまっていくが，慣れない環境で使用したために不安恐慌状態に陥ることもある．このような場合は，後に長期間うつ状態になったり，猜疑心が強くなったり，迷信じみたことを信じ込むようになったりしやすい．

わが国で大麻を乱用する若者は以下の3つに大別される．(1)体育会系，(2)サーファー系，(3)インド系である．

(1)の体育会系とは，大学の格闘系あるいは激しいボディーコンタクトのあるラグビーやアメリカンフットボールなどのサークルの会員などである．これらの競技では，試合のときに強い緊張を強いられることが多いため，試合後緊張を緩める目的で大麻が使用されることが多い．したがって機会的な使用者が多く，精神医療の現場に現れることは少ない．

(2)のサーファー系は，ハワイなど海外で使用を覚えてくる者である．覚醒剤やLSD，コカインなどのハードドラッグを使用している者もおり，時々臨床場面に現れる．その場合は，他の薬物の併用の影響で幻覚妄想状態であることが多い．

(3)のインド系とは，流行に乗れない不器用なタイプの若者で，自分探しを目的として東南アジアを放浪して，そこで大麻の乱用に陥った者たちである．もともと自国での社会的基盤が弱い者が多く，精神が揺らぎやすいので，大麻の影響を大きく受ける．自分の心という小宇宙と大宇宙は一体であるというヒンズー教の哲学を，大麻の作用が説明してくれているような気がして，宗教がかってしまったり，哲学書を読みあさって，宇宙の神秘を解き明かそうなどと考えてしまうようになる．

このような者が他の薬物との併用によって精神病状態になると，妄想が強固で回復に手間どる症例となる．大麻の乱用だけで幻覚妄想状態になることはほとんどない．ただし前述したbad tripの結果，その後長期にうつ状態を呈する者は出てくる．

症例4 41歳，男性．大学を卒業し就職したが，2年間で退職し，インドへ旅行に行った．旅行中大麻の吸煙を覚え，ほぼ連日吸煙するようになった．ある日大金をすられ，その晩に大麻を吸煙した結果bad tripに陥った．異次元世界に吸い込まれ，この世に二度と戻って来られなくなるという病的な感覚をおぼえ，ホテルのベッド柵に一晩中しがみついていた．翌朝になっても世界が変容したような感覚は消えず，町を歩いていても見慣れないヒンズー教の看板が呪文のように見えたり，通行人の表情の中に悪意やたくらみがあるように感じられた．その後も大麻の乱用を続けたため，抑うつ感，不安感は続いていた．半年後に帰国し，大麻の乱用は中断した．再就職したが，長期休暇をとって海外旅行に行くたびに大麻を乱用していた．

33歳のときに，結婚し，2児を得た．その後大麻の乱用はない．41歳の3月に転勤となったが，新しく配属された部署の仕事に適応できず，そのため毎晩大量に飲酒をするようになっ

た．抑うつ状態になり，精神科クリニックを受診し，抗うつ薬の処方を受けた．しかしその1週間後には遺書を残して失踪し，警察に保護された．翌日妻に連れられ，当院を受診した．

時折意味もなく片目を閉じたり笑みを浮かべたりするなど挙動が不自然であり，問いかけへの返答も途絶しがちであった．また妻が本人の病状を記したメモを指さして，「これにキーワードが書いていませんか」と医師に問うなどの奇異な言動がみられた．後に本人が語ったことによると，他人の口から「3つのキーワード」を聞けば，現実の世界に戻れると考えていたらしい．

入院後薬物療法を行い，1週間くらいで幻覚妄想はおさまり，興奮することや希死念慮を訴えることはなくなった．しかし病棟のテレビで事故のニュースをやっていたりすると，自分に関連づけて不安になり，自室からあまり出ようとはしなかった．それも2週間ほどで改善し，6週間のリハビリテーションを行った後，退院となった．退院後，抑うつや希死念慮，幻覚妄想の出現はまったくなく，通常の生活を送った．退院5か月後から復職した．

覚醒剤

覚醒剤は強力な中枢神経刺激薬であり，乱用者に通常では得られないような活力を与える．そのため制止症状の強いうつ病の患者が「自己治療目的」で使用することは理に適っているが，わが国ではこのような現象はあまりみられない．それはわが国では入手が困難で，取り締まりが厳しいためである．もっとも女性覚醒剤乱用者のなかには，幼少時に虐待を受けており，セルフイメージの低さを補完するように覚醒剤を使用する者もいる．治療関係が安定し，ある程度回復の過程が進んだ後に過去の虐待体験が明らかにされることがある．虐待体験を精神療法のテーマにする前に，十分な信頼関係を作ること，コーピングスキルを身につけさせること，周囲のサポート体制を作り上げることが重要である．精神の基盤が不安定なうちに，不用意に心的外傷に踏み込むと，動揺して覚醒剤を再使用する可能性があるだけでなく，治療関係が壊れてしまうことにもなりかねない．

一方，治療のごく初期の段階から自分の虐待体験を積極的に語る者は，境界性パーソナリティ障害の者が担当医の関心を得ようとしている場合もあることを留意すべきである．患者の口から語られる生々しい体験に興味をそそられ，むりやり現在の問題にこじつけようとすると，逆に患者の病理に巻き込まれることになりかねない．通常は，薬物の乱用によって麻痺させた感情が出てくるには，相当の年月がかかるものである．

次に，覚醒剤乱用の結果としての抑うつ症状について述べる．わが国の精神医療の現場に現れる覚醒剤関連精神疾患患者のほとんどは覚醒剤精神病である．覚醒剤精神病については，わが国と諸外国では疾患概念が異なる．

わが国では，覚醒剤乱用後に生じる精神病を，長期的な使用による脳の障害と考える．自身を責めるような内容の幻聴と被害妄想がみられるが，抗精神病薬の投与により，その多くは1週間以内におさまる．長期乱用者で，再発を繰り返す者のなかには，幻聴が長期に持続し，半年以上続くような者もみられる．また自然再燃（俗にいうフラッシュバック）といって，飲酒やストレスなどで幻覚妄想が再燃することがある．一方欧米では，中毒性精神病を覚醒剤の急性薬理効果と考えていた．そのため覚醒剤が体内から排出されても幻覚妄想が持続する場合は，これを中毒性精神病とはせず，統合失調症の合併と分類した．

実際の臨床の現場では，統合失調症のような陰性症状を示さず，幻聴のみが長期に持続するような慢性覚醒剤精神病をよく目にする．2006年に尾崎らが全国の精神科医療施設を対象にして調査したところ，覚醒剤症例262例中，精神病症状が6か月以上に及ぶ症例が1/4にみられた[6]．海外でもわが国の主張は受け入れられつつある．カリフォルニア州で作成された覚醒剤関連精神疾患の治療ガイドラインでも，覚醒剤使用後，数か月〜数年持続する精神病性障害があることを報告している[7]．覚醒剤乱用・依存患者に合併する気分障害は，精神病の合併がなくても回復の過程で現れることはあるが，それは薬物療法なしでも軽快することが多い．重篤な抑うつ，不安は精神病エピソードのあいだに挿間的に現れることが多く，しばしば抗うつ薬の投与が必要とされる．

症例5　32歳，男性．中学2年生のころから有機溶剤の吸入を始め，17歳のころから覚醒剤の使用を開始した．中学校卒業後は自動車修理工場で働いていた．覚醒剤の使用は断続的だったが，徐々に覚醒剤の使用中に幻聴が出現するようになった．このころは覚醒剤の効果が消えると幻聴も消失していた．23歳ごろ，職場の仲間に馬鹿にされている気がして，自動車修理工を辞めた．その後トラックの運転手になった．このころは覚醒剤は使用していないが，毎日缶ビールを3本飲んでいた．25歳ごろから幻聴が悪化して，運転中に「右だ．左だ」と指示してくるようになった．そのとおりにしていたら事故を起こし，トラック運転手は辞めた．以後は家業の手伝いをしていた．ふだんは幻聴はないが，ビールを飲むと幻聴が出現した．内容は卑猥な言動であったり，マスタベーションをしているようなあえぎ声だったりした．ビールを飲まなければ症状は軽くなることはわかっていたが，仕事の後のビールをやめることはできなかった．

　当院を受診し，外来通院を開始した．抗精神病薬としてペルフェナジン16 mg，塩酸チオリダジン40 mg，レボメプロマジン10 mgを処方した．飲酒を止めると症状は軽くなるが，飲酒をするとまた悪化することを繰り返した．また症状が悪化すると抑うつ状態になるために抗うつ薬としてマプロチリンを55 mg処方した．覚醒剤の使用はなかったが，幻聴と抑うつ状態は何年も軽快，増悪を繰り返した．症状が軽快しないことに悲観し，40歳のときに2か月間入院治療を受けた．症状は軽快したが，退院後飲酒しては悪化することを繰り返した．落ち着いているときは，外来で機嫌よく話をすることがあった．42歳のとき，自宅で自殺しているところを発見された．

おわりに

　人はさまざまな理由でアルコールや薬物に依存する．結果だけをみると，好き勝手なことをしてきたように思われるかもしれないが，現実には本人には動かしがたいさまざまな要因が重なって現在のような状態に陥っているものである．アルコール・薬物依存の患者はとかく精神科臨床の現場で敬遠されがちだが，適切に関わり続けていけば回復していく患者は多い．そして精神科合併症を持つ患者ほど熱心に治療に通ってくるものである．回復への道のりは長く，終わりはない．治療する側にも根気と忍耐が要求される．患者はしばしばわれわれを挑発し，苛立たせ，そして離れていく．そんなときでも，われわれは治療の見通しと，提供できるサービスをすべて明らかにし，とりあえず本人の意志を尊重するが，また使用してしまったら必ず帰ってくるよう勧めるべきである．再使用

を繰り返しながら，確実に何人かは回復していくのである．

（小田晶彦）

注：本文中の症例は，プライバシーの保護のため，医学的な内容を損なわない程度に背景を改変している．

[引用文献]

1. Khantzian EJ. The self-medication hypothesis of substance use disorders: a reconsideration and recent applications. Harv Rev Psychiatry 1997; 4(5): 231-44.
2. Flory K, Milich R, Lynam DR, et al. Relation between childhood disruptive behavior disorders and substance use and dependence symptoms in young adulthood: individuals with symptoms of attention-deficit/hyperactivity disorder and conduct disorder are uniquely at risk. Psychol Addict Behav 2003; 17(2): 151-8.
3. SAMHSA/CSAT Treatment Improvement Protocols 42. TIP 42. Substance Abuse Treatment for Persons With Co-Occurring Disorders. Appendix D: Specific Mental Disorders: Additional Guidance for the Counselor; p.57.
4. Umene-Nakano W, Yoshimura R, Ikenouchi-Sugita A, et al. Serum levels of brain-derived neurotrophic factor in comorbidity of depression and alcohol dependence. Hum Psychopharmacol 2009; 24: 409-13.
5. 梅野　充，森田展彰，池田明広，ほか．薬物依存症回復支援施設利用者からみた薬物乱用と心的外傷との関連．日本アルコール・薬物医学会雑誌 2009; 44(6): 623-35.
6. 尾崎　茂，和田　清，大槻直美．全国の精神科医療施設における薬物関連精神疾患の実態調査．平成18年度厚生労働科学研究費補助金（医薬品・医療機器等レギュラトリーサイエンス総合研究事業），薬物乱用・依存等の実態把握と乱用・依存者に対する対応策に関する研究．研究報告書；p.93-140.
7. 9. Methamphetamine and Co-Occurring Disorders. Methamphetamine Treatment: A Practitioner's Reference 2007. California Department of Alcohol and Drug Programs, p.31-4.

症状精神病

概念

　症状精神病とは，身体疾患の経過中にみられる精神障害であり，脳以外の身体疾患があくまでも原因であって，二次的に脳の機能が障害されて起こる精神障害である．その原因となる身体疾患として，内分泌疾患，膠原病，尿毒症などが代表的であるが，ほとんどすべての身体疾患が，とくに重症化すれば，脳の機能を障害して症状精神病を引き起こす可能性があるというほうが適切である．

　脳自体に器質的病変があって起こる精神障害は器質性精神障害として分類し，概念的には症状精神病とは明確に区別される．しかし，臨床的には症状精神病と器質性精神障害の区別は必ずしも明確ではないことがある．図1に両者の

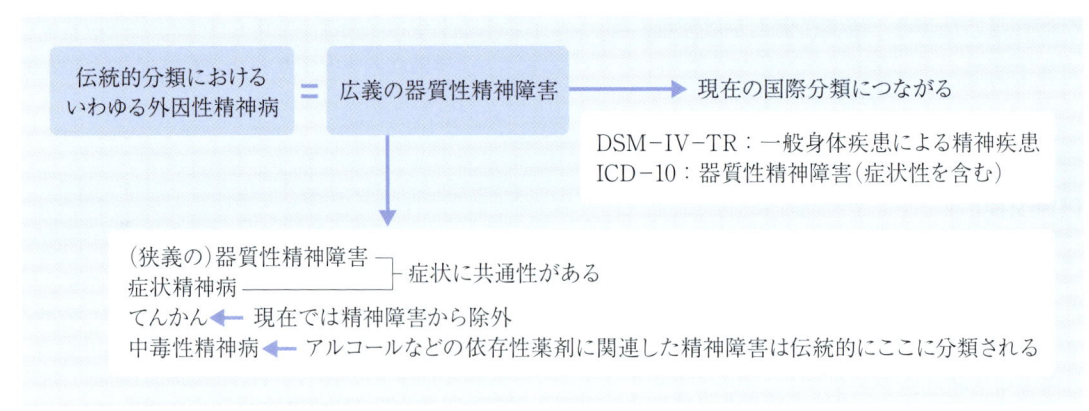

```
伝統的分類における        広義の器質性精神障害  →  現在の国際分類につながる
いわゆる外因性精神病   =
                                              DSM-IV-TR：一般身体疾患による精神疾患
                         ↓                    ICD-10：器質性精神障害（症状性を含む）

     （狭義の）器質性精神障害 ┐
     症状精神病          ├ 症状に共通性がある
     てんかん ← 現在では精神障害から除外
     中毒性精神病 ← アルコールなどの依存性薬剤に関連した精神障害は伝統的にここに分類される
```

図1 症状精神病と器質性精神障害の分類上の関係

関係を整理した．

器質性精神障害の急性期の症状は症状精神病と同じであり，症状から区別することは困難である．また脳以外の身体疾患が，脳に器質的変化を起こすことがありうる．こうした事情によって，症状精神病と器質性精神障害を合わせて広義の器質性精神障害とよぶこともある．

さらに，精神疾患の診断・統計マニュアル（Diagnostic and Statistical Manual of Mental Disorders: DSM）-IV-TR や国際疾病分類（International Classification of Diseases: ICD）-10 の分類では，後述するように，広義の器質性精神障害の考え方が使われている．精神医学では伝統的に精神病の原因を心因，内因，外因に分けてとらえてきた．このうち外因とは内因性精神病（気分障害や統合失調症）ではなく，心因にもよらない精神障害で，前述の広義の器質性精神障害に相当する．これには狭義の器質性精神障害，症状精神病，てんかん，中毒性精神病が含まれる．このためアルコールなどの依存性薬剤に関連した精神症状は，慣習として症状精神病から除外されている．てんかんは，現在では精神障害の分類から除外されている．一方，薬剤の副作用による精神障害は症状精神病として扱われている．

現在使われている DSM-IV-TR や ICD-10 の分類では，症状精神病は広義の器質性精神障害に含められ，ある意味死語であるが，実地臨床上ではその理解は重要であると思われる．なぜなら，脳に一次的原因がある場合と二次的に脳が障害される場合では，たとえ症状が同じであっても，その病態の理解の仕方がまったく異なるためである．

歴史的理解

前述のように，症状精神病と器質性精神障害との関係について，概念的には明確に区別されるとはいえ，現在の分類上，あるいは症状については不明確さがある．そこで，症状精神病の本質を理解するためには，歴史的背景を理解することが助けになると思われる．これについては堀口による総説[1]や中村と丹羽による総説[2]があり，歴史的文献は省略した．

Bonhoeffer の外因反応型

1912年 Bonhoeffer は後に外因反応型とよばれる概念を提唱した．この概念では，身体的基礎疾患が原因で発現する精神病像は基礎疾患の

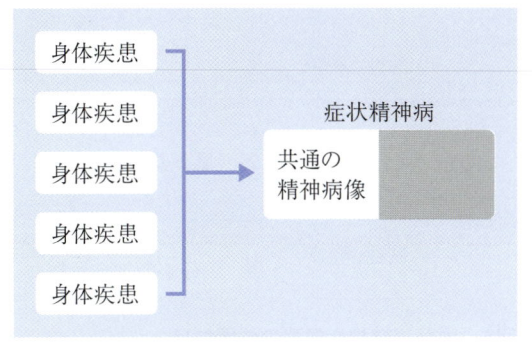

図2　外因反応型の概念
身体的基礎疾患が原因で発現する症状精神病の精神病像は，基礎疾患の種類とは無関係に共通性を有する．

種類とは無関係に共通性を有する，というとらえ方をする．この概念を**図2**に模式的に示した．これが症状精神病の根幹となる概念である．こうした考え方が出されるまでは，Kraepelinに代表されるように，基礎疾患それぞれに特有のなんらかの毒性が脳に作用して，それぞれに特定の病像を示すと考えられていたのであり，精神医学の考え方を一変する概念であったといえる．

Schneiderの身体的基礎のある精神病

　Schneiderは，外因反応型のうち，急性型の主要な症状は意識混濁であり，慢性型では認知症と人格崩壊がみられると述べた（**図3**）．脳外傷，感染，中毒も外因であり，脳器質性精神障害も外因反応型に含まれるとして，「身体的基礎のある精神病」という用語を提唱した．この概念では症状精神病と器質性精神障害との区別をしていないため読者は混乱することになるかもしれないが，臨床に即して急性型と慢性型の症状を明らかにした点で有用であり，外因反応型の概念をあくまで踏襲している．症状精神病と器質性精神障害を区別しないこの概念が，現在のDSM-IV-TRやICD-10の分類につながっている．

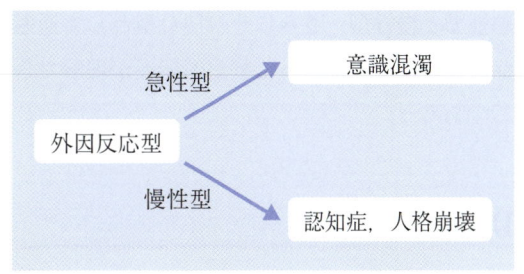

図3　Schneiderの身体的基礎のある精神病
Schneiderは，外因反応型のうち，急性型の主要な症状は意識混濁であり，慢性型では認知症と人格崩壊がみられると述べた．

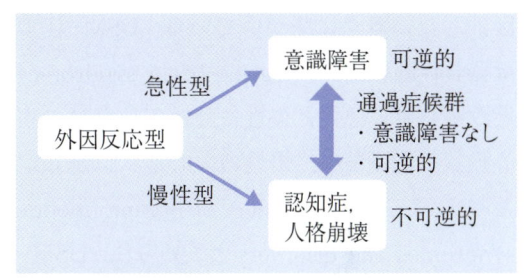

図4　通過症候群
Wieckは，外因反応型の精神症状を可逆性と不可逆性に分けて考えるべきであり，急性型と慢性型とのあいだには移行型があるとし，通過症候群と命名した．図4は，図3に加筆したものである．

Wieckの通過症候群

　Wieckは，Schneiderのいう急性型と慢性型とのあいだには意識混濁や認知症，人格崩壊の概念ではとらえられない移行型があるとし，通過症候群と命名した．これは，意識障害がなく，可逆的で回復可能であることを特徴とする．単独に現れ，正常に移行する場合もあるが，多くは意識障害の前あるいは後に現れる．Wieckは，頭部外傷の意識混濁からの回復期をこうした状態がみられる例としてあげている．精神症状を可逆性と不可逆性に分けて考えるべきであることを示した点で重要であり，概念を**図4**に模式的に示した．**図4**は，Schneiderの概念である**図3**に加筆したものである．

　以上から，外因反応型の概念を出発点として，

急性型と慢性型，さらにその移行型として通過症候群の概念が加わった歴史的発展が理解できるであろう．

DSM と ICD

米国などでは，脳の侵襲による精神障害を脳症候群とよび，DSM-Ⅰで用いられ，この中に症状精神病も含まれた．Schneiderの概念，すなわち，症状精神病と器質性精神障害を区別しない概念に基づいている．DSM-Ⅱでは器質性脳症候群（organic brain syndrome）と改められ，急性と慢性に分けて，急性の中心症状は意識障害，慢性の中心症状は認知症とされた．DSM-Ⅲ-Rではorganic mental syndromes and disordersと改められ，DSM-Ⅳではorganicという言葉がなくなり，一般身体疾患による精神疾患（mental disorders due to a general medical condition）という診断カテゴリーが新たに設けられ，脳の器質性病変による精神障害と，脳以外の身体疾患による精神障害を区別して扱わない．ICD-10では，器質性精神障害（症状性を含む）（organic, including symptomatic, mental disorders）の項目がある．

Bleulerの内分泌精神症候群[3]

Bleulerは，内科病棟に入院中の多数の内分泌疾患の患者を長期にわたって観察し，精神病理学的検討を行った結果，すべての内分泌疾患に普遍的にみられる精神症状を内分泌精神症候群と命名した．

この症候群は，(1) 全般的発動性の亢進または低下―不穏，興奮，衝動行為，不活発，無関心，遅鈍など，(2) 基調気分の変化―抑うつ，多幸，不快気分，無気力，不安，焦燥，刺激性

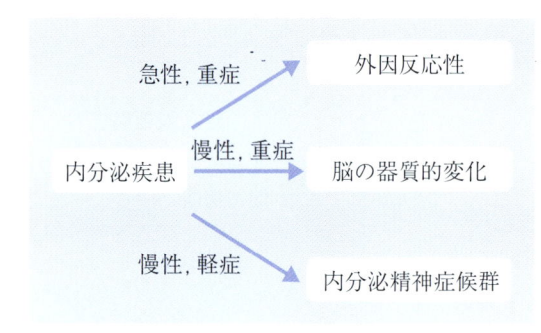

図5　内分泌精神症候群の位置づけ
原疾患が重篤で急性ならば他の身体疾患と同様に急性外因反応型になり，重症で慢性であれば脳の器質性変化を生じて認知症に至りうる．比較的軽症で慢性の内分泌変化がある場合に内分泌症候群が起こりやすい，とBleulerは位置づけている．

など，(3) 基本的欲動の亢進または低下―食欲や性欲，渇き，温冷に対する感受性の変化，攻撃性など，の3項目からなっている．そして，各々の内分泌疾患あるいは内分泌器官に特有なもの，またはその機能状態に対応した症状はないと考えた．後に，4つ目の症状として，生体の周期性の異常―睡眠覚醒サイクルや月経周期などの変化が加えられている．

外因反応型との関係では，内分泌疾患に最もよくみられる精神症状は，(1) 急性外因反応型，(2) 健忘症候群，(3) 内分泌症候群であり，原疾患が重篤で急性ならば他の身体疾患と同様に急性外因反応型になり，重症で慢性であれば脳の器質性変化を生じて認知症に至りうる．比較的軽症で慢性の内分泌変化がある場合に内分泌症候群が起こりやすいと位置づけている（図5）．

薬剤による症状精神病[4,5]

薬剤の副作用による精神症状も症状精神病として扱われている．とくに重要な薬剤は，精神

症状の発現頻度の高い薬剤と，精神症状の発現頻度はあまり高くはないが，使用頻度が高いために精神症状の発現が多くみられる薬剤である．前者には，副腎皮質ステロイド，パーキンソン病治療薬，インターフェロン製剤，抗コリン薬，ジギタリス製剤，リドカイン，レセルピン，メチルドパなどが含まれ，後者には，β遮断薬，H_2受容体拮抗薬，非ステロイド抗炎症薬などが含まれる．以下に，とくに重要な薬剤についてふれる．

副腎皮質ステロイド

ステロイド精神病としてよく知られていて，頻度は平均5.7%，最大50%といわれ，かなり頻度が高い．危険因子として，女性，プレドニゾロン®換算 40 mg/day 以上，長期投与，全身性エリテマトーデス，精神疾患をきたしやすい病前性格などがあげられる．症状は，多弁，上機嫌，爽快気分，気分易変，思考のまとまりのなさ，興奮などの躁またはうつなどの気分・情動面の障害が多く，ほかに，幻覚，妄想，錯乱，せん妄など多彩である．

インターフェロン

症状は多彩であるが，抑うつが最も多く，対応を要するものは数%から十数%，対応を要しないものを含めると30%程度にみられる．全身倦怠感，意欲や活動性の低下を示すものが多いが，強い不安，焦燥を伴い，攻撃性や自殺企図に至るものもある．

降圧薬

β受容体遮断薬による精神症状は用量依存性で，うつ病の既往や家族歴がある場合に多い．

ジギタリス

せん妄を起こしやすい．

リドカイン

せん妄や抑うつが数%から20%程度にみられるが，見逃されやすいことが問題である．

H_2受容体拮抗薬

シメチジンによるせん妄の報告が多く，これも見逃されやすい．

診断，症状，経過

症状精神病についての認識を持つことと意識障害[6]

症状精神病では身体疾患が背景にあるため，症状精神病の診断を正しく行わないと，精神症状が改善せず，身体状態が悪化するなどの重大な結果を招く可能性があり，診断がきわめて重要である．臨床においては，常に症状精神病の可能性を考えておくべきだといっても過言ではない．症状精神病と気がついても，身体疾患があれば，その治療薬が使用されていて，薬剤が原因であると気がつかない場合も少なくない．身体疾患，薬剤といった原因にかかわらず症状は共通であり，症状精神病をきたす原因について幅広い知識が不可欠である．

一方，精神科の診療において身体疾患が見逃されることも少なくない．当初より常に症状精神病の可能性を考えておくべきであるし，とくに，通常の治療方法で精神疾患が改善しない場

合には，症状精神病の可能性についてもう一度考えるべきである．

症状精神病の主要な精神症状は，意識混濁と意識変容，意識障害を伴わない通過症候群である．Bonhoeffer が外因反応型として記載した症状と Wieck の通過症候群を包含する．これらを正しく診断するために，軽度の意識障害も見逃さないことが必要である．意識障害には，意識の清明度の障害である意識混濁，意識の広がりの障害である意識狭窄，意識の内容の障害である意識変容がある．

意識混濁では，最も深い状態が昏睡であり，その他各段階について明識困難状態，昏蒙，傾眠，嗜眠といった用語があるが，現在ではあまり使用されない．定量的に表す方法としてJapan Coma Scale や Glasgow Coma Scale がある．

意識狭窄の代表的なものはもうろう状態で，てんかん発作後や解離性障害でみられ，症状精神病とはあまり関係がない．

意識変容は精神科特有のもので，最も軽度の不安困惑状態から，アメンチア，夢幻様状態の順に障害が深くなり，最も深い状態を錯乱とよぶ．

ちなみに，錯乱という用語には，(1)意識変容やもうろう状態などの意識障害の総称（ただし，意識混濁の系列を除く），(2)これら意識障害時のまとまりのなさとしてみられる思考障害，(3)精神運動興奮，(4)統合失調症で外界を錯覚的にとらえた場合，などと，複数の意味があり注意を要する．さらに，せん妄という用語があり，症状精神病や器質性精神障害において遭遇しやすい状態である．

せん妄[2]

せん妄とは，意識混濁＋錯覚・幻覚＋精神運動興奮・不安などの状態であり，意識の清明度が著しく変化・動揺し，活発な感情の動きや錯視・幻視などの知覚異常を伴い，人物や周囲の状況を誤認し，しばしば被害妄想を訴え，易怒的になる．

過活動型せん妄，活動低下型せん妄，混合型せん妄に分類される．

過活動型では夜間徘徊や点滴抜去などの問題行動がみられる．活動低下型では意識障害や内的不穏があるが，外見は無表情であったり傾眠傾向であり，うつ病と誤診されやすい．脳波では徐波化がみられる点が重要である．混合型は過活動型と活動低下型の特徴が混在する．せん妄には活動低下の状態もありうることの認識が重要である．

Lipowski はせん妄の発症について準備因子，誘発因子，直接因子に分類している．準備因子としては高齢，Alzheimer 病などの脳の疾患，誘発因子としては入院による環境の変化，集中治療室（intensive care unit: ICU），冠疾患集中治療室（coronary care unit: CCU）などでの過剰刺激，騒音，不適切な照明などによる睡眠妨害要因，不安などの心理的ストレス，痛み，掻痒感，頻尿などによる身体的ストレス，眼科手術時などの感覚遮断，拘束，拘禁状況，直接因子としては，中枢神経疾患，糖尿病，腎疾患，肝疾患などの代謝性疾患，甲状腺疾患，副腎疾患などの内分泌疾患，アルコール・睡眠薬などの依存性薬物からの離脱，中枢に作用する抗コリン薬，抗不安薬，睡眠薬，H_2 受容体拮抗薬などがある．

幻覚では幻聴よりも幻視が多く，幻触，幻臭，幻味などもみられる．症状は夕方から夜にかけて悪化することが多い．

入院患者の有病率は 10〜30％，高齢者では 10〜40％，入院している癌患者では 25％，入院している後天性免疫不全症候群（acquired

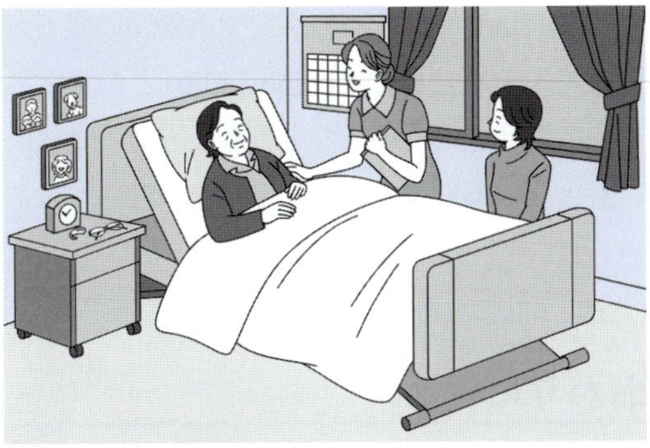

図6 せん妄の予防

昼夜リズムを整えることと，見当識障害による不安を惹起しないことが基本である．前者では適切な照明などの昼夜リズムをふまえた環境調整，後者ではふだん使い慣れた身の回りの物や大きなカレンダーをベッドサイドに置いたり，関係の良い近親者の付き添い，関わる看護師を一定にして理解しやすい話し方を心がけることなどが有用である．

表1 通過症候群の段階づけ

段階づけ	精神状態
軽症	・集中力を欠き，精神作業力が低下 ・抑うつ感情，自発性低下 ・記銘・記憶力の低下
中等度	・見当識は保たれているが，仕事の勘違いが多い ・記憶障害が明らかになる．感情は動揺し，不安，興奮，焦燥，躁状態，あるいは多幸 ・幻覚，妄想もみられる
重症	・見当識障害，記銘・記憶障害，作話（Korsakoff症候群），周囲への関心の欠如，抑うつ，不安 ・時に躁状態などの感情の動揺 ・精神活動のはなはだしい遅滞 ・時に幻覚，妄想

（十束支朗，1988[7]より）

immunodeficiency syndrome: AIDS）患者では30〜40％，術後患者の51％，末期患者の80％に臨死時にせん妄がみられるという．

予防では，昼夜リズムを整えることと，見当識障害による不安を惹起しないことが基本である．前者では適切な照明などの昼夜リズムをふまえた環境調整，後者ではふだん使い慣れた身の回りの物や大きなカレンダーをベッドサイドに置いたり，関係の良い近親者の付き添い，関わる看護師を一定にして理解しやすい話し方を心がけることなどが有用である（**図6**）．

評価[6]

せん妄が代表的なように，症状，とくに意識障害は変動しやすいため，症状の評価では，意識障害を見逃さないことが重要である．1回の診察だけでは不十分で，複数回の診察を行うことが必要にもなる．夜間せん妄の形で意識障害が現れる場合には，日中の診察だけでは診断が難しい．担当医からの情報は重要ではあるが，概して担当医が十分に状態を把握しているとは限らず，むしろ常に近くで関わっている看護師や家族からの情報がきわめて重要である．看護記録も重要な情報源である．意識障害の判断には脳波検査が有用であるが，頻回に行い，臨床症状との対比を行うことが重要である．

意識障害に限らず，症状が変動しやすいことも症状精神病の特徴である．症状の経過は，原則として，原因となる疾患や薬剤使用の経過に一致する．急性または亜急性に発症し，可逆的であることが多い．しかし，身体疾患が重症で慢性であれば，脳に器質的変化を生じて認知症や人格変化が起こる可能性もある．

通過症候群

通過症候群では意識障害がなく，一見して認知症や人格水準の低下を示し，健忘型，自発性欠如型，情動型，妄想型，妄想—幻覚型，幻覚型が区別されている．これらの名称から推察されるように，症状は多様であるが，症状に動揺性があることが特徴である．Wieckによる段階づけ[7]を**表1**に示す．

症状精神病のcomorbidityとしてのうつ・不安

　うつ状態やうつ病は，種々の身体疾患や精神疾患に併存（comorbid）しやすく，不安も同様である．プライマリケアにおける患者の26%になんらかのうつ状態が存在し，身体疾患単独よりも重篤な障害を起こしているともいわれる[8]．身体的に重篤であれば症状精神病の発症リスクが高まることや，既往に精神疾患があれば症状精神病のリスクが高くなることから，症状精神病のcomorbidityとしてのうつや不安の存在が問題になる．

　実地臨床ではcomorbidityの見極めはしばしば非常に難しい．たとえば，Cushing症候群では軽度を含めると70%の患者で精神症状がみられ，いわゆる内因性うつ病と同様の状態が多く，鑑別が困難なことが多い[3]．うつ病に軽度の甲状腺機能亢進症あるいは低下症がしばしばみられ[3]，実地臨床ではうつ病として治療を行うが，内分泌精神症候群として一括してとらえるべきか，内分泌精神症候群のcomorbidityとしてうつ病をとらえるべきかについて確たる基準はない．実地臨床で症状精神病のうつや不安かcomorbidityとしてのうつや不安かの鑑別が困難である場合には，comorbidityとしてとらえ，放置せずにその治療を行うことで，身体的にもよい結果を得ることが患者の利益になると思われる．

おわりに

　症状精神病について，その概念の歴史的な経緯を振り返り，外因反応型，急性型，慢性型，通過症候群の概念を紹介した．症状では意識障害が重要であり，とくにせん妄に対する対応が実地臨床では重要であるため，その臨床像をよく理解しておく必要がある．薬剤による症状精神病についてもよく理解しておく必要がある．

　症状精神病にみられるうつや不安がcomorbidityなのか否かの判断はしばしば困難であるが，comorbidityとしてとらえ，治療を行うことが実地臨床上は有益ではないかと思われる．

　現在の分類上では死語となった症状精神病について，その意義をあらためて認識して頂ければ幸いである．

〔小森照久〕

[引用文献]

1. 堀口　淳．症状精神病．松下正明，浅井昌弘，牛島定信，ほか（編）．臨床精神医学講座，第17巻，リエゾン精神医学・精神科救急医療，中山書店，1998；p.96-102.
2. 中村　純，丹羽真一．症状精神病．精神誌 2006; 108: 997-1003.
3. 小森照久．症状精神病．日臨 2003；別冊 精神医学症候群 III: 343-6.
4. 大坪天平．医薬品誘発による精神障害（ステロイドを含む）．日臨 2003；別冊 精神医学症候群 III: 369-73.
5. 寺尾　岳，中野秀樹，奥野丈夫．医薬原性精神障害．松下正明，浅井昌弘，牛島定信ほか（編）．臨床精神医学講座，第17巻，リエゾン精神医学・精神科救急医療，中山書店，1998；p.112-21.
6. 堀川直史．症状精神病—概論（リエゾン精神医学を含めて）．日臨 2003；別冊 精神医学症候群 III: 339-42.
7. 十束支朗．通過症候群の原因疾患．森　温理，長谷川和夫（編）．精神科 Q&A 2, 金原出版，1988; p.7-8.
8. Spitzer RL, Kroenke K, Linzer M, et al. Health related quality of life in primary care patients with mental disorders; results from the PRIME-MD 1000 Study. JAMA 1995; 274: 1511-7.

器質性精神障害
（とくに高次脳機能障害）

　器質性精神障害における，うつ・不安の問題を考えるとき，器質性精神障害としては幻覚・妄想を始め，うつ・不安などあらゆる精神症状が出現する可能性があることは，精神医療における従来からの一般の認識であろう．

　ところが，とくに"高次脳機能障害"という認識がわが国においても，2001（平成13）年に国策として始まった「高次脳機能障害支援モデル事業」以降，徐々に普及しつつあり，専門科を越えた問題として取り上げられるに及んで，これまでの精神医学の常識を超え，症状学的なトピックとして以下のような認識が生まれつつある．

(1) 高次脳機能障害は，脳外傷以外にも，脳血管障害，脳腫瘍，低酸素脳症などさまざまな器質性障害の病態が原因となり，これに付随して出現する．脳血管障害でも局所巣症状にとどまる場合は少なく，脳腫瘍で局所治療だけにとどまった場合でも手術後であればたいていの場合，高次脳機能障害を付随する．

(2) 高次脳機能障害の病像は，いわば前頭葉症状である．患者・家族に行った実態調査などから，これまで，神経心理学的研究が学問的に認識してきた後部脳（前部脳（＝前頭葉）以外の部分）症状すなわち大脳巣症状としてではなく，実際の症状群として，疲れやすさ，注意障害・意欲障害，脱抑制，記憶障害，遂行機能障害など，前部脳（＝前頭葉；前頭前野）症状としての障害像を前景に出現することが知られるようになった．

(3) 高次脳機能障害に伴う，うつ・不安もこれら前頭葉症状に付随しながら，通常精神医療でみるような，神経症性うつ・不安や，精神病性うつ・不安とは一線を画した状態像として，現実的・具体的な問題として出現する場合が多い．一次性の症状はなく，いわば，個々人それぞれの高次脳機能障害の病態に付随しながら，むしろ環境との現実的な相互作用による一定のフラストレーションとして二次的に出現した症状であることが多い．また，家族（介護者）もまた，いわば"現実"というしばりの中で，それら症状群にすっかり巻き込まれている．

(4) 高次脳機能障害のうつ・不安には，さらに，交通外傷による心理的トラウマ，あるいは癌トラウマなど，心的外傷後ストレス障害の病態が重畳する可能性があり，それがさらに病態を複雑化している．

　さらにいま，高次脳機能障害に対する治療をどうするのかという問題が，社会的にも注目されるに及ぶ．しかしなお，(1) どのような症例を高次脳機能障害とするのか？　(2) 標準的なリハビリテーションとは何か？　また，どのような病像にいかなるケアが必要なのか，そこでの心理的なケアとはいかなるものか？　(3) いったいどのような施設で標準的な治療やリハビリテーションが受けられるのか，(4) 高次脳機能障害の随伴症状や社会心理問題などへの介入が必要な場合，誰がどのように対応すべきか？　などの問題がほぼ手つかずのまま，残されている．

　ほとんどの精神科・心療内科などではいまだ

実践医療の対象ではなく，対応は一部の施設に限られる．また，コメディカルとしての臨床心理士の研修教育体制もない．これにより，脳外科，リハビリテーション科などと有機的なコラボレーションが築きにくい，などの問題が，いまも未解決のまま多く残され，いわば患者・家族が置き去りにされている．

本論では，その典型例として，交通外傷など脳外傷に伴う高次脳機能障害の問題を中心に論を進めていく．

わが国の現状

2001（平成13）年には損害保険に「脳外傷による高次脳機能障害」等級が設定され，また厚生労働省により3年間「高次脳機能障害支援モデル事業」が推進された．やがて，「脳外傷による高次脳機能障害」が行政診断名として認められ同事業はその後第2期（2004，2005（平成16，17）年）に展開した．この流れの中で，2008（平成20）年に実施された東京都における障害実態調査でも，それまで脳障害によって出現するのは，失語・失行・失認などの巣症状であると信じられていたが，それらの障害はほとんど問題にならないほど，易疲労，注意障害，脱抑制，記憶障害，遂行機能障害などの症状が前景に認められ，それが家族の苦悩と直結していることが初めて知られるようになった（**図1**）．

われわれはこうした研鑽を背景に，さらに独自に，外傷論に基づく心理的・社会的観点から本傷病に関する調査・研究・啓蒙活動を行ってきたが，2004（平成16）年にはわが国最大の実態予後調査アンケートを実施．受傷後長年を経てもいまだに苦悩する脳外傷サバイバー当事者・家族の姿をあらためて浮き彫りにした．そこでは，現実の不安やうつが多く語られるに及んだ．支援モデル事業がサバイバー患者・家族の視点からみるときわめて不十分な形で終結し

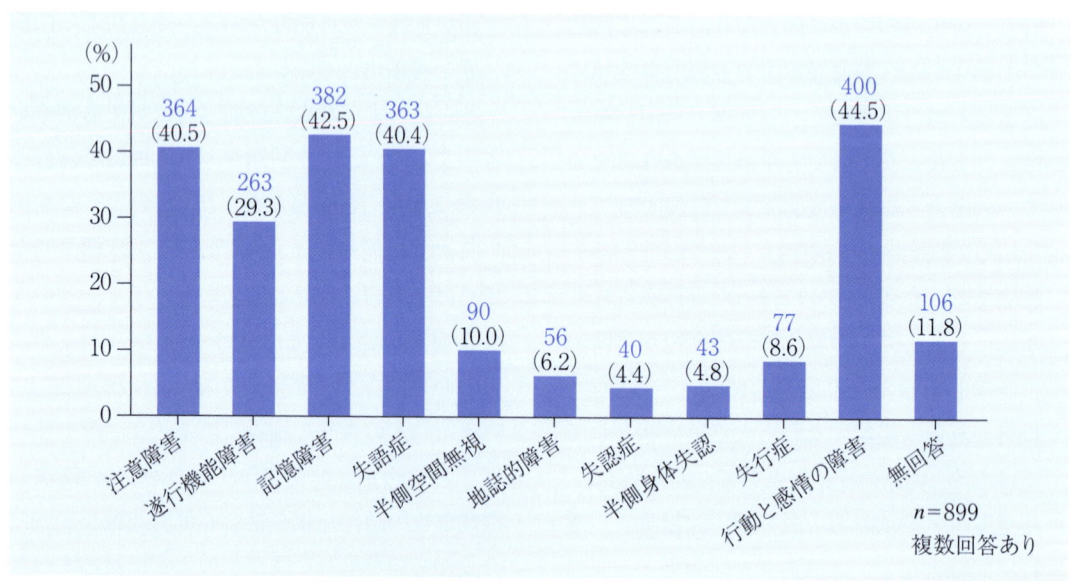

図1 2008（平成20）年1月 東京都高次脳機能障害実態調査
高次脳機能障害の内容として，行動と感情の障害が400人（44.5%）で一番多く，次いで記憶障害が382人（42.5%），注意障害364人（40.5%），失語症363人（40.4%）であった．

（http://www.metro.tokyo.jp/INET/CHOUSA/2008/05/DATA60i5f300.pdf）

ようとしている今日，あらためて，当事者・家族を中心に各科が緊密に連携した医療システムの構築が望まれている．本論では，脳外傷における心的外傷の問題にもとくに焦点を当て，高次脳機能障害の症候学を刷新し，本分野の臨床における新たな展望を論じたい．

高次脳機能臨床とリハビリテーションの世界的現状

　Luriaや，それに数十年先んじてGoldsteinらは，時にはきわめて広範に及ぶ脳実質の損傷があっても受傷前よりも知能が向上するなど，時にはその機能予後がきわめて良好な症例の存在をも報告している．しかるに，神経学が脳外科，精神科，神経内科と分離するうちに，こうした貴重な知識が失われてしまっていた．

　そして2001（平成13）年までの段階では，わが国においても脳外傷によって高次脳機能の問題が生じること自体は知られていても，すべてのことが一般の医療の現場ではほとんど未周知であった．脳外科医やリハビリテーション医ですら暗中模索の状態であったわけで，もはや精神科医などは，まったくその診断も治療も知らなかった．諸処を巡りめぐって結局，精神科の門を叩かざるをえなくなった，いわば「焼け野原のような」まったく変化しない特定の脳外傷者のイメージが治療の甲斐のない「器質性精神病」として精神医学にはびこっていた．交通外傷などにおける後遺損害賠償が脳外傷では皆無であったという福祉的な問題を含め，それらは（精神医学の領域以外では）大問題となっていた．当時，徐々に活発な勢力を持ちつつあった脳外傷家族会の全国組織（日本脳外傷友の会）がこの問題に立ち上がった．周知のことではあるが，この段階で，厚生労働省は，全国の基幹リハビリテーションセンターなどに呼びかけ「高次脳機能障害支援モデル事業」をスタートした．臨床諸家の賛同を得て，多くの有意義な研究が行われるようになった．日本損害保険協会でもこれと時を同じくして，「脳外傷による高次脳機能障害」等級認定の動きがあり，わが国でもようやく同問題が端緒についた．

　他方，海外での現状に関しては，約20年前の米国で一度本テーマの一大隆盛期があり，米国国立衛生研究所（National Institutes of Health: NIH）の指導のもと，高次脳機能リハビリテーションが，諸所の治療研究施設で展開されたという．しかるに，医療経済学的に採算が合わないなどの事由により，徐々にその拠点が減少．最終的には，フェニックスのSt. Joseph病院メディカルセンター，Barrow Neurological InstituteのPrigatanoらのチームと，ニューヨーク大学（New York University: NYU）のBen-Yishayらのグループだけが生き残った形となった．他方，神経心理学分野では脳外傷の問題に初期から関心を寄せていた研究者も多く，このあたりが背景となって，基礎理論が確立していった．つまり，脳外傷リハビリテーションに関しては，従来からの脳卒中リハビリテーションの蓄積から失語，失行，失認などのリハビリテーションはある程度エビデンスに基づいた展開を見，他方，脳外傷に多く認められる「物忘れ症状」すなわち記銘力障害の問題にはリハビリテーションが難しく，この問題の切り口を見つけたいなら意欲・注意力のトレーニングから始めなければならないなどの知見が集積されるに及んだ．1995（平成7）年ころから，Ben-YishayやPrigatanoらはそれぞれ，高次認知機能全体のシェーマ化と一様なリハビリテーション技法の確立，機能最上位における自己モニタリン

グの重要性の啓蒙[1,2]といった方向へと展開した．1998年には米国NIHにより同調査の結果がまとめられ，大規模な報告会が開催されている[3,4]．

その後，それ以前にはなかった主張として，(1)認知機能のリハビリテーションに加えて，情動機能のリハビリテーションがどうしても必要であるという主張[5,6]，(2)家族の支援が重要であるという主張[7,8]，(3)全人的（holistic），包括的（comprehensive）なアプローチが重要であるという主張[9-14]などが現れた．

他方，世界保健機関（World Health Organization: WHO）はリハビリテーションの概念を，国際生活機能分類（International Classification of Functioning, Disability and Health: ICF）(2001)として総括するとともに，リハビリテーション全体としては，運動機能よりも感覚機能，さらにその統合へと注目点を移してきている．さらに，しばらく脳外傷における心的外傷の問題は，豪州のBryantら[15-17]のみが声高に論じていただけで他には見向きもされなかったものが，9・11以後のニューヨークを始めとして世界に飛火し始めている[18-20]．（一方，Ben-Yishayにはこの観点は依然ないようだが…．）

われわれも，社会心理学・社会工学モデルと外傷論の観点からプロセス指向認知リハビリテーション（process oriented cognitive rehabilitation: POCR[21]）を概念化し高効率な社会復帰（実態調査では就労・就学率22.1%に対して，自験例では受傷3年後約80%）を実現．現在同プロトコールのデイ・トリートメント・グループへの展開を実現している．

しかるに，では，現状，目の前にいる後遺症患者をいったいどう治療するのか？ という質問に明確に答えられる医師は国内外において，現在もなかなか存在しない．また，当事者の彼がどのような生活予後を迎えるのかという点でさえ，軽症脳外傷（mild traumatic brain injury（TBI））であっても必ずしも予後を楽観できないなどさまざまな問題が浮上しつつ，実はメディカルレコードが救命センター・脳外科退院後に切れてしまうという大問題を背景に，いまだほとんどの問題が不分明なのである．さらに，本論のテーマである「うつ」・「不安」に関してみても，明らかに現実的なテーマを抱えているために，その介入には社会的視点を常に要求されるのである．この点が，精神科医には不得意感を持たせる要因にもなっている．

現在，大規模データベースによる研究が，国民背番号制のスカンジナビア諸国，もしくは医療皆保険がまた生き延びているわが国でこそ端緒についたという状況である．

高次脳機能障害の中核症状[22]

神経疲労（neurofatigue）

肉体疲労とも精神疲労とも異なる．一定の覚醒を維持するのに必要な神経ネットワークの量的不足により，知覚刺激の少ない，曇天・雨天などの日に動けなくなる．会議・講演などでも傾眠がちとなる．根性や礼儀の問題でもなく，本人も自覚しにくい疲れである．一見，「うつ」のように見えるがむしろ眠気であって，うつではない．

意欲障害・注意障害，脱抑制

自覚的に意欲がわかず，時間がきてもボーッとしている．持続的注意の障害が強いと，長時間ドラマは見られない．焦点的注意の障害が強いと，話を理解できなかったり注意散漫な行動がみえる．抑制力の低下は，急に怒り出すと止まらない「脱抑制」としてみられる場合もある．

記憶障害

物忘れのため，昨日の出来事が思い出せなかったりする．ごく最近の出来事から1〜2年前の出来事の記憶があいまいである．海馬の障害が強い場合，このような状況が生じるが，他の脳部位（前頭前野）の障害でも記憶の読み出しが障害されることで同様の状態が生じる．（受傷15分前より以後の健忘障害は registration amnesia であり，受傷15分前以前の健忘は recall amnesia であるから精神医学的には心因機序を考慮したい所見である．脳外科的には posttraumatic amnesia（PTA）を受傷前健忘と含めて重症度の一指標とする．）二次的に強い「不安」を訴える場合があるが，そもそも全体の病識が希薄なため，「うつ」は生じにくい．

情報処理障害

計算や書字，相貌認識，その他，認知的情報処理の障害を残す場合が多い．この場合，神経心理学的な巣症状である場合もあるが，ネットワーク障害による場合も多い．自尊心の低下から二次的に「うつ」を生じる場合がある．

遂行機能障害

2つ以上のことを同時に行う，自分でプランを立てるなどの行動ができない．作働記憶（working memory）機能を含むが，思考・行動の切り替え（タスクスイッチ）や時間感覚の柔軟さとも関係する．

自己モニタリング（病識）

自分の機能障害をどの程度認識しているか，という問題である．これが高いとある程度の社会参加は可能だし，これが低いと社会参加が不可能なばかりか，家族との衝突も多くなる．

高次脳機能障害は「前頭葉機能障害」であるといって間違いないが，橋本ら[23-25]はリハビリテーション医学の観点から，これらをあまねく，身体機能の上に位置づけた．水泳や自転車競技の練習など有酸素運動の実践による身体機能の改善が高次脳機能そのものの改善の背景となるという臨床的事実によるものである．また，これらの症状は相互に関連するため，「神経心理循環（neuropsychological spiral）」と表現した．

心的外傷をふまえた精神症状分類の新たな試み

高次脳機能障害に伴う精神症状の分類はさまざまになされてきたが，Eames[26]による脳外傷後遺症随伴症状のリスト（表1）など，臨床的にはあまり有用とはいいがたい．つまり，高次脳機能障害そのものに，いわゆる「一次性のうつ」は皆無であるし，治療的観点から心的外傷後ストレス傷害（post-traumatic stress disorder: PTSD）の問題にまで言及した診断分類も皆無である．そこでわれわれは，臨床に即した実践的な精神症状分類を試みた[27,28]．

脳外傷による高次脳機能障害，その精神症状の分類（中村・橋本の分類；N/Hモデル）

基盤は図2に示したように，神経心理循環（neuropsychological spiral）（橋本による[24,25]）を用いる．ここでは，いわゆる正の神経心理循環にみる表（おもて）の症状と対をなすように，それらに対応する精神症状が裏（うら）の症状である．さらに，正のスパイラルにおいて高次脳機能リハビリテーションの端緒についたものが奏和（symphony）の状態へと収束的に展開しうるのに対して，精神症状は重症化に向け発散してしまう．そこにいかに介入して正のスパイラルに載せるかが，この領域における精神症状治療の重要な要件となる．とりわけ，この間隙でリハビリテーション科の領域と心療内科・

表1　外傷後行動症候群（post-traumatic behavioral syndromes）

psychiatric syndromes（精神病状態） 　phobic anxiety disorder（不安・恐慌状態） 　affective disorders（感情障害）—manic-depressive, depressive, hypomania 　schizophreniform disorders（統合失調様状態）
post-concussional syndrome（脳震盪後症候群）
frontal lobe syndromes（前頭葉症候群）← so-called higher cognition 　orbitofrontal（眼窩面（脱抑制，自己中心性）），lateral frontal（凸隆面（遂行機能障害））， 　medial frontal /cingulate（内側面（自発性欠如））
temporo-limbic syndromes（側頭辺縁系症候群） 　episodic dyscontrol syndrome（突発性失調） 　temporo-limbic affective disorders（側頭辺縁系感情障害） 　（気分変調，躁うつ，不安恐慌，精神病様）
syndromes of the very diffuse brain insults（びまん性損傷後症候群） 　abulia（無為・自閉障害（脳圧亢進による）） 　the 'hysteria' syndrome（ヒステリー症候群（低酸素状態による））

（Eames PG, 2001[26]）より）

精神科の領域とがコラボレートされるべきである．

すなわち，精神症状は，おおむね次の5段階のクラスターに分類できる．いずれも脳器質的な評価に比較して明らかにそのサテライトの問題として突出したものを指している．

i. ひきこもり症候群（adynamia/immotile syndrome）

意欲・発動性のサテライトの極端な延長線上にある状態像である．日常生活動作（activities of daily living: ADL）が完全に自立していても，すっかり自宅にひきこもり，まったく社会的活動ができない．症状から一見「うつ」のように見える場合があるが，決して表情などは抑うつ的ではない．

ii. 心気ためらい症候群（hypochondriasis/ hesitating syndrome）

注意・集中のサテライトの極端な延長線上に過覚醒状態を伴って出現したもの．しばしば，かみ締め・呑気症候群[29]を伴い，その症状は不定愁訴的な倦怠感として訴えられる．二次的に「不安」や「うつ」が合併する場合もあるが，本質的には妄想性の要素が寡少な心気症の様相を呈して薬物治療に抵抗する．

iii. 周期性固執症候群（cycloid/obsessive syndrome）

数か月周期の発動性の波（感情障害より意欲障害に似るが実は遂行機能障害の波）があり，軽躁を思わせる時期にはそれらが一過性に改善して，通院やかなりの創造的活動も可能となるが，うつの時期にはひきこもって病院に来なくなる．前頭葉や，とくに側頭葉の損傷が強いケースにこのような症候を呈するものが多い．遂行機能障害の問題として，深いところで，二次的な「不安」や「うつ」と関係してくる場合がある．幻視や夢幻が強い場合などは，Asperger障害などの発達障害の合併も考慮されねばならない．

iv. 爆発性反社会性症候群（explosive/social dementia syndrome）

記憶，遂行機能の問題もさることながら，現実感，耐久力，抑制などのサテライトに突出した症状化をみる．疲れるとこだわり，怒り始め，周囲と喧嘩をしたり，興奮すると見境なく家人

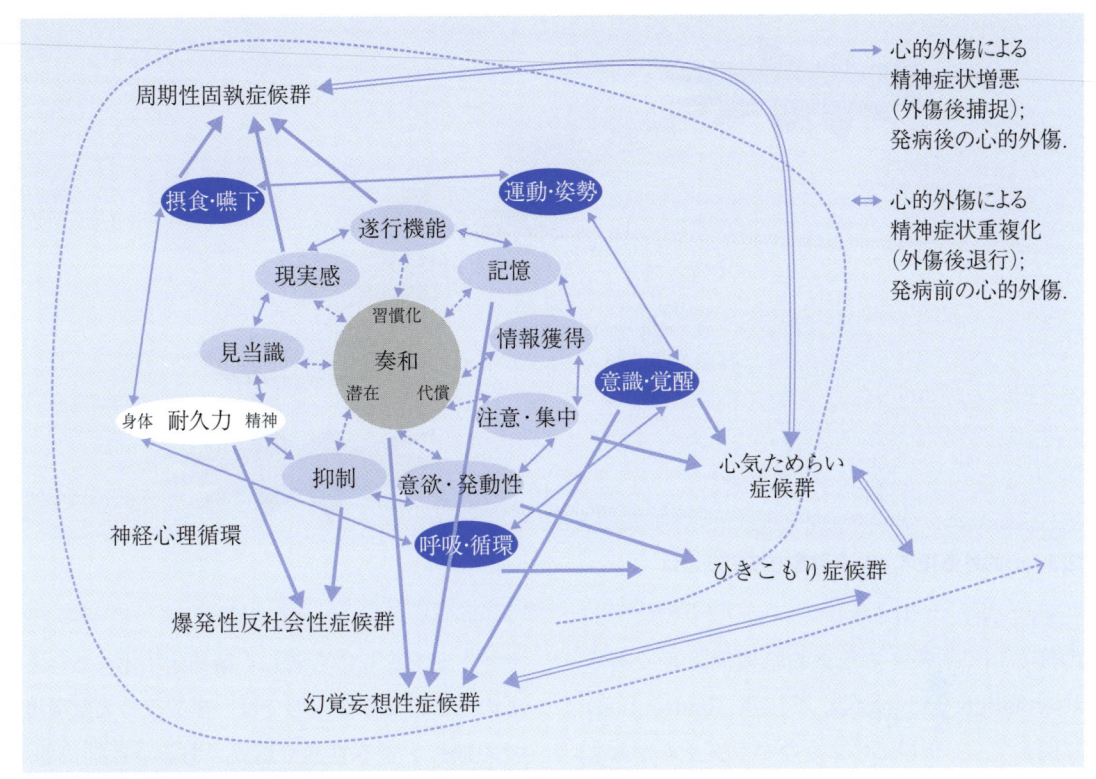

図2 軽症脳外傷（TBI）精神病のシェーマ

を殴る蹴るなどして追い詰めたりする．強迫的な依存性攻撃のパターンをとる場合が多い．

v. 幻覚妄想性症候群（psychotic/delusional syndrome）

今日，PDFTBI（psychotic disorder following TBI）として特徴づけられた[30]一連の症状群を呈する．スパイラルからみると，上記i〜ivまでとはやや一線を画した感のある状態像として，いわば奏和（symphony）の障害として統合失調症のそれに酷似する．前・側頭葉障害を認めるものが多く，受傷後数か月〜数年後の発病（状態変化による顕在化）を認める場合がほとんどである．幻覚・妄想症状への病識があり，人格水準の低下が一定レベル以上進行しないという点が統合失調症と異なるが，同症状への反応として，二次的な「うつ」や「不安」を訴える場合も多い．

脳外傷における心的外傷，その実在と影響

PTSDとは，突然の事故・災害など「死」を意識する体験によって，誰しも想像を絶する危機すなわち異常なストレスに直面した後に生じる生体の正常な反応として，実際，従来あたりまえに信じていた主体性を剥奪され時間が断片化し，心の時計が止まったように感じられる体験である．脳にも海馬の浮腫，損傷・萎縮など相応の変化が生じることが知られ[31,32]，実際には心の病である以上に脳の病でもある（図3）．頭部外傷，四肢外傷とくに下肢外傷などがPTSDのリスクファクターであるとの知見もあり（厚生労働省研究班[33]），今日認知リハビリテーション最先端といわれるNYUのBen-Yishayらが認知リハビリテーション成功

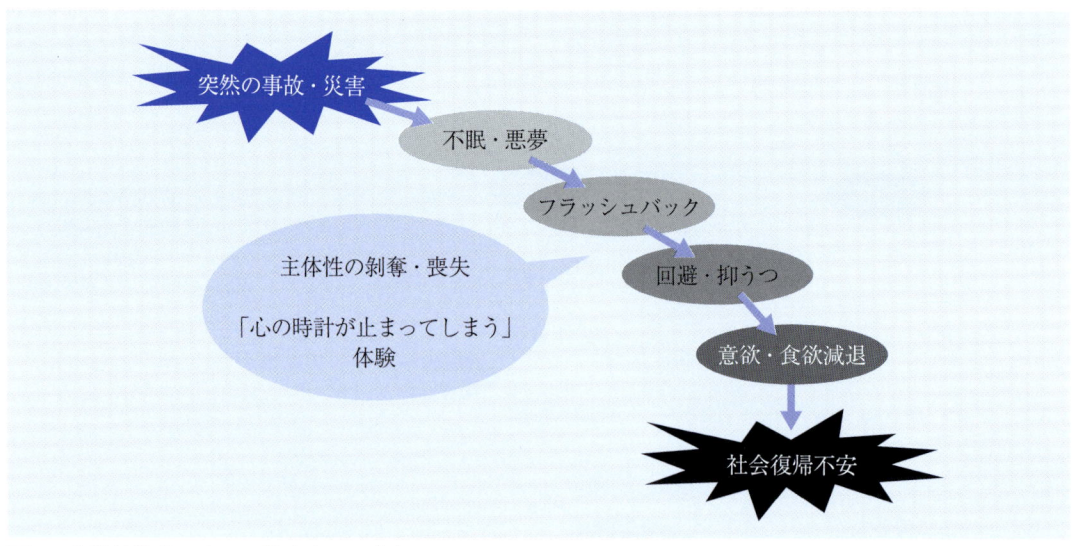

図3 心的外傷後ストレス障害（PTSD）とは

の鍵として主張する基盤的脳機能障害である neurofatigue, adynamia, 不注意（inattention）に関しても，仮にこのようなパラダイムからも説明が可能である．

われわれが行った全国アンケート調査研究の結果からも，脳外傷に合併するPTSDの存在は明らかであった[34]．受傷時意識障害があって心的外傷を被ることはないという反論が依然あるものの，文献的には27～50%程度の罹患率が示されている[18-20,35]．脳外傷の場合，心的外傷の影響により，自然経過の遷延・複雑化をももたらす．高次脳機能障害のリハビリテーションでは，できれば，心的外傷のケアが並行して行われるべきであると主張してきた[34]．

どのような症候を診たときにこの問題を考えて精神医学的なコンサルテーションが必要なのかというあたりに関して，以下に具体的なシェーマを提示する[27,28]．

a. 心的外傷による精神症状増悪（exacerbation with PTSD）（外傷後捕捉〈posttraumatic trapping〉）

脳機能の客観的な状態に対して，特定のサテライトがあまりにも著しく精神症状化しているもの．このようなものでは，事故後の入院環境での厳しすぎる処遇や追放，あるいは経済的，社会的冷遇などが影響しているものが多かった．こうした場合には，不安・不眠やうつ，悪夢・フラッシュバックなどのPTSD症候群としての症状をとらえることが比較的たやすい．このような場合には，暖かい人間的なリハビリテーションに導入できれば，必ずしも精神医学的個別介入は必要がない．

b. 心的外傷による精神症状重複化（overlapping with PTSD）（外傷後退行〈posttraumatic regression〉）

通常の精神症状が，上記 i～v のクラスターとしてかなり区分独立した状態像を呈するのに対して，事故前（成育歴など）の心的外傷の存在や，事故そのものの心的外傷は，上記 a の場合とは異なり，症状を複雑に重複化させていた．すなわち，外傷性の退行により，症状は複数のクラスターを巻き込んでオーバーラップする．当然，未分化な「うつ」や「不安」も強く認めるが，こうした場合には，PTSD症候群

としての個々の症状をとらえることが困難なため，あたかも性格変化もしくは生来からの性格・パーソナリティ障害のためなどとして誤判断されている場合が多い．また，経験的には，上記PDFTBIの病像を呈したものすべてに，オーバーラップを認め，bの合併を疑う生育歴を認めた．このような場合には，深層介入を必要とするため，精神科医，とくに精神療法家の協力を必要とする．

損害賠償上の諸問題

脳外傷後遺症との正確な診断を受けていないような場合に，損害賠償上の困難などが直ちに社会的要因として，患者・家族の「うつ」や「不安」に大きく影響してくる．こうした問題は，脳腫瘍や脳血管障害においても同様にあり，脳外科医によって患者の日々の障害が高次脳機能障害として診断が下されないような場合にも，「うつ」や「不安」を巻き込む同様の社会的要因となってしまう．

たとえば，高次脳機能障害支援モデル事業報告書（国立身体障害者リハビリテーションセンター発行）の診断基準（表2）では，高次脳機能障害の診断に関して「脳の器質的病変の原因となる事故による受傷や疾病の発症の事実が確認されている．」という表記がされている．他方，自賠責算定委員会が用いている「脳外傷による高次脳機能障害」の診断基準では，高加速度外傷によるびまん性軸索損傷を病態として厳密に想定していることにより，診断は，明らかに昏睡状態（Glasgow coma scale（GCS）8点以下）が少なくとも6時間以上みられるか，もしくは，CT・MRIなどの従来的脳画像上明らかに挫傷が証明されるケースに限られるとする．このような重症脳外傷の場合の認定は比較的スムーズながら，多くのケースで意識障害が軽度など，このような条件を必ずしも満たしていない．

受傷急性期の意識障害が軽度で（GCS 13～14点），それなりに受け答えができるような場合，救命センターに搬送されても，初期CTに異常がなければ帰宅させられることも多く，帰宅後に認知障害などの問題が前景化してくる．MRI画像の所見は軽微なものでは数か月～半年もたつと所見がみえなくなってしまうので，できるだけ早急にMRIを撮像しておく必要がある．万が一，初期CT・MRIともに異常がなくても，MRI拡散テンソル画像による軸索像トラクトグラフィーを撮像すれば障害部位を特定することが事後にも可能ではあるが，日本脳神経外傷学会と自賠責算定委員会は，まだ検査として不安定という理由で同所見を認めていない．このような事態により，損害賠償がなかなか進まないケースも多い．

また，高加速度外傷による髄液漏れの病態が知られるに及び，日本脳神経外傷学会は髄液減少症（外傷性低髄液圧症候群，低髄症）の診断基準をまとめた（表3）．しかし，損害賠償的には症状が治療によって改善したもののみを正当に扱うという自己矛盾が生じている．病態の特徴として，高次脳機能障害は陰性症状が強いのに反して，低髄症では陽性症状が強く，詐病と見まがうケースなども確かに多く，真に低髄症ながらMünchhausen症候群様に症状を誇張して訴えるようなケースも経験され，精神医学的に興味深い．患者自身にとっては，客観的な治療が終結してもなお，「漏れるのではないか」という「不安」がつきまとっている．そのような場合，安易に詐病として排除するのではなく，集学的・精神医学的な総合評価を必要としている．

表2　高次脳機能障害診断基準

「高次脳機能障害」という用語は，学術用語としては，脳損傷に起因する認知障害全般を指し，このなかにはいわゆる巣症状としての失語・失行・失認のほか記憶障害，注意障害，遂行機能障害，社会的行動障害などが含まれる．
一方，2001（平成13）年度に開始された高次脳機能障害支援モデル事業において集積された脳損傷者のデータを慎重に分析した結果，記憶障害，注意障害，遂行機能障害，社会的行動障害などの認知障害を主たる要因として，日常生活および社会生活への適応に困難を有する一群が存在し，これらについては診断，リハビリテーション，生活支援等の手法が確立しておらず，早急な検討が必要なことが明らかとなった．そこでこれらの者への支援対策を推進する観点から，行政的に，この一群が示す認知障害を「高次脳機能障害」とよび，この障害を有する者を「高次脳機能障害者」とよぶことが適当である．その診断基準を以下に提案する．

I. 主要症状など
(1) 脳の器質的病変の原因となる事故による受傷や疾病の発症の事実が確認されている．
(2) 現在，日常生活または社会生活に制約があり，その主たる原因が記憶障害，注意障害，遂行機能障害，社会的行動障害などの認知障害である

II. 検査所見
MRI，CT，脳波などにより認知障害の原因と考えられる脳の器質的病変の存在が確認されているか，あるいは診断書により脳の器質的病変が存在したと確認できる

III. 除外項目
(1) 脳の器質的病変に基づく認知障害のうち，身体障害者として認定可能である症状を有するが上記主要症状（I-2）を欠くものは除外する
(2) 診断にあたり，受傷または発症以前から有する症状と検査所見は除外する
(3) 先天性疾患，周産期における脳損傷，発達障害，進行性疾患を原因とする者は除外する

IV. 診断
(1) I～IIIをすべて満たした場合に高次脳機能障害と診断する
(2) 高次脳機能障害の診断は脳の器質的病変の原因となった外傷や疾病の急性期症状を脱した後において行う
(3) 神経心理学的検査の所見を参考にすることができる

（高次脳機能障害支援モデル事業報告書（国立身体障害者リハビリテーションセンター発行），2005より抜粋）

高次脳機能障害の「うつ」と「不安」と，プライマリケアにおける留意点

本論では，「脳外傷による高次脳機能障害」による最新の症候学を紹介しながら，高次脳機能障害＝前頭葉機能障害として診ることによって，それにまつわる「うつ」・「不安」が二次性症候として，さまざまなパラダイムで生じうるという事実を論じてきた．

従来の精神医学の考え方からすれば，器質性精神障害の症状は外因性精神障害として，心因性障害とともに，症状は一次性に「何でもあり」ということになっていた．先に示したEamesのシェーマもその範囲を出ていない．しかしながら，高次脳機能障害の生物学的基盤症状を中核におくとき，症状は，生物−心理−社会的な広がりのある相互作用としてむしろ二次性に出現することがわかる．さらに，介護にあたる家族との相互作用も巻き込みながら，さらに複雑な病相を呈することがわかってくる．

いわば，十人十色，千差万別の器質性精神障害の症状群ではあるが，一連の高次脳機能の基

表3　髄液減少症の診断基準

前提基準
1. 起立性頭痛[*1]
2. 体位による症状の変化[*2]

大基準
1. 造影MRIでびまん性の硬膜肥厚増強[*3]
2. 腰椎穿刺にて低髄液圧（60 mmH₂O以下）の証明
3. 髄液漏出を示す画像所見[*4]
（前提基準1項目）＋（大基準1項目以上）で低髄液圧症候群と診断する

外傷性と診断するための条件
外傷後30日以内に発症し，外傷以外の原因が否定的

[*1]：国際頭痛分類の特発性低髄液圧性頭痛にならい，起立性頭痛とは，頭部全体および・または鈍い頭痛で，座位または立位をとると15分以内に増悪する頭痛である．
[*2]：*1と同様，国際頭痛分類に示される頭痛以外の症状としてあげられる．(1)項部硬直，(2)耳鳴，(3)聴力低下，(4)光過敏，(5)悪心，を指す．
[*3]：びまん性硬膜肥厚増強と診断する基準については，井田先生の所属する「低髄液圧のMR診断の標準化小委員会」で提示される基準に従う．
[*4]：髄液漏出を示す画像所見とは，脊髄MRI，CT脊髄造影，RI脳槽造影のいずれかにより，髄液漏出部位が特定されたものを指す．その基準については現時点では調整中．

本症状を基にそれらを串刺しにして患者の症状群を概観することで，また，心的外傷の問題を勘案することで，諸所の問題の階層が明らかになり治療者に見えやすくなってくるのである．

したがって，器質性精神障害（とくに高次脳機能障害）の症状をみる場合には，上記のセオリーをベースにして，時に静的，もしくは発生的了解をもって，勘案しうる努力を怠らないことがプライマリケアにおける最大の留意点となる．しかしながら，ここにみる「うつ」や「不安」は，神経症性の症状の場合に個人の内部におけるリアリティーであるのとは対照的に，そこではありえないような個人を超えたリアリティーを表現しており，これは，「目が覚めたら，右足がなかった」という問題と相同の迫真のリアリティーである．客観的な現実よりも，心的現実に得意な精神科医にはそもそも不得意なうえ，健常な身体を持つ治療者にとっては単純な了解を阻むものなのである．さらに，内因性うつ病の症状が「現不安（衣食住に関する人の根源的不安）」を背景にした抑うつ妄想として微小妄想（心気・罪業・貧困）を呈するという病理とは，現不安の軸では相似形とはいいながら妄想の軸では対角線上にあり，ここでもリアリティーを表現している．また，統合失調症の「うつ」・「不安」とは，実存の軸で表裏に位置し，いわば表面（現実面）のリアリティーを表現しているのである．

おわりに

期待される医療モデルと社会システム

端的にいえば，器質性精神障害（とくに高次脳機能障害）の場合，「うつ」も「不安」も人間的尊厳の失調として出現している．すなわち，治療論においても，人間的尊厳の回復を主眼として，患者・家族には精神医学，社会精神医学的テーマが山積みなのだ．その解決は各医療科連携の中でこそ，実現せねばならないが，かつて述べたように，やはりこれらの障害そのものは「治る」のである．脳外傷の場合，代償や再生を通して，基盤障害も改善していくし，少なくとも精神医学的に治療可能な領域なのである．精神医学的なプライマリケアが重視され期待される所以である．

将来の発展に向けて，基礎研究，臨床研究，社会医学的研究を始めとして，さまざまな制度的議論も行われなければならない．科を超えた支援ネットワークの構築も急務といえる．

なによりもまず，精神科医全般に「高次脳機能障害」の問題が精神医学の問題であるという認識を普及しながら，この問題に関わろうとする精神科医が少しずつ増えていくことが最大の懸案といえよう．

補記：

NPO法人日本脳外傷後遺症リハビリテーション支援ユニオン（Japanese Union of TBI Rehabilitation & Advocacy: Jutra）*1はこのような意図により2007（平成19）年4月に東京都にて登記が完了．広く専門家による研鑽を横につないで，情報ネットワークとしての成長を意図している．ちなみに，Do jutra（ドゥ・ユーラ）はポーランド語で「明日会おう」の意味である．

なお，高次脳機能障害には薬物より，人の作る環境と行動療法が有効であることは別に述べた．参照されたい[36]．

*1：集学的グループリハプログラム「アレア・バレンシア（次世代オレンジ・クラブ）」見学希望など，下記にご連絡ください．
　JUTRA連絡先（委託：オハナ・メディカル）：area_valencia@live.jp

（中村俊規）

[引用文献]

1. Ben-Yishay Y, Diller L. Cognitive remediation in traumatic brain injury: update and issues. Arch Phys Med Rehabil 1993; 74(2): 204-13.
2. Prigatano GP. Principles of Neuropsychological Rehabilitation. Oxford Univ Pr, NY, 1999.
3. Ragnarsson KT. Results of the NIH consensus conference on "rehabilitation of persons with traumatic brain injury". Restor Neurol Neurosci 2002; 20(3-4): 103-8.
4. [No authors listed]. Consensus conference. Rehabilitation of persons with traumatic brain injury. NIH Consensus Development Panel on Rehabilitation of Persons With Traumatic Brain Injury. JAMA 1999; 282(10): 974-83.
5. Mateer CA, Sira CS, O'Connell ME. Putting Humpty Dumpty together again: the importance of integrating cognitive and emotional interventions. J Head Trauma Rehabil 2005; 20(1): 62-75.
6. Miller MA, Burnett DM, McElligott JM. Congenital and acquired brain injury. 3. Rehabilitation interventions: cognitive, behavioral, and community reentry. Arch Phys Med Rehabil 2003; 84(3 Suppl 1): S12-7.
7. Folzer SM. Psychotherapy with "mild" brain-injured patients. Am J Orthopsychiatry 2001; 71(2): 245-51.
8. Ylvisaker M, Jacobs HE, Freeney T. Positive supports for people who experience behavioral and cognitive disability after brain injury: a review. J Head Trauma Rehabil 2003; 18(1): 7-32.
9. Christensen AL. Neuropsychological experiences in neurotraumatology. Acta Neurochir Suppl 2005; 93: 195-8.
10. Cicerone KD, Dahlberg C, Kalmar K, et al. Evidence-based cognitive rehabilitation: recommendations for clinical practice. Arch Phys Med Rehabil 2000; 81(12): 1596-615.
11. Cicerone KD, Dahlberg C, Malec JF, et al. Evidence-based cognitive rehabilitation: updated review of the literature from 1998 through 2002. Arch Phys Med Rehabil 2005; 86(8): 1681-92.
12. Malec JF, Basford JS. Postacute brain injury rehabilitation. Arch Phys Med Rehabil 1996; 77(2): 198-207.
13. Söderback I, Söderström M, Schälander E. Horticultural therapy: the 'healing garden' and gardening in rehabilitation measures at Danderyd Hospital Rehabilitation Clinic, Sweden. Pediatr Rehabil 2004; 7(4): 245-60.
14. Wilson BA. Cognitive rehabilitation: how it is and how it might be. J Int Neuropsychol Soc 1997; 3(5): 487-96.
15. Bryant RA, Marossezeky JE, Crooks J, et al. Interaction of posttraumatic stress disorder and chronic pain following traumatic brain injury. J Head Trauma Rehabil 1999; 14(6): 588-94.
16. Bryant RA, Marosszeky JE, Crooks J, et al. Coping style and post-traumatic stress disorder following severe traumatic brain injury. Brain Inj 2000; 14(2): 175-80.

17. Bryant RA, Marosszeky JE, Crooks J, et al. Posttraumatic stress disorder and psychosocial functioning after severe traumatic brain injury. J Nerv Ment Dis 2001; 189(2): 109-13.
18. Levin HS, Brown SA, Song JX, et al. Depression and posttraumatic stress disorder at three months after mild to moderate traumatic brain injury. J Clin Exp Neuropsychol 2001; 23(6): 754-69.
19. Parker RS. Recommendations for the revision of DSM-IV diagnostic categories for co-morbid posttraumatic stress disorder and traumatic brain injury. NeuroRehabilitation 2002; 17(2): 131-43.
20. Williams WH, Evans JJ, Needham P, et al. Neurological, cognitive and attributional predictors of posttraumatic stress symptoms after traumatic brain injury. J Trauma Stress 2002; 15(5): 397-400.
21. 中村俊規ほか．脳外傷後遺症：関与しながら観察した5年間の成果と報告——POCR（process oriented cognitive rehabilitation）への提言．認知リハ 2003; 64-76.
22. 立神粧子．ニューヨーク大学医療センター・ラスク研究所における脳損傷者通院プログラム「脳損傷者通院プログラム」における前頭葉障害の補塡戦略（前編）．総合リハ 2006; 34: 1000-5.
23. 橋本圭司．高次脳機能障害　どのように対応するか，PHP研究所，2006.
24. 橋本圭司．高次脳機能障害がわかる本——対応とリハビリテーション，法研，2007.
25. 橋本圭司．生活を支える高次脳機能リハビリテーション，三輪書店，2008.
26. Eames PG. Distinguishing the neuropsychiatric, psychiatric, and psychological consequences of acquired brain injury. Wood RLI, McMillan TM (editors). Neurobehavioral Disability and Social Handicap Following Traumatic Brain Injury. Psychology Press, East Sussex, 2001; p29-46.
27. 中村俊規．外傷性脳損傷における精神症状とその対応．看技 2008; 54(6)：46-51.
28. Nakamura T, Hashimoto K, Ishimatsu K. New classification for psychosis following TBI. SfN2008 Abstracts, SfN2008 Washington DC.
29. 小野　繁．ドクター・ショッピング——なぜ次々と医者を変えるのか，新潮社，2005.
30. Fujii D, Ahmed J. Characteristics of psychotic disorder due to traumatic brain injury: an analysis of case studies in the literature. J Neuropsychiatry Clin Neurosci 2002; 14(2): 130-40.
31. van der Kolk BA. Traumatic Stress. The Guilford Press, NY, 1996.
32. 中村俊規ほか．解離性同一性障害の生物学——ボディー・マインド・スピリットの観点から．脳と精の医 2005; 16(3): 195-213.
33. 厚生労働省精神神経疾患研究委託費外傷ストレス関連障害の病態と治療ガイドに関する研究班：心的トラウマの理解とケア，じほう，2001.
34. 中村俊規ほか．頭部外傷患者の認知機能予後——認知リハビリテーションにおける新たな潮流．脳神外ジャーナル 2006; 15(7): 505-16.
35. Wilson BA. Cognitive rehabilitation: how it is and how it might be. J Int Neuropsychol Soc 1997; 3(5): 487-96.
36. 橋本圭司，鞆糸奥淳子（著），中村俊規（監修）．高次脳機能障害リハビリテーション看護，関西看護出版，2009.

認知症

　老年期の精神疾患の中で，うつ病と認知症は最も重要な疾患であり，有病率からいってもcommon diseaseということができる．本項では，認知症とうつ病の関係，認知症とうつ状態の共存に焦点を当てて論じてみたい．

　老年期うつ病の特徴としては，頻回な喪失体験の影響，心気的・身体的訴えが多い，抑うつ気分・悲哀を訴えることが少ない，不安・焦燥が目立つ，遷延化しやすい，認知機能障害を伴いやすい，自殺率が高い，などがあげられる．従来から，認知機能障害が前景に立ち抑うつ症状が目立たない老年期うつ病による「仮性認知症（pseudo dementia）」とよばれる症状が注目されてきた．仮性認知症においては，うつ症状の改善後は認知機能も完全に回復すると考えられていたが，縦断研究では仮性認知症の一部はそのまま認知症に移行したり，認知機能の低下が再発したりするというデータが報告されるようになった[1]．

　また，老年期うつ病の多くに器質的な要因の関与が想定されており，たとえば，脳血管障害例の多くがうつ症状を呈するという事実に基づき，うつ病と血管障害ないし脳血管性認知症（vascular dementia: VaD）の関連が検討されている．さらに，変性疾患であるAlzheimer病（Alzheimer's disease: AD）では初期から抑うつ状態が共存することがしばしば指摘されており，Lewy小体型認知症（dementia with Lewy bodies: DLB）では抑うつ状態が初発症状であることもまれではない．ADに共存したうつ病は，生活の質（quality of life: QOL）の低下，入院・入所の必要性の増大，介護サービスの利用増，死亡率の高まり，ならびに介護者の福祉の減少と関連することが報告されている．

　認知症の治療戦略を検討するうえでも，老年期うつ病との鑑別，抑うつ状態の共存を検討しておくことはきわめて重要である．

軽度認知障害とうつ病

　認知症の前駆状態を高頻度に含んでいる軽度認知障害（mild cognitive impairment: MCI）では，うつ病との関連，抑うつを伴うMCIの認知症への移行に関する報告がある．MCIにおける精神症状の頻度を検討した地域疫学調査では，139名中63.3%に抑うつ状態を認めたとする報告[2]や，77名中46%に抑うつ，53%に不安を認めたとする報告[3]，320名中20%に抑うつ，15%に無関心（アパシー）を伴っていたという報告[4]などがある．専門外来を受診したMCIのうつ病合併比率も30%以上という結果であった[5]．したがって，MCIに抑うつが高頻度に共存しているということは確実である．多くのMCIでは，明らかな記憶障害などの認知機能の低下がみられるものの，病識は保たれ通常の社会生活を営んでいる状態であるので，反応性の抑うつ状態が共存することは首肯できる．

　さらに，健常高齢者，MCI，初期ADの精

表1　健常高齢者，MCI，軽度ADにおける精神症状

	コントロール (n=50)		MCI (n=28)		mild AD (n=124)		MCI vs コントロール	MCI vs mild AD
	n	(%)	n	(%)	n	(%)	p (Fisher's)	p (Fisher's)
幻覚	0	(0)	0	(0)	7	(6)	NS	NS
妄想	0	(0)	1	(4)	32	(26)	0.359	0.010
興奮	0	(0)	5	(18)	42	(34)	0.005	0.116
うつ	4	(8)	11	(39)	62	(50)	0.002	0.403
不安	1	(2)	7	(25)	43	(35)	0.003	0.379
多幸	0	(0)	3	(11)	10	(8)	NS	NS
無関心（アパシー）	1	(2)	11	(39)	63	(51)	0.000	0.301
脱抑制	2	(4)	5	(18)	26	(21)	NS	NS
易刺激性	2	(4)	8	(29)	47	(38)	0.003	0.392
異常行動	0	(0)	4	(14)	34	(27)	0.014	0.226
	mean	SD	mean	SD	mean	SD	p (Dunnett T3)	p (Dunnett T3)
NPI合計得点	0.9	4.3	7.4	8.4	10.4	11.4	0.001	0.304

NS (not significant), SD (standard deviation, 標準偏差).

(Hwang TJ, et al, 2004[5]より)

神症状に関して比較した報告では，MCIと初期ADでは抑うつとアパシーの頻度が高いという同様の傾向を示している（**表1**）[5]．つまり，精神症状のプロフィールはMCI群と初期AD群では似ており，とくに抑うつとアパシーについては高頻度に発現していると考えられる．一方で，精神症状のプロフィール上，異なっているのは妄想である．妄想はADでは高頻度にみられるが，MCIではほとんどみられない．

認知症発症のリスクとしてのうつ病

　抑うつ状態が認知症発症のリスクファクターであるならば，MCIの患者がADや認知症に移行する過程で，MCIと共存する抑うつ状態の有無が影響を及ぼしている可能性がある．Panzaら[6]は，地域在住の139名の記憶障害のみを呈するMCI（amnestic MCI）を3.5年間追跡調査したが，共存する抑うつは認知症への移行とは無関係であった．一方，Gabryelewiczら[7]は，105名の臨床例を3年間追跡し，抑うつの共存がMCIから認知症への移行を予測可能にすると結論づけており，MCIに共存する抑うつ状態が認知症への移行に与える影響については，まだ一定の結論は出ていない．MCIは比較的新しい概念なので，今後縦断研究が積み重なれば抑うつが認知症移行へ与える影響の有無がはっきりしてくるであろう．

　認知症発症のリスクファクターとして，近年うつ病がたいへん注目されている．これまでも，とくにADでは繰り返し検討されてきた課題ではあるが，後述するように初期ADに抑うつ状態が高頻度に共存することから，うつ病がADの独立したリスクファクターなのか，あるいは前駆状態なのかを解析することは困難であっ

表2 地域在住の認知症患者の精神症状・行動異常—第1回中山調査から

NPIの項目	AD (n=21) n	%	スコア	VaD (n=28) n	%	スコア	p
妄想	9	42.9	1.4	4	14.3	0.7	0.0349
幻覚	5	23.8	1.0	2	7.1	0.4	0.1148
興奮	10	47.6	2.7	7	25.0	1.5	0.1338
うつ	5	23.8	1.7	6	21.4	0.8	0.6283
不安	5	23.8	1.0	6	21.4	0.8	0.8284
多幸	3	14.3	0.9	1	3.6	0.1	0.1734
無関心（アパシー）	9	42.9	3.4	20	71.4	5.1	0.1288
脱抑制	2	9.5	1.1	3	10.7	0.8	0.9847
易刺激性	10	47.6	2.3	6	21.4	1.2	0.0745
異常行動	12	57.1	4.0	6	21.4	0.9	0.0057
計	19	90.5	19.6	26	92.9	12.2	0.1370

(Ikeda M, et al, 2004[11] より)

た．しかし，最近のメタ解析[8]によると，うつ病と診断されてからAD発症までの期間は，AD発症のリスクと正の相関があり，うつ病はADの前兆ではなく，うつ病の既往が後のADの発症に影響することが明らかになった．たとえば，調査開始時点では認知症のない60歳以上の地域在住高齢者を6年間追跡した疫学調査[9]では，経過観察中のAD発症は，調査開始時点での抑うつ症状の有無とは関係していなかった．つまり，調査時に抑うつ症状を呈してもADになるリスクは高くなかったという結果である．一方で関連が強かったのは，初老期までのうつ病の既往であった．

この結果からは，過去のうつ病の既往はADを発症するリスクと関連があるといえる．しかし，この報告ではAD発症の有無と調査開始時の海馬や扁桃体の萎縮とは関係がなかったことも示されている．うつ病の原因として，海馬の神経細胞新生・神経可塑性の障害も提唱されており，AD発症とうつ病の関係についてはさらなる検討が必要である．

認知症に共存する抑うつ

発症年齢，重症度にかかわらずADに共存する抑うつ

ADにおける抑うつの頻度に関するデータはMCIより豊富である．地域調査では約20％に抑うつ症状が発現しており[10]，この数値はわれわれの中山町研究の結果とも一致している（表2）[11]．臨床例における抑うつの頻度は，大うつ病で20～25％，それ以外の抑うつまで入れると，合わせて40～50％の頻度でうつ関連症状がみられている[5,12]．

また，表3は，ADの発症年齢による精神症状の違いをみた研究[13]で，専門外来を受診したAD患者のうち，信頼できる介護者から情報が得られない患者と65～70歳の患者を除き，若年発症AD（65歳までに発症）と通常の老年発症ADにおいて，精神症状の頻度を

表3 若年発症Alzheimer病(EO-AD)と老年発症Alzheimer病(LO-AD)の精神症状の比較

NPIの項目	EO-AD (n=46) n	EO-AD (n=46) %	LO-AD (n=261) n	LO-AD (n=261) %	p
妄想	6	13.0	132	50.6	<0.001*
幻覚	2	4.3	59	22.6	0.002*
興奮	13	28.3	117	44.8	0.037*
うつ	20	43.5	102	39.1	0.625
不安	13	28.3	101	38.7	0.19
多幸	4	8.7	19	7.3	0.761
無関心(アパシー)	26	56.5	168	64.6	0.323
脱抑制	2	4.3	43	16.5	0.039*
易刺激性	9	19.6	64	24.5	0.574
異常行動	12	26.1	114	43.7	0.034*

*: Fisher exact test ($p<0.05$)
EO (early-onset), LO (late-onset).

(Toyota Y, et al, 2007[13] より)

比較している.精神症状全般の強さを示すNPI (Neuropsychiatric Inventory)総スコアは,老年発症ADで高くなっており,NPIのそれぞれの精神症状の項目でみても,物とられ妄想を中心とする妄想や幻覚,興奮,異常行動,易刺激性などほとんどの項目で,老年発症ADのほうが高頻度に発現している.

一方,うつおよびアパシーについては,両群とも抑うつが40%前後,アパシーが60%前後と高頻度に認められた.つまり,精神症状全般では圧倒的に老年発症ADで多く発現しているものの,うつとアパシーは発症年齢に関係なく高い頻度であった.

また,ADの重症度と共存する抑うつの関係を検討した系統的レビュー[14]では,ADの重症度と共存する抑うつの有症率は関連せず,ADの重症度にかかわらず共存する抑うつは,介入の標的とすべきであることが強調されている.従来から指摘されているとおり,ADにはかなりの頻度で抑うつが共存するので,抑うつはADに対する治療戦略の中で最も考慮されなければならない精神症状の一つである.

独立した症状群とみなされる抑うつとアパシー

図1と図2は,熊本大学神経精神科の専門外来例における検討であるが,NPIを用いて各認知症に伴う抑うつとアパシーの頻度を調べたものである.連続例で初診時のClinical Dementia Rating (CDR)が1である軽度認知症の135例を対象とした.全体では,抑うつが35%に認められ,アパシーが65%にみられた.

抑うつが最も高頻度に発現していたのは,DLBの42%で,VaD 39%,AD 33%,前頭側頭葉変性症 (frontotemporal lobar degeneration: FTLD) 23%の順であった.DLBが高頻度に抑うつを伴うことは最近の研究でも指摘されているとおりである.

一方,アパシーはすべての認知症で非常に高頻度に認められ,FTLDで85%,AD 67%,VaD 67%,DLB 50%の順であった.従来から,

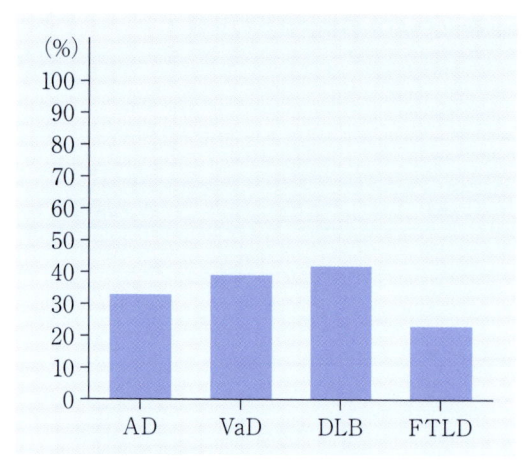

図1 疾患別の抑うつの頻度（未発表データ）
NPIの下位項目「うつ」で得点したものの割合.

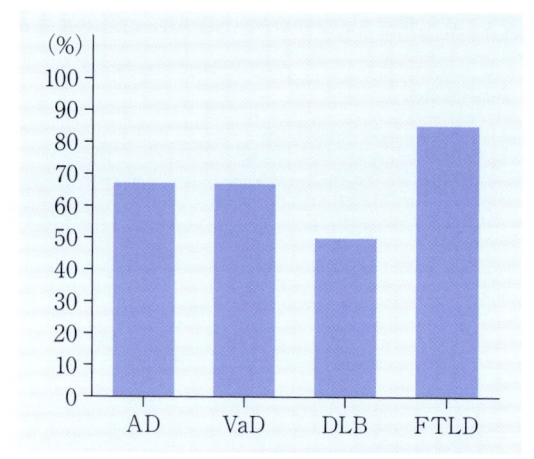

図2 疾患別のアパシーの頻度（未発表データ）
NPIの下位項目「無為・無関心」で得点したものの割合.

アパシーは，意欲の低下，自発性の減退などがみられるため，うつ病の症状の一つの側面として考えられてきた．しかし，最近では抑うつとアパシーは独立した症状群として考えられるようになってきている．つまり，うつ病の症状として抑うつとアパシーは併存しうるが，それぞれ単独でみられる場合や個別に脳器質性疾患に合併する場合もしばしばある．認知症全般でアパシーは高頻度に出現するので，治療戦略としては，抑うつとアパシーをきちんと分けて，個別にアプローチしていくことが重要であろう．

うつ，アパシーへの脳血管障害の関与

九州大学による久山町研究[15]や中山町研究[16]では，画像検査ないし剖検を実施しているが，脳血管疾患（cerebral vascular disease : CVD）やVaDの原因としては多発性ラクナ梗塞が一番多いという結果であった．小梗塞が白質あるいは基底核に多数できて脳室周囲に虚血性変化が起こった結果，ある時点から認知症が発症するという小血管性のVaDが本邦では多いといわれている．

次いで多いのはBinswangerタイプで，これも白質の小血管性病変と考えられている．このような深部白質から大脳基底核に虚血性病変ができると，神経回路の関係上，前頭葉の血流が二次的に低下する．そして，この前頭葉の血流低下が抑うつやアパシー，とくにアパシーに関連していると考えられる．

うつ病の発症やその臨床経過に脳血管障害の関与が推定されるうつ病をvascular depression（血管性うつ状態）とよぶこともあるが，抑うつは比較的軽くアパシーの程度が強い[17]．これは，表2や図1，2のわれわれの検討とも一致している．

認知症に共存するうつの評価の注意点

認知症に共存するうつ病ないし抑うつの評価について注意すべき点がある．表4は，愛媛大学の専門外来AD連続例において，主観的な抑うつ症状尺度であるGDS（Geriatric Depression Scale）で患者自身が抑うつを訴えた場合と，NPIで介護者が抑うつを評価した場合の異同を検証したものである．主観的な尺

表4 Alzheimer病に共存する抑うつ—GDSとNPIの分布

NPI	GDS 抑うつなし	GDS 抑うつあり	計
抑うつなし	69	11	80
抑うつあり	29	16	45
計	98	27	125

1. GDSで7点以上得点したものを抑うつ症状あり，6点以下のものを抑うつ症状なしとする（カットオフポイント6/7）．
2. NPIのうつの下位項目で1点以上のものを抑うつ症状あり，0点のものを抑うつ症状なしとする．

(池田 学，2008[18]より)

度と客観的な尺度の両方で「うつがある」とされた患者は16名，どちらも「うつはない」が69名，そして40名は2つの尺度間で乖離がみられた．これは自己洞察の乏しい認知症患者の精神症状の評価がいかに難しいかを示していると考えられる．多くの認知症に共存する抑うつに関する研究もGDSかNPIのどちらかを使っているので，結果に比較的大きな幅が生じている．認知症にはとくに介護者による抑うつの評価が重要と考えられる．

認知症に伴う抑うつに対する治療

ADに共存する抑うつとアパシーに対しての治療法については，薬物療法に関するものが多い．ADに伴う抑うつに対し，セルトラリンが認知機能に影響を及ぼさず，抑うつに効果があったと報告されている[19]．ただし，認知機能には偽薬同様，変化を及ぼさなかった．また，ドネペジル服用中のADで，精神症状や行動障害を中等度以上に伴う患者を対象に，治療反応率をNPIの抑うつ，易刺激性，不安，興奮の4項目についての合計スコアが50％以上低下した患者の割合でみたところ，ドネペジル＋セルトラリン群は60％に，ドネペジル＋偽薬群は33％に効果がみられたという報告もある[20]．認知症に伴う抑うつに対してパロキセチンが，三環系抗うつ薬であるイミプラミンと同様に抑うつに効果を示し，抗コリン作用などの副作用がより少ないという報告もある[21]．これらの報告から抑うつの存在を正しく評価できればうつ病の治療と同様な抗うつ薬の使用が有効であろうと考えられる．

一方で，ADに伴うアパシーと抑うつを検討したBenoitら[22]によると，抑うつを呈さずアパシーだけを伴うAD患者の33％について抗うつ薬が使用されているが，選択的セロトニン再取り込み阻害薬（selective serotonin reuptake inhibitor: SSRI）使用がアパシーに効果があるかどうかについてはまだ議論がある．アパシーに対して抗うつ薬がよく使用されている理由については，アパシーをうつ病と混同していたり，介護者の要請で投薬が行われていたりする可能性がありそうである．高齢者やADでの抗うつ薬の使用が，アパシーの症状形成に影響している可能性もある．したがって，アパシーと抑うつを鑑別することは重要で，とくにアパシーに関してはSSRIの使用を慎重に行わなければならない．

ADにおける抑うつやアパシーの非薬物的療法としては，比較臨床試験は少ないが，さまざまな介入法の報告がある[23]．とくにアパシーの治療については，薬物療法だけでなく，日常生活における活動性を向上させるような枠組を提供する，目標指向的な行動を促す，といった介護者による行動療法的なアプローチは有効である可能性があり，介入の有効性についての今後の研究報告が待たれる．

(池田 学)

[引用文献]

1. Alexopoulos GS, Meyers BS, Young RC, et al. The course of geriatric depression with "reversible dementia": a controlled study. Am J Psychiatry 1993; 150: 1693-9.
2. Solfrizzi V, D'lntrono A, Colacicco AM, et al. Incident occurrence of depressive symptoms among patients with mild cognitive impairment: the Italian longitudinal study on aging. Dement Geriatr Cogn Disord 2007; 24: 55-64.
3. Muangpaisan W, Intalapaporn S, Assantachai P. Neuropsychiatric symptoms in the community-based patients with mild cognitive impairment and the influence of demographic factors. Int J Geriatr Psychiatry 2008; 23: 699-703.
4. Lyketsos CG, Lopez O, Jones B, et al. Prevalence of neuropsychiatric symptoms in dementia and mild cognitive impairment: results from the cardiovascular health study. JAMA 2002; 288: 1475-83.
5. Hwang TJ, Masterman DL, Ortiz F, et al. Mild cognitive impairment is associated with characteristic neuropsychiatric symptoms. Alzheimer Dis Assoc Disord 2004; 18: 17-21.
6. Panza F, Capurso C, D'lntrono A, et al. Impact of depressive symptoms on the rate of progression to dementia in patients affected by mild cognitive impairment. The Italian Longitudinal Study on Aging. Int J Geriatr Psychiatry 2008; 23 : 726-34.
7. Gabryelewicz T, Styczynska M, Luczywek E, et al. The rate of conversion of mild cognitive impairment to dementia: predictive role of depression. Int J Geriatr Psychiatry 2007; 22: 563-7.
8. Ownby RL, Crocco E, Acevedo A, et al. Depression and risk for Alzheimer disease: systematic review, meta-analysis, and metaregression analysis. Arch Gen Psychiatry 2006; 63: 530-8.
9. Geerlings MI, den Heijer T, Koudstaal PJ, et al. History of depression, depressive symptoms, and medial temporal lobe atrophy and the risk of Alzheimer disease. Neurology 2008; 70: 1258-64.
10. Savva GM, Zaccai J, Matthews FE, et al. Prevalence, correlates and course of behavioural and psychological symptoms of dementia in the population. Br J Psychiatry 2009; 194: 212-9.
11. Ikeda M, Fukuhara R, Shigenobu K, et al. Dementia associated mental and behavioural disturbances in elderly people in the community: findings from the first Nakayama study. J Neurol Neurosurg Psychiatry 2004; 75: 146-8.
12. Starkstein SE, Jorge R, Mizrahi R, et al. The construct of minor and major depression in Alzheimer's disease. Am J Psychiatry 2005; 162: 2086-93.
13. Toyota Y, Ikeda M, Shinagawa S, et al. Comparison of behavioral and psychological symptoms in early-onset and late-onset Alzheimer's disease. Int J Geriatr Psychiatry 2007; 22: 896-901.
14. Verkaik R, Nuyen J, Schellevis F, et al. The relationship between severity of Alzheimer's disease and prevalence of comorbid depressive symptoms and depression: a systematic review. Int J Geriatr Psychiatry 2007; 22: 1063-86.
15. Yoshitake T, Kiyohara Y, Kato I, et al. Incidence and risk factors of vascular dementia and Alzheimer's disease in a defined elderly Japanese population: the Hisayama Study. Neurology 1995; 45: 1161-8.
16. Ikeda M, Hokoishi K, Maki N, et al. Increased prevalence of vascular dementia in Japan: a community-based epidemiological study. Neurology 2001; 57: 839-44.
17. Alexopoulos GS, Meyers BS, Young RC, et al. 'Vascular depression' hypothesis. Arch Gen Psychiatry 1997; 54: 915-22.
18. 池田 学.高齢者におけるうつ病の診かた―認知症との関係をどう考えるか.臨精薬理 2008; 11: 2335-46.
19. Lyketsos CG, DelCampo L, Steinberg M, et al. Treating depression in Alzheimer disease: efficacy and safety of sertraline therapy, and the benefits of depression reduction: the DIADS. Arch Gen Psychiatry 2003; 60: 737-46.
20. Finkel SI, Mintzer JE, Dysken M, et al. A randomized, placebo-controlled study of the efficacy and safety of sertraline in the treatment of the behavioral manifestations of Alzheimer's disease in outpatients treated with donepezil. Int J Geriatr Psychiatry 2004; 19: 9-18.
21. Katona CL, Hunter BN, Bray J. A double-blind comparison of the efficacy and safely of paroxetine and

imipramine in the treatment of depression with dementia. Int J Geriatr Psychiatry 1998; 13: 100-8.
22. Benoit M, Andrieu S, Lechowski L, et al. Apathy and depression in Alzheimer's disease are associated with functional deficit and psychotropic prescription. Int J Geriatr Psychiatry 2008; 23: 409-14.
23. Cohen-Mansfield J. Nonpharmacologic interventions for inappropriate behaviors in dementia: a review, summary, and critique. Am J Geriatr Psychiatry 2001; 9: 361-81.

身体表現性障害

身体表現性障害の概念

　身体表現性障害（somatoform disorder）という診断カテゴリーは，1980年に発表された米国精神医学会の診断基準である精神疾患の診断・統計マニュアル（Diagnostic and Statistical Manual of Mental Disorders: DSM）-Ⅲに初めて登場した．その後，世界保健機関（World Health Organization: WHO）の国際疾病分類ICD-10（International Classification of Diseases, 10th revision）（1992年）にも採用され，DSM-Ⅳ-TR（2000年）にも引き継がれている．ICD-10[1]によれば，「所見は陰性が続き症状にはいかなる身体的基盤もないという医師の保証にもかかわらず，医学的検索を執拗に要求するとともに繰り返し身体症状を訴えるものである」，「もしなんらかの身体的な障害があるにしても，それらは症状の性質や程度あるいは患者の苦悩やとらわれを説明するものではない」とされる．またDSM-Ⅳ-TR[2]では，身体表現性障害の一般的特徴は，「一般身体疾患を示唆する身体症状で，それが一般身体疾患，物質の直接的な作用，または他の精神疾患によって完全には説明されないもの」であり，「その症状は，臨床的に著しい苦痛，または社会的，職業的，または他の領域における機能の障害を引き起こしていなければならない」としている．

　以上のように，身体表現性障害とは患者の身体や疾患に関連した症状を過剰な不安の対象とする神経症性障害である．身体的な原因は認められないという医師の保証にもかかわらず，患者は納得せず，症状の原因と治療を求めて病院を転々とし（ドクターショッピング），不適切な検査や治療を受けたがる傾向にある．医師が症状の成因に心理的な要因が関与する可能性を指摘すると，患者は抵抗することが多い．そのように患者は自分の健康状態を正しく理解しようとしない．

　身体表現性障害は，旧来の心気神経症とヒステリー神経症や心身症の一部を含む疾患概念であるが，共通する病理学的機制を有する症候群ではない．DSM-Ⅳ-TR[2]では，身体表現性障害という診断カテゴリーを設けることについて，「病因またはメカニズムを共有してい

表1 身体表現性障害（somatoform disorder）の下位分類の対比

DSM-IV-TR（2000）	ICD-10（1992）
・身体化障害（somatization disorder）	・身体化障害（somatization disorder）
・転換性障害（conversion disorder）	（解離性障害カテゴリーに含める）
・疼痛性障害（pain disorder）	・持続性身体表現性疼痛障害（persistent somatoform pain disorder）
・心気症（hypochondriasis）	・心気障害（hypochondriacal disorder）
・身体醜形障害（body dysmorphic disorder）	（心気障害に含める）
（存在しない）	・身体表現性自律神経機能不全（somatoform autonomic dysfunction）
・特定不能の身体表現性障害（somatoform disorder not otherwise specified）偽妊娠など	・他の身体表現性障害（other somatoform disorder）ヒステリー球，心因性斜頸，心因性瘙痒症，心因性月経困難，歯ぎしりなど

とを想定しているというよりは，むしろ臨床的有用性（すなわち，身体症状について，不可解な一般身体疾患または物質誘発性の病因を除外したいという欲求）に基づくものである」と説明している．

臨床的有用性に基づいた診断カテゴリーゆえ，身体表現性障害の概念は曖昧な部分を含むことになり，その理解には混乱を生じやすい[3]．そもそも身体表現性障害の下位分類が，DSM-IV-TR と ICD-10 とでは異なることが混乱を招いている（表1）．両者で共通する下位分類は，身体化障害，心気症（ICD-10 では心気障害），疼痛性障害（ICD-10 では持続性身体表現性疼痛障害）の3つのみである．最も大きな相違は，DSM-IV-TR の身体表現性障害の下位分類に含まれる転換性障害が，ICD-10 では解離性障害に含まれている点で，後者が旧来のヒステリー神経症の精神病理的機制を重視しているためである．DSM-IV-TR の身体醜形障害は，ICD-10 では心気障害に包含され，ICD-10 には DSM-IV にない身体表現性自律神経機能不全（いわゆる心身症），ヒステリー球，心因性斜頸などの下位分類カテゴリーを設けているなどの細部の相違もみられる．また，わが国において従来用いられてきた「心気症」の診断名は，ICD-10 の身体表現性障害の概念全体を包括する広義の心気症状群の意味で使用されることが多いが，身体表現性障害の下位分類である心気症（DSM-IV）ないし心気障害（ICD-10）はより狭義の意味に限定されていることも，誤解を生む理由の一つである．

うつ・不安と身体化

身体表現性障害はうつ病と高率に併発する精神障害であり，従来，心気神経症と心気症状が目立つうつ病との鑑別が議論されてきた．身体化症状が前景に立つうつ病の患者は，きわめて多彩，かつ漫然とした身体症状を訴え，しばしば心気的な傾向にある．Simon ら[4]は，WHO の国際共同研究の結果を集計したところ，うつ病患者の69%が身体症状のみを訴えてプライマリケアを受診しており，半数の患者は医学的に説明されない複数の身体症状を訴えるが，11%の患者は精神医学的問題であることを否認していることがわかった．また，うつ病の既往は身

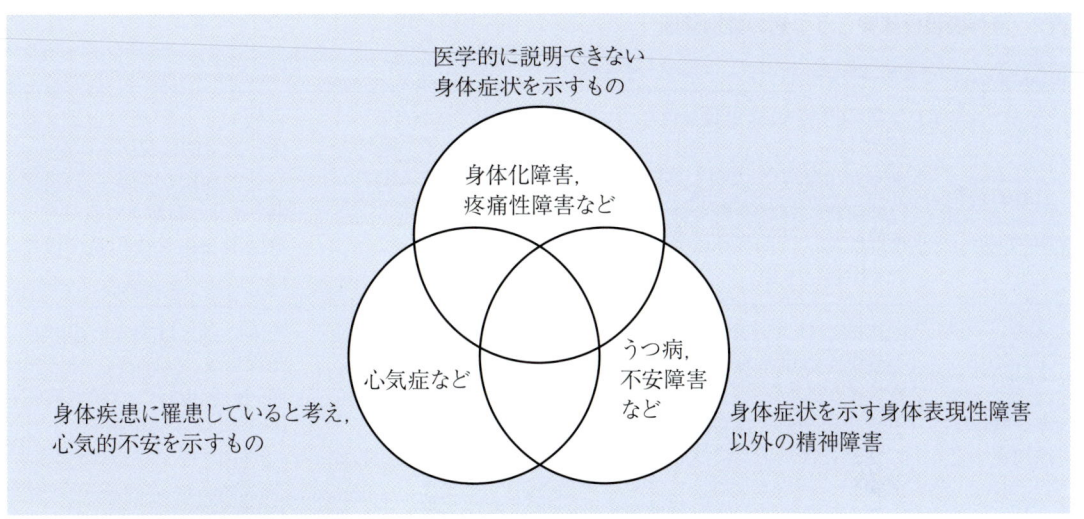

図1 身体化を示す精神障害の諸相
身体化に関連した病態は3つに分類され，しかもこれらは互いに併発しうる．
(Kirmayer LJ, et al, 1991[8])の主張を図式化したもの)

体表現性障害の発症リスクを高めることも指摘されている．

一方，身体表現性障害は，うつ病のほかにも，不安障害やパーソナリティ障害など，さまざまな精神障害と高率に併発することが指摘されており，その診断カテゴリーとしての独立性について多くの議論がある[5]．とくに心気症と身体醜形障害は，強迫性障害との併発率が高く，病態や経過，家族歴，治療反応性にも類似点が多いことから，これらの障害を強迫スペクトラム障害とよぶ比較的広い疾患カテゴリーに含めようとする学説も最近提唱されている．

そもそも「身体表現性」とか「身体化」という用語自体が多義的であり，身体表現性障害とその他の精神障害との境界を曖昧にしている．Escobar[6]は，身体化に関連する精神障害として，(1) 身体表現性障害のような一次性のもの，(2) 大うつ病のように身体表現性障害以外の障害として診断されるもの，(3) いわゆる「仮面うつ病」のように身体症状の陰に隠蔽された障害，および (4) パーソナリティ傾向，の4つをあげている．Lipowski[7]は，Escobarの分類は身体化症状を訴える患者の診断に有効であると述べ，なかでもうつ病が最も身体化と関連性が高く，身体化症状を呈する精神障害であるとしている．KirmayerとRobbins[8]も，身体化について，(1) 医学的に説明できない身体症状を示すもの，(2) 身体疾患に罹患していると考え，心気的不安を示すもの，および (3) 身体表現性障害以外の精神障害が身体症状を示すもの，の3つに分類した（**図1**）が，これらの病態は互いに併発しうるとしている．すなわち多義的で曖昧な身体表現性障害，身体化，心気症などの概念を十分に明確化して各用語を使用しないと，併発についての議論も不毛に陥る危険性があろう．

以上のように，身体表現性障害の概念自体が多義的で曖昧な性質をもつために，現在の診断体系では，うつ病や不安障害とのあいだに明確な境界線を引いて，併発の問題を議論することには限界がある．しかし一方，臨床の現場では，後述するように身体表現性障害に対する薬物療法の有効性が確立しているわけではなく，精神療法的なアプローチが主体であり，また疾病行

表2 身体表現性障害とうつ病の鑑別診断

	身体化障害	心気症	疼痛性障害
一般的特徴	・多数の身体症状が繰り返し持続する ・青年期に発症し、女性に多い ・胃腸症状、疼痛や異常知覚、神経症状、性的症状が多い ・対人関係は不安定	・自分が重病にかかっているととらわれており、適切な診断を下されてもとらわれがなくならない	・頑固で苦しい痛みを訴えるが、医学的に説明されない ・心理的要因が発症や経過に関与すると判断される ・意図的な症状や捏造ではない
うつ病との鑑別点	・身体的愁訴は気分状態と関わりなく、ほとんどの期間繰り返し訴える ・生活状況や対人関係の変化に密接に関連して症状が動揺する	・心気的とらわれが抑うつ症状に先行する ・確信は妄想ほど強固ではない ・全般的な活動性の著しい低下はない ・日内変動はない ・希死念慮を伴わない	・痛みの訴えは抑うつ症状に先行する ・痛みの程度はうつ病に通常伴っているものを超えている

動の問題などから、なお両者の鑑別に重点を置かざるをえないというジレンマがある。少なくとも身体表現性障害とほかの精神障害の診断カテゴリーをひと括りにして、漫然と抗うつ薬の投与が行われるようであっては困るのである。

身体表現性障害とうつ病の鑑別診断

ここでは、DSM-IV-TR[2]における身体表現性障害の下位分類のうち、身体化障害、心気症、および疼痛性障害の特徴をあげ、とくにうつ病との鑑別診断について概説する(表2)。

身体化障害

多数の身体症状が繰り返し起こり、かつしばしば変化する病態で、かつてはBriquet症候群とよばれた。発症は成人早期(30歳以前)で、数年にわたって続いている。女性に圧倒的に多い障害で、家族内発症もみられる。

DSM-IV-TR[2]の診断基準によると、少なくとも4つの異なる部位(たとえば、頭部、腹部、背部、関節、四肢など)または機能(月経、性交、排尿)に関連した疼痛の既往歴、それ以外に少なくとも2つの胃腸症状(嘔気、鼓腸)、1つの性的症状(月経不順、月経痛)、1つの神経疾患を示唆する症状(協調運動や平衡の障害、麻痺、部分的な脱力、嚥下障害など)が存在している(これほど厳しい基準を満たさないものは、鑑別不能型身体表現性障害の診断が与えられる)。

以上のような多彩な症状は、医学的には説明ができず、併存する一般身体疾患が認められる場合であっても、それだけでは十分に説明ができず、その結果起こる社会的・職業的障害は予想されるものをはるかに超えている。症状は動揺しながら慢性化し、その間、患者は周囲の人々まで巻き込むので、対人関係は不安定である。さまざまな医療機関で多くの検査や治療を受けたあげく、発症から何年も経て、ようやく患者は精神科を受診する。鎮痛薬や鎮静薬への依存がみられることも多い。

身体化障害では、抑うつ・不安症状が目立つ場合が多く、うつ病を併発することも非常に多

い．身体化障害を持つ患者の身体的愁訴は，そのときの気分状態と関わりなく人生のほとんどの期間繰り返し訴えられているが，うつ病性障害の身体的愁訴は抑うつ気分のエピソードの時期に限られているという違いがある．うつ病と比較すると，患者の生活状況や対人関係の変化と密接に関連して症状が急激に増悪したり軽快する傾向にある．

心気症

心気症の特徴は，身体的症状に対する誤った解釈に基づいた，自分が重篤な病気にかかる，またはかかっているという観念へのとらわれである．身体的検索を十分に行っても，患者の病気に対する心配や身体的症状を十分に説明できる一般身体疾患は見つからず，医師が十分に説明し保証したにもかかわらず，自分が病気にかかっているという恐怖や観念は持続する．患者の注意は身体の特定の臓器や部位に集まっていることが多いが，焦点のはっきりしない身体症状を，あれこれ，くどくどと訴えるもの（不定愁訴）もわが国では慣習的に心気症とよぶ．

DSM-IV-TR[2]の診断基準では，身体症状へのとらわれが少なくとも6か月間持続し，臨床的に著しい苦痛，または社会的・職業的機能の障害を引き起こしている．心気症の患者は，病歴を長々と詳しく話す傾向にある．医師と患者の双方に欲求不満が生じやすく，治療関係は不安定で，ドクターショッピングを起こす．診断のために過度に検査を受ける傾向にあり，医原性の要因によっても加速されやすい．一方，精神科医への紹介には抵抗を示す．心気症の患者は，症状へのとらわれが生活の中心を占めるようになり，仕事も手につかなくなる．身体化障害と異なり，心気症の患者では男女差はなく，家族的特徴はない．一般人口の有病率は1～5%とされ，今日，プライマリケアの外来患者の2～7%が心気症と報告されるほど，頻度の高い障害である．

心気症にうつ病を続発したものか，うつ病に二次的に心気症状を伴ったものかの鑑別は難しい．Barskyら[9]の研究によれば，心気症の実に88%に大うつ病や不安障害の併発がみられたが，それらの精神障害に併発する心気症と併発しない心気症では大きく異なるところはなかったとしている．DSM-IV-TRでは，身体症状へのとらわれが全般性不安障害，強迫性障害，パニック障害，大うつ病エピソードなどではうまく説明されないという断りを設けている．抑うつ症状がとくに重く，心気的とらわれに先行している場合は，うつ病が主体と考えられる．また，精神病性うつ病における心気妄想と異なり，心気症の患者の「病気である」という確信には妄想的といえるほどの強固さはない．さらに患者の全般的な活動性の低下や身体症状に日内変動がみられる場合や身体症状へのとらわれの基底に希死念慮や虚無感を認める場合には，うつ病がより主体であるとみなせよう．典型的な心気症とは異なり，うつ病患者は，身体症状の原因疾患の追求のほうにはあまり関心が向かず，「こんな症状が続くなら死んだほうがまし」とか「こんな病気を持っている自分は生きていても仕方がない」と過度に悲観する傾向にある．

疼痛性障害

疼痛性障害は，疼痛が臨床像の中心を占めているもので，重篤で臨床的に関与せざるをえない程度のものをいう．そのために，臨床的に著しい苦痛，または社会的・職業的機能の障害を生じている．DSM-IV-TR[2]では，とくに心理的要因が疼痛の発症，重症度，悪化，または

持続に重要な役割を果たしていると判断されることを強調している．ICD-10[1]では，「持続性身体表現性疼痛障害」と呼称し，慢性（6か月以上）のもののみ含むという違いがある．

疼痛性障害は，とくに気分障害と不安障害に併発する傾向があり，慢性の疼痛はうつ病を合併していることが最も多い．また，アルコール依存症の併発率も高い．慢性疼痛性障害の患者の親族内にもうつ病やアルコール依存症，および慢性疼痛が多いことがある．疼痛に続発したうつ病がさらに疼痛を悪化させる可能性もある．DSM-IV-TRでは，疼痛性障害の診断の追加は，疼痛が特別な臨床的関与の対象となっている場合，臨床的に著しい苦痛または障害が引き起こされている場合，およびうつ病に通常伴っているものを超えている場合に考えなくてはならないと念を押している．

プライマリケア患者の疾病行動

前述したように，身体表現性障害の患者は身体症状の原因と治療を求めて病院を転々とする．医師により妥当な評価と説明がなされたにもかかわらず，患者はなお自分の健康状態を正しく理解せず，医療機関への不適切な受診を繰り返し，不要な検査や侵襲性の高い治療を受けようとする．医師への不信に陥りやすいこともあって，逆に医学的な治療を拒否したりするような事態も生じる．PilowskyとSpence[10]は，これを異常疾病行動（abnormal illness behavior）とよび，身体化を反映すると考え，疾病行動質問票（Illness Behavior Questionnaire: IBQ）を開発した．異常疾病行動は，身体表現性障害以外にもうつ病や不安障害，さらにはリウマチや心臓病などの慢性身体疾患の患者にもみられる．

筆者ら[11]は，日本語版IBQを用いてある総合病院の精神科外来に通院中の患者の疾病行動を調査したところ，心気症とうつ病の患者群ではほぼ同様の異常疾病行動のプロフィールがみられた．これも心気症とうつ病の深い関連性を示唆する所見であろう．さらに，同じ病院のプライマリケア部門を受診した患者のうち，身体症状を訴えるにもかかわらず，器質的な原因を発見できなかった患者群（これらの患者の訴えは，機能的身体症状とよばれる）にもIBQを施行した．機能的身体症状の患者群には，日本語版精神健康調査票30項目（General Health Questionnaire-30: GHQ-30）も施行し，心理学的問題の関与についてのスクリーニングを行った．

当然のことながら，GHQ-30のカットオフ値を超えた患者，すなわちなんらかの心理学的苦悩を有すると考えられる患者群ではIBQも高得点であった．これらの患者群には女性が多く，2つ以上の異なる身体部位または機能について症状を訴えていた．興味深いことに，彼らの疾病行動のプロフィールは，心気症ないしうつ病の患者のプロフィールと一致していたが，不安障害の患者のプロフィールとは異なっていた．一方，GHQ-30のカットオフ値以下の機能的身体症状の患者群は，身体症状に一致する器質的な原因の確定した患者群と，疾病行動のプロフィールになんら違いはなかった．以上の結果から，一部の機能的身体症状は心気症とうつ病の病態に関連していると考えられた．これらの機能的身体症状には，過敏性大腸症候群のようにICD-10においては身体表現性自律神経機能不全に分類されるものも含まれている．

プライマリケアの現場では，身体症状を説明するだけの医学的な原因が見いだせない症例は少なくないが（筆者らの調査では24％），それ

表3 医学的に説明されない身体症状を訴える患者において身体表現性障害を疑うポイント

- 複数の臓器や部位にまたがる症状
- 女性に多い
- 異常疾病行動（心気的で不適切な受診を繰り返す）
- ストレスによって増悪する
- 経過中に症状の変動や他の症状への移動がある
- うつ病を併発している場合、日内変動がみられ、また抗うつ薬の診断的投与に反応する

らの一部には身体表現性障害とうつ病が背景に存在している可能性があることを考えて、診療を進めるべきであろう。とくに複数の愁訴を持つ女性の患者にはその疑いが強く、かつ異常疾病行動がみられることが鑑別のポイントとなるように思われる（表3）。

うつ・不安を伴う身体表現性障害の治療

身体表現性障害は、その診断に至る経過自体が医原性に病像を修飾していく可能性があることから、診断と治療は同時に並行していくものと心得ていたほうがよい。すなわち、十分な身体的原因の除外診断は必要なことであるが、過剰な検査や診断的治療として患者の求めるままに不適切な処置（polysurgery）がなされると、身体的愁訴へのとらわれと苦悩はますます増強することになる。

また、診断名を告知する際に十分な説明とともに保証と支持を行うことは重要であるが、患者は心理的な問題であることを受け入れることができずに否認し、他の医療機関へ転医することが少なくない（異常疾病行動）。

こうした悪循環を未然に防ぎ、患者を一般身体科から精神科の治療へと導入するために、以下のような点を心得ておきたい。

(1) 身体的愁訴の周辺の抑うつ症状や不安症状を明らかにして、より言語化を図るように問診していく。先に指摘したとおり、身体表現性障害の患者は複数の愁訴を有するので、睡眠や食欲、便通なども必ず問う。

(2) 身体的愁訴について、発症状況や誘因、および経過を詳しく聴き、生活史との関連を明らかにする。医療機関の受診歴も調べ、医原性の要因によって修飾された可能性がないかも検討する。身体表現性障害の患者は、自身の病歴の理解が曖昧であったり、陳述が迂遠であったりすることが少なくない。それゆえ、治療者は複雑な病歴を整理し、再構成して、患者に提示するようにしたい。

(3) 精神科治療へ導入する際、併発するうつ・不安を治療目標とすることを患者に提案してみる。うつ病の身体症状と身体表現性障害との境界が曖昧であることから、うつ・不安が身体的愁訴に続発したもので、身体的愁訴をこれ以上悪化させないためにも治療が必要であると説明するのは許される方便であろう。

(4) 身体表現性障害に対する有効性が確立している薬物療法はない。にもかかわらず、日常の臨床では抗不安薬や抗うつ薬がしばしば処方される。比較的副作用が少なく抗不安作用も有する選択的セロトニン再取り込み阻害薬（selective serotonin reuptake inhibitor: SSRI）やセロトニン・ノルアドレナリン再取り込み阻害薬（serotonin noradrenaline reuptake inhibitor: SNRI）が、根拠は乏しいものの、第一選択薬として推奨されよう。とくにうつ病を併発した心気症（あるいはうつ病の心気症状）には有効であろう。また、発症の誘因（心因）が明らかで、発症後まもない症例も比較的治りやすい。

(5) 一般に身体表現性障害には薬物療法の効果は乏しく、むしろ薬物に依存し、乱用に陥る

可能性を潜在的に有していることに留意したほうがよい．だが，多くの患者は次々と新しい薬物の処方を要求する傾向にある．その一方で，副作用にも敏感である．身体表現性障害の患者に抗うつ薬を投与してわずか数日のうちに身体症状が軽快するようなことがあれば，この病態に特有の症状の易変性にすぎないとみなしたほうがよい．

(6) 薬物療法の非有効例や服薬に対する不安が強い症例には，認知行動療法や森田療法などの精神療法が適用される．いずれの流派のアプローチを適用するにせよ，先に述べたように検査と治療・処置を重ねれば重ねるだけ身体的愁訴が悪化していくという悪循環のシェーマを提示して，疾病行動を修正させる必要がある（次節の症例を参照）．

(7) 身体的愁訴に対するこだわりがきわめて強固で，身体疾患の可能性に固執するような心気症の患者では認知機能の偏倚が疑われる．若年者では知的障害や広汎性発達障害の，高齢者では認知症の初期の可能性がある．また，体感幻覚（セネストパチー）を訴える症例や疼痛性障害はきわめて難治である．

抑うつ症状を続発した心気症の症例

症例 64歳，男性．自営業．62歳時，クモ膜下出血を発症し，脳神経外科にて緊急手術を受け，術後経過は良好であった．約2か月後には退院し，自営の材木店に復帰した．退院6か月後より労作時に頭痛，めまい感が発作性に出現するようになった．脳神経外科にて脳画像検査を受けたが，脳出血再発の可能性はないと説明された．しかし，発作は持続するようになり，常に再出血の不安におびえ，少しでも負担のかかる労作は控えるようになった．店も家族に任せて半ば隠居状態である．一方，頭痛とめまい発作の原因を求めてさまざまな医療機関を受診して回ったが，いずれも明らかな器質的異常は発見されなかった．内科に検査入院しているときだけ一時的に症状が軽快していた．内科で抗不安薬や抗うつ薬の処方を受けたが効果なく，やがて頭痛やめまいが慢性化するようになった．次第に倦怠感，食欲低下，不眠も伴うようになり，終日自宅にて臥床して過ごすような状態となった．64歳時，内科医よりうつ病の可能性があるといわれ，精神科を紹介された．

精神科外来初診時の所見は，憔悴し，疲労しきった初老の男性である．抑うつ気分を認めるが，思考の渋滞はなく，会話のまとまりも良い．記憶障害ほかの認知症を疑わせる症候はなかった．これまで頻回に専門的検査を受け，クモ膜下出血再発の可能性はないと説明を受けているにもかかわらず，頭痛やめまい感が持続することから，やはり再発を恐れ，何も手がつかない．しかし，病院にいると安心し，症状が軽減することは洞察できていた．

病歴を詳しく聴取すると，クモ膜下出血発症時に救急車で搬送された際に非常に強い恐怖を覚えたこと，脳神経外科退院時に主治医が再発の可能性がまったくないと断言しなかったこと，さらに同時期に脳神経外科に入院していた他患がその後亡くなったことを知って以来，死の恐怖におびえるようになり，そのころから発作が出現したことがわかった．以上から，死の恐怖と再発への不安を背景に偶発的に生じた頭痛・めまい発作へとらわれを生じ，不適切な受療行動によって身体的愁訴がさらに増悪するという「精神交互作用」（森田療法[12]）の病理が理解された．うつ状態は，こうした不安状態が長期間持続したために続発してきたと考えられる．

こうした理解を患者に伝えたうえで，今後，不必要な医療機関の受診をやめることを約束させ，行動範囲を制限させた．同時に，他科より処方されていた抗うつ薬を含むさまざまな薬物の処方も整理した．そして，自宅にて規則正しい生活を送るように指示し，日記をつけさせ，セルフモニタリングを指導した．

初診2週後には，なお症状を訴えるが，抑うつ感は軽減していた．行動制限を守っており，自宅での規則正しい生活ができるようになっていることを確認した．皮肉なことに減薬したにもかかわらず夜もよく眠れ，食欲も回復してきた．初診4週後には，「めまい感は時々ある程度，頭痛には慣れてきた」と述べ，再発の不安は意識しなくなっていた．8週後には店にも顔を出し，仕事も再開した．その後の外来では，「2年前，自分が倒れたときに店の後継者をめぐって親族内でもめた．そのことをずっと気に病んでいた」と現実の生活上の悩みを打ち明けるようになった．

本症例は，森田療法的なアプローチを試みた心気症の症例である．こうした患者は抑うつ症状とともに不安症状も強く，薬物療法と安静を勧めるだけでは容易に改善しない．森田療法では身体的愁訴（主観）にとらわれた「気分本位」から現実的な体験や行動の在り方を重視する「事実本位」の生活を指導する[12]．治療法のいかんにかかわらず，治療が進展し，身体的愁訴に対するとらわれが軽減してくると，心気症状に隠れた現実の人生上の苦悩や問題点が明らかになってくることが少なくない．

（黒木俊秀）

[引用文献]

1. World Health Organization: The ICD-10 Classification of Mental and Behavioural Disorders: Clinical Descriptions and Diagnostic Guideline, WHO, Geneva, 1992. 融 道男, 中根允文, 小見山実（監訳）. ICD-10 精神および行動の障害——臨床記述と診断ガイドライン, 医学書院, 1993; p.170-8.
2. American Psychiatric Association. Diagnostic and Statistical Manual of Mental Disorders, 4th ed, Text Revision, American Psychiatric Publishing, Washington, D.C., 2000. 髙橋三郎, 大野 裕, 染矢俊幸（訳）. DSM-IV-TR 精神疾患の診断・統計マニュアル, 医学書院, 2002; p.267-84.
3. 井上 顕, 北川洋史, 三好修ほか. 身体表現性障害概論. 日本臨牀別冊, 領域別症候群 No.38, 精神医学症候群 I, 日本臨牀社, 2003; p.528-32.
4. Simon GE, VonKorff M, Piccinelli M, et al. An international study of the relation between somatic symptoms and depression. N Engl J Med 1999; 341: 1329-35.
5. 髙橋康弘, 小見山 実. 分類. 吉松和哉, 上島国利（編）. 臨床精神医学講座第6巻, 身体表現性障害・心身症, 中山書店, 1999; p.49-71.
6. Escobar JI. Cross-cultural aspects of the somatization trait. Hosp Community Psychiatry 1987; 38: 174-80.
7. Lipowski ZJ. Somatization: the concept and its clinical application. Am J Psychiatry 1988; 145: 1358-68.
8. Kirmayer LJ, Robbins JM. Three forms of somatization in primary care: prevalence, co-occurrence, and sociodemographic characteristics. J Nerv Ment Dis 1991; 179: 647-55.
9. Barsky AJ, Wyshak G, Klerman GL. Psychiatric comorbidity in DSM-III-R hypochondriasis. Arch Gen Psychiatry 1992; 49: 101-8.
10. Pilowsky I, Spence N. Manual for the Illness Behavior Questionnaire (IBQ), 3rd ed, Royal Adelaide Hospital, Adelaide, 1994.
11. Guo Y, Kuroki T, Koizumi S. Abnormal illness behaviour of patients with functional somatic symptoms: relation to psychiatric disorders. Gen Hosp Psychiatry 2001; 23: 223-9.
12. 北西憲二, 中村 敬（編）. 心理療法プリマーズ——森田療法, ミネルヴァ書房, 2005.

パーソナリティ障害

　パーソナリティ障害（personality disorder: PD）とは，柔軟性を欠き極端な内的体験および行動の様式が時間的にも空間的にも広範囲にわたって認められることを特徴とする精神疾患であるが，このPDとうつおよび不安とのあいだにはpsychiatric comorbidityという関係だけでなく，さまざまな関係がある．PDは随伴症状としてうつや不安を呈することも多く，気分障害や不安障害との鑑別が必要になることがある．そのほか，気分変調症の場合，横断面ではPDとの鑑別が困難なことがある．また，回避性PDは「社交（社会）不安障害，全般性」と質的な違いはなく，より重篤な変異型かもしれない．境界性PDと感情障害との関連についてはさまざまな議論がある．精神分析では，うつや不安を単なる症状とはみなさず，そこには無意識的な意味があり，その解明が治療につながると考える．

　本項では，まずPDについて概観し，次にPDとうつ・不安とのさまざまな関係性について述べ，最後にPDへの対応について簡単に触れる．

パーソナリティ障害

　米国精神医学会による「精神疾患の診断・統計マニュアル第4版改訂版（Diagnostic Statistical Manual of Mental Disorders, Fourth Edition, Text Revision: DSM-IV-TR）」[1]によれば，PDとは，その人の属する文化から期待されるものから著しく偏った柔軟性のない内的体験および行動の様式が安定して，時間的にも空間的にも広範囲にわたって持続していることによって特徴づけられる精神疾患であり，青年期または成人期早期に始まる（表1）．筆者[2]はこの説明としてしばしば「眼鏡」という喩えを使用する．人はみな生まれたときから独特の「歪み」のある「眼鏡」をかけている．その人は常に「眼鏡」越しに見ているため，自分では物事をありのまま見ているつもりになる．ところが，傍から見ると「いかにもあの人らしい見方だな」と感じられる．この「歪み」が「その人らしさ」の範囲に留まっていれば，それは性格とかパーソナリティとよばれる．一方，この「歪み」が極端で柔軟性がないために，何をみてもワンパターンで極端なものの見え方になってしまい，それによって自分自身が苦痛を感じたり対人関係において支障をきたしたりしている場合，これはPDとよばれる．この極端なものの見え方は，極端な情動や衝動性につながり，その障害は対人関係上の問題として現れる．さらに，PDを持つ人に接する人もまた，この対人関係上の問題に巻き込まれて，強烈な陰性感情を引き起こされる．その結果，両者の関係は不良となり，この不良な対人関係はPDを持つ人に取り入れられ，「眼鏡」の「歪み」をさらに強化する悪循環につながる．

　以上のことを，代表的なPDである境界性PDを例にとって説明すると次のようになる．彼らは，他者に対して「人は絶対に私を嫌い，そして見捨てる」という見方しかできない．そ

表1 パーソナリティ障害の全般的診断基準 —DSM-IV-TR

A. その人の属する文化から期待されるものより著しく偏った，内的体験および行動の持続的様式．この様式は以下の領域の2つ（またはそれ以上）の領域に現れる 　1. 認知（すなわち，自己，他者，および出来事を知覚し解釈する仕方） 　2. 感情性（すなわち，情動反応の範囲，強さ，不安定性，および適切さ） 　3. 対人関係機能 　4. 衝動の制御
B. その持続的様式は柔軟性がなく，個人的および社会的状況の幅広い範囲に広がっている
C. その持続的様式が，臨床的に著しい苦痛，または社会的，職業的，または他の重要な領域における機能の障害を引き起こしている
D. その様式は安定し，長期間続いており，その始まりは少なくとも青年期または成人期早期にまでさかのぼることができる
E. その持続的様式は，他の精神疾患の現れ，またはその結果ではうまく説明されない
F. その持続的様式は，物質（例：乱用薬物，投薬）または一般身体疾患（例：頭部外傷）の直接的な生理学的作用によるものではない

(髙橋三郎, ほか（訳），2002[1]）より）

んな彼らに対して「私はあなたを嫌わない．だから，安心していい」と考える人がいたとしよう．その気持ちから患者に対して献身的に接し続ければ，患者はやがてその人の気持ちを受け入れて「人は信頼できる」と考えるようになるかといえば，残念ながらそうはならない．献身的な対応を受ければ受けるほど，患者は期待を膨らませると同時にその期待が裏切られる不安を募らせていく．その結果，患者はMasterson[3]が「試し（testing）」とよんだ行動をエスカレートさせていく．代表的な試し行動である自己破壊行動を繰り返す境界性PD患者をみていると，彼らはあたかも「こんなことをする私でも，まだ見捨てないのか」といって，医療従事者の覚悟を問うてきているようである．この試しとがっぷり四つに組むことで覚悟を示そうとしたならば，果てしない消耗戦を繰り広げることになる．どんなに粘り強い医療従事者であっても，やがて力尽きる時がくる．そして「こんな患者には金輪際関わりたくない」という思いを抱くことになる．患者は，医療従事者のこの変化を素早く見抜き，「この人も同じだ．やっぱり，人はみな私のことを嫌うんだ」ということをあらためて実感することになり，「歪み」が強化されることになるのである．

DM-IV-TRでは10の特定のPDが記述的類似性に基づいて3群に分けられている．A群は奇妙で風変わりである特徴を持つ．B群は演技的で，情緒的で，移り気である特徴を持つ．C群は不安または恐怖という特徴をもつ．それぞれに分類される特定のPDを簡単な特徴を含めて表2に示す．

うつ・不安の併存障害としてのパーソナリティ障害

気分障害や不安障害をはじめとしたI軸診断とパーソナリティ障害はしばしば併存する．DSM-IV-TRにおける，うつおよび不安の併存障害としてのPDに関する記述を中心に以下にまとめる．

A群パーソナリティ障害

妄想性PDおよび統合失調症質PDは大うつ病性障害に併存することがある．統合失調症型PDの半数以上に，少なくとも1回の大うつ病エピソードの既往歴がある．

B群パーソナリティ障害

反社会性PDはうつ病性障害および不安障害

表2 パーソナリティ障害の説明

A群―奇妙さと風変わりさ	B群―演技性,情緒性,移り気	C群―不安,恐怖
・妄想性パーソナリティ障害 　不信と疑い深さの広範な様式 ・統合失調症質パーソナリティ障害 　社会的関係からの離脱 　範囲が限定された感情表出 ・統合失調症型パーソナリティ障害 　社会的の関係および対人関係における広範な欠陥 　認知的または知覚的歪曲と,行動の奇妙さ	・反社会性パーソナリティ障害 　他者の権利の無視や侵犯 　一貫した無責任 　良心の呵責の欠如 ・境界性パーソナリティ障害 　対人関係,自己像,情動の不安定さ 　著しい衝動性 ・演技性パーソナリティ障害 　過度の情緒性 　他者の注意を惹こうとする行動 ・自己愛性パーソナリティ障害 　誇大性 　賞賛されることへの欲求	・回避性パーソナリティ障害 　社会的制止 　不全感 　批判に対する過敏性 ・依存性パーソナリティ障害 　面倒をみられることへの過剰な欲求 　従順でしがみつく行動<　分離に対する不安 ・強迫性パーソナリティ障害 　秩序および完全主義への拘泥 　精神面および対人関係のコントロールへの執着

(髙橋三郎,ほか(訳), 2002[1] より)

に併存することがある.境界性PDがしばしば併存するI軸障害は気分障害,物質使用障害,摂食障害(とくに大食症),外傷後ストレス障害である.演技性PDは大うつ病性障害,身体化障害,転換性障害と併存する確率が高い.自己愛性PDは気分変調症または大うつ病性障害と併存していることがある.

近年,境界性PDと双極II型障害との関係性が議論されている.Stone[4]によれば,その議論は,境界性PDは双極II型障害の変異型なのかどうかという論点に集約されるが,その結論はまだ出ていない.詳しくはあらためて「境界性パーソナリティ障害とうつ」の節で述べることにする.

C群パーソナリティ障害

回避性PDは,気分障害と不安障害,とくに「社交不安障害,全般性」に併存することが多い.依存性PDは気分障害,不安障害,適応障害と併存する可能性がある.小児期や青年期の慢性身体疾患や分離不安障害は,その人が依存性PDにかかる原因となることがある.強迫性PDは不安障害に併存する可能性が高い.強迫性PDと気分障害および摂食障害とのあいだには関連性がある.

うつ・不安と鑑別を要する疾患としてのパーソナリティ障害

気分障害や不安障害とPDが併存しうることはすでに述べたが,同時に気分障害や不安障害は横断面的にはPD類似の病像を呈することがある.したがって,これらのエピソード中にPDの診断を行うときには注意が必要である.他方,PDはその症状としてうつや不安を呈することがあり,その意味でも,鑑別診断が必要となる.DSM-IV-TRにおける鑑別診断に関連した記述を中心に以下にまとめる.

A群パーソナリティ障害

A群PDと「気分障害,精神病性の特徴を伴うもの」とは,精神病性の症状が気分障害のエ

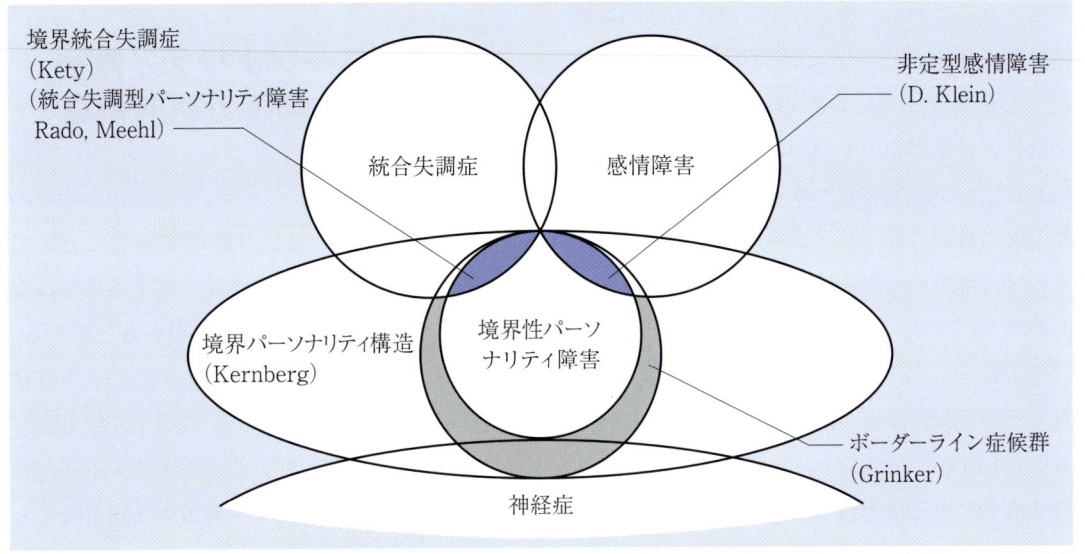

図1 境界性パーソナリティ障害の概念　　　　　　　　　　　　　　　　　　　　（松本雅彦，ほか（訳），1988[5]より）

ピソードの期間に限られているか否かで鑑別することができる．

B群パーソナリティ障害

　気分変調症は境界性・演技性・自己愛性PDと関連することがある一方で，慢性の気分症状が対人関係上の問題を生む原因になったり，自己認識の歪みを生じたりすることがある．したがって，PDの診断を下す場合は，その特徴が青年期または成人前期に始まり安定して持続していることを確認しなくてはならない．

C群パーソナリティ障害

　回避性PDと「社交不安障害，全般性」とのあいだには非常に多くの重複が認められ，この2つの疾患は同じまたは類似の状態を違った形で概念化している可能性がある．回避行動は，パニック障害にもしばしば認められるが，その場合典型的にはパニック発作の発症後に始まり，発作の頻度と強度によって変化する．これに対して，回避性PDにおける回避行動は青年期あるいは成人前期に始まる一つの傾向であり，安定した経過をとる．さらに，その発生にははっきりとした誘因を欠いている．

　同様に依存性PDは，気分障害やパニック障害のようなⅠ軸診断の結果生じる依存行動や，一般身体疾患の結果として生じる依存行動とは区別されなくてはならない．依存性PDのこの特徴は青年期または成人前期に始まり慢性の経過をたどるものであって，Ⅰ軸またはⅡ軸障害の経過中にのみ起こるものではない．強迫性PDと強迫性障害は名前こそ似ているが，強迫性障害を持つ人の大部分は強迫性PDに特徴的な行動様式を持っていないし，真の強迫行為と強迫観念の有無によって容易に鑑別することができる．

境界性パーソナリティ障害とうつ

　1980年代，境界性PDとさまざまな精神疾患との関連性が議論された（**図1**）[5]が，そのなかでも，感情障害との併存が頻繁に認められ

るということから，境界性PDは非定型的な感情障害かもしれないという可能性が注目された．しかしながら，近年の研究で，現象学や薬物反応性などのいくつかの点における境界性PDと大うつ病性障害とのあいだの重要な差異が立証された．こうした議論を経て，論点は大うつ病性障害から双極性障害との関連へと推移した[6,7]．

Gundersonら[8]は境界性PDには，他のPDと比べて双極性障害が併存する可能性が有意に高い（19.4％対7.9％）と述べる一方で，この併存の有無による境界性PDの経過への影響は認められないようであると述べ，その関連性は少ないと結論している．Paris[6]は147の文献をレビューして，境界性PDと双極I型障害は独立した疾患であると結論づけるに足る根拠が認められたとしている．ところが，境界性PDと双極II型障害との関係はより複雑であり，家族内有病率，縦断的な経過，および薬物反応性においては，両者の病因論的な重なり合いの可能性を支持する根拠はほぼ存在しないものの，併発率，現象学，病因論においては結論を出すことができないと述べている．

鑑別診断の観点[9]からいえば，境界性PDにおける気分の低下は一時的だったり軽度だったりして間欠的であるのに対して，大うつ病性障害の気分の低下は持続的で広範囲にわたるという違いがある．境界性PDの気分の揺れ動きは抑うつから怒りへの急激な気分の変化であり，それはしばしば数時間～数日しか持続せず，環境的な出来事によって誘発される．これに対して，双極性障害における気分の変化は抑うつから躁であり，それは数週間～数か月間続き，通常誘発する出来事は存在しないという違いがある．こうした違いにより，境界性PDと大うつ病性障害や双極性障害は鑑別が可能である．

境界性パーソナリティ障害と不安──精神分析的視点から

精神分析療法および力動精神療法においては，うつや不安を単なる症状と考えるのではなく，そこには無意識的な意味があると考える．さらに，不安には脅威が迫っていることを自我に知らせる信号機能があり，この不安信号が症状形成に深く関与していると考える．不安信号は自我に働きかけて防衛（脅威の衝撃を緩和して精神的な安定を維持することを目的とした自我の機能，**表3**[10]）を発動させる．防衛には精神的な安定維持のために，現実適応を犠牲にする側面もあり，しばしば防衛により症状やさまざまな逸脱行動が生み出されていることがある．不安信号の衝撃が大きいか，あるいは自我が未熟である場合，動員される防衛は未熟なものとなり，さまざまな不適応が生じやすくなる．

精神分析療法および力動精神療法では，うつや不安に伴う衝撃を緩和すると同時に自我の成長を促進する目的で，それらの無意識的な意味の解明に取り組む．さらに，近年ではこうした作業を治療者とともに行うこと，すなわち治療者がともにいるという体験そのものに治療的効果があるともいわれている[11]．その結果として，患者は自己評価を高めるとともに他者への信頼を高めることができると考える．すなわち，精神分析療法や力動的精神療法では不安の除去を単に目指すのではなく，その意味を探索し理解することでPDの治療を実践するのである．

Masterson[3]は，幼小児期に養育者とのあいだで体験した見捨てられ抑うつが，境界性PDの中核的な精神病理であると考えた．見捨てられ抑うつの再体験を予期したとき，患者にはそれを知らせる不安信号が生じ，患者は見捨てら

表3 主たる防衛機制

1. 自己愛的な防衛 　　妄想的投影，否認，曲解
2. 未熟な防衛 　　投影，スキゾイド空想，心気症（身体化）， 　　受動的-攻撃的行動，退行，自己への反転
3. 神経症的防衛 　　知性化，抑圧，置き換え，反動形成，感情 　　の分離，取り消し，転換
4. 成熟した防衛 　　愛他主義，ユーモア，抑制，予期，昇華

（Vaillant GE, 1978[10] より）

れ抑うつの再体験を避けるために行動化を含むさまざまな症状を呈すると考えられる．

なお，Gabbard[12]は境界性PDの実証研究をレビューして，多くの患者が喪失，無視，身体的・言語的・性的虐待といった外傷体験の既往を持つとともに，境界性PD患者の20～40%にはこうした外傷体験の既往は認められないことを確認した．そして，外傷体験ただ一つで境界性PDの病因や発生病理が十分にあるいは特異的に解明されるものではないと述べている．

メンタライゼーションに基づく治療

境界性PD患者が抱く不安に焦点づけた治療方法として，BatemanとFonagy[13]によるメンタライゼーションに基づく治療（mentalization-based treatment: MBT）がある．彼らはランダム化比較試験でその有効性を示した[14]うえで，メンタライゼーションという概念は，高度に構造化されたMBTではなくても，さまざまな臨床場面で応用可能であるとしている．

メンタライゼーションとは，他者には自分とは独立した気持ち，つまりニード，欲求，感情，信念，目標，目的があり，他者の行動はそうした気持ちから生じているという視点で，他者の行動を認識したり解釈したりする能力である．この能力が低い境界性PD患者の場合，他者の行動が患者に与えた影響から相手の気持ちを解釈する傾向が強い．たとえば，具合が悪いと訴える患者に対して，主治医が臨時の面接を設定しないと，患者は「先生は私のことなんか何も心配していない，私のことなんかどうでもいいんだ」と思いがちで，主治医が多忙で臨時の面接を設定できない可能性などまったく考えないといった具合である[2]．

MBTでは，まず患者に自らの情動を同定しそれを適切に表出するように促す．次に，そうした情動が生じた経緯を患者とともに探索し，その作業を通して彼らの中に存在する「世界は悪意に満ちている」とか「私が好きな人はみんな私を拒絶する」といった一次的信念を同定する．そして，他者の行動に対して別の説明ができないか，その可能性を考えてみるように促す．こうした介入を繰り返すことで，患者が自己がまとまっている感覚を形成し，他者とのあいだで安全な関係を結ぶことのできる力を開発していくことを目指すのである．

パーソナリティ障害患者への対応の原則

Ward[15]は，Feder, Bobbins, Ostermeyer[16]を参考にして，各パーソナリティ障害患者が臨床場面でどのような問題行動を呈するかと，それに応じた対応の原則についてまとめている（表4～6）．

パーソナリティ障害患者は，治療関係を自らの疾患を治すための手段として活用することが困難であり，治療関係を自らの病的な対象関係を繰り返す場としてしまいやすい．すなわち，彼らは医療従事者と関係を持つこと，それ自体

表4 A群パーソナリティ障害のマネジメント戦略

パーソナリティ障害	臨床的な問題行動	マネジメント戦略
妄想性	医師に傷つけられるのではという恐怖，口論，葛藤	専門家としての態度をとる，明確な説明を行う，恐怖に共感する，妄想的な考えに直接挑戦することを避ける
統合失調症質	受診行動の遅延，感謝知らずにみえる	専門家としての態度をとる，明確な説明を行う，個人的および社会的な問題に巻き込まれすぎることを避ける
統合失調症性	受診行動の遅延，奇異な信念，奇異な行動	専門家としての態度をとる，明確な説明を行う，奇異な信念や行動に耐える，個人的および社会的な問題に巻き込まれすぎることを避ける

(Ward RK, 2004[15] より)

表5 B群パーソナリティ障害のマネジメント戦略

パーソナリティ障害	臨床的な問題行動	マネジメント戦略
反社会性	怒り，衝動行為，だまし，操作的行為	心配事と動機を注意深く探索する，明確で懲罰的でない様式でコミュニケーションする，明確に限界設定をする
境界性	拒絶や見捨てられることへの恐怖，自己破壊的行為，主治医を理想化し脱価値化する	過剰な親密さを避ける，定期的な受診スケジュールを立てる，専門用語を用いず明確な説明を行う，怒りの爆発に耐える一方で限界設定を行う，自らの個人的感情に気づく，精神科医に相談する
演技性	過剰に芝居がかる，注目を集めようとする行動，事実や詳細に焦点づけることができない	過剰な親密さを避ける，感情に対して専門家としての関心を示す，客観的な課題を強調する
自己愛性	要求がましさ，権利を主張する態度，疾患の否認，主治医への賞賛と脱価値化が交代する	心配は妥当であると保証する，質問に対して注意を払い事実に基づいた反応をする，患者の技術を活かすような病気への対処方法を考える

(Ward RK, 2004[15] より)

表6 C群パーソナリティ障害のマネジメント戦略

パーソナリティ障害	臨床的な問題行動	マネジメント戦略
回避性	情報をなかなか言わない，医師に対して質問したり反対したりすることを避ける	安心感を提供する，心配事は妥当なものであると保証する，症状や心配事を話すよう励ます
依存性	気にかけてもらうことへの切迫した要求，注目や世話を得るための疾病行動の遷延化	安心感を提供する，定期的な診察を計画する，役立てることに関する現実的な限界設定，患者を支持するために他者に協力を求める，患者を拒絶することは避ける
強迫性	コントロールを断念することへの恐怖，過剰な質問と細部へのこだわり，日常が崩れることへの怒り	詳細な病歴聴取および検査を実施する，詳細な説明を行う，不確かなことを強調しすぎない，治療への患者の参加を促す

(Ward RK, 2004[15] より)

が目的になりやすいのである．ただし，彼らがその反復を望んでいるかといえば，決してそんなことはない．彼らもまたその反復によって傷ついているのである．したがって，パーソナリティ障害患者に対する対処の原則を常に念頭に置いて，彼らの病的な対象関係に振り回されることなく，病的な対象関係を治療対象として共有できる治療同盟を構築していく必要がある．

おわりに

パーソナリティ障害とうつおよび不安との関係について，psychiatric comorbidity としての関係性，鑑別診断を要する関係性，同一疾患としての可能性，病因および発生病理としての関係性について述べた．

（白波瀬丈一郎）

[引用文献]

1. American Psychiatric Association. Diagnostic and Statistical Manual of Mental Disorders, Fourth Edition, Text Revision; DSM-IV-TR. American Psychiatric Publishing, Washington DC, 2000. 髙橋三郎, 大野　裕, 染矢俊幸（訳）. DSM-IV-TR 精神疾患の診断・統計マニュアル, 医学書院, 2002.
2. 白波瀬丈一郎. 境界パーソナリティ障害. 青木省三, 中川彰子（編）. 専門医のための精神科臨床リュミエール 11, 精神療法の実際, 中山書店, 2009; p.244-55.
3. Masterson JF. Treatment of the Borderline Adolescent: A Developmental Approach, John Wiley & Sons, New York, 1972. 成田善弘, 笠原　嘉（訳）. 青年期境界例の治療, 金剛出版, 1979; p.176-93.
4. Stone MH. Relationship of borderline personality disorder and bipolar disorder. Am J Psychiatry 2006; 163: 1126-8.
5. Gunderson JG. Borderline Personality Disorder: A Clinical Guide, American Psychiatric Publishing, Washington DC, 1984. 松本雅彦, 石坂好樹, 金　吉晴（訳）. 境界パーソナリティ障害——その臨床病理と治療, 岩崎学術出版社, 1988; p.12.
6. Paris J, Gunderson J, Weinberg I. The interface between borderline personality disorder and bipolar spectrum disorders. Compr Psychiatry 2007; 48: 145-54.
7. Akiskal HS, Yerevanian BI, Davis GC, et al. The nosologic status of borderline personality: clinical and polysomnographic study. Am J Psychiatry 1985; 142: 192-8.
8. Gunderson JG, Weinberg I, Daversa MT, et al. Descriptive and longitudinal observations on the relationship of borderline personality disorder and bipolar disorder. Am J Psychiatry 2006; 163: 1173-8.
9. Paris J. Borderline personality disorder. CMAJ 2005; 172: 1579-83.
10. Vaillant GE. Adaptation to life, Little Brown & Co, London, 1978.
11. Gabbard GO, Westen D. Rethinking therapeutic action. Int J Psychoanal 2003; 84: 823-41.
12. Gabbard GO. Psychodynamic Psychiatry in Clinical Practice: The DSM-IV Edition. American Psychiatric Publishing, Washington DC, 1994. 舘　哲朗（監訳）. 精神力動的精神医学——その臨床実践〔DSM-IV版〕, 3, 臨床編：II 軸障害, 岩崎学術出版社, 1997; p.35-81.
13. Bateman AW, Fonagy P. Psychotherapy for Borderline Personality Disorder: Mentalization-based Treatment, Oxford University Press, New York, 2004. 狩野力八郎, 白波瀬丈一郎（監訳）. メンタライゼーションと境界パーソナリティ障害——MBT が拓く精神分析的精神療法の新たな展開, 岩崎学術出版社, 2008.
14. Bateman AW, Fonagy P. Effectiveness of partial hospitalization in the treatment of borderline personality disorder: a randomized controlled trial. Am J Psychiatry 1999; 156: 1563-9.
15. Ward RK. Assessment and management of personality disorders. Am Fam Physician 2004; 70: 1505-12.
16. Feder A, Robbins SW, Ostermeyer B. Personality disorders. Feldman MD, Christensen JF (editors). Behavioral Medicine in Primary Care, 2nd edition, Lange Medical Books/McGraw-Hill Medicine, New York, 2003; p.231-52.

double depression について

大うつ病性障害の約40%が気分変調性障害の診断にも該当すると報告されており，この大うつ病エピソードと気分変調性障害の合併をdouble depression（DD）という[1]．

DDの定義上の重要な点は，先行する軽症で慢性の経過をたどるうつ状態（気分変調性障害）に大うつ病エピソードが重畳した場合をDDとすることである．大うつ病で始まり，その後に軽症レベルのうつ状態で推移する場合にはDDではなく，慢性うつ病ということになる（図1）．

しかし，McCulloughら[2]が精神疾患の診断・統計マニュアル（Diagnostic and Statistical Manual of Mental Disorders: DSM）-III-Rに基づきDD，慢性大うつ病，DD/慢性大うつ病に3群の患者の特徴を比較検討した結果，この3つの診断群間の類似性は相違性をはるかに凌いでいた．さらに，DD/慢性大うつ病群は，他の2群と比べて有意にGlobal Assessment of Functioning（GAF）得点が低いこと，仕事上の機能不全が高いこと，抑うつ性パーソナリティ障害の有病率が高いこと，気分変調性障害の発症年齢が低いことも明らかとなった．すなわちこれらの結果は，3つの診断群は同じ疾患のバリエーションであることを示唆する．

DDという用語を初めて用いたのはKellerら[3]であるが，Kraepelinも青年期発症の慢性軽症うつ状態症例には，躁うつ病の家族集積性が高いことや，重症なメランコリー症状がその経過中に出現することに気づいていた．従来，抑うつ神経症と診断されていた患者の多くに気分障害との遺伝的親和性が認められること，抗うつ薬への反応が良好である場合があることなどの理由から，抑うつ神経症を気分障害の一亜型と考える見方が主流となった．そして，慢性うつ病患者を対象としたAkiskalの息の長い実証的なデータが基礎となり，DSM-IIIでは，ついに抑うつ神経症は気分障害のカテゴリーに分類されるに至った．この意義は非常に大きく，これまでその原因が本人の性格に帰結され，長期間かつ高額の費用のかかる精神分析療法などを中心とする精神療法のみで治療されていた抑うつ神経症が，実は生物学的な要因（内因）が多分に関与しており薬物治療への反応も期待できる疾患であることが明らかになった．

Kraepelinをはじめとしてこのような病態があることには先達はすでに着目していたが，DDという概念は気分変調性障害という疾患単位がDSM-IIIで確立されることに続いて，その長期経過中での大うつ病エピソードの挿入という操作的診断基準で，初めて明確に規定されることになった．

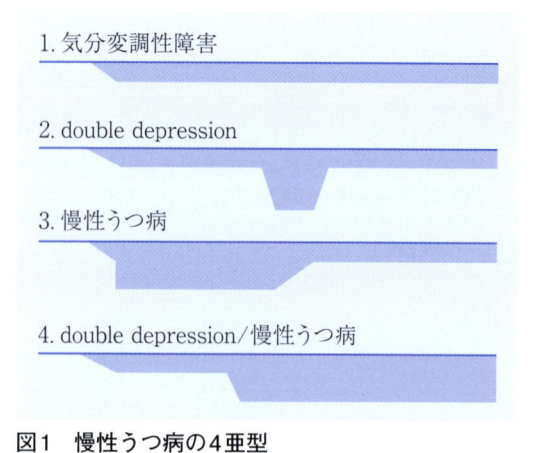

1. 気分変調性障害
2. double depression
3. 慢性うつ病
4. double depression/慢性うつ病

図1　慢性うつ病の4亜型

疫学

気分変調性障害の側面に立脚してDDを眺めると，その合併頻度は70〜90%と非常に高率である[4]．一方，大うつ病性障害の側面に立脚してDDをみるとKellerら[3]による25%という報告，Klineら[5]による追跡研究では38%という結果である．また，Millerら[6]の報告では55%，さらに524名のうつ病患者を対象としたDSM-IV mood disorders field trial[7]では，大うつ病性障害患者の38%にDDが合併していた．この解離は，治療者はいったん気分変調性障害という診断を下した患者での経過中の大うつ病エピソード出現を見逃すことは少ないが，大うつ病性障害患者の大うつ病性エピソードに先行する慢性の軽症エピソードの存在を見落とす場合が多いことに起因していると考えられる．

一般人口を対象とした米国のEpidemiologic Catchment Area Study[8]では，気分変調性障害と診断された患者の39%で大うつ病の合併が認められた．Angstら[9]がチューリッヒで行った縦断的研究では，30歳までに1%がDDを呈していた．Lewinsohnら[10]がオレゴン州の一般人口を対象に行った研究では，DDのオッズ比は，思春期で3.4倍，成人で1.6倍となり，DDが思春期で発症するリスクが高いことを示唆している．

臨床的特徴

Akiskalは以下の6項目を気分変調性障害の中核症状として取り上げている．(1)長期間，閾値下うつ病が揺らぎながら，あるいは一定の強度で持続する，(2)陰気な楽しみのない気質，(3)過去のことを思いわずらい，罪責感を感じる，(4)気力低下と倦怠感，(5)自己評価の低さと失敗へのとらわれ，(6)悩むことが自己の習癖の一部となっている．また，DSM-IV-TRの気分変調性障害診断基準を**表1**に示す．これらの症状の継続中（DSM-IV-TRの診断基準では2年以上）に大うつ病エピソードの症状（**表2**）が重畳する．

Kellerら[3]は，うつ状態の重症度はDDのほうが大うつ病性障害よりも高いと報告している．Kleinら[5]も，DD患者と大うつ病性障害患者をBeck Depression Inventory（BDI）を用いて比較したところ，DD患者群で有意にBDI得点が高値であり，自殺企図の既往が多いと報告している．さらにWellsら[12]も626人という多数例の外来患者を対象とした追跡調査の結果，DD群では大うつ病性障害群と比較して有意に疾患重症度および社会機能低下が大きかったと報告している．一方で，Millerら[13]の入院患者を対象とした研究では，両群間にHamiltonうつ病評価尺度（Hamilton Rating Scale for Depression: HAM-D）およびBDI

表1 DSM-IV-TRによる気分変調性障害診断基準（一部抜粋）

A. 抑うつ気分がほとんど1日中存在し，それのない日よりもある日のほうが多く，その人自身の言明または他者の観察によって示され，少なくとも2年間続いている
B. 抑うつの期間，以下のうち2つ（またはそれ以上）が存在すること 1) 食欲減退，または過食 2) 不眠，または過眠 3) 気力の低下，または疲労感 4) 自尊心の低下 5) 集中力低下，または決断困難 6) 絶望感

（髙橋三郎，ほか（訳），2002[11]より）

表2 DSM-IV-TRによる
　　　大うつ病エピソード診断基準（一部抜粋）

A. 以下の症状のうち5つ（またはそれ以上）が同じ2週間のあいだに存在し，病前の機能からの変化を起こしている．これらの症状の少なくとも1つは1）または2）である
  1）ほとんど1日中，ほとんど毎日の抑うつ気分
  2）ほとんど1日中，ほとんど毎日の活動における興味，喜びの著しい減退
  3）著しい体重減少，あるいは体重増加
  4）ほとんど毎日の不眠または睡眠過多
  5）ほとんど毎日の精神運動性の焦燥または制止
  6）ほとんど毎日の易疲労感，または気力の減退
  7）ほとんど毎日の無価値感，または過剰であるか不適切な罪責感
  8）思考力や集中力の減退，または，決断困難がほとんど毎日認められる
  9）死についての反復思考，反復的な自殺念慮，または自殺企図，または自殺するためのはっきりとした計画

（髙橋三郎，ほか（訳），2002[11]より）

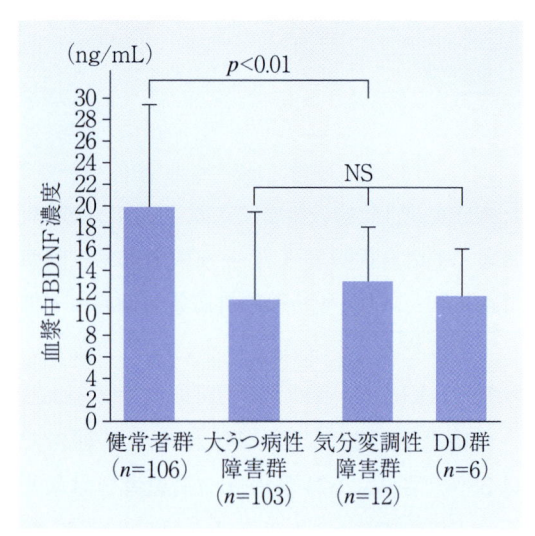

図2 各うつ病亜型での血中BDNF濃度

得点に有意差は認められなかった．Levittら[14]の結果でも，両群にHAM-D得点や自殺企図回数に差が認められていない．社会適応の視点から，両疾患を比較検討した研究結果でも，DD群が大うつ病性障害群よりも社会適応が不良であるとの報告と差がないとの報告があり，見解が一致していない．

DDと血中脳由来神経栄養因子（BDNF）濃度

うつ病患者では健常者と比較して血中脳由来神経栄養因子（brain-derived neurotrophic factor: BDNF）濃度が低下しており，薬物療法，修正型電気痙攣療法，経頭蓋磁気刺激療法による治療により抑うつ状態が改善すると健常者レベルにまで血漿BDNF濃度が回復することが報告されている[15-17]．すなわち，血漿BDNF濃度はうつ状態の生物学的state markerと考えられる．筆者らは，大うつ病性障害群，気分変調性障害群，DD群，健常者群の4群で血漿中BDNF濃度を比較した．大うつ病性障害群，気分変調性障害群，DD群のいずれでも健常者群と比較して有意に血漿中BDNF濃度が低下していたが，3群間には差は認められなかった（図2）．筆者らのこの予備的結果は多数症例で追試される必要がある．

症例 30歳，男性．
家族歴：父親が躁うつ病．
生活歴：大学1年生ごろより，軽い抑うつ気分，意欲低下，自信喪失，些細なことへのとらわれ，悲観的な思考などの症状が出現．いつも全身倦怠感と頭の重さを自覚していた．大学には留年しない程度に必要最低限しか出席せずに，下宿でゴロゴロしてテレビを見たりゲームをして過ごすことが多かった．時々，不眠もあったが医者にかかるほどではなかった．4年生になり卒業論文制作に追われだしたころより，抑うつ気分，思考制止，集中力低下，不安発作，早朝覚醒，食欲低下，体重減少，全身倦怠感などの症状が激しくなり，当科外来を受診した．当科初診時にはDSM-IVの大うつ病エピソードの診

断基準に該当し，HAM-D（17項目）総得点は24点であった．本症例では，大うつ病エピソード出現前に2年以上の閾値下うつ状態の存在が認められたので，DDに該当した．

パロキセチン10 mgから開始して40 mgまで増量したところ，抑うつ症状は徐々に改善傾向を示し，治療開始8週間後にはHAM-D得点は10点まで低下した．しかし，依然として大学へは行けず，卒業論文制作もまったくはかどらない状態であった．リチウムの追加投与や少量のリスペリドン，オランザピン，アリピプラゾールなどの追加投与も行ったが気分変調性障害からの回復は得られていない．

結局，大学は2年間留年した後に退学した．現在は調子の良いときには自宅の鉄工所の手伝いをしている．また本症例に関しては，これまでに躁病や軽躁病エピソードは認められていない．

治療

薬物療法

DDの薬物療法は抗うつ薬が中心となる．その効果に関しては，大うつ病エピソードからだけの回復とみるか，根底に存在する気分変調性障害までも含めた改善とみるかで大きく異なる．DDに対する三環系抗うつ薬，選択的セロトニン再取り込み阻害薬（selective serotonin reuptake inhibitor: SSRI），セロトニン・ノルアドレナリン再取り込み阻害薬（serotonin noradrenaline reuptake inhibitor: SNRI），モノアミン酸化酵素阻害薬（monoamine oxidase inhibitor: MAOI）単剤での有効率は大うつ性エピソードからの改善に限っても50〜60%の改善率にとどまっている[18]．したがって，気分変調性障害からの回復率はさらに低くなると想定される．実際，DDの薬物療法の場合抗うつ薬のみでの改善は困難である．加えて，DD症例を抗うつ薬単剤で治療した場合には，軽躁や躁病エピソードを惹起する危険性もある．

一般的には，気分安定薬や甲状腺ホルモン（T_3, T_4）などの併用療法が行われることが多い．佐々木[19]はノルトリプチリンにリチウム，クロミプラミンにT_3を追加投与することにより改善した2症例を報告している．筆者ら[18]もフルボキサミンにリチウムの追加投与が奏効した症例を経験した．DD症例は縦断的追跡調査を行うと双極性障害に診断変更となる症例も多い．すなわち，DDと双極性障害との近似性が気分安定薬や甲状腺ホルモン追加投与への反応性と関連する可能性もある．また，最近は抗うつ薬と非定型抗精神病薬併用療法のDDへの有効性も報告[20]されている．

精神療法

最近，McCulloughが開発したcognitive-behavioral analysis system of psychotherapy（CBASP）という技法の慢性うつ病患者に対する有効性が注目を集めている．CBASPの理論と技法に関しては，McCulloughの著書の日本語訳[21]が出ているので，興味のある方はそちらを参考にしていただきたい．いずれにせよ，DDは双極性障害との類似性を有した慢性（難治性）気分障害の一つであり，薬物療法と精神療法を長期間にわたり辛抱づよく行っていく必要がある．その際，McCulloughが著書の中で述べているように，治療者がなかなか改善しない患者への苛立ちや陰性感情を上手に取り扱うことや，治療者自身が安易に患者の責任を引き受けないことが重要である．「慢性うつ病患者

は自分のうつ病に対し最終的に責任がある[20]」．

おわりに

　DDは慢性うつ病の一亜型と考えられ，抗うつ薬単剤での治療により，大うつ病エピソードからの回復はするが根底に存在する気分変調性障害の改善は困難を極める．DDへの双極性成分の混在などを考えると，薬物療法にしても抗うつ薬単剤だけでは限界があり，ともすれば軽躁あるいは躁病エピソードを惹起させる可能性もある．薬物療法では抗うつ薬と気分安定薬や非定型抗精神病薬の併用を積極的に考えるべきであろう．うつ病治療における精神療法の重要性はいうまでもないが，DDでは薬物療法に加えてCBASPなどの慢性うつ病に対しての効果が実証されている精神療法の併用を行う必要がある．

（吉村玲児，中野和歌子，中村　純）

[引用文献]

1. Keller MB, Shapiro RW. "Double depression": superimposition of acute depressive episodes on chronic depressive disorders. Am J Psychiatry 1982; 139: 438-42.
2. McCullough JP, McCune KJ, Kaye AL, et al. Comparison of a community dysthymia sample at screening with a matched group of nondepressed community controls. J Nerv Ment Dis 1994; 182: 402-7.
3. Keller MB, Lavori PW, Endicott J, et al. Double depression. Am J Psychiatry 1983; 140: 689-94.
4. Akiskal HS. Dysthymic disorder: psychopathology of proposed chronic depression subtypes. Am J Psychiatry 1983; 140: 11-20.
5. Klein DN, Taylor EB, Harding K, et al. Double depression and episodic major depression: demographic, clinical, familial, personality, and socioenvironmental characteristics and short-term outcome. Am J Psychiatry 1988; 145: 1226-31.
6. Miller IW, Norman WH, Dow MG. Psychosocial characteristics of double depression. Am J Psychiatry 1986; 143: 1042-4.
7. Keller MB, Klein DN, Hirschfeld RM, et al. Results of the DSM-IV mood disorders field trial. Am J Psychiatry 1995; 152: 843-9.
8. Weissman MM, Leaf PJ, Bruce ML, et al. The epidemiology of dysthymia in five communities: rates, risks, comorbidity and treatment. Am J Psychiatry 1988; 145: 815-9.
9. Angst J, Ernst C. Current concepts of the classification of affective disorders. Int Clin Psychopharmacol 1993; 8: 211-5.
10. Lewinsohn PM, Rohde P, Seeley JR, et al. Comorbidity of unipolar depression: I. Major depression with dysthymia. J Abnorm Psychol 1991; 100: 205-13.
11. 髙橋三郎，大野　裕，染矢俊幸（訳）．DSM-IV-TR精神疾患の分類と診断の手引，医学書院，2002．
12. Wells KB, Burnam MA, Rogers W, et al. The course of depression in adult outpatients. Results from the Medical Outcomes Study. Arch Gen Psychiatry 1992; 49: 788-94.
13. Miller IW, Norman WH, Keitner GI. Combined treatment for patients with double depression. Psychother Psychosom 1999; 68: 180-5.
14. Levitt AJ, Joffe RT, MacDonald C. Life course of depressive illness and characteristics of current episode in patients with double depression. J Nerv Ment Dis 1991; 179: 678-82.
15. Yoshimura R, Mitoma M, Sugita A, et al. Effects of paroxetine or milnacipran on serum brain-derived neurotrophic factor in depressed patients. Prog Neuropsychopharmacol Biol Psychiatry 2007; 31: 1034-7.
16. Okamoto T, Yoshimura R, Ikenouchi-Sugita A, et al. Efficacy of electroconvulsive therapy is associated with changing blood levels of homovanillic acid and brain-derived neurotrophic factor(BDNF) in refractory depressed patients: a pilot study. Prog Neuropsychopharmacol Biol Psychiatry 2008; 32: 1185-90.

17. Yukimasa T, Yoshimura R, Tamagawa A, et al. High-frequency repetitive transcranial magnetic stimulation improves refractory depression by influencing catecholamine and brain-derived neurotrophic factors. Pharmacopsychiatry 2006; 39: 52-9.
18. 加治恭子, 吉村玲児, 中村 純. 二重うつ病. 日臨 2003; 38: 328-33.
19. 佐々木一郎. Augmentation therapyが有効であったdouble depresssionの2症例. 臨精医 1998; 27: 1131-7.
20. Philip NS, Carpenter LL, Tyrka AR, et al. Augmentation of antidepressants with atypical antipsychotics: a review of the current literature. J Psychiatr Pract 2008; 14: 34-44.
21. McCullough JP（著）. 古川壽亮, 大野 裕, 岡本泰昌, ほか（監訳）. 慢性うつ病の精神療法―CBASPの理論と技法, 医学書院, 2005.

うつと自殺

1998年以来，日本の自殺者数は年間3万人を超えたまま高止まりしている．これに対して国は厚生労働省を中心として対策を行ってきた．そのうちの一つの柱が「うつ病対策」である．たとえば，2002年に組織された自殺防止対策有識者懇談会では，ハイリスクアプローチとしてのうつ病対策が提言された．2004年には「こころのバリアフリー宣言」が出され，精神疾患に対する国民の認識を広めるために，「地域におけるうつ対策推進方策マニュアル」や「うつ対応マニュアル」が各自治体や関係各所に配布された．また，2005年に日本で初めて開始された「戦略研究」の2大テーマの一つとして，自殺予防を目的としたうつ病対策研究が採択された（もう一つのテーマは糖尿病）．

このように，国の自殺予防対策の柱の一つとして，確かにうつ病対策が位置づけられている．しかしながら，そのことが国民に広く知られているだろうか？ あるいは，そもそも「自殺を防ごう」という認識が広く共有されているであろうか？ 残念ながら，筆者にはそれが実感できない．

日本では切腹文化の名残の影響であろうか，精神障害が介在する自殺のほうが多いという事実は，一般の人々にはあまり知られていないようである．「自殺は本人の理性的な決断である」というのが日本的な考えのようだ．そのような考えからは自殺予防の意識は生まれにくい．

もう一つ指摘しておきたいことは，2006年に自殺対策基本法ができ，それに基づいて翌年に自殺総合対策大綱が策定されるなかで，社会的な要因が総花的に強調されすぎた感があるということだ．自殺総合対策大綱の「6つの基本的な考え方」の筆頭に，「社会的な要因も踏まえ総合的に取り組む」ことが掲げられている．十分な予算と人手があるなかで総花的に対策をとることにはなんの異存もないのだが，もしそのような状況にないとしたら，総花的な理念が対策の焦点をぼかしてしまう恐れがある．

1つ例をあげておこう．2008年11月に邦訳

が出版されたスウェーデンの自殺予防対策マニュアル[1]の冒頭に，メディカルブレーン株式会社の平田二朗氏が「企画にあたって」という文を寄せているのだが，その中に次のような文章がある—「スウェーデンでは，行政組織が"自殺予防"に相当な力を入れて取り組んでおり，…（中略）…自殺の原因の大半がなんらかの"精神科疾患"にかかわりがあること，そしてそれを予防するには医療機関や行政が"治療"として取り組むことが大切なポイントであることが強調されていました．日本では自殺の原因が"いじめ"や"借金苦"など，スウェーデンと違ったポイントをあげられていたりしていますので，この"精神科疾患"に対する取り組みは"目からうろこが落ちる"思いで聞いた次第です」—平田氏の率直な感想が述べられているわけだが，一般の人よりは医療のことを知っているであろうと思われる氏のこの感想は，自殺と精神障害の関係に関する日本人の認識を映し出しているといえよう．

平田氏がスウェーデンで学ばれたように，自殺予防対策の中核的な部分は精神障害へのケアであり，これは世界の共通認識になっているといっても過言ではない．その理論的背景は，自殺者の約90％が自殺時になんらかの精神障害の診断がつく状態であったという事実である．そして，その筆頭に位置するのがうつ病である．自殺予防対策を考えるうえで，自殺と精神障害の関係性を認識することが最も重要なポイントであると筆者は考えるので，すでにいろいろなところで述べてきたことではあるが，本項でもこのレビューから始めたい．そして，うつ病でなぜ自殺が生じやすいのか，またどのような状態のときに自殺の危険が高まるのかを考察し，その対応策について検討する．

自殺と精神障害の関係

自殺と精神障害の関係は古くから指摘されてきた．医学の祖といわれるヒポクラテス（紀元前460年ごろ～紀元前375年ごろ）は，自殺の一部は精神の変調によってもたらされると述べている．また，ローマ時代の記述には，たとえば，自殺念慮を持つ友人の自殺を止めようとする人の発言に，「その決断（自殺）は理性から生じたものではなく，うつから生じたものだ」という一文がある．すなわち，精神の変調が自殺に関与することが，少なくとも一部の人々に知られていた．

その後，キリスト教世界となった西洋では，4世紀の教父アウグスティヌスが自殺を禁じ，自殺に対して宗教的制裁が科されるようになった．これに伴い，キリスト教国では自殺を法律で禁じ，処罰の対象とした．その一方で，精神障害による自殺は免責の対象とされた．その際，精神障害の判定を下す役割は，キリスト教の聖職者が担っていた．このような背景の下，中世以降キリスト教聖職者によって，自殺と精神障害の関係が繰り返し記された．自殺の精査によって，精神の変調，とくにうつ状態の関与が知られていた．しかし，聖職者たちの考えは根本のところでキリスト教を脱することができず，精神の変調や自殺願望の原因はサタンに帰せられた．

18世紀になると，啓蒙思想を背景に医学・心理学が発展し，それまでは神の領域とされていたものが人間の手によって解明される時代が到来した．自殺も精神医学の対象となり，19世紀ヨーロッパの精神医学の主要テーマの一つとなった．その主たる論点は，自殺者中の精神障害の割合と，いかなる精神障害が自殺に関係

しているかということであった．エスキロール（Esquirol），グリージンガー（Griesinger），モーズレイ（Maudsley），クレペリン（Kraepelin）など名立たる精神科医も，自殺問題に言及している．しかし，対象の代表性が確保された実証的な疫学調査は当時なされなかった．

20世紀に入り，神経症とパーソナリティ障害が精神障害として認識され，自殺者の精神障害に関する議論の再燃をみたが，20世紀前半には実証的な疫学調査はなかった．それにはいくつかの理由が考えられるが，当時の精神科診断基準の不統一性がその一つであった．この問題点を克服し，かつ対象の代表性を確保した自殺の地域調査がなされたのは1950年代の米国であった[2]．

それは世界初の心理学的剖検調査として有名なRobinsらの研究[3]である．彼らは，1956〜1957年の1年間にセントルイスで起こった全自殺者を対象としてその代表性を確保し，情報収集には心理学的剖検法とよばれる近親者面接を主とする方法を採用した．さらに，精神科診断基準は，現在のDSM（Diagnostic and Statistical Manual of Mental Disorders）診断に通じる操作的基準を開発して用いた．あらゆる面で画期的で，精練された調査研究であった．その結果，全体の94%が自殺時になんらかの精神障害を有していたことが判明した（うつ病47%，アルコール依存症25%，脳器質性障害4%，統合失調症2%，薬物依存症1%，診断不明瞭な精神障害15%，精神障害なし6%）．

前節で述べたように，自殺時に精神的変調をきたしている場合があることは古くから知られていたが，実に90%以上が精神障害を有していたことは衝撃的であり，当時の精神医学界ですぐには受け入れられなかった．しかし，ほどなく他の地域や国で同様の調査が行われ，似通った結果が出された．つまり，自殺者の約90%が自殺時に精神障害の状態にあり，最多はうつ病だということである．この事実は今では精神医学界で広く受け入れられている．

これまでに行われてきた心理学的剖検研究の系統的レビュー[4]が2003年に発表されたが，それによると，自殺者中の精神障害の比率の中央値は91%（95%信頼区間（confidence interval: CI）：81-98%），気分障害の中央値は59%（95% CI：45-70%）となっている．そして，自殺に関連する要因のなかで精神障害が最も強い関連性を持つことが示され，精神障害の治療が自殺予防対策上最も有効だろうと結論づけられている．

自殺者の約90%に精神障害の診断がつく．残る10%について調査した報告[5]によると，パーソナリティ障害を始め，なんらかの精神医学的問題を有する割合が高い．つまり，DSM診断のI軸診断はつかないがII軸を有していたり，あるいは，I軸，II軸ともに満たさないが精神症状を有する状態であった．いわゆる理性的な自殺は圧倒的に少ないと考えられる．

日本の自殺の実態

日本では，遺族に面接調査を行う心理学的剖検研究が遅々として進まない．自殺の実態解明の基になる，対象の代表性を確保する地域調査がいまだに行われていない．日本は自殺に寛大な歴史的背景と社会的風潮を有する．一方で，とくに近親者の自殺については，タブー視する傾向がある．いずれも，自殺の実態調査や自殺予防という動きにはつながりにくい．

日本の自殺の実態に精神医学的な解明を試みたのは飛鳥井[6]が最初である．遺族に直接連絡をとり協力を求める心理学的剖検法が行い難

表1 日本の自殺者と「自殺失敗者」にみられる精神障害

	自殺失敗者[6]	自殺者[7]
・うつ病圏	46%	54%
・統合失調症圏	26%	26%
・アルコール・薬物依存症圏	18%	9%

(飛鳥井 望, 1994[6]；張 賢德, 1996[7] より)

いため, この調査ではかろうじて死を免れた「自殺失敗者」が対象に選ばれた．また，対象の代表性を確保するために，東京都のある総合病院の救命救急センターにある期間に搬送された全例が対象とされた．そして，対象の精神医学診断が検討され，さらに，その結果と同地域・同時期の全自殺死亡者の年齢層別割合が掛け合わされて，自殺死亡者の精神医学診断が推計された．その結果，うつ病圏46%，統合失調症圏26%，アルコール・薬物依存症圏18%となり，3つを合わせると90%に精神医学診断がつくことになった．

もう一つの研究は筆者[7]が行ったもので，東京都のある総合病院の救命救急センターにある期間搬送された全自殺死亡者を対象として，遺族の協力が得られた場合には心理学的剖検調査を行い，それ以外のケースでは監察医務院の記録を情報源とした．その結果，うつ病圏54%，統合失調症圏26%，アルコール・薬物依存症圏9%と判明し，少なくとも89%に精神医学診断がついた．これは飛鳥井の研究結果に近い値であった（**表1**）．

以上から，日本の自殺も諸外国と同じように，約90%が自殺時に精神障害の診断がつく状態になっていると考えられる．最多はうつ病性障害（ほとんどがうつ病で，一部は躁うつ病や気分変調症）で，約半数にみられた．ちなみにアルコール・薬物の依存については，家族がそう認識していない場合もあるので，筆者のデータよりも，直接患者に面接調査を行った飛鳥井のデータのほうが実態をよく表していると考えられる．

上記2つの研究は約15年前のものだが，その結果は現在の自殺にもある程度当てはまると思われる．1998年に，とくに中高年男性の自殺が激増し，今もその状態が続いているが，その背景にはうつ病やアルコール依存症が介在していると考えられる．

うつ病のとき，なぜ自殺が起こりやすいのか？

1970年代から「うつ病患者の自殺率は10〜15%」といわれてきたが，これは重症のうつ病患者を対象にした結果であった．最近の報告ではそれよりも低く，気分障害の外来患者で2.2%，入院を要したうつ病患者のうち入院理由が自殺行動によらない者で4%，自殺行動で入院した者で8.6%となっている[8]．しかし，自殺率は一般に10万対で表す程度の頻度なので，うつ病の自殺率は依然として高い．

うつ病のとき，なぜ自殺が起こりやすいのであろうか？ まず考えられることは，うつ病性の認知障害（認知の歪み）である．マイナス思考が支配的になり，状況に関連して悲観や否定的思考が強まり，希死念慮に至る．本人もそのプロセスをある程度自覚しており，第三者から見ても了解可能である．「自殺を考えている人は最後まで，死にたい気持ちと生きたい気持ちのあいだで揺れている」とよくいわれるが，それは変動するうつ病性の認知障害の程度で説明できる現象かもしれない．

もう一つは，筆者が「うつ病性の希死念慮」とよぶもので，患者自身はなぜ自分が死にたいと思うのか，そのプロセスをよく説明できない[9]．「ただ死にたいとしか言えない」，「死に

たくなるほど，落ち込んでいる，つらいとしか言えない」などと表現される．阿部[10]が「メランコリー性希死念慮」とよび，うつ病体験から直接生じる死への衝動であると指摘しているものと同じだと考えられる．阿部[10]はメランコリー性希死念慮は不安・焦燥相に現れやすいと指摘しているが，筆者も同感である．また阿部[10]は，不安・焦燥の極で起こるこの自殺行動は後に健忘を残すことがあると指摘しているが，これも筆者の「解離」仮説[9]に合致する．自殺行動時には解離状態になっていると考えられる．

上記の2つの希死・自殺念慮は混在することがあると筆者は考えている．最初は了解可能な状況反応性の希死念慮も，その後，抑うつ気分が深まったときに，「うつ病性希死念慮」あるいはメランコリー性希死念慮へ移行もしくは重畳する．

たとえば，電車への飛び込み自殺の多くがこれに該当するのではないかと推察される．「生きたい」と「死にたい」のあいだを揺れる心理状態のまま家を出て会社に向かうが，抑うつ気分が深まってホームでは理性を失うほどの状態になり飛び込む．電車への飛び込みが多くの人に迷惑をかけること，遺体は無惨な状態になること，遺族に弁済の請求がいくことなど，理性的な状態なら考えられるが，飛び込むときには理性的な考えを凌駕するほどの強い自殺念慮に満ちた状態になっていると思われる（このような状態を英語ではagitationと表現され，阿部[10]も焦燥とよんでいるが，筆者はその手前の不安や強い情動も重視している）．

以上から得られる臨床への示唆は，うつ病性の認知障害を深まらせないことと，強い不安や希死念慮から焦燥に至らせないことが，自殺予防にとって重要と考えられるということだ．前者はうつ病治療そのものに相当するわけだが，なかでも自殺予防に焦点をあてるなら，折にふれて希死・自殺念慮を確認することと，普段から認知行動療法的なアプローチを取り入れることが有益と考えられる[11]．もちろん，抗うつ薬の効果を十分に求めることも忘れてはならない．後者については，薬物療法で強い不安や情動を抑える．筆者は，自殺しない約束を交わしたうえで，不安時やイライラ時の頓服薬を患者や家族に持たせるようにしている．

適応障害レベルでも自殺は起こる

ここまで述べてきたうつ病は，DSMでいうところの大うつ病を想定してのものである．一般に，うつ病の重症度が深まるほど，自殺の危険性も増すと考えられているが，果たして軽いうつ状態では自殺は起こらないのであろうか？ 軽いうつ状態の代表例として適応障害について検討してみよう．

筆者の調査[7]を含め，従来の心理学的剖検調査では，確かに適応障害の割合は低く，ほとんど注目されてこなかった．その理由として考えられることは，筆者の心理学的剖検調査の経験からいえることとして，故人に適応障害の診断を下す難しさがあげられる．うつ症状の数や持続期間の判定が難しいケース，つまり適応障害なのかうつ病なのかの判定が難しいケースが確かに存在し，一過性でも重い状態が確認されれば，それに引きずられて重いほうの診断が下される傾向になる．適応障害レベルの状態が心理学的剖検では盲点になるといえる．

そこで，適応障害の自殺行動を知る手がかりとして，自殺未遂者の調査がある．未遂者のなかでも重症の身体的ダメージを負った重傷未遂者であれば，質的に既遂者とほぼ同等とみなせ

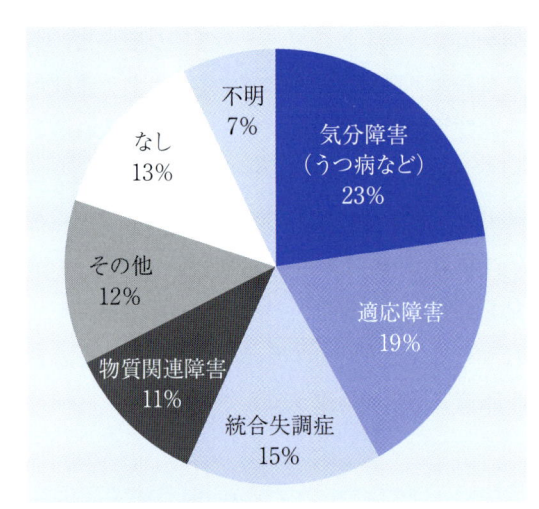

図1 重症自殺企図者564人の精神科診断（DSM-IV、I軸診断）
（横浜市立大学医学部精神科　河西千秋准教授より提供）

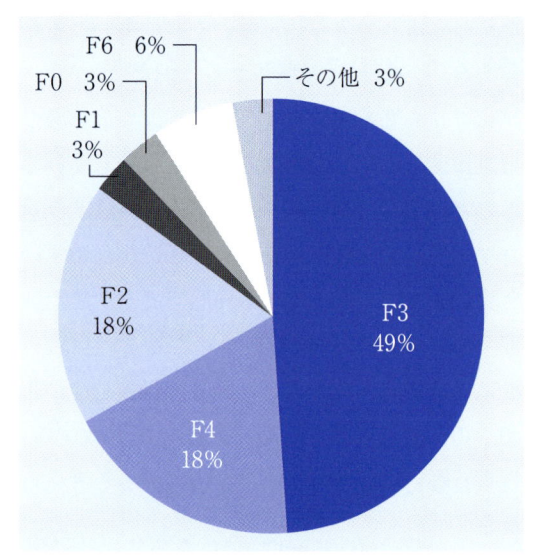

図2 救命センター自殺企図者（147例）
F0（症状性を含む器質性精神障害）、F1（精神作用物質使用による精神および行動の障害）、F2（統合失調症、統合失調型障害および妄想性障害）、F3（気分（感情）障害）、F4（神経症性障害、ストレス関連障害および身体表現性障害）、F6（成人のパーソナリティおよび行動の障害）
（岩手医科大学精神科　大塚耕太郎講師より提供）

る．たとえば，**図1**は横浜市立大学精神科河西千秋准教授からご提供いただいた，最近の高度救命センターでの自殺未遂者の精神科診断である．適応障害が全体の約2割あり，気分障害の23％と合わせると，これらで全体の42％を占める．**図2**は岩手医科大学精神科大塚耕太郎講師からご提供いただいた，高度救命センターでの自殺未遂者の精神科診断である．適応障害が含まれるICD（International Classification of Diseases）-10のF4が全体の約2割あり，気分障害と合わせると全体の67％を占める．また，日本医科大学，東海大学，三島救命救急センター，札幌医科大学，岩手医科大学の各救命救急センターの自殺未遂者の合計では，F4が全体の32.6％，F3（気分障害）が26.2％で，両者合わせると全体の58.8％であった[12]．

このようにみると，従来の心理学的剖検調査で気分障害と一括されていた区分の中に適応障害が含まれていた可能性がある．自殺者の少なくとも2割程度が適応障害レベルであったと思われる．

つまり，適応障害でも自殺する可能性がある．その自殺プロセスは前節で記したうつ病のそれに準じるのではないかと，現在のところ筆者は考えている．適応障害レベルでも認知や思考の狭隘化はみられるし，抑うつ気分が深まったときには強い自殺念慮で思考も感情も占拠される状態になることがある．

どう対応すればよいのか？

うつ病

自殺の危険性が高いうつ病患者は精神科医に任せるのが無難である．現在の自殺の危険性の評価のためには，希死・自殺念慮を確認することが最も重要である．チェックリストのように有無だけを確認するというような乱暴な尋ね方をしない限り，「自殺を誘発するのでは」とい

う恐れは不要である[13]．希死念慮や自殺念慮が確認されれば，それを端緒とした環境調整や精神療法を含め，治療方針を組み立てられる．自殺性が現在認められなければ，「病状によってはそのような状態になることがありうるので，そのときにはすぐに話してください」などのように，自殺予防のための心理教育を行っておけばよい．

精神科医としては，通常のうつ病治療を通じてすでに自殺予防に貢献しているわけなのだが，さらに確実性を増すためには自殺危険群を正確に把握したい．しかしながら，臨床に供される評価法はまだ存在せず，「自殺評価の最高到達点である自殺リスクの評価は，典型的な臨床判断である．というのは，自殺や他の自殺行動を特定的に予見するリスク要因としての一つの特定要因やワンセットの要因といったものは確認されていないからである」[8]．

臨床判断を行うためには，自殺の危険因子を知っておく必要がある．最近のネガティブなライフイベント，希薄な社会的サポート，乏しい家族関係，不遇な生育環境，自殺未遂歴，自殺の家族歴など一般的な危険因子に加え，うつ病の自殺危険因子として，パニック発作，重症な精神不安，集中力低下，不眠，重度の興味・喜び感の喪失，絶望，アルコール・薬物使用などがある[8]．

以上を念頭に置きつつ，筆者が臨床実践で心がけていることは，患者の変化に鋭敏であることだ．外観，病状，生活環境，仕事などあらゆる点での変化に際し，可能な限り希死念慮を問うようにしている．そして，先述のように，うつ病性の認知障害を深まらせないことと，強い不安や希死念慮から焦燥に至らせないことに注意を払っている．

差し迫った自殺の危険が高い場合，入院によって行動制限や監視を含めた強力な治療が可能になるが，残念ながら，入院が長期的に自殺の発生率を減らすという実証的な証拠はない[8]．退院後の治療継続性が重要になるわけだが，精神科医が連携を組むネットワークを構築する必要がある．

適応障害もしくはそれよりも軽いレベル

適応障害レベルのうつ状態でも自殺は起こりうるので，希死念慮には注意を払わねばならないのだが，「死にたい」あるいはそれに類する「消えたい」「ずっと眠りたい」などの訴えがあればすぐに精神科へ紹介というのは現実的ではないかもしれない．なぜなら，厚生労働省の患者調査[14]で示されるように，この10年でうつ病患者は2倍以上に増加する一方で，精神科医の増加はそれに伴っておらず，精神科医が対応しきれないという実情があるからだ．

したがって，プライマリケアの段階で対応せねばならないケースもある．その際，希死念慮に狼狽せず，「死にたいほどつらい」というメッセージであると冷静に受け止め，まずは傾聴する．そして，「死ぬこと以外の方策を一緒に考える」ことを明確に伝え，地域の保健所や精神保健センターにつなげる．患者の問題解決を一人ですべて背負い込む必要はないし，できることでもない．要はストレス状況に取り組む手助けをしてあげることであり，「一人じゃない」という実感を感じてもらうことが大切なのである．これは医師でなくてもできる．「死なせない」という使命感と少しの温かさがあればできることなのである．

最後に──認知行動療法について

　心理療法のなかで，問題行動の是正に有効であるというエビデンスが近年数多く出されているのが認知行動療法である．自傷や自殺行動についても例外ではない．これに対し，認知行動療法は他の心理療法に比べてマニュアル化しやすいし，それゆえ効果判定もしやすいから，認知行動療法が目立っているにすぎないという批判もある．筆者も同感である．加えて，認知行動療法にきちんと参加できる患者はある程度病状が軽いであろうから効果が出やすいことも考えられるし，そもそも認知行動療法の効果だけを取り出して測れるという点に筆者は疑問を感じる．

　臨床現場では，認知行動療法だけをマニュアルどおりに行うというセッティングはまず考えられない．認知行動療法を導入するにしても，そこにはすでに治療関係が成立しているわけで，少なくとも支持療法は行われている．あるいは，治療者も気づかぬまま転移を扱っていることもあるだろう．認知行動療法だけが自殺予防に有効であるとは思わない．しかしながら筆者自身，自らの診療を省みたとき，認知行動療法を取り入れている[15]．

　認知療法あるいは認知行動療法の実践を考えたとき，その技法だけに固執するのはよくないと筆者は思う．確かに，多くの研究論文が示すように，短期間の効果をみるなら認知療法は有効だろう．しかし，自殺性を有する患者の治療は一筋縄ではいかないことが多い．とくに幼少時の発達史に基づく人格の脆弱性を持つ患者の場合，過去を振り返り養育者との関係性について「はたと気づく」ような体験がないと，治療はなかなか進まない．モデリングだけの認知理論では不十分なように筆者には思える．しかし逆に，このような患者に分析的アプローチだけで治療を推し進めるのもよくない．「今，ここで」の危機も取り扱わねばならない．つまり，治療の場では，臨機応変な対応が必要ということだ．1つの技法に固執しすぎない柔軟性が大切である．

　そして，何よりも大事なことは，患者を見放さないことである．治療者が想定する治療法に乗ってこないからといって患者を見放すことはよくない．精神科医，かかりつけのプライマリケア医，看護師，心理士，精神保健福祉士，保健師など，それぞれの立場で，患者に「つながっているという思い」を持ってもらうことが大切である．患者とのつながりのなかで，治療者が認知行動療法の知識を身につけ，患者に無理を強いない程度に認知行動療法的なアプローチを織り交ぜていくことは確かに有効である．この意味において，認知行動療法の基本的な知識と実践方法を多くの職種の人々に知っておいてもらうのがよいと筆者は考えている．

〔張　賢徳〕

[引用文献]
1. Runeson B, Samuelsson M, Stolt I, et al. Vård Av Suicidnära Patienter 2002. 友子・ハンソン（訳），内村直尚（監修）. 自殺願望のある患者へのケア──自殺予防先進国スウェーデンの対策マニュアル，毎日コミュニケーションズ，2008.
2. 張　賢徳. 自殺研究における多数例研究の意義. 精神医 1996; 38: 477-84.
3. Robins ER, Murphy GE, Wilkinson RH, et al. Some clinical considerations in the prevention of suicide based on a study of 134 successful suicides. Am J Public Health 1959; 49: 888-99.
4. Cavanagh JTO, Carson AJ, Sharpe M, et al. Psychological autopsy studies of suicide: a systematic

review. Psychol Med 2003; 33: 395-405.
5. Ernst C, Lalovic A, Lesage A, et al. Suicide and no axis I psychopathology. BMC Psychiatry 2004; 4: 7.
6. 飛鳥井 望．自殺の危険因子としての精神障害―生命的危険性の高い企図手段をもちいた自殺失敗者の診断学的検討．精神誌 1994; 96: 415-43.
7. 張 賢徳．自殺既遂者中の精神障害と受診行動．医事新報 1996; 3789: 37-40.
8. American Psychiatric Association. Practice Guidelines for the Treatment of Psychiatric Disorders: Compendium 2004, American Psychiatric Publishing Inc., Washington DC, 2004. 佐藤光源，樋口輝彦，井上新平（監訳）．米国精神医学会治療ガイドラインコンペンディアム，医学書院，2006; p.788.
9. 張 賢徳，竹内龍雄，林 竜介，ほか．自殺行為の最終段階についての研究：「解離」仮説の提唱と検証．脳と精の医 1999; 10: 279-88.
10. 阿部隆明．うつ病の症状構成―制止，不安・焦燥，自殺念慮を軸として．広瀬徹也，内海 健（編）．うつ病論の現在―精緻な臨床をめざして，星和書店，2005; p.25-47.
11. 水野康弘，張 賢徳．認知行動療法．精神科治療 2009; 24（増刊）: 270-2.
12. 岸 泰宏，黒澤 尚．救命救急センターに収容された自殺者の実態のまとめ．黒澤 尚（編）．自殺の病理と実態―救急の現場から，医歯薬出版，2003; p.102-4.
13. 張 賢徳．希死念慮・自殺念慮を抱える患者の面接．精神臨サービス 2001; 1: 106-12.
14. 厚生労働省．平成20年患者調査の概況，2009.
15. 張 賢徳．自殺行動の精神力動―治療論．日精協誌 2001; 20: 77-82.

不安と自殺

　世界における自殺死亡率は人口10万対14.5人といわれ，実に40秒に1人が自殺で亡くなっている計算となる[1]．今日，わが国における自殺問題も深刻である．1986（昭和61）年から緩やかな減少傾向を示していた自殺者数は，1994（平成6）年以降上昇に転じ，1998（平成10）年には3万人を超え，以後高止まりの状態を続けている．自殺は，全死亡原因の第6位に位置するが，20・30代では第1位である．警察庁の2008（平成20）年度のデータによると，自殺者のうち男性は約7割を占め，どの年齢層でも女性より多い．また，全自殺者のなかで60歳以上の占める割合は30%を超え，50・40・30代と続く．自殺の直接の動機をみてみると，健康問題が最も多く，続いて経済・生活問題となっている[2,3]．

　すべての自殺のうち，少なくとも80%以上の自殺の背景には精神疾患が関わっており，精神科に受診しないままに自殺を遂げる場合も多い．医療従事者は自殺予防のキーパーソンであり，とくにプライマリケア医は自殺予防のゲートキーパーともいえる重要な立場にある．

　本項では，不安についての概説と，自殺の一般的な危険因子について述べ，不安の関わる精神疾患と自殺，その他の精神疾患に不安が併存した場合のリスクについて解説する．

精神病理としての不安

　古来より不安と人間は切っても切り離せない関係にある．不安とは摩訶不思議なもので，人々を恐慌や混乱に陥らせ，判断力を失わせたり，また，不安への対処反応の欠如は精神的な病を引き起こすこともあれば，一方で活力や創造性の源となることもある．事実，不安とストレスがそれを解決するための偉業につながったり，あるいは深淵な文学作品や芸術作品を生み出してきた．

　このように，ひとくちに不安といっても，病的なものからそうでないものまでその内容はさまざまであり，臨床的には，健康の障害問題となるような不安を的確に拾い上げ，鑑別し，そして対応することが重要となる．

現代における社会的不安

　現代社会は複雑化し，不安に満ちているといういい方ができる．2008年から2009年にかけて世界は同時不況に見舞われ，従来の資本主義社会は実体経済学の枠を超えて変貌し，そのシステムはすでに破綻している．わが国ではバブル経済崩壊後に失業率が上昇し，終身雇用制は過去のものとなった．収益がすべてという風潮はさらに強まり，保健・福祉の抜本対策ははるか彼方に追いやられ，過重労働，格差・貧困問題，老後不安など，多くの日本人は社会的不安を感じながら生活しているともいえるが，大量の情報の洪水のなかで，またあらゆるものがデジタル化されていく時代のなかで，不安の緩衝となるはずの人間関係は希薄化の方向に向かい，孤立化が進んでいる．今こそ変革の時といわれるが，それこそ変革には希望とともに大きな不安も伴う．

不安が主の精神疾患と自殺

種類

　不安を主症状とする病態・疾病を精神科では不安障害という名称のもとに分類している．不安障害の種類にはパニック障害，恐怖症性不安障害（社会恐怖症，広場恐怖症），強迫性障害，全般性不安障害，重度ストレス反応などがある．そのほかにも一般身体疾患による不安障害，物質誘発性不安障害などもある．不安障害の治療論は他章に譲るが，不安障害は双極性障害やうつ病，統合失調症や境界型パーソナリティ障害などと併存することも多く，重複疾患があれば難治となりがちで，自殺のリスクも高まるといわれる．

疫学

　不安障害の年間有病率は日本では5.3%であり，個々の疫学は広場恐怖症の生涯有病率が0.36〜10.8%，パニック障害では生涯罹病率は3.4%[4]，そして強迫性障害の有病率は1.3〜2%といわれている[5]．世界保健機関（World Health Organization: WHO）によると，日本の不安障害有病率は米国の18.2%やフランスの12.0%と比較すると非常に少ないが，その理由の一部として国ごとの診断率の差というものが指摘されている．

自殺のリスク

　まず，自殺全般に関わるリスクについて述べ

る．先行研究により，いくつもの自殺の危険因子が明らかにされている[1,2]．

まず自殺未遂の既往は，その手段や程度にかかわらず最も重要な因子である．よくいわれるような「アピール目的の自殺未遂（＝致死性が高くない手段による企図）」に見えるようなものでも，自殺との関連においては看過できない．致死的でない服毒や自傷行為を行った者も，最初の1年で1〜6％が自殺既遂に至ると報告されている[1]．自殺の手段も致死性の低いものにとどまるとは断定できず，自殺未遂を繰り返した後に既遂するものの80％以上が2回以上手段を変えて自殺に至っている[6]．また，自殺を既遂した人の実に45％前後に過去の自殺未遂があるという[6]．前方視研究によると，自傷行為ないしは自殺未遂者のうち，その5〜10％が自殺既遂に至っているといわれている[7]．また，精神疾患罹患も重要なリスク因子である[2]．

このほか，男性と高齢者では自殺のリスクが高い．家族歴に自殺があるとやはりリスクは高くなり，とくに女性の場合は2倍になるという[1]．アルコール使用も自殺のリスク因子である．またライフイベント，喪失体験としては，被虐待や離婚，死別・離別などのさまざまな体験が誘因・遠因となる．性格傾向は，衝動性や攻撃性（攻撃性が自己に向かえば，すなわち自傷・自殺行動につながる）が関連する．自殺の原因はさまざまな要因が絡み合う複雑事象ではあるものの，上記のリスク因子を把握し，対処することで自殺予防が可能となる．

不安障害と自殺

従来，不安障害のみでは自殺既遂は他の疾患に比するとリスクは少ないといわれてきたが，逆に前方視研究では不安障害単独でも希死念慮や自殺企図のリスクがあるという報告がある[8]．メタ解析によれば，不安と致死的でない自殺行動は白人において関連があるという[9]．パニック障害では希死念慮が増すこと，外傷性精神障害は自殺企図歴が多いこと，強迫性障害では2〜10倍自殺のリスクが高いこともいわれている[9]．

パニック障害に限定すると，パニック発作がある人の自殺念慮は精神障害のない人の7.9倍，うつ病を伴うパニック障害の場合は15.4倍であったという．パニック障害患者の生涯自殺企図率は20％で，他の精神障害の2.6倍，一般人口の18倍という報告もある[4]．

大うつ病やアルコール依存，境界型パーソナリティ障害など，他の精神障害を伴うと著明に自殺企図率は上がるといわれている．パニック障害患者で自殺を企図する者は，非企図患者に比して，大うつ病や物質乱用の既往歴が有意に高率であったという[4]．

なお，思春期に限ると不安障害は，希死念慮と自殺企図に強い関連を有するとされる[10]．不安障害単独では，致死率の高い自殺企図手段を選ぶことは少ないといわれるが，繰り返される自傷や自殺企図は自殺のリスクを上げる．

自殺企図者からみえてくる不安と自殺の関係

筆者らの所属する横浜市立大学では，横浜市立大学附属市民総合医療センター・高度救命救急センターに救急搬送された重症自殺企図者について，その社会的背景，自殺企図手段，精神科診断，企図後の治療転帰などを調査している．自殺未遂者と既遂者はもちろん同一の集団ではないが，この両者には共通性があり，しかも致死性の高い方法で自殺企図を行う者は，自殺企図者ときわめて近似していることが先行研究から明らかにされている[11]．致死的な自殺未遂

から生還した自殺企図者から得られる情報はきわめて貴重であり，われわれは多くのことを学ぶことができる．

筆者らは2008年3月の時点で，684人の重症自殺企図者について解析を行ったが，その結果，少なくとも87.3％がなんらかの精神疾患に罹患していることがわかった．そのうち，不安障害と診断された患者の割合は3.9％であった．例数は少ないが内訳をみると，男性：女性＝1：2で女性が多く，自殺企図歴があるものは44.4％に及んだ．企図手段は処方薬も含めた服毒が74％と圧倒的に多く，なかには入水や焼身など危険な手段をとった例も認めた．アルコールの使用は22.2％であった．手術以外での気管挿管を要した例は11例で，その内自殺企図歴を認めたものが8例と，とくに重篤な症例では再企図の高さが目立った．以上より重症自殺企図者のうちの不安障害患者は，自殺企図歴を持つものが多いことがうかがえた．

精神疾患に不安障害が併存した場合

統合失調症やうつ病，双極性障害，物質依存障害などはそれ自体でも自殺のリスクが高いが，不安障害を併存すると疾患によっては，さらに自殺のリスクが高まるといわれている．

統合失調症

統合失調症でパニック発作の生涯罹患率は40％を超えるといわれている[12]．統合失調症の自殺のリスクは5％を超えるとされるが，パニック障害や強迫性障害を併存すると自殺率が上がると報告されている[12]．

大うつ病

心理学的剖検研究（自殺既遂者の詳細な調査と遺族ケアなどに関わる研究）では自殺既遂者の30％以上はうつ病とされるが，さらに50％を超えるとするものもある[13]．大うつ病で不安障害が並存しない場合は，自殺リスクは7.9％であるのに対し，不安障害を併存するとリスクが19.8％と約3倍にリスクが上昇すると報告されている[14]．パニック障害患者で大うつ病を伴うものの割合は20％程度といわれており，大うつ病に不安障害が併存した場合は注意が必要である．

双極性障害

双極性障害の患者でパニック障害を併存する割合は，26～80％であり，逆にパニック障害の患者で双極性障害を併存する割合は13～23％といわれている[15]．双極性障害には10～15％の自殺のリスクがあるといわれており，双極Ⅰ型障害では不安症状が併存すると自殺のリスクは増大するといわれている．急速交代型の場合でも，パニック発作が併存すると自殺のリスクが上がるといわれている[16]．不安障害を併存すると自殺企図のリスクが2.45倍になるという報告もある[17]．抑うつ気分と不安を明確に区別することは難しいが，いずれにせよ双極性障害に不安障害が併存する場合には，ない場合に比べ，とくに自殺のリスクが上がるため注意が必要である．

物質依存障害

物質依存障害の生涯自殺企図率は16～71％と，先行研究のデータは多様であるが，とくにアルコールの使用障害の自殺のリスクにつ

いてはよく知られている．アルコール使用障害（乱用，依存）において，不安障害の併存率を調べると，米国のNational Epidemiologic Survey for Alcohol and Related Conditions（NESARC）研究においては，12か月有病率が特定の恐怖症で13.8%，パニック障害や社会恐怖症，全般性不安障害は6%前後である[18]．物質依存障害とうつ病併存による自殺リスクの上昇については多くの文献で一致しているが，物質依存障害と不安障害ではリスクが上昇する，逆に関連しないなど，結論は一致していない[19]．

身体疾患に不安障害が合併した場合

身体疾患と不安との関連については，たとえば，甲状腺疾患や心不全，糖尿病，後天性免疫不全症候群（acquired immunodeficiency syndrome: AIDS），全身性エリテマトーデス（systemic lupus erythematosus: SLE）などの慢性疾患はもちろん，他に種々の薬剤の影響，ハーブ製品の影響などが指摘されている[14]．とくに循環器系の疾患ではパニック発作は2.28倍のリスクがあり，関節炎の疾患でも2倍のパニック発作のリスクがある．また身体疾患に伴う機能障害と不安障害にも関連性があるといわれている[20]．その不安の内容は，身体疾患の予後に関わるもので心理的に了解可能なものから，内因性に，あるいは外因性の物質への曝露が不安の生物学的基盤に作用すると思われるものまで多様である．

重要なことは，不安はうつと並んで人の普遍的な表出であることから，多くの場合，それが危険なもの，自殺のリスクに関わるものとみなされないことである．疼痛の持続，生活機能の著しい障害，寛解の難しい進行性の病態，度重なる再発性などについては自殺のリスクを考慮する必要がある．

プライマリケア医と自殺問題

プライマリケア医への期待

WHOの行った調査で，プライマリケア医や一般病院内科外来を受診する患者における精神疾患の有病率調査がある．これは，欧米，南米，アジア（日本，インド，中国を含む）で約2万6,000人を対象にした大規模研究であるが，一次スクリーニングで全般健康調査を行いサンプリングした結果，約10%の患者がうつ病に罹患し，全体の約21%の患者が精神疾患に罹患していることが明らかとなった[21]．自殺既遂者の40%近くがホームドクターを数週以内に訪れていたというデータもある[1]．またWHO調査によれば，うつ病など他の精神疾患を含む受診率は，日本は16.7%と欧米に比べると最低のラインであることが報告されている[22]．実はわが国は精神障害に対する偏見がまだ強く，精神的な問題を抱えても，精神科受診を避ける風潮が残っていることがうかがわれる．このことからもプライマリケアと精神科による連携は非常に重要である．

最近まで，身体科と自殺の関わりがあまり語られることはなかったが，自殺に関する警察庁統計[3]によると，遺書を残して亡くなった自殺者については，「健康問題」が自殺の動機として最も多い．自殺既遂者の多くは自らの精神疾患罹患におそらく気づいておらず，また上記のように抑うつ状態にある患者は，健康問題を訴え，数多くがプライマリケア医のところで潜

在している．そのため，最近，プライマリケア医は自殺予防のゲートキーパーとみなされている．

不安障害への対応

不安障害を疑い，診断をつけることは容易とはいえない．上記のように，不安は，人の心理としてあまりに普遍的である．しかし，プライマリケア医からみて患者の不安が見てとれたとしても患者自身にその自覚がない場合，あるいは患者の抱える不安が患者の生活機能を著しく低下させているような場合は，介入が必要である．基本的には不安を話題に取り上げ，その所在と解決方法を患者と話し合うことが必要であり，その際には適宜，医療・福祉に関わる社会資源の導入も考慮するが，それだけでも不安は相当軽減するだろう．それで改善されない場合や他の精神疾患の並存がある（あるいは疑われる）場合，他の自殺のリスク因子を有している場合，などは，不安障害の診断が確定できなくても精神科専門医に紹介することが望まれる．

自殺予防のために

不安は抑うつを伴うことが多く，その両者は区別したり鑑別することが難しい．自殺を予防するうえで大事なことは，その深刻さ，生活上の支障の度合いである．また，自殺企図のリスク因子が当てはまりにくくても，重篤な疾病状態でも感情をまったく表すことのない妙に潔い態度や，周囲に支援がなく孤立した状態，唐突な行為（長らくしていなかった親の墓参りをする，身辺整理をする，あらたまって疎遠だった人にあいさつの電話をしたり，訪問をしたりする）などがみられた場合も，自殺のリスクに留意する必要がある．そして，患者に自殺のリスクがあると感じられたなら，希死念慮を尋ねるとよい．

希死念慮を尋ねることには躊躇してしまうかもしれないが，ひとこと尋ねることが命を救うきっかけになる場合がある．希死念慮を尋ねにくい場合は身体症状の苦痛に共感を示し，「苦しいときには，死んでしまいたいという考えがよぎることがありませんか，いかがですか」など一般化して尋ねると聞きやすいし，答える側も話しやすくなる．希死念慮がなければすぐに否定するだろうし，逆につらいと思っている患者は素直に肯定する．「死にたい」と言われたらそれは自殺予防の絶好の機会なので，慌てずに，患者が気持ちを表明したことを労い，共感の意を表明する．そのことでその先の対処が円滑となる．

希死念慮が認められ，かつそれに自殺の具体的な計画が含まれている場合にはかなり危険性が高いと判断されるので，なるべくすみやかに精神科専門医の紹介が必要である．具体的に紹介する先に困ったら，都道府県や政令市の精神保健福祉センターや自殺対策の担当課，あるいは保健所に連絡をとることが推奨される．

緊急性がない場合は，自殺の他のリスク因子を検討しつつ，患者の困っている状況について，具体的に把握し対処することが望まれる．それは，実は痛みなど身体的な疾病に関わっている場合もある．生活上の問題であれば，対応可能な範囲で助言をすることもできるだろうし，それを超えた内容であれば，保健・福祉に関する社会資源の活用を考慮する．これらの段階を経ずにすぐに精神科に紹介してしまうことは，患者に見捨てられ感を生じ，その患者が精神科を受診しなければ介入の機会が当面失われてしまうことになる．なお，もし精神科につなげることになったとしても，引き続きかかりつけ医として患者と関わっていくことを明確に言葉で伝

えることが望まれる．また，緊急性があろうとなかろうと患者に自殺をしないでほしいことを伝え，自殺をしない約束を交わすことが大切である[2]．

(長谷川　花，河西千秋)

[引用文献]

1. Hawton K, van Heeringen K. Suicide. Lancet 2009; 373: 1372–1381.
2. 河西千秋．自殺予防学，新潮社，2009.
3. 警察庁生活安全局生活安全企画課．平成20年中における自殺の概要資料，2008.
4. 貝谷久宣．パニック障害の疫学．臨精医 2005; 34: 883–91.
5. 松下正明，ほか（編）．臨床精神医学講座，第5巻，神経症性障害・ストレス関連障害，中山書店，1997; p. 306–13.
6. Suominen K, Isometsa E, Heila H, et al. General hospital suicides: a psychological autopsy study in Finland. Gen Hosp Psychiatry 2002; 24: 412–6.
7. Owens D, Horrocks J, House A. Fatal and non-fatal repetition of self-harm. Systematic review. Br J Psychiatry 2002; 181: 193–9.
8. Sareen J, Cox BJ, Afifi TO, et al. Anxiety disorders and risk for suicidal ideation and suicide attempts: a population-based longitudinal study of adults. Arch Gen Psychiatry 2005; 62: 1249–57.
9. Hawgood J, De Leo D. Anxiety disorders and suicidal behavior: an update. Curr Opin Psychiatry 2008; 21: 51–64.
10. Boden JM, Fergusson DM, Horwood LJ. Anxiety disorders and suicidal behaviors in adolescence and young adulthood: finding from a longitudinal study. Psychol Med 2007; 37: 431–40.
11. Beautrais A. Suicide and serious suicide attempts: two populations or one? Psychol Med 2001; 31: 837–45.
12. Pallanti S, Quercioli L, Hollander E. Social anxiety in outpatients with schizophrenia: a relevant cause of disability. Am J Psychiatry 2004; 161: 53–8.
13. Bertolote JM, Fleischmann A, De Leo D, et al. Psychiatric diagnoses and suicide: revisiting the evidence. Crisis 2004; 25: 147–55.
14. Aina Y, Susman JL. Understanding comorbidity with depression and anxiety disorders. J Am Osteopath Assoc 2006; 106 (5 Suppl 2) : S9–S14.
15. 三浦智史，神庭重信．双極性障害の臨床疫学．臨精医 2005; 34: 863–70.
16. Kilbane EJ, Gokbayrak NS, Galynker I, et al. A review of panic and suicide in bipolar disorder: Does comorbidity increase risk? J Affect Disord 2009; 115: 1–10.
17. Simon N, Otto M, Wisniewski SR, et al. Anxiety disorder comorbidity in bipolar disorder patients: data from the first 500 participants in the Systematic Treatment Enhancement Program for Bipolar Disorder (STEP-BD). Am J Psychiatry 2004; 161: 2222–9.
18. Grant BF, Stinson FS, Dawson DA, et al. Prevalence and co-occurrence of substance use disorders and independent mood and anxiety disorders: results from the National Epidemiologic Survey on Alcohol and Related Conditions. Arch Gen Psychiatry 2004; 61: 807–16.
19. Bakken K, Vaglum P. Predictors of suicide attempters in substance-dependent patients: a six-year prospective follow-up. Clin Pract Epidemiol Ment Health 2007; 3: 20.
20. Sareen J, Cox BJ, Clara I, et al. The relationship between anxiety disorders and physical disorders in the US National Comorbidity Survey. Depress Anxiety 2005; 21: 193–202.
21. Ormel J, Vonkorff M, Ustun TB, et al. Common mental disorders and disability across cultures. Results from the WHO Collaborative Study on Psychological Problems in General Health Care. JAMA 1994; 272: 1741–48.
22. OECD Factbook 2009. Economic, Environmental and Social Statistics, OECD Publishing, 2009.

V章
うつ・不安と physical comorbidity

総論

　さまざまな身体症状を主訴として一般診療科を訪れる患者さんの背景にうつ・不安が潜んでいることが少なくない．不安の場合は，過呼吸，動悸，発汗，めまい，手指の振戦など交感神経の亢進による身体症状が出てくる．うつの場合は，不眠，食欲不振，全身倦怠感，頭痛，めまい，下痢，呼吸困難といった全身症状，消化器症状，呼吸器症状が現れてくる．ところで，循環器，呼吸器，消化器，内分泌，神経疾患などの身体疾患の発症や経過にうつ・不安が関係していることが多く，とくに慢性疾患ほど，背景に不安・うつが多い傾向がある．うつ・不安の治療を遅らせると身体疾患の治療がうまくいかず，一方，うつ・不安の治療によって身体疾患が改善することも多い．したがって，身体疾患にうつ・不安が合併している場合は，身体疾患の治療と同時にうつ・不安の治療をすることが重要である．

不安と関連した身体症状と疾患

　不安の身体症状については，不安時の自律神経症状はいつでもすべてが出現するわけではなく，不安の強度によって変わる．軽度の不安時には，漠然とした不安感と軽度で時々みられる身体的な不安感である．中程度の不安では，心悸亢進，口渇，手掌の発汗がみられる．不安障害患者におけるような強度の不安では，(1)神経学的症状，(2)心循環系症状，(3)消化器症状，(4)呼吸器症状に分けられる[1]．成人の不安障害患者を対象とした調査[2]によると，筋・骨格系の痛み，手掌などの発汗増多，腹痛・下痢，頭痛，口渇，めまい，胸痛・動悸，頻尿・排尿困難，ふるえが頻度の高い順からあげられる．それに対し，8〜18歳の学童・思春期の不安障害患者では，頭痛，胃痛，腹痛，筋肉痛症状がおもに多いようである[3]．一般に，不安の身体症状は交感神経機能亢進による症状と考えられているが，すべてがそうではなく，腹痛や下痢の出現のように副交感神経機能亢進なども混在している．

　不安発現の脳内機序については，いまだ不明な点が多いが，脳内ノルアドレナリン神経やセロトニン神経系の活動性との関連が注目されている．また，不安を呈する身体疾患として，甲状腺機能亢進症，慢性閉塞性肺疾患，虚血性心疾患，過敏性腸症候群，閉経によるホルモン変化，副甲状腺機能亢進症，側頭葉てんかん，アルコール・薬物急性中毒ならびに離脱などがある．このことは，不安が自律神経系を介して身体症状を引き起こすだけでなく，不安自体，身体障害によって二次的に増悪させられることを示している．

　さらに，不安と関連した心身症としては，胃・十二指腸潰瘍，過敏性腸症候群，気管支喘息，過換気症候群，緊張型頭痛，片頭痛などがあげられる．

うつと関連した身体症状と疾患

　プライマリケア施設におけるうつ病の罹患

表1 九州大学病院心療内科を受診したうつ病患者（2000年6月～2001年3月）の身体・精神症状

身体・精神症状（男性, $n=106$）	(%)	身体・精神症状（女性, $n=229$）	(%)
・睡眠障害	35.8	・睡眠障害	42.7
・食欲不振	17.0	・食欲不振	17.9
・興味の消失	16.0	・頭痛	15.3
・頭痛	14.2	・興味の消失	14.0
・下痢	11.3	・抑うつ気分	12.7
・めまい	11.3	・全身倦怠感	10.9
・抑うつ気分	10.4	・いらいら感	10.9
・不安	10.4	・めまい	10.0
・全身倦怠感	9.4	・不安	9.2
・疼痛（頭痛，胸痛，腹痛を除く）	7.5	・疼痛（頭痛，胸痛，腹痛を除く）	8.3
・精神運動性遅滞	7.5	・過食	8.3
・いらいら感	7.5	・動悸	7.9
・発汗亢進	6.6	・嘔気	7.9
・腹痛	6.6	・嘔吐	6.1
・体重減少	6.6	・感覚異常	5.2
・発熱	4.7	・体重減少	5.2
・動悸	4.7	・呼吸困難感	4.4
・嘔気	4.7	・頭部違和感	3.5
・耳鳴り	4.7	・発熱	3.5
・嘔吐	3.8	・腹痛	3.5
・頭部違和感	3.8	・悲哀感	3.5

注：色文字は身体症状．　　　　　　　　　　　　　　　　　　　　　　（Sugahara H, et al, 2004[8] より）

率は4.2～6.9%[4,5] と高く，そのうちの30～50%もの割合で見逃されている[6] という．プライマリケアでうつ病が見逃される理由として，医師がうつ病を鑑別診断として念頭においていないため，うつ病を疑うことさえできないことが考えられるが，こういった単純な理由だけでなく，近年専門分化が進んだ生物的医学のため，患者自身が受診科に特有な身体症状しか訴えないことや，うつ病の軽症化・身体化が進み，精神科医や心療内科医でも診断困難なうつ病が増えていることがあげられる．実際，14か国のうつ病患者を対象とした大規模調査[7] で，身体症状しか訴えないうつ病患者の割合が，69%に

も達していたことが報告されている．したがって，うつ病の身体症状の特徴について認識しておくことは，うつ病を早期発見，早期治療につなげるために非常に重要である．

うつ病の身体症状

われわれは，当科受診のうつ病患者335人の身体症状についてまとめ，その特徴について報告した[8]．表1に示すように，うつ病患者で身体症状を訴える割合は73.5%に上り，一方，精神症状を訴える割合は26.5%と少なかった．うつ病患者において身体症状を訴える割合がこれ

表2 うつ病と免疫学的指標との関係

免疫学的指標	変化
白血球数	↑
%リンパ球	↓
%好中球	↑
CD4/CD8比	↑
リンパ球増殖能	↓
ハプトグロビン	↑
プロスタグランジンE_2	↑
IL-6	↑
NK細胞活性	↓

(Zorrilla EP, et al, 2001[9] より)

だけ高いという結果は，身体症状と精神症状の両方を持つ患者がわれわれの調査では含まれていることを考慮すれば，先に述べた大規模調査の結果と合致するものである．また，身体症状の内訳をみると，男女とも，睡眠障害が最も多く，食欲不振がそれに続いている．さらに男女別にみると，男性では，下痢と発汗亢進が特徴的で，女性では，過食と感覚異常が特徴的である．

身体疾患において慢性疾患ではとくにうつ病罹患率が高くなっている．そして，うつ病と身体疾患は互いに影響を及ぼし合っている．

うつ病による身体疾患への影響

1. うつ病による内分泌・免疫機能への影響

うつ病と免疫機能との関連を調べた最も包括的なメタ分析[9]はZorrillaらによって行われ，180以上の研究が解析に用いられた．これによると，うつ病は，白血球数の上昇，好中球／リンパ球比の上昇，CD4/CD8比の上昇，血清ハプトグロビン，プロスタグランジンE_2，インターロイキン（interleukin: IL）-6値の上昇，ナチュラルキラー（natural killer: NK）細胞の細胞活性の減少，リンパ球分裂促進刺激に対するリンパ球増殖能の減少などと関連していた（表2）．また，うつ病では視床下部-下垂体-副腎軸（hypothalamic-pituitary-adrenal（HPA）axis）の亢進が一般にみられる．このような内分泌・免疫機能への影響が，うつ病による身体疾患への影響に大きく関与していると考えられる．

2. うつ病による各種身体疾患への影響

a. 身体疾患発症への影響

2型糖尿病患者を対象にした前向きコホート研究では，うつ病が2型糖尿病の発症を約2倍前後高めていると考えられる[10]．うつ病が糖尿病を発症させる作用機序については，身体活動の減少，社会支援の欠乏，糖尿病治療へのコンプライアンスの低下など社会・行動面の危険因子が関与していると考えられてきた．しかし，上述した前向き研究では，社会経済的地位，教育，運動，喫煙，飲酒などの社会・行動面の危険因子を補正した後でさえ，うつ病が糖尿病発症を有意に増悪させている．こうしたことから，社会・行動的危険因子だけでなく，直接的生理学的異常がうつによる糖尿病発症に強く関わっていると考えられる．

ストレスホルモン・神経伝達物質による糖代謝への影響について表3に示す[11]．

次に，うつ病による冠動脈虚血性疾患発症への影響を調べた前向きの疫学研究では，うつ病が冠動脈虚血性疾患の発症を1.17〜3.9倍高めている．うつ病が動脈硬化を進め血液凝集能を高めることが知られており，うつ病が冠動脈虚血性疾患の発症を促進する作用機序に関わっていると考えられる．

表3 ストレスホルモン・神経伝達物質による糖代謝への影響

ホルモン	インスリン	肝臓の糖産生	糖利用	脂肪分解	血糖値
コルチゾール	−	↑	↓	↑	↑
ノルエピネフリン	↓	↑	↓	↑	↑
エピネフリン	↑↓	↑	↓	↑	↑
アセチルコリン	↑	↑	−	−	↑
成長ホルモン	−	−	↓	−	−
βエンドルフィン	−	−	−	−	↑

(Surwit RS, et al, 1993[11] より)

b. 身体疾患予後への影響

糖尿病では、うつ病の重症度が高くなるほど、血糖コントロールが悪くなることが報告されている。また、うつ病と血糖コントロールをみたメタ解析でも、1型糖尿病、2型糖尿病を問わず、うつ病を合併していると血糖コントロールが不良になっていた[12]。興味深いことに、うつ病が糖尿病合併症に及ぼす影響を調べたメタ解析では、主要な糖尿病合併症すべて（網膜症、神経障害、腎症、大血管障害、性機能障害）において、うつ病と有意に関連していた[13]。糖尿病患者の死亡リスクでも、うつ病により有意に死亡率が上昇していた[14]。

循環器疾患に関しては、抑うつ症状がある患者では、心筋梗塞発症後1年間の心血管イベント（心血管死、心筋梗塞再発、冠動脈血管形成術、冠動脈バイパス術、狭心症・心筋梗塞・心不全・不整脈による再入院）リスクが1.41倍（95％信頼区間：1.04-1.92）となっており、他の危険因子（年齢、性別、疾患重症度、喫煙、高血圧・糖尿病歴）とは独立した増悪危険因子であったという[15]。また、心筋梗塞患者でうつ病を合併していると、合併していない患者に比べ、死亡率の著明な上昇がみられた[16]。さらに別の疫学調査によれば、うつ病の重症度が高くなるほど、心筋梗塞患者の生命予後が悪くなっていたと報告されている[17]。うつ病と心血管死との相関を調べたメタ解析でも、心筋梗塞後のうつ病は心血管死と有意に関連しており、オッズ比では2.59（95％信頼区間：1.77-3.77）にも上っていたことが明らかとなった[18]。

癌については、乳癌患者において、うつ病により癌死亡率が3.59倍（95％信頼区間：1.39-9.24）にもなっていた[19]。また、血液悪性疾患の幹細胞移植後の予後では、うつ病を合併していると、5年後の死亡率が1.48倍（95％信頼区間：0.76-2.87）になっていたことが報告された[20]。また、関節リウマチに関しても、うつ病が死亡率を有意に上昇させることがわかっている[21]。

このように、うつは身体疾患の発症を高め、予後を左右することは明らかであり、患者の生活の質（quality of life: QOL）を高めるだけでなく、身体疾患を予防しその予後を改善するうえでもうつの早期診断・早期治療はたいへん重要といえる。

そのほかに身体疾患にうつ病を伴っている場合には予後を悲観して自殺がみられることがあるので注意が必要である。

身体疾患によるうつ病

1. 身体疾患の生理学的作用によるうつ病(症状精神病)

　種々の身体疾患がうつ病を引き起こすことがあり，これらの疾患は，脳器質疾患(脳血管障害，脳炎，頭部外傷，脳腫瘍，Alzheimer 病，Parkinson 病，Huntington 病，正常圧水頭症，側頭葉てんかんなど)，代謝疾患(ペラグラ，ビタミン B_{12} 欠乏症など)，内分泌疾患(甲状腺機能亢進症または低下症，副甲状腺機能亢進症または低下症，副腎皮質機能亢進症または低下症など)，自己免疫性疾患(全身性エリテマトーデス，関節リウマチなど)，ウイルス性または他の感染症(インフルエンザ感染，肝炎，単球増加症，ヒト免疫不全ウイルス(human immunodeficiency virus: HIV)など)，ある種の癌(膵癌など)があげられる．

　とくに，近年血管性うつ病(vascular depression: VD)という概念が提唱されており，脳梗塞により情動を司る神経ネットワークの一部が障害され発症するうつ病を指している．この病態には 2 種類あり，(1)脳卒中後にうつ病を発症する post-stroke depression と (2)うつ病患者において磁気共鳴画像(magnetic resonance imaging: MRI)にて脳梗塞が発見される MRI-defined VD がある．すなわち，脳血管障害後のうつ病と潜在性脳梗塞を伴ううつ病である．

2. 身体疾患のストレスによる反応性うつ病(適応障害)

　身体疾患のなかでもとくに表1にあげたような慢性疾患では，身体機能の低下や容姿の衰えや疼痛などの症状に加え，慢性再発性に経過し改善の見通しが立ちにくいことが少なくなく，しばしば肉体的，精神的，時間的，経済的負担が大きい．それらによって，患者に著しい心理的苦痛や社会的，職業的機能の障害が生じ，二次性のうつ病が発症すると考えられる．

3. 身体疾患の薬物治療により生じたうつ病(薬物誘発性うつ病)

　治療目的で使った薬物によりうつ病が生じることがある．注意すべき薬物として，ステロイド，インターフェロン，甲状腺ホルモン，β 遮断薬，レセルピン，インドメタシン，ジギタリス，シメチジン，レボドパ，イソニアジド(INH)，メチルフェニデートなどがあげられる．

おわりに

　以上，うつ・不安と身体疾患の併存について述べた．器質疾患では説明できない身体症状は，少なくとも 1/3 にも上るといわれており，これらの説明がつかない症状にうつ・不安がかなりの部分関わっていると推測される．身体疾患の治療や患者の QOL 向上のためにも，医療側のうつ・不安への認識を高めていく必要がある．身体疾患にうつ・不安が合併している場合は，身体疾患の治療と同時にうつ・不安の治療をすることが重要である．

(久保千春)

[引用文献]
1. Katon WJ, Von Korff M, Lin E. Panic disorder: relationship to high medical utilization. Am J Med 1992;

92: 7-11S.
2. Kroenke K, Jeffrey LJ, Judith C. Depressive and anxiety disorders in patients presenting with physical complaints: clinical predictors and outcome. Am J Med 1997; 103: 339-47.
3. Masi G, Favilla L, Stefania M, et al. Somatic symptoms in children and adolescents referred for emotional and behavioral disorders. Psychiatry 2000; 63: 140-9.
4. Williams JW Jr, Mulrow CD, Kroenke K, et al. Case-finding for depression in primary care: a randomized trial. Am J Med 1999; 106: 36-43.
5. Whooley MA, Avin AL, Miranda J, et al. Case-finding instruments for depression. Two questions are good as many. J Gen Intern Med 1997; 12: 439-45.
6. Posse M, Hallstrom T. Depressive disorders among somatizing patients in primary health care. Acta Psychiatr Scand 1998; 98: 187-92.
7. Simon GE, VonKorff M, Piccinelli M, et al. An international study of the relation between somatic symptoms and depression. New Engl J Med 1999; 341: 1329-35.
8. Sugahara H, Akamine M, Kondo T, et al. Somatic symptoms most often associated with depression in an urban hospital medical setting in Japan. Psychiatry Res 2004; 128: 305-11.
9. Zorrilla EP, Luborsky L, McKay JR, et al. The relationship of depression and stressors to immunological assays: a meta-analytic review. Brain Behav Immun 2001; 15: 199-226.
10. 久保千春, 千田要一. 糖尿病とうつ. Diabetes J 2004; 32: 39-44.
11. Surwit RS, Schneider MS. Role of stress in the etiology and treatment of diabetes mellitus. Psychosom Med 1993; 55: 380-93.
12. Lustman PJ, Anderson RJ, Freedland KE, et al. Depression and poor glycemic control: a meta-analytic review of the literature. Diabetes Care 2000; 23: 934-42.
13. de Groot M, Anderson R, Freedland KE, et al. Association of depression and diabetes complications: a meta-analysis. Psychosom Med 2001; 63: 619-30.
14. Zhang X, Norris SL, Gregg EW, et al. Depressive symptoms and mortality among persons with and without diabetes. Am J Epidemiol 2005; 161: 652-60.
15. Shiotani I, Sato H, Kinjo K, et al. Depressive symptoms predict 12-month prognosis in elderly patients with acute myocardial infarction. J Cardiovasc Risk 2002; 9: 153-60.
16. Frasure-Smith N, Lespérance F, Talajic M. Depression following myocardial infarction. Impact on 6-month survival. JAMA 1993; 270: 1819-25.
17. Lespérance F, Frasure-Smith N, Talajic M, et al. Five-year risk of cardiac mortality in relation to initial severity and one-year changes in depression symptoms after myocardial infarction. Circulation 2002; 105: 1049-53.
18. van Melle JP, de Jonge P, Spijkerman TA, et al. Prognostic association of depression following myocardial infarction with mortality and cardiovascular events: a meta-analysis. Psychosom Med 2004; 66: 814-22.
19. Watson M, Haviland JS, Greer S, et al. Influence of psychological response on survival in breast cancer: a population-based cohort study. Lancet 1999; 354: 1331-6.

神経内科疾患，神経難病

　身体疾患，とくに神経内科疾患はうつや不安障害が合併しやすい疾患が多いと認識されている．いずれも原疾患の治療効果を妨げ，患者の生活の質（quality of life: QOL）や家族の介護負担に悪影響を与える大きな要因となりうる一方，その病態や実際の臨床の現場における対応方法が確立されているとは言い難いというのが実情である．神経難病の中では神経変性疾患（おもに Parkinson 病），common disease の中では頭痛性疾患が気分障害との関連が強いが，本項ではこれらを中心に神経内科疾患におけるうつや不安についての現状や対処方法について概説を試みる．

各気分障害の病態

うつ病性障害，アパシー

1. 大うつ病，小うつ病，気分変調症

　うつ病とは気分の障害および身体症状が数日以上（通常 2 週間以上）続いている状態と定義される．本症の診断は Diagnostic and Statistical Manual of Mental Disorders, Fourth Edition（DSM-IV）の基準[1]によれば，表 1 の 9 項目のうち 1. または 2. のいずれかを含む 5 項目が 2 週間連続して存在する状態は「大うつ病性障害」とよばれ，大うつ病の基準は満たさないが治療を要する状態は「小うつ病」，それが 2 年以上続く状態を「気分変調症」と定義される．神経内科疾患に合併するうつは小うつ病や気分変調症が多いといわれている．

2. アパシー（意欲低下），アンヘドニア（無快楽症）

　神経内科疾患に合併しやすいうつに類似した病態として，アパシーおよびアンヘドニアが存在する．これらはうつ病と異なり意欲の低下または無快楽症のみが目立ちその他うつに特徴的な抑うつ気分や悲壮感がみられず，感情の偏りも認められない状態[2]であり，DSM-IV にも定義されていない．アパシー，アンヘドニアはうつ病の治療が無効である場合も多く，うつとの合併例は一般に抗うつ薬が効きにくい，難治性のうつ病として分類される．身体疾患に伴ううつは一般的にアパシーを伴いやすい傾向にあるため，これらの病態の存在の認識とうつとの鑑別は非常に重要である．

　アパシーの原因病巣として最も多い部位は前頭葉であり，進行期の Alzheimer 型認知症において（報告ごとのばらつきも大きいが）60％以上でアパシーが合併するといわれている．

　その次にアパシーの生ずる頻度が高いのが Parkinson 病を始めとした基底核の障害であり，約 40％にアパシーが合併するとされている．

　アパシーの評価尺度のうち Marin が作成した apathy score が「やる気スコア」（表 2）として邦訳され日本人における validity も確立さ

表1 DSM-IVにおける大うつ病エピソード

項目	具体的な症状
1. 抑うつ気分	・憂うつ，沈んだ気持ち
2. 興味・喜びの喪失	・興味が持てない，いつもなら楽しめていた事が楽しめない
3. 体重減少または食欲の減退	・食欲が低下，意識せず体重が減少（1か月に－5%以上）
4. 不眠	・寝つきが悪い，夜中に目覚める，朝早く目覚める，寝すぎてしまう，など
5. 焦燥または制止	・普段に比べて話し方や動作が鈍い，いらいらする，落ち着きがない
6. 易疲労または気力の減退	・疲れやすい，気力がない
7. 無価値感または罪業感	・自分に価値がないと感じる，罪の意識を感じる
8. 思考力・集中力減退または決断困難	・集中したり決断することが難しい
9. 希死念慮	・自傷行為，自殺企図，死んでいればよかったと考える

(髙橋三郎，ほか（訳），2003[1] より改変引用)

表2 やる気スコア

1. 新しいことを学びたいと思いますか？	全くない	少し	かなり	おおいに
2. 何か興味を持っている事がありますか？	全くない	少し	かなり	おおいに
3. 健康状態に関心がありますか？	全くない	少し	かなり	おおいに
4. 物事に打ち込めますか？	全くない	少し	かなり	おおいに
5. いつも何かしたいと思ってますか？	全くない	少し	かなり	おおいに
6. 将来のことについて計画や目標を持ってますか？	全くない	少し	かなり	おおいに
7. 何かやろうとする意欲はありますか？	全くない	少し	かなり	おおいに
8. 毎日張り切って過ごしてますか？	全くない	少し	かなり	おおいに
9. 毎日何をしたらいいか誰かに言ってもらわなければなりませんか？	全く違う	少し	かなり	まさに
10. 何事にも無関心ですか？	全く違う	少し	かなり	まさに
11. 関心を惹かれるものなど何もないですか？	全く違う	少し	かなり	まさに
12. 誰かに言われないと何もしませんか？	全く違う	少し	かなり	まさに
13. 楽しくもなく，悲しくもなく，その中間くらいの気持ちですか？	全く違う	少し	かなり	まさに
14. 自分自身にやる気がないと思いますか？	全く違う	少し	かなり	まさに

1.～8. 全くない：3点，少し：2点，かなり：1点，おおいに：0点，で計算．
9.～14. 全く違う：0点，少し：1点，かなり：2点，まさに：3点，で計算．合計16点以上でアパシーの診断．

(岡田和悟，ほか，1998[3] より)

れている[3]ため積極的に用いるべきと思われる．

アンヘドニアは狭義には「快楽の消失」と訳されるが，実際神経内科領域においては，喜びが得られるような刺激（性行為，食事，喫煙，飲酒など）からの快楽の消失を基本に，意欲の低下・自発性の低下・社会性の喪失がみられるものと報告され，大部分がアパシーと共通する．アンヘドニアの診断，評価にはSnaith-Hamilton Pleasure Scale (SHAPS) スコア[4]（**表3**）が有用であり，本邦でのvalidityの確立が待たれる．

表3 SHAPSスコア

	definitely agree	agree	disagree	strongly disagree
1. I would enjoy my favourite television or radio programe （好きなテレビ番組やラジオ番組を楽しめます）				
2. I would enjoy being with my family or close friends （家族や親しい友人と一緒にいることは楽しいです）				
3. I would find pleasure in my hobbies and pastimes （趣味や娯楽の時間は楽しいです）				
4. I would be able to enjoy my favourite meal （好きな献立の食事を美味しく食べることができます）				
5. I would enjoy a warm bath or refreshing shower （暖かい風呂やシャワーを浴びてさっぱりすることは気持ちいいです）				
6. I would find in the scent of flowers or the smell of a fresh sea breeze or freshy baked bread （花の香りや潮風，焼きたてのパンの匂いは心地よいです）				
7. I would enjoy seeing other people's smiling faces （人の笑顔に心が和みます）				
8. I would enjoy looking smart when I have made an effort with my appearance （ちゃんと身繕いしたとき，嬉しく感じます）				
9. I would enjoy reading a book, magazine or newspaper （本や新聞，雑誌を読むことは楽しいです）				
10. I would enjoy a cup of tea or coffee or my favourite drink （お茶やコーヒー，好きな飲み物を飲むのは楽しいです）				
11. I would find pleasure in small things, e.g. bright sunny day, a telephone call from friend （ちょっとしたことに喜びを感じます〈明るい日射し，親しい友達からの電話など〉）				
12. I would be able to enjoy a beautiful landscape or view （美しい景色をみると目が和みます）				
13. I would get pleasure from helping others （他人の役に立つことは嬉しいです）				
14. I would feel pleasure when I receive praise from other people （人から褒められると嬉しく感じます）				

definitely agree（非常にそうである）：0点，agree（そうである）：1点，disagree（そうではない）：2点，strongly disagree（まったくそうではない）：3点．合計3点以上でアンヘドニアの疑い．
注：ここに記載した日本語は，SHAPSスコアの各項目を直訳したものであり，本邦でのvalidityはまだ確立されていないため，使用の際は注意を要する．

(Leentjens AF, et al, 2008[4] より改変引用)

不安障害

うつ，アパシーにならび，神経疾患には不安障害の合併も多い．不安障害のうちDSM-IVで規定されるおもなものは以下のとおりである．

1. パニック障害

表4の13項目のうち4項目以上の症状がたいていの人が何でもないような状況で突然発症し10分以内に頂点に達する状態を「パニック発作」とよび，「予期しないパニック発作」が

表4 パニック発作の診断基準

1.	動悸，心悸亢進，または心拍数の増加
2.	発汗
3.	身震いまたは震え
4.	息切れ感または息苦しさ
5.	窒息感
6.	胸痛または胸部の不快感
7.	嘔気または腹部の不快感
8.	めまい感，ふらつく感じ，頭が軽くなる感じ，または気が遠くなる感じ
9.	現実感消失（現実でない感じ），または離人症状（自分自身から離れている）
10.	コントロールを失うことに対する，または気が狂うことに対する恐怖
11.	死ぬことに対する恐怖
12.	異常感覚（感覚麻痺）
13.	冷感または熱感

（髙橋三郎，ほか（訳），2003[1] より改変引用）

繰り返し発生し，それらに対する予期不安が1か月以上続く状態がパニック障害である．生涯有病率は1.6～2.2%とうつ病に比べると少ないが，重症例では放置すると数年間にわたって外出できないなど，日常生活や社会生活に大きく支障をきたす場合もあり適切な対応が重要である．

2. 社交（社会）不安障害

社交（社会）不安障害（social anxiety disorder: SAD）は一言でいえば人から見られたり注目を浴びたりすることに対して極度に恐れており，かつ本人がその状態が常軌を逸していると自覚している状態であり，診断基準は**表5**のとおりである．生涯有病率は3～13%とされパニック障害に比べると症例数が多いが，大部分の患者は「自分の性格」ととらえ医療機関を受診する症例はごくわずかといわれている．

3. 全般性不安障害

全般性不安障害（generalized anxiety disorder: GAD）は根拠（対象）のない強い不安が慢性的に続いている状態であり，診断基準は**表6**のとおりである．生涯有病率は3～5%とされ，その半数以上にうつ病，パニック障害を始めとした他の精神疾患が併存する．

神経変性疾患（おもにParkinson病）に伴う気分障害

うつ，アパシー，アンヘドニア

神経内科疾患のなかでもParkinson病はとくにうつを合併しやすい疾患として広く認識されている一方，非常に多面的な側面もあり有病率一つとっても報告ごとに非常に大きな開きがある．2008年にReijndersら[5]は104の論文を解析した結果，うつの有病率は2.7～89%と報告したが，さらにその中で母集団，検査方法とも類似した症例のみ比較しても7.3～56.9%と非常に大きな開きがある．また病態の特徴として，大うつ病と比較し自発性や意欲の低下，不安，倦怠感などが中心となり大うつ病の中核となる抑うつ気分や罪業感，自殺企図は少ないといった傾向があるとされる．

Parkinson病そのものが中脳黒質緻密層の変性を主体とした病態であり，意欲・情動に特異的に関与するとされる前頭眼窩-帯状回-線条体前頭葉回路と中脳辺縁系ドパミン神経系（報酬系）が異常をきたすことによりうつを始めとした気分障害が出現することが推察できる[6]．一方うつを呈するParkinson病患者の髄液中のセロトニン代謝物 5-hydroxyindoleacetic acid

表5 社交不安障害の診断基準

A.	よく知らない人々の前で注視されるかもしれない社会的状況，または行為をするという状況の，1つ以上に対する顕著で持続的な恐怖．患者は恥をかいたり，恥ずかしい思いをするような形で行動（または不安症状を示したり）することを恐れる
B.	恐怖している社会的状況によって，ほとんど必ず不安反応が誘発され，それはパニック発作の形をとることがある
C.	患者は恐怖が過剰であること，または不合理であることを認識している
D.	恐怖している社会的状況または行為を患者は回避しているか，そうでなければ，強い不安または苦痛を伴っても患者は耐え忍んでいる
E.	恐怖している社会的状況または行為の回避．不安を伴う予期，または苦痛のために，その人の正常な毎日の生活習慣，職業上（学業上）の機能，または社会活動や他者との関係に障害が起きている．また，その恐怖症があるために著しい苦痛を感じている
F.	18歳未満の患者の場合，持続期間は少なくとも6か月である
G.	その恐怖または回避は，物質（例：乱用薬物・投薬）または一般的な身体疾患の直接的な生理的作用によるものではなく，他の精神疾患（例：広場恐怖を伴う，または伴わないパニック障害，分離不安障害，身体醜形恐怖，広汎性発達障害，またはシゾイドパーソナリティ障害）ではうまく説明できない
H.	一般的な身体疾患や他の精神疾患が存在している場合，基準Aの恐怖はそれに関連がない．たとえば吃音症，Parkinson病の振戦，または神経性無食欲症または神経性大食症の異常な食行動を示すことへの恐怖でもない

A～Hをすべて満たす必要がある．

（髙橋三郎，ほか（訳），2003[1]より改変引用）

(5-HIAA) が低下し，一部の症例では病初期からこの傾向がみられるとの報告があり，単純にドパミンの障害だけでは説明ができない．Parkinson病初期からドパミン系ニューロンのみならず，セロトニン系ニューロンである縫線核，およびノルアドレナリン系の青斑核それぞれの神経細胞が脱落するといわれており，これらのモノアミンが複雑に関与していると考えられる[7]．

アパシー，アンヘドニアは上述のとおりParkinson病との関連が強く，単独でみられる症例についてはうつとは独立した徴候との考え方もある．さらに，Parkinson病や進行性核上性麻痺においてアパシーはうつよりも遂行機能障害とよく相関することが報告されており，これらの疾患における前頭葉－基底核回路の障害との関連が示唆され，かつての皮質下認知症の一つの症状としての側面を持つともいえる．

アンヘドニアは狭義には「快楽の消失」であるがParkinson病の合併症として報告される症状はほぼアパシーと一致しており，発症率も45%と類似している．Parkinson病におけるアンヘドニアとして報告されるものはParkinson病の神経変性の過程で報酬系にも影響が及び，動機づけが障害されて生じると説明され[4]，報酬系の障害という面はアパシーと共通する．明確な機序の違いは詳しくは解明されていないが，両者は近い病態なのではないかと推察される．

Parkinson病における不安障害

Parkinson病患者の約40%が治療を要する不安障害（全般性不安障害やパニック障害など）を有するといわれており[2]，やはり報告ごとの差があるが，うつやアパシーと同様一般人口における発症頻度に比べ（5～15%），高い頻度を有するといえる．元来の不安障害はDSM-

表6　全般性不安障害の診断基準

A.	（仕事や学業など）多数の出来事または活動についての過剰な不安と心配（予期配慮）が，少なくとも6か月間続いている．そして，起こる日のほうが起こらない日よりも多い
B.	患者は，その心配を制御することが難しいと感じている
C.	不安と心配は，以下の6つの症状のうち3つ（またはそれ以上）を伴っている（過去6か月間，少なくとも数個の症状が，ある日のほうがない日より多い）．［子どもの場合は1項目だけが必要］ (1) 落ち着きのなさ，または緊張感，または過敏 (2) 疲労しやすいこと (3) 集中困難，または心が空白になること (4) 刺激に敏感 (5) 筋肉の緊張 (6) 睡眠障害（入眠または睡眠を続けることが困難，または落ち着かず熟睡感のない睡眠）
D.	不安と心配の対象が，他の障害の特徴に限られていない．たとえば，不安または心配が，（パニック障害のように）パニック発作が起こること，（社会恐怖のように）人前で恥ずかしくなること，（強迫性障害のように）汚染されること，（分離不安障害のように）家庭または身近な家族から離れること，（神経性無食欲症のように）重大な疾患があること，によるものではない．また，その不安と心配は外傷後ストレス障害の期間中にのみ起こるものでもない
E.	不安，心配，または身体症状が臨床的に明らかな苦痛，または社会的・職業的な重要な領域における機能の障害を引き起こしている
F.	不安障害が，物質（例：乱用薬物・投薬）または一般的な身体疾患の直接的な生理学的作用によるものではなく，気分障害，精神病性障害，広汎性発達障害の期間中にのみ起こるものではない

（髙橋三郎，ほか（訳），2003[1]）より改変引用）

IVにおいては器質性障害や薬物によらないものと定義されるが，Parkinson病における不安障害は，(1) Parkinson病による中枢神経病変に伴うもの，(2) レボドパなどParkinson病の治療薬の影響，(3) Parkinson病罹患に伴う心因反応（適応障害の症状の一つ）の3者が複雑に関与した状態といえる[8]．(1)の病因に関して詳しい機序はまだ不明であるが，Parkinson病の進行に伴う背側縫線核の変性に伴うセロトニンの減少，また青斑核に対するドパミン神経の脱抑制によって生じるノルアドレナリン系の過活動が不安障害の誘因になるとの報告もある．またoff期に不安の増悪，パニック発作が誘発されるという報告も存在し，レボドパの退薬症状つまりドパミン系の関与も示唆される．(2)の抗Parkinson薬による不安についてはレボドパ開始前より開始後の患者群のほうが不安障害の出現率が高かったとの報告があるが，レボドパ投与量と不安障害は相関しないという異論も多い．

また，Parkinson病にはさまざまなタイプの睡眠障害が存在し，75%がなんらかの睡眠障害を抱えているといわれている．原因も不安やうつなど気分障害としての症状のほかに，夜間の抗Parkinson薬のオフ期における寝返りなどの減少（夜間無動とよばれる），有痛性クランプやジストニアによる睡眠の分断化，ドパミン作動薬の覚醒作用や悪夢などによる睡眠の悪化など，不眠に限っても原因は非常に多岐にわたる．これらの不眠が結果として日中の眠気を招き，患者の日常生活動作（activities of daily living: ADL）を低下させる，またうつや不安を誘発・悪化させる原因にもなりうる．

一次性頭痛に伴う気分障害

頭痛もプライマリケアにおいて最も多い症状の一つであり，わが国で行われた15歳以上を対象とした全国疫学調査においては，片頭痛は8.4%，緊張型頭痛は22.3%の有病率がみられたと報告されている．

そのなかでも片頭痛は発症機序についてはいまだに不明な点が多いが，セロトニン代謝異常が頭痛の発症に関与しているという共通点から片頭痛とうつ病や不安障害との関連が多数報告されている．

Breslauら[9]は片頭痛のある者，片頭痛以外の重度の頭痛のある者，重度の頭痛の既往のない者を電話によるスクリーニングで特定し，ベースライン，および2年後にDSM-IVを用いた医療面接を行い，片頭痛と大うつ病の関連に寄与する因子について検討した．その結果，大うつ病が存在する群における初発片頭痛のリスクはうつ病の既往のない群に比べ3倍であり，また片頭痛の存在とうつ病との関連について検討した解析では，片頭痛が存在する群での初発うつ病発症リスクは頭痛既往のない群の5倍以上であったと報告した．さらに片頭痛でない重度の頭痛とうつ病にはこのような関連が認められず，頭痛とうつの関係は痛みによる反応性のものだけでは説明できず，片頭痛とうつ病は双方向性（bidirectional）な関係であり，共通の病態生理学的な要因があることが示唆されると結論づけている．

また片頭痛の発作の頻度が増加するに従い片頭痛の特徴を失って次第に頭痛が慢性化した状態である変容性片頭痛は，より精神疾患との関連が強いといわれており，うつ病のみならず，不安障害，パニック障害も併発しやすいとの報告もある．Juangら[10]は152人の変容性片頭痛患者に対しDSM-IVに準じた面談を施行，その結果，全体の78%がなんらかの気分障害を有し（大うつ病：57%，気分変調症：11%，パニック障害：30%，全般性不安障害：8%），とくに不安とうつは併存率が高いと報告した．

別の見方をすると，頭痛は内因性うつ病における身体症状として男女とも上位にあり（**表7**）[11]，内因性うつ病の表現型の一つという側面も有していると考えられる．実際当院における薬剤の乱用に起因する変容性片頭痛（薬剤乱用頭痛（medication overuse headache: MOH））の患者24名の調査においても（男女比，年齢など背景の違いもあるが），他の神経内科疾患に伴ううつ病より内因性うつ病（大うつ病）に似た性質を有しており，また他に比べ高い有病率を有した（**表8**）[12-14]．この調査において薬剤乱用の既往のない患者ではうつ病の有病率は2.5%と一般人口のうつ時点有病率（2.7%）とほぼ同等であったのに対し（不安障害は0%），MOHではうつ（大うつ病＋小うつ病／気分変調症）は58.2%，不安障害（パニック障害＋社

表7　うつ病の身体症状

男性 (n=106)		女性 (n=229)	
降順（上位10位）	(%)	降順（上位10位）	(%)
睡眠障害	35.8	睡眠障害	42.4
食欲不振	17.0	食欲不振	17.9
興味の喪失	16.0	頭痛	15.3
頭痛	14.2	興味の喪失	14.0
下痢	11.3	抑うつ気分	12.7
めまい，立ちくらみ	11.3	全身倦怠感	10.9
抑うつ気分	10.4	焦燥感	10.9
不安	10.4	めまい，立ちくらみ	10.0
全身倦怠感	9.4	不安	9.2
痛み	7.5	痛み	8.3

（Sugahara H, et al, 2004[11]より改変引用）

表8 当院における神経内科疾患に伴う各気分障害の有病率

	n	大うつ病 (%)	小うつ病, 気分変調症 (%)	アパシー (%)	パニック障害 (%)	社交不安障害 (%)
Parkinson病*1	54	5.6	11.2	49.2	1.9	5.6
閉塞性睡眠時無呼吸症候群*2	31	0.0	22.6	41.9	6.4	3.2
脳卒中亜急性期*3	100	5.0	15.0	40.2	(未調査)	(未調査)
薬剤乱用頭痛（MOH）*4	24	20.8	37.4	29.2	29.2	4.2
片頭痛（MOHなし）*4	40	0.0	2.5	(未調査)	0.0	0.0

(*1：未発表データ. *2：加治芳明, ほか, 2006[12] より.
*3：Kaji Y, et al, 2006[13] より. *4：Kaji Y, et al, 2009[14] より)

交不安障害）は33.4%と非常に高率にみられ, うつや不安障害が片頭痛の変容化のリスクであるという側面も示唆された.

その他の神経内科疾患に伴う気分障害

てんかん

てんかん患者に精神症状, ことにうつ病が高率に合併することは従来より指摘されている. 各報告によると20～65%がうつ状態を合併し, これは一般人口の5～10倍にあたる.

てんかんにうつ状態が合併する要因として, (1) てんかんの病因である脳機能障害による誘発, (2) てんかんを基盤とした認知障害などによる不適応からうつ状態に陥る, (3) 周囲の偏見, 羞恥心による心理的負荷, (4) 発作への不安・恐怖, (5) 就労困難などによる失敗体験, 挫折から生じる自己不全感, (6) 抗てんかん薬の副作用, などがあげられる[15].

てんかん治療薬のバルプロ酸は神経の興奮を調整し気分を安定させる作用を有するためてんかんに伴ううつに有効である一方, 抗うつ薬や抗精神病薬の中には痙攣の閾値を下げ, 痙攣の誘発度を上げてしまう危険もあるため, 治療の際は十分な注意を要する[16].

睡眠障害

わが国の成人の約20%は不眠を自覚しているといわれるが, その一方で慢性的に不眠がある患者の35%はうつを始めとする精神疾患を有するとされる. 不眠の原因はphysiological（生理学的要因：不適切な環境）, physical（身体的要因：痛み, 頻尿など）, psychological（心理的要因：心配事や興奮など）, pharmacologic（薬理学的要因：薬・酒・カフェインなどの作用）, psychiatric（精神医学的要因：うつや不安など）の5Pでまとめられるが[17], 内因性うつ病の症状として睡眠障害は頭痛の並び上位にある点（表7）からもうつや不安と不眠は関連性が深い.

また, その他の代表的な睡眠障害でもある閉塞性睡眠時無呼吸症候群（obstructive sleep apnea syndrome: O-SAS）においても, 抑うつや作業能力低下につながる精神生理機能低下などの精神症状が生じる可能性が示唆されており, Pochatら[18]はDSM-III-Rの診断基準を用いて, 33%にうつ状態がみられさらにO-SASの重症度とうつ状態は相関関係にあると報告した. 筆者らによる検討では, 52%になんらかの気分障害がみられた（うつは22.6%）がO-SAS

との重症度とは関連性はみられなかった．睡眠時無呼吸症候群（SAS）に伴う気分障害の成因としては，(1)内因性うつの合併，(2)慢性的な睡眠不足や日中の過眠による集中力・作業能力の低下，(3)慢性的な低酸素状態に起因する器質的変化などが考えられており[19]，一方過眠を呈するほど大雑把な性格であるという性格的特性も有するため必ずしもSASの重症度と気分障害の程度は相関しないものと思われる．いずれにしても一般人口のうつ病時点有病率（2.7%）より遥かに高い罹患率を有するため，診察の際は注意を要する．

脳卒中後遺症

脳卒中も気分障害との関連が強い疾患であり，脳卒中後のうつ状態はpost stroke depression（PSD）とよばれ，ADLの改善を妨げる大きな要因として認識される．筆者らによる亜急性期を対象にした調査でもPSDは20%に，アパシーは40%にみられた（脳卒中後のうつの詳細については他項に譲る）．

認知症性疾患

社会の超高齢化に伴い，認知症の増加は大きな社会問題となっている．認知症の約半数を占めるAlzheimer病は認知症の周辺症状としてうつやアパシーが高率に認められる．

また老年期のうつ病はより身体症状を示しやすい，抑うつ気分を医師に訴えることをためらいがちである，といった傾向があり，うつ状態に伴う認知機能低下（うつ病性仮性認知症）がしばしば観察される．Alzheimer病に伴ううつ，アパシーに対し塩酸ドネペジルによる治療効果のエビデンスが確立されつつあるが，仮性認知症はうつの治療により解消するため治療にあたって両者の鑑別は重要である．

治療の実際

まず，原疾患の十分な治療が大前提となる．そのうえで気分障害の改善が不十分な場合に薬物による治療となる．神経内科疾患に伴ううつ病の薬物療法の正式なエビデンスはまだ確立されていないが，基本的には内因性うつ病の治療アルゴリズム[20]に準じた治療を行うことが妥当と考えられる．本項で取り上げた疾患に対しての治療について，以下に簡単にまとめる．

うつ，アパシー，アンヘドニアの治療

うつに対しては内因性の軽症・中等症の大うつ病性障害の治療アルゴリズム[20]に準じた治療を行うことが妥当と考えられる．高齢者への長期治療継続の安全性の面から選択的セロトニン再取り込み阻害薬（selective serotonin reuptake inhibitor: SSRI），セロトニン・ノルアドレナリン再取り込み阻害薬（serotonin noradrenaline reuptake inhibitor: SNRI）が第一選択薬として適当であると考えられ（step1〜2），これで効果が不十分な場合は従来の三環系抗うつ薬（クロミプラミン，アモキサピンなど）・四環系抗うつ薬（ノルトリプチリン，マプロチリンなど）の適応となるが（step3），これらは抗コリン作用が強いためイレウス，過鎮静，せん妄，認知機能障害などの副作用に注意を要する．SSRI，SNRIの使い分けについては現時点では両者の効果の差を比較した報告はないが，とくに意欲低下はノルアドレナリン（noradrenaline: NA）系，ドパミン（dopamine:

DA) 系との関連が深いため，それらが強い場合はノルアドレナリン濃度を上昇させる作用のある SNRI（わが国ではミルナシプラン）が第一選択薬になると考えられる．逆に不安が前面に出ている場合は 5-HT 系の作用の強い SSRI が有用であるとの考え方もある．

2009 年 9 月 7 日，SSRI，SNRI に続く新規の抗うつ薬，ミルタザピンがノルアドレナリン作動性・特異的セロトニン作動性抗うつ薬（noradrenergic and specific serotonergic antidepressant: NaSSA）の命名のもと本邦で発売になった[21]．NaSSA は NA 神経終末の α_2 自己受容体に結合しノルアドレナリンを放出，ノルアドレナリンが 5-HT 神経終末の α_1 自己受容体に作用し 5-HT 神経の発火を促進，NaSSA が 5-HT 神経終末の α_2 ヘテロ受容体に結合しセロトニンを放出するという，これらモノアミンの再取り込みを阻害する SSRI，SNRI とは違った機序で 5-HT 系，NA 系両方をすみやかに賦活させる作用を有し，優れた抗うつ作用が期待される．本邦では発売まもないが，NA 系にも強いという特徴から意欲低下が前面に出たうつ病に対する有効性が期待され，SSRI や SNRI にみられる消化器症状や排尿障害も少ないといわれており，今後この分野の抗うつ薬療法の主流になることが期待され，本邦での症例の蓄積が望まれる．

一方，アパシー・アンヘドニア単独症例や意欲低下の非常に強い難治性うつに対しては，ドパミン作動薬が有効である．実際，情動に関係した D_3 受容体の刺激作用の強いプラミペキソール[22]，脳内フェニルエチルアミン（phenylethylamine: PEA）を増強しセロトニンの放出を促進させるとされるセレギリン[23]が Parkinson 病に伴ううつ，意欲障害に対しても効果があるといわれており，とくに前者は（非 Parkinson 病での使用は保険適応外ではあるが），Parkinson 病以外の疾患に伴うアパシーに有効であったとの報告も散見される．

これらに比べ効果はマイルドになるが塩酸アマンタジンはドパミン分泌作用のほかカテコールアミンの賦活作用を有し，Parkinson 症候群の治療に有用であることが知られているが，その機序からうつやアパシーにも効果が期待できる．また抗血栓薬のシロシタゾールは，サイクリック AMP 応答配列結合蛋白質（cyclic adenosine monophosphate response element binding protein: CREB）のリン酸化を介して脳内ドパミンの賦活や脳内シグナルの改善をもたらし，うつやアパシーに有効であることが期待されており，さらなる検討が始まっている．また麦角アルカロイド誘導体のニセルゴリンは広く脳血管障害の治療に用いられており，わが国において唯一，脳循環代謝改善薬の中で意欲低下や抑うつに対し保険適応が認められている．

不安障害の治療

通常の不安障害に対し，従来は即効性と経済面でも優れているベンゾジアゼピン（benzodiazepine: BZD）系が広く用いられてきたが，薬剤耐性や依存性という点で，とくに長期の使用に対して注意を要するという側面も有し，これに対し SSRI の各種不安障害治療への有効性が多く認められるようになってきてからは不安障害の治療も SSRI が主流になってきている．わが国においては SAD に対し SSRI のフルボキサミン，セルトラリン，パロキセチンが，パニック障害に対してはセルトラリンとパロキセチンが認可されている．

しかし，うつと同様，まず原疾患の治療が適切であるか評価を行う必要がある．また Parkinson 病の場合は上述のとおり抗 Parkinson 薬，抗うつ薬，BZD など自体も不

表9 本項であげた薬剤の処方例

分類		一般名	おもな商品名	推奨用量	保険適応病名
抗うつ薬	SSRI	フルボキサミン	デプロメール®, ルボックス®	50〜150 mg/分2	うつ病, うつ状態, パニック障害, SAD
		パロキセチン	パキシル®	10〜40 mg/分1夕	うつ病, うつ状態, パニック障害, SAD
		セルトラリン	ジェイゾロフト®	25〜100 mg/分1夕	うつ病, うつ状態, パニック障害, SAD
	SNRI	ミルナシプラン	トレドミン®	25〜100 mg/分2	うつ病, うつ状態
	NaSSA	ミルタザピン	リフレックス®, レメロン®	15〜45 mg/分1就寝前	うつ病, うつ状態
	三環系	クロミプラミン	アナフラニール®	50〜100 mg/分1〜3	うつ病, うつ状態
		アモキサピン	アモキサン®	25〜75 mg/分1〜3	うつ病, うつ状態
	四環系	ノルトリプチリン	ノリトレン®	25〜75 mg/分1〜3	うつ病, うつ状態
		マプロチリン	ルジオミール®	10〜75 mg/分1〜3	うつ病, うつ状態
ドパミン作動薬		塩酸アマンタジン	シンメトレル®	100〜150 mg/分2〜3	Parkinson病, Parkinson症候群
		プラミペキソール	ビ・シフロール®	1.5〜4.5 mg/分3	Parkinson病
		塩酸セレギリン	エフピー®	2.5〜7.5 mg/分1〜2	Parkinson病
脳循環改善薬		ニセルゴリン	サアミオン®	15 mg/分3	脳血管障害後遺症
抗血栓薬		シロシタゾール	プレタール®	200 mg/分2	脳梗塞後遺症
コリン作動薬		塩酸ドネペジル	アリセプト®	5〜10 mg/分1	Alzheimer型認知症

安を引き起こす可能性があるため,治療方法の選択には十分な注意を要する.

以上にあげた薬物の実際の処方例について,**表9**にまとめる.

おわりに

神経内科疾患にはうつ病が合併しやすく,その存在が患者や家族のQOLに大きな悪影響を及ぼすことは明らかである一方,有用な診断方法,治療方法ともエビデンスはまだ確立されていないため,現時点では患者背景を考慮しつつ,その患者に最適な対応を選択するいわゆるオーダメイド治療の必要性があると思われる.

(加治芳明,大内慶太,平田幸一)

[引用文献]

1. American Psychiatric Association. Quick Reference to the Diagnostic Criteria from DSM-IV-TR, 1st ed, American Psychiatric Publishing, Washington DC, 2000. 髙橋三郎,大野 裕,染矢俊幸(訳). DSM-IV-TR 精神疾患の分類と診断の手引,新訂版,医学書院,2003.
2. Starkstein SE, Mayberg HS, Preziosi TJ, et al. Reliability, validity, and clinical correlates of apathy in Parkinson's disease. J Neuropsychiatry Clin Neurosci 1992; 4: 134-9.
3. 岡田和悟,小林祥泰,青木 耕,ほか.やる気スコアを用いた脳卒中後の意欲低下の評価.脳卒中 1998; 20: 318-23.

4. Leentjens AF, Dujardin K, Marsh L, et al. Apathy and anhedonia rating scales in Parkinson's disease: critique and recommendations. Mov Disord 2008; 23(14): 2004–14.
5. Reijnders JS, Ehrt U, Weber WE, et al. A systematic review of prevalence studies of depression in Parkinson's disease. Mov Disord 2008; 23: 183–9.
6. Czernecki V, Pillon B, Houeto JL, et al. Motivation, reward, and Parkinson's disease: influence of dopatherapy. Neuropsychologia 2002; 40: 2257–67.
7. Nissenbaum H, Quinn NP, Brown RG, et al. Mood swings associated with the 'on-off' phenomenon in Parkinson's disease. Psychol Med 1987; 17: 899–904.
8. 柏原健一. パーキンソン病における異常行動. 山本光利（編著）. パーキンソン病―認知と精神医学的側面, 中外医学社, 2003.
9. Breslau N, Schultz LR, Stewart WF, et al. Headache types and panic disorder: directionality and specificity. Neurology 2001; 56: 350–4.
10. Juang KD, Wang SJ, Fuh JL, et al. Comorbidity of depressive and anxiety disorders in chronic daily headache and its subtypes. Headache 2000; 40: 818–23.
11. Sugahara H, Akamine M, Kondo T, et al. Somatic symptoms most often associated with depression in an urban hospital medical setting in Japan. Psychiatry Res 2004; 126(2): 151–8.
12. 加治芳明, 宮本雅之, 宮本智之, ほか. 閉塞性睡眠時無呼吸症候群における気分障害の臨床像の検討. Geriatr Med（老年医学）2006; 44(12): 1731–5.
13. Kaji Y, Hirata K, Ebata A. Characteristics of poststroke depression in Japanese patients. Neuropsychobiology 2006; 53(3): 148–52.
14. Kaji Y, Hirata K. Characteristics of mood disorders in Japanese patients with medication-overuse headache. Intern Med 2009; 48(12): 981–6.
15. 伊藤ますみ. てんかんと感情障害. 精神誌 2006; 108(3): 246–50.
16. 久我原明朗, 端詰勝敬. うつと片頭痛・てんかんの関連は？ Mebio Brain Mind 2006; 172–4.
17. 清水徹男. うつと睡眠障害. クリニカルプラクティス 2005; 24(8): 833–6.
18. Pochat MD, Ferber C, Lemoine P. Depressive symptomatology and sleep apnea syndrome. Encephale 1993; 19(6): 601–7.
19. 亀井雄一. 気分障害における睡眠の異常とその治療. 分子精神医 2005; 5: 16–22.
20. 精神科薬物療法研究会（編）. 気分障害の薬物治療アルゴリズム, じほう, 2003.
21. 村崎光邦. NaSSA: Mirtazapineの基礎と臨床. 臨精薬理 2009; 12: 1787–814.
22. Rectorová I, Rektor I, Bares M, et al. Pramipexole and pergolide in the treatment of depression in Parkinson's disease: a national multicentre prospective randomized study. Eur J Neurol 2003; 10: 399–406.
23. Tom T, Cummings JL. Depression in Parkinson's disease: Pharmacological characteristics and treatment. Drugs Aging 1998; 12: 55–74.

脳血管障害

わが国の脳血管障害による死亡率は，1970年代から減少傾向にあるものの，脳血管障害はいまだ死因の第3位を占めている．また医療技術の進歩による致死率の低下と高齢化に伴って，脳血管障害患者の総数は年々増加しており，厚労省研究班の調査によると，そのピークは2020年で約288万人に達すると推測されている．

寝たきり高齢者の約4割，要介護者の約3割を脳血管障害患者が占めており，今後急速に高齢化が進むわが国においては，脳血管障害の予防対策とともにその後遺症や合併症に対する対策は急務である．

脳血管障害後の後遺症の中でうつや不安は非常に出現頻度の高い精神症状であるにもかかわらず，適切な診断や治療がなされていないのが現状である．精神症状が持続するとリハビリへの参加意欲が低下し，日常生活動作（activities of daily living: ADL）の回復が遅延することも指摘されており，脳血管障害患者の生活の質（quality of life: QOL）を考えた場合，脳血管障害後の精神症状を早期に発見し適切な対応をすることは非常に重要である．本項では，脳血管障害後のうつを中心に不安障害やアパシーについて，これまでの知見とともに治療についても概説する．

脳血管障害とうつ病

脳卒中後うつ病研究の歴史的背景

脳梗塞や脳出血などの脳血管障害によって引き起こされるうつ病は，脳卒中後うつ病（post-stroke depression: PSD）とよばれている．これらの病態は1900年代初頭から多くの症例が報告されており，近代精神医学の祖といわれるKraepelinも，著作のなかで脳血管障害と躁うつ病とのあいだに重要な臨床的関連性のあることを指摘している．これらの病態は，症候性ないし二次性のうつ病ととらえられるが，他の身体疾患と比較して，脳そのものが損傷を受けること，また身体機能障害や言語障害の出現などもあり，当初から脳の損傷による病態生理学的な変化の結果であるのか，共感できる了解可能な心理的反応であるのかという2つの病因論的視点が存在していた[1]．

たとえばPostは，古典的経験主義による100例の中高年のうつ病患者の研究から，脳虚血に続くうつ病の出現がまれではないことを見いだし，アテローム性動脈硬化とうつ病の病因論的関連性について言及している[1]．

一方Goldsteinは重篤な身体障害に直面したときに挫折，抑うつ，困惑などの情動的症状が出現する心因性の病態を破局反応（catastrophic reaction）として記述しているが[1]，脳卒中による情動障害の系統的研究を最初に行った

Gainotti[2] は，抑うつ破局反応が右半球損傷患者よりも失語を有するような左半球損傷患者に多いことを示し，Goldstein の解釈を支持している．

しかし，1977 年 Folstein ら[3] は，ADL の程度を一致させた脳卒中患者と整形外科患者においてうつ病の発現頻度を比較し，脳卒中患者が 45％であるのに対して整形外科患者は 10％であったことから，脳卒中後のうつ病が身体機能障害に対する単純な心理的反応ではなく，直接的な脳損傷がうつ病発症の要因になっていると結論づけている．

その後，Robinson ら[4,5] が，脳損傷が左半球の前頭に近いほどうつ状態の頻度も重症度も高いという PSD の左前頭葉障害仮説（**図 1**）を提起する．この報告を契機として，それまであまり注目されていなかった PSD の国際的関心が惹起され，病因論を含め今日に至るまで多くの議論が続いている．

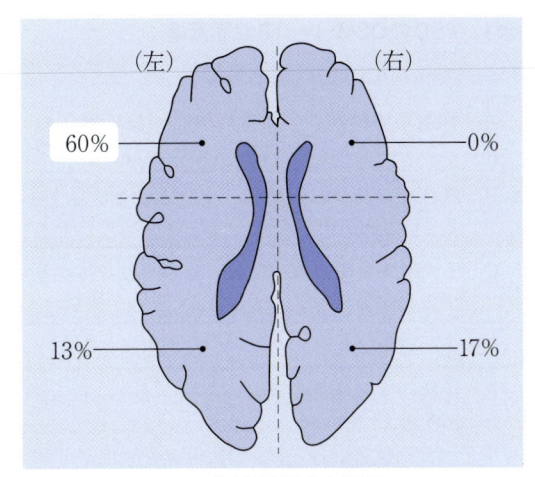

図 1 Robinson の左前頭葉障害仮説
脳卒中急性期に大うつ病を呈した患者の割合で，左前頭部に病変のある患者は，他の部位に病変のある患者に比べて有意に大うつ病の頻度が高い（図内のパーセンテージは，Robinson らの最初の報告データによるもので，実際にはどの部位の病変でも PSD が発症する）．

（Robinson RG, et al, 1984[5] より）

脳卒中後うつ病の臨床症状

脳卒中後うつ病（PSD）の臨床症状については，機能性うつ病との異同についての議論がある．脳卒中後には認知障害，運動麻痺，失語，構語障害などさまざまな巣症状が出現し，うつ症状をつかみにくい面もある．しかし Lipsey ら[6] は急性期の PSD と機能性の大うつ病とで 17 項目の臨床症状を半構造化面接で比較し，「緩慢さ」が PSD で高頻度，「興味・集中力の低下」が機能性うつ病で高頻度であるが，他の症状はほぼ同程度にみられ，両者の臨床症状は非常に類似していると報告している．一方，PSD は抑うつ破局反応であると主張している Gainotti ら[7] は，PSD は内因性うつ病に比較して，抑うつ気分，希死念慮，アンヘドニアなどは軽度で，機能性うつ病とは異なった臨床的特徴を示すと指摘している．前者は症候の有無，後者は症候の重症度を比較しており，必ずしも直接的な比較はできないが，筆者ら[8] は，Robinson らの症例を改めて検討し，急性期発症の PSD は遅発発症の PSD と比較して，早朝覚醒，朝方の抑うつ，不安感，興味関心の低下など内因性の特徴をより強く呈することを示し，発症時期によって臨床症状が異なる可能性を報告している．

脳卒中後うつ病の診断と有病率

脳卒中後うつ病（PSD）の診断については，それに特化した診断基準が存在しないため，多くの研究者が米国精神医学会の精神疾患の診断・統計マニュアル（Diagnostic and Statistical Manual of Mental Disorders: DSM）を用いている．最新版の DSM-IV-TR[9] では PSD は「一般身体疾患による気分障害」に該

表1 PSDのDSM-IV-TR診断基準

一般身体疾患によるうつ病性障害
A. 顕著かつ持続性の気分の障害が臨床像において優性であり，抑うつ気分，または，すべてまたはほとんどすべての活動における興味や喜びの著明な減退
B. 既往歴，身体診察所見，または検査所見から，その障害が一般身体疾患の直接的な生理学的結果であるという証拠がある
C. その障害は他の精神疾患（例：一般身体疾患にかかっているというストレスに反応した「適応障害，抑うつ気分を伴うもの」）ではうまく説明されない
D. その障害はせん妄の経過中にのみ起こるものではない
E. 症状が，臨床的に著しい苦痛，または社会的，職業的，または他の重要な領域における機能の障害を引き起こしている
うつ病性の特徴を伴うもの→研究用カテゴリーの小うつ病の診断を用いることが多い*
優勢な気分は抑うつであるが大うつ病の診断基準を完全には満たさない
大うつ病様エピソードを持つもの
下記の症状のうち，1. または2. の症状のいずれかを含んで，少なくとも5つが2週間のあいだ存在する 1. ほとんど一日中毎日の抑うつ気分 2. 興味，喜びの著しい減退 3. 著しい体重減少あるいは増加 4. 不眠または睡眠過多 5. 精神運動性の焦燥または制止 6. 易疲労感または気力の減退 7. 無価値感，または過剰であるか不適切な罪責感 8. 思考力や集中力の減退，または決断困難 9. 死についての反復思考，自殺念慮，自殺企図

＊：小うつ病は1.～9.の症状のうち1.または2.の症状のいずれかを含んで，少なくとも2つ以上5つ未満が2週間のあいだ存在する.

(髙橋三郎，ほか（訳），2002[9]より改変引用)

当し，「大うつ病様エピソードを持つもの」と「うつ病性の特徴を伴うもの」に分類される．このなかで，「うつ病性の特徴を伴うもの」は軽症のPSDと考えられるが，実際にどの程度の臨床症状を呈するものか曖昧であるため，DSM-IVの研究用カテゴリーにある「小うつ病」の診断基準が用いられることが多い（**表1**）．

発症時期と持続期間について，Robinsonらは脳卒中後の少なくとも2年間は発症の危険があり，多くの症例は自然経過で1年以内に改善をみるが，反復性の症例もあること，また小うつ病が持続して大うつ病に発展する症例も少なくないことを報告している[1]．

PSDの有病率については，対象患者の評価時期やその他の背景因子，さらに診断方法などによっても異なるが，DSMを用いた診断報告によると，脳卒中後の大うつ病は11～40％，小うつ病は8～44％で，平均すると大うつ病が約20％，小うつ病が約20％であることが報告されている[1]．したがって軽症例を含めたPSDの発症は脳卒中患者の約40％に及び，わが国の脳卒中患者総数を280万人とすると，PSDに罹患する患者が100万人を超えることが推測され，社会的にもその対策は非常に重要である．

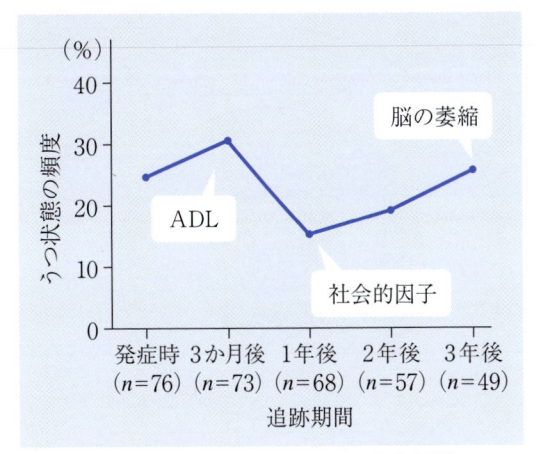

図2 脳卒中発症後の経過とうつの発症要因
急性期はADL障害，1年後は社会的因子，3年後では脳の萎縮が脳卒中後のうつの発症と関連していた．
（Aström M, et al, 1993[12]より）

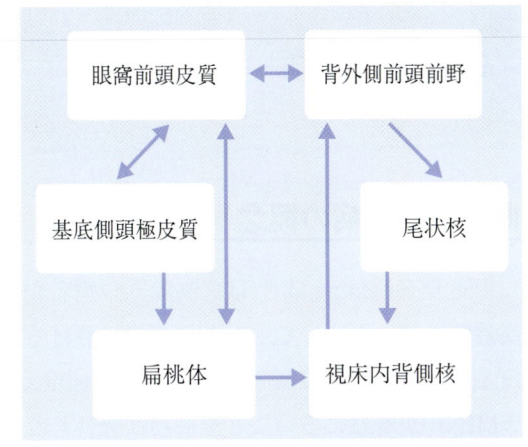

図3 急性期のうつは腹外側辺縁系回路の障害が関与
脳卒中後のうつはとくに左側の背外側前頭前野と基底核（尾状核）の急性な障害との関連が推測されている．
（遠藤俊吉，ほか（監訳），2002[1]より）

脳卒中後うつ病の病変部位と発症メカニズム

　Robinsonらの左前頭葉障害仮説の報告以降，脳卒中後うつ病（PSD）と病変部位の議論は最も盛んなテーマの一つである．Starksteinら[10]は病変部位を細分類して，皮質および皮質下の局在にかかわらず左半球病変を持つ患者で有意にうつ病の頻度が高いこと，皮質下病変では左基底核病変で脳卒中後の大うつ病の頻度が高いことなどを報告し，Robinsonらの仮説を発展させている．その他多くの研究者がPSDと病変部位の検討を行っているが，Robinsonらの仮説を支持する報告がある一方で，異論や反論も多い．Carsonら[11]は，これまでのPSD研究の主要な報告をメタ解析し，左前頭部のみならず特定の病変部位とPSDとの関連は見いだせなかったとしているが，その背景にはそれぞれの研究報告の症例数が少ないことや，病変の重症度の評価が十分になされていないことなどの問題点が指摘されている．

　Robinsonらは，このような研究者間の不一致に対する一つの回答として，脳卒中発症後の時期により異なった病因が関与しているとの報告[12]（図2）を支持し，改めて自らの症例を再検討して，脳卒中後の急性～亜急性期は左前頭前部病変と関連し，腹外側辺縁系回路が障害[1]（図3）されることで生物学的要因の強い比較的重症なPSDが発症し，1～2年後の慢性期は右半球後部の病変と関連し，心理社会的要因の強い比較的軽症のPSDが発症するという修正仮説を提唱している[13]．

　しかし，前述したGainottiら[7]は，従来の内因性うつ病とPSDの臨床症状の比較において，PSDの臨床症状のプロフィールは，脳卒中後からの期間とは無関係に同様な特徴を示し，内因性うつ病の臨床的プロフィールとは明らかに異なると指摘し，急性期に生物学的要因が強いというRobinsonらの新しい修正仮説についても反論している．

　このように病変部位を含めた病因論的仮説については，いまだに議論が続いている問題であり，今後統一した方法論を用いて，病変部位，脳卒中からの期間，臨床症状などについて多数例による検討が必要である．

血管性うつ病

血管性うつ病の概念

1988年Krishnanら[14]は,高齢うつ病者が高齢健常者に比較して,T_2強調画像における白質高信号(white matter hyperintensities: WMHs)が有意に多いことを最初に報告したが,同様な報告が相次いでなされ,本邦においてもFujikawaら[15]が,初老期発症(50～64歳)うつ病の約半数,老年期発症(65歳以上)うつ病の大多数に潜在性脳梗塞(silent cerebral infarction: SCI)の合併が認められると報告している.

Krishnanら[16]は,それらの患者を当初arteriosclerotic depressionと命名したが,Alexopoulosらとの協議を経て,1997年DSM-IV診断における血管性認知症(vascular dementia)の概念と一致させ,血管性うつ病(vascular depression: VDep)の概念を提唱した.同年,Krishnanら[17]はMRI上に潜在性脳梗塞を認めるMRI-defined VDepを規定し,Alexopoulosら[18]は脳血管障害の存在のみならず,その危険因子を有する高齢うつ病に対してもVDepの診断は可能であるとしてclinically-defined VDepという病態を規定した.また,VDepは脳血管障害を基盤とするうつ病全体を包括する概念としてPSDもその中に包含されている(図4).現在VDepの診断基準としては,高齢発症で血管障害の危険因子が存在すれば診断が可能であるとする予防医学的側面の強いAlexopoulosら[19]のものと,脳血管障害の確証があることに基づいたSteffensとKrishnan[20]のものがある(表2).

またVDepの臨床的特徴としては,脳血管

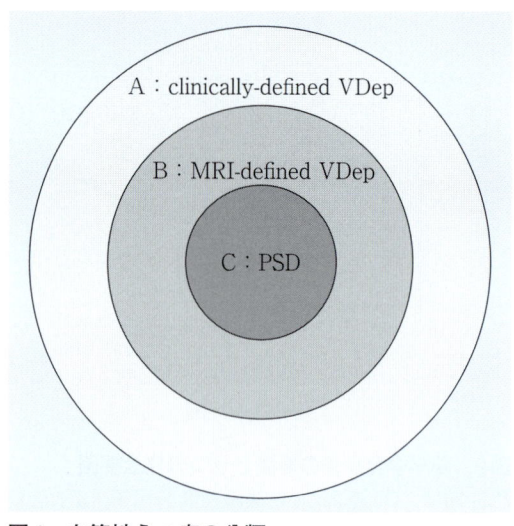

図4 血管性うつ病の分類
A:65歳以上発症で高血圧,脂質異常症,狭心症,心筋梗塞の既往などの血管障害の危険因子がある場合.
B:磁気共鳴画像(magnetic resonance imaging: MRI)によって潜在性脳梗塞が確認できる場合.
C:明らかな脳卒中後うつ病.

障害に基づく要因が加わることで,機能性うつ病とは異なった特徴が指摘されている(表3).

血管性うつ病の発症メカニズム

血管性うつ病(VDep)の発症メカニズムとしては,前述したPSD研究から導かれた左前頭葉障害仮説などの"局所病変仮説"とともにこれまでの高齢うつ病者研究に基づく"閾値仮説(threshold hypothesis)"の両者が提唱されている[19].閾値仮説は脳病変の部位よりも脳血管病変の蓄積が,うつ病発症の閾値を低下させることによって発症するというものである.いずれの場合においても情動を司るニューロネットワークとして皮質-線条体-淡蒼球-視床-皮質(cortico-striato-pallido-thalamo-cortical: CSPTC)回路の障害が,うつ病発症に重要な役割を果たしていると想定されており,(1)背外側前頭前野,眼窩前頭部,前帯

表2 血管性うつ病の診断基準

Alexopoulosらの診断基準（基本的特徴）（1997）*1	
・脳血管障害あるいは脳血管障害危険因子が臨床所見と検査所見あるいはそのいずれかで認められる	
臨床検査	・脳卒中や一過性虚血発作（TIA）の既往，局所神経徴候，心房細動，狭心症，心筋梗塞の既往，頸動脈雑音，高血圧，脂質異常症
検査所見	・穿通枝領域の白質高信号，脳梗塞，内頸動脈の閉塞，Willis動脈輪の狭窄
・65歳以上発症のうつ病か若年発症で脳血管障害によりうつ病エピソードの頻度が増加したり持続的になった症例	

SteffensとKrishnanの診断基準（1998）*2
・Aに加えてB1，B2，B3のいずれかを満たす（大うつ病性障害あるいは双極性障害における現在ないし最も新しい大うつ病エピソードに関連して）
A．大うつ病が，脳血管障害か神経心理学的障害に基づく臨床所見と画像所見あるいはそのいずれかに関連して出現している
B1．臨床所見には，脳卒中の既往，一過性虚血発作，局所神経徴候のいずれかを含んでいる（たとえば，深部腱反射の亢進，Babinski反射陽性，偽性球麻痺，歩行障害，四肢脱力）
B2．画像所見には，白質または灰白質の高信号（Fazekasらの基準で2点以上，あるいは直径5mm以上の輪郭不明瞭な病変），白質病変の融合，皮質または皮質下の梗塞のいずれかを含んでいる
B3．遂行機能（たとえば計画，組織化，順序化，抽象化），記憶，情報処理速度の障害に基づく認知障害

（*1：Alexopoulos GS, et al, 1997[19]より．*2：Steffens DC, et al, 1998[20]より）

表3 血管性うつ病の臨床的特徴

臨床的特徴	機能性の高齢うつ病	血管性うつ病
発症年齢	限定されないが，より若年	より高齢（65歳以上が多い）
症状	不安焦燥感が目立つ，時に希死念慮	精神運動抑制やアパシーが目立つ，易刺激性や罪業感は乏しい
精神病像	心気・貧困・罪業妄想などが目立つ	妄想症状は少ない
病識	比較的保たれる	より乏しい
認知機能	重症例では仮性認知症	比較的軽症例でも課題遂行能力の障害に限局しない認知障害
身体機能障害	目立たない	比較的目立つ
精神障害の家族歴	多い	少ない

状回経路の直接的な障害，(2) 線条体−淡蒼球−視床−皮質経路の制御を遮断する脳幹から上行するモノアミン神経伝達経路の障害，(3) 眼窩前頭経路の機能障害やセロトニン作動性の縫線核による前頭前野の調整障害を導く基底核の障害といったメカニズムの関与が示唆されている[19]．

脳血管障害と不安障害

脳血管障害後の不安障害の診断は，DSM-IV-TRの一般身体疾患による不安障害となるが，全般性不安を伴うものに該当する場合，基準が曖昧になるため，多くの研究者が全般性不

安障害（generalized anxiety disorder: GAD）の持続期間を除いた診断基準を用いている．症状項目としては，(1) 落ち着きのなさ，緊張感，過敏，(2) 易疲労性，(3) 集中困難，心が空白になる，(4) 易刺激性，(5) 筋肉の緊張，(6) 睡眠障害の6項目のうち3項目以上を伴うものを脳卒中後のGADと診断している．

脳卒中急性期のGADの有病率は約25%であり，約半数が大うつ病を合併し，小うつ病を含めると約3/4がPSDを合併している．PSDにGADが合併すると，うつ症状が重症化し，ADLや社会機能もより障害され，PSDの持続期間も延長されることから，PSDの予後を考えたうえでも，GADの合併の有無を確認することは重要である[1]．

PSDとGADの関係は，うつと不安の合併としてとらえるのか，不安うつ病（anxious depression）のように，不安をうつ病の症状としてとらえるのかは難しい問題である．しかし，病変部位の検討では，GADと大うつ病の合併が，左前頭葉病変と関連し，GADの合併のないPSDが左基底核病変と関連し，GADのみの場合は右半球病変との関連が示されている．自然経過による持続期間についても，PSDが約9か月なのに対してGADは4.5か月と短い．また，アルコール乱用の既往歴がPSDではなく，脳卒中後のGADと関連している[1]．さらに筆者ら[21]は，脳卒中後のGADに対して，ノルトリプチリンの有用性を報告するとともに，抗うつ薬治療群においてHamilton不安評価尺度得点の改善がHamiltonうつ病評価尺度得点の改善より，早期に認められることを報告している．これらの結果は脳卒中後のうつと不安は病態生理学的に異なった基盤を持っていることを示唆している．

脳血管障害とアパシー

脳血管障害後にはうつ病と混同されやすい病態として，自発性の低下を主体としたアパシー（無感情）という状態を呈することが少なくない．

Marin[22]は，アパシーを目的指向性の行動，認知，情動の減退であり，意識障害，認知障害，情動障害によらない一次的な動機の欠如で，感情，情動，興味，関心が欠如した状態であると定義し，18項目のapathy evaluation scale（AES）を作成した．Starksteinら[23]は，14項目からなるAESの修正版を作成し，急性期脳卒中患者80例を検討し，うつ病が23%，アパシーが11%，うつ病とアパシーの併発が11%に出現し，大うつ病では，小うつ病や非うつ病に比べてアパシーの併発が有意に多いこと，アパシー併発例は，より高齢で，認知機能や身体機能もより障害されていることを示した．さらに内包後脚を含む病変がある場合に有意に頻度が高く，これは内包後脚と淡蒼球周辺を含む前脈絡叢動脈領域の病変でアパシーの頻度が高いとするHelgasonら[24]の所見と一致し，目的指向性行動に重要な役割を担っている淡蒼球からレンズ核ワナを通り脚橋被蓋核に投射する経路の障害を反映し，ドパミン性黒質線条体系回路の断裂による生体アミン機能障害とも関連していると述べている．彼らは抑うつとアパシーは，互いに独立して存在するものの，大うつ病とアパシーにおいては皮質下生体アミン経路の障害といったある種の病態生理学的メカニズムを共有しているのではないかと推測している．

一方，本邦においては岡田ら[25]が，Starksteinの修正版AESの日本語版「やる気

スコア」を作成し、245例の慢性期脳卒中患者を検討し、うつ病が12%、アパシーが21%、うつ病とアパシーの併発が24%に認められるとして、脳卒中後には抑うつよりもアパシーの要素が大きいこと、アパシー症例では両側前頭前野の血流が低下し、認知機能も抑うつではなくアパシーの程度と相関を示すことから、脳卒中後のアパシーは血管性認知症の前段階としても注目する必要があると指摘している[26]。

筆者らは、抑うつを伴うアパシー（depressed apathy）と抑うつを伴わないアパシー（non-depressed apathy）は異なった病態であり、後者が本来のアパシーであると考えている。やる気スコアの得点だけで、アパシーをとらえようとすると、うつ病の意欲低下でも高得点になってしまうが、うつ病の意欲低下は「やりたくてもできない」のに対して、アパシーの場合は「やりたい気持ちそのものが起こらない」状態と考えられる。また、うつ病は自己の状態に対して悩むが、アパシーは無関心で悩まない。したがって、アパシーの評価には抑うつ心性の有無が重要であり、病態生理学的メカニズムについては、一部共通したメカニズムがあるにしても、アパシーの場合は、より認知障害との関連が強く、抑うつ心性を惹起しない、あるいは抑うつ心性を抑え込むような神経回路障害や生体アミン機能の働きがあるのではないかと考えている。

脳血管障害に伴う感情障害の治療

PSDの治療研究では、うつ症状を改善させることによって認知機能[27]やADL[28]さらには生存率[29]までも改善させることが示されており、このような観点からも、うつを見逃さず的確な診断とともに適切な治療と対応を行うことが必要である。

脳血管障害に伴う脳の脆弱性があり、副作用が出現しやすいため、薬剤の使用は低用量から開始し、増量も緩徐に行うことが原則である。

従来使用されていた三環系・四環系抗うつ薬は、抗コリン作用による認知機能の低下、せん妄の誘発、口渇、便秘、尿閉などの出現や心毒性による種々の不整脈が生じるなどの危険性がある。

PSDを含めたVDep治療の第一選択薬は、それらの副作用が少ない選択的セロトニン再取り込み阻害薬（selective serotonin reuptake inhibitor: SSRI）やセロトニン・ノルアドレナリン再取り込み阻害薬（serotonin noradrenalin reuptake inhibitor: SNRI）、あるいは最近上市されたノルアドレナリン作動性・特異的セロトニン作動性抗うつ薬（noradrenergic and specific serotonergic antidepressant: NaSSA）などの忍容性に優れた薬剤が第一選択薬になると思われる。

現在わが国で使用できるSSRIは、セルトラリン（1日使用量25～100 mg）、パロキセチン（1日使用量10～40 mg）、フルボキサミン（1日使用量25～150 mg）の3種類であるが、投与初期の嘔気などの消化器系の副作用や薬物相互作用（セルトラリンは比較的少ない）に注意が必要である。SNRIのミルナシプラン（成人の1日使用量25～100 mg、高齢者は25～60 mg）は、腎代謝で薬物相互作用は少ないが、嘔気のほか、尿閉や血圧上昇が出現することがあり注意が必要である。NaSSAであるミルタザピン（1日使用量15～45 mg）は、消化器系の副作用や薬物相互作用が少ない利点はあるが、抗ヒスタミン作用による初期の強い眠気や過鎮静に注意する必要がある。

上記の薬剤が無効な場合には三環系抗うつ薬では二級アミンで比較的副作用の少ないノルト

リプチリン（1日使用量 10～150 mg）の使用や，最近治療抵抗性うつ病に対する有用性が確認されつつある非定型抗精神病薬の増強療法などを考慮する必要がある．

不安感が強いときには，抗うつ薬の効果が現れるまで，ベンゾジアゼピン系の抗不安薬の併用も有用であるが，認知機能の低下や転倒などのリスクがあり，半減期の短い薬剤を頓用などで用いることが望まれる．またミルタザピンは抗不安作用が強く，即効性もあることから選択肢の一つである．

アパシーが強い場合には，抗うつ薬の反応性は不良であり，これまでの報告では，メチルフェニデート（本邦ではナルコレプシーのみの適応となり使用不可）の有効性が多く報告[30]されているが，その他ではアマンタジンやブロモクリプチンなどのドパミン作動薬[30]のほかオランザピンの有用性も示されている[31]．

抑うつを伴わないアパシーの治療については，うつ病とは異なり，休養ではなく，むしろレクリエーションを含めた行動療法的・活動療法的なアプローチが効果的な場合があり[32]，リハビリテーションを工夫して対応する必要がある．

さらに，修正型電気痙攣療法（modified electroconvulsive therapy: m-ECT）もうつ病の重症例や抗うつ薬による副作用のため薬物治療が十分に行えない場合，あるいは慢性化した難治例などで有用である[33]．

もちろん，患者の悩みなどを受容的に傾聴し共感してあげるような支持的な精神療法や対人関係療法などの有用性も報告されており，薬物療法と合わせて精神療法を行うことも忘れてはならない[34]．

うつなどが疑われた場合，治療スタッフで協議したうえで，患者や家族にも脳卒中後のうつについて説明を行い，薬物療法の開始を検討する．抗うつ薬治療においては上述した副作用などについては十分な注意が必要である．うつ症状の改善が十分得られない場合には専門医への紹介も考慮する．

おわりに

脳血管障害に対しては，予防，急性期治療，後遺症・合併症に対する総合的ケアが必要である．脳神経外科，神経内科，リハビリ科，精神科などの連携とともに，看護師，薬剤師，栄養士，理学療法士，心理療法士，ソーシャルワーカーなど多職種によるチーム介入も今後の課題である．脳血管障害後には感情障害が多く出現することを認識するとともに早期発見・早期治療が必要であり，そのためには患者，家族，医療スタッフが情報を共有し，適切な援助を提供できる社会的支援と適切なネットワークの構築が重要と思われる．

（木村真人）

[引用文献]

1. Robinson RG. The Clinical Neuropsychiatry of Stroke, 1st ed, Cambridge University Press, Cambridge, 1998. 遠藤俊吉，木村真人（監訳）．脳卒中における臨床神経精神医学，第1版，星和書店，2002．
2. Gainotti G. Emotional behavior and hemispheric side of the lesion. Cortex 1972; 8: 41-55.
3. Folstein MF, Maiberger R, McHugh PR. Mood disorder as a specific complication of stroke. J Neurol Neurosurg Psychiatry 1977; 40: 1018-20.
4. Robinson RG, Szetela B. Mood change following left hemispheric brain injury. Ann Neurol 1981; 9: 447-53.
5. Robinson RG, Kubos KL, Starr LB, et al. Mood disorders in stroke patients: importance of location of

lesion. Brain 1984; 107: 81-93.
6. Lipsey JR, Spencer WC, Rabins PV, et al. Phenomenological comparison of poststroke depression and functional depression. Am J Psychiatry 1986; 143: 527-9.
7. Gainotti G, Azzoni A, Marra C. Frequency, phenomenology and anatomical-clinical correlates of major post-stroke depression. Br J Psychiatry 1999; 175: 163-7.
8. Tateno A, Kimura M, Robinson RG. Phenomenological characteristics of poststroke depression: early-versus late-onset. Am J Geriatr Psychiatry 2002; 10: 575-82.
9. American Psychiatric Association. Quick Reference to the Diagnostic Criteria from DSM-IV-TR, 1st ed, American Psychiatric Publishing, Washington DC, 2000. 高橋三郎, 大野裕, 染矢俊幸（訳）. DSM-IV-TR 精神疾患の分類と診断の手引, 第1版, 医学書院, 2002.
10. Starkstein SE, Robinson RG, Price TR. Comparison of cortical and subcortical lesions in the production of poststroke mood disorders. Brain 1987; 110: 1045-59.
11. Carson AJ, MacHale S, Allen K, et al. Depression after stroke and lesion location: a systematic review. Lancet 2000; 356: 122-6.
12. Aström M, Adolfsson R, Asplund K. Major depression in stroke patients: a 3-year longitudinal study. Stroke 1993; 24: 976-82.
13. Shimoda K, Robinson RG. The relationship between poststroke depression and lesion location in long-term follow-up. Biol Psychiatry 1999; 45: 187-92.
14. Krishnan KR, Goli V, Ellinwood EH et al. Leukoencephalopathy in patients diagnosed as major depressive. Biol Psychiatry 1988; 23: 519-22.
15. Fujikawa T, Yamawaki S, Touhouda Y. Incidence of silent cerebral infarction in patients with major depression. Stroke 1993; 24: 1631-4.
16. Krishnan KR, McDonald WM. Arteriosclerotic depression. Med Hypotheses 1995; 44: 111-5.
17. Krishnan KR, Hays JC, Blazer DG. MRI-defined vascular depression. Am J Psychiatry 1997; 154: 497-501.
18. Alexopoulos GS, Meyers BS, Young RC, et al. Clinically defined vascular depression. Am J Psychiatry 1997; 154: 562-5.
19. Alexopoulos GS, Meyers BS, Young RC, et al. 'Vascular depression' hypothesis. Arch Gen Psychiatry 1997; 54: 915-22.
20. Steffens DC, Krishnan KR. Structural neuroimaging and mood disorders: recent findings, implications for classification, and future directions. Biol Psychiatry 1998; 43: 705-12.
21. Kimura M, Tateno A, Robinson RG. Treatment of poststroke generalized anxiety disorder comorbid with poststroke depression: merged analysis of nortriptyline trials. Am J Geriatr Psychiatry 2003; 11: 320-7.
22. Marin RS. Apathy: a neuropsychiatric syndrome. J Neuropsychiatry Clin Neurosci 1991; 3: 243-54.
23. Starkstein SE, Fedoroff JP, Price TR, et al. Apathy following cerebrovascular lesions. Stroke 1993; 24: 1625-30.
24. Helgason C, Wilbur A, Weiss A, et al. Acute pseudobulbar mutism due to discrete bilateral capsular infarction in the territory of the anterior choroidal artery. Brain 1988; 111: 507-24.
25. 岡田和悟, 小林祥泰, 青木耕, ほか. やる気スコアを用いた脳卒中後の意欲低下の評価. 脳卒中 1998; 20: 318-23.
26. 小林祥泰. 抑うつと無気力（アパシー）. 老年精医誌 2005; 16: 16-23.
27. Kimura M, Robinson RG, Kosier JT. Treatment of cognitive impairment after poststroke depression : a double-blind treatment trial. Stroke 2000; 31; 1482-6.
28. Chemerinski E, Robinson RG, Arndt S, et al. The effect of remission of poststroke depression on activities of daily living in a double-blind randomized treatment study. J Nerv Ment Dis 2001; 189: 421-5.
29. Jorge RE, Robinson RG, Arndt S, et al. Mortality and poststroke depression: a placebo-controlled trial of antidepressants. Am J Psychiatry 2003; 160: 1823-9.
30. Padala PR, Burke WJ, Bhatia SC, et al. Treatment of apathy with methylphenidate. J Neuropsychiatry

Clin Neurosci 2007; 19: 81-3.
31. Marangell LB, Johnson CR, Kertz B, et al. Olanzapine in the treatment of apathy in previously depressed participants maintained with selective serotonin reuptake inhibitors: an open-label, flexible-dose study. J Clin Psychiatry 2002; 63: 391-5.
32. 城野匡, 池田学. 高齢者のうつ病とアパシー. 老年精医誌 2008; 19: 420-6.
33. Currier MB, Murray GB, Welch CC. Electroconvulsive therapy for post-stroke depressed geriatric patients. J Neuropsychiatry Clin Neurosci 1992; 4: 140-4.
34. Finkenzeller W, Zobel I, Rietz S, et al. Interpersonal psychotherapy and pharmacotherapy for post-stroke depression: feasibility and effectiveness. Nervenarzt 2009; 80: 805-12.

生活習慣病

わが国において生活習慣に着目した疾病の呼称として「習慣病（日野原重明, 1978）」,「生活習慣病（川久保清, 1991）」などが用いられることもあったが, 広く一般的に用いられるようになったのは, 1996年12月の厚生省（現厚生労働省）公衆衛生審議会意見具申によって, 以下のように概念規定されてからである.

その中で, 生活習慣病とは「食習慣, 運動習慣, 休養, 喫煙, 飲酒などの生活習慣が, その発症・進行に関与する疾患群」と定義され,「成人病の発症には生活習慣が深く関与していることが明らかになっており, これを改善することにより疾病の発症・進行が予防できるという認識を国民に醸成し, 行動に結びつけていくためには, 新たに, 生活習慣に着目した疾病概念を導入し, とくに一次予防対策を強力に推進していくことが肝要である」といった行政的（実践的）な目的を持って導入されたことがわかる[1].

ここに「成人病の発症には」とあるように, 生活習慣病には, 脳血管疾患・虚血性心疾患・癌など死因の多くを占める重症身体疾患が当然含まれてくる. しかし,「疾病の発症・進行を予防」するために, それ自体では致命症にならないが, 動脈硬化性病変の明らかなリスクファクターになり罹患者数も多い, 高血圧, 高脂血症, 糖尿病などに力点が置かれるようになった. そして, 行政側は, 生活習慣病の疾患概念導入に続いて, 2000年度から「健康日本21」を提唱し健康づくり施策を推進してきたが, その中間評価における暫定直近実績値からは, 糖尿病有病者・予備群の増加, 肥満者の増加（20～60歳代男性）や野菜摂取量の不足, 日常生活における歩数の減少のように健康状態および生活習慣の改善がみられない, もしくは悪化していることが指摘された[2].

そこで2008年度から, 医療保険者に対して, 糖尿病などの生活習慣病に関する健康診査（特定健診）, および特定健診の結果により健康の保持に努める必要がある者（＝メタボリックシンドローム）に対する保健指導（特定保健指導）

の実施を義務づけることとした[2]．メタボリックシンドロームとは，第一に内臓脂肪型肥満が認められ，そこに，軽度の高血糖，脂質異常，高血圧が加わった病態であるが，ここに至って肥満に最大の力点が置かれるようになったことに注意が必要であろう．

メタボリックシンドロームの問題点

厚労省が発表している"標準的な健診・保健指導プログラム"では，メタボリックシンドローム（内臓脂肪症候群）について，以下のような説明がなされている．「内臓脂肪型肥満を共通の要因として，高血糖，脂質異常，高血圧を呈する病態であり，それぞれが重複した場合は，虚血性心疾患，脳血管疾患などの発症リスクが高く，内臓脂肪を減少させることでそれらの発症リスクの低減が図られるという考え方を基本としている」[2]．要するに，内臓脂肪型肥満が，虚血性心疾患，脳血管疾患，腎不全などの発症リスクを高めるので，それを予防すべきであるということであるが，ここで内臓脂肪型肥満がどうして共通の要因になるのかということの理解が必要になる．

内臓脂肪が溜まると，筋肉や肝臓でインスリン抵抗性が起こることが第一の問題である．そのため，血糖値が上昇して高血糖が起こると同時に，脂質代謝の異常も引き起こされる．具体的には，中性脂肪が増えたり，高密度リポ蛋白（high-density lipoprotein: HDL）コレステロールが低下する．とくに，動脈硬化を起こしやすいレムナントリポ蛋白や，悪性度の高い小型低密度リポ蛋白（low-density lipoprotein: LDL）コレステロールも増える．そして，インスリン抵抗性の結果，高インスリン血症が起こること

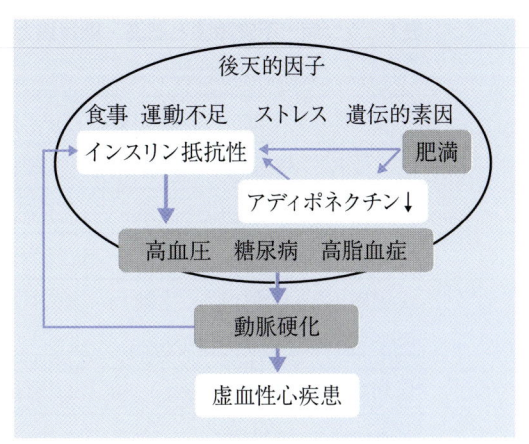

図1　メタボリックシンドロームの概念
肥満に伴う内臓脂肪の増加により，筋肉や肝臓でのインスリン抵抗性が高まり，アディポネクチンの作用も減弱し，血糖上昇，脂質代謝異常，血圧上昇，そして動脈硬化が進むことになる．
（木村　穣，2007[4]より）

が第二の問題で，腎臓でナトリウムの吸収を強めることで高血圧も起こってくる．つまり，内臓脂肪蓄積があると，インスリン抵抗性あるいは高インスリン血症を介して，高血糖，脂質の異常，血圧の異常が起こることになる[3]．

そして，脂肪細胞からはレプチンとアディポネクチンというサイトカインが分泌されており，どちらも筋肉や肝臓のインスリン感受性を高める方向に働く一方で，レプチンには中枢性に食欲を抑え交感神経の活動を高め体重を低下させる作用があり，アディポネクチンは筋肉や肝臓でアデノシン一リン酸（adenosine monophosphate: AMP）キナーゼを活性化することで，筋肉では糖の取り込みと脂肪の燃焼を増やし肝臓では糖の新生や脂肪の合成を抑制する作用を持つ．しかし，肥満になるとレプチン抵抗性が誘導され，アディポネクチンは分泌もレセプター発現も低下する（図1）[4]．

以上より，生活習慣病について考察する場合には，上記で述べたインスリン抵抗性，レプチン抵抗性，アディポネクチンの分泌低下とレセプターの減少のすべてが起こってくる肥満，そ

表1 うつ病・不安障害と肥満・糖尿病との関連を検討した研究

うつ病・不安障害と肥満
・相関あり：文献5（文献8の論説），6（不安も含む），7（若年女性で）
・うつ病・不安障害 → 肥満（＋）：文献8
・肥満 → うつ病（＋）：文献9-11（不安も含む，女性で）
・肥満 → うつ病（−）：文献8（不安も含む），12
・肥満 → うつ病（↓）：文献13, 14（インスリン抵抗性）
うつ病・不安障害と糖尿病
・相関あり：文献15（総説），16（メタ解析），17（若年女性で），18（総説，不安のみ）
・うつ病 → 糖尿病（＋）：文献19
・糖尿病 → うつ病（＋）：文献19（治療中の糖尿病），20, 21
・糖尿病 → うつ病（−）：文献19（未治療の糖尿病），22-24（不安も含む），25, 26
・糖尿病 → うつ病（↓）：文献19（耐糖能異常）

（Atlantis E, et al, 2009[5]，Simon GE, et al, 2006[6]，Chen Y, et al, 2009[7]，Kivimäki M, et al, 2009[8]，Almeida OP, et al, 2009[9]，Sánchez-Villegas A, et al, 2009[10]，Anderson SE, et al, 2007[11]，Gariepy G, et al, 2009[12]，Lawlor DA, et al, 2007[13]，Lawlor DA, et al, 2003[14]，Katon WJ, et al, 2008[15]，Lustman PJ, et al, 2005[16]，Zhao W, et al, 2006[17]，Grigsby AB, et al, 2002[18]，Golden SH, et al, 2008[19]，de Jonge P, et al, 2006[20]，Maraldi C, et al, 2007[21]，Brown LC, et al, 2006[22]，Palinkas LA, et al, 2004[23]，Engum A, et al, 2007[24]，Polsky D, et al, 2005[25]，Kim JM, et al, 2006[26] より）

してこれらの生理的異常によって直接的に引き起こされ，肥満以外にも運動不足や喫煙などの患者自身の生活習慣の関わりが他の病気と比して例外的なほどに大きな糖尿病，この2つを中心に置く必要がある．そこで，本稿のテーマであるうつ・不安との関わりについても，肥満および糖尿病に焦点を絞って述べていきたいと思う．

肥満とうつ・不安

この項では，うつ病・不安障害と肥満との関係について，これまでにどのような事実が報告されているかを述べていく．全体を一言でまとめると，横断研究によって両者の相関を見たもの，縦断研究によってうつ・不安が肥満の原因といえるかどうかを見た研究，同じく縦断研究によって肥満がうつ・不安の原因といえるかどうかを見た研究がある．

ここでの結論をシンプルにまとめると，両者のあいだに相関関係はあり[5-7]，うつ病や不安障害が肥満を引き起こすという関係は一貫して認められるが[5,8]，その逆に肥満がうつ病の原因となるかどうかについては，原因となるとするもの[9-11]，関係がないとするもの[8,12]，うつ病を減少させる効果があるとするものがあり[13,14]，一貫していないということである（表1）．

この領域では，とくに2000年代になって，大規模な疫学研究の報告が相次いでいるが，その中でも同一コホートの中で，うつ病や不安障害などが肥満の発症リスクになるかどうかと，その逆に肥満がうつ病や不安障害の発症リスクになるかどうかを検討した唯一の研究であるKivimäkiらの報告について紹介してみよう[8]．

これは，うつ病や不安障害などのコモンメン

タルディスオーダー（精神健康調査票（General Health Questionnaire: GHQ）の「事例性」で定義）と肥満（世界保健機関の基準で判定：BMI（body mass index）≧30が肥満）との双方向性の関係を，量反応関係まで含めて明らかにすることを目的にして，ロンドンの35～55歳の公務員4,363名を対象に，19年間に4回の調査を行った前向きコホート研究である．

ベースライン時の年齢，性別，BMIで補正したモデルでは，1～3回目の調査のうち1度，2度，3度の機会で事例性を満たしたケースのそれぞれが，4回目の調査時に肥満を示すオッズ比は（1度も事例性を満たさなかったケースと比較），1.33，1.64，2.01とすべて5％水準で有意な結果となり，量反応関係を示すトレンドも0.1％水準で有意であった．そしてこの関係は，ベースライン時のメンタルヘルスに関わる変数で補正した場合も，ベースライン時に肥満が認められた被験者を除外した場合も，変化はみられなかった．

一方，上記と同様に，肥満も4回目の調査時の事例性の存在を，量反応関係を持って2％の有意水準で予測することができたが，こちらの場合は，ベースライン時にコモンメンタルディスオーダーが認められた被験者を除外すると，トレンドの有意差が消失した（p=0.33）．以上より，著者らは，イギリスの成人における肥満とコモンメンタルディスオーダーの関連は，メンタルディスオーダー側から将来の肥満に向かう方向性であると結論づけている．

肥満からうつ病に向かう因果関係に関しては，この研究のように関連のなさを示したもの以外に，肥満があるほうがうつ病の発症が減ることを示したものもある（その背景には，インスリン抵抗性が，血中の遊離脂肪酸とトリプトファンを増やし，脳内セロトニン濃度を高めることによって，うつ状態に陥りにくくするとい

う関係性が想定されている）[13,14]．

糖尿病とうつ・不安

この項では，肥満の場合と同じように，うつ病・不安障害と糖尿病との関係について，横断研究によって両者の相関を見たもの，縦断研究によってうつ・不安が糖尿病の原因といえるかどうかを見た研究，同じく縦断研究によって糖尿病がうつ・不安の原因といえるかどうかを見た研究についてまとめていく．

ここでも結論をシンプルにまとめてみると，両者のあいだに相関関係はあり[15-18]，うつ病が糖尿病を引き起こすという関係は一貫して認められるが[15,19]，その逆に糖尿病がうつ病の原因となるかどうかについては，原因となるとするもの[19-21]，関係がないとするものの両者があり[22-26]，肥満と同じようにうつ病を減少させる効果があるとするものも報告されている[19]，ということである（表1）．

糖尿病の領域でも肥満と同じように，とくに2000年代になって，大規模な疫学研究の報告が相次いでいるが，こちらでも同一コホートの中で，うつ病や不安障害などが糖尿病の発症リスクになるかどうかと，その逆に糖尿病がうつ病や不安障害の発症リスクになるかどうかを検討した唯一の研究であるGoldenら[19]の報告について紹介してみよう．

これは，抑うつ症状（Center for Epidemiologic Studies Depression Scale（CES-D）で測定）と2型糖尿病（糖尿病：空腹時血糖≧126 mg/dLか治療中，耐糖能異常：空腹時血糖100～125 mg/dL）との双方向性の関係を明らかにすることを目的にして，米国在住で複数人種から構成される45～84歳の5,201名（分

析1)・4,847名（分析2）を対象に，3.2年間（分析1)・3.1年間（分析2）にわたって追跡調査した前向きコホート研究である．

分析1では，ベースライン時に2型糖尿病のない被験者を対象にして，人口統計学的変数とBMIで補正したうえで，抑うつ症状の存在による2型糖尿病の発症リスクの相対危険度を求めたが，CES-D得点が5点上昇するごとに1.10倍（95% CI 1.02-1.19）危険度が高くなっていた．そして，この関係は，代謝や炎症の指標，社会経済的指標で補正しても変化しなかったが，生活習慣要因で補正した結果は有意ではなくなった（1.08, 95% CI 0.99-1.19）．

分析2では，ベースライン時に抑うつ症状のない（CES-D<16）被験者を対象にして，人口統計学的変数で補正したうえで，抑うつ症状発症に関する空腹時血糖正常者と比較したオッズ比を求めたところ，耐糖能異常で0.79（95% CI 0.63-0.99)，未治療の糖尿病で0.75（0.44-1.27），治療中の糖尿病で1.54（1.13-2.09）という結果が得られた．そして，この関係は，BMI，社会経済的指標，生活習慣要因で補正しても実質的な変化はなく，さまざまな人種間でも差は認められなかった．以上より，著者らは，抑うつ症状が2型糖尿病発症のリスクになり，その一部が生活習慣要因で説明されること，そして，2型糖尿病は未治療のものでは抑うつ症状発症のリスクにはならないが，治療中のものではリスクになると結論づけている．

インスリンは脳内でセロトニンの代謝に関わり，ストレプトゾトシン投与による1型糖尿病モデルラットでは，ストレスによる前頭前野のセロトニン分泌が有意に低いことが示されている[27]．このことからは，糖尿病が生理的に抑うつ症状やうつ病を引き起こす可能性も考えられるわけだが，実は2型糖尿病モデル（Goto-Kakizaki）ラットでは1型糖尿病モデルラット

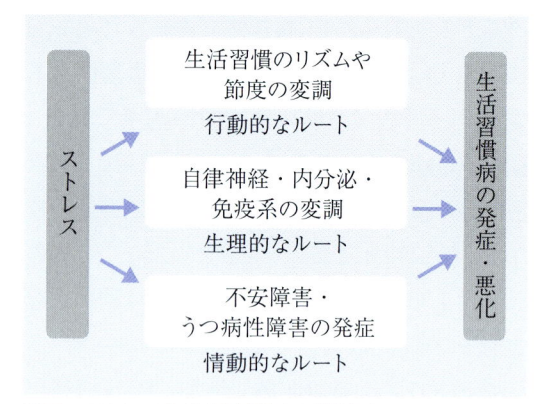

図2 ストレスと生活習慣病が関連する3つのルート
大脳辺縁系が司る'情動'の異常（うつや不安）は，大脳が司る'行動'と視床下部が司る'生理'のどちらにも影響を与えながら，ストレスと生活習慣病を結ぶルートを形成している．

（熊野宏昭，2009[29]より）

とセロトニンを含む脳内アミンの動きがまったく違うという知見も報告されており[28]，前の項で述べたインスリン抵抗性が抑うつ症状をきたしにくくするという知見も踏まえると[14]，Goldenの研究において耐糖能異常が有意に抑うつ症状の発現を抑えたという結果は生理的に意義深いものである可能性がある．またその一方で，治療中の糖尿病患者で抑うつ症状の発症が多くなっていた結果からは，治療が開始された後では，むしろ病気の診断や治療に伴うストレスといった心理社会的な影響のほうが大きいことが想定される．

おわりに

生活習慣病とストレス

生活習慣病とストレスの関わりが取り上げられることが多いが，そこにうつや不安はどうからむのであろうか．うつ・不安がストレスによって引き起こされることから，生活習慣病とストレスとの媒介要因となることが多いのであろうか．この問題について考えるためには，生活習

慣病が慢性身体疾患であることを思い出す必要がある．つまり，元来が身体疾患であることから，数としてはうつ・不安を伴わない人のほうが多いため，ストレスとの関わりについても，うつ・不安を媒介要因とするもの以外のルートも考えねばならないのである．

そこで，ストレスが生活習慣病としての慢性身体疾患に影響を与えるルートを整理すると，図2に示した行動，生理，情動の3つになるだろう[29]．ここで，心理社会的ストレスを最初にとらえるのが大脳であることからすれば，それぞれ，行動＝大脳皮質，生理＝視床下部，情動＝大脳辺縁系に相当していると考えられ，情動（大脳辺縁系）のルートは，行動（大脳皮質）と生理（視床下部）のあいだにあって，両者に影響を与える位置にあるといってよいだろう．つまり，少なくともうつや不安が問題になる状態では，行動面にも生理面にも異常が起きやすくなり，さまざまなルートを介して生活習慣病が悪化しやすくなると考えられる．

また逆にいえば，行動面の問題や生理面の問題が他の領域に広がり，さらにこじれないようにするためにも，うつや不安の問題を早期に発見して，薬物療法や認知行動療法などで軽快に導くことには大きな意義があるといえるであろう．

（熊野宏昭）

［引用文献］

1. 生活習慣病に着目した疾病対策の基本的方向性について（意見具申）．http://www1.mhlw.go.jp/houdou/0812/1217-4.html
2. 標準的な健診・保健指導プログラム．http://www.niph.go.jp/soshiki/jinzai/koroshoshiryo/kenshin/index.htm
3. 門脇　孝．あなたがメタボになる理由──「肥満遺伝子」が日本人を太らせる，PHP研究所，2008.
4. 木村　穣．メタボリックシンドロームに対する具体的な介入方法．Medicina 2007; 44(11): 2033-5.
5. Atlantis E, Goldney RD, Wittert GA. Obesity and depression or anxiety. BMJ 2009; 339: b3868.
6. Simon GE, Von Korff M, Saunders K, et al. Association between obesity and psychiatric disorders in the US adult population. Arch Gen Psychiatry 2006; 63(7): 824-30.
7. Chen Y, Jiang Y, Mao Y. Association between obesity and depression in Canadians. J Womens Health 2009; 18(10): 1687-92.
8. Kivimäki M, Lawlor DA, Singh-Manoux A, et al. Common mental disorder and obesity: insight from four repeat measures over 19 years: prospective Whitehall II cohort study. BMJ 2009; 339: b3765.
9. Almeida OP, Calver J, Jamrozik K, et al. Obesity and metabolic syndrome increase the risk of incident depression in older men: the health in men study. Am J Geriatr Psychiatry 2009; 17(10): 889-98.
10. Sánchez-Villegas A, Pimenta AM, Beunza JJ, et al. Childhood and Young Adult Overweight/Obesity and Incidence of Depression in the SUN Project. Obesity (Silver Spring) 2009 Oct 29. [Epub ahead of print]
11. Anderson SE, Cohen P, Naumova EN, et al. Adolescent obesity and risk for subsequent major depressive disorder and anxiety disorder: prospective evidence. Psychosom Med. 2007; 69(8): 740-7.
12. Gariepy G, Wang J, Lesage AD, et al. The Longitudinal Association From Obesity to Depression: Results From the 12-year National Population Health Survey. Obesity (Silver Spring) 2009 Oct 8. [Epub ahead of print]
13. Lawlor DA, Hart CL, Hole DJ, et al. Body mass index in middle life and future risk of hospital admission for psychoses or depression: findings from the Renfrew/Paisley study. Psychol Med 2007; 37(8): 1151-61.
14. Lawlor DA, Smith GD, Ebrahim S, et al. Association of insulin resistance with depression: cross sectional findings from the British Women's Heart and Health Study. BMJ 2003; 327(7428): 1383-4.
15. Katon WJ. The comorbidity of diabetes mellitus and depression. Am J Med 2008; 121(11 Suppl 2): S8-15.
16. Lustman PJ, Clouse RE. Depression in diabetic patients: the relationship between mood and glycemic

control. J Diabetes Complications 2005; 19(2): 113-22.
17. Zhao W, Chen Y, Lin M, et al. Association between diabetes and depression: sex and age differences. Public Health 2006; 120(8): 696-704.
18. Grigsby AB, Anderson RJ, Freedland KE, et al. Prevalence of anxiety in adults with diabetes: a systematic review. J Psychosom Res 2002; 53(6): 1053-60.
19. Golden SH, Lazo M, Carnethon M, et al. Examining a bidirectional association between depressive symptoms and diabetes. JAMA 2008; 299(23): 2751-9.
20. de Jonge P, Roy JF, Saz P, et al. Prevalent and incident depression in community-dwelling elderly persons with diabetes mellitus: results from the ZARADEMP project. Diabetologia 2006; 49(11): 2627-33.
21. Maraldi C, Volpato S, Penninx BW, et al. Diabetes mellitus, glycemic control, and incident depressive symptoms among 70- to 79-year-old persons: the health, aging, and body composition study. Arch Intern Med 2007; 167(11): 1137-44.
22. Brown LC, Majumdar SR, Newman SC, et al. Type 2 diabetes does not increase risk of depression. CMAJ 2006; 175(1): 42-6.
23. Palinkas LA, Lee PP, Barrett-Connor E. A prospective study of Type 2 diabetes and depressive symptoms in the elderly: the Rancho Bernardo Study. Diabet Med 2004; 21(11): 1185-91.
24. Engum A. The role of depression and anxiety in onset of diabetes in a large population-based study. J Psychosom Res 2007; 62(1): 31-8.
25. Polsky D, Doshi JA, Marcus S, et al. Long-term risk for depressive symptoms after a medical diagnosis. Arch Intern Med 2005; 165(11): 1260-6.
26. Kim JM, Stewart R, Kim SW, et al. Vascular risk factors and incident late-life depression in a Korean population. Br J Psychiatry 2006; 189: 26-30.
27. Miyata S, Yamada N, Hirano S, et al. Diabetes attenuates psychological stress-elicited 5-HT secretion in the prefrontal cortex but not in the amygdala of mice. Brain Res 2007; 1147: 233-9.
28. Gotoh M, Li C, Yatoh M, et al. Hypothalamic monoamine metabolism is different between the diabetic GK(Goto-Kakizaki) rats and streptozotocin-induced diabetic rats. Brain Res 2006; 1073-4: 497-501.
29. 熊野宏昭. 生活習慣病を引き起こすメカニズム―ストレス. Mod Physician 2009; 29: 763-5.

循環器疾患

循環器疾患とストレスとの関連性が従来から指摘されてきたが，1990年代以降，うつ病・うつ状態および不安と循環器疾患との関連が熱心に検討されるようになってきた[1,2]．とくにうつ病・うつ状態の循環器疾患における関与は，ほぼ確立したものといえそうである[3]．

うつ病・うつ状態と循環器疾患の合併率

急性心筋梗塞生存者では，15～45％がうつ病・うつ状態を呈し（表1）[4]，その割合は一

表1 心筋梗塞後のうつ病・うつ状態

発表者	発表年	平均年齢（歳）	女性（％）	うつ病・うつ状態（％）
Silverstone	1987	63	25	44
Ahern	1990	NA	NA	40
Ladwig	1991	54	0	15
Frasure-Smith	1993	60	22	16
Frasure-Smith	1995	60	22	31
Lesperance	1996	60	22	16
Sydeman	1998	62	40	23
Frasure-Smith	1999	59	32	32
Irvine	1999	64	18	33
Kaufmann	1999	65	34	27
Mayou	2000	63	27	8
Welin	2000	NA	16	37
Lane	2000, 2001	63	25	31
Bush	2001	65	42	20
Shiotani	2002	63	64	42
Lauzon	2003	60	21	35
Strik	2003	59	24	31
Carney	2003	59	40	47

（van Melle JP, et al, 2004[4]）より作成）

般住民よりも高いことが知られている．その場合，心筋梗塞発症1か月以内に生じることが多いという報告もある[5]．日本人を対象としたShiotaniらの研究によると，急性心筋梗塞患者1,042人（平均年齢63歳）において，発症12か月以内に自己記入式評価尺度であるZung Self-Rating Depression Scale（SDS）40点のうつ状態が42％で認められ，年齢や性別の影響を受けなかった[6]という．

逆にうつ病を呈する場合には，心筋梗塞などの冠動脈性疾患を発症するリスクが，うつ病でない場合に比して約2倍高い[7-9]．Stewartらによる米国の前方視的コホート研究[10]では，男女324人（平均年齢60.6歳）を対象に，抑うつや不安などの精神症状と，心疾患の初期徴候として頸動脈の内膜−中膜の厚さが縦断的に検討された．ベースラインのうつ状態が重度である場合には，3年後の頸動脈内膜−中膜厚が増大し（$p=0.002$），人口統計学的因子や，心血管危険因子，薬剤使用などを検討した場合でも，同様の結果を示した．また，うつ症状のなかでも，身体症状が内膜−中膜肥厚変化と有意に正の相関を示したという．

心筋梗塞以外では，生活習慣病でもある高血圧とうつとの合併も知られている．循環器外来初診患者を対象とした調査では，本態性高血圧患者81例中，15例（18.5％）が中等度以上（SDSが50点以上）のうつ状態で，27例（33.3％）が軽度以上（SDS 45点以上）のうつ状態であった[11]という．

うつ病・うつ状態と循環器疾患合併時の予後

心筋梗塞患者の約3割がうつ症状を伴うことは前述したが，その場合の予後（心筋梗塞の再発や死亡リスク）については，うつを伴わな

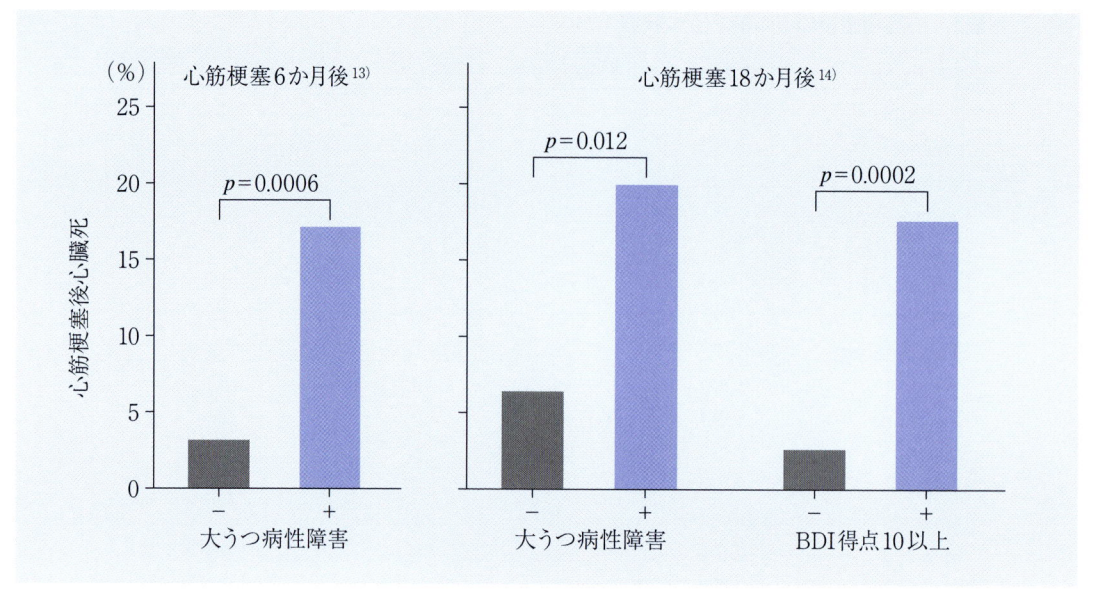

図1 心筋梗塞後患者における，大うつ病性障害の有無およびBDI得点の相違による，心臓死の割合
BDI（Beck Depression Inventory，Beckうつ病評価尺度）

（Frasure-Smith N, et al, 1993[13]；1995[14]より引用）

い場合と比べて数倍悪い．心臓カテーテルを施行した冠動脈性疾患患者52人中9人が大うつ病性障害であり，大うつ病性障害が心イベント再発の重要な予測因子であったことが1988年に報告された[12]のを皮切りに，Frasure-Smithらが，より多人数を対象に調査を行い，うつ病・うつ状態を伴う心筋梗塞患者では，そうでない場合に比して死亡率が有意に高いことを報告した（図1）[13,14]．

16コホート研究のメタ解析によると，心筋梗塞患者6,367人の平均13.7か月の追跡において，心筋梗塞後のうつ状態は，死因と有意に関連し（全死因：オッズ比2.4，$p<0.00001$，心臓死：オッズ比2.6，$p<0.00001$），新たな心血管系イベントの危険因子でもあった[4]．また，20研究を対象としたメタ解析でも，うつ病・うつ状態は，冠動脈性疾患患者の死因に負の影響を与えていた[15]．うつ病とうつ状態を分けて評価した場合，うつ状態では冠動脈性疾患患者における死亡リスクが約2倍増加していた（図2）．

うつ病は，初回評価半年以内は死因と有意な関連を示さなかったが（オッズ比2.1，95%信頼区間〈confidence interval: CI〉0.8-5.3），2年後には有意であった（オッズ比2.6, 95% CI 1.5-4.5）．日本人においても，うつ症状を呈していた場合には，心筋梗塞後の心血管イベント（心血管死，心筋梗塞再発，冠動脈血管形成術，再入院）リスクが1.4倍で，これは糖尿病（1.5倍）に次ぐ心血管イベント予測因子であった[6]．ただし，うつ症状と，致死的，非致死的な心血管イベントとは，不良転帰と関連する心血管症状で調節した結果，有意な関連は見いだせなかったという報告もある[16]．

心筋梗塞以外の循環器疾患でうつ病・うつ状態が併存する場合の死亡率は，うっ血性心不全で1.8倍[17]，不安定狭心症では3.3倍[18]高まるという報告がある．また，60歳以上の高血圧患者4,538人を対象とした前方視的研究では，うつ症状を伴わない場合では心不全発症率が3.2%であったのに対してうつ症状を伴う場合には8.1%で，心不全発症率の相対リスクが2.6倍高かったことが報告されている（図3）[19]．

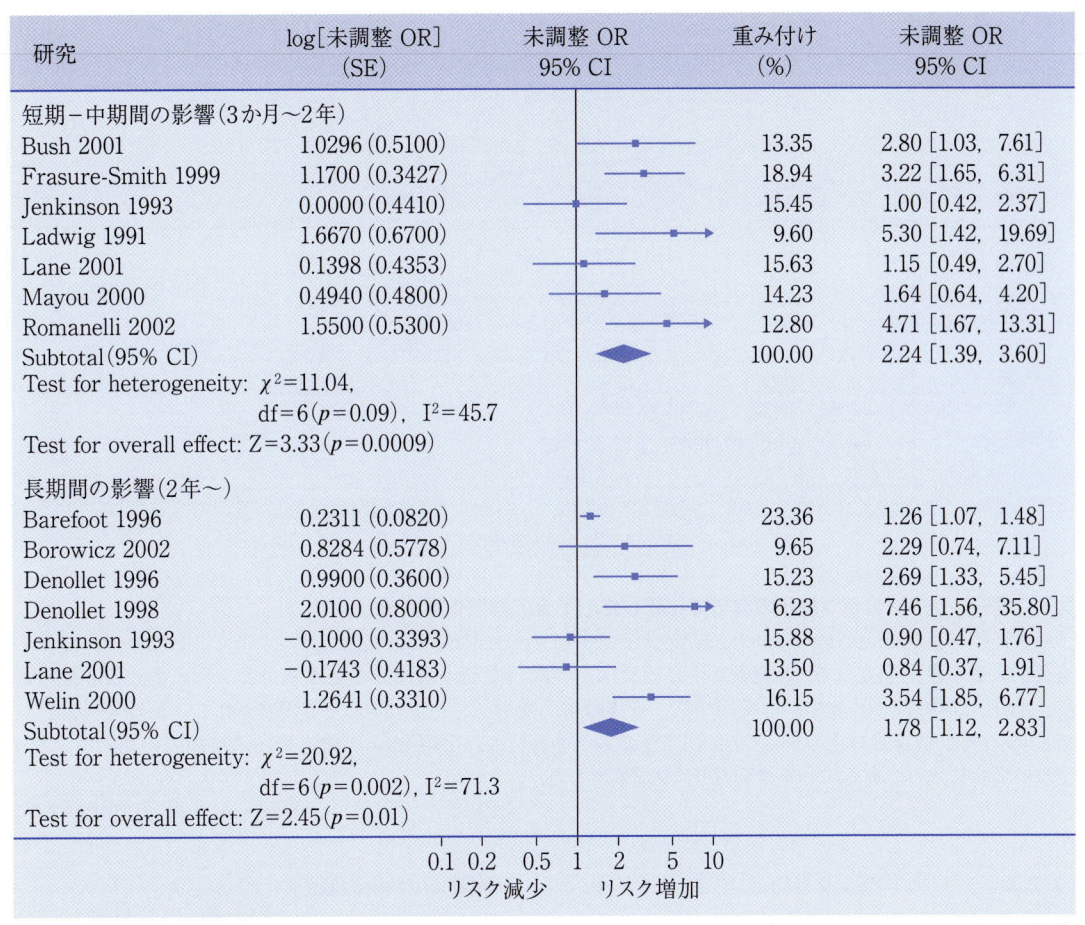

研究	log[未調整 OR] (SE)	未調整 OR 95% CI	重み付け (%)	未調整 OR 95% CI
短期−中期間の影響(3か月～2年)				
Bush 2001	1.0296 (0.5100)		13.35	2.80 [1.03, 7.61]
Frasure-Smith 1999	1.1700 (0.3427)		18.94	3.22 [1.65, 6.31]
Jenkinson 1993	0.0000 (0.4410)		15.45	1.00 [0.42, 2.37]
Ladwig 1991	1.6670 (0.6700)		9.60	5.30 [1.42, 19.69]
Lane 2001	0.1398 (0.4353)		15.63	1.15 [0.49, 2.70]
Mayou 2000	0.4940 (0.4800)		14.23	1.64 [0.64, 4.20]
Romanelli 2002	1.5500 (0.5300)		12.80	4.71 [1.67, 13.31]
Subtotal (95% CI)			100.00	2.24 [1.39, 3.60]
Test for heterogeneity: $\chi^2=11.04$, df=6($p=0.09$), $I^2=45.7$				
Test for overall effect: Z=3.33 ($p=0.0009$)				
長期間の影響(2年～)				
Barefoot 1996	0.2311 (0.0820)		23.36	1.26 [1.07, 1.48]
Borowicz 2002	0.8284 (0.5778)		9.65	2.29 [0.74, 7.11]
Denollet 1996	0.9900 (0.3600)		15.23	2.69 [1.33, 5.45]
Denollet 1998	2.0100 (0.8000)		6.23	7.46 [1.56, 35.80]
Jenkinson 1993	−0.1000 (0.3393)		15.88	0.90 [0.47, 1.76]
Lane 2001	−0.1743 (0.4183)		13.50	0.84 [0.37, 1.91]
Welin 2000	1.2641 (0.3310)		16.15	3.54 [1.85, 6.77]
Subtotal (95% CI)			100.00	1.78 [1.12, 2.83]
Test for heterogeneity: $\chi^2=20.92$, df=6($p=0.002$), $I^2=71.3$				
Test for overall effect: Z=2.45 ($p=0.01$)				

0.1 0.2 0.5 1 2 5 10
リスク減少　　リスク増加

図2　冠動脈性疾患患者における死亡の危険因子──うつ症状　　　　(Barth J, et al, 2004[15]より引用)

植え込み型除細動器植え込みまでの時間で評価した心室性不整脈発症リスクも，うつ症状を伴う場合のほうが有意に高かった(**図4**)[20]．

このように，うつ病・うつ状態が循環器疾患に合併した場合には循環器疾患の予後が不良となる[1,2]．一般人口における55～85歳の男女2,847人を対象とした4年間のコホート研究によると[21]，循環器疾患(冠動脈性疾患およびうっ血性心不全)患者において，大うつ病性障害(DSM (Diagnostic and Statistical Manual of Mental Disorders)診断)を合併している場合には，合併しない場合に比べて，心臓死が3倍高かった．ベースラインに循環器疾患を有していない場合にも，大うつ病性障害がある場合には，心臓死のリスクが約4倍高かった．また大うつ病は，小うつ病に比べて心臓死のリスクが2倍以上高かったという．

うつ病・うつ状態と循環器疾患が関連する機序

うつ病・うつ状態と冠動脈性疾患とが関連するメカニズムについて，交感神経系の関与や血小板活性の亢進などが推測されつつも，いまだ不明である．うつ病得点が血中コレステロールと有意に相関し，気分障害と循環器疾患が併存する割合が高いのは遺伝子レベルでではないかという研究もある[22]．また，うつ病・うつ状態が併存する場合に予後が不良になる理由の一

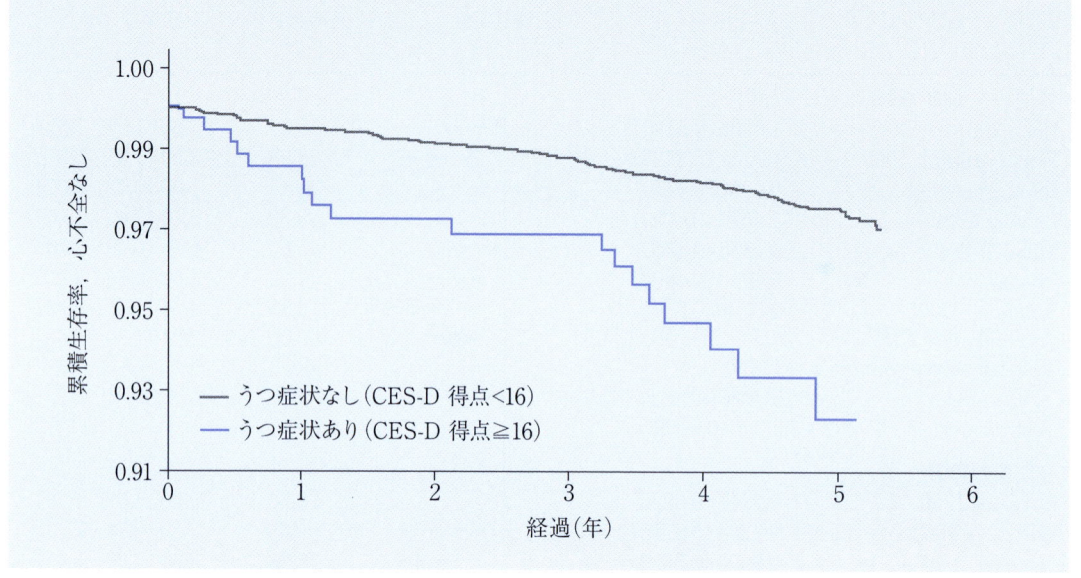

図3 ベースラインのうつ症状の有無で比較した心不全の調整生存曲線

ベースライン時にCenter for Epidemiological Studies Depression Scale (CES-D) 得点にて評価したうつ症状の有無による心不全発症リスクの比較．生存曲線は，年齢，性別，人種，心筋梗塞および糖尿病，狭心症の既往，血圧，コレステロール値，心電図異常，身体障害，喫煙，治療状況によって調整されている．ベースラインでCES-D得点が16点以上の抑うつ症状を呈していた場合には，平均4.5年の前方視的追跡調査の期間中，そうでない場合に比べて有意に心不全発症リスクが高かった．

(Abramson J, et al, 2001[19] より)

つには，アドヒアランスが不良であることや，生活スタイルの変化があるかもしれない[23]．

うつ病・うつ状態治療と循環器疾患の予後

選択的セロトニン再取り込み阻害薬 (selective serotonin reuptake inhibitor: SSRI) による治療が心筋梗塞後のうつ病・うつ状態に安全で有効であることが示唆されている[24,25]．しかし抗うつ薬治療が，うつ病の予後だけでなく循環器的予後改善に寄与するかどうかは，現段階ではまだ結論に至っていない．

近年のMyocardial Infarction and Depression-Intervention Trial (MIND-IT)[26] およびEnhancing Recovery in Coronary Heart Disease (ENRICHD)[27] 研究では，うつ病治療によって心筋梗塞の予後は改善しなかった．

ENRICHD研究[27] は，うつ病治療によって心筋梗塞後の予後が改善するかを検証した，最初の臨床試験であった．33,780人の参加者中2,481人が無作為化比較され，Hamiltonうつ病評価尺度が24点以上などの場合にセルトラリン（忍容性に問題があった場合には他のSSRIもしくはノルトリプチリン）が処方された．抗うつ薬およびSSRIの使用は，死亡や心筋梗塞の再発のリスクが有意に低かった（ハザード比 (hazard ratio: HR) おおよそ0.6）．しかし，うつ状態の患者において，抗うつ薬による転帰改善効果は明らかではなかったという．

MIND-IT[26] は多施設によるランダム化比較試験で，心筋梗塞患者2,177人がICD (International Classification of Diseases) -10によるうつ病を評価され，介入（209人，うち抗うつ薬治療ミルタザピン47人；citalopram 17人）もしくは，通

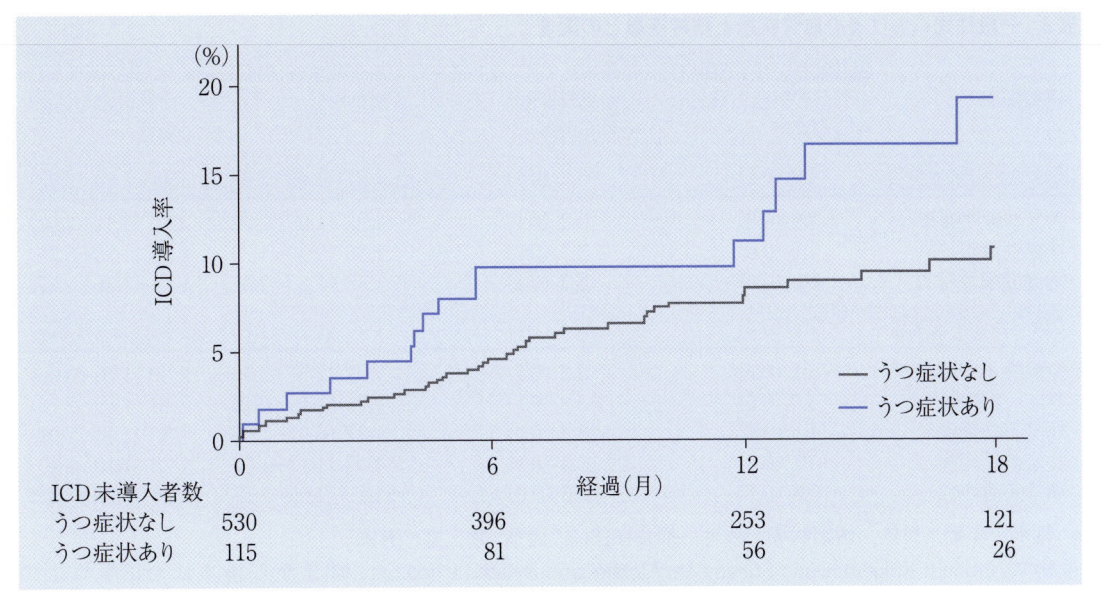

図4 ベースラインのうつ症状の有無で比較した植え込み型除細動器(ICD)導入までの時間
ベースライン時にCenter for Epidemiological Studies Depression Scale(CES-D)得点にて評価したうつ症状の有無による，植え込み型除細動器導入までの時間を示す．CES-Dが16点以上の抑うつ症状を呈していた症例（──）のほうが，心室性不整脈を呈し，より早期に植え込み型除細動器を導入していた（$p=0.02$）．
(Whang W, et al, 2005[20] より)

常治療（122人）かに振り分けられた．心筋梗塞後18か月間，うつ病と新たな循環器イベントについて追跡された．その結果，両群間にBeckうつ病評価尺度（Beck Depression Inventory: BDI）（11.0 ± 7.5 対 10.2 ± 5.1）およびICD-10におけるうつ病診断（30.5% 対 32.1%）に相違は認められなかった．循環器イベントは介入群14%，比較群13%で変化をもたらさなかった．しかし，MIND-ITでは結果的に抗うつ薬治療群の数が十分ではなく，抗うつ薬ごとの解析もできていない．Carneyらも，MIND-ITの結果を統計学的な問題である可能性を指摘している[28]．

2007年のCochraneレビューおよび2008年JAMAの包括的レビューでも，抗うつ薬治療によってうつ病症状は改善する一方で，心血管系機能における予後改善を示すエビデンスは見いだされなかった[29,30]．また，心筋梗塞後の心理的介入（半数はストレス管理に焦点をあてたもの）についての36研究を論じているCochraneレビューでも，死亡率を改善することはなかった[31]．

不安と循環器疾患

気分障害と不安障害との併存は25〜50%ともいわれ[32]，また，大うつ病性障害患者の多くが高度の不安を呈しているという報告もある．しかし，不安障害と循環器疾患に関した研究はうつ病・うつ状態に比較するとまだ少なく[33,34]，不安障害と循環器疾患との関連性に関するデータが集積されてきたのは，実は最近のことである．

米国の45歳以上の129,499人を対象とした研究では，循環器疾患の既往もしくは現症を有する割合は15.3%で，その場合は現在うつ

表2　一般住民における心血管疾患と精神疾患との関連

精神疾患	精神疾患を有する場合の心疾患の割合%（SE）；生涯有病率	精神疾患を有さない場合の心疾患の割合%（SE）；生涯有病率	オッズ比（95% CI）調整なし	オッズ比（95% CI）人口統計学データ*で調整
なんらかの気分障害	4.0（0.3）	3.2（0.1）	1.27（1.09-1.47）	1.74（1.48-2.03）
大うつ病性障害	4.0（0.3）	3.2（0.1）	1.28（1.08-1.50）	1.69（1.42-2.01）
双極性障害	4.1（0.6）	3.3（0.1）	1.33（0.99-1.78）	2.40（1.76-3.28）
気分変調性障害	5.0（0.6）	3.2（0.1）	1.58（1.22-2.06）	1.80（1.36-2.37）
なんらかの不安障害	4.5（0.3）	3.1（0.1）	1.47（1.26-1.73）	1.82（1.54-2.16）
全般性不安障害	6.1（0.7）	3.2（0.1）	1.97（1.51-2.55）	2.30（1.76-3.00）
パニック障害	5.5（0.6）	3.2（0.1）	1.75（1.40-2.19）	2.16（1.69-2.76）
社交不安障害	4.1（0.5）	3.3（0.1）	1.27（0.97-1.66）	1.53（1.16-2.01）
特定の恐怖症	4.4（0.4）	3.2（0.1）	1.37（1.13-1.67）	1.72（1.40-2.10）
精神疾患の数	0.8（0.1）	0.6（0.0）	1.12（1.07-1.17）	1.28（1.22-1.34）

＊：性別，年齢，民族，婚姻状況，教育，都会在住にて調整．色文字：有意．
米国のNational Epidemiologic Survey on Alcohol and Related Conditions研究から得られた18歳以上の43,093人（男性18,518人，女性24,575人）の一般住民を対象にした調査で，循環器疾患（有病率3.3%）はうつ病疾患で調整したのちにも，不安障害を有する場合に多い傾向が認められた．

病である率が高く（15.8% 対 7.1%，調整有病率（adjusted prevalence ratio：APR）オッズ比1.69，95% CI 1.54-1.85），また，うつ病疾患（22.3%対15.1%，オッズ比1.56, 95% CI 1.45-1.67）もしくは不安障害（16.6% 対 10.0%，オッズ比1.46, 95% CI 1.37-1.54）の生涯罹患率が高かった[35]という．

また，米国のNational Epidemiologic Survey on Alcohol and Related Conditions研究から得られた18歳以上の43,093人（男性18,518人，女性24,575人）の一般住民から得られたデータによると[36]，循環器疾患（有病率3.3%）はうつ病疾患で調整したのちにも，なんらかの不安障害を有する場合に多い傾向が認められた（オッズ比1.43, 95% CI 1.20-1.71）．内訳は，全般性不安障害（オッズ比1.48, 95% CI 1.09-2.01），パニック障害（オッズ比1.46, 95% CI 1.12-1.91），特定の恐怖症（オッズ比1.29, 95% CI 1.04-1.59）であった（表2）．

循環器疾患と不安障害における予後との関連研究も複数ある．心筋虚血が疑われ冠動脈造影検査を行った489人の女性を中間値で5.9年間前方視的に循環器疾患イベント（脳卒中，心筋梗塞，心不全，循環器関連死）を追跡したRutledgeらによる研究では，75人（15.3%）がイベントを呈し，うち18人が循環器関連死であった．Cox回帰分析によるとBDIおよびState Trait Anxiety Inventory（STAI）による評価では，BDI×STAIの交互作用効果が心血管イベントを有意に予測していた（$p=0.02$）[37]．心カテーテル検査を行った入院患者940人を対象としたWatkinsらの研究では，恐怖症（広場恐怖と単一恐怖）と抑うつ症状が併存した場合には，恐怖症もしくは抑うつ症状単独よりも心室性不整脈が生じるリスクが高かった（オッズ比1.6, 95% CI 1.2-2.1, $p=0.002$）[38]．

また，心筋梗塞の患者347人を対象としたMayouらによる自己記入式評価による研究では，15%の患者が不安・抑うつ状態と考えられ，死亡率には関与しなかったが，1年後のQOL（quality of life）が不良であることを予測し，胸痛の訴えが多かったという[39]．Frasure-

オッズ比 (95% CI) ニコチン依存で調整	オッズ比 (95% CI) なんらかのパーソナリティ障害で調整	オッズ比 (95% CI) アルコールもしくは薬物乱用で調整	オッズ比 (95% CI) すべての因子で調整	オッズ比 (95% CI) 他の疾患も含めたすべての因子で調整
1.22 (1.05–1.41)	1.19 (1.02–1.38)	1.30 (1.11–1.52)	1.44 (1.22–1.70)	1.34 (1.13–1.58)
1.23 (1.04–1.44)	1.20 (1.01–1.41)	1.30 (1.10–1.54)	1.40 (1.17–1.68)	1.22 (1.00–1.48)
1.25 (0.92–1.69)	1.17 (0.86–1.59)	1.37 (1.01–1.86)	1.72 (1.23–2.41)	1.44 (1.00–2.06)
1.51 (1.15–1.97)	1.46 (1.11–1.91)	1.62 (1.24–2.12)	1.41 (1.06–1.88)	1.13 (0.84–1.52)
1.43 (1.21–1.68)	1.40 (1.19–1.64)	1.50 (1.27–1.78)	1.52 (1.27–1.82)	1.43 (1.20–1.71)
1.89 (1.45–2.46)	1.82 (1.40–2.37)	2.01 (1.54–2.62)	1.83 (1.39–2.39)	1.48 (1.09–2.01)
1.67 (1.33–2.09)	1.63 (1.30–2.05)	1.79 (1.42–2.26)	1.72 (1.34–2.21)	1.46 (1.12–1.91)
1.22 (0.93–1.60)	1.13 (0.86–1.50)	1.29 (0.98–1.70)	1.14 (0.84–1.54)	0.90 (0.66–1.23)
1.32 (1.08–1.61)	1.29 (1.07–1.56)	1.39 (1.14–1.70)	1.43 (1.16–1.75)	1.29 (1.04–1.59)
1.10 (1.05–1.16)	1.10 (1.04–1.16)	1.19 (1.12–1.26)	1.22 (1.15–1.31)	—

(Goodwin RD, et al, 2009[36] より)

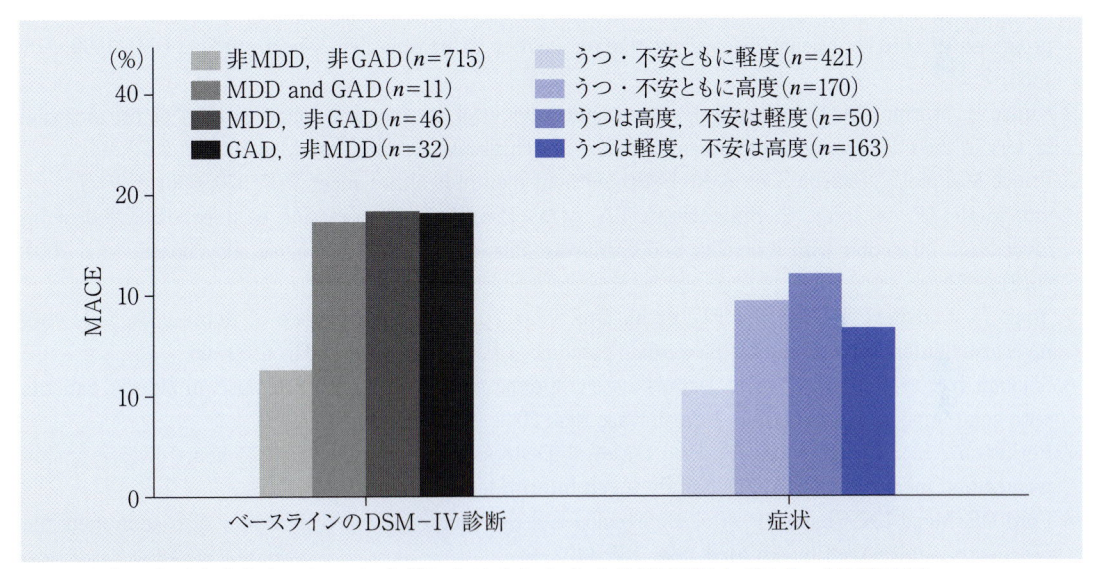

図5 安定冠動脈疾患患者において2年間における心イベント予測因子としてのうつと不安症状
急性冠動脈症状の2か月後に評価された患者804人における2年間にわたるmajor adverse cardiac event (MACE)の割合と，DSM-IV診断による大うつ病性障害(MDD)および全般性不安障害(GAD)と両診断の併存，および抑うつ・不安症状との関連．

Smithらによる循環器疾患患者804人（うち男性649人）を対象として2年間前方視的に追跡した研究では，ベースライン時に大うつ病性障害の診断基準を7.1%が，全般性不安障害を5.3%が満たしていた．2年間に115人（14.3%）がなんらかのmajor adverse cardiac event (MACE)（心臓死11人，心筋梗塞後生存54人，心停止後蘇生3人，血行再建術47人）を呈したが，自己記入式の不安および抑うつ症状はMACEを予測していたという（**図5**）[40]．このように，うつ病だけでなく，不安障害も循環器疾患に強く関与することが示唆されている．

一方で，Meyerらによる冠動脈性心疾患における長期予後研究において，4,864人を対象

とし5年間フォローした結果，不安が高いほど死亡率は低下していた（調整 HR 0.77，95% CI 0.67–0.88，$p<0.001$）．そのなかで，心筋梗塞後の患者では不安は良好な予後に関与せず，また，心駆出率が低下した患者において，不安は死亡増加に関与していた（$n=536$，HR=1.32，95% CI 1.07–1.65，$p=0.011$）[41]．つまり，不安障害が生命予後に直接関連する場合もあるが，すべてが当てはまるわけではなく，結論づけるのはまだ尚早かもしれない．

おわりに

うつ病・うつ状態のみならず不安障害が循環器疾患に少なからぬ割合で併存し，その予後に関与することが，多くの先行研究から明らかとなっている．循環器疾患におけるうつ・不安治療と生命予後に関したエビデンスはまだ不十分であるものの，QOL や精神症状を改善することは報告されているため，うつ・不安症状と循環器疾患双方間での積極的な症状評価および介入が必要と思われる．

（尾鷲登志美）

[引用文献]

1. Hemingway H, Marmot M. Evidence based cardiology: psychosocial factors in the aetiology and prognosis of coronary heart disease: systematic review of prospective cohort studies. BMJ 1999; 318: 1460–7.
2. Kuper H, Marmot M, Hemingway H. Systematic review of prospective cohort studies of psychosocial factors in the etiology and prognosis of coronary heart disease. Semin Vasc Med 2002; 2: 267–314.
3. Prince M, Patel V, Saxena S, et al. No health without mental health. Lancet 2007; 370(9590): 859–77.
4. van Melle JP, de Jonge P, Spijkerman TA, et al. Prognostic association of depression following myocardial infarction with mortality and cardiovascular events: a meta-analysis. Psychosom Med 2004; 66: 814–22.
5. Strik JJ, Lousberg R, Cheriex EC, et al. One year cumulative incidence of depression following myocardial infarction and impact on cardiac outcome. J Psychosom Res 2004; 56: 59–66.
6. Shiotani I, Sato H, Kinjo K, et al. Depressive symptoms predict 12-month prognosis in elderly patients with acute myocardial infarction. J Cardiovasc Risk 2002; 9(3): 153–60.
7. Ferketich AK, Schwartzbaum JA, Frid DJ, et al. Depression as an antecedent to heart disease among women and men in the NHANES I study. Arch Intern Med 2000; 160: 1261–8.
8. Ford DE, Mead LA, Chang PP, et al. Depression is a risk factor for coronary artery disease in men: the precursors study. Arch Intern Med 1998; 158: 1422–6.
9. Rugulies R. Depression as a predictor for coronary heart disease: a review and meta-analysis. Am J Prev Med 2002; 23: 51–61.
10. Stewart JC, Janicki DL, Muldoon MF, et al. Negative emotions and 3-year progression of subclinical atherosclerosis. Arch Gen Psychiatry 2007; 64: 225–33.
11. 中津高明, 間島圭一, 豊永慎二, ほか. 高血圧とうつ—循環器外来患者におけるうつ状態の実態調査. Prog Med 2006; 26(2): 527–30.
12. Carney RM, Rich MW, Freedland KE, et al. Major depressive disorder predicts cardiac events in patients with coronary artery disease. Psychosom Med 1988; 50: 627–33.
13. Frasure-Smith N, Lespérance F, Talajic M. Depression following myocardial infarction: impact on 6-month survival. JAMA 1993; 270: 1819–25.
14. Frasure-Smith N, Lespérance F, Talajic M. Depression and 18-month prognosis after myocardial infarction. Circulation 1995; 91: 999–1005.
15. Barth J, Schumacher M, Herrmann-Lingen C. Depression as a risk factor for mortality in patients with coronary heart disease: a meta-analysis. Psychosom Med 2004; 66: 802–13.

16. Stewart RA, North FM, West TM, et al. Depression and cardiovascular morbidity and mortality: cause or consequence? Eur Heart J 2003; 24: 2027−37.
17. Sherwood A, Blumenthal JA, Trivedi R, et al. Relationship of depression to death or hospitalization in patients with heart failure. Arch Intern Med 2007; 167(4): 367−73.
18. Lespérance F, Frasure-Smith N, Juneau M, et al. Depression and 1-year prognosis in unstable angina. Arch Intern Med 2000; 160(9): 1354−60.
19. Abramson J, Berger A, Krumholz HM, et al. Depression and risk of heart failure among older persons with isolated systolic hypertension. Arch Intern Med 2001; 161(14): 1725−30.
20. Whang W, Albert CM, Sears SF Jr, et al. Depression as a predictor for appropriate shocks among patients with implantable cardioverter-defibrillators: results from the Triggers of Ventricular Arrhythmias (TOVA) study. J Am Coll Cardiol 2005; 45(7): 1090−5.
21. Penninx BW, Beekman AT, Honig A, et al. Depression and cardiac mortality: results from a community-based longitudinal study. Arch Gen Psychiatry 2001; 58: 221−7.
22. López-León S, Aulchenko YS, Tiemeier H, et al. Shared genetic factors in the co-occurrence of symptoms of depression and cardiovascular risk factors. J Affect Disord 2009. [Epub ahead of print]
23. Ziegelstein RC, Fauerbach JA, Stevens SS, et al. Patients with depression are less likely to follow recommendations to reduce cardiac risk during recovery from a myocardial infarction. Arch Intern Med 2000; 160: 1818−23.
24. Strik JJ, Honig A, Lousberg R, et al. Efficacy and safety of fluoxetine in the treatment of patients with major depression after first myocardial infarction: findings from a double-blind, placebo-controlled trial. Psychosom Med 2000; 62: 783−9.
25. Glassman AH, O'Connor CM, Califf RM, et al. Sertraline treatment of major depression in patients with acute MI or unstable angina. JAMA 2002; 288: 701−9.
26. van Melle JP, de Jonge P, Honig A, et al. Effects of antidepressant treatment following myocardial infarction. Br J Psychiatry 2007; 190: 460−6.
27. Berkman LF, Blumenthal J, Burg M, et al. Effects of treating depression and low perceived social support on clinical events after myocardial infarction: the Enhancing Recovery in Coronary Heart Disease Patients (ENRICHD) Randomized Trial. JAMA 2003; 289: 3106−16.
28. Carney RM, Freedland KE. Does treating depression improve survival after acute coronary syndrome? Invited commentary on... Effects of antidepressant treatment following myocardial infarction. Br J Psychiatry 2007; 190: 467−8.
29. Gill D, Hatcher S. WITHDRAWN: antidepressants for depression in medical illness. Cochrane Database Syst Rev 2007; (4): CD001312.
30. Thombs BD, de Jonge P, Coyne JC, et al. Depression screening and patient outcomes in cardiovascular care: a systematic review. JAMA 2008; 300(18): 2161−71.
31. Rees K, Bennett P, West R, et al. Psychological interventions for coronary heart disease. Cochrane Database Syst Rev 2004; (2): CD002902.
32. Cameron OG, Abelson JL, Young EA. Anxious and depressive disorders and their comorbidity: effect on central nervous system noradrenergic function. Biol Psychiatry 2004; 56(11): 875−83.
33. Strik JJ, Denollet J, Lousberg R, et al. Comparing symptoms of depression and anxiety as predictors of cardiac events and increased health care consumption after myocardial infarction. J Am Coll Cardiol 2003; 42: 1801−7.
34. Frasure-Smith N, Lespérance F. Depression and other psychological risks following myocardial infarction. Arch Gen Psychiatry 2003; 60: 627−36.
35. Fan AZ, Strine TW, Jiles R, et al. Depression and anxiety associated with cardiovascular disease among persons aged 45 years and older in 38 states of the United States, 2006. Prev Med 2008; 46(5): 445−50.
36. Goodwin RD, Davidson KW, Keyes K. Mental disorders and cardiovascular disease among adults in the United States. J Psychiatr Res 2009; 43(3): 239−46.
37. Rutledge T, Linke SE, Krantz DS, et al. Comorbid depression and anxiety symptoms as predictors of

cardiovascular events: results from the NHLBI-sponsored Women's Ischemia Syndrome Evaluation (WISE) study. Psychosom Med 2009; 71(9): 958-64.
38. Watkins LL, Blumenthal JA, Davidson JR, et al. Phobic anxiety, depression, and risk of ventricular arrhythmias in patients with coronary heart disease. Psychosomatic Med 2006; 68(5): 651-6.
39. Mayou RA, Gill D, Thompson DR, et al. Depression and anxiety as predictors of outcome after myocardial infarction. Psychosom Med 2000; 62(2): 212-9.
40. Frasure-Smith N, Lespérance F. Depression and anxiety as predictors of 2-year cardiac events in patients with stable coronary artery disease. Arch Gen Psychiatry 2008; 65(1): 62-71.
41. Meyer T, Buss U, Herrmann-Lingen C. Role of cardiac disease severity in the predictive value of anxiety for all-cause mortality. Psychosom Med 2010; 72: 9-15.

呼吸器疾患

呼吸器疾患における不安とうつ

呼吸器は生命を維持するための最も大切な臓器である．この臓器に障害がみられるようになると，酸素不足によって，さまざま不安やうつを引き起こす可能性が生じてくる．そのなかでも，最も深刻な肺癌に関して，Okamuraらは小細胞性肺癌を除く進行性肺癌患者に精神科的面接を行い，その14.4％に精神疾患が合併し，1.0％がうつ病，13.4％が適応障害の診断が可能であったと報告した[1]．

ここでは，とくに慢性閉塞性肺疾患，喘息，肺癌に焦点を当て，これらの呼吸器疾患にみられるうつ・不安の問題を取り上げる．

慢性閉塞性肺疾患における不安とうつ

慢性閉塞性肺疾患（chronic obstructive pulmonary disease: COPD）を有する患者では，慢性の酸素不足によって，思考，気分，意識が障害され，せん妄を引き起こす場合や気分の易変性，日常生活動作の制限がみられる．血中酸素分圧が55 mmHg以下および右心不全がみられる患者では，とくにその傾向は顕著である．思考や複雑な知覚運動を統合する能力も障害される．さらに，在宅酸素療法を受ける患者では，その装置から末期疾患を抱かせ，社会的にもひきこもりがちとなる．感情表現を抑制する患者も多い．さらに，呼吸困難によって失望的となり，性機能障害，早漏，親密な人間関係を避ける，などの指摘もある．息切れのために運動を制限し，精神面では不安や抑うつを生じさせる．

COPDにみられるうつ病の診断には、努力しないと行動できないという認知、広汎な悲観的な考え、朝方の気分不良を伴う気分の日内変動、早朝覚醒が重要であるとされている[2]. COPDに伴ううつ病の有病率は42%とされ（**表1**）、パニック発作をしばしば併発する[3]. 呼吸困難を主訴とする患者73名中14名はうつ病が見落とされていたとの報告がある[4]. パニック症状の有病率はとくに高く、COPD患者の37%にみられている[5]（**表1**）. 血中CO_2濃度が高まると、それが引き金となり、パニック発作が生じやすくなる. さらに、タバコ依存と関連して、パニック障害の準備因子ともなっている. このような問題の原因は酸素不足であるが、その誘引となるタバコ依存の問題も見逃すことができない.

以下に、心理的な問題を抱えたCOPD患者の典型例を提示する.

症例1　63歳、女性

夫、娘と3人暮らし. 20歳代より1日60本の喫煙を続けていた. 1年ほど前より、徐々に呼吸困難が出現した. 当初は、家事程度は可能であったが、呼吸困難の増悪が進行し寝たきり状態となった. 夫が食事の世話などをしていた. 安静にしていても呼吸苦が強い状態となり病院を受診した（「病院嫌いで受診したくなくてこうなるまで我慢していた」と話していた）.

来院時、著明なチアノーゼ、るいそうがみられた. 動脈血ガス PO_2 40 mmHg台、PCO_2 90 mmHg台と逆転しており、呼吸性アシドーシスを呈していた. 肺性心も著明であった. 治療により急性呼吸不全の状態を脱した後は、在宅酸素療法（安静時 1 L/min、労作時 1.5 L/min）を開始した. しかし、たびたび上気道感染から呼吸不全の増悪を繰り返し、入院を必要とした.

表1　慢性閉塞性肺疾患に伴う不安と抑うつの頻度

・パニック発作（不安発作）の併発	37%
・うつ病の併発	42%

タバコ依存による肺機能低下により、息苦しいという身体症状がパニック発作の引き金となっている. より重症となると、肺機能低下による症状なのか、不安症状なのかの区別が困難となる.
(Light RW, et al, 1985[3], Porzelius J, et al, 1992[4] より)

治療的アプローチ上、以下の問題行動が取り上げられた.

(1) 禁煙ができない

禁煙の必要性、酸素療法時の喫煙の危険性については十分理解していると言うが、少し症状がよくなると酸素を外して喫煙をする.「死んでもいい」「少しくらい」「やめられない」などと言い、守れなかった.

(2) パニック発作を併発する

肺性心のため、頻脈があり動悸が生じやすかった. 動悸や呼吸困難が起きると、「死ぬのではないか」と考え、β刺激薬吸入の指定量を無視して頻回に行って副作用としての動悸をまねいたり、酸素の量を指定量以上に上げてナルコーシスの状態になった. 患者の不安に対して抗不安薬などの投与を行えば問題行動の改善につながったかもしれないが、医療スタッフは呼吸抑制の副作用を恐れて投与を行わなかった.

症例2　76歳、男性

妻と2人暮らし. 脳出血の後遺症があり、軽い構語障害がある. 60歳代のころより肺気腫による低酸素血症が指摘されているが、酸素療法はまだ開始していない. 高血圧、心室性期外収縮に対する内服治療も受けている. しばしば朝方に呼吸苦、死ぬのではないかという不安感を訴えて救急外来を受診した. 某日、同様の症状で早朝救急外来を受診. 動脈血ガスは通常

ととくに変化なし（過換気状態で通常よりややPO_2が上昇している）．心電図で心室性不整脈の頻発が認められたため，入院となった．入院後は，抗不安薬の内服が比較的効果があり，自覚症状は小康状態となった．しかし，入院による夜間不眠，せん妄がみられたため，外泊を促したところ「外泊中のほうが心身ともに調子がよい」とのことで退院となった．

　本症例では，妻も非常に不安が強い状態（パニック障害の診断名で，抗不安薬を内服）で，患者が呼吸苦などの症状を訴えると妻もパニックになり，患者本人の不安を増強させる傾向があった．患者は，もともと脳出血後遺症や肺気腫による高CO_2血症があり，せん妄をきたしやすい条件がそろっていたため，入院が必ずしも症状の改善につながらなかった．高齢のCOPDの患者では，脳疾患，心疾患などを合併することも多く，訴えの原因を見極めることが困難なことも多い．とくに独居高齢者の場合，不安感からパニックとなり，とくに夜間や早朝に救急外来を受診するも，来院することで症状自体が落ち着いてしまうということも少なくない．家族がいる場合でも，身近な介護者が高齢者であることも多く，家族ぐるみで不安が強いケースも（田舎の老人2人暮らし，夫が単身赴任中の若い母と子の世帯など）みられる．家族の支えがあるかどうかが大きな鍵となる．

　COPDの治療上の留意点として，パニック発作を治療するために，呼吸抑制の不安も残るが，ベンゾジアゼピン系抗不安薬がパニック発作，予期不安，恐怖などの症状軽減に保存的に使用されるべきである．新しい選択的セロトニン再取り込み阻害薬（serotonin selective reuptake inhibitor: SSRI）はこのような場面には治療上有効である．呼吸抑制のリスクはほとんどなく，恐怖や焦燥感を軽減することが可能である．少量でも十分効果がみられる．三環系抗うつ薬を使用する場合，降圧薬と併用すると，低血圧を引き起こす可能性があるため，その使用には慎重を要する．さらに，COPD患者に炎症所見を伴い，ステロイド剤を使用せざるをえない場合，ステロイド剤による焦燥や躁状態を見落としてはならない．ステロイド剤による精神症状に対しては，少量の抗精神病薬が比較的よく奏効する．

喘息

　喘息（asthma）は古典的な心身症の一つである．FrenchとAlexander（1939-1941）は，喘息のメカニズムを無意識における強い母親からの分離不安によると説明した．不安，恐怖，怒りなどの情緒的な高まりが，気道の正常な状態に変化を引き起こし，喘息が生じると考えられている．このような変化は環境や身体の状態に影響され，迷走神経に支配された気道は情動変化に敏感である．

　喘息の重症度は，うつ病，パニック発作に影響され，救急外来受診や死につながる場合もある．したがって，心理教育，リラクゼーション，バイオフィードバックおよび家族療法が，喘息患者の治療には重要な役割を果たす．薬物療法も喘息予防上，有効な治療であるが，呼吸困難を恐れる患者では気管支拡張薬の過量服用の問題があり，薬物使用に関する教育も不可欠である．

　以下に，精神的ストレスを伴う喘息患者の典型例を提示する．

症例3 7歳，男児

　3人姉弟の長男．発育・成長の異常はなかった．喘息発作の初発は2歳6か月，卵や牛乳

で蕁麻疹が出現するアレルギー体質である．これまで喘息で12回の入院歴がある．曇りや雨の日の夕方には決まって，喘息発作が出現し，深夜に救急受診して観察入院となるが，いずれも数日で軽快退院する．なお，発作は啼泣によって誘発される傾向がある．積極的に友人の中に入っていくことができない性格である．コンピュータゲームに熱中することが多い．両親からみて患児は甘えん坊で食事の好き嫌いが激しく，主食は少量でお菓子などの間食が目立ち，夜尿が時々みられるなどの問題を持っていた．

某日，朝から喘鳴が出現したため救急部を受診し，イソプレナリンの吸入・アミノフィリンの点滴静注が施行され，いったん軽快したが，夕方再び喘息発作が増悪し，再受診した．患児と接する中で，遊び方に疑問が生じた．いわゆる子どもらしさがなく，自由さがない，閉鎖的な屋内でテレビゲームに熱中し，他の子どもに接することもなく，自分だけの世界に引きこもる態度に不自然さが感じられた．母親との子どもの心理的距離が近すぎる傾向も同時に指摘された．

一般に，喘息発作が増強すると，呼吸困難に陥るが，吸入療法により発作は軽減し，その後入眠に移行するため，翌日にはなんら問題がなくなるように，喘息発作は身体的治療で解決され，心理的な問題に目を向けるタイミングがしばしば失われる．母子関係についての検討を試みるが，医療スタッフには時間的に余裕がなく，そこまで目が向かないうちに患者は退院する．しかし，喘息児の場合，母子関係と両親の態度に対する患児の受けとめ方について考える必要がある（表2）．

全般的な母子関係において，母親が子どもを拒絶する傾向や，母親と子どもの心理的距離が近すぎる，などの相反的な2点が指摘され，最

表2　喘息時の対人関係のあり方と治療的介入

1.	患児は親にかまってもらえないことから恨みを強く抱きながらも，それを表現できない
2.	拒まれ不利な立場になるのを恐れるあまり，患児は人間関係に気遣い，過剰適応的に振舞う
3.	両親や関係者は多くの努力を払うが，患児の本当の気持ちをくみとることができず，結局どこかかみ合わないままに終わってしまう
4.	患児と周囲の人々のあいだに欲求をめぐって，タイミングの悪い交流が行われ，それが固定化して，肝心なところで患児のほしいもの（保護，賞賛など）が得られないままに終わる

親子関係の問題を問う前に，親自身の立場や気持ちを治療者は十分理解することから始める前段階的な過程が重要である．

近は後者を支持する見解が一般的である．喘息児やその両親の治療において，両者の極端な密着がどのようにして生じるのかを明らかにする必要があるが，喘息児の依存欲求を受容しながら自立を促すのはなかなか困難である．そのなかで，Peshkinは喘息児を両親から分離する両親離脱法を行い，まったく手に負えない喘息児の治療に成功したと報告した[6]．一方，Purcellらは，入院治療を受ける喘息患者には，2つのグループが存在すると報告した[7]．1つは，入院することで寛解し，投薬せずに症状が消失するもので，いま1つは，ステロイドにまったく依存して離脱しえないグループである．前者では，喘息に加えて神経症の傾向がみられ，母親は子どもに対して拒否的な態度をとるが，後者では神経症の傾向はほとんどなく，母子分離が困難であると指摘されている．母子関係に注目してケアを進めることが喘息児の治療上不可欠であるが，かまってもらいたいという依存欲求をめぐる対人関係のあり方の問題をめぐって，周囲がどう対応すればよいか，種々の摩擦が生じる（表3）．入院によって症状がすみやかに消失する例では，家庭環境がストレスとして働いている可能性が高く，そこに問題解決の糸口

表3 家族の喘息児への対応上の問題点

1. 患児の依存欲求（甘え）を満たすべきか，あるいは患児を自立へと突き放すのがよいのか
2. 患児は飽くことなき依存欲求を示すが，これをどの程度満たしてやればよいのか
3. 患児は実際には多くの欲求を持ちながら，それを言葉で表現しないため，どのように対応するのか
4. 依存を許すと，ますます退行（幼児かえり）するのではないか，それにより患児の依存を持続させることにならないか

なるべく極論は避けるほうがよい．さまざまな疑問が生じるが，短時間で問題が解決することはない．時間をかけながら，中間的なスタンスで見守るのがよい．

を見いだすことも多い．

両親の養育態度が子どもの人格形成に重要な影響を与えているのは疑いないが，その際，子どもが両親の態度をどのように受けとめているかも重要である．子どもは両親の拒否・溺愛・矛盾・不一致などから，わずかな母親の愛情不足・援助の拒否・無関心などの拒否的態度を敏感に感じとるが，誤った働きかけとしての親の支配・保護・服従的態度などには鈍感であるとの指摘がなされている．

喘息発作を繰り返す子どもの側に立った理解や不安や葛藤を抱える結果としての必然的な不安定な対応にならざるをえない親自身の困難性を理解したうえで，批判的にならずに親を支持する方向のケアが必要になる．さらに，喘息児を両親から切り離して生活させるばかりではなく，親子関係の問題点を積極的に改善させる機会を与えることが大切である．親子関係上の悪循環を断ち切るための親子間の調整を行う際に，親の対応上の誤りを指摘するのは，かえって親の自信喪失や医療スタッフへの親の反発を抱かせ，失敗に終わることがある．医療スタッフはまず親自身の立場や気持ちを十分に考慮して理解する，いわば前段階的な準備過程から着手しなければならない．

さらに，Weiss は，喘息患者の行動療法的プログラムを提唱している[8]．喘息薬，喘鳴の早期徴候，発作の引き金，発作時の行動，喘息が及ぼす社会・学校・家族へ与える影響などをチェックする方法である．喘息日記が付加的な情報となる．初期の段階で予防するために，発作の引き金になる，あるいは増悪させる心理的および身体的問題を知り，薬物をどう服用すればよいか，リラックスの仕方を自ら学び，予防のための腹式呼吸を行うなど，自己管理の重要性を取り上げている．

肺癌

うつ状態は悪性腫瘍患者によくみられる精神症状である[9]．Bukberg ら[10] は悪性腫瘍患者の 42% に Diagnostic and Statistical Manual of Mental Disorders, Third Edition（DSM-III）の大うつ病エピソードがみられたと報告している．Hughes ら[11] は 134 例の肺癌患者の入院時に精神科診断を行い，22 例（16.0%）がうつ状態にあったと述べている．この有病率は，非悪性腫瘍性呼吸器疾患の有病率と比較すると有意に高く，かつ，うつ状態はしばしば身体疾患に先行することが知られ，明らかに社会的ストレスを誘因としていたと報告している．

そこで，うつ状態が先行した肺癌患者例を提示する．

症例4 53歳，男性，教員

元来，几帳面な性格で，緊張しやすい性格であったが，周囲からは信頼され，多くの役職をこなす教員であった．24 歳時に一時不眠傾向になり大学病院を受診し，自律神経失調症といわれたことがあったが，とくに精神科の医療機

関で治療を受けたことはない.

X年9月ごろより,周囲の目が気になり教壇に立つのが辛い,生徒が自分の性格を見抜いている,など考えるようになった.次第に,食欲不振,不眠,全身疲労感,不安・緊張状態がみられるようになり,X年10月に大学病院総合外来を受診し,内科的に異常が認められず,精神科コンサルテーションとなった.休職と安静の指示がなされ,抗うつ薬と抗不安薬が投与され,その後の経過は比較的良好であったが,自宅でも周囲の目が気になる症状は変わらず,このころ,妻に対して強迫的に自己の心情を話し,何度も確認するという行動が目立つようになった.

X年11月上旬より,咳,全身倦怠感,軽度の発熱があり,再度受診した結果,胸部X線にて異常陰影が指摘され,大学病院呼吸器内科に入院予定となった.しかし,11月中旬,不安,焦燥感,自責感が強まり,ほとんど睡眠や食事がとれない状態に陥り,救急部を受診し,呼吸器内科に緊急入院となった.しかし,不安やうつが顕著であり,翌日,精神神経科に転科.抗うつ薬と睡眠導入剤にて十分な睡眠がとれるように配慮された.次第に睡眠は確保され,「夕べは久しぶりに睡眠がとれました.助けていただき,ありがとうございました」と言えるまでに回復したが,看護スタッフや医師との会話では,話し出したらとまらない,同じことを何度も語り,それを確認する行動は続いた.その後,さらにこの状態は著明となり,「100パーセント」「不可能」などの単語を何度も確認し,突然バタッとベッドに横になり,目を閉じて身体を硬くするような状態が繰り返された.

そこで,脳波や血清電解質などの検査が施行され,3～4 Hzのδ波およびθ波の混入が多く,Na 114 mEq/Lの電解質異常が認められ,頭部X線コンピュータ断層撮影法(computed tomography: CT)検査では異常がなかったた

表4 悪性腫瘍の患者にみられるうつ状態の鑑別

1. 内因性うつ病と悪性腫瘍の同時出現
2. 悪性腫瘍自体による症状(器質気分症候群)
3. 悪性腫瘍に対する二次的または機能的な反応(病名告知,病名察知など)
4. 悪性腫瘍の身体的治療に基づく症状(抗癌剤による副作用など)

病初期に,「警告うつ病」を発見することはきわめて困難である.ただし,精神症状における日々の微妙な変化を観察することによって,何か問題を感じとったら,すぐに検査を依頼する.そのタイミングを見失わないように.

(Dietch JT, et al, 1983[12]より)

め,電解質異常によるせん妄と診断された.ハロペリドールによる鎮静が試みられ,Na補充による身体管理が行われた.

意識レベルの回復に伴い,コミュニケーションが可能となった.軽度の意識障害が消失すると,不安・心気的,自責感が認められ,うつ状態が再び顕著となった.この時点で再度,胸部X線撮影が行われると,以前より明らかな胸部異常陰影が認められ,肺癌(小細胞癌)と診断された.その後,精神症状の改善により,安静が保たれるようになり,呼吸器内科へ転棟され,肺癌に対する化学療法が開始された.

X+1年1月ごろより,自責感や思考抑制が目立つようになり,抗うつ薬の投与が再開された.内科での治療中も,毎日精神神経科へ自分の睡眠状態を記載した詳細なメモを持ってくるなど睡眠に対するこだわりが強かったが,抗うつ薬の効果もあり,ゆとりのある態度で化学療法が受けられるようになった.

しかし,その後,内科の看護スタッフからの連絡によれば,「醤油を茶碗一杯につぎ,そこにご飯を入れて食べるようになった」などの認知機能の異常が認められ,頭部磁気共鳴画像(magnetic resonance imaging: MRI)検査などが行われ,肺癌の脳転移が明らかとなった.

脳への放射線療法を受けるようになったが，その効果も一時的であり，延命は困難であったという．

悪性腫瘍の患者にみられるうつ状態を鑑別するのはしばしば困難である（**表4**）．Dietchら[12]によれば，身体疾患に伴ううつ状態の鑑別診断として，(1) 内因性うつ病と悪性腫瘍の同時出現，(2) 悪性腫瘍自体による症状（器質気分症候群），(3) 悪性腫瘍に対する二次的または機能的な反応（病名告知，病名察知など），(4) 悪性腫瘍の身体的治療に基づく症状（抗癌剤による副作用など），などがあげられる．本症例のように，悪性腫瘍に先立って内因性うつ病が認められる例をLauter[13]は「警告うつ病」と定義づけている．しかし，いわゆる「警告」の段階で悪性腫瘍を発見することははなはだ困難であろう．

おわりに

総じて，呼吸器疾患は循環器疾患と同様，生命を維持する最も大切な臓器であり，患者の不安は計り知れない．慢性閉塞性肺疾患や喘息などは慢性疾患でもあり，自己管理能力および親子を含めた家族関係が重要であり，人間関係が身体および心理面に大きな影響を及ぼすことを念頭に入れて，細かい対応が必要とされる．一方，肺癌に関しては，さまざまな治療法が行われているが，一般に予後不良であり，症状の進展に伴った心理面での細かいサポート（サイコオンコロジー）がよりいっそう必要とされる．

（佐藤　武）

[引用文献]

1. Okamura H, Akechi T, Kugaya A, et al. Depression in patients with advanced cancer. Eguchi K, Klastersky J, Feld R(editors). Current perspectives and future directions in palliative medicine, Springer-Verlag, Tokyo, 1998; p.67-76.
2. Borson S, McDonald GJ. Depression and chronic obstructive pulmonary disease. Robinson RG, Rabins PV(editors). Depression and Coexisting Disease, Igakushoin, New York, 1989; p.40-60.
3. Light RW, Merrill EJ, Despars JA, et al. Prevalence of depression and anxiety in patients with COPD: relationship to functional capacity. Chest 1985; 87: 35-8.
4. Porzelius J, Vest M, Nochomovitz M. Respiratory function, cognitions, and panic in chronic obstructive pulmonary patients. Behav Res Ther 1992; 30: 75-7.
5. Horton-Deutsch SL, Clark DC, Farran CJ. Chronic dyspnea and suicide in elderly men. Hosp Community Psychiatry 1992; 43: 1198-203.
6. Peshkin MM. Management of an institutionalized child with intractable asthma. Annals of Allergy 1960; 18: 75-9.
7. Purcell K, Bernstein L, Bukantz SC. A preliminary comparison of rapidly remitting and persistently "steroid-dependent" asthmatic child. Psychosom Med 1961; 23: 305-10.
8. Weiss JH. Behavioral management of asthma. Timmons BH, Ley R(editors). Behavioral and Psychological Approaches to Breathing Disorders, Plenum, New York, 1994; p.205-19.
9. Derogatis LR, Morrow GR, Fetting J. The prevalence of psychiatric disorders among cancer patients. JAMA 1983; 249: 751-7.
10. Bukberg J, Penman D, Holland JC. Depression in hospitalized cancer patients. Psychosom Med 1984; 46: 199-212.
11. Hughes JE. Depressive illness and lung cancer. I. Depression before diagnosis. Eur J Surg Oncol 1985; 11: 15-20.
12. Dietch JT, Zetin M. Diagnosis of organic depressive disorders. Psychosomatics 1983; 24: 971-9.
13. Lauter H. Altersdepression: Ursachen, Epidemiologie, Nosologie. Akt Geront 1973; 3: 247.

消化器疾患

　うつ・不安という概念は，一般に精神症状として取り扱われ，その対義語として存在する身体症状をおもに対象とする一般内科医あるいは消化器専門医にとって，扱いにくくかつ不得手な領域であるといっても過言ではない．しかし，うつ・不安が消化器疾患と関連することは広く知られ，その概念は古くから脳腸相関という言葉が存在するように，中枢領域で外的ストレスを認知することにより不安が形成され，内分泌機能あるいは自律神経系を介して下行性に種々のシグナルが伝播され，その結果各種臓器機能に影響を与え，病的な機能異常をもきたしうることが知られている．また双方向性の意味から，消化器症状を有しその罹病期間や程度によっては，抑うつ・不安といった精神症状も加わることも十分理解されている．このように，消化器疾患とうつ・不安との関係性は密接であり，不得手な領域であるとはいうものの切っても切れない間柄なのである．

　本項では，外的ストレス負荷がうつ・不安を形成し，消化管臓器に及ぼす機能障害への過程について初めに解説し，その臨床的併存割合，さらには消化器心身症の概念として古くから位置づけられている消化性潰瘍や近年注目されている機能性消化管障害，さらには消化器領域に多い悪性疾患とうつ・不安との関連性について概説する．

うつ・不安の形成と消化管機能障害

　外的ストレスには，身体的ストレスと心理的ストレスが存在する．このような外的ストレス刺激は，大脳辺縁系での神経活動の亢進をもたらし，大脳皮質との交互の神経伝達により認知されるようになり，ストレス反応として交感神経活動を亢進させ，視床下部－下垂体－副腎皮質といった内分泌機能を活性化させる．その一方で，交感神経系から副腎髄質への刺激へとつながり種々のメディエーターが作動するようになる．このような状況下では，消化管機能として消化・分泌・運動機能などが影響を受けることになる（図1）[1]．

　不安状態における消化管機能障害に関して，われわれはラットを用いた基礎研究の中で，5日間継続的な水浸負荷を与え，その後の経時的な消化管運動機能について検討した．経時的にみた血漿副腎皮質刺激ホルモン（adrenocorticotropic hormone: ACTH）や血清コルチコステロン値は常に高値を示し，中枢性のストレスマーカーである副腎皮質刺激ホルモン放出因子（corticotropin-releasing factor: CRF）は5日目に有意に上昇を認めたことから，この負荷条件が，ストレス状態を作りうることがまず確認された．そこで，その際の胃機能の一つとして胃排出能について検討してみると，ストレス負荷24時間以内は排出遅延を認め，負荷後8時間では統計学的に有意な遅延

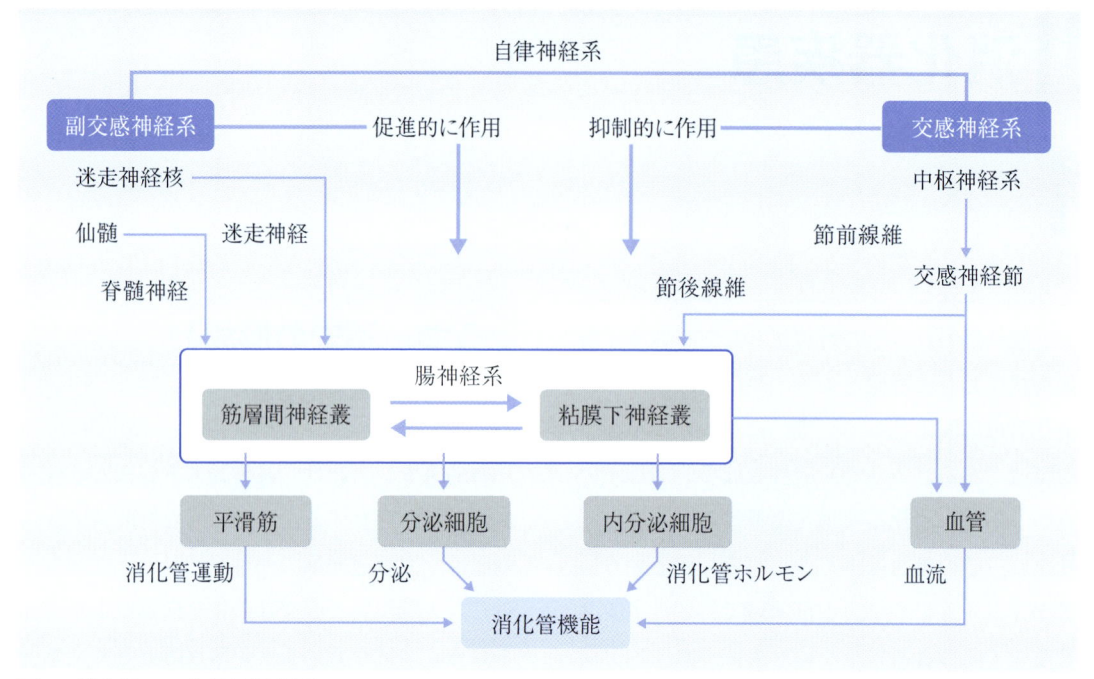

図1 消化管への自律神経支配
消化管は，交感神経系ならびに副交感神経系といった自律神経系により支配されている．両者は，アクセルとブレーキとして例えられるような鏡面像的関係を保ち，種々の消化管機能を司っている．

(Costa M, et al, 1982[1] より）

を認めることが判明した．しかし，負荷が長期となる3日目以降は，胃排出能は逆に亢進に転じ，5日目では統計学的に有意に亢進したのである．また負荷初期の時相では，ストレスからくる交感神経活動の亢進により，胃排出遅延に関与していたことも交感神経系遮断により判明した．

一方，この系でもって作動する内因性のメディエーターとして，消化管ペプチドであるグレリンに着目し測定してみた．総グレリンおよびデスアシルグレリンは，ストレス負荷前半では増加しないのに対して，ストレス負荷後半では上昇し始め，3日目以降は活性型グレリンの有意な上昇を認め，さらには主たる産生部位である胃内において，グレリン前駆体であるプレプログレリンのmRNA発現の増加も認めたのである．グレリン阻害剤を使用した検討で，胃排出能亢進がキャンセルされたことから，消化管ペプチドであるグレリンが，ストレス負荷後半における胃運動機能亢進の一部に関与していたことも判明した[2]．

本研究から，ストレス負荷によって消化管運動機能障害が惹起され，その介在因子が，自律神経機能の一つである交感神経系の活動亢進によるものであること，その後の代償的な反応としてグレリンという消化管ペプチドの上昇が，運動機能を亢進へと導くことが示唆されたのである．このようなストレス負荷と消化管運動機能障害との相互反応は，決してラットにのみ認められる特異的な反応ではない．

ヒトにおいて過去に不安を感じた経験映像を再現化し，その映像を視覚的に与えることで不安感を募らせ，その際の胃運動機能を評価すると，やはり胃のふくらみ機能すなわち胃適応性弛緩反応が低下することが報告されている[3]．この胃適応性弛緩反応低下は，胃内での食物貯

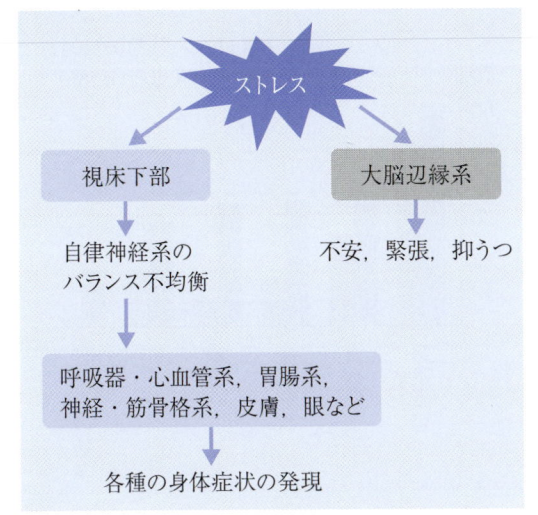

図2 ストレスと不安，抑うつ，自律神経症状

外的ストレスは，高次脳で認知され，一方では視床下部へ，また一方では大脳辺縁系に神経伝達するといわれている．その結果，自律神経系バランスの乱れや，不安といった情動的変化をもたらし，身体化症状へと繋がることが知られている．

(大橋清和，2000[4]より)

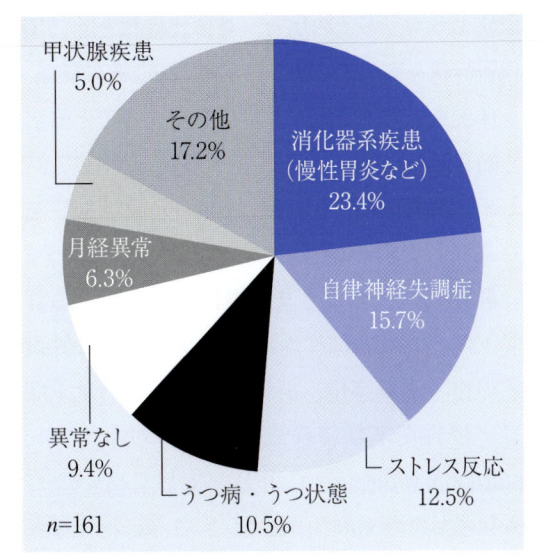

図3 うつ患者に対する初診医の診断

うつ患者が，医療機関を受診して下される診断結果で，うつ病の頻度は高くない．消化器系疾患（慢性胃炎など）の診断が下されることが多く，逆に消化器症状がうつ患者の表面に現れ受診行動へと繋がる可能性が示唆される．

(三木　治，2002[5]より)

留，さらには胃排出といった機能へ悪影響を及ぼし，食後のもたれ感や飽満感，心窩部痛といった症状惹起につながることが示唆され，ストレス負荷からくる胃運動機能低下を介した消化器自覚症状の出現のメカニズムが想定されるわけである（図2）[4]．

うつ・不安の形成と消化器症状

では本当に，臨床的にうつ・不安を有するような患者では，消化器症状を訴える割合が増えるのかという疑問が浮かび上がってくる．そのような疑問に対して，プライマリケアにおけるうつ病の実態について調査された報告がある[5]．その報告では，うつ症候群の患者が初めに受診する科目は，うつを主訴とするにもかかわらず，内科が全体の64.7％を占めることが示されており，精神科あるいは心療内科は，5.6％，3.8％と実に少ないことが判明した．さらに，その診断には，なんと慢性胃炎あるいは神経性胃炎などの消化器疾患名が，全体の23.4％につけられていたのである（図3）[5]．

このことは，プライマリケアの現場でうつ症状を有する患者が，いかに適正な診療科を受診せず，いかに適正な診断・治療を受けていないのかという実態を示すものではあるが，逆にうつ症状を有する患者の身体化症状として，消化器症状がいかに多く，プライマリ医あるいは消化器内科を受診するのかを示すものともいえる．実際に，うつ病患者の身体化症状を欧米と日本で比較した報告では，最も多い症状は不眠などの睡眠障害であることは想像しうるが，腹部の症状や頭痛・首の痛みなどの症状の頻度は高く，日本の患者でより頻度が高いということも示されたのである（図4）[6]．

これらのことからも，日本の患者は精神的な

症状よりも，多くの場合，身体化症状とくに消化器症状を有することが理解される．その反面，身体疾患を有するとうつ症状を有することも広く知られている．

米国地域住民 2,611 例（年齢 55 歳以上）を対象にした別の報告では，慢性疾患を伴わない群で 7.5％，さまざまな慢性疾患を有する群で 13.7〜24.2％にうつ症状がみられ，慢性疾患の中でも脳卒中，消化器疾患，心不全，喘息／慢性閉塞性肺疾患（chronic obstructive pulmonary disease: COPD）などで高いことも判明したのである（図5）[7]．さらに消化器疾患の一つである非びらん性胃食道逆流症は，胸焼けなどの消化器症状を主たる症状とするのであるが，この場合不安症状や抑うつ症状を示す割合が，71.4％，64.3％と実に高いことも報告[8]され，これらのことからもうつ・不安の形成と消化器症状との密接な関連性が裏づけられるのである．

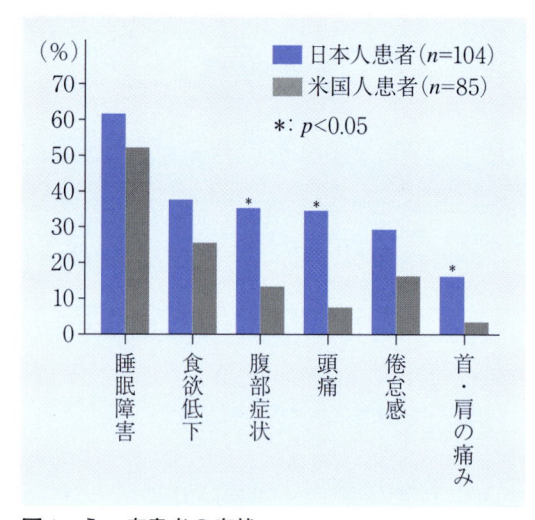

図4 うつ病患者の症状
—各身体症状を訴える患者の割合

うつ病患者は，図に示すように種々の症状を有していることが知られているが，日本と欧米との比較において腹部症状などの頻度に差があるとの報告も認められる．

（Waza K, et al, 1999[6]より作図）

うつ・不安と各種消化器疾患

機能性身体症候群

消化器疾患にうつ，不安を伴うことは非常に多く，その割合として 30〜50％ともいわれている．近年，機能性身体症候群（functional somatic syndrome: FSS）といった概念が提唱され，注目されるようになってきている．つまり，外来受診をする患者の中で症状を医学的に十分に説明できない患者群と定義されているものである[9]．medically unexplained physical symptoms などと記述され，医学的に十分説明できないことが，患者側には満足感の低下を招き，医師側にはフラストレーションを蓄積させ，その結果円滑な医師-患者関係の構築の妨げとなっていることは事実である．

ここで問題となるのは，一般日常診療の中で FSS と診断されうる患者数が決してまれなわけではなく，医学的に比較的容易に説明のつく患者数をはるかに上回っていることである．つまり，各専門領域において，患者からの訴えや障害の程度に対し，昨今の飛躍的に進歩した医学検査法を駆使して認めうる原因と思しきものでは説明しえないことが特徴であり，だからこそ種々の問題を引き起こすのである．そこに垣間見える問題点は，先に記したようにうつ・不安という精神症状は，身体症状を対象とする一般内科医あるいは消化器専門医にとって，扱いにくくかつ不得手な領域であること，つまり心理的側面でのアプローチ・意識づけができないため，症状を医学的に十分に説明できないといったことなのかもしれない．

消化器内科領域における代表的 FSS に位置づけられている機能性ディスペプシア

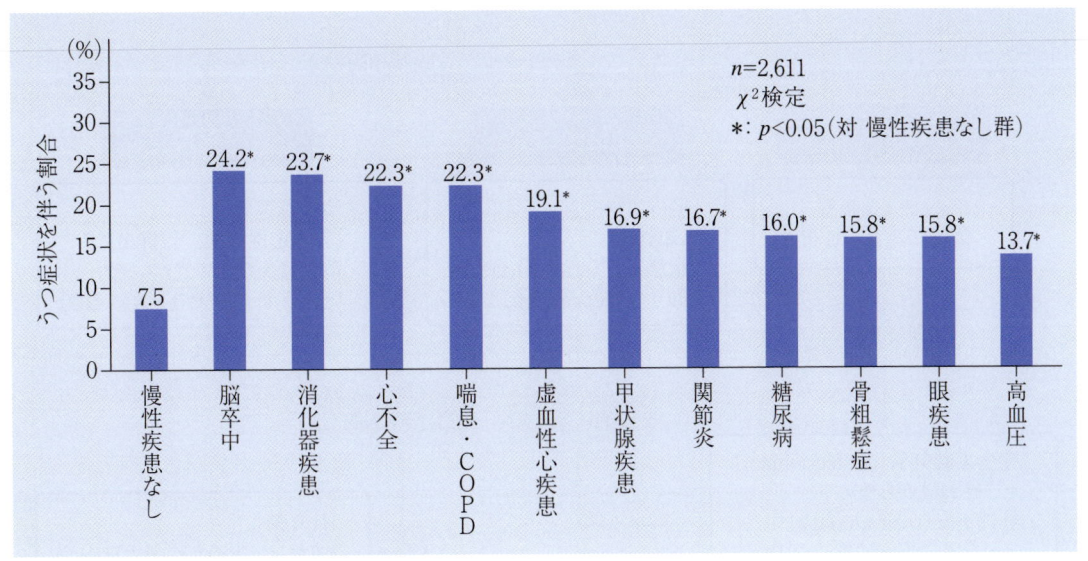

図5　各種の身体疾患にうつ症状を伴う割合
身体疾患を有するとうつ症状を伴う割合が高い．種々の身体疾患において，うつ症状を合併することは知られているが，消化器疾患におけるその割合は，他の疾患に比べると高いことが図の報告から示される．

(Niti M, et al, 2007[7])より作図)

(functional dyspepsia: FD) や過敏性腸症候群 (irritable bowel syndrome: IBS) においてもその例外ではない．これら両疾患に対して現在では，うつ・不安との関連性を示唆する多くの知見が集積されつつあり，以下で紹介することにする．

1. 機能性ディスペプシア

機能性ディスペプシア (FD) とは，おもに食後のもたれ感，食後早期の飽満感，心窩部痛，心窩部灼熱感などを主訴とする消化器疾患である．それら症状は，決して持続的ではないものの発症は6か月前であり，この3か月間には症状が存在することと定義されている．病態生理には，種々の因子が絡まりあっているが，その中の一つに心理的側面も重要な因子として知られている．

当科を受診したFD患者96名と，消化性潰瘍患者24名，さらには当院の神経精神科を受診したパニック障害患者21名と，健常者50名に対して，消化器症状のみならず，Zung[10])によって作成された抑うつ評定法であるうつ性自己評価尺度 (Self-rating Depression Scale: SDS) と Spielberger ら[11])によって作成された不安に対する質問票である状態-特性不安検査 (State-Trait Anxiety Inventory: STAI) を用いて検討した．

結果，FD患者においては，パニック障害患者 (約65%) に匹敵するほどではないが，抑うつ状態傾向が強くカットオフ値を用いた陽性率は約30%を示し，抑うつスコアとFD疾病率とのあいだには，正の相関が認められた．一方，状態不安はさらに強く認められ，消化性潰瘍群よりも高く，パニック障害患者に匹敵するほどであった (約75%)．同様に状態不安とFD疾病率とのあいだには，正の相関が認められたのである．特性不安に関しても，同様に消化性潰瘍群より高く，パニック障害患者に匹敵するほどであった (約65%)[12])．

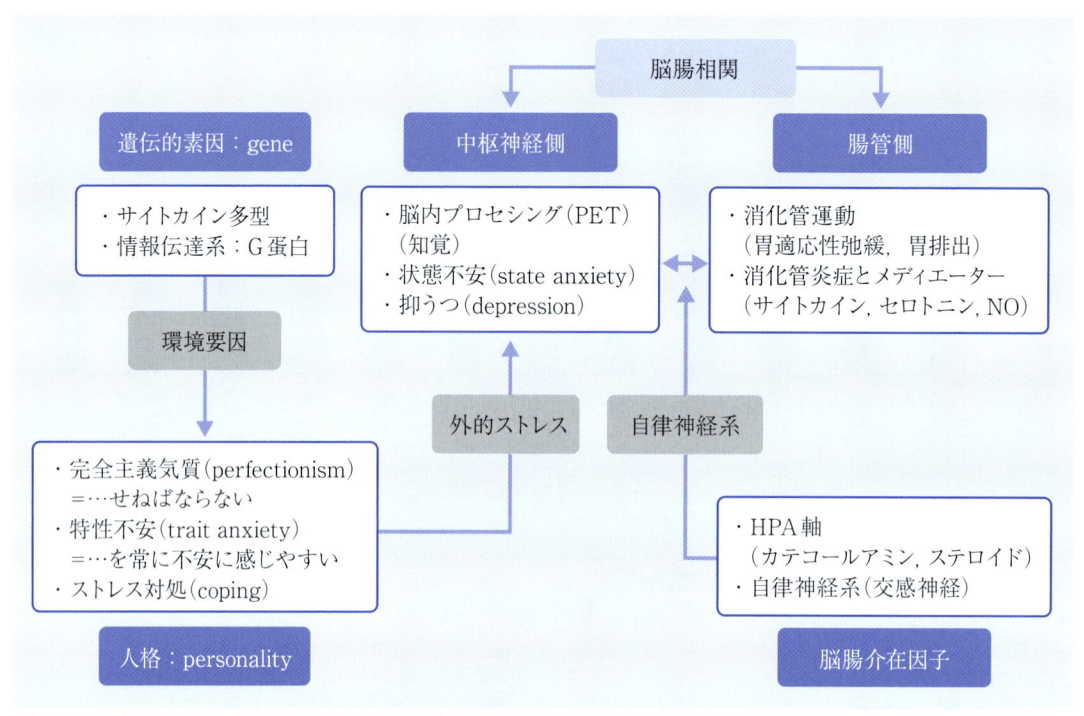

図6 FDの要因から,生理学に至るまでの病態相関
FDの病態生理は多種多様であり,決して個々単独のものとはいえない.図のように,遺伝的素因から生活環境,さらには中枢神経系から消化管といった末梢器官に至るまで,関連して病態を形成しているのである.
PET(positron emission tomography,ポジトロン断層撮影法),NO(nitric oxide,一酸化窒素),
HPA(hypothalamic-pituitary-adrenal,視床下部−下垂体−副腎皮質)

　これら質問紙票だけでは,精神神経科領域で診断されるうつ・不安の診断基準を満たすとはいえないのではあるが,うつ・不安と消化器疾患であるFDとは,少なくともある一定の割合で共存しているものとして扱われるべきであろう.

　FDの病態生理の観点からは,**図6**に示したように多因子の関与が報告されている.従来より,脳腸相関を加味した病態においては,心理的側面の関与が,種々の消化器疾患領域において注目を集めているが,FDについても同様である.FDにおいてSDSやSTAIスコアの高値は,過去の報告からもある程度合致するものではあるが,今回判明した中で興味あることは,神経科通院中のパニック障害患者に対して,状態不安はそれ以上の高値を示していた点である.このことは,これら不安神経状態つまり心理的側面が,FDの病態に深く関与することを示唆するものである.

　心身症―診断・治療ガイドライン[13]でも,FDでは不安や抑うつのレベルが健常者より高く,ストレスも高いことをエビデンスにあげ,FDの病態に心理社会的要因が関わることを明記していることも,これら関与を支持するものであろう.しかし,その確認には薬剤介入試験が重要となる.

　以前当科で行った検討において,H_2受容体拮抗薬や消化管運動機能改善薬の4週間投与で改善効果のなかったFD患者に対して,抗うつ薬であるセロトニン・ノルアドレナリン再取り込み阻害薬(serotonin noradrenaline reuptake inhibitor: SNRI)(トレドミン®)を

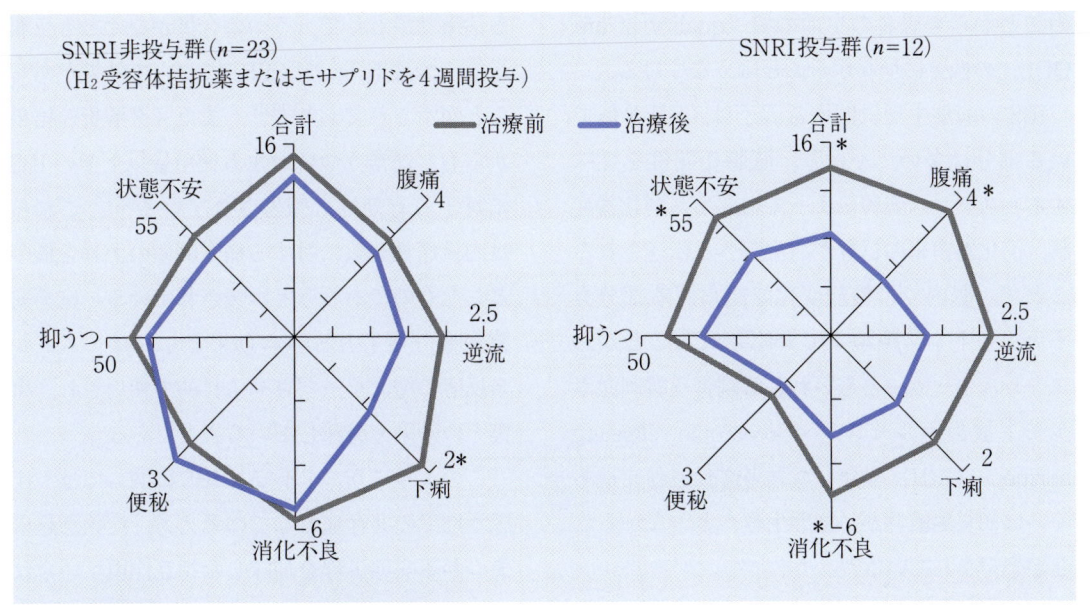

図7 非特異型FDにおける治療後のQOL変化
図は，FD患者に対して一般に汎用される消化器病薬（H₂受容体拮抗薬や消化管運動機能改善薬）の投与で改善しなかった症例のなかで，SNRIを投与して消化器症状が改善する可能性があることを示している．

4週間投与すると，SDSでみられた抑うつ状態やSTAIでみられた不安状態を改善するのみならず，ディスペプシア症状をも改善したのである（図7）．同様に選択的セロトニン再取り込み阻害薬（selective serotonin reuptake inhibitor: SSRI）（パキシル®）における有効性も一部報告されるようにもなってきている．これらのことは，消化管由来のディスペプシア症状誘発の引き金となったものが，心理的側面か消化管機能障害かは不明ながらも，両者が共存し相互に影響しあっていることを示唆するものである．

また，当科を含めた多施設での，抗不安薬タンドスピロンクエン酸塩（セディール®）とプラセボとの二重盲検比較試験において，FD患者の状態不安の解除のみならず消化器症状の改善結果が得られたことから，本邦FD患者に対して抗不安薬が有効であることが近年になり報告されるようになった[14]．

このようにいくつかの報告はあるものの，メタ解析[15]の結果に耐えうるものはまだまだ少ないのが現状である．しかし，うつ・不安といった精神心理的側面の共存を加味すれば，抗うつ薬や抗不安薬のFDに対する効果も期待され，確固たる有効性が示される薬剤が証明される日が近いことも期待される．

2. 過敏性腸症候群

FDが上部消化管における代表的な機能性消化管疾患であるように，過敏性腸症候群（IBS）は下部消化管の代表的機能性疾患である．その症状の持続期間については，FDと同様の期間を基準設定しているが，下腹部痛，下痢，便秘といった便通異常を主たる症状にしたものである．しかし，これら主症状に加え，易疲労感，頭重感など多彩な身体症状を呈するのも，IBSの特徴ともいえる．つまりまさに不定愁訴の多い疾患であり，不安・抑うつ，緊張，焦燥，など多彩な精神症状をも併せ持つともいわれ，こ

のことからも患者の生活の質（quality of life: QOL）の低下につながることはうなずける．

IBSの病態生理に関する因子は，FDと似ている部分は多い．やはり，脳腸相関性を加味するとストレス応答によって増悪する消化器症状，消化器由来の信号が高次脳へと伝達されることで，脳内での機能変化で語られる部分も多い．ストレス環境下で分泌されることからストレスマーカーともいわれる副腎皮質刺激ホルモン放出ホルモン（corticotropin-releasing hormone: CRH）を介した大腸蠕動運動亢進あるいは知覚過敏性が，病態生理へとつながることが想定されている[16]．

さらに近年注目されているのは，セロトニン（5-hydroxytryptamine（HT））受容体である．この受容体は，脳では情動を制御し，脊髄では疼痛の制御，消化管では消化管運動と，まさに脳腸相関を橋渡しする，すべてにまたがって重要性が示唆されているメディエーターであり，その受容体なのである．

米国における臨床疫学的なデータとして，IBS患者（3,153名）に併存する身体疾患，精神疾患の特徴として，IBS患者全般では併存する身体疾患の総数がコントロールと比較して多く，共存した精神疾患では不安状態が15.5%，パニック発作が3.85%，うつにいたっては，なんと30.5%も併存していたことが判明したのである[17]．さらに本邦においても，20〜69歳までの計4,000人を対象にした研究において，IBS患者においてパニック障害や広場恐怖といった精神疾患との共存は，全体の9.3%，33.1%であり，IBSでない集団での共存割合（2.8%，20.2%）に対して高いことも報告されている[18]．

このような共存症としての概念と，両疾患との病態生理での類似性を考えると，当然治療効果にも反映されると思われる．抗うつ薬に対する治療効果として，うつの合併がなくとも三環系抗うつ薬あるいはSSRIにおいて効果があることが示されており[19,20]，またメタ解析の結果からも，通常うつに対する使用量以下でのIBSに対する有効性も報告されている[21]．これらは内臓痛覚過敏に対する痛覚閾値の上昇を機序としたものであろうと示唆されている．抗不安薬がもたらすIBSへの効果としては，ストレス反応の増大を減弱させる目的で使用され，事実その効果を発揮しているようである．

このようにうつ・不安とIBSに関しては，疾患単位での共存症としての考え方，症状惹起にまつわる病態生理を加味した相互作用，いずれにおいても深い関連性が示唆されるのである．

その他

1. 消化性潰瘍

うつ病の発症の一部に，過度のストレスの蓄積が関与するのであれば，その過度のストレスからくる胃潰瘍も併存症として想定される．その機序として，ノルアドレナリンの不足が考えられるといわれている．

ノルアドレナリンは，元来脳内と交感神経の末端から分泌され，おもに脳の働きに強い影響を与えている必要不可欠な物質であるが，強いストレスで過剰な分泌を続けているとやがて備蓄分もなくなり，またその生成も間に合わなくなり不足状態に陥ることになる．この状態では「うつ症状」を引き起こす可能性があるといわれており，ノルアドレナリンが不足すると，胃を覆う毛細血管の血流が悪化し胃の働きが低下し，その状態下で胃酸分泌などが加わると，胃潰瘍が発症するのではないかといわれている．

先に記した不安状態ラットモデルでは，交感神経過緊張に伴い，ノルアドレナリン分泌亢進

状態であることもすでに報告されている．また，ラットに水浸拘束ストレスを負荷すると，胃に潰瘍が形成されること，その際には亢進した胃酸分泌が発症の要因として関与することが知られており，その関連性は決して無視できるものではない[22]．

しかし，*Helicobacter pylori*（ヘリコバクター・ピロリ）の発見以来，胃潰瘍とストレス以上の強固な因果関係が示されるようになり，現在ではストレスとの関連性についての注目度は薄れてきていることも事実である．

2. 悪性新生物

うつと消化器癌との関連では，縦断研究の中で膵臓癌との関連性が示されている．うつ症状を訴える患者さんと訴えない患者さんとのあいだでは，オッズ比2.4と高いこと，さらには膵臓癌患者と他の消化管癌とでは，膵臓癌患者で4.6倍の頻度でうつが先行することが報告されている[23]．ただし，これらも直接的な発症要因としてではなく，消化器癌を有する患者の心理的側面の中で，うつ・不安が形成されることでの共存を意味し，時に精神症状が身体化症状に先行するケースがあることや，そのために診断するにあたっての検査などに障害が出るなどの報告もあり注意が必要である．

おわりに

消化器症状を説明しうる原因が，従来からの医学検査法では認められない場合，身体科特有の心身的要因を考慮する必要性は，誰しもが感ずるところである．しかし，身体化症状を中心に考えることが習慣づけられてきた領域の医師にとって，消化管機能に加え脳腸相関性まで加味した心理的要因について，言及することは困難である．しかし，今後増えるであろう消化器機能性障害患者に適切に対応する手段としては，このことは不可欠な要素でもあり，困窮する本邦での医療経済回復にも貢献する善後策の一つなのかもしれない．種々の機能検査法・診断基準の開発も急務とされているとともに，多施設での共同研究から，既存の薬剤とくに向精神薬での有効性を証明し，使用される薬剤選択肢を増やしていくことが今後重要と考える．

（富永和作，池谷俊哉，荒川哲男）

[引用文献]

1. Costa M, Furness JB. Neuronal peptides in the intestine. Br Med Bull 1982; 38: 247-52.
2. Ochi M, Tominaga K, Tanaka F, et al. Effect of chronic stress on gastric emptying and plasma ghrelin levels in rats. Life Sci 2008; 82(15-16): 862-8.
3. Geeraerts B, Vandenberghe J, Van Oudenhove L, et al. Influence of experimentally induced anxiety on gastric sensorimotor function in humans. Gastroenterology 2005; 129(5): 1437-44.
4. 大橋清和．自律神経調整剤トフィソパム（グランダキシン®）の有用性について．医と薬学 2000; 44(3): 511-20.
5. 三木 治．プライマリ・ケアにおけるうつ病の実態と治療．心身医 2002; 42(9): 586-91.
6. Waza K, Graham AV, Zyzanski SJ, et al. Comparison of symptoms in Japanese and American depressed primary care patients. Fam Pract 1999; 16(5): 528-33.
7. Niti M, Ng TP, Kua EH, et al. Depression and chronic medical illness in Asian older adults: the role of subjective health and functional status. Int J Geriatr Psychiatry 2007; 22: 1087-94.
8. 秋山純一，八坂成暁，酒匂赤人，ほか．症候性GERDにおける病態因子．消化器科 2005; 40(3): 236-43.
9. Barsky AJ, Borus JF. Functional somatic syndromes. Ann Intern Med 1999; 130: 910-21.
10. Zung WWK. A self-rating depression scale. Arch Gen Psychiatry 1965; 12: 63-70.

11. Spielberger CD, Grosuch RL, Lushene RE. Manual for the state-trait anxiety inventory, 1st ed, Consulting Psychologists Press, Palo Alto Calif, 1970.
12. Tominaga K, Higuchi K, Iketani T, et al. Comparison of gastrointestinal symptoms and psychological factors of functional dyspepsia to peptic ulcer or panic disorder patients. Inflammopharmacology 2007; 15(2): 84-9.
13. 福永幹彦, 石野振一郎, 中井吉英, ほか. Functional Dyspepsia (FD). 小牧 元, 久保千春, 福士 審 (編). 心身症―診断・治療ガイドライン 2006, 第1版, 協和企画, 2006; 42-62.
14. Miwa H, Nagahara A, Tominaga K, et al. Efficacy of the 5-HT1A agonist tandospirone citrate in improving symptoms of patients with functional dyspepsia: a randomized controlled trial. Am J Gastroenterol 2009; 104(11): 2779-87.
15. Hojo M, Miwa H, Yokoyama T, et al. Treatment of functional dyspepsia with antianxiety or antidepressive agents: systematic review. J Gastroenterol 2005; 40(11): 1036-42.
16. Sagami Y, Shimada Y, Tayama J, et al. Effect of a corticotropin releasing hormone receptor antagonist on colonic sensory and motor function in patients with irritable bowel syndrome. Gut 2004; 53(7): 958-64.
17. Whitehead WE, Palsson OS, Levy RR, et al. Comorbidity in irritable bowel syndrome. Am J Gastroenterol 2007; 102: 2767-76.
18. Kumano H, Kaiya H, Yoshiuchi K, et al. Comorbidity of irritable bowel syndrome, panic disorder, and agoraphobia in a Japanese representative sample. Am J Gastroenterol 2004; 99: 370-6.
19. Creed F, Fernandes L, Guthrie E, et al. The cost-effectiveness of psychotherapy and paroxetine for severe irritable bowel syndrome. Gastroenterology 2003; 124(2): 303-17.
20. Tanum L, Malt UF. A new pharmacologic treatment of functional gastrointestinal disorder: a double-blind placebo-controlled study with mianserin. Scand J Gastroenterol 1996; 31(4): 318-25.
21. Jackson JL, O'Malley PG, Tomkins G, et al. Treatment of functional gastrointestinal disorders with antidepressant medications: a meta-analysis. Am J Med 2000; 108(1): 65-72.
22. Hamaguchi M, Watanabe T, Higuchi K, et al. Mechanisms and roles of neutrophil infiltration in stress-induced gastric injury in rats. Dig Dis Sci 2001; 46(12): 2708-15.
23. Carney CP, Jones L, Woolson RF, et al. Relationship between depression and pancreatic cancer in the general population. Psychosom Med 2003; 65(5): 884-8.

内分泌・代謝疾患

内分泌・代謝疾患における精神症状

内分泌・代謝疾患には高い頻度で精神症状が生じる．これには2つの主要な原因がある．一つは，内分泌・代謝疾患がなんらかのメカニズムで脳の機能を障害し，そのために精神症状が起こる場合である．もう一つは，重症で慢性の身体疾患に罹患したこと，症状の苦痛，疾患に

よる生活の変化などに対する患者の心理的な反応である．実際の患者で，この2つをはっきりと分けることは難しい．これらがともに働いて，精神症状が生じていると考えることが妥当なのかもしれない．

内分泌・代謝疾患にはさまざまな種類の精神症状が生じるが，以下の3つのタイプに整理して考えると理解しやすい（**表1**）．

疾患が重症で，急速に変化するときには，幻覚妄想状態などの急性精神病状態，および急性錯乱状態，せん妄，昏睡などのような意識障害が生じる．反対に，疾患が慢性に経過し，とくにそれが発見されずに治療が行われなかったときや若年で発病したときには，脳の器質的な損傷が起こり，精神遅滞や認知症のような認知機能の持続的低下が生じることもある．

こうした急性精神病状態や意識障害，精神遅滞や認知症は実際にはさほど多いものではない．頻繁にみられる症状は感情と意欲の障害である．こうした感情と意欲の障害は，とくに内分泌疾患で注目され，「内分泌精神症候群（endokrines Psychosyndrom）」[1]とよばれてきた．

内分泌精神症候群

内分泌精神症候群における感情の障害にはいくつかの特徴がある．その一つは，不快気分や苛立ちが目立つことである．抑うつ気分，不安，さらに躁的気分も生じるが，このときにも不快気分や苛立ちが混在していることが多い．もう一つの特徴は，こうしたいくつかの感情が変化しやすいということである．この変化は，何かのきっかけがあって起こることもあるが，はっきりとしたきっかけがないときにも生じる．

表1 内分泌・代謝疾患における精神症状の種類

1. 意識障害，急性精神病状態：身体疾患が重症，急速に変化するときなど
2. 精神遅滞，認知症：身体疾患が慢性持続性経過をとったとき，とくに適切な治療を受けなかったとき
3. 感情と意欲の障害

内分泌・代謝疾患ではさまざまな精神症状が生じるがこの3つのタイプに分けて考えると整理しやすい．

意欲の障害についても同様の特徴がある．基本は活力や気力の低下であり，さまざまな出来事や活動に対する興味と関心も低下する．しかし，原則として上記の不快気分や苛立ちに一致して，攻撃的な行動や興奮が現れることもある．

精神障害の診断は，現在はDSM（Diagnostic and Statistical Manual of Mental Disorders）-IVなどの診断基準に基づいて行うことが原則である．ここで述べた状態も，診断基準に従って，うつ病性障害，不安障害，適応障害などと診断可能なことが多い．しかし，診断基準に記載された典型的な状態から少しはずれると感じることや，診断基準に合致しにくいことなどもさほど珍しくはない．

注意すべき点は，感情と意欲の障害のこうした特徴のために，医療者がパーソナリティ障害を疑い，患者に対するネガティブな感情が生じてしまうことである．このようなときには，治療関係が悪化し悪循環に陥る危険が生じる．

診断のポイント

抑うつ症状や不安は，それに気づけば，適切な治療とケアによって緩和することができる．しかし，身体疾患患者の抑うつ症状や不安は見逃されやすい．

症状を見逃さないための第一歩は，こうした症状が起こりうることを忘れないということである．もう一つ重要なことは，重い病気だから多少落ち込んだり，心配になったりしても当然だ，という考え方を捨てることであろう．

そのうえで，身体症状を質問するのと同じように，精神症状，とくに気分と不眠について，患者に質問することが重要である．たとえば，「いろいろなことを心配しているのではないか」「気持ちが落ち込んでいるのではないか」などと質問してみる．患者は，自分からは精神症状を述べないとしても，質問されれば正しく答えることが多い．

その後の診断をどうするのかは解決されていない問題である．プライマリケアの場面で，診断基準による診断が必要なのか，どの範囲の精神障害を診断すればよいのかなどについての一致した考え方はない．筆者らは，治療の有害事象が少ないこともあり，症状が明らかになったら，精神科の診断は不明確でも，症状に応じた治療とケアを開始してよいであろうと考えている．

治療とケアのポイント

一般に，身体疾患を持つ患者の心理的ケアの基本は表2のようにまとめられる．身体疾患の治療が最も重要であることはいうまでもない．それとともに，身体的苦痛の緩和を工夫し，一つ一つのケアをていねいに行うこと，疾患や治療による患者の喪失を最小限にするように工夫すること，正しい情報の提供，ソーシャルサポート改善を工夫することなどが重要である．これらは，通常の身体的ケアであるが，これらをきちんと行うことがそのまま重要な心理的ケアになる．すなわち，これらによって患者の苦痛が

表2　精神症状を示す身体疾患患者の心理的ケアの基本

・身体疾患の治療
・身体的苦痛の緩和
・一つ一つのケアをていねいに行う
・疾患や治療による患者の喪失を最小限にするように工夫する
・正しい情報の提供
・ソーシャルサポート改善を工夫する
・協力的な治療関係を作る（支持的精神療法の応用）
・対症療法的に向精神薬を用いる

軽くなれば，患者の心理は著しく改善する．また，このようなケアによって，患者は自分が医療者に尊重されていると感じることもできる．

表2の正しい情報の提供に含まれるが，精神症状についての患者と家族への説明も重要である．精神症状は身体疾患の部分症状であり，身体疾患と別に精神障害が起こったわけではないこと，身体疾患の治療によって改善する可能性が高いことなどを説明する．

そのうえで，協力的な治療関係を作ることを工夫することになる．これには支持的精神療法の考え方と技法を用いることが有用だと考えているが，紙面の都合もあり，他の論文[2]などを参照されたい．

対症療法的に向精神薬を用いることも多い．この場合，向精神薬は主な症状に応じて選択される．すなわち，抑うつ症状には選択的セロトニン再取り込み阻害薬（selective serotonin reuptake inhibitor: SSRI），不安にはSSRIまたは抗不安薬，躁的症状には炭酸リチウムやバルプロ酸などの気分安定薬または抗精神病薬，不眠には睡眠薬か，睡眠改善作用の強い抗うつ薬のトラゾドン，さらに急性精神病状態，せん妄などの意識障害には抗精神病薬を使用する．

とくに内分泌・代謝疾患のときに注意すべき

副作用は，肝障害の際の薬剤の蓄積，抗不安薬や抗コリン作用を持つ薬剤，向精神薬では三環系抗うつ薬（tricyclic antidepressants: TCA）や抗精神病薬の一部による認知機能の低下，抗コリン作用を持つ薬剤とキニジン様作用を持つ薬剤（TCAと抗精神病薬の一部）による心機能の悪化などであろう．そのほかに，単剤処方を守り，通常の使用開始量の1/2程度から開始し，慎重に観察しながら少しずつ増量して，最大使用量も通常量の2/3程度までにとどめることがより安全である．

主要な内分泌・代謝疾患とその精神症状

以下，主要な内分泌・代謝疾患について概略を述べる．

甲状腺機能亢進症

a. 病態，原因

基本的な病態は甲状腺ホルモンの過剰分泌であるが，これを引き起こす主な疾患に，Basedow病，甲状腺刺激ホルモン（thyroid stimulating hormone: TSH）産生下垂体腫瘍，下垂体における甲状腺ホルモン不応症などがある．このなかでBasedow病は頻度も高く，臨床的に最も重要である．Basedow病は自己免疫疾患であり，TSH受容体抗体が産生され，これが甲状腺のTSH受容体に結合してアゴニストとして作用することにより，甲状腺ホルモンの分泌が増加する．

b. 疾患の疫学

Basedow病の生涯有病率は0.1〜0.2%であり，女性に多発し（男性の4〜5倍），発病年齢は20〜30歳が多い．家族集積性も認められる[3]．

c. 身体症状

Basedow病のMerseburg三徴は，眼球突出，甲状腺腫，頻脈である．そのほかに，振戦，息切れ，熱感，発汗増加，食欲は亢進するが，体重は減少する，などの症状がみられる．

d. 精神症状

甲状腺機能亢進症では高い頻度で精神症状が生じる．精神症状は，過剰な甲状腺ホルモンの直接の作用と，中枢神経系を含む全身のホメオスターシスの乱れによると考えられているが，詳細は不明である．精神症状が現れるか否かについての個人差も大きい．

多くの患者にみられる症状は，内分泌精神症候群の節で述べた感情と意欲の障害である．見逃してはならない特殊型として，「アパシー型甲状腺機能亢進症（apathetic hyperthyroidism）」[3]がある．主に高齢者に起こり，感情表出および意欲の低下が中心になる．こうした症状のためもあって甲状腺機能亢進症と診断されないことがあり，この状態が続くと，認知機能の持続的な低下が起こりうる．

もう一つ最近注目されている病態に，サブクリニカルな甲状腺機能亢進症がある．これは，甲状腺刺激ホルモン放出ホルモン（thyrotropin releasing hormone: TRH）に対するTSH分泌反応が低下した状態であり，血中TSHは低値になるが，甲状腺ホルモン自体は正常値を示す．重要な点は，この状態でも精神症状，とくに大うつ病が起こりうることである．反対に，大うつ病の患者では，TRH負荷試験に対するTSH分泌反応が低下する場合が多い．これらは大うつ病そのものの病態にも関わる所見であり，今

e. 診断，検査

身体症状に注目し，必要により甲状腺機能検査を行う．あるいは，頻繁にみられる状態であるため，精神障害の患者全例についてスクリーニング検査として甲状腺機能検査を行うことも多い．検査では，血中遊離 T_3, T_4 が増加し，多くの場合血中 TSH は低下する．また，Basedow 病では血中 TSH 受容体抗体が陽性になる．

f. 治療，副作用

基本は原疾患に対する治療（手術，放射性ヨード療法，薬物療法，食事療法など）であるが，上述した心理的ケアも重要である．

g. 予後

甲状腺機能亢進症の治療が進めば，精神症状も改善する．しかし，精神症状が遅れて改善することもまれではない．

甲状腺機能低下症

a. 病態，原因

甲状腺機能ホルモンの分泌が減少した状態であるが，原因疾患には，橋本病，先天性異常（クレチン病など），視床下部または下垂体のなんらかの病変，TSH 単独欠損症，TSH 結合阻害型抗体による甲状腺の TSH 不応症などがある．このなかで重要なものは橋本病であり，甲状腺機能低下症の大多数は橋本病によって生じる．橋本病は自己免疫疾患であり，抗甲状腺抗体が産出されて甲状腺の慢性炎症が生じ，その結果，甲状腺機能が低下する．

b. 疾患の疫学

橋本病の年間発病率は人口 10 万人あたり 80〜100 人であり，かなり高い．しかし，そのなかで甲状腺機能低下症を示すものは約 10%で，ほかは無症状である．結果として，甲状腺機能低下症の頻度は全人口の 1%程度ないしそれ以下となる．橋本病は，女性に多発し（男性の 2〜7 倍），発病年齢は 30〜60 歳が多い．家族集積性も認められる[4]．

c. 身体症状

びまん性の甲状腺腫，易疲労，徐脈，低血圧，体の冷感，発汗減少，皮膚の乾燥，脱毛（とくに眉毛外側部の脱毛）などはよく知られている．粘液水腫（圧迫痕の残らない浮腫）や浮腫，心嚢水腫，多発性ニューロパチー，ミオパチー，小脳性運動障害などが生じることもある．

d. 精神症状

精神症状は頻繁に生じ，頻度は 50〜70%と考えられている[4]．精神症状の発現機序としては，甲状腺ホルモン欠乏による脳代謝の変化，これに関係するカテコラミン感受性の低下，循環障害などによって脳の低酸素状態が生じること，橋本病の場合には自己免疫機序の中枢への影響などが考えられている．

主要症状は，やはり感情と意欲の障害であるが，そのなかで精神活動の全般的な不活発さが目立つことが多い．また，クレチン病や長く治療されなかったときには認知機能の持続的低下が生じる．

最近注目されている関連病態に橋本脳症[5]がある．急性反復性の経過をとり，意識障害とさまざまな神経学的症状を示すタイプと，慢性の認知症を示すタイプがある．いずれも，甲状腺機能は正常ないし軽度の低下であり，橋本病の

自己免疫機序によって生じるものと考えられている.

そのほかに，甲状腺機能低下症についても，亢進症と同様に，サブクリニカルな病態が問題になる．このときには，甲状腺ホルモンは正常範囲内にあるが，血中 TSH が上昇している．サブクリニカルな甲状腺機能低下症では，大うつ病の有病率が上昇する．一方，大うつ病，双極性障害，そのなかでも rapid cycler（病相を頻繁に繰り返すタイプ）などに，サブクリニカルな甲状腺機能低下症が比較的高い頻度（10～20％）でみられる[4]．この所見に関係して，大うつ病と双極性障害の治療に甲状腺ホルモンが用いられる．すなわち，甲状腺機能が正常下限またはサブクリニカルな甲状腺機能低下症を伴う遷延性の大うつ病，同じくサブクリニカルな甲状腺機能低下症を伴う双極性障害には，サイロキシンを抗うつ薬に併用する強化療法が有効である[4]．

e. 診断，検査

検査では，血中遊離 T_3，T_4 が減少し，多くの場合血中 TSH は上昇する．橋本病では抗甲状腺抗体（抗甲状腺ペルオキシダーゼ抗体，抗サイログロブリン抗体）が陽性になる．

f. 治療，副作用

原疾患に対する治療を行う．心理的ケアも重要である．向精神薬では，甲状腺機能低下の副作用を持つ炭酸リチウムは使用禁忌になる．

g. 予後

甲状腺機能亢進症の治療が進めば，精神症状も改善する．しかし，精神症状が遅れて改善することもまれではない．

副甲状腺機能亢進症

a. 病態，原因

原発性副甲状腺機能亢進症は，副甲状腺の腺腫や過形成によって副甲状腺ホルモン（parathyroid hormone: PTH）分泌が増加している状態である．PTH は腎と骨に働きかけて，血清カルシウム値を調節する働きを持ち，多くの症状は血清カルシウム値の上昇に関係して生じる．なお，なんらかの原因で血清カルシウム値が持続的に低下し，代償的に副甲状腺が腫大して，PTH 分泌が増加している場合は，続発性副甲状腺機能亢進症とよばれる．このときの原因疾患では，慢性腎不全が最も多い．

b. 疾患の疫学

原発性副甲状腺機能亢進症は，2,500～5,000人に1人の割合で生じる．女性が男性の3倍で，とくに45歳以上の閉経後の女性に好発する[6]．

c. 身体症状

原発性副甲状腺機能亢進症では血清カルシウム値が上昇し，これによって筋緊張や筋力の低下，倦怠感，食欲不振，やせ，嘔吐，便秘などの症状が起こる．さらに，多くの臓器に障害が生じるが，重要なものは，腎のカルシウム沈着や結石の形成，骨から血液へのカルシウムの移動によって起こる骨塩量の低下である．

d. 精神症状

原発性副甲状腺機能亢進症の精神症状は，血清カルシウム濃度の上昇と比較的よく相関する．すなわち，血清カルシウム濃度が 12 mg/dL を超えると，気分や意欲の障害が生じ，16 mg/dL 以上になると軽度の意識障害がみられ，幻覚，妄想，精神運動興奮などが加わるこ

ともある．そして，19 mg/dL 以上で明確な意識障害に至る[6]．

e. 診断，検査

検査では，高カルシウム血症と血中 PTH 高値が認められる．局在診断には，頸部の超音波検査，磁気共鳴画像（magnetic resonance imaging: MRI），シンチグラフィーなどが有用である．骨のX線では，線維性骨炎による全体的な脱灰像と指骨骨膜下吸収が特徴的である．また，腎の石灰化，結石，水腎症などが認められることもある．

f. 治療，副作用

治療は副甲状腺の病変部を切除することである．大部分は腺腫であり，腫瘍のみを摘出すれば，治癒する．

g. 予後

副甲状腺の病変部が切除され，血清カルシウム濃度が正常に戻ると，精神症状も比較的急速に回復することが多い．

副甲状腺機能低下症

a. 病態，原因

PTH 分泌が低下または欠如した状態であるが，その最も多い原因は甲状腺癌の摘出手術のときに副甲状腺も摘出されることである．Basedow 病による甲状腺切除のときにも，同時に副甲状腺の一部が切除され，PTH 分泌が低下することがある．しかし，頻度は低いが，最も特徴的な症状を示す疾患は，特発性副甲状腺機能低下症である．これは，PTH 分泌が低下あるいは欠如する原因不明の疾患であり，血清カルシウム濃度が低下して，さまざまな症状が生じる．

b. 疾患の疫学

特発性副甲状腺機能低下症はまれな疾患であり，時点有病率は100万人あたり7人程度といわれている．発病年齢は，幼児期から30歳代までに分布している[7]．

c. 身体症状

テタニーが最も特徴的な症状である．血清カルシウム濃度の低下とともに，運動神経系の被刺激性が亢進し，四肢の硬直性痙縮が起こり，Trousseau 徴候や Chvostek 徴候が陽性になる．しびれなどの知覚神経症状や，気管支痙縮，Oddi 括約筋収縮，発汗亢進，悪心，嘔吐などの自律神経症状も生じる．さらに，中枢神経症状として，痙攣発作，Parkinson 症候群，アテトーゼなどの不随意運動なども現れる．

d. 精神症状

「テタニー精神病（psychosis associated with tetany）」という言葉はあるが，症状は非特異的である．すなわち，血清カルシウム濃度の低下とともに，感情と意欲の障害が生じ，病態が進行すれば，急性精神病状態や急性錯乱状態も出現する．また，若年発症の特発性副甲状腺機能低下症では，約80％に精神遅滞が起こる[7]．

e. 診断，検査

検査では，血中 PTH 濃度が低下し，低カルシウム血症（アルブミン補正値で 8.5 mg/dL 未満）と高リン血症がみられる．

f. 治療，副作用

治療の中心は，低カルシウム血症の補正である．活性型ビタミン D_3，その誘導体，カルシ

ウム製剤などが用いられる．なお，痙攣発作がある場合には，抗てんかん薬が処方されるが，効果は不明確である．

g．予後

精神症状は，血清カルシウム濃度が正常化すれば改善する．精神症状の改善は，身体的回復に1〜4週遅れて現れ，完全な回復にはその後さらに3〜4週を要する．なお，痙攣発作も血清カルシウム濃度の正常化のあと消失することが多い．

h．偽性副甲状腺機能低下症

類似のまれな疾患として，偽性副甲状腺機能低下症がある．これはPTHの主な標的器官である骨と腎の一方または両方がPTHに対して反応しない原因不明の疾患である．幼児期に顕在化し，テタニー，痙攣発作，白内障，歯牙異常，さらに約半数の患者に低身長，円形顔貌が認められ，精神遅滞を伴うことが多い．

Cushing症候群

a．病態，原因

コルチゾールの過剰産生による症候群であるが，原因によって副腎腺腫や副腎癌によるCushing症候群，副腎皮質ホルモン（adrenocorticotropic hormone: ACTH）産生性の下垂体腺腫によるCushing病，下垂体以外に生じたACTH産生腫瘍による異所性ACTH症候群などに分けられる．

b．疾患の疫学

まれな疾患で，日本全国で1年間に発病する患者は約100人である．20〜40歳代の女性に多い[8]．

c．身体症状

中心性肥満，顔面の脂肪沈着による満月様顔貌，後頸部脂肪沈着，鎖骨上窩の脂肪沈着，多毛，皮膚の菲薄化，伸展性皮膚線条，顔面紅潮，さらに易疲労や近位筋を中心とした筋力低下などが認められる．高血圧，希少月経や無月経も生じる．

d．精神症状

患者の2/3ないし3/4に精神症状が出現する[8]．過剰なコルチゾールが脳のグルココルチコイド受容体さらにミネラルコルチコイド受容体を介して脳機能に影響を与えると考えられている．また，認知障害についてはコルチゾール過剰による海馬萎縮との関係が推定されている．

この場合も，最も一般的な症状は感情と意欲の障害である．認知障害が持続した症例も報告されている．

e．診断，検査

身体症状はかなり特徴的である．検査では，デキサメタゾン抑制試験などの内分泌学的検査により，コルチゾールの過剰産生を確認することが基本である．一般検査では，耐糖能異常，高脂血症，好中球増加および好酸球とリンパ球の減少，低カリウム血症などが認められることが多い．

f．治療，副作用

根治的治療は外科治療である．

g．予後

内分泌機能が安定すれば精神症状も回復することが多いが，数か月〜1年の経過で徐々に改善した症例や，上述のように，認知障害が持続した症例も知られている．

Addison病

a. 病態，原因

副腎組織が90%以上破壊されることにより発症するといわれている．原因として副腎結核がよく知られているが，原因不明の特発性のものもある．

b. 疾患の疫学

まれな疾患で，頻度は人口10万人に1人程度である．発病年齢は，副腎結核のときは40～60歳代，特発性は10歳代から発病し，広い年齢分布を示す[9]．

c. 身体症状

初期には，ストレス時の代償不全として，易疲労，脱力感，食欲低下，悪心・嘔吐などの症状が認められる．その後，低血圧，低血糖，脱毛，無月経などの症状も加わる．Addison病の特徴的な所見としてACTH過剰による皮膚や粘膜の色素沈着がよく知られているが，全例に認められるわけではない．

d. 精神症状

精神症状は，副腎組織の破壊により，グルココルチコイドやミネラルコルチコイドの分泌が低下し，電解質異常や低血糖が生じることに関係していると推定されるが，詳細は不明である．

気分と意欲の変化が主要症状である．内分泌変化が強かったり，急速に発病したりしたときには，幻覚妄想状態，急性錯乱状態，せん妄なども生じる．また，慢性に続いたときには，認知機能の持続的低下も生じる．

e. 診断，検査

血中コルチゾール，アルドステロンが低下し，ACTHは上昇する．電解質では，血清ナトリウムが低下し，カリウムが上昇する．画像検査では，結核性の場合は副腎の石灰化や腫大，特発性では副腎の萎縮が認められる．

f. 治療，副作用

ステロイド補充療法を行う．

g. 予後

ステロイド補充療法をきちんと行えば，通常の生活を送ることが可能である．

肝性脳症

a. 病態，病因

重篤な肝機能障害に基づいて意識障害を主徴とした精神神経症状を示す症候群である．肝細胞壊死による実質障害型と，門脈大循環短絡路形成による側副血行路型に分けられる．

b. 身体症状

肝機能障害の内科的な症状とともに，神経学的症状が生じる．不随意運動，運動失調，深部腱反射亢進や病的反射，痙攣発作などがみられるが，羽ばたき振戦が最も重要である．

c. 精神症状

脳に至るアンモニアの増加が精神症状に関係していると推定されている．この過程に脳内セロトニンやグルタミン酸の代謝障害，アデノシン三リン酸（adenosine triphosphate: ATP）の活性低下などが介在すると考えられているが，はっきりしたことはわかっていない．アンモニア以外に，分枝鎖アミノ酸の減少や芳香族アミノ酸の増加が精神症状に関係している可能性もある．慢性例では神経細胞の広範な変性・

脱落と，特殊なグリア細胞の出現などの脳の器質的変化も生じる．

精神症状は意識障害の重症度によって5段階に分けられる．すなわち，(1)意識障害が明らかではなく，感情と意欲の障害が主要症状の段階から，(2)見当識障害や記銘障害，脱抑制を中心とする行動異常，(3)せん妄，傾眠，(4)亜昏睡，(5)昏睡，の順番で意識障害が深まる[10]．再発を繰り返したときには，認知機能の持続的低下が生じることもある．

d. 診断，検査

血中アンモニア濃度の上昇と脳波における三相波の出現が重要である．これらは明確な意識障害出現以前から生じていることが多い．そのほかに，分枝鎖アミノ酸の減少と芳香族アミノ酸の増加がみられ，両者のモル濃度比であるFischer比が低下する．血中アンモニア濃度が100〜200 μg/dL程度で比較的軽度の上昇にとどまる場合や，一般の肝機能検査で著しい異常所見がみられない場合があることに注意が必要である．

e. 治療，副作用

アンモニア濃度の是正と誘発因子の除去が行われる．向精神薬を処方するときには，薬剤の蓄積にとくに厳重な注意が必要である．また，ベンゾジアゼピン系薬（抗不安薬，睡眠薬）に対する過敏性が生じているといわれ，ベンゾジアゼピンは意識障害を著しく悪化させる[10]．

f. 予後

慢性反復型では個別エピソードは回復可能であり，それとともに精神症状も改善する．しかし，肝性脳症の回復には限度がある．肝硬変の死因のうち肝性脳症は，肝癌に次いで第2位を占める[10]．

糖尿病

糖尿病における精神障害については多くの研究が行われている．また，糖尿病はごく一般的な内科疾患である．これらを考え，この節では，糖尿病に関する内科的な記載を省略し，精神症状について少し詳しく述べることにしたい．

a. 糖尿病患者に生じる精神障害

糖尿病患者には高い頻度でさまざまな精神障害が併発する．うつ病性障害と不安障害が多いが，摂食障害とアルコール依存もまれではない．

b. 精神症状の頻度

成人の2型糖尿病患者における大うつ病の時点有病率は9〜27%である．あるいは，少なくとも15%の患者に大うつ病が併発し，頻度は一般人口の約3倍であるともいわれている．1型糖尿病患者における大うつ病の頻度も高い．青年期の1型糖尿病患者を対象にした10年間の縦断的研究によると，観察期間中に約半数がなんらかの精神疾患に罹患し，最も多い診断が大うつ病であった．

不安障害も頻繁に併発する．正確な頻度は不明であるが，低血糖および糖尿病合併症に関する恐怖症が最も多く，全般性不安障害も多い．不安障害の診断基準を満たさない軽症例を合わせると，患者の約1/3に低血糖に関する恐怖が認められる．

c. 糖尿病と精神障害の関係

精神障害と糖尿病の関係については，次のようないくつかの可能性がある．
(1) 糖尿病，糖尿病合併症，セルフケアの負担などがストレス因子になって精神障害が発病する．
(2) とくにうつ病が慢性化したときには，運動

不足や肥満が生じ，糖尿病発病の危険因子になる．

(3) 抑うつ症状や不安が高浸透圧性昏睡や低血糖性昏睡の前駆症状として生じることがある．

(4) 脳血管障害などによって脳の器質的損傷が起こり，これらが精神障害の原因になる．

(5) そのほかに，糖尿病と精神障害，とくにうつ病は，視床下部・下垂体系の未知の共通の障害によって生じるという仮説などである．

d. 精神障害併発の危険因子

成人の2型糖尿病患者におけるうつ病併発の危険因子は，女性，未婚，低い教育水準，糖尿病合併症の存在などである．一方，糖尿病の種類はうつ病と関係がなく，糖尿病の持続期間や治療の方法とうつ病の関係については一定の結論が得られていない[11]．不安障害の危険因子は，うつ病と同様に，女性，低い教育水準，糖尿病合併症の存在などである[11]．

e. 精神症状の特徴

糖尿病患者のうつ病，不安障害などの際には，糖尿病患者の一般的心理を反映すると思われるが，次のような特徴が加わっていることが多い[11]．すなわち，患者はしばしば糖尿病や糖尿病合併症に関する苦痛と恐怖，疾病嫌悪，セルフケアの負担と生活が制約されることの苦痛，セルフケアを続けることについての疲弊感などを述べる．低血糖時の恐怖と低血糖に対する予期不安を述べる患者も多い．

f. 精神障害併発の糖尿病への影響

うつ病，不安障害が併発すると，それまで良好に保たれていた血糖コントロールが不良になる．これには，セルフケア行動の乱れ，精神障害による自律神経系や内分泌系の機能変化が関係していると考えられている．

g. 高浸透圧性昏睡

高浸透圧性昏睡は，ケトン性昏睡と高浸透圧性非ケトン性昏睡に分けられる．ともに著しい高血糖と血漿浸透圧の上昇が生じる．高血糖自体の毒性は弱く，細胞外液の高浸透圧，それによる脳の細胞内脱水と細胞内外の電解質不均衡が脳の機能を障害する．また，糖の利用が障害されると，脂肪組織から脂肪酸が放出され，これが肝で代謝されて，血中のケトン体が増加する．高浸透圧性非ケトン性昏睡でケトーシスが生じない理由は，主に血漿浸透圧の急速な上昇が脂肪組織での脂肪酸の動員を抑制することによるといわれている．

ケトン性昏睡は1型糖尿病の若年の患者に起こることが多く，インスリンの中断，感染症や手術などが誘因になる．高浸透圧性非ケトン性昏睡は，中高年の主に2型糖尿病患者に生じ，感染症や手術，高血糖を引き起こす薬剤の使用などが誘因になる．

高浸透圧性昏睡は，症状が完成すればいうまでもなく昏睡となるが，前駆症状として，しばしば抑うつ気分，不安，苛立ちなどの感情症状や軽度の認知機能低下が起こる．

h. 治療

糖尿病患者のうつ病と不安障害の治療は，基本的には通常のうつ病と不安障害の治療に等しい．抗うつ薬では，TCAに比較してとくにSSRIが有用である．それは，TCAが炭水化物に対する渇望と体重増加を引き起こす危険性を持っているのに対し，SSRIにはそのような副作用がないためである．

i. 予後

糖尿病患者のうつ病は比較的重症で，再発も

多い．5年間の経過研究によれば，うつ病を合併した糖尿病患者の約3/4でうつ病が再発した．また，糖尿病患者のうつ病は慢性化しやすいともいわれている[11]．不安障害の予後については明確な所見が得られていない．

　高浸透圧性昏睡の予後は，内科的治療の成否にかかっている．治療が成功すれば，生命的予後は比較的良好で，慢性の器質性精神障害を残すことも少ない．

低血糖症

a. 原因，病態

　低血糖症はインスリン治療を受けている糖尿病患者に多発し，インスリンの過剰使用によって生じる．そのほかに，頻度は低いが，他の身体疾患や薬剤によっても低血糖症が起こる．これらを表3にまとめた[12]．このなかで，重要なものは薬剤による低血糖症とインスリノーマである．インスリノーマは，膵臓ランゲルハンス島に由来するインスリン産生腫瘍であり，約9割は良性腫瘍である．

b. 疾患の疫学

　インスリン治療を受けている1型糖尿病患者の大多数に，週に1～2回の頻度でさまざまな強度の低血糖症が生じる．約3割の患者に，生涯で少なくとも1回低血糖性昏睡が起こる．低血糖性昏睡が1年に1回以上起こる患者は約1割，それよりも頻繁に起こる患者は数％である．このときの危険因子は，1型糖尿病，インスリン治療を受けていること，低血糖症の既往のあることである．男性，若年，独居などが危険因子であるという意見もある．また，発病から数年経った後に起こりやすく，糖尿病合併症を持つ患者に多いともいわれている[12]．

表3　低血糖症の原因となる主要な疾患と薬剤（インスリン以外）

1. インスリン過剰症 　・インスリノーマ 　・インスリン自己免疫症候群 　・異所性インスリン様物質分泌
2. 巨大腫瘍
3. 下垂体機能低下症
4. 副腎皮質機能低下症
5. グルカゴン欠乏症
6. 重症肝障害
7. 薬剤，その他の物質 　・経口糖尿病治療薬 　・アルコール 　・大量のアスピリン 　・β遮断薬 　・モノアミンオキシダーゼ阻害薬

　インスリノーマは，日常的に出会う疾患ではないが，低血糖症の原因となる疾患のなかでは頻度が高い．日本の調査によると，インスリノーマの患者は全国で10年間に約350例，あるいは全国約1,000の医療機関で3年間に125例などと報告されている．インスリノーマは女性にやや多く（男性の1～2倍），好発年齢は60歳代である[12]．

c. 症状

　低血糖症の初期症状は，副交感神経優位の身体症状であり，発汗，徐脈，眠気，活力の低下などが生じる．その後交感神経優位となり，頻脈，動悸，冷汗，振戦，顔面蒼白などの身体症状が現れ，抑うつ気分，不安，苛立ち，興奮，さらにせん妄などの意識障害も生じる．このような時期を経て，低血糖がさらに進行すれば昏睡となる．

　低血糖状態が緩慢に生じ，比較的長く続くときには，感情と意欲の障害，軽度の認知障害が生じることが多い．すなわち，この場合の症状は，易疲労，感情不安定，抑うつ気分，不安，

焦燥，苛立ちなどの感情症状，抑制低下，さらに軽度の記銘障害，注意障害，思路の散乱，迂遠冗長などの認知・思考の障害である．症状が動揺したり，混合したりすることも重要な特徴の一つである．

重症の低血糖性昏睡の後や，低血糖症が長く続いた後などに，脳に器質的損傷が残ることがある．脳の広い範囲にわたって神経細胞が萎縮・脱落する．これに伴って，程度はさまざまだが，健忘障害や認知症などが生じる．

一般に，低血糖症は血糖値が 50 mg/dL よりも低下したときに現れる．しかし，個人差が大きく，高血糖状態が持続していたときには 50 mg/dL よりも高い血糖値で低血糖症が現れることがある．また，低血糖症の既往のある患者では，低血糖に対する自律神経系の反応が遅れ，気づかぬうちに低血糖が進行してしまうこともある（無自覚性低血糖）．

d. 予後

重症の低血糖性昏睡は死に至ることがある．また，重症の低血糖性昏睡から回復したとしても，脳に不可逆的な器質的損傷が残る場合があることは上に述べたとおりである．

（倉持　泉，樋渡豊彦，堀川直史）

[引用文献]

1. Bleuler M. Endokrinologische Psychiatrie, Thieme, Stuttgart, 1954.
2. 堀川直史，倉持　泉，樋渡豊彦，ほか．終末期にある患者およびその家族との接し方（2）精神科医の立場から―腎不全患者を中心に．臨透析 2009; 25: 1435-43.
3. 氏家　寛．甲状腺機能亢進症．精神科治療 2006; 21（増刊）: 12-5.
4. 氏家　寛．甲状腺機能低下症．精神科治療 2006; 21（増刊）: 16-9.
5. 米田　誠．橋本脳症―見過ごされやすい精神疾患．精神科治療 2009; 24: 1385-90.
6. 沼田周助．副甲状腺機能亢進症．精神科治療 2006; 21（増刊）: 32-3.
7. 沼田周助．副甲状腺機能低下症・偽性副甲状腺機能低下症・Fahr 病．精神科治療 2006; 21（増刊）: 34-7.
8. 森田佳寛，郭　哲次，篠崎和弘．精神科治療 2006; 21（増刊）: 20-3.
9. 岩田正明，挾間玄以．Addison 病．精神科治療 2006; 21（増刊）: 24-7.
10. 堀川直史．肝性脳症．樋口輝彦，神庭重信，染矢俊幸，ほか（編）．キーワード精神，先端医学社，2003; p.48-9.
11. 堀川直史，大村裕紀子，國保圭介，ほか．糖尿病（高浸透圧性昏睡を含む）．精神科治療 2006; 21（増刊）: 38-40.
12. 堀川直史，大村裕紀子，國保圭介，ほか．低血糖性昏睡（インスリノーマを含む）．精神科治療 2006; 21（増刊）: 41-3.

免疫・アレルギー系疾患

気管支喘息（以下，喘息）は情動となんらかの関係を持っていることは古くから指摘されている[1]．最初の，学術論文としては1886年Mackenzieが次のような報告をした．彼はバラの花で鼻症状と喘息発作が起こるという婦人に対して，診察の際にさりげなく造花のバラを見せたところ，喘息発作が起こったとしている[2]．以後，情動的因子と喘息の結びつきは数多く報告されるようになった．当時勢いを増していた精神分析の流れも喘息の病因論に反映されるようになる．「その基本に母親の愛情を失う分離不安がある」[3]などの鋭い指摘もあったが，そのうち心理と喘息の関係については行き過ぎの面も出現してきた．喘息の本来の病態から離れて「喘息発作は頭の中だけのことである」などの極端な指摘も出現したのである．

一方，喘息の基礎的研究は急速に進展し，喘息は「気道の慢性炎症性疾患」という説が現在揺るぎのないものとなっている[4]．また吸入ステロイドや長時間作用型β刺激薬，あるいはその合剤，さらに抗ロイコトリエン薬などの喘息治療薬も大きな進歩を遂げた．これらの薬物やピークフローメーターを用いた自己コントロールが普及するにつれて，喘息患者の入院は激減した．

以上のような歴史的背景があり，喘息の情動的因子に関する研究は減少の一歩をたどったのである．

しかし，このような治療薬の進歩や喘息病態の解明があったのにもかかわらず入退院を繰り返す患者や，発作をコントロールしにくい難治性の患者もいることが知られてきた．その原因の一つに精神疾患との合併をあげている報告も増えてきている[5-7]．また，世界的にうつ病や不安障害に対する関心も深まってきた背景があり，最近，うつ病や不安障害などの精神疾患やストレスと喘息との関係をもう一度見直そうとする機運が高まっていると思われる．今回は，アレルギー疾患の代表の一つとして喘息を取り上げ，精神疾患の合併を紹介するとともに，そのメカニズムについても述べたい．

喘息と精神疾患の合併

金子らは頻回に入退院を繰り返す喘息患者を調査したところ，睡眠薬常用率，精神科受診率が有意に高かったと報告している[5]．ten Brinkeらは難治性喘息患者の調査から，精神疾患を合併している患者は合併していない患者に比し，救急外来を有意に多く受診することや喘息が増悪しやすい，入院が有意に多い，などの報告をしている[6]．同じくten Brinkeらは過去1年間に喘息が増悪した難治性喘息患者136名の調査で，3回以上増悪した36名と1回しか増悪しなかった24名を比較した．その結果を表1に示すが，喘息増悪には心理社会的因子が非常に強く影響していることがわかる[7]．またLavoieらは406名の喘息患者を調査したところ，34％の患者になんらかの精神疾患が合併しており，合併していた患者は喘息のコン

トロールが不良で，生活の質（quality of life: QOL）の低下もあったと報告している[8]．

以上のように，喘息と精神疾患とは関連を有していることが明らかになりつつある．本項では，まず喘息と不安障害（とくにパニック障害）およびうつ病の合併について，最近のエビデンスを紹介したい．

パニック障害

喘息とパニック障害の合併については，古くから研究がある．パニック障害の診断基準は表2に示す[9]．特徴としては，「予期しない発作」がある日突然出現する，発作を繰り返すうちにまた発作が起こるのではないかという「予期不安」が強くなる，などである．このパニック発作の症状のうち，動悸，心悸亢進，発汗，息切れ感または息苦しさ，窒息感，胸部不快感などの症状は喘息発作の症状に類似している．臨床的には喘息発作に似ている面もあるので，両者に罹患している患者は自分がいま喘息発作なのか，パニック発作なのかわからないと訴える患者もいる[10]．パニック障害の一般の罹患率は 1 〜 3%と報告されているが，喘息患者では 6.5 〜 24%の罹患率であり，喘息にパニック障害が多いというエビデンスが集積している（表3）[11]．また Schneider らは，喘息にパニック障害が合併すると 1 年後の予後が悪かったと報告している[12]．

以上のように喘息とパニック障害が関連するというエビデンスは多いが，横断的研究ではどちらが原因で結果なのかは不明である．最近 Hasler ら[13] が行った 20 年間の縦断的研究ではパニック障害があると有意に喘息が発症し（オッズ比（odds Ratio: OR）=6.3, 95%信頼区間（confidence interval: CI），2.8−14.0），また喘息があるとパニック障害が有意に多くなる

表1 喘息増悪のリスク因子

リスク因子	調整後 OR (95% CI)
心理的障害	10.8 (1.1−108.4)
繰り返される呼吸器感染	6.9 (1.9−24.7)
胃食道逆流症	4.9 (1.4−17.8)
重症副鼻腔炎	3.7 (1.2−11.9)
閉塞性睡眠時無呼吸	3.4 (1.2−10.4)
ホルモンの影響	2.8 (0.5−15.8)
甲状腺機能亢進症	1.9 (0.2−19.6)
職業性アレルギー	0.7 (0.2−2.1)
吸入器具の操作困難	0.6 (0.1−2.9)
食物アレルギー	0.6 (0.1−3.5)
アレルギー物質の曝露	0.5 (0.2−1.3)
免疫状態の悪化	0.4 (0.1−1.7)
薬物	0.2 (0.1−1.9)

（ten Brinke A, et al, 2005[7] より）

（OR=4.5，95% CI: 1.1−20.1）という双方関係の結果を出しており，どちらも原因になり結果になりうることを示した（表4）．

その他の不安障害

喘息と心的外傷後ストレス障害（post-traumatic stress disorder: PTSD）も関係があるとされている．Davidson ら[14] は，ある地域の 2,985 人を対象とした調査の結果，PTSD 群は非 PTSD 群に比べて，喘息や高血圧の罹患率が有意に高いことを示した．2007 年，Goodwin ら[15] はベトナム戦争経験者の双生児の研究から PTSD の症状が重症化するにつれて，喘息の罹患率も増加するという数的な関係（$p_{trend}<0.001$）が得られたと報告している．

うつ病

喘息にうつ病が多いか否かについては一致

表2 パニック障害の診断基準

パニック発作
強い恐怖または不安を感じるはっきりと他と区別できる期間で，その時，以下の症状のうち4つ（またはそれ以上）が突然に発現し，10分以内にその頂点に達する 　(1) 動悸，心悸亢進，または心拍数の増加 　(2) 発汗 　(3) 身震または震え 　(4) 息切れ感または息苦しさ 　(5) 窒息感 　(6) 胸痛または胸部不快感 　(7) 吐き気または腹部の不快感 　(8) めまい感，ふらつく感じ，頭が軽くなる感じ，または気が遠くなる感じ 　(9) 現実感消失，または離人症状 　(10) コントロールを失うことに対する，または気が狂うことに対する恐怖 　(11) 死ぬことに対する恐怖 　(12) 異常感覚（感覚麻痺またはうずき感） 　(13) 冷感または熱感
パニック障害
A. (1)と(2)の両方を満たす 　(1) 予期しないパニック発作が繰り返し起こる 　(2) 少なくとも1回の発作の後1か月間またはそれ以上，以下のうち1つまたはそれ以上が続いていたこと 　　(a) もっと発作が起こるのではないかという心配の継続 　　(b) 発作またはその結果が持つ意味についての心配 　　(c) 発作と関連のある行動が大きく変化する B. 広場恐怖（伴う場合と伴わない場合がある） C. パニック発作は，物質または身体疾患の直接的な生理学的作用によるものではない D. パニック発作は，他の精神疾患ではうまく説明されない

（髙橋三郎，ほか（訳），2003[9]より）

した報告がなかった．しかし，最近2つの大規模疫学調査が行われたので紹介する．一つは2007年の報告で，日本を含めた17か国，合計8万5,000人以上の一般人口を対象にした疫学調査である[16]．精神疾患はDiagnostic and Statistical Manual of Mental Disorders, Fourth Edition（DSM-IV）に基づく構造化面接で診断し，喘息は自己申告である．その結果，喘息のない人に比して，喘息のある人はOR=1.6（95% CI: 1.4-1.8）とうつ病性障害が有意に多いことが明らかにされた（**表5**）．なお同調査では喘息と他の精神疾患との合併も調べており，不安障害全般に関してはOR=1.5（95% CI: 1.4-1.7）とやはり有意に多い結果であった．この研究からは上述したパニック障害やPTSDのほかに，全般性不安障害やアルコール依存症も喘息患者に有意に多いという結果が得られている．

同じ2007年，Lancetに世界60か国から得られた世界保健機関（World Health Organization: WHO）の疫学調査の論文が掲載された[17]．この中でMoussaviらは慢性疾患とうつ病との合併について調査している．精神疾患はICD-10（International Classification of Diseases, 10th revision）に基づき診断し，喘息は自己申告である．それによると一般のうつ病の年間罹患率は3.3%であったが，喘息患者のそれは18.1%と有意に多いという結果であっ

表3 喘息患者におけるパニック障害の罹患率

報告者	対象人数	対象	パニック障害の割合
1. Yellowlees（1987）	50	気管支喘息，慢性気管支炎，肺気腫	24%
2. Yellowlees（1988）	49	気管支喘息	12%
3. Shavitt（1992）	107	気管支喘息	6.50%
4. Carr（1994）	93	気管支喘息	9.70%
5. Pollack（1996）	115	気管支喘息，COPD	11%
6. Brown（2000）	32	気管支喘息	16%
7. Davis（2002）	91	気管支喘息	11%
8. Nascimento（2002）	86	気管支喘息	13.90%
9. Goodwin（2002）	3,032	一般人対象	喘息患者のパニック発作は22.2%
10. Goodwin（2003）	4,181	一般人対象	喘息患者のパニック障害 OR=4.61（95%CI: 1.09−9.40）
11. Lavoie（2005）	406	気管支喘息	12%

COPD（chronic obstructive pulmonary disease，慢性閉塞性肺疾患）

（Katon WJ, et al, 2004[11]の表を改変）

表4 喘息とパニック障害の縦断的モデル（n=591）

予測因子	頻度(%)	観察対象数	パニック障害の予測因子, OR (95% CI)	喘息の予測因子, OR (95% CI)
年齢（単位=10歳）	−		0.6 (0.5−0.9)*	1.4 (0.8−23)
女性	50.6	1,794	2.3 (1.1−5.0)*	1.6 (0.6−4.1)
喘息	7.3	124	4.5 (1.1−20.1)*	−
アレルギー性鼻炎	27.8	480	0.4 (0.1−1.1)	9.6 (4.4−21.3)***
パニック障害	7.8	143	−	6.3 (2.8−14.0)***
全般性不安障害, 恐怖症, 強迫性障害	34.2	578	2.1 (1.0−4.5)*	1.5 (0.8−2.8)
大うつ病	32.5	546	0.6 (0.3−1.4)	1.1 (0.5−2.6)
喫煙常習	49.1	1,086	2.0 (1.0−4.0)*	0.5 (0.2−1.1)
アルコール乱用／依存	21.2	301	1.0 (0.3−3.1)	0.2 (0.1−0.6)**
薬物乱用／依存	11.0	115	0.7 (0.1−8.9)	0.5 (0.2−1.4)
不安気質	12.4	438	4.3 (2.1−8.9)*	0.4 (0.1−1.6)
小児期の不安	8.6	306	0.9 (0.3−2.5)	4.8 (1.7−13.3)**
アレルギーの家族歴	28.7	1,018	1.8 (0.9−3.9)	1.1 (0.5−2.5)
パニックの家族歴	7.9	280	1.5 (0.6−3.9)	1.0 (0.2−3.9)

*: $p<0.05$, **: $p<0.01$, ***: $p<0.001$

（Hasler, et al, 2005[13]より）

た．また喘息にうつ病が合併すると，合併していない喘息患者に比して有意に健康状態が低下することも明らかにされている（図1）．

最近，上述のような横断的研究ではなく，縦断的研究が一つ報告された．Pattenら[18]は，1994年から2002年までの2年ごとの縦断的調査において，うつ病患者はうつ病がない群に比して喘息の罹患率が有意に高いという結果を出している（表6）．ただし，両者の因果関係についてはまだエビデンスが集積しているわけではないので，今後の研究成果が望まれる．

以上は成人の報告であるが，小児や思春期喘

表5 喘息の有無でのうつ病性障害の有病率（年齢，性による調整後オッズ比（OR）：17か国の疫学調査より）

国名	大うつ病 喘息なし(%)	喘息あり(%)	OR (CI)（年齢，性による調整後）	気分変調症 喘息なし(%)	喘息あり(%)	OR (CI)（年齢，性による調整後）
コロンビア	5.7	19.7	3.8 (1.8, 8.3)*	0.9	6.7	7.5 (1.6, 34.7)*
メキシコ	4.1	5.0	1.2 (0.4, 3.0)	0.9	0.7	0.7 (0.1, 3.5)
米国	7.9	11.3	1.4 (1.1, 1.7)*	2.1	3.7	1.7 (1.1, 2.6)*
日本	2.2	2.8	1.2 (0.3, 4.3)	0.8	0.6	0.9 (0.1, 7.1)
北京	2.3	4.0	2.5 (0.8, 8.1)	0.3	1.3	2.8 (0.3, 26.9)
上海	1.7	2.2	1.4 (0.2, 7.8)	0.4	0.0	―
ニュージーランド	6.0	9.5	1.5 (1.2, 1.8)*	1.7	2.6	1.5 (1.0, 2.1)*
ベルギー	5.5	6.5	1.2 (0.4, 3.2)	1.4	0.3	0.2 (0.0, 2.2)
フランス	5.8	9.3	1.5 (0.7, 3.2)	1.5	3.2	2.6 (0.7, 9.9)
ドイツ	2.9	5.6	2.1 (0.5, 9.4)	0.8	4.3	5.4 (0.8, 37.3)
イタリア	3.0	5.9	2.2 (1.1, 4.4)*	1.0	1.6	1.6 (0.4, 5.9)
オランダ	5.1	7.2	1.4 (0.6, 3.5)	1.7	2.6	1.6 (0.6, 4.4)
スペイン	3.8	8.8	2.7 (1.6, 4.5)*	1.3	2.7	2.5 (1.1, 6.0)*
ウクライナ	9.2	25.5	2.7 (1.4, 5.2)*	3.9	16.7	3.6 (1.5, 8.6)*
レバノン	1.8	3.8	―	0.7	0.0	―
ナイジェリア	1.1	8.8	―	0.2	0.0	―
イスラエル	5.9	8.1	1.4 (0.9, 2.1)	1.2	1.4	1.1 (0.5, 2.7)
南アフリカ共和国	4.6	9.5	2.1 (1.1, 4.0)*	0.1	0.0	―
統合オッズ比	―	―	1.6 (1.4, 1.8)*	―	―	1.7 (1.4, 2.1)*

*: $p<0.05$

(Scott KM, et al, 2007[16] より)

息においても，喘息があると不安障害やうつ性障害を1つ以上有する危険性が2倍に上昇するなどの報告がある[19]．

vocal cord dysfunction（VCD）

喘鳴と似たような症状を有するvocal cord dysfunction（VCD）という病態がある．この疾患が紹介されるに至って喘鳴＝喘息ではないことの認識が深まった[20]．VCDの患者は声帯で「ぜいぜい，ひゅーひゅー」を作り出しており，喘息発作と間違われることが多い．この"喘鳴"は吸気時の声帯の逆説的な内転（paradoxical adduction）から生み出されるとされている[21]．つまりVCDは気管支の病気ではなく，声帯の機能異常である．その背景に不安抑うつを主体とする心理社会的因子が強く影響しており，転換性障害（DSM-IV-TR）に似た病態を持っている[22]．VCDはしばしば喘息と合併し，事態を複雑にしている．難治性の喘息発作として誤解され大量のステロイド投与が行われたり，挿管されることもある[21]．

臨床的には（1）発作はおもに日中が多く，吸気時の呼吸困難感が強い，注意が他に向くと喘鳴が減弱する，（2）頸部に最大の喘鳴があり，胸部には乾性ラ音が聴取されない，などの特徴があるが，絶対的なものではなく，喘息発作と紛らわしい．疑わしいときは"喘鳴"出現時にスパイロメーターでフローボリューム曲線などを確認するが，最終的には内視鏡による声帯の観察が必要となる[21]．積極的な治療を行っても良くならない難治性の喘息患者の40％にVCDがあるともされ，難治性喘息患者ではVCDの鑑別を要する[21]．

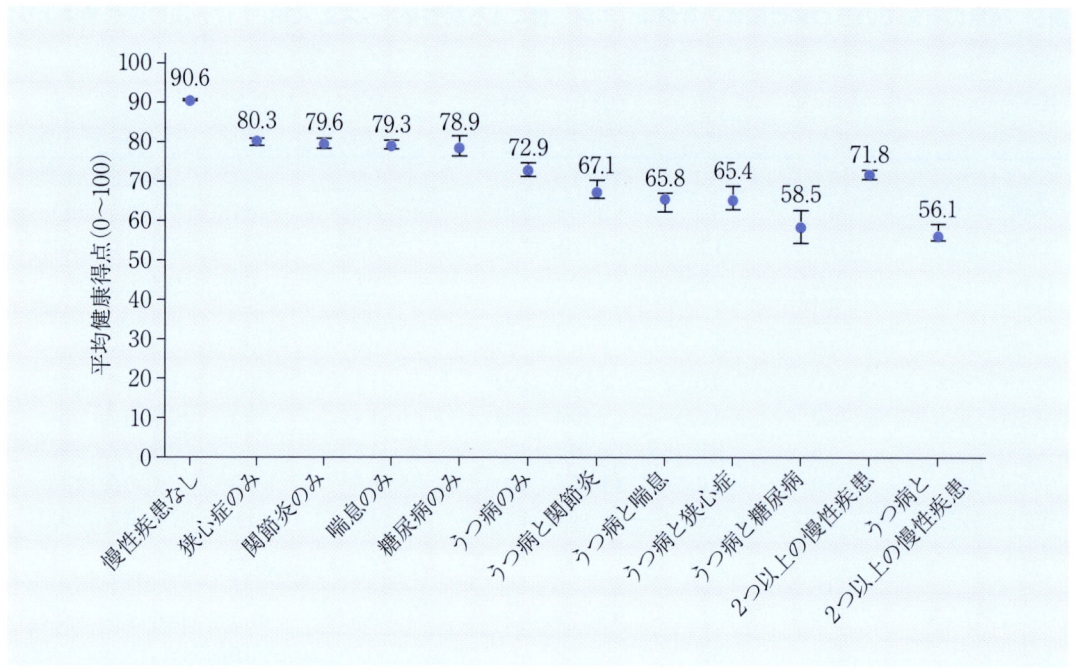

図1 うつ病併存時の慢性身体疾患の健康状態
世界保健調査(World Health Survey: WHS) (2003年) のデータより.　　　　　　　　　　　(Moussavi S, et al, 2007[17] より)

表6　大うつ病性障害患者 (ベースライン時の面接による) における慢性疾患発生のハザード比 (HR)

	未調整HR	95% CI	年齢, 性による調整後HR	95% CI	年齢, 性, 医療機関受診の有無による調整後HR	95%CI
片頭痛	1.9	1.0－3.8	1.5	0.7－3.1	1.4	0.7－2.9
高血圧	1.3	1.0－1.7	1.7	1.3－2.3	1.6	1.2－2.2
背部の障害	1.4	1.1－1.8	1.4	1.2－1.8	1.4	1.1－1.7
関節炎／リウマチ	1.5	1.2－1.9	1.9	1.5－2.4	1.7	1.3－2.2
喘息	2.1	1.6－3.0	2.0	1.5－2.8	1.8	1.3－2.5
白内障／緑内障	0.5	0.4－0.8	0.8	0.6－1.2	0.8	0.5－1.1
慢性気管支炎／肺気腫	2.2	1.6－2.9	2.4	1.7－3.3	2.1	1.5－2.9
心疾患	1.3	0.9－1.9	1.6	1.1－2.4	1.4	1.0－2.1
消化性潰瘍	1.5	1.0－2.3	1.6	1.1－2.5	1.5	1.0－2.2
甲状腺疾患	1.4	0.8－2.3	1.5	0.9－2.5	1.5	0.9－2.5

(Patten SB, et al, 2008[18] より)

喘息と精神疾患が合併するメカニズム

　喘息患者にパニック障害を始めとする不安障害やうつ病が多いというエビデンスは高まりつつあるが、その理由については諸説あり、いまだ明らかな定説はない。パニック障害に関しては次のような説明が行われるときもある。喘息患者は低酸素症と高炭酸ガス血症を繰り返しているために、恐怖反応をコントロールしている扁桃体や青斑核の神経回路が過敏になり、喘息発作による低酸素症や高炭酸ガス血症などに過剰に反応しパニック発作が誘発される[11]。喘息治療薬のβ刺激薬あるいはテオフィリン製剤

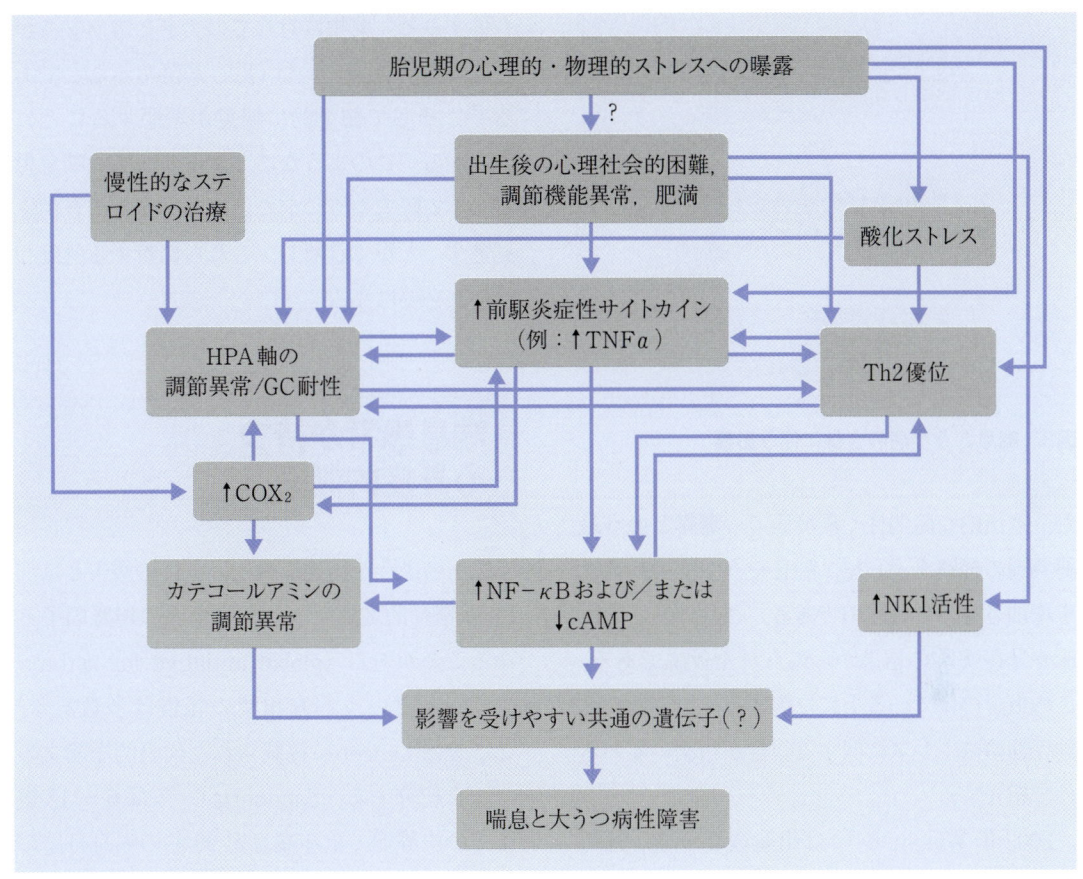

図2 喘息とうつ病の合併リスクに関与するメカニズムの仮説　　（Van Lieshout RJ, et al, 2009[24]）より）

は動悸をきたしやすい薬物であることが影響している，また不安が強いと喘息薬を過剰に使用してしまい悪循環が起こる[18,23]，などの説が考えられているが，まだ包括的な仮説はない．

一方，うつ病と喘息の関係については，最近次のような包括的な仮説が紹介された．Lieshoutら[24]は，現在までに蓄積している報告をまとめて，図2のようにまとめた．すなわち，胎児の時に母親からの物理的，心理的ストレスに曝露される（羊水中のコルチゾールや副腎皮質刺激ホルモン放出ホルモン（corticotropin-releasing hormone: CRH）の増加），あるいは出生後にストレスを受けると，視床下部－下垂体－副腎（hypothalamic pituitary-adrenal: HPA）軸に長期にわたる変化がもたらされる．

成長期における慢性的なグルココルチコイド（glucocorticoid: GC）の上昇は，グルココルチコイド耐性をもたらし，結局は喘息やうつ病の両者に対する危険性が増加するような分子構造の変化のきっかけとなる．このことは脆弱性が高い個体においては，自律神経系や免疫系の障害の結果をもたらし，また前駆炎症性サイトカインの放出や酸化ストレスの増加をもたらす．

免疫系ではヘルパーT細胞（T helper: Th）2タイプが優勢となり，ニューロキニン（neurokinin: NK）1受容体が活性化する．これらの多くの変化が，サイクリックAMP（adenosine cyclic monophosphate: cAMP）や核因子（nuclear factor: NF-κB）のシグナルに収束し，カテコールアミン神経伝達物質や神経ペプチドの代謝を変化させる．以上の諸変化

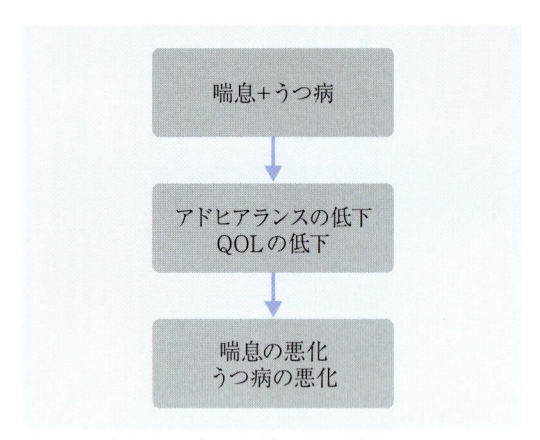

図3 喘息とうつ病の合併に伴う影響

が，遺伝的な脆弱性や環境面での曝露という最終共通の経路を通して，喘息やうつ病のリスクを増加させるというのである．これは多くの臨床や基礎実験の結果から得られた仮説である．この仮説の中で一番上に位置する，胎生期や乳幼児期のストレスに関する報告が相次いでいるので紹介する．

2002年Wrightら[25]は出産後2～3か月時の保護者（496名）のストレスがその後の子どもの喘鳴出現に有意に関係している（諸因子調整後の相対リスク（relative risk）=1.4, 95% CI: 1.1-1.9）という縦断的研究結果を発表した．また，2008年Kozyrskyjら[26]は1万3,907名の乳幼児の予後から，母親のストレス（抑うつと不安）が7歳時の喘息発症に有意に関係していた（OR=1.25, 95% CI: 1.01-1.55）と報告している．さらに，2009年，妊娠中（第32週）の母親のストレスが，子どもが7.5歳になったときの喘息発症に有意に関係していたことも報告されている[27]．喘息児における母子関係は古くて新しいテーマである．最近の疫学的な手法によりこの関係と病態が明らかになりつつあるようなので，今後注目したい．

以上のような仮説を検証することも非常に大事だが，一方，臨床的に重要なのは図3に示すように，このような不安障害やうつ病が喘息に合併すると，薬物に対してのアドヒアランスが悪くなる[28]，あるいはQOLが落ちることである[17]．そして結果的に喘息が増悪することにつながる．このようなことがあるので，喘息患者の不安障害やうつ病などの精神疾患の合併を見逃すことなく診断し，これらに対する的確な治療が必要になる．

喘息患者が持つ心身症的側面

以上のような精神疾患との合併の報告とは別に，「情動的ストレスは喘息増悪の増悪因子となることがある（global initiative for asthma: GINA）」という心身相関の報告は多数ある．ここではLancetに掲載された代表的な論文の一つを紹介する．Sandbergら[29]は6～13歳までの中等症・重症喘息児90名の喘息日誌のピークフロー値とストレスとの関係を約1年半にわたり前向きに調査した．その結果，深刻な出来事があった場合は，2～4週の中に発作が出現すること，また慢性的なストレスの上に深刻な出来事が加わった場合には2週以内に発作が出現することを見いだしている．筆者らの思春期喘息患者に対する調査でも「くやしいことや腹が立つこと，悲しいことを我慢していると発作が起こりやすい」という自覚症状は軽症児に比し重症児に有意に多かったことを報告した（図4）[30]．重症な喘息患者ほどストレスに敏感に反応すると思われる．

このようにストレスと喘息発作の状態とは関係することがあるが，その病態については不明なところも多い．仮説としてはいくつか考えられている．(1)ストレスがあることでライフスタイルそのものが変化しそれが喘息悪化と結びつく（例：アドヒアランスの低下，生活習慣の

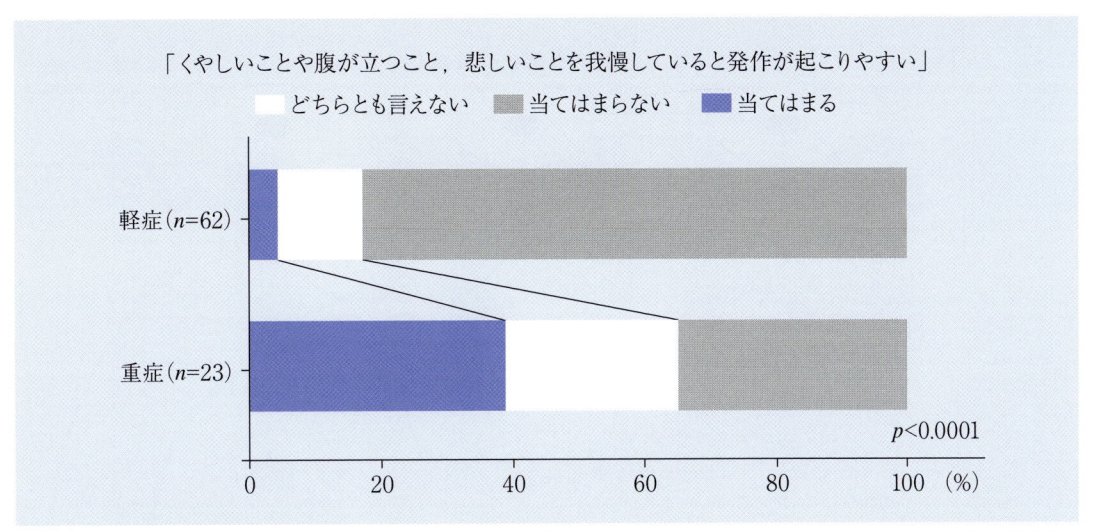

図4 思春期喘息患者に対する調査——情動ストレスの関与　　　　　　　　（十川 博，2000[30]より）

乱れなど）[28]，(2)ストレスによりうつ状態が引き起こされる．このうつ状態が喘息悪化をもたらす[31]．(3)ストレス状態が免疫系をTh2優位にさせて，アレルギーを発症しやすくする[32]．(4)ストレス自体が気道の炎症を増悪させる[33]，(5)ストレスによってウイルス感染が起こりやすくなり，その結果喘息の増悪が出現する[34]などいくつかの病態の関与が考えられる．この中で注目すべき仮説を紹介したい．

ストレスでもたらされるレベルのグルココルチコイド，カテコールアミンは一元的に免疫系を抑制するのではないことが次第に明らかになってきている．Chrousos, Elenkovら[32,35]はさまざまな研究結果より，ストレス曝露時には生体において細胞性免疫は抑制され，液性免疫は亢進するとの説をたてた（図5）．ストレス曝露時に上昇するカテコールアミンはβアドレナリン受容体を通して，ノルアドレナリン（noradrenaline: NA），アドレナリンはインターロイキン（interleukin: IL）-12の抑制とIL-10の亢進をもたらす．さらにグルココルチコイドは抗原提示細胞への受容体を通して，IL-12の産生を抑制する．すなわちストレス刺激は，細胞性免疫をコントロールするTh1反応を強く抑制することにより，アレルギー反応を促進するTh2反応へ傾いた免疫状態を引き起こすというものである．一方ストレス曝露時には末梢神経から分泌されたCRHは肥満細胞を刺激してヒスタミンを遊離させる．遊離されたヒスタミンはH_1受容体を通して急性炎症を引き起こし，かつヒスタミンはH_2受容体を通してTh1の抑制とTh2のシフトに関係する．Chrousosらは以上のような仮説を立て，ストレスが負荷されると，なぜアレルギー反応が増悪するのかを説明しようとしている．注目される仮説と思われるが，その本格的な解明は今後の課題である．

向精神薬の使用の報告

以上の諸報告のように，喘息にうつ病やパニック障害などの精神疾患が合併することが比較的多いこと，また合併するとそのQOLが障害されやすいことが最近わかってきた．したがって，喘息の治療とともに，精神疾患の治療も必要になるのだが，その治療に関してはエビ

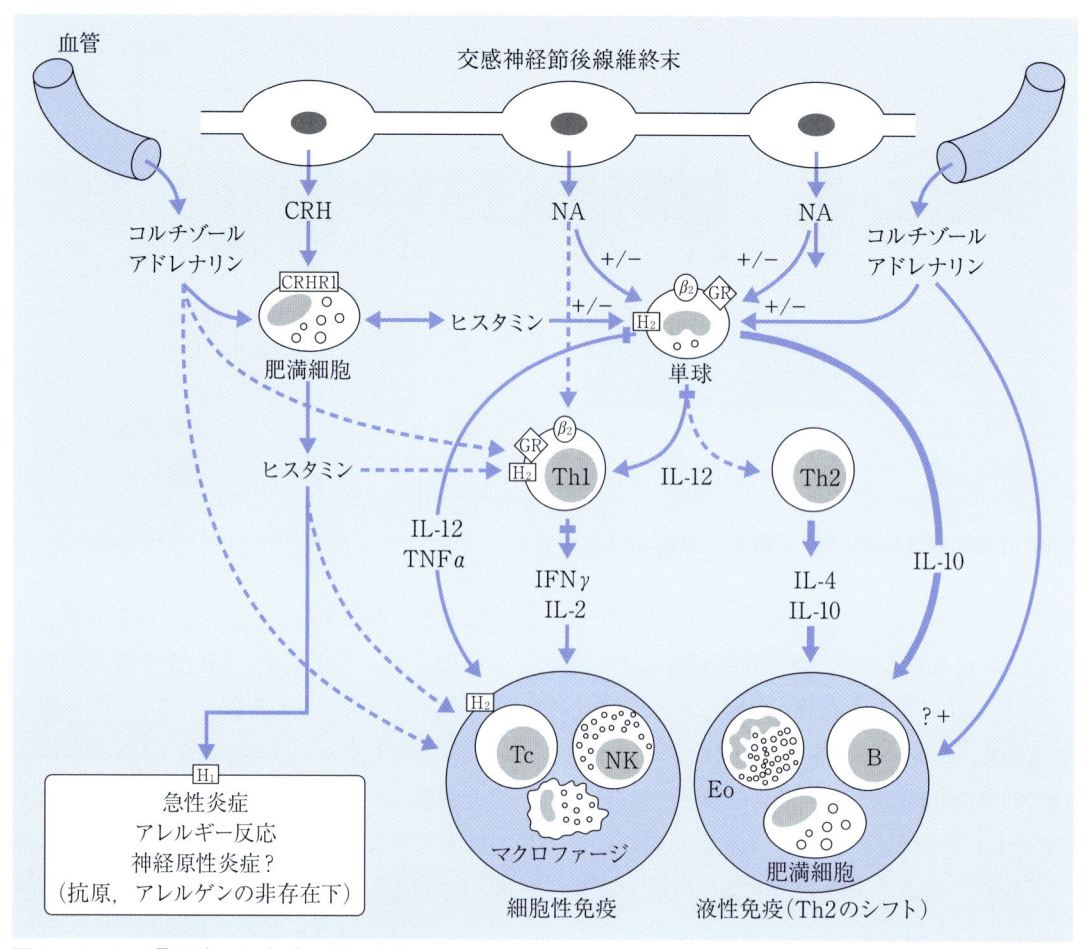

図5 ストレス曝露時の免疫系反応の仮説
IFN（interferon，インターフェロン），Eo（eosinophil，好酸球）　　　　　　　　　　　　　　　（Chrousos GP, 2000[32]）より）

デンスが少ないのが現状である．今回は今までに報告された薬物治療について若干の紹介のみを行う．

抗うつ薬

喘息患者に対する抗うつ薬の治療について述べたい．実は，喘息患者に抗うつ薬を使用するという報告は古くから存在する．1965年，Sugiharaら[36)]はアミトリプチリンを投与した60名の喘息患者のうち37名に喘息症状が改善したと報告している．また1971年，Mearesら[37)]も12名の喘息患者に25 mgのアミトリプチリンを筋肉注射したところ有意に1秒量（forced expiratory volume in one second: $FEV_{1.0}$）が上昇したと報告している．ただし，これらの被対象者はうつ病ではないし，アミトリプチリン投与後すぐに肺機能が改善していることから，Mearesは抗うつ効果からの改善ではないとしている．表7に各種抗うつ薬のモノアミン再取り込み阻害作用などを示した[38)]．アミトリプチリンは抗コリン作用，抗ヒスタミン作用も強く，喘息症状や肺機能の改善はこれらの効果によることが考えられる．

その後，喘息患者への抗うつ薬投与の報告は途絶えていたが，最近のうつ病合併が多いという報告に伴い，再び抗うつ薬治療が登場してきている．Brownら[39)]は90名のうつ病を伴

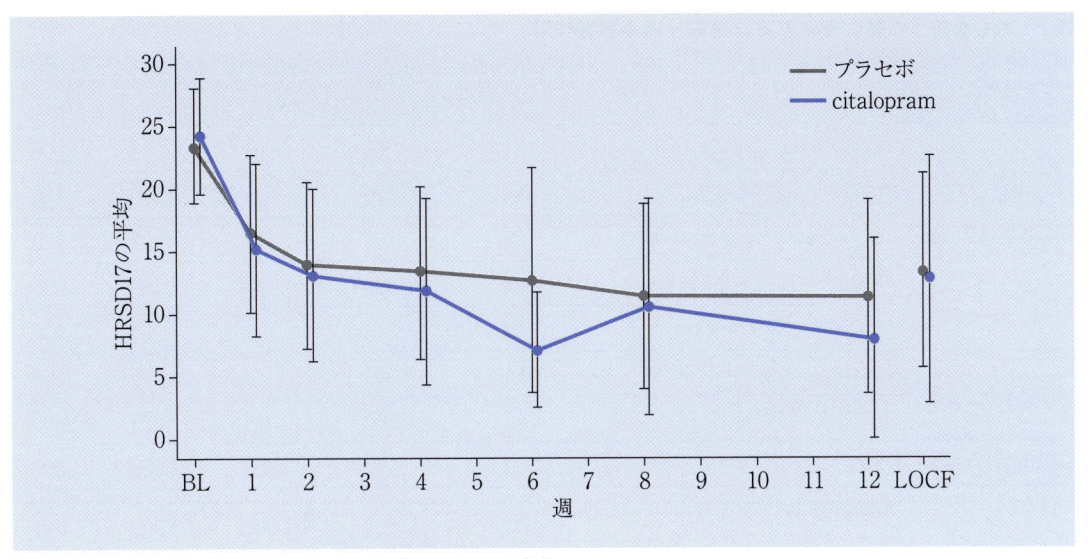

図6 citalopramによるHamiltonうつ病評価尺度の変化
バーは標準偏差（standard deviation: SD）を示す．
HRSD（Hamilton Rating Scale for Depression, Hamiltonうつ病評価尺度）．

(Brown ES, et al, 2005[39]より)

う喘息患者に対してcitalopram（選択的セロトニン再取り込み阻害薬（selective serotonin reuptake inhibitor: SSRI））とプラセボとの二重盲検（double blind）ランダム化比較試験（randomized controlled trial: RCT）を12週間行っている．結果的には，citalopram群もプラセボ群もともにうつ症状は改善したが，citalopram群ではステロイド量が有意に減少したという結果を報告している（図6）．また，同じくBrownら[40]はcitalopramで改善しなかった喘息患者でもbupropionでは改善したという追加報告を行っている．このように，現段階ではうつ病を伴う喘息患者に対する薬物治療は始まったばかりで，今後の大規模調査が望まれる．いずれにせよ，citalopramやbupropionの抗うつ薬は本邦での発売がなく，現在は使用できない．

ここでは一般的なうつ病患者に対する薬物療法について紹介する．うつ病に対する抗うつ薬の第一選択薬はフルボキサミンやパロキセチン，セルトラリンなどのSSRI，あるいはセロトニン・ノルアドレナリン再取り込み阻害薬（serotonin noradrenaline reuptake inhibitor: SNRI）であるミルナシプランやデュロキセチン，およびNaSSA（noradrenergic and specific serotonergic antidepressant）であるミルタザピンである．少量から開始し，多くの場合はフルドーズまでアップしていく．フルボキサミンはテオフィリンのクリアランスを1/3に低下させ，血中濃度を上昇させるので，テオフィリンの用量を1/3に減量するなど注意が必要である．アトピー性皮膚炎を伴う喘息患者は抗ヒスタミン作用の止痒効果を期待して，三環系抗うつ薬（tricyclic antidepressive agent: TCA）の使用を考慮してよいかもしれない（表7）．ただし，SSRIやSNRIに比して，TCAは脱落率が高いので，個々の患者について慎重な検討が必要であろう．またベンゾジアゼピン（以下，BZ）系薬物はうつ病に伴う不安を抑え，かつ不眠に対しての睡眠薬として使用することが多いが，これについては後述する．

喘息患者にパニック障害を合併しているとき

表7　おもな抗うつ薬のモノアミン再取り込み阻害作用

抗うつ薬		ノルアドレナリン	セロトニン	ヒスタミン (H$_1$)	ムスカリン	ドパミン (D$_2$)
三環系抗うつ薬	アミトリプチリン（トリプタノール®）	24	66	1.1	18	1,000
	アモキサピン（アモキサン®）	4.4	470	25	1,000	160
	クロミプラミン（アナフラニール®）	28	5.4	31	37	190
	ノルトリプチリン（ノリトレン®）	4	260	10	150	>1,000
	イミプラミン（トフラニール®）	13	42	11	90	>1,000
四環系抗うつ薬	マプロチリン（ルジオミール®）	7.4	3,300	2	570	350
	ミアンセリン（テトラミド®）	42	2,300	0.4	820	>1,000
その他抗うつ薬	トラゾドン（デジレル®）	5,000	190	350	>1,000	>1,000
SSRI抗うつ薬	フルボキサミン（ルボックス®, デプロメール®）	500	5.9	>1,000	>1,000	(−)
	パロキセチン（パキシル®）	33	0.73	>1,000	108	>1,000
	セルトラリン（ジェイゾロフト®）	220	3.4	380	630	>1,000

数字が小さいほど阻害作用が強い．（−）はデータなし．　　　　　　　　　（穴倉久理江，ほか，2003[38]）より）

の治療に関しても現段階ではエビデンスに乏しい．したがって，これも一般的な使用方法について述べる．パニック障害の第一選択薬はSSRIである．本邦でパニック障害の適応があるSSRIは，パロキセチンとセルトラリンである．パロキセチンは10 mg/日の少量から開始し20〜30 mg/日まで増量する．またセルトラリンは25 mg/日から開始し，100 mg/日まで増量する．以前はパニック障害に対し，三環系抗うつ薬を使用していた時期もあったが，動悸の副作用などが比較的多く，最近ではあまり使用されていない．患者の不安が強い時はパニック障害の治療ではエビデンスの高いBZ系のアルプラゾラムを定期に服用するか，頓用として使用することもある．パニック障害にしばしば使用することのあるβ遮断薬は喘息患者には禁忌である．SSRI投与初期は胃腸障害（吐き気，下痢など）が出現することがあり，必ず少量から開始する．抗喘息薬のテオフィリン系あるいは経口β刺激薬などは動悸をきたしやすい傾向があるので，なるべく使用を控えたほう

がよいと思われる．

症例　50歳代男性，会社員役員

主訴：呼吸困難

現病歴：平成X年ごろより，鼻炎と喘息のためにセレスタミン（抗アレルギー薬とステロイド薬の合剤）を服用するようになった．平成X+4年の夏，突然動悸が出現．死の恐怖感も出現した．そのため，救急車にて病院受診し，吸入薬，点滴で軽快した．以後，頻回にこの発作を繰り返すようになり，吸入薬やステロイド入りの点滴で対応していた．平成X+6年歯科受診の際に，同様の発作出現．この時，喘鳴がないことからジアゼパムを投与し急激に回復したエピソードがある．このため心理的因子の関与を疑われて，心療内科受診となる．

初診時：胸部聴診で喘鳴なし．「発作に備えて，すぐに吸入できるように車に吸入器を運び込んでいます．1日に何回も喘息の吸入をしています．おさまらないとすぐに病院に駆け込みます」「いまは仕事も手につかなくて，会社のほうも

うまくいっていません．最近は何のために生きているのかわからないです．皆に迷惑ばかりかけて申し訳ないです」と述べ，男泣きしていた．

治療：今までの症状，経過から，喘息とパニック障害が合併した例と判断し，本人に説明した．喘息の治療と同時にパニック障害の治療が必要であることを伝えた．（1）パロキセチン（10 mg）1錠，1日1回，（2）アルプラゾラム（0.4 mg）2錠，1日2回，（3）セルシン（5 mg）1錠，1日1回をパニック発作時に処方した．

その後の経過：その後パロキセチンを 30 mg/日まで増量した．パニック発作は非常に安定した状態になった．しかし，本人は自分はパニック障害のみで，喘息はないと思い込み喘息の治療（フルチカゾン吸入など）を自己中断してしまった．その後次第に喘息発作が出現するようになり，喘息発作で入院治療とまでなった．以後パニック障害の治療と喘息の治療をきちんとするようになり，現在は両方の症状が安定している．

表8 肝臓での酵素阻害薬

1. CYP2C19阻害薬：オメプラゾール，バルプロ酸
2. CYP3A4阻害薬：エリスロマイシン，クラリスロマイシン，ケトコナゾール，イトラコナゾール，ジルチアゼム，ベラパミル，シメチジン，フルボキサミン，グレープフルーツジュース
3. CYP1A2阻害薬：フルボキサミン，キノロン系，シメチジン

する．喘息患者の場合，BZ系薬物を使用することは呼吸抑制にもつながるので，発作時の使用は避ける．また，非発作時も呼吸抑制の強いBZ系薬物は避けたほうが無難であろう．なお，灰田[41]は，アルプラゾラムがダニによるリンパ球刺激試験を抑制したと報告しており，喘息患者にアルプラゾラムを使用する意味があるかもしれない．抗ヒスタミン薬は鎮静作用，催眠作用も併せ持つので，ヒドロキシジン（アタラックス-P®）は抗不安薬，睡眠薬としても使用されることがある．タンドスピロンは効果発現が遅いが，眠気は少ない．

抗不安薬および睡眠薬

抗不安薬の中で中心を占めるのはBZ系薬物である．一般的な注意点と喘息患者に投与する場合の注意点について述べる．

1. BZ系薬物の薬理作用

BZ系抗不安薬の薬理作用としては抗不安作用，鎮静・催眠作用，筋弛緩作用，抗痙攣作用がある．この作用の強いほど薬物として切れ味がよいが，一方副作用も出やすくなる．作用時間が短い薬物は即効性があるが，依存性も高くなる．作用時間が長いと1日1回服用という利点があるが，蓄積作用もあり，とくに高齢者では転倒・骨折，認知機能障害の副作用に注意

2. BZ系薬物の代謝

BZ系薬物の多くは，肝臓でシトクロムの酵素群 CYP2C19，CYP3A4，CYP1A2 の代謝を受ける．これらの酵素を阻害する薬物を併用した場合はBZ系薬物の血中濃度を上昇させる．喘息は感染が症状増悪の引き金になることがあり，抗菌薬を使用する機会がたびたびある．抗菌薬の中にこれらCYPを阻害する働きのあるものがあり，注意を要する．表8にCYP2C19，CYP3A4，CYP1A2の代謝を阻害する薬物を示した[42]．なお，BZ系薬物の中ではロラゼパムが直接グルクロン酸抱合を受け，CYPの代謝を受けないため，肝機能障害患者に使用することがある．

3. 睡眠薬

　基本的にはBZ系薬物が多いので上述の注意点に注意しながら使用する．睡眠薬には超短時間型のゾルピデム（マイスリー®），ゾピクロン（アモバン®），トリアゾラム（ハルシオン®），短時間型のブロチゾラム（レンドルミン®），リルマザホン（リスミー®），中間型のフルニトラゼパム（サイレース®，ロヒプノール®），長時間型のクアゼパム（ドラール®）などがあり不眠症状に応じて処方する．なお喘息には呼吸抑制の少ないゾルピデム，リルマザホンなどが選択されることがある．ただし，超短時間型の睡眠薬は前向性健忘が起こることがあり，夜間に行ったことをまったく覚えていない（知らないうちに食事をしていた）などの報告もあるので，注意が必要である．

おわりに

　喘息患者には，うつ病などの気分障害やパニック障害を始めとする不安障害の合併が多いことが最近わかってきた．またそれらの精神疾患が合併するとQOLなどが障害され，救急外来を受診する回数が多いなども明らかになってきた．したがって，喘息患者においてはこのような精神疾患を見逃すことなく，適切な診断と治療が臨床医には求められる．本項が少しでも，日常の臨床の中でお役にたてることができれば幸いである．

（十川　博）

[引用文献]

1. 吾郷晋浩．心身医学的（全人的）考え方．桂　戴作，吾郷晋浩（編）．気管支喘息の心身医療，第1版，医薬ジャーナル社，1997; p.20-30.
2. Mackenzie JN. The production of the so called "rose cold" by means of an artificial rose: with remarks and historical notes. Am J Med Sci 1886; 181: 45-57.
3. French TM, Alexander F. Psychogenic factor in bronchial asthma. Psychosom Medicine Monograph IV, National Research Council, Washington, DC, 1941.
4. 太田　健（監修）．GINA 2006，協和企画，2007．
5. 金子正博，石原享介，羽白　高，ほか．喘息発作入院を繰り返す症例の特徴：ステロイド全身投与，救急受診，睡眠薬の常用との相関．アレルギー 2007; 56(5): 477-84.
6. ten Brinke A, Ouwerkerk ME, Zwinderman AH, et al. Psychopathology in patients with severe asthma is associated with increased health care utilization. Am J Respir Crit Care Med 2001; 163: 1093-6.
7. ten Brinke A, Sterk PJ, Masclee AA, et al. Risk factors of frequent exacerbations in difficult-to-treat asthma. Eur Respir J 2005; 26: 812-8.
8. Lavoie KL, Cartier A, Labrecque M, et al. Are psychiatric disorders associated with worse asthma control and quality of life in asthma patients? Respir Med 2005; 99: 1249-57.
9. American Psychiatric Association. Quick Reference to the Diagnostic Criteria From DSM-IV-TR, American Psychiatric Publishing Inc., Washington DC, 2000. 髙橋三郎，大野　裕，染矢俊幸（訳）．DSM-IV-TR精神疾患の分類と診断の手引，新訂版，医学書院，2003．
10. Schmaling KB, Bell J. Asthma and panic disorder. Arch Fam Med 1997; 6; 20-3.
11. Katon WJ, Richardson L, Lozano P, et al. The relationship of asthma and anxiety disorders. Psychosom Med 2004; 66: 349-55.
12. Schneider A, Löwe B, Meyer FJ, et al. Depression and panic disorder as predictors of health outcomes for patients with asthma in primary care. Respir Med 2008; 102: 359-66.
13. Hasler G, Gergen PJ, Kleinbaum DG, et al. Asthma and panic in young adults: a 20-year prospective community study. Am J Respir Crit Care Med 2005; 171: 1224-30.

14. Davidson JR, Hughes D, Blazer DG, et al. Post-traumatic stress disorder in the community: an epidemiological study. Psychol Med 1991; 21: 713-21.
15. Goodwin RD, Fischer ME, Goldberg J. A twin study of post-traumatic stress disorder symptoms and asthma. Am J Respir Crit Care Med 2007; 176: 983-7.
16. Scott KM, Von Korff M, Ormel J, et al. Mental disorders among adults with asthma: results from the World Mental Health Survey. Gen Hosp Psychiatry 2007; 29: 123-33.
17. Moussavi S, Chatterji S, Verdes E, et al. Depression, chronic diseases, and decrements in health: results from the World Health Surveys. Lancet 2007; 370: 851-8.
18. Patten SB, Williams JV, Lavorato DH, et al. Major depression as a risk factor for chronic disease incidence: longitudinal analyses in a general population cohort. Gen Hosp Psychiatry 2008; 30: 407-13.
19. Katon W, Lozano P, Russo J, et al. The prevalence of DSM-IV anxiety and depressive disorders in youth with asthma compared with controls. J Adolesc Health 2007; 41: 455-63.
20. Mahmoudi M(editor). Allergy and Asthma: Practical Diagnosis and Management, McGraw Hill, New York, 2008.
21. Wood RP 2nd, Milgrom H. Vocal cord dysfunction. J Allergy Clin Immunol 1996; 98: 481-5.
22. Christopher KL, Wood RP 2nd, Eckert RC, et al. Vocal-cord dysfunction presenting as asthma. N Engl J Med 1983; 308: 1566-70.
23. Deshmukh VM, Toele BG, Usherwood T, et al. Anxiety, panic and adult asthma: a congnitive-behavioral perspective. Respir Med 2007; 101: 194-202.
24. Van Lieshout RJ, Bienenstock J, MacQueen GM. A review of candidate pathways underlying the association between asthma and major depressive disorder. Psychosom Med 2009; 71: 187-95.
25. Wright RJ, Cohen S, Carey V, et al. Parental stress as a predictor of wheezing in infancy. Am J Respir Crit Care Med 2002; 165: 358-65.
26. Kozyrskyj AL, Mai XM, McGrath P, et al. Continued exposure to maternal distress in early life is associated with an increased risk of childhood asthma. Am J Respir Crit Care Med 2008; 177: 142-7.
27. Cookson H, Granell R, Joinson C, et al. Mothers' anxiety during pregnancy is associated with asthma in their children. J Allergy Clin Immunol 2009; 123: 847-53. e11.
28. Cluley S, Cochrane GM. Psychological disorder in asthma is associated with poor control and poor adherence to inhaled steroids. Respir Med 2001; 95: 37-9.
29. Sandberg S, Paton JY, Ahola S, et al. The role of acute and chronic stress in asthma attacks in children. Lancet 2000; 356: 982-7.
30. 十川 博. 思春期喘息の心理・社会的背景の関与. Prog Med 2000; 20: 1904-10.
31. Miller BD. Depression and asthma: a potentially lethal mixture. J Allergy Clin Immunol 1987; 80: 481-6.
32. Chrousos GP. Stress, chronic inflammation, and emotional and physical well-being: concurrent effects and chronic sequelae. J Allergy Clin Immunol 2000; 106(5 Suppl): s275-91.
33. Kullowatz A, Rosenfield D, Dahme B, et al. Stress effects on lung function in asthma are mediated by changes in airway inflammation. Psychosom Med 2008; 70: 468-75.
34. Cohen S, Tyrrell DA, Smith AP, et al. Psychological stress and susceptibililty to the common cold. N Engl J Med 1991; 325: 606-12.
35. Elenkov IJ, Chrousos GP. Stress Hormones, Th1/Th2 patterns, pro/anti-inflammatory cytokines and susceptibility to disease. Trends Endocrinol Metab 1996; 10: 359-68.
36. Sugihara H, Ishihara K, Noguchi H. Clinical experience with amitriptyline (tryptanol) in the treatment of bronchial asthma. Ann Allergy 1965; 23: 422-9.
37. Meares RA, Mills JE, Horvath TB, et al. Amitriptyline and asthma. Med J Aust 1971; 2: 25-8.
38. 宍倉久理江, 上島国利. 不安障害の薬物療法. 樋口輝彦, 小山 司, 神庭重信（編）. 臨床精神薬理ハンドブック, 医学書院, 2003.
39. Brown ES, Vigil L, Khan DA, et al. A randomized trial of citalopram versus placebo in outpatients with asthma and major depressive disorder: a proof of concept study. Biol Psychiatry 2005; 58: 865-70.
40. Brown ES, Vornik LA, Khan DA, et al. Bupropion in the treatment of outpatients with asthma and

major depressive disorder. Int J Psychiatry Med 2007; 37: 23-8.
41. 灰田美知子, 伊藤幸治. 気管支喘息に対する抗不安薬, 抗うつ薬の臨床的有効性および有用性の検討. アレルギー 1997; 46: 1058-71.
42. 田中輝明, 小山司. 睡眠薬・抗不安薬. 臨と研 2006; 83(8): 1139-44.

悪性腫瘍

サイコオンコロジーとは

　21世紀に入り, 男性の2人に1人, 女性の3人に1人ががんで亡くなる時代となった. がんは最大の健康上の問題であると考えて差し支えない. がん患者には共通点も認められるがその一方で, 患者それぞれでその状況は異なっている. がん患者とその家族は身体的な苦痛のみならず, さまざまな精神的・心理社会学的な問題を抱えている. 身体面, 精神面の両方を診ることのできる全人的医療ががんを治療するうえで必要とされている.

　2007年の日本における死亡率を死因順位別にみると, がんは1位であり死者数は33万6,468人となっている (図1). 死因としては一貫して上昇を続け, 1981年以降1位となっている[1]. がんの死亡率が上昇している理由の一つとして, 高齢者の比率が上昇している点をあげることができる. 日本では65歳以上の高齢者は全人口の21.6%と5人に1人となっており, がんによる死者数も65歳以上が78%を占めている[2].

　わが国では2007年4月にがん対策基本法が制定され, 2007年6月からがん対策推進基本計画に基づき, 各都道府県で施策が進められている. がん患者や家族に対するQOL (quality of life) の向上が義務づけられ, それに伴いがん患者への心のケアが重要視されるようになった. サイコオンコロジーに対して医療従事者やがん患者から急速に関心と期待が示されるようになった.

　サイコオンコロジーが生まれた歴史的背景には, がん治療における治療成績の向上に加えて, インフォームドコンセントが一般化した1970年代から, がんであっても情報を患者・医師間で共有したうえで治療を行うようになったことがあげられる. このような流れのなか, 1977年に米国・ニューヨークにおいてSloan-Kettering記念がんセンターに精神科部門が開設された. リエゾン精神科医のHolland博士ががんの心理・社会的側面を重視した診療や研究を行ったことに端を発し,「サイコオンコロジー (psycho-oncology)」という学問領域が産声をあげた.

　サイコオンコロジーは, がんの心理的側面および生物学的精神医学に焦点をあてた分野である. psychiatry (精神医学), psychology (心

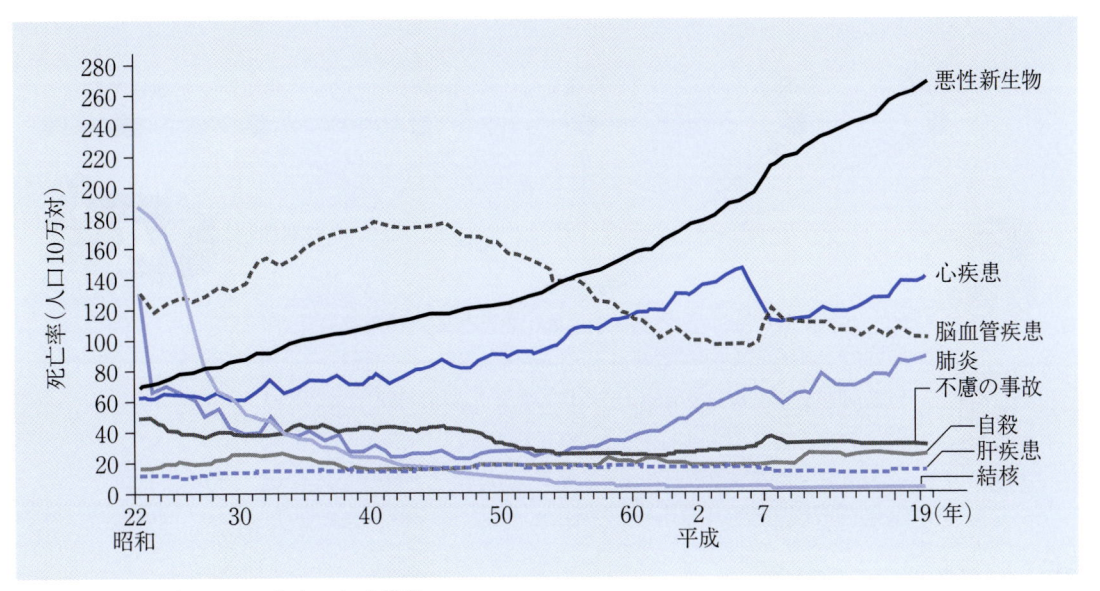

図1 主な死因別にみた死亡率の年次推移
がんの死亡率は一貫して上昇を続け，1981年以降死因順位第1位となっている．全人口の1/3はがんで死亡しており，男性は1/2に達する勢いである． （厚生労働省ホームページ（http://www.mhlw.go.jp）より）

理学），oncology（腫瘍学）を中心に，神経学・免疫学・内分泌学・社会学といった多角的・多層的な要素から成り立っており，日本語では精神腫瘍学と訳されることが多い．

精神医学としては，うつ病や適応障害，せん妄がんの病期を問わずに半数近くの患者でみられることが示されている[3]．心理学的側面の代表的なものに，がん患者や家族ががん告知や再発の告知などを受けたときの心理的反応があげられる．効果的なコミュニケーションによって構築された患者・医師関係ががん治療に影響を与えるとされており，コミュニケーションスキルの向上が必要とされる．

ほかに飲酒や喫煙といった心理学的・行動学的・社会学的な要素ががんの危険因子や生存率，QOLに影響を与えていることが知られている．また，医師のみならず，看護師，心理療法士，ソーシャルワーカーなどがチームを結成し，患者や介護者に対するコンサルテーションリエゾンや，他の医療スタッフに対して心理・社会的な教育を行っていく．

神経学・免疫学・内分泌学の要素としては，がんにより引き起こされるサイトカインの放出による，がん患者に起こる感染や炎症反応に起因する抑うつ，不安，疲労，認知機能の変化などもあげられる．術前内分泌療法による認知機能低下も示されている．化学療法終了後に認められる認知機能障害，疲労感，眠気といった症状を引き起こす，chemo-brainも注目されている[4]．これらを総称してcancer brainとよぶこともある．

サイコオンコロジーでは，検診や初期診断に始まり，化学療法などの治療開始のとき，寛解したとき，サバイバーとなったとき，治療目的が根治でなくなったとき，緩和ケアの導入時，また遺族ケアにまで幅広く，切れ目なくがん患者の心理的サポートを行う（図2）．主治医を含む医療従事者，かかりつけの開業医，友人，介護者，すべての人と関係があり，彼らへの心理社会学的ケアも含まれる．

本項では，がん医療における告知などの心理的反応に伴うがん患者の不安や抑うつと，それ

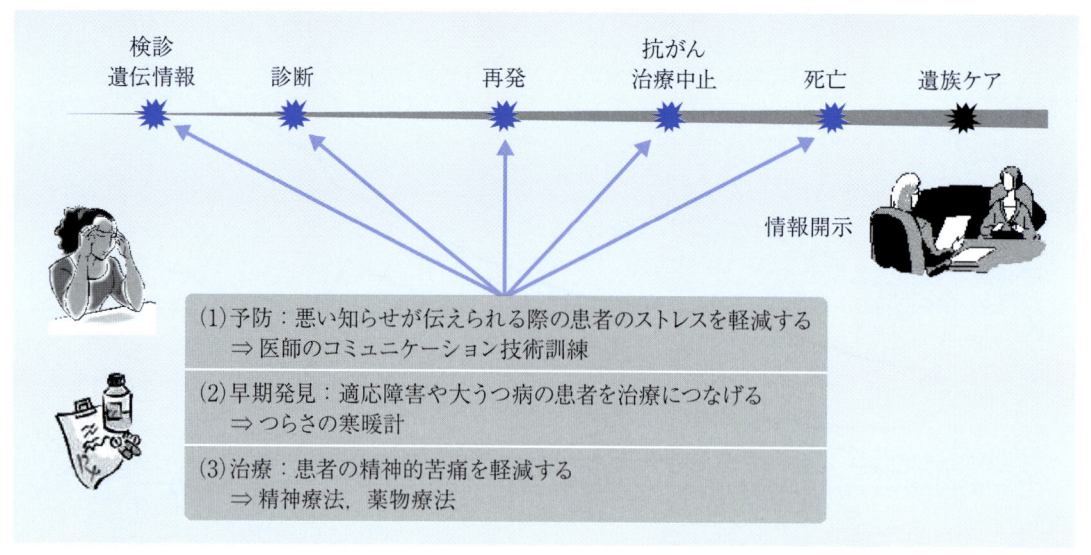

図2 がん医療における心のケア
がん治療においては,病院の受診前段階から死亡後まで,心のケアが必要となってくる.

に対する基本的な対応について述べる.

がんへの通常の心理的反応

　がん患者における心理的反応を図3に示す.がんを疑うようになり,受診にたどり着くまで,また受診し検査結果を聞くまで,患者は楽観と悲観を繰り返し,不安が強い状態となっている.心理的な配慮はこの段階から必要である.そして,がん告知を受けた最初の反応は衝撃で,患者は"頭が真っ白"な状態に陥り,医師の説明をほとんど覚えていないこともしばしば見受けられる.最初は「何かの間違いであってくれ」といった病気そのものの存在を否定(=否認)することが多い.その後,「もう終わりだ」といった絶望感や「なぜ自分が」といった怒りが生じる.がんの種類や病期,年齢などによって程度の差はあるものの,多くの人が適応するまでのあいだに1～2週間を要する.睡眠障害や食欲不振,抑うつ,焦燥といった症状が認めら

れ,日常生活に支障をきたすこともある.この段階で患者は不安のゆりかごの中にあり,自分の弱さを責めることがある.「がんと言われたならば,誰もがそのように感じます.あなただけではありませんよ」といった共感,保証が必要となる.

　ようやくがん告知への適応が始まると,患者は情報を整理するようになり,現実問題に取り組むことができるようになり,楽観的な見方もできるようになる.進行がんであったとしても身体面の症状が認められなければ,自分に限っては悪くならないのではないかといった見方もできるようになり,健全な否認が行えるようになる.あらためて患者とがん告知のときから現在までの情報の共有を行うことで信頼関係が築かれ,コミュニケーションが良くなり,適応が早くなる.そうすることで治療がスムーズになり,予後やQOLにも良い影響が出てくる.

　初期治療においても心理的ケアは重要である.インフォームドコンセントが必要であり,治療選択が求められる.抗がん剤治療や手術はつらく,生命を短縮することもあるというイ

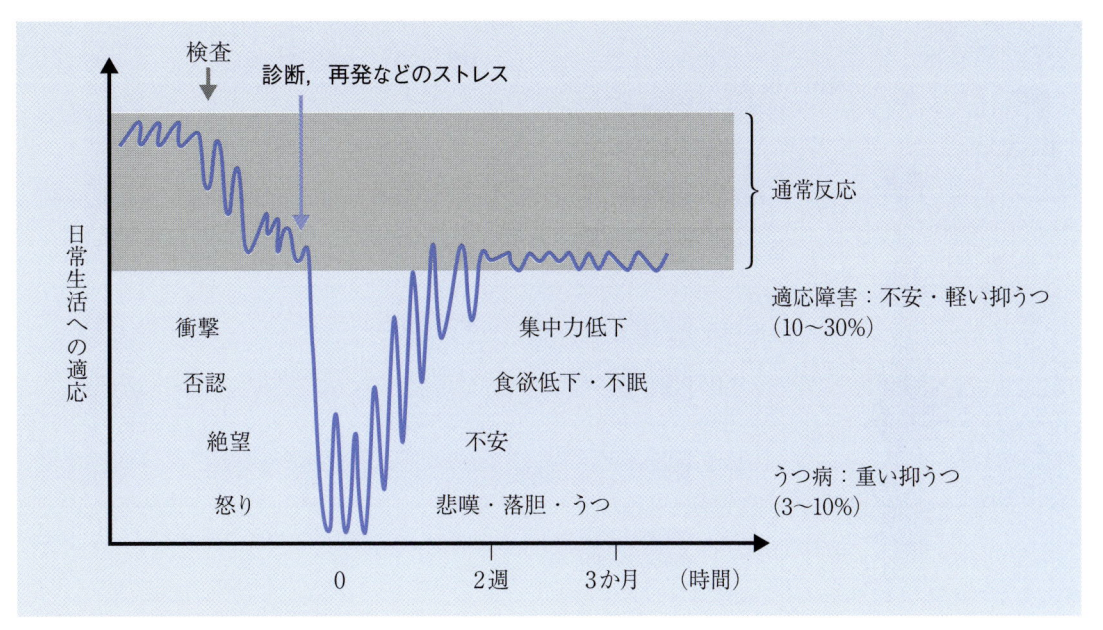

図3　がん患者における心理的反応
がん患者では，がん診断や再発などのストレスから適応障害を起こしたり，うつ病に陥ることが認められる．
（国立がんセンター東病院臨床開発センター，精神腫瘍学開発部資料より）

メージが強い．具体的な治療の手順や，予想される副作用の説明，その対応策を事前に説明することが不安を軽減させる．治療のネガティブな側面は記憶に残りにくいという特徴があり，注意が必要である．手術は治癒が期待できる反面，機能障害や容貌の変化をもたらし，適応に大きな影響を与える．患者が治療に耐えうる自信を持てるように，スタッフは積極的に情報提供や心理的援助を行っていく．

初期治療から1年あまり経つと，日常生活に帰っていく患者も多い．その一方で末期がんと診断される患者も存在し，治療に伴う脱毛や失声といった身体機能障害が認められ喪失感を感じる患者もいる．社会の一員，家族の一員としてもがん患者は，以前のような役割を与えられたりすることがなくなり，疎外感を感じる．再発に対する不安が強く，うつ病に陥る可能性の高い時期であり，不眠や抑うつなど精神面の変化に注意しながら診察を行う必要がある．

50〜60％のがん患者が再発や進行，死の転帰をたどる．再発時の心理的反応は，診断時とほぼ同じであるが，事態は深刻であり，患者にとって最もつらい時期となることが多い．治療が不成功に終わったことを医療者，患者ともに理解し，受け入れる必要がある．将来や死に向かった重要な決定事項を行う必要がある．そのため，安易なコミュニケーションでやりすごすことなく，十分に時間をとって話し合う必要がある．

その後も緩和ケア移行時，終末期など，がん患者とその家族の心理的サポートを継続して行う必要がある．その過程において，抑うつを示すことはしばしば見受けられる．

抑うつ

がん患者は，告知後の反応を始めとして，手術や化学療法，放射線治療に対する不安，病気

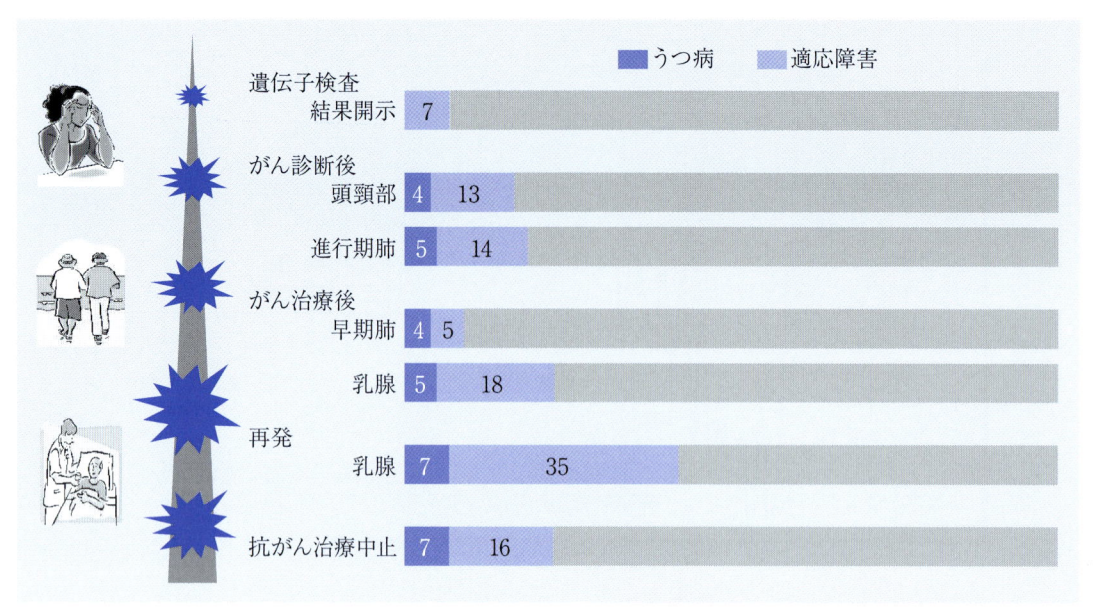

図4 病期別にみたがん患者の精神症状の有病率(%)
あらゆる病期において，抑うつは存在する．

（国立がんセンター東病院臨床開発センター，精神腫瘍学開発部資料より）

病期	うつ病	適応障害
遺伝子検査結果開示	7	
がん診断後 頭頸部	4	13
進行期肺	5	14
がん治療後 早期肺	4	5
乳腺	5	18
再発 乳腺	7	35
抗がん治療中止	7	16

によるQOLの低下や予後に関する不安，再発への恐れ，緩和ケア移行時のショックなど常にストレスにさらされている．図4に示すように，国立がんセンター東病院の研究において，あらゆる病期に抑うつは存在している．抑うつは症状そのものがQOLの低下を招き，意欲低下や無価値感から治療への参加意欲が低下し，時には拒否を行うこともあるので，身体治療にも影響がある[5]．抑うつを呈する患者の家族負担も大きい．抑うつを起こす因子としては，ストレス因子が重要視されがちであるが，疼痛コントロールがうまくいかないときも生じる．疼痛が緩和されないために，生きる価値がないと感じ，希死念慮が生じる場合がある．身体面の疼痛評価も必要である．

抑うつの診断

抑うつを示す疾患としてがん患者において代

表1 適応障害の診断基準（DSM-IV-TR）

A.	はっきりと確認できるストレス因子に反応して，そのストレス因子の始まりから3か月以内に情緒面または行動面の症状が出現
B.	これらの症状や行動は臨床的に著しく，それは以下のどちらかによって裏づけられている (1) そのストレス因子に曝露されたときに予測されるものをはるかに超えた苦痛 (2) 社会的または職業的（学業上の）機能の著しい障害
C.	ストレス関連性障害は他の障害の診断基準を満たしておらず，他の障害の悪化でもない
D.	症状は，死別反応を示すものではない
E.	そのストレス因子（またはその結果）がひとたび終結すると，症状がその後さらに6か月以上持続することはない

（髙橋三郎，ほか（訳），2002[6]より抜粋）

表的なものは，適応障害とうつ病である．また，紛らわしく誤診されやすい疾患として，せん妄（とくに低活動型せん妄）があげられる．脳転移，高カルシウム血症，薬剤性（オピオイドやステロイド，抗がん剤など），全脳照射も抑うつ状態を引き起こすことがあるので，治療内容の変化との経時的な因果関係を総合的に評価す

表2　うつ病（大うつ病エピソード）の診断基準（DSM-IV-TR）

A. 以下の症状のうち5つ（またはそれ以上）が同じ2週間のあいだに存在し，病前の機能からの変化を起こしている．これらの症状のうち少なくとも1つは，(1) 抑うつ気分または (2) 興味または喜びの喪失である 注：明らかに，一般身体疾患，または気分に一致しない妄想または幻覚による症状は含まない (1) その人自身の言明（例：悲しみまたは，空虚感を感じる）か，他者の観察（例：涙を流しているように見える）によって示される，ほとんど1日中，ほとんど毎日の抑うつ気分 　　注：小児や青年ではいらだたしい気分もありうる (2) ほとんど1日中，ほとんど毎日の，すべて，またはほとんどすべての活動における興味，喜びの著しい減退（その人の言明，または他者の観察によって示される） (3) 食事療法をしていないのに，著しい体重減少，あるいは体重増加（例：1か月で体重の5％以上の変化），またはほとんど毎日の，食欲の減退または増加 　　注：小児の場合，期待される体重増加がみられないことも考慮せよ (4) ほとんど毎日の不眠または睡眠過多 (5) ほとんど毎日の精神運動性の焦燥または制止（他者によって観察可能で，ただ単に落ち着きがないとか，のろくなったという主観的感覚ではないもの） (6) ほとんど毎日の易疲労性，または気力の減退 (7) ほとんど毎日の無価値観，または過剰であるか不適切な罪責感（妄想的であることもある．単に自分をとがめたり，病気になったことに対する罪の意識ではない） (8) 思考力や集中力の減退，または決断困難がほとんど毎日認められる（その人自身の言明による，または，他者によって観察される） (9) 死についての反復思考（死の恐怖だけではない），特別な計画はないが反復的な自殺念慮，自殺企図，または自殺するためのはっきりとした計画
B. 症状は混合性エピソードの基準を満たさない
C. 症状は，臨床的に著しい苦痛，または，社会的，職業的，または他の重要な領域における機能の障害を引き起こしている
D. 症状は，物質（例：乱用薬物，投薬）の直接的な生理学的作用，または一般身体疾患（例：甲状腺機能低下症）によるものではない
E. 症状は死別反応ではうまく説明されない．すなわち，愛する者を失った後，症状が2か月を超えて続くか，または，著明な機能不全，無価値観への病的なとらわれ，自殺念慮，精神病性の症状，精神運動抑止があることで特徴づけられる

抑うつ気分または興味または喜びの喪失が2週間以上続くことが必須である．

(髙橋三郎，ほか（訳），2002[6]より）

ることが必要である．精神科診断は，精神医学的診断システムをもとにして，米国精神医学会の精神疾患の診断・統計マニュアル（Diagnostic and Statistical Manual of Mental Disorders, Fourth Edition, Text Revision: DSM-IV-TR）に従って行われる．適応障害とうつ病の診断基準を**表1，2**に示す．

がん患者は上述のとおり告知後に始まり，初期治療である手術や化学療法，放射線治療に対する不安，再発不安，積極的抗がん剤治療の中止への恐れなど常にストレスにさらされている．反応として適応障害を罹患することはしばしば認められる．適応障害が長引くことでうつ病に陥るリスクは高くなるので，早期に介入が必要である．

抑うつ気分か興味・喜びの消失のいずれかを含む症状が5つ以上，2週間以上続く場合はうつ病（major depression）と診断される．がん患者の場合は睡眠障害や易疲労感，食欲不振などがんによる身体的な症状や化学療法など治療による有害事象と混同されやすい症状がみられるため，うつ病の診断は見落とされやすい[7]．たとえば化学療法による嘔気からくる食欲不振や，肝障害時の倦怠感は，精神面からの症状で

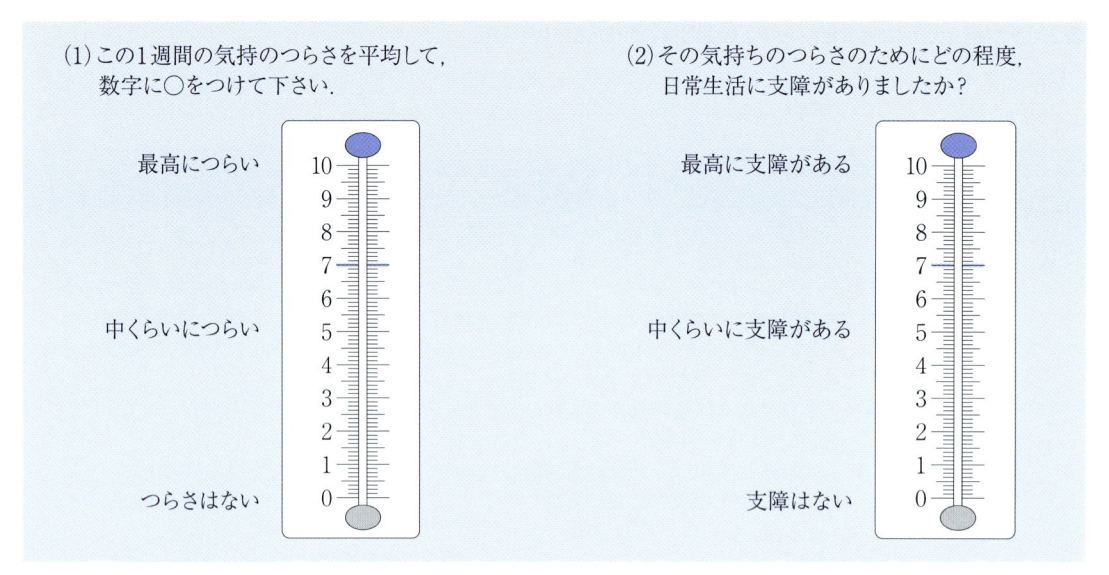

図5 つらさと支障の寒暖計
2つの質問からなる簡便なスクリーニングツールで，長時間面接ができない患者にも使用できる.

あることも疑っておく必要がある.

抑うつのスクリーニング

　NCCN（National Comprehensive Cancer Network）のガイドラインでは，睡眠障害や食欲不振といった患者の精神的苦痛が予想される症状を定期的に調べ，うつ病や適応障害が疑われる場合は，専門医である精神腫瘍医を紹介することが推奨されている．抑うつや不安といった精神症状は，患者や医療者においてがんによる身体的な問題に付随した症状や有害事象としてとらえられることが多く，見落とされがちである．また，喪失体験に対する心理的反応に伴って出現することが多いため，「がんになって気持ちが落ち込むのは当たり前」と判断されてしまうことがある．このように医療者の認識不足による過小評価から，抑うつは見落とされがちである[8]．また，医療者が質問することをためらうといった理由も考えられる．抑うつや不安を確認する場合，問診により直接尋ねる方法もあるが，**図5**に示すような「つらさと支障の寒暖計」といった簡易なスクリーニングツールを使用する方法もある[9]．これは2つの質問項目のみから構成されているが，14項目からなる不安・抑うつの自記式尺度であるHADS（Hospital Anxiety and Depression Scale）と高い相関関係を示しており，長時間の面接や診断に耐えられないケースでも使用可能である．カットオフ値以上の場合に，抑うつであると判断できる．

　国立がんセンター東病院では，化学療法科入院病棟の全患者に対して「つらさと支障の寒暖計」を行っており，陽性となった場合は精神腫瘍医が介入するプログラムを実施した．主治医と精神腫瘍医との連携したうつ病への介入が可能となり，抑うつや不安を持つ適応障害やうつ病の患者への早期ケアが促進された[10]．また，外来化学療法を行っている患者に対しても，定期的にスクリーニングを行い，カットオフ値以上の患者に対しては精神腫瘍医が抗がん剤を点滴中に往診を行うスタイルが確立されている．

しかし一方でうつ病と診断されたとしても，医療者による介入を希望されない患者や家族も多い．このような場合は，主治医とリエゾン精神科医や精神腫瘍医とのあいだで連携をとり，時に病棟で看護師など病棟スタッフとともにカンファレンスに参加し，ディスカッションをともに行う．精神症状が重度であり，問題行動が顕著な場合は精神科医に相談のうえ，投薬を含めた対応のアドバイスを受ける必要がある．

コミュニケーション

がん治療においては，医療者-患者のあいだに，生命や生活に結びつく重要な場面が存在する．円滑なコミュニケーションや感情に配慮した情報交換を行うことが必要である．がん診断の告知や再発の告知といった情報開示は，患者の将来への見通しを根底から否定的に変えてしまう（いわゆるバッドニュース）[11]ことが多く，伝えられる患者側はもちろん，伝える側の医師にも心理的な苦痛を伴う．抑うつががん患者に多いことは前述したが，自殺率もまた0.2%と一般人口のほぼ倍と見積もられる．患者の治療を円滑に進めるうえでも，理解や適正を促す必要がある．そのためには良好なコミュニケーションが不可欠といえる[12]．コミュニケーションを図るスキルは臨床経験や年齢を重ねるだけでは向上せず，教育も能力向上に必要であることが示されている[13]．欧米においては，がん専門医を対象にバッドニュースを伝えるスキルとして，SPIKESといった方法を開発している[14]．ロールプレイを中心に共感的な対応を含めたスキルの習得のために研修が行われている．

効果的なコミュニケーションを図るためには，患者の意向を検討する必要があるが，医療者との意向と異なることが多く，国や文化によって差が認められる．国立がんセンター東病院では，日本においてがん患者がバッドニュースを伝えられる際に，医師に対しどのような意向を希望しているのかを検討し，その結果「Supportive environment（支持的な場の設定）」「How to deliver the bad news（悪い知らせの伝え方）」「Additional information（付加的情報）」「Reassurance and Emotional support（安心感と情緒的サポート）」の4つのカテゴリー（SHARE）が抽出された[15]．明らかになった意向をもとに，日本での臨床に沿ったコミュニケーションスキルトレーニングSHAREプログラムが開発された[16]．厚生労働省委託事業として，2007年より財団法人医療研修推進財団（PMET）主催，日本サイコオンコロジー学会協力の下，全国で研修会を実施している．ロールプレイを行うためには模擬患者と実際にプログラムを進行していくファシリテーターが必要であるが，こちらは2006年からファシリテーター養成講習会を開いている．

おわりに

がん患者における精神症状とそのケアを中心に，心理的なケアを述べた．がん患者は全期間を通して高い頻度で精神症状が認められており，症状を見過ごさず患者の診察を行っていく必要がある．症状を早い段階から発見し，介入することでがん治療そのものもよりスムーズに行うことができる．心理的なケアという意味での精神症状緩和も今後のがん患者の治療において重要であり，コミュニケーションスキルトレーニングの育成も望まれる．身体症状のみならず，精神症状も早期に発見し対処できる医療者が今後増えていくことが望まれる．

（内富庸介，大谷恭平）

[引用文献]

1. 人口動態統計（厚生労働省大臣官房統計情報部編），国立がんセンター がん対策情報センター　がん情報サービス．http://ganjoho.jp/professional/index.html
2. 厚生統計協会．国民衛生の動向．厚生の指標 2008: 55（臨増）．
3. Derogatis LR, Morrow GR, Fetting J, et al. The prevalence of psychiatric disorders among cancer patients. JAMA 1983; 249: 751-7.
4. Ahles TA, Saykin AJ. Candidate mechanisms for chemotherapy-induced cognitive changes. Nat Rev Cancer 2007; 7: 192-201.
5. Massie MJ, Holland JC. Overview of normal reactions and prevalence of psychiatric disorder. Holland JC, Rowland JH(editors). Handbook of Psycho-oncology. Oxford University Press, New York, 1990; p.273-82.
6. American Psychiatric Association. Quick Reference to the Diagnostic Criteria from DSM-IV-TR, American Psychiatric Association, Washington DC, 2000. 髙橋三郎，大野　裕，染矢俊幸（訳）．DSM-IV-TR 精神疾患の分類と診断の手引，医学書院，2002: p.137-9, 231.
7. Passik SD, Dugan W, McDonald MV, et al. Oncologists' recognition of depression in their patients with cancer. J Clin Oncol 1998; 16: 1594-1600.
8. Block SD. Assessing and managing depression in the terminally ill patients. ACP-ASIM End-of-Life Care Consensus Panel. American College of Physicians-American Society of Internal Medicine. Ann Intern Med 2000; 132: 209-18.
9. Akizuki N, Yamawaki S, Akechi T, et al. Development of an impact thermometer for use in combination with the distress thermometer as a brief screening tool for adjustment disorders and/or major depression in cancer patients. J Pain Symptom Manage 2005; 29: 91-9.
10. Shimizu K, Akechi T, Okamura M, et al. Usefulness of the nurse-assisted screening and psychiatric referral program. Cancer 2005; 103: 1949-56.
11. Buckman R. Breaking bad news: why is it still so difficult? BMJ 1984; 288; 1597-9.
12. Ramirez AJ, Graham J, Richards MA, et al. Mental health of hospital consultations: the effects of stress and satisfaction at work. Lancet 1996; 347: 724-8.
13. Cantwell BM, Ramirez AJ. Doctor-patient communication: a study of junior house officers. Med Educ 1997; 31: 17-21.
14. Baile WF, Kudelka AP, Beale EA, et al. Communication skills training in oncology: description and preliminary outcomes of workshops on breaking bad news and managing patient reactions to illness. Cancer 1999; 86: 887-97.
15. Fujimori M, Parker PA, Akechi T, et al. Japanese canser patients'communication style preferences when receiving bad news. Psychooncology 2007; 16: 617-25.
16. コミュニケーション技術研修会テキスト　SHARE 1.2 版，（財）医療研修推進財団，2008.

産科・婦人科疾患

産科婦人科関連領域における抑うつや不安の問題は，女性としての自然な営みである月経周期，妊娠，出産に関しても生じる．また，それらの精神症状の理解には，女性性や女性が置かれた心理社会的立場などへの理解が欠かせないように思われる．

本項では，産科婦人科関連のおもな領域として，月経に関連した症候群，多嚢胞性卵巣症候群，子宮内膜症，妊娠，出産，癌について，抑うつや不安の問題を概説したい．

月経に関連した症候群

月経困難症

月経困難症（dysmenorrhea）は，月経期間中に起こる下腹部痛，腰痛，頭痛，吐き気，腹部膨満感などの症候群で，再生産世代の約70％程度に認められる[1]．

とくに，若年者で，月経困難症に対する知識がなく，婦人科受診も躊躇してしまうような場合，一人不安を募らせる危険性がある．生活指導や鎮痛剤の適切な使用などに関する心理教育によって，精神的安寧を図ることは重要である．

原因となる疾患が存在する場合には，それに伴う不安について配慮していく必要がある．また，なんらかの理由（性的虐待，性同一性障害など）で，自らの女性性を受け入れられない場合には，月経困難症の訴えが強くなることがあるので，患者の生活史や家族歴などを少しずつ聴取し，患者の"全体像"を理解することが大切である．

月経前気分不快障害

月経前症候群（premenstrual syndrome: PMS）[1]は，排卵後の黄体期に身体症状（乳房痛・腹部膨満感・頭痛・四肢の浮腫など）や精神症状（抑うつ気分・制御しがたい怒り・いらいら・不安感・混乱・社会的ひきこもり）が繰り返し出現し，それらの症状が月経開始2～3日で消失するものである．近年は，PMSのうち，精神症状が重篤なものを月経前気分不快障害（premenstrual dysphoric disorder: PMDD）とよんで区別している．

すなわち，PMDDでは，著しい抑うつや不安，著しい情緒不安定（易刺激性，易怒），活動に対する著しい興味の減退，過食などを特徴とした症状に加えて，乳房痛や頭痛などの身体症状が，黄体期の最後の週にほとんど必ず現れ，月経開始後2～3日で消失する．PMDDで認められる抑うつや不安の程度は大うつ病性障害や不安障害に匹敵し，社会的機能や対人関係に著しい障害をきたす．また，しばしば大うつ病性障害，不安障害，摂食障害に併存するが，それらの疾患の単なる悪化ではない．

米国精神医学会による「精神疾患の診断・統計マニュアル第4版」（Diagnostic and Statistical Manual of Mental Disorders, Fourth Edition, Text Revision: DSM-IV-

表1 月経前気分不快障害の研究用診断基準案（DSM-IV-TR）

A. 過去1年間の月経周期のほとんどにおいて，以下の症状の5つ（またはそれ以上）が黄体期の最後の週の大半の時間に存在し，卵胞期の開始後2,3日以内に消失し始め，月経後1週間は存在しなかった．(1)(2)(3)または(4)のいずれかの症状が少なくとも1つ存在する

  (1) 著しい抑うつ気分，絶望感，自己卑下の観念
  (2) 著しい不安，緊張，"緊張が高まっている"とか"いらだっている"という感情
  (3) 著しい情緒不安定性（例．突然，悲しくなる，または涙もろくなるという感じ，または拒絶に対する敏感さの増大）
  (4) 持続的で激しい怒り，易怒性，または対人関係の摩擦の増加
  (5) 日常の活動に対する興味の減退（例．学校，友人，趣味）
  (6) 集中困難の自覚
  (7) 倦怠感，易疲労性，または気力の著しい欠如
  (8) 食欲の著明な変化，過食，または特定の食物への渇望
  (9) 過眠または不眠
  (10) 圧倒される，または制御不能という自覚
  (11) 他の身体症状，たとえば，乳房の圧痛または腫脹，頭痛，関節痛または筋肉痛，"膨らんでいる"感覚，体重増加

注：月経のある女性では，黄体期は排卵と月経開始のあいだの時期に対応し，卵胞期は月経とともに始まる．月経のない女性（例．子宮摘出を受けた女性）では，黄体期と卵胞期の時期決定には，循環血中性ホルモンの測定が必要であろう．

B. この障害は，仕事または学校，または通常の社会的活動や他者との対人関係を著しく妨げる（例．社会的活動の回避，仕事または学校での生産性および効率の低下）

C. この障害は，大うつ病性障害，パニック障害，気分変調性障害，またはパーソナリティ障害のような，他の障害の症状の単なる悪化ではない（ただし，これらの障害のどれに重なってもよい）

D. 基準A，B，およびCは，症状のある性周期の少なくとも連続2回について，前方視的に行われる毎日の評定により確認される（診断は，この確認に先立ち，暫定的に下されてもよい）

TR)[2]では，「特定不能のうつ病性障害」に分類されるが，**表1**のように「研究用診断基準案」も作成されている．PMDDの有病率は米国で再生産世代の3〜5%といわれており，本邦でも同程度と推測されている．

時に，PMDDの症状を横断面的にとらえて，境界性パーソナリティ障害と誤診されることがあるが，性周期との関連に着目して，症状の盛衰を観察することによって，これは防げる．

現在，PMDDでは性ホルモンの異常は見いだされておらず，診断するための特定の臨床検査はない．仮説の一つとして，性腺ステロイドホルモンに対する神経伝達物質や受容体の過感受性が想定されており，とくにセロトニン機能の低下が指摘されている[3]．

そのため，PMDDの治療薬として，選択的セロトニン再取り込み阻害薬（selective serotonin reuptake inhibitor: SSRI）が試され，その有効性が報告されている．うつ病に対する場合と異なり，軽症PMDDに対しては，SSRIはうつ病治療よりも低用量で，しかも黄体期の終わりの1週間から月経開始日までの間欠的投与でも有効性が報告されている点が注目に値する．

また，薬物療法以外では，アルコールやカフェインの制限，適度な運動なども推奨される．ある程度，症状発現時期を予測できるため，その期間には大事な会合やストレスがかかる対人関係はあらかじめ避けるように心がけ，疾患のマネージメントに主体的に取り組むことによって，自己効力感を高めることも治療的であろう．

重症例では，抗うつ薬の持続的な投与や，認知行動療法などの精神療法の導入も検討する必

要がある．

更年期障害

更年期（climacteric period, perimenopause）とは，閉経をはさんだ前後10年あまりの期間をさす．閉経とは，月経が自然に停止して1年以上無月経が続いた場合に，それと認定される．日本女性の閉経年齢の中央値は50.5歳であるため，更年期は45～56歳ごろとなる[4]．

更年期障害とは，産婦人科学会による定義によると，「更年期に現れる多種多様の症候群で，器質的変化に相応しない自律神経失調症を中心とした不定愁訴を主訴とする症候群をいう．性腺機能の変化が視床下部の神経活動に変化をもたらし，神経性・代謝性のさまざまな生体変化を引き起こすことによると考えられている．更年期は，心理的・社会的にも不安定な時期であるため，その発現には心因性要素もおおいに関係している．のぼせ，冷汗，冷え性，心悸亢進などを主とした血管運動神経障害，精神神経症状が特徴的である」と述べられている[5]．

上記の定義でも指摘されているように，更年期は心理・社会的にさまざまな変化を被る「人生の転換期」である．たとえば，この時期の女性は若いころに比べて体力や容姿の衰えを自覚し，閉経というイベントも相まって，自らの"老い"を意識するようになる．家族や友人の病気や死も体験するようになると，以前よりも死が身近なものに感じられるようになる．年老いた親の介護や遺産問題などを通して，親や同胞をめぐる幼少期の葛藤が再燃することもある．夫との関係もあらためて見直され，新たな関係性を模索する必要性にせまられる．子育ても一段落し，子どもたちとも新たな関係性を築く時期である．最近は，"自立"よりも，むしろ"いつまでも自立できない"子どもとの葛藤がストレス因となる場合が少なくないように思う．社会的には，職業上の責任が増大もしくは減少するという変化が訪れる時期であり，それまでの仕事の仕方を見直す必要性にせまられる．

このように，更年期ではさまざまな変化に見舞われ，それまでの人生を"見直す"必要性にせまられる．そのため，心理的負荷が増大し，抑うつ気分や不安が出現することがある．それは更年期障害とよばれる範囲でおさまることもあれば，適応障害やうつ病，不安障害へと発展するものもある．とくに，更年期障害が長期化することによって，うつ病のリスクが高まることがある．

更年期障害とうつ病の鑑別は困難なことが少なくないため，婦人科的治療で軽減しない場合は，精神科専門医の診察を受けることが重要であろう．

その他

周期性ACTH-ADH放出症候群において，まれではあるが，月経周期に一致して増悪する例が報告されている[6]．本疾患は，周期的に抑うつや易刺激性などの精神症状とともに，激しい嘔吐発作，高血圧，傾眠が出現するもので，多くは5～10歳で発症する．原因は中枢神経系のカテコールアミンなどの周期的異常が想定されているが，いまだ明らかになっていない．

多嚢胞性卵巣症候群

多嚢胞性卵巣症候群（polycystic ovary syndrome: PCOS）は，再生産世代の少なくとも5％に認められ，両側の卵巣が多嚢胞状に腫大し，月経異常（無月経・希発月経・無排卵

周期症)，内分泌異常（血中男性ホルモン高値または黄体化ホルモン（luteinizing hormone: LH）基礎値高値かつ卵胞刺激ホルモン（follicle stimulating hormone: FSH）値正常値），男性化徴候（多毛・にきび），肥満，不妊などが認められる慢性疾患である[7,8]．

一般的に，慢性疾患は自己効力感や生活の質（quality of life: QOL）などを低下させ，抑うつの危険因子の一つとして知られている．また，PCOS患者は男性化徴候や不妊という症状のために，自らの女性性を脅かされる体験をしており，このことによる精神的な悪影響に留意する必要がある．

Månssonら[9]は，PCOS患者の抑うつや不安に関して，年齢を一致させた対照群と比較した結果，PCOS患者では対照群に比して，うつ病，社交（社会）不安障害，摂食障害の生涯有病率が有意に高く，自殺企図が7倍もあることが明らかになったという．この研究以前にも，いくつかの研究で，PCOS患者に抑うつや不安が認められることは報告されているが，自殺企図が高率に認められるとする知見はみられていない．なお，この研究では，PCOS患者のBMI（body mass index）は対照群に比して有意に高かった．Jedelら[10]は，PCOS患者とBMIを一致させた対照群と比較した結果，抑うつには有意差は認められなかったが，不安症状が有意に認められたと報告している．PCOS患者における抑うつや不安に関する知見はまだ限られているため，今後の生物・心理・社会的な研究が待たれる．

子宮内膜症

子宮内膜症は，再生産世代の10〜15％に生じる慢性・再発性の疾患で，主症状は疼痛と不妊である[11]．その病因はまだ明らかになっていないが，なんらかのストレスや気分障害が免疫系に作用することによって，この炎症性の疾患にかかりやすくしているのではないかと考えられている[12]．すなわち，抑うつや不安が本疾患の発症と慢性化になんらかの影響を与えている可能性があるが，これらの関連についての研究はまだ少ない．

本疾患の疼痛は月経痛や慢性の骨盤痛であるが，この疼痛は仕事や社会生活に悪影響を及ぼし，QOLを低下させ，精神的にも苦痛を与えることが少なくない．疼痛の自己治療の結果として発症するアルコール依存症が問題になることもある．疼痛と抑うつの関連はまだ明らかでないが，両者の併存例は，不安，自殺念慮，機能障害，対人ストレス，身体的・心理的虐待に関連したという報告がある（Poleshuckら[13]）．

本疾患の診断確定にはしばしば数年を要することが指摘されており，このような診断の遅れが本疾患患者に心理的負荷を与えることは想像に難くない[14]．

Sepulcriら[11]は抑うつ，不安，QOLに関する前方視的研究を行った結果，(1) 現在の疼痛の強度と不安は相関し，(2) 身体的な制限に関連した愁訴は疼痛の強度に比例して増加し，(3) 年齢と抑うつ症状は相関し，(4) 治療期間が長期に及ぶにつれてQOLは低下したが，(5) 子宮内膜症のステージと精神症状とのあいだには相関は認められなかったという．Bergqvistら[15]は，子宮内膜症に罹患している不妊患者群と妊娠可能な女性群を比較した結果，先行する4週間のあいだに，前者の半数で精神医学的援助が求められていたことを見いだしたが，不妊と精神症状とのあいだに相関は認められなかったという．なお，本疾患患者特有のパーソナリティはいまだ見いだされていない[14]．

妊娠・出産

不妊

　これまで不妊症と精神障害との関連は，さまざまな角度から議論されてきた．たとえば，不妊の原因として心理的ストレスや「母なるものへの葛藤」が関連しているのではないかとする説があったが，現在では，不妊症患者に特有のパーソナリティは見いだせないとされ，心理的要因だけでは不妊を説明できないと考えられている[16]．そして，医療関係者の関心は，不妊治療過程で生じる心理的な問題へと移ってきている．

　不妊治療に訪れる女性は，当然「妊娠すること」を期待しているが，その期待は時に自分自身よりも周囲の人々のほうが強いと感じられることがある．そして，「妊娠しにくい」自分に劣等感や自責感を感じ，また，経済的な負担の大きさも不安や焦燥を生みだす源泉となりうることがある．不妊治療では，自然な心の営みであるはずの性行為を「規則正しく行う」ことを強いるため，ある意味，非人間的であり，不妊女性の孤独感をいたずらに募らせさえする．ある患者は，この状況を「ベルトコンベアーに乗せられたようだ」と述べたことがある．いつのまにか「妊娠」自体がゴールになってしまい，いざ妊娠できたときには喜びよりも目標を失った喪失感を味わう女性もいる．このような不妊治療をめぐる状況はいつ終わるとも知れず，そのため，不妊女性は慢性疾患患者に近い精神状態に置かれ，抑うつや不安を体験しやすい．不妊治療の失敗は女性の自己評価を下げ，その報われなさが無力感を強め，うつ病に発展することもある．

　不妊女性への心理的アプローチでは，このような心理を理解することが重要である．その意味では，同じ境遇の女性たちによる集団療法は，「自分だけではない」という普遍性を感じることによって孤独感を和らげ，また，誰かに支えられるだけではなく，他のメンバーを支えることによって自己効力感を高めることができるので，効果的であると思われる．

妊娠

　従来，妊娠期は精神的に安定するといわれてきたが，近年の研究によって，妊娠期にうつ病や不安障害の再発や悪化が少なくないことが知られるようになった．

　妊娠期のうつ病の危険因子として，北村[17]は，初回妊娠，初回出産，人工妊娠中絶の既往，望まない妊娠，妊娠に対する夫の否定的な態度，夫との親密度，住居の手狭さ，16歳以前の親との死別体験，などをあげている．

　妊娠期のうつ病は胎児の低栄養や低出生体重のリスクがあり，自殺の危険性も高いといわれているため，精神医学的な治療が重要である反面，妊娠中は胎児に関心が向きやすく，また「おめでたい」状況で精神科受診を勧めにくいという"常識的な"配慮が邪魔をして，しばしば精神医学的治療の着手が遅れることがある．また，胎児に対する薬物の影響から，個々の妊婦のリスクとベネフィットを考慮した決断が必要とされるため，治療はジレンマを抱えることが少なくない．一般的に，軽症うつ病では精神療法を主体とした治療が行われる．

　精神療法では，前述したような危険因子としての心理社会的要因を念頭に置きながら，妊婦の抱える不安を和らげていくアプローチがとられるが，そのために，夫やその他の家族との同席面接が有効であることも少なくない．

流産・中絶・死産

　Condon[18]によると,妊娠16〜20週ごろから,妊婦には,まだ見ぬ胎児に対する情緒的愛着が生まれてくるという.そのような愛着は,胎児に話しかけたり,じかに胎動を感じたり,三次元の超音波検査などで実際に胎児の姿を見たりすることによって,胎児のイメージが膨らむにつれて少しずつ育まれていく.愛着の質は強い愛情や親密さから,アンビバレント（両価的）な感情まで,さまざまである.愛着の量は,胎児に気持ちを向ける時間にもよる.妊婦が小さな子どもを何人も抱えていたり,仕事をしたりしている場合には,胎児に気持ちを傾ける時間は必然的に少なくなる.

　流産,人工妊娠中絶,死産などに対する妊婦の心理的影響（抑うつ,不安）は,胎児に対する愛着形成の如何によると考えられる.すなわち,すでに胎児への愛着が形成されていれば,胎児の喪失に際して心理的な「喪の過程（mourning process）」が生じ,「死別反応（bereavement）」が認められる.

　死別反応は3段階に大別され,死別直後の(1)「衝撃・無感覚・疑惑」の時期は,数時間から数週間にまで及ぶことがあり,呆然とし,死別が現実に起こったことではないのではないかとの疑惑さえ抱く.その後,(2)「ひきこもり・抑うつ」の時期を迎えるが,亡くなった胎児をもう一度取り戻したいという衝動や思慕の情に駆られ,すすり泣き,怒りが特徴的に出現する.この怒りは喪失を受け入れるように促した人物や医療関係者に向けられることがあるが,この怒りには無意識的に喪失を認めたくないという強い願望が潜んでいる.やがて,混乱しながらも,胎児がもはや戻らないことを受け入れられるようになると,(3)「回復」の段階へと向かい,喪失体験以前の機能水準まで戻る.しばしば死別反応はうつ病に類似した症状を呈し,不安徴候も少なくない.希死念慮も珍しくないため,注意を要する.抑うつや不安の徴候が顕著な場合には,うつ病や不安障害に準じた治療が必要である.

　産科医は,医学的観点から人工妊娠中絶を勧めなければならない場合に,このような胎児への愛着形成に配慮したアプローチを心がける必要がある.たとえ,生まれてからの生命予後がわずかであっても,妊婦にとって胎児はすでに「わが子」であり,最期まで寄り添うことが自然であることも少なくないように思われる.

分娩恐怖

　Saistoら[19]によると,分娩に対する恐怖は臨月女性の6〜10%に認められ,そのために帝王切開を希望する者もいるという.分娩への恐怖を抱く女性には,不安,低いセルフエスティーム,抑うつ,夫との関係に対する不満,サポートの欠如などの特徴が認められるという.

マタニティブルーズ

　マタニティブルーズとは,出産直後2〜3日に出現し,2週間以内に消失する,急激な内分泌の変動による生理的な反応である.PMSやPMDDの既往のある女性に多い.症状としては,涙もろさが特徴的にみられ,その他,軽うつ,不安,焦燥,不眠,困惑,注意・集中力低下,頭痛,倦怠感などが出現する.

産後うつ病

　産後うつ病はDSM-IV-TRでは「産後の発症の特定用語」のなかで「産後4週以内に発症した」気分障害として定義されている.ここで

定められた期間は，産後うつ病が分娩後の急激な内分泌変化に伴う病態であるという認識から生じていると考えられるが，産後3か月以降の発症も同程度認められることから，今後「産後」の定義については議論が続くものと思われる．

産後うつ病の危険因子は，O'haraら[20]のメタ解析では，精神障害の既往，妊娠中の精神障害，葛藤的な夫婦関係，社会的サポートの欠如，ストレスのあるライフイベントがあげられている．

産後うつ病の症状は通常のうつ病と変わらないが，産後は母子が孤立しがちであり，産後の心身の疲労と鑑別しにくいこともあり，うつ病発症の発見が遅れ，重症化しやすいことに警鐘が鳴らされている．

癌

婦人科関連の癌患者におけるDerogatisら[21]の調査によると，その半数は抑うつや不安を示すものの健常な範囲の反応にとどまるが，残りの半数はなんらかの精神障害に陥り，32%が抑うつや不安を伴う適応障害，6%がうつ病を呈していたという．

婦人科関連の癌はそれぞれが異なるプロフィールをもっており，また，患者のライフサイクルによっても異なる心理的影響を及ぼすと考えられるため，それらの特徴を踏まえて心理的アプローチをしていく必要がある．

たとえば，子宮体癌の有病率は比較的高いが，早期に発見できるため，死亡率はそれほどでもない．一方，卵巣癌は子宮体癌よりも有病率は低いものの，早期に特徴的な症状がみられないため，発見が遅れる結果，死亡率が高くなる．また，乳癌や卵巣癌では遺伝負因の関与が考えられる．より若い世代では，年長の世代よりも，生殖能力の障害や身体的な魅力が損なわれることが精神症状に大きく関与する危険性がある．癌の経過や治療の過程で生じる性機能障害，身体の損傷，疼痛や吐き気などの身体症状，日常生活機能の障害や制限（たとえば，歩行，入浴，摂食，コミュニケーション）なども，患者の精神症状に影響を及ぼし，抑うつや不安を引き起こす可能性がある．逆に，性機能障害，疼痛，吐き気は精神症状によって発症したり，悪化したりすることもある．その他，精神障害の既往，悲観的なパーソナリティ，社会的サポートの欠如，貧困，ストレスのあるライフイベント（たとえば，離婚，失業）なども癌に対する心理的受け入れを難しくする可能性がある．

おわりに

産科婦人科関連領域における抑うつや不安について，準臨床状態から，疾患としてのうつ病や不安障害に至るものまでを概説した．疾患レベルまで至らない抑うつや不安であっても，そのアプローチ次第では疾病化してしまう危険もある．その女性患者が抱える心理社会的環境を受容的に聴取しながら，その心理状態をともに理解していく姿勢が重要である．

（平島奈津子）

[引用文献]
1. 相良洋子．月経随伴症状に対する心身医学的対応．心身医 2009; 49: 1163-70.
2. American Psychiatric Association. Diagnostic and Statistical Manual of Mental Disorders, Fourth Edition, Text Revision, American Psychiatric Publishing, Inc, Washington DC, 2000. 髙橋三郎，大野　裕，染矢俊幸（訳）．DSM-IV-TR 精神疾患の診断・統計マニュアル，第1版，医学書院，2002; 736-9.

3. Schmidt PJ. Differential behavioral effects of gonadal steroids in women with and in those without premenstrual syndrome. N Engl J Med 1998; 338: 209-16.
4. 玉田太朗, 岩崎寛和. 本邦女性の閉経年齢. 日産婦誌 1995; 47: 947-52.
5. 日本産婦人科学会（編）. 産科婦人科用語集・用語解説集（改訂新版）, 金原出版, 2003; p. 182-3.
6. 片野綱大, 川西洋一, 日高 真, ほか. 月経前に激しい入浴欲求を呈し, epinastine hydrochloride が著効した周期性 ACTH-ADH 放出症候群の 1 例. 精神科治療学 2007; 22: 1173-80.
7. Franks S. Polycystic ovary syndrome. N Engl J Med 1995; 333: 853-61.
8. 安藤 索, 岩下光利. 不妊症と多囊胞性卵巣症候群. 綜合臨牀 2008; 57: 512-5.
9. Månsson M, Holte J, Landin-Wilhelmsen K, et al. Women with polycystic ovary syndrome are often depressed or anxious: a case control study. Psychoneuroendocrinology 2008; 33: 1132-38.
10. Jedel E, Waern M, Gustafson D, et al. Anxiety and depression symptoms in women with polycystic ovary syndrome compared with controls matched for body mass index. Hum Reprod 2010; 25: 450-6.
11. Sepulcri RP, do Amaral VF. Depressive symptoms, anxiety, and quality of life in women with pelvic endometriosis. Euro J Obstet Gynecol Reprod Biol 2009; 142: 53-6.
12. Olff M. Stress, depression and immunity: the role of defense and coping styles. Psychiatry Res 1999; 85: 7-15.
13. Poleshuck EL, Bair MJ, Kroenke K, et al. Pain and depression in gynecology patients. Psychosomatics 2009; 50: 270-6.
14. 加茂登志子. 子宮内膜症とメンタルケア. 日医師会誌 2005; 134: 399-403.
15. Bergqvist A, Theorell T. Change in quslity of life after hormonal treatment of endometriosis. Acta Obstet Gynecol Scand 2001; 80: 628-37.
16. 平山史朗. 不妊症治療とメンタルヘルス. 産婦治療 2007; 95: 205-9.
17. 北村俊則. 周産期の女性のうつ病――その頻度と発生要因. 日新生児会雑 1997; 33: 454-6.
18. Condon JT. Pregnancy loss. Steiner M, Yonkers KA, Eriksson E (editors). Mood Disorders in Women, Martin Dunitz, London, 2000; p.354-69.
19. Saisto T, Halmesmäki E. Fear of childbirth: a neglected dilemma. Acta Obstet Gynecol Scand 2003; 82: 201-8.
20. O'hara MW, Swain AM. Rates and risk of postpartum depression: a meta-analysis. Int Rev Psychiatry 1996; 8: 37-54.
21. Derogatis LR, Morrow GR, Fetting J, et al. The prevalence of psychiatric disorders among cancer patients. JAMA 1983; 249: 751-7.

腎疾患（とくに透析患者）

腎疾患・透析患者の不安

　腎臓病の多くが慢性疾患であり，しかも経過によっては透析や腎移植に導入される可能性があることを考えると，不安を抱かない患者はそもそも存在しないと考えるべきであろう．透析治療に関しては，患者数が年々増加していることのほか，導入される患者の高齢化が進んでいることと，糖尿病性腎症から透析に至る者が多いことが特徴である．このことは，糖尿病や高血圧を始めとした生活習慣病などを長年患った最終局面において透析が導入されることを示している．

　透析に至るまでのあいだに，多くの患者が原疾患のためにさまざまなものを失い，あきらめてきたことにまずは思いを寄せる必要がある．そしていったん透析治療が開始されると，腎移植を受けられるわずかな患者は別として，食事や水分制限が必要になること，決められた日時に透析療法を受けなければならないという社会生活の制限，繰り返される透析による拘束感などを始めとした，更なる心身の負荷がかかるため，患者の抱く不安は多種多様なものとなる．大別すると，「病気に対する不安」と「社会的問題に対する不安」に分けられるだろう．患者に生じるであろう不安について以下にまとめたが，詳しくは春木のすぐれた総説[1]を参照されたい．

病気に対する不安

　病気そのものへの不安は当然生じるのであるが，治療への不安，とくに治療に使われる薬剤への不安が大きいとされる．腎臓病治療においてはステロイド剤が広汎に用いられるが，医師の説明だけでなく患者は雑多な情報をさまざまなメディアを通じて得ており，なかにはネガティブな情報だけを鵜呑みにして副作用に対する不安ばかりをつのらせている患者も見受けられる．病気が治療によってどのように推移していくのか，予後はどうなのか，自分も透析を受けることになるのだろうかという不安のほか，合併症や後遺症はどの程度あるのかなど，治療への不安をあげるときりがないほどである．医師–患者関係が緊張状態にあれば，医療事故や医療過誤に対する不安も惹起されやすくなるだろう．

　透析に導入されるとなると，その告知の時点で患者は「不安」などという言葉ではすまされない衝撃を受けることになる．多くの場合，患者は透析にならずにすむよう努力をしているわけであるから，導入が決まったときの落胆は想像を絶するものがある．患者にとっては死の宣告同然に受け取る者もおり，現実を受け入れるまでにさまざまな段階を移行するといわれている．

　春木[1]によれば，「否認」に始まり，透析をしないですむようドクターショッピングや民間療法等の「取り引き」を試みるが，いよいよ透析を逃れられないとなると「怒り」が生じ，医師に攻撃性が向く場合もあれば，自分自身に怒りを向けて後悔の念を抱いたり，先行きに希望が

持てず抑うつ的になることもあるという．その後，「あきらめ」の境地に達して現状を受け入れるようになり，さらに進んで前向きに治療に取り組もうとする「受容」の段階に至るとされる．

当然のことながら，この間，濃淡はあるものの，さまざまな形で不安が表出されることになる．たとえ透析という現実を受容したとしても，患者の心が常に平安でいるわけではなく，週に何度も透析に通う生活が生涯続くこと，しかも治療をやめればそれが死に結びつく事実に日々直面することを考えると，容易に不安に陥りやすい状況に常に透析患者が置かれていることが想像できよう．

社会的問題に対する不安

患者は社会的にも多くの不安を抱えて生きていくことになる．若年層であれば，学業，就職，恋愛や結婚，出産などが「人並みに」できるのかどうかという不安が当然生じてくる．年齢が上がるにつれて，仕事や家庭生活における役割を果たせるのかどうか，あるいはそれらの基盤となる経済的な問題への不安などがあげられる．能力は十分ありながらも社会的な「役割」が治療のために制約を受けるとなれば，自尊心も低下するであろうし，周囲から孤立する不安にもかられると思われる．こういったさまざまな事情から，不安から抑うつに陥ることもまれではなく，しかも遷延しやすいと考えられる．また，配偶者や家族の高齢化や死による孤独感，あるいは，同病の患者，いうなれば闘病仲間ともいうべき人々が死を迎えるのを目の当たりにすることなどは不安や抑うつをいっそう強めることになるだろう．

このように，各ライフステージにおける社会生活と密接に結びついたさまざまな事象が，そのまますべて不安を引き起こす要因となりうるため，患者の社会的な立場を考慮して接することの重要性が理解されよう．

Cukorら[2]によれば，精神疾患の国際的診断基準であるDiagnostic and Statistical Manual of Mental Disorders, Fourth Edition（DSM-IV）[3]を使用した構造化面接を行って診断した場合，透析患者の27%がなんらかの不安障害の診断基準を満たしたという．強度の不安を呈している場合は，「透析患者なのだから不安になるのも当然だ」などと安易に考えず，精神科専門医にコンサルトすることも重要である．

腎疾患・透析患者のうつ

透析患者におけるうつ症状と死亡率とのあいだに相関関係がみられるとの報告があり[4]，透析治療において，患者のうつ状態を適切に診断し治療を行うことは，透析患者の予後にも直結する今日重要な課題の一つである．

抑うつを伴う適応障害

うつ病あるいはうつ状態となる大きなきっかけの一つとして，喪失体験があげられる．治療が長期にわたることが多い腎疾患の患者，一生治療が続く透析患者は，その人生において病気のために数々のことをあきらめざるをえなかったり，多くのものを失ったりしている．すなわち喪失体験を繰り返しているわけである．その体験のたびに濃淡の差こそあれ，患者が抑うつ状態に陥ることは十分理解できよう．その多くはDSM-IV[3]において，（不安や抑うつを伴う）適応障害と診断される．

一般的に適応障害は，障害を引き起こすストレス因がなくなれば比較的すみやかに軽快する

とされているが，たとえば透析患者にとって，ストレス因は生涯にわたって続き，それがなくなることはまずありえない．仮に腎移植が受けられたとしても透析から解放されるメリットはあるものの治療から完全に離れられるわけではない．したがって，さまざまな段階を踏んで患者は現実を受容，すなわち適応していかざるをえないことになる．適応障害が遷延することも可能性としては十分ありうるわけである．

うつ病を含む気分障害

喪失体験の多い腎障害の患者に，うつ病を発病する患者が多いことは容易に想像できる．また，うつ病自体の生涯有病率は決して低いものではないので，透析患者にうつ病の既往のある患者が少なからず含まれていることは当然予想されることであるし，それらの患者にうつ病の再発がみられることがあってもなんら不思議なことではないともいえる．透析患者におけるうつ病の頻度は報告によって異なるものの，DSM-IV[3]を使用した構造化面接を行って診断した場合，12.8～33.8％に及ぶとの報告[5]がある．透析を含む腎疾患を抱えたうつ病の診断に際しては以下の点に注意する必要がある．

1. うつ病診断の難しさ

腎障害や透析に導入された患者は，さまざまな身体不定愁訴を抱えやすいほか，たとえうつ状態でなくとも食欲低下，易疲労性，気力低下といった症状が認められることも多いため，うつ病の診断に苦慮することもまれではない．DSM-IV[3]において大うつ病性障害の症状の根幹をなす，大うつ病エピソード診断基準を表1に示す．

Chochinovら[6]は，身体疾患を抱えた患者を診断する場合，DSM-IV[3]では2大症状である，「抑うつ気分」，「興味や喜びの著しい減退」を厳密に判断することで，大うつ病エピソードの診断は可能であるとしている．DSMは「精神症状の原因にはふれず，可能な限り横断面の症状のみから診断する」という特徴を持つために，診察者の主観が入りにくく，身体疾患を抱えていて慢性的なストレスに曝されている場合に，「病的なうつではない」と安易に判断される危険を減らしたというメリットはあり，身体症状に覆われて大うつ病性障害と明確に診断しにくい場合こそ，「抑うつ気分」や「喜びの喪失」について注意深く観察されてしかるべきと思われる．ただし，横断面だけを見ることに熱心なあまり，診断の前提としてあげられている「2週間以上，ほとんど毎日，ほとんど1日中」という基準が曖昧に適用されることのないよう注意したい．

2. 老年期特有のうつ症状に注意する

前述したように透析に導入される患者の高齢化が進んでいることから，うつ症状も老年期に特有の症状が現れやすいことに注意しないと，診断を誤る危険がある．高齢者におけるうつ病では，焦燥感や落ち着きのなさを呈したり，「元気が出ない」とものさびに語ったり，妄想を抱いたり，その病態は多彩である．この背景には，老化による脳の器質的変化，腎機能のみならず筋力や肝機能などにみられる身体の老化，さらに加齢に応じて増加する内服薬との関係などがある．老年期うつ病の特徴を表2に示す[7]．

3. うつ病と双極性障害を見分ける

DSMにおける大うつ病エピソードの診断基準に合致するからといって，直ちに「うつ病」

表1 DSM-IVにおける大うつ病エピソードの診断基準

A. 以下の症状のうち5つ（またはそれ以上）が同じ2週間のあいだに存在し，病前の機能からの変化を起こしている．これらの症状のうち少なくとも1つは，(1) 抑うつ気分，あるいは (2) 興味または喜びの喪失である

(1) 患者自身の言明か，他者の観察によって示される，ほとんど1日中，ほとんど毎日の抑うつ気分

(2) ほとんど1日中，ほとんど毎日の，すべて，またはほとんどすべての活動における興味，喜びの著しい減退（その人自身の言明または他者によって観察される）

(3) 食事療法をしていないのに，著しい体重減少，あるいは体重増加（たとえば，1か月で体重の5%以上の変化），またはほとんど毎日の，食欲の減退または増加

(4) ほとんど毎日の不眠または睡眠過多

(5) ほとんど毎日の精神運動性の焦燥または制止（他者によって観察可能で，ただ単に落ち着きがないとか，のろくなったという主観的感覚ではないもの）

(6) ほとんど毎日の易疲労性，または気力の減退

(7) ほとんど毎日の無価値感，または過剰であるか不適切な罪責感（妄想的であることもある．単に自分をとがめたり，病気になったことに対する罪の意識ではない）

(8) 思考力や集中力の減退，または，決断困難がほとんど毎日認められる（その人自身の言明または他者によって観察される）

(9) 死についての反復思考（死の恐怖だけではない），特別な計画はないが反復的な自殺念慮，自殺企図，または自殺するためのはっきりとした計画

B，C，D，Eは省略

（高橋三郎，ほか（訳），1995[3] より引用，一部省略）

と決めつけないよう注意したい．大うつ病エピソードと躁病エピソードを周期的に繰り返す双極性障害（かつての躁うつ病）を鑑別診断としてあげておく必要がある．DSM-IV[3]における躁病エピソードについて**表3**に提示した．

躁病相がある双極性障害をうつ病と間違えることなど考えられないと思われるかもしれないが，臨床の現場ではことはそう単純ではない．たとえばうつ状態で発症した場合は，うつ病と診断されてしまう．あるいは，患者はもちろん家族も過去の軽躁状態に気がつかず抑うつ状態だけしか認識していない場合も多く，このような場合は，うつ病と誤診されたまま長期間経過することもある．双極性障害がうつ病と診断されて治療される場合，当然のことながら抗うつ薬を主剤に治療することになるが，それは躁病エピソードを誘発する可能性がある．あるいは，抗うつ薬での治療にはなかなか反応せず難治性うつ病と診断されてしまう場合すらありうる．

いずれにせよ，双極性障害がうつ病とされ，不適切な治療を受けているために，経過が安定しないケースが少なくない[8]．うつ病を繰り返している症例，うつ状態が軽快すると快活かつ精力的に行動し，治療上の制約をなかなか守れない患者などは，うつ病の診断で間違いないのか病歴を詳細に聴取するなど診断を再点検する作業が求められる．

腎疾患・透析治療に由来する抑うつ

腎疾患や透析患者になんらかの精神症状が出現した場合，これまでに述べてきたような理由から，心理的に十分了解可能であるとして，精神医学的対応を検討することだけに注意が向けられることは危険である．身体疾患を基盤にした，いわゆる「症状性精神障害」として精神症状が現れる可能性を常に念頭においておく必要がある．

表2 老年期うつ病の特徴

1.	焦燥や不安，苦悶が高度であり，精神運動抑制が目立たない．イライラして室内を歩き回る，頭皮や手背を掻きむしるなど，目的のはっきりしない焦りの行動がみられる．この落ち着きのなさや多動のためにうつ病となかなか診断されない場合が多い
2.	抑うつ気分や悲哀感などの主症状よりも，心気症，身体的な不全感，不調感に終始することが多く，頭が回らない（思考渋滞），意欲や関心の低下，自信欠如に目が向きがちである
3.	心気的な訴えが多く，不眠，頭痛，食欲不振，便秘，腹部違和感，心悸亢進，頻尿などの身体不調の訴えが繰り返される．あまりに執拗なので「気のせい」と相手にされないことが多い
4.	妄想を伴いやすい．うつ病にみられやすい罪業妄想，貧困妄想，心気妄想などに加えて，被害妄想が意外に多い．「身体の一部に変なものがある」という心気妄想と紛らわしい体感異常を伴うことがある
5.	高齢であるほど一過性に生じる認知症様の状態（仮性認知症）を呈しやすい．仮性認知症は，真性の認知症とは異なり集中力や注意力の低下から，記憶，見当識が減弱する病態である
6.	身体合併症を伴う例が多く，この治療に用いられる薬物によってせん妄を併発しやすい．せん妄とは夜間に多くみられる意識混濁のことであり，適切な薬物治療を必要とする

（鷲塚伸介，ほか，2008[7]）より引用）

表3 DSM-IVにおける躁病エピソードの診断基準

A.	気分が異常かつ持続的に高揚し，開放的または易怒的な，いつもとは異なった期間が，少なくとも1週間持続する（入院治療が必要な場合はいかなる期間でもよい）
B.	気分の障害の期間中，以下の症状のうち3つ（またはそれ以上）が持続しており（気分が単に易怒的な場合は4つ），はっきりと認められる程度に存在している (1) 自尊心の肥大，または誇大 (2) 睡眠欲求の減少（たとえば3時間眠っただけでよく休めたと感じる） (3) 普段よりも多弁であるか，喋り続けようとする心迫 (4) 観念奔逸，またはいくつもの考えが競い合っているという主観的な体験 (5) 注意散漫（すなわち，注意があまりにも容易に，重要でない関係のない外的刺激に転導される） (6) 目標志向性の活動（社会的，職場または学校内，性的のいずれか）の増加，または精神運動性の焦燥 (7) まずい結果になる可能性が高い快楽的活動に熱中すること（たとえば，制御のきかない買い漁り，性的無分別，馬鹿げた商売への投資などに専念すること）
C, D, Eは省略	

（高橋三郎，ほか（訳），1995[3]）より引用）

1. 尿毒症性脳症

通常は透析導入前の腎不全極期から透析導入まもない期間にかけて認められる．精神症状の本態は意識障害であるが，病相の初期段階では，注意集中力の散漫や低下，意欲低下，興味や喜びの低下や喪失，焦燥，不眠などが認められ，全般的に生気に乏しく反応も鈍くなるため，うつ状態と誤認されやすい点に注意を要する．進行すると見当識障害や幻覚が目立つようになり，せん妄などの意識変容がはっきりしてくる．透析導入によって，尿毒症が改善してくれば，それと並行してこれらの精神症状も消退してくる．

2. 薬剤性脳症

透析患者の高齢化により，服用している内服薬も多岐にわたることが多い．脳器質性障害を

伴う患者などでは，常用量の使用でも意識障害をベースにした多彩な精神症状が出現することがある．精神症状を標的に向精神薬を使用することで，かえって症状が悪化することもありうるため，透析患者に対する薬物療法については細心の注意を払う必要がある．

腎疾患，透析患者の不安とうつに対する治療

薬物療法

　腎疾患の重症度や透析治療を受けていることに十分な注意を払ったうえで，薬物選択および投与が行われる必要がある．代謝経路や，透析性と関連する血漿蛋白結合率を考慮して薬物を選択すべきであるが，たとえ肝代謝される薬剤だとしても活性代謝物が存在する場合があるなど薬物動態を十分把握することが困難なことや，体内分布も浮腫や腹水などの有無により変動をきたすことから，その処方にあたっては慎重を期すことが求められる．薬物の体内への蓄積性などが健常者とは異なる透析患者の場合，通常よりも少なめの投与量にとどめることが安全と思われる．

　うつ病と診断された場合に用いる抗うつ薬としては，副作用の少ない選択的セロトニン再取り込み阻害薬（selective serotonin reuptake inhibitor: SSRI）か，セロトニン・ノルアドレナリン再取り込み阻害薬（serotonin noradrenaline reuptake inhibitor: SNRI）が第1選択薬と考えられる．SSRIはシトクロムP450を阻害することから薬物相互作用を引き起こしやすく併用薬に注意する．健常者に使われる初期用量よりも低用量から開始し，副作用の有無や身体疾患への影響を慎重に観察しながら，ゆっくりと増量していくことが求められる．透析治療中の米国人うつ病患者に対して推奨されている抗うつ薬使用法[9]を表4にまとめた．

　これを見ると本邦で使用可能なSSRIの一つであるパロキセチンでは，開始用量が10 mg/day，維持用量は10～20 mg/dayとされており，抗うつ薬の慎重な使用が求められていることがわかる．難治性のうつ病の場合，三環系抗うつ薬も治療の選択肢に入ってくるが，抗コリン作用や心血管系への副作用を考えると処方には更なる慎重さが要求されるだろう．前述した薬物使用法では，ノルトリプチリンの場合，初期用量は10～25 mg/dayが推奨されている．

　処方薬剤はできるだけ単剤とし，多剤併用は避けるべきである．薬物療法が奏効しないときは，修正型電気痙攣療法の導入も検討されるべきである．不眠が顕著な場合や，不安感や焦燥感が著しい患者には，たとえうつ病の診断には至らず適応障害と診断される場合においても，睡眠導入剤，抗不安薬の併用が検討されることになる．しかし，これも精神症状への効果と身体への影響を慎重に判断し，最小限の処方にとどめるべきであろう．

　双極性障害のうつ病相においては，抗うつ薬単独の治療では躁転の可能性があるため，必ず気分安定作用のある薬剤を主剤とし，それで治療効果が不十分な場合にSSRIかSNRIの併用を検討するのが治療の基本である．双極性障害の治療にあたって第1選択薬となる気分安定薬は躁病相，うつ病相にかかわらず炭酸リチウムであり，これは寛解後の予防療法にも投与される．しかし，腎障害の患者には炭酸リチウムの投与は禁忌であるし，血中濃度の治療有効域と中毒域が近接していることから，透析患者においてもその使用は原則避けるべきであろう．代わりにバルプロ酸ナトリウムやカルバマゼピンなどの気分安定作用を持つ抗てんかん薬が使われ

表4 末期腎不全患者に対して提案された抗うつ薬治療

抗うつ薬	1日使用量 (mg/day) 初期用量	1日使用量 (mg/day) 維持用量	最も一般的な副作用
SSRI			
セルトラリン	25	25〜150	性機能不全,消化器症状,中枢神経症状
パロキセチン	10	10〜20	性機能不全,消化器症状,中枢神経症状
citalopram	10	10〜40	性機能不全,消化器症状,中枢神経症状
他の抗うつ薬			
bupropion	75	300	中枢神経症状
nefazodone	300	600	中枢神経症状,消化器症状
三環系抗うつ薬			
ノルトリプチリン	10〜25	50〜100	中枢神経症状,心不整脈

(Wuerth D, et al, 2005[9] より)

ることが多い.ところが,これらの薬剤は躁病エピソードに対しては炭酸リチウムとほぼ同等の効果が認められるが,双極性障害大うつ病エピソードへの有効性は確立しておらず,治療薬選択に苦慮することもまれではない.また,気分安定薬は血中濃度を一定の範囲に保つ必要があるが,透析治療中にはそれが不安定になりやすい.使用にあたっては少量から開始し,薬物血中濃度を頻回に測定しつつ,経過や治療反応性も見ながら維持用量を慎重に設定するべきである.

本邦では双極性障害の治療薬として承認されていないが,近年,非定型抗精神病薬の有効性のエビデンスが積み重ねられ,治療薬としての期待が高まっている[10].ただし,耐糖能異常をきたしやすい薬剤が多く,糖尿病性腎症の患者には使えない場合もあり,今後その投与を行う際には一定の注意が必要である.薬物療法に反応しない場合,修正型電気痙攣療法も治療の選択肢の一つとなる.

精神療法

薬物療法とともに精神療法も重要である.精神療法と大上段に構えずとも,たとえば透析医が必要な情報提供を随時,丁寧に行うことは患者の不安を軽減させ,適切な医師-患者関係を作るうえで大きな意味を持つ.高齢の透析患者におざなりな説明を行い,それに患者が不安や不信感を募らせて医師やスタッフに攻撃的になる場合があるが,これを治療者サイドは「困った患者」ととらえ,患者に陰性感情を向けて事態がいっそう悪化することがある.加齢や疾患の影響で脳機能が低下していたとしても,患者の不安は和らぐことはなく,またプライドは十分に保たれていることを認識し,対応していただきたいと思う.きちんとした説明とともに,患者が苦痛に感じていることを丁寧に聴いていくことで信頼関係が深まり,やがては患者自身すら意識していない精神的な不調についても語られるようになってくることをしばしば経験する.傾聴し,受容する支持的精神療法が治療の中心になるが,こういった日常臨床での地道な積み重ねが,薬物療法とともに不安やうつの軽減に対して不可欠である.

明らかにパーソナリティに障害を抱えた患者の場合,時にはわがままと受けとられかねない発言を繰り返し,それに伴い治療者が陰性感情を募らせるといった事態も考えられるが,しかしそれにとらわれている限り進展はない.こう

いった場合，治療者が己れの感情に左右されず，共感しながら支持的に受け止めていくとともに，患者自身の問題にやんわりと直面化させ内省を促すこと，そして意義ある自己主張ができるよう働きかけていくことが望まれる．そのためには患者個々の特性や生活歴も踏まえたうえでの臨機応変的な対応が要求されるため，精神科医も交えたスタッフ間でのコミュニケーションを活発に行い，患者への関わり方や治療の工夫をきめ細かくしていくことが必要になると思われる．適切な心理的サポートが提供されることは，服薬アドヒアランスを向上させることにもつながる．

家族に対するサポート

忘れられがちなことであるが，家族へのサポートにも配慮したい．治療者の前では穏やかな姿しか見せない患者でも，家族に対しては不安や苛立ちをぶつけていることがある．そうでなくとも患者の食事や水分制限に対する気遣いや，医療機関への送迎など，透析治療に伴うさまざまな負担に対して，家族も神経をつかって協力しているのである．家族の高齢化が進んでいる場合などは，われわれが想像する以上に家族の負担感も大きいものと考えられる．その場合，些細なことをきっかけとして，患者と家族の関係も容易に緊張状態に陥りやすいことが想像できる．そのように考えると，必要に応じて家族の心理的ケアを行うことが，結果として患者の不安やうつを和らげる作用を持つことも理解できよう．

（鷲塚伸介）

[引用文献]

1. 春木繁一．腎疾患をもつ患者（ことに腎不全患者＝透析患者）の「不安」と「抑うつ」．治療 2005; 87: 495-500.
2. Cukor D, Coplan J, Brown C, et al. Depression and anxiety in urban hemodialysis patients. Clin J Am Soc Nephrol 2007; 2: 484-90.
3. American Psychiatric Association. Quick Reference to the Diagnostic Criteria from DSM-IV, 1st ed, American Psychiatric Publishing Inc., Washington DC, 1994. 高橋三郎，大野　裕，染矢俊幸（訳）．DSM-IV 精神疾患の分類と診断の手引，医学書院，1995.
4. Lopes AA, Bragg J, Young E, et al. Depression as a predictor of mortality and hospitalization among hemodialysis patients in the United States and Europe in Dialysis Outcomes and Practice Patterns Study (DOPPS). Kidney Int 2002; 62: 199-207.
5. Chilcot J, Wellsted D, Da Silva-Gane M, et al. Depression on dialysis. Nephron Clin Pract 2008; 108: c256-64.
6. Chochinov HM, Wilson KG, Enns M, et al. Prevalence of depression in the terminally ill: effects of diagnostic criteria and symptom threshold judgments. Am J Psychiatry 1994; 151: 537-40.
7. 鷲塚伸介，天野直二．うつ傾向，うつ病性障害並びに周辺疾患の診断と治療．臨透析 2008; 24: 130-4.
8. 鷲塚伸介，加藤忠史．双極性障害軽症例における診断学的問題点．精神科診断 2002; 13: 15-24.
9. Wuerth D, Finkelstein SH, Finkelstein FO. The identification and treatment of depression in patients maintained on dialysis. Semin Dial 2005; 18: 142-6.
10. 吉村玲児，杉田篤子，堀　輝，ほか．双極性うつ病に対する薬物療法．臨精薬理 2007; 10: 2189-93.

VI章
うつ・不安の治療

総論

うつ病エピソードの診断を確認する

　うつ病の治療について，成書には決まって主な診断別に主な治療方針が述べられている．たとえば，大うつ病性障害，気分変調性障害，双極I型障害，双極II型障害，気分循環性障害，一般身体疾患による気分障害，アルコール誘発性気分障害などの各カテゴリーの代表的症例が示され，その治療指針が述べられている[1]．しかし，抑うつ気分を訴えて来た人がこれらのカテゴリーのどれかにあてはまるとは限らないし，他の医療施設で別の診断が付けられている場合もある．

　うつは不安とともに最も訴えやすい症状であり，その訴えのまま（専門家としての修飾なしに）診断されていることがある．言い換えれば「いわゆる」うつ病が「真正の」気分障害なのか，統合失調症や認知障害や不安障害や適応障害やさらにパーソナリティ障害ではないのか，を疑ってみる必要があるだろう．たとえ紹介患者だとしても，あらためて時間をかけた問診が必要であろう．少なくとも初診時，筆者は以下の点を心掛けている．

(1) 初診時，十分に話をきく．良い診療関係を作るためである（とくに患者が問題としている心因をとりあげる）．
(2) 抗不安薬，抗うつ薬の少量を処方し，それに対する反応をその後の薬物療法の参考にする．
(3) 自己評定式抑うつ尺度（Self-rating Depression Scale: SDS）を実施し，上半（身体的抑うつ）と下半（心理的抑うつ）のバランスをみる．患者の訴え方とテストのスコアとの一致・不一致をみる．
(4) 問診時，機能の障害の有無を聞き逃さない．
(5) 初診時と1週おきに2回，計3回の現在症を診て診断を確定する．

　次に，薬や電気痙攣療法（electroconvulsive therapy: ECT）など最も効果が期待できる内因性うつ病かどうか——働き盛りの年齢でひきこもっていれば，本人も家族もまずうつ病と思って来院するだろうし，マスコミの健康番組の度に紹介される9項目うつ病のチェックリストなどをみると誰でもあてはまる項目がいくつもあると思える．このチェックリストはDSM-IVから時間や期間の数値など肝心な部分を省略して読みやすくしてあるように見える．

　DSM-IV-TRでは大うつ病エピソードの診断基準で

(1)「ほとんど1日中，ほとんど毎日の」抑うつ気分
(2)「ほとんど1日中，ほとんど毎日の」「すべて，またはほとんどすべての活動における」興味，喜びの「著しい」減退
(3)「ほとんど毎日の」無価値感，または「過剰であるか不適切な」罪責感

ここで「　」で示した部分が一般情報では省略されている[2]．

　ということは問診では，そこを意識して行わなければならない．たとえば，抑うつ気分を訴

える人には「何もしたくない日もあったら，翌日気を取り直してゴルフに出かけるとか」—ときくことが専門医の常識である．

もちろん，経過をきくことも同様に重要である．うつ病エピソードの自然経過は平均6～9か月とされる．さらに細かくいえば「前駆期は完全な大うつ病エピソードの発症に先駆けて数週から数か月続くことがある．未治療のエピソードでは発症年齢に関係なく典型的には4か月またはそれ以上続く」[3]．たとえば，発病以来すでに1年経過している場合，すでにおおかた治癒しているかもしれず，それが「部分寛解」または「完全寛解」かもしれず[3]，それならば強力な薬物療法などは無用であろう．長い経過があり，うつにこだわり社会的ひきこもりから解決しない場合，むしろ家族関係や職場の事情に解決の糸口がないか探ることができる．エピソードが始まって3か月くらいならば，うつ病エピソードの自然経過を説明し，その人の治療の見通しを告げることができる．

治療計画を立てる

今日では気分障害に適応となる治療には多くの選択肢があるのは幸いである．抗うつ薬のほか，抗精神病薬の併用，ECT，気分安定薬による長期維持療法，ストレスの軽減，安定した睡眠パターンの維持，物質使用の回避，甲状腺薬の追加，対人関係療法，ホルモン補充療法，自殺の予防のための入院と隔離，気分変調性障害のプラセボ反応，認知行動療法，心理教育的アプローチ，身体合併症の治療，などが各々の診断に対応してあげられている[1]．

治療には100％の適応でなければならないという社会的了解が含まれている．これらの選択肢の中でまずどれを選ぶかはその医師の力量にかかっている．確かにうつ病の成因は複雑であり，その治療は多くの因子の錯綜した"複雑系"にいどむことに違いない．現実にはわれわれの診断学レベルとその治療選択肢メニューはまだまだそれについていっていない．さらに，最近の忙しい外来診療の中では付加的情報の幅は狭くなるし，治療の選択も何種類かの抗うつ薬の範囲内をゆれ動いているにすぎないことを忘れがちである．

今日上市されている三環系，四環系抗うつ薬は12種，セロトニン再取り込み阻害薬（selective serotonin reuptake inhibitor: SSRI）とセロトニン・ノルアドレナリン再取り込み阻害薬（serotonin noradrenaline reuptake inhibitor: SNRI）は5種，気分安定薬は4種，合計21種類もある．このほか抗不安薬が17種もあると，その範囲内であれこれ考えているだけにすぎないが，基本的には，どの抗うつ薬も薬理学的には1種類であり，抗不安薬も1種類である．だから同種の抗うつ薬を併用するのは避けたいし，処方した薬の代謝に注意を払いたい．「この薬が効いた」ではなく「薬が治るのを助けた」と思って処方したい．それから，忙しいクリニック診療の合間に，ほかの治療モードを施行できる体制を作り，入院の必要な患者を紹介できる病院とのネットワーク作りや精神療法を行う臨床心理士の雇用を心掛けないと，色変わりの同種の薬を並べた瓦屋根と同じことになってしまう．治療の駒1つだけでは王手はできても詰められない．

治療経験を重ねる

医師の仕事は患者一人一人に最も合った治療

を考え，決して失敗が許されない仕事である．多数例分析の結果や症例報告を読むことは誤った判断と偏った治療を修正するのに役立つが，ある患者を受け持ちその人を治療するという立場では，医師は最も安全で最も効果のあった症例に照らして決めるという手堅い判断をしているものである．今ここで，この患者にその治療をするかの最終的判断は，結局，その医師個人の治療経験によって決定されており，結局は，後期研修時代に経験した症例がその医師の一生の治療行動を決定することが大きい．いわば，無意識の中にその医師が過去に治療に成功した症例との類似点を照合しているのである．

たとえば，経験5年ならば担当医としての経験はせいぜい100例であろうし，その中でうつ病は20例にすぎないだろう．いわば，選択の判断は確率ではなく症例の印象による主観的判断である．だから治療を正しく選択するには経験例数を大きくする―診療や症例検討セミナーに熱心な医局で行われる診断と治療についての十分に掘り下げたセミナーに出席すれば，その症例の詳細を共有できる．一方，忙しいクリニックでは診療を何年続けてもステレオタイプの薬物療法を繰り返しているだけである．医師の診療態度が親切であれば，クリニックは繁盛しているだろうが，すでに寛解しているうつ病患者に少量の抗不安薬や抗うつ薬を毎月処方していて，その患者がエピソードを再発するのを待っているような状況になっていることもあるだろう．

うつ病の治療法として多くの選択肢があるが，診療場面ではその治療が100％効果があるものを選ばねばならない．患者と家族はそれを期待して来診しているし，最初の試みに失敗すれば一度に信用を失ってしまう．治療の場とはそうしたもので，いわば all or nothing なのである．医師は診察という場で，この患者の治療に何が first choice かを探ろうとする．

仮に，毎週入院新患1人ずつを受け持ち，平均8週間で退院するようなスケジュールの精神科病棟で研修をしているとすれば，その医師は常時8名の患者を受け持つことになる．平均在院日数は 365×8/(50+50)÷2≒58.4 日と計算されるので，この勤務を中断することなく2年間続けることができれば，入院治療患者100例の経験を積むことができる．

このためには，わずか40床の大学病院精神科ならば2年間に5人の後期研修医を受け入れて一杯になってしまい，それ以上多い後期研修医がいれば，それ以下，すなわち100例に満たない治療経験しかない未熟な医師を送りだしていることになる．仮に後期研修がみっちり2年間行われたとしてもこの100例の症例のうち，後々，治療戦略を作るうえで頼りにすべき気分障害やうつ病エピソードの症例は20例くらいであろう．自分の治療経験を思い返して自己完結的な（最後まで診た）うつ病エピソードが案外少ないことに気づくだろう．

しかし，各地でうつ病治療の最前線にいて力量を発揮している精神科医もおられる．この方たちは強いネットワークにより紹介されて来たうつ病患者の多数を治療し，すぐに入院を受け入れる精神科病院の協力を維持し総合的な治療情報を共有するシステムを確立しておられる．

最近，医療経済の側面から少々気になることがある．診療報酬は，今日，通院精神療法5分以上が330点と定められている（精神保健指定医ならば350点，ほかに再診料60点）．私の経験では，4週に1回通院し再発予防の投薬と生活指導が目的の慢性統合失調症患者ならば，1人5分で対応できないことではない．このようにして同種の患者が40～50人も来院すればそのクリニックは繁盛し，年間所得目標に達することができる．しかし，うつ病患者の話を傾聴

し，その裏にある社会的要因を聞きだそうとすれば保険点数にこだわっていてはわれわれの職業は成立しない．保険点数とは各医師がその治療義務を果たすべき最低ラインを定めたものと理解すべきものである．熟達の精神科医は相手にそれを意識させないで，短期間に肝心な情報を聞きだすことが得意である．だからといって多忙な外来診療の時間内にその人に最も良い治療を行うだけの情報を聞き漏らさないことは不可能である．ましてや長年同じことを続けていれば，質問はステレオタイプになりがちであり，さらに有名になればなるほど患者がセレクトされて同種同型の患者が集まる．

心理面をどう受け止めるか

臨床心理士を雇うことは今日の診療報酬からいえばとうてい採算が合わない．毎日精一杯臨床心理テストをしても，給料の3割にしかならない．脳波，X線撮影はもとより臨床検査とは，すべて，その収支はもともとそのようなものである．しかし，初診患者には必要な心理テスト（SDS，JART（Japanese Adult Reading Test），BAUMテスト，ミネソタ多面人格目録（Minnesota Multiphasic Personality Inventory: MMPI），SCID-II（Structured Clinical Interview for DSM-IV Axis II Personality Disorders），など）を実施しておきたいし，そうすれば診療上大切な側面を見落としていたのに気づかされる．

臨床経験からいえば，なんらかの心因（もしくは重要なライフイベント）がその人のうつ病発症と関係がないということはほとんどない．病像が「メランコリー型の特徴を伴うもの」である人でもなんらかの心因を持っており，その人自身は発病と関連づけているものである．その人がこだわる心因を扱うことは治療関係を展開し，その人に病識を与えるために役立つ．そこで心因は必ず立ち入ってくる．一方，心因の有無でうつ病の処方を変更する医師もいないであろう．

うつ病を診断するにあたって，医師にとって最も頼りになる情報は，実は問診中の「焦燥や制止」の症状である．他の項目はいわば患者の語る主観的な情報以上のものはない．診察室内で得られる客観的情報としては，患者がうつだと訴える以上"うつ"を中心に問診しなければならないが，その会話，表情の動きや視線，態度，質問に対する反応の早さ，などに注意し，まとまりの良さ，適切さ，自責と他責，すなわち患者の訴える抑うつ気分を受け止めつつ観察を怠らないことが大切である．患者が医師を信頼して会話を展開するには初診では30分以上の問診が必要であるが，主訴の内容確認のためには少なくとも計3回の問診が必要である．われわれの以前行った外来初診時の信頼性（退院時診断に対する一致）はDSM-IVの各項目を意識して問診しても80%どまりであった．だから，初診1回だけですべてを決めないで，それまでは暫定診断とし，抗うつ薬も少量にとどめて副作用に注意し，3回目（1週間に1回の来診ならば2週後）に「ほぼ確定」の診断として治療を本格化するのがよい．

〈髙橋三郎〉

[引用文献]

1. Frances A, Ross R（著），髙橋三郎，染矢俊幸，塩入俊樹（訳）．DSM-IV-TRケーススタディ，医学書院，2004; p.113-62.

2. American Psychiatric Association（著），髙橋三郎，大野　裕，染矢俊幸（訳）．DSM-IV-TR　精神疾患の分類と診断の手引，新訂版，医学書院，2008; p.137-70.
3. American Psychiatric Association（著），髙橋三郎，大野　裕，染矢俊幸（訳）．DSM-IV-TR　精神疾患の診断・統計マニュアル，新訂版，医学書院，2008; p.339-46.

[参考文献]
1. World Health Organization（著）．融　道男，中根允文，小見山　実，ほか（訳）．ICD-10　精神および行動の障害，新訂版，医学書院，2007; p.119-41.

薬物療法

うつ

うつ病はHippocratesの時代からその存在が指摘されているが，うつ病に対して現代的な薬物療法が開始されたのは1950年代である．1957年，結核の治療薬として使用されていたモノアミン酸化酵素阻害薬（monoamine oxidase inhibitor: MAOI）のiproniazidが抗うつ効果を有することが発見され[1]，1958年に抗精神病薬として開発された三環系抗うつ薬（tricyclic antidepressant: TCA）のイミプラミンに抗うつ効果があることが見いだされ[2]，わが国では1959年に発売されている．1987年には初の選択的セロトニン再取り込み阻害薬（selective serotonin reuptake inhibitor: SSRI）であるfluoxetineが米国で承認され，さらに現在ではセロトニンやノルアドレナリンなどモノアミン神経系に作用する多くの薬剤が開発されてきている．

ここでは，抗うつ薬はどのような薬理学的作用を通して抗うつ効果を発揮すると考えられているのかを述べた後，わが国で使用可能な薬物を中心に各薬剤の特徴を記し，さらには実際の薬物治療戦略を示していきたい．

なお，本書の趣旨を鑑みて，本項では双極性障害のうつ病相に対する治療は省略し，いわゆる単極性うつ病の治療に関する記載にとどめることとする．

抗うつ薬の種類と薬理作用の特徴

抗うつ薬に共通する薬理作用は，モノアミン神経系への働きかけである．モノアミン酸化酵素（monoamine oxidase: MAO）は，シナプス前神経細胞のミトコンドリア外膜に存在する．神経終末から放出された神経伝達物質としてのモノアミンは神経終末に再取り込みされた後，再利用されるか代謝（脱アミノ化）を受ける．MAOはこの代謝に関連しており，モノアミン酸化酵素阻害薬（MAOI）はMAOの活性

を阻害することにより，モノアミンの代謝を妨げ，シナプス間隙のモノアミンの量を増加させることで抗うつ効果を発揮していると考えられている．

MAOはセロトニンやノルアドレナリンを選択的に脱アミノ化するA型（MAO-A）とドパミンなどを脱アミノ化するB型（MAO-B）に分類される．当初用いられていたMAOIはA型，B型の両方の活性を不可逆的に阻害する．そのため，腸管や肝臓でMAO-Aによって代謝される食物由来のチラミンなどアミン類は，MAO-Aの阻害によって正常に代謝されず，最終的に内因性のカテコールアミンの放出を引き起こし，重症の頻脈，高熱，高血圧，発汗，震え，不整脈といった交感神経系の過活動を引き起こす．このためMAOI服用においてはアミン類，とくにチラミンを含む食品（チーズなど）は避けなくてはならない．

こうしたMAOI使用の難しさからわが国では不可逆的MAOIは認可されていない．しかし選択的MAO-B阻害薬であるセレギリンはパーキンソン病治療薬として認可されている．セレギリンは10 mg以下の低用量ではMAO-B選択性があり，食事内容の制限は必要ないが，30 mg程度の高用量ではMAO-Aを阻害するようになるため注意が必要である．可逆的なMAOI（reversible inhibitor of MAO-A: RIMA）はチラミンとの相互作用が少なく，食事内容の制限はほとんど必要がないため，使用されている国もある．日本ではmoclobemideの開発が行われていたが，現在は開発中止となっている．

三環系抗うつ薬（TCA）の名前は有機構造が3つの輪を形成することに由来しており，現在用いられている抗うつ薬では最も古くから用いられている．代表的な薬物としてイミプラミン，クロミプラミン，アミトリプチリン，ノルトリプチリンなどがある．

TCAは神経終末でモノアミンのトランスポーターに結合し，モノアミン再取り込みを阻害することで，シナプス間隙に神経伝達物質（セロトニンとノルアドレナリン）を増加させる．増加後のどのような変化が抗うつ効果に結びつくかは，結論には至っていない．一説では，シナプス自己受容体（セロトニン神経系では5-HT$_{1A}$，ノルアドレナリン神経系では$α_2$受容体）が刺激されシナプス発火量を減少させ，2週間程度で脱感作し，シナプス発火量をうつ状態でみられていた異常な状態から健常な状態に戻すとされている．

また，セロトニン神経系では，うつ状態においてシナプス後膜で5-HT$_2$受容体の過剰発現がみられるが，三環系抗うつ薬のモノアミン再取り込み阻害作用がシナプス間隙でのモノアミン量を増加させた結果，5-HT$_2$受容体の発現量を減少させる（ダウンレギュレーション）．したがって，シナプス後膜での5-HT$_{1A}$受容体量は増加する．5-HT$_2$受容体は刺激的な作用があり，5-HT$_{1A}$受容体は抑制的な作用があるが，これら2つの受容体の発現量が調節されることで神経伝達が調節され，抗うつ効果が発揮されるとの考えもある．

ノルアドレナリン神経系では，シナプス後膜の$β$受容体の発現量低下が引き起こされることが知られており，これが抗うつ効果と関連すると考えられている．このような前シナプスおよびシナプス後膜での受容体量の変化が生じるまで2週間程度の時間を要するために，抗うつ薬の効果発現には内服開始後2週間程度の時間が必要となっているのではないかと推測される[3]．

さらに現在では抗うつ薬の作用機序として，脳由来神経栄養因子（brain-derived neurotrophic factor: BDNF）やそれに関連した神

経再生など，神経伝達物質以外の視点も注目されており[4]，こうした薬理作用も投与から効果発現までの時間差を説明するものかもしれない．四環系抗うつ薬は，作用機序はTCAと変わらないが，副作用が少ないことが特徴である．代表的な薬物としてミアンセリンがあげられる．

　TCAがセロトニンとノルアドレナリンの両方の再取り込みを阻害するのに比較して，選択的セロトニン再取り込み阻害薬（SSRI）はセロトニン神経系に選択的に作用して，シナプスでの再取り込みを阻害する．代表的な薬剤はパロキセチン，フルボキサミン，セルトラリン，fluoxetine，escitalopramなどがある．SSRIは抗うつ効果の面でTCAにやや劣るとされているが，薬物有害反応が少ないため，現在のうつ病に対する治療の中心的な薬剤となっている．抗うつ効果の発現にはTCAと同様に，シナプス間隙のセロトニン濃度上昇が関連している．

　セロトニン・ノルアドレナリン再取り込み阻害薬（serotonin noradrenalin reuptake inhibitor: SNRI）は名称のとおりセロトニンとノルアドレナリンの再取り込みを阻害することで抗うつ効果を発揮する薬剤である．代表的な薬剤はミルナシプラン，venlafaxineがあげられる．セロトニン神経系とノルアドレナリン神経系の両方の神経系に作用するという点ではTCAと同じであり，実際，前シナプスのセロトニン自己受容体5-HT$_{1A}$の脱感作を生じさせるとの報告もあるが，TCAと比較してその他の受容体への作用が少ないために，薬物有害反応が少なく，うつ病薬物治療の第一選択の一つと考えられる．

　ノルアドレナリン作動性・特異的セロトニン作動性抗うつ薬（noradrenergic and specific serotonergic antidepressant: NaSSA）はシナプス前受容体のα$_2$受容体への拮抗作用を有しており，最終的にシナプス間隙のセロトニンおよびノルアドレナリンを増加させることで抗うつ効果を発揮する．さらには5-HT$_{2A}$，5-HT$_{2C}$，5-HT$_3$を遮断するために，セロトニンのシナプス前終末からの放出量を増加させ，最終的に抗うつ効果に関連すると考えられている5-HT$_{1A}$受容体をより強く刺激する薬理作用も有している．わが国では2009年にミルタザピンが導入された．

薬物動態と臨床効果との関連

　経口投与の場合，TCAは小腸で吸収され，2〜6時間で最高血中濃度に達する．半減期はまちまちで，10〜40時間程度である．吸収後の肝臓通過で多くの薬物が代謝を受け，代謝物も薬理活性が存在する場合がある．代謝後は腎排泄される．脂溶性で分布容積は大きく，85〜95％は蛋白に結合している．TCAのなかでもノルトリプチリンのような2級アミンTCAは，肝臓においてcytochromeP450（CYP）系のCYP2D6で代謝を受けるが，CYP2D6はその遺伝子型によって活性が異なる．具体的には，*CYP2D6*10*と命名されている変異では代謝活性が低下し，*CYP2D6*3*および*CYP2D6*4*，*CYP2D6*5*では代謝能は完全に失われていることが知られており，こうした個人の遺伝的な背景が抗うつ薬血中濃度の個人差につながっていることが知られている．TCAの血中濃度と臨床効果の関連について行った研究は多いが，薬剤によって結果が異なる．イミプラミンは血中濃度と臨床効果とのあいだに直線ないしS字状の相関があるとの報告が多いが，関係がないとの報告もある．アミトリプチリンやクロミプラミンでは，逆U字の関連があるとするものと，相関がないとするものとが混在し，ノルトリプチリンでは逆U字型の相関がみられることが

多いという．これら薬剤では代謝産物も薬理活性を持つものがあるため，血中濃度と臨床効果にばらつきがあるのかもしれない[5]．

SSRI の分布容積は TCA の 1/5 程度，蛋白への結合率は高い．セルトラリンは半減期が約 26 時間，パロキセチンは約 12 時間，フルボキサミンは約 9 時間である．半減期の違いと効果発現時期のあいだに関連はない．SSRI は肝で代謝を受けるが，日本で現在使用可能な SSRI のうち代謝産物が薬理活性を持つものはない．日本で使用可能な SSRI の血中濃度と臨床効果に関しては，フルボキサミンは血中濃度が 85 ng/mL 以上で効果がない群は，フルボキサミン非反応群としてよいとの報告[6]があるが，セルトラリンの血中濃度と臨床症状の改善との関連は報告が少なく，パロキセチンでは血中濃度と臨床症状の改善との関連は結論が得られていない[7]．

SSRI は CYP を中心とする薬物代謝酵素を抑制することが知られている．つまり，SSRI と他の薬剤を併用した場合の併用薬物の血中濃度上昇による薬理作用・副作用の増強，すなわち，薬物相互作用に注意しなければならない．たとえばフルボキサミンの場合，CYP1A2, CYP2C19 を強く阻害し，CYP2C9, CYP3A を中程度に阻害するため，terfenadine, astemizole, cisapride の併用は各々の血中濃度上昇または半減期延長により QT 延長から心室性の不整脈を生じる危険性があることから併用禁忌となっている．

SNRI であるミルナシプランは半減期が 8 時間程度，血漿蛋白との結合は 13% と他の抗うつ薬よりかなり低い．また，他の多くの抗うつ薬と異なり，約 60% は未変化体のまま腎から排泄される．残りの 40% は肝で代謝を受けるものの大部分はグルクロン酸抱合であり CYP 酵素によって代謝されるものは少ない．このため他の薬剤との相互作用が生じる可能性が低いため，身体合併症があり薬物治療を受けている患者に対して比較的使用しやすい．NaSSA であるミルタザピンは半減期が 30 時間程度であり，CYP1A2, CYP2D6, CYP3A4 で代謝を受けて，排泄される．血漿蛋白への結合は 85% 程度である．

薬物有害反応と使用上の注意

TCA は，α_1 アドレナリン受容体，ムスカリン性アセチルコリン受容体，ヒスタミン受容体に対しても親和性が高い．α_1 アドレナリン受容体の阻害は起立性低血圧やめまいを引き起こす．作用機序は異なるが，ほかに循環器系への副作用として，心電図上 QT 間隔の延長をきたすことがあり，心室性不整脈から突然死を引き起こす恐れがある．抗コリン作用は口渇，便秘，視力調節障害，ヒスタミン受容体の阻害は眠気や体重増加を引き起こす．また，せん妄を生じることもあり，うつ状態とは反対の躁状態を引き起こすこともある．TCA は治療的血中濃度の 2〜6 倍で中毒を起こす可能性があり，1,000 ng/mL 以上の血中濃度では，心室性不整脈から突然死の可能性が出現する．イミプラミン換算で 2,000 mg 以上で致死量になるともいわれており，投与の際には希死念慮の確認や残薬の確認などを怠ってはいけない．ほかに，痙攣や振戦，ミオクローヌス，錐体外路症状，セロトニン症候群（後述），まれにではあるが悪性症候群から致死的な状況になる可能性もある[8]．

それに対して SSRI や SNRI は上記受容体に対して親和性が低く，TCA でみられるような副作用は少ない．一方，SSRI では $5\text{-}HT_3$ の刺激による悪心・嘔吐があり，セロトニン症候群に注意すべきである．セロトニン症候群とは中

枢神経系でのセロトニン神経系の活動が亢進することによって生じる症状で，具体的な症状としては，発熱，発汗，振戦，悪寒，深部腱反射の亢進，錯乱，落ち着きのなさなどがあげられる．MAOIやリチウムと併用するとさらに危険性が増加する．さらにSSRIではセロトニン神経系の活動が亢進することで，ドパミン神経系の活動が相対的に低下し，まれに錐体外路症状が出現する可能性がある．SSRIの急激な中止は，焦燥や嘔気といった離脱症状が出現する可能性があり，患者への説明が望ましい．

　SSRIは自殺念慮や焦燥感を高めることがあるが，2003年，パロキセチンが青少年での自傷行為や自殺企図，自殺念慮が高まるとの報告を受けて[9]，わが国でも一時18歳以下の患者に対する投与が禁忌となった．しかし，やはりSSRIの未成年への使用は意味があるとする報告[10]もあり，米国食品医薬品局（Food and Drug Administration: FDA）の諮問委員会であるPsychopharmacological Drugs and Pediatric Advisory Committeeの勧告[11]により，米国では禁忌とされていない．現在，日本でも禁忌ではないが，24歳以下での使用への警告は出されており，やはり慎重な投与が望まれることに間違いはない．

activation syndromeと敵意，攻撃性

　SSRIを服用していると焦燥感が増強したり，敵意や攻撃性が高まる可能性が知られており，こうした現象はactivation syndrome（賦活症候群）として近年とくに注目されている．しかし実際にはTCAなども含めて，抗うつ薬には焦燥が強くなるなど，同様の副作用があることは以前より知られており，こうした症状とactivation syndromeは無関係ではないであろう．いずれにせよ，あらゆる抗うつ薬の投与時にはこうした症状の発生に十分注意を払う必要がある．わが国での厚生労働省医薬品・医療機器等安全性情報によると，各SSRIの発売開始から2009（平成21）年3月までのあいだに，敵意・攻撃性がみられた可能性があるとして調査が必要であるとされた件数は，パロキセチン173件，フルボキサミン65件，セルトラリン15件，ミルナシプラン15件．傷害などの他害行為を起こして最終的に因果関係が否定できなかったものは，パロキセチン2例，フルボキサミン2例であった．パロキセチンを投与された対象が年間で82万人である[12]ことなど，多くの患者がSSRIを投与されている現状を考えると，実際に攻撃性が出る可能性はかなり低く，まして実際に他害に及ぶ例はきわめて少数例であろう[12]．

　しかもその大部分は躁うつ病患者や統合失調症患者のうつ症状，アルコール依存症やパーソナリティ障害といった併存障害を有する状況でSSRIなどを処方されたことにより，興奮，攻撃性，易刺激性などの症状を呈し他害行為に至ったか，あるいはその併存障害の進展により他害行為が発生したことが疑われたと同報告には記載されている[12]．こうした問題の多くが投与開始時点から早期に生じることも考え合わせれば，投与前の状況の検討と，投与後の慎重な観察で，こうした問題は十分に防ぐことができると考えられる．

妊娠

　いくつかの対照試験は，TCAが胎児の発育に影響を与えることはないと結論づけており，TCAを服用する妊婦で注意すべきは，胎児の離脱症候群と薬剤の母乳への移行による摂取で

あると考えられている．SSRIも同様に，出生後の問題はあるものの，妊婦のSSRIの服用は胎児の奇形を引き起こすことはないのではないかと考えられていた．しかし，近年は先天性の心奇形などを引き起こす可能性が指摘されてきており[13,14]，やはり妊婦に漫然と投与することはないようにしなければならない．

治療戦略

1. 臨床効果発現の基礎

米国におけるSequenced Treatment Alternatives to Relieve Depression（STAR*D）研究（2,876名のうつ病患者を対象に決められたプロトコールで治療を行い，各薬剤の比較，遺伝情報との関連などを検討）では，一種類の抗うつ薬のうつ病に対する有効率はおよそ60%程度と考えられており[15]，基本的にはTCA，SSRI，SNRI，NaSSAのあいだで有効性に大きな違いはない．また，注意しておくべき点として，一般に抗うつ薬の効果はその効果が発現するまでに2週間程度が必要である．

TCAであれば，薬剤によっても異なるが25～75 mg/day程度の最低用量から始め，効果発現や副作用の出現をみながら適宜増減して，150 mg/day以上の量を4週間以上投与しても効果がない場合には，他の薬剤への変更を考慮する．TCAでは薬物有害作用（主に抗コリン性の副作用である口渇，便秘など）により増量どころか薬物投与継続が困難となることが珍しくなかった．

近年ではこうした薬物有害作用が比較的少ない薬剤であるSSRIやSNRI，NaSSAが出現したことで，より有効な薬物治療が行えるようになっている．しかし，こうした薬剤も服薬直後から効果がみられるわけではないことには変わりない．現在わが国で使用可能な抗うつ薬とその使用量，治療に要する薬価を**表1**に示す．

2. 具体的な戦略

うつ病の治療は抗うつ薬だけで行われるものではない．実際多くのうつ病治療アルゴリズムで，軽症のうつ病に対して認知行動療法などの非薬物療法を第一選択とするガイドラインも少なくはない．しかし，こうした非薬物療法を詳述することは本稿の目的とは異なるため，他稿を参照されたい．

3. 第一選択薬

今や選択可能な抗うつ薬の種類は20種類に迫る状況となっている．こうした薬剤をどのように使い分けるのか，そもそもクリアカットに使い分けができるものなのであろうか．うつ病の治療アルゴリズムを俯瞰しても，その内容はさまざまである．2009年に発表されたMANGA（Meta-Analysis of New Generation Antidepressants）研究は，未発表データも含めて各種抗うつ薬間の有効性や忍容性を比較しており，第一選択薬選定への非常に有用な資料になると考えられるが[16]，患者個々の臨床症状の違いによる薬剤選択という側面も無視することはできず，第一選択薬を厳密に指定できる科学的データも存在しない．

ただし，統計学的に有効性に大きな差がない（個人間では存在するが）薬剤を選択していくうえでは，副作用の出現を一つの指標にした場合，やはりTCAは第一選択薬にはなりにくいと考えられる．

将来的には，臨床病状や遺伝的背景を加味した選択方法の開発が望まれる．たとえば，セロトニントランスポーター（5-HTT）遺伝子のプ

表1 現在わが国で用いることができる抗うつ薬

	通常用量 (経口, mg)	通常用量での 薬価(円)
1. 三環系抗うつ薬		
イミプラミン*	25〜200	11.2〜89.6
クロミプラミン*	50〜225	44.2〜198.9
トリミプラミン	50〜200	24〜96
ロフェプラミン	10〜150	8.1〜123
アミトリプチリン*	30〜150	29.1〜58.2
ノルトリプチリン	30〜150	18.3〜74.4
アモキサピン	25〜150	15.4〜77.4
ドスレピン	75〜150	43.5〜87
2. 四環系抗うつ薬		
マプロチリン	30〜75	45.3〜86.8
ミアンセリン	30〜60	50.6〜101.2
セチプチリン	3〜6	57〜114
3. 選択的セロトニン再取り込み阻害薬		
フルボキサミン	50〜150	79〜219.4
パロキセチン	20〜40	216.9〜433.8
セルトラリン	25〜100	123.4〜433.8
4. セロトニン・ノルアドレナリン再取り込み阻害薬		
ミルナシプラン	50〜100	91.8〜183.6
5. ノルアドレナリン作動性・特異的セロトニン作動性抗うつ薬		
ミルタザピン	15〜30	169.3〜338.6
6. その他		
トラゾドン	75〜200	59.9〜152.8

*: 注射用製剤がある.

ロモータ部位にみられる多型と SSRI 治療反応性に関連があり, 5-HTT 転写活性が高いタイプの遺伝子型を持っている個体はそうでない個体よりも SSRI 治療反応性が高いとの報告があり[17], 将来的には遺伝子型などで薬物の選択が可能になるかもしれない.

4. 第一選択薬以降の選択

第一選択薬で, 十分量かつ十分期間治療を行っても効果が得られないときには, どういった薬剤を検討すべきか. 効果が芳しくない場合には他の抗うつ薬に変更することを検討すべきであるが, この点もアルゴリズムによって完全に統一されているわけではない. SSRI から開始して別の SSRI を使用することもあれば, TCA など薬理学的なプロフィールが異なる薬剤に切り換えることも考えられ, 必ずしも結論が得られているわけではない.

抗うつ薬以外の薬剤を併用するいわゆる増強療法も推奨されている. 躁うつ病の治療に使用されるリチウムは抗うつ薬との併用で, 抗うつ薬単独よりも強い抗うつ効果を示すとするメタ解析がある[18,19]. 甲状腺ホルモンも増強療法に使用されているが, リチウムほど強い証拠は得られていないようである[20,21].

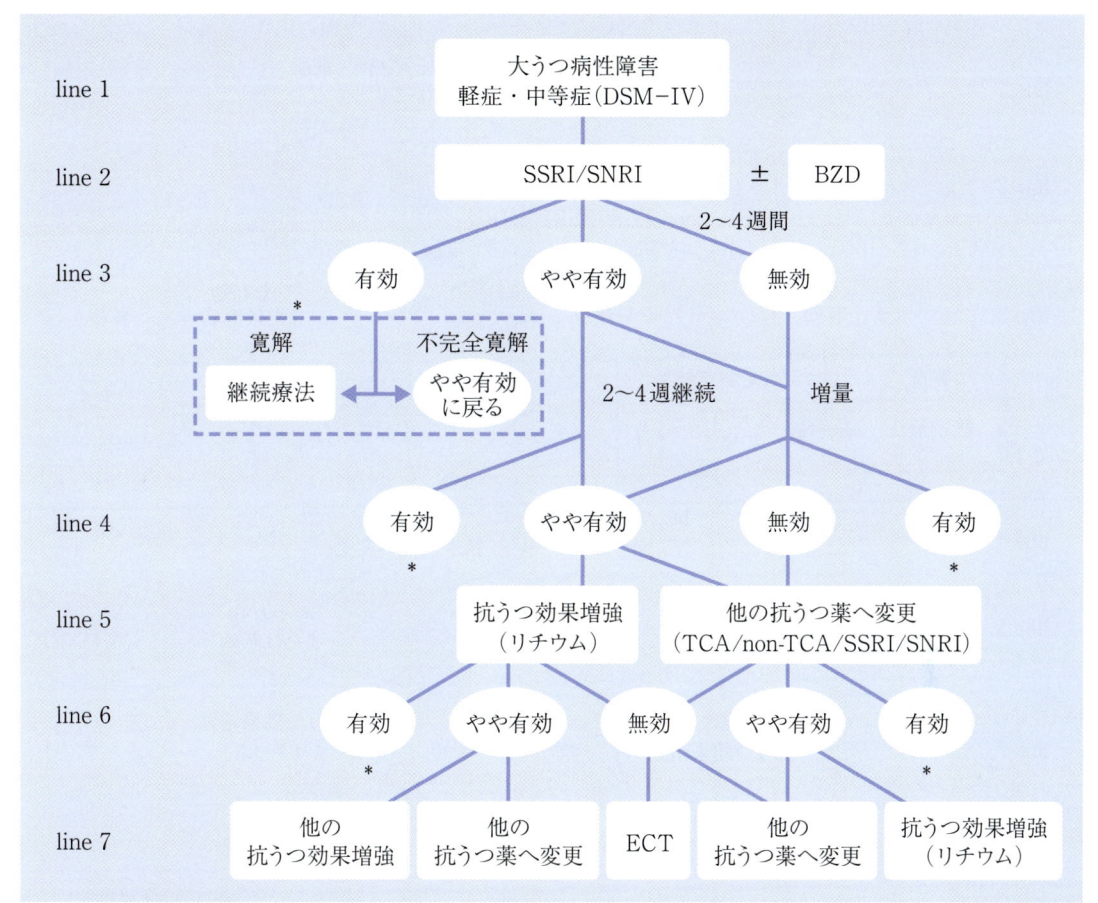

図1 精神科薬物療法研究会が提唱する大うつ病性障害・軽症・中等症の治療アルゴリズム — 大うつ病性障害の治療アルゴリズム

＊:「有効」と判定した場合は「寛解」を評価する. [___]を示す.
TCA（三環系抗うつ薬），non-TCA（非三環系抗うつ薬），BZD（ベンゾジアゼピン系抗不安薬），SSRI（選択的セロトニン再取り込み阻害薬），SNRI（セロトニン・ノルアドレナリン再取り込み阻害薬），ECT（電気痙攣療法）.

(精神科薬物療法研究会, 2003[27]より)

なお，STAR*D では甲状腺ホルモンの補充がリチウムより効果があるとの結果が報告されているが[15]，オープン試験であることなどを考慮すると，これだけでは結論を導き出せない. なおリチウムとSSRIの併用はセロトニン症候群の発生頻度を高める可能性が指摘されており，併用は慎重にならなければならない.

5. 抗うつ薬の多剤投与

抗うつ薬2剤以上の併用は，1剤よりも抗うつ効果を期待できるものなのであろうか？

セルトラリン100 mg までの使用が無効な患者に対してミアンセリン30 mg を併用しても治療成績は変わらない[22]との報告がある一方，fluoxetine 単剤より，ミアンセリンを併用したほうが有効性は高いとする報告もある[23,24].

しかし，パロキセチンやフルボキサミンは CYP2D6 阻害を通じて TCA の代謝阻害を引き起こし，TCA の血中濃度を上昇させ，副作用出現の危険性を高める. 実際 SSRI と TCA の併用はセロトニン症候群を引き起こす可能性を上昇させる. 2剤以上の併用が単剤使用より有効であるとの報告が大勢を占めているわけでは

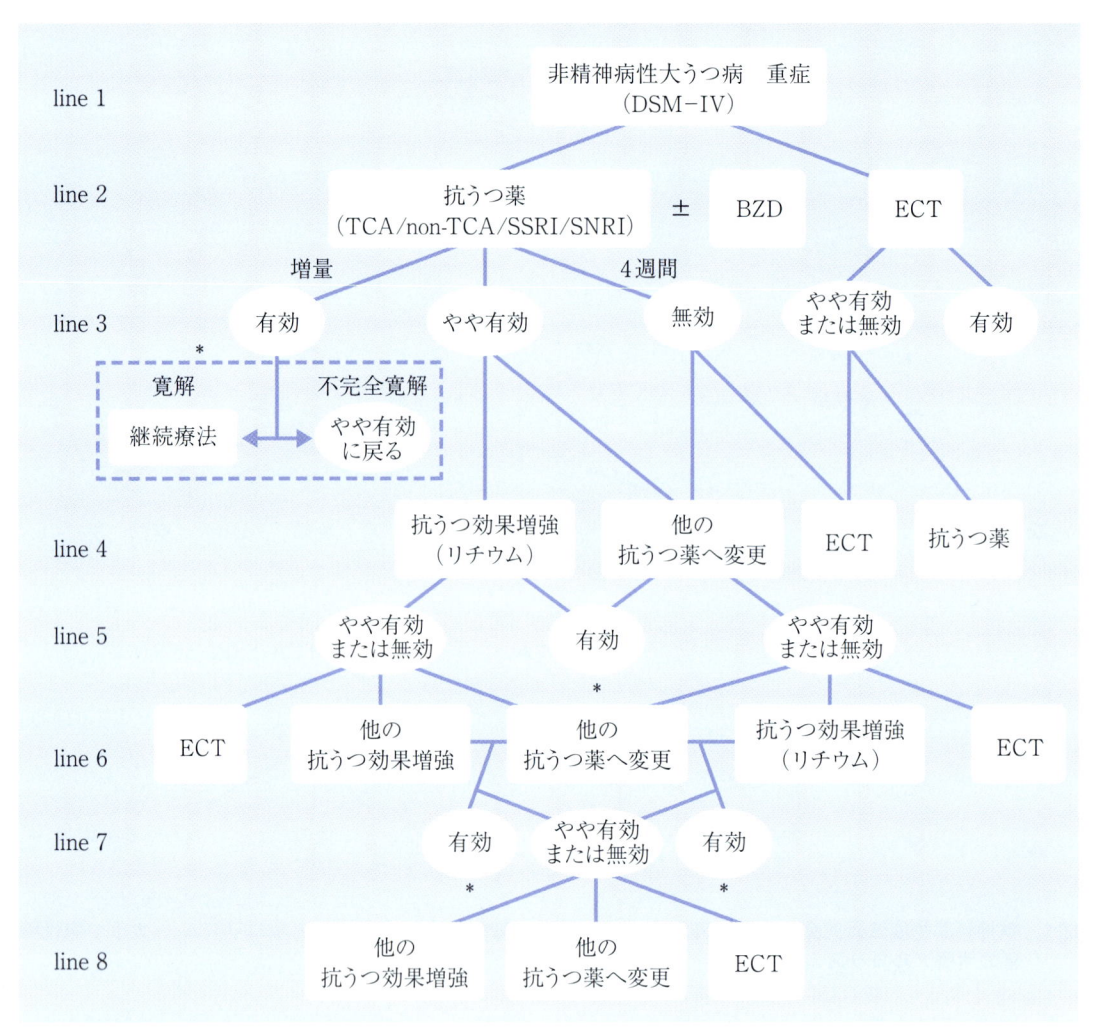

図2 精神科薬物療法研究会が提唱する大うつ病性障害・重症の治療アルゴリズム — 大うつ病性障害の治療アルゴリズム

*:「有効」と判定した場合は「寛解」を評価する．⊏⊐を示す．
TCA（三環系抗うつ薬），non-TCA（非三環系抗うつ薬），BZD（ベンゾジアゼピン系抗不安薬），SSRI（選択的セロトニン再取り込み阻害薬），SNRI（セロトニン・ノルアドレナリン再取り込み阻害薬），ECT（電気痙攣療法）．

(精神科薬物療法研究会，2003[27]より)

なく，安易な抗うつ薬の多剤併用療法は推奨できない[25]．

6. 治療アルゴリズム

近年多くの治療アルゴリズムが世界中で提出されているが，その内容は必ずしも統一されていない．軽症うつ病では非薬物療法は重要視されているものも少なくない[26]．こうした内容の違いは，うつ病に対する薬物治療が単純でないことを示している．患者側の因子のみならず，各国ごとの文化背景・保険制度・社会状況・承認薬剤の違いなど，さまざまな要素から，アルゴリズムの内容も変化せざるをえない．たとえば，STAR*D研究では，citalopramを第一選択薬として導入しているが，2009年現在，わが国では承認されていない．各抗うつ薬の有効性や忍容性を比較したMANGA研究でも，多

くの薬剤が日本では使用できないものである．そういった状況から，わが国で精神科診療を行ううえで，わが国で作成されたアルゴリズムを使用するのが自然なことであろう．精神科薬物療法研究会が提唱する軽症・中等症の治療アルゴリズムおよび重症患者への治療アルゴリズムを引用しておく（**図1, 2**）[27]．

おわりに

うつ病治療における抗うつ薬の重要性は今後も変わることはないと考えられるが，有効性や副作用の面で改善の余地は多く，今後も新たな薬剤の開発が期待される．さらにわが国の問題としては，まず世界的に多く使用されている薬剤の導入が遅れている点があげられる（いわゆる drug lag）．より副作用の少ないと考えられる薬剤や，これまでわが国では存在しない，ドパミン系への働きかけが強い薬物などの承認が待たれる．治療戦略に関しても今後の知見の蓄積が期待され，将来的には症状や遺伝的背景など客観的な状況に合わせた治療戦略の開発が望まれる．

（藤井久彌子，尾関祐二，下田和孝）

[引用文献]

1. Loomer HP, Saunders JC, Kline NS. A clinical and pharmacodynamic evaluation of iproniazide as a psychiatric energizer. Psychiatric Res Rep Am Psychiatr Assoc 1957; 8: 129.
2. Kuhn R. The treatment of depressive states with G 22355 (imipramine hydrochloride). Am J Psychiatry 1958; 115: 459-64.
3. Craig JN: Tricyclics and tetracyclics. Sadock BJ, et al(editors). Kaplan and Sadock's Comprehensive Textbook of Psychiatry, 8th ed, Lippincott Williams & Wilkins, Philadelphia, 2004; p.2956-67.
4. Martinowich K, Manji H, Lu B. New insights into BDNF function in depression and anxiety. Nat Neurosci 2007; 10: 1089-93.
5. 下田和孝，野口俊文，高橋三郎．三環系抗うつ薬の治療的モニタリングの問題点と今後の展望．臨精医 1994; 23: 635-42.
6. Härtter S, Wetzel H, Hammes E, et al. Serum concentrations of fluvoxamine and clinical effects. A prospective open clinical trial. Pharmacopsychiatry 1998; 31: 199-200.
7. 福井直樹，染矢俊幸．抗うつ薬血中濃度の今日的意義．臨精薬理 2006; 9: 593-9.
8. American Psychiatric Association. Practice guideline for the treatment of patients with major depressive disorder (revision). Am J Psychiatry 2000; 157 (4 Suppl): 1-45.
9. Varley CK. Psychopharmacological treatment of major depressive disorder in children and adolescents. JAMA 2003; 290: 1091-3.
10. Olfson M, Shaffer D, Marcus SC, et al. Relationship between antidepressant medication treatment and suicide in adolescents. Arch Gen Psychiatry 2003; 60: 978-82.
11. Psychopharmacological Drugs and Pediatric Advisory Committee http://www.fda.gov/AdvisoryCommittees/CommitteesMeetingMaterials/Drugs/Psychopharmacologic DrugsAdvisoryCommittee/default.htm アクセス 2009/10/28
12. 厚生労働省，医薬品・医療機器等安全性情報，2009; 6月 No258, p.3-9.
13. Food Drug Administration, USA. FDA public health advisory, paroxetine. 2005. www.fda.gov/medwatch/safety/2005/safety05.htm#Paxil2
14. Pedersen LH, Henriksen TB, Vestergaard M, et al. Selective serotonin reuptake inhibitors in pregnancy and congenital malformations: population based cohort study. BMJ 2009; 339: b3569.
15. Rush AJ, Trivedi MH, Wisniewski SR, et al. Acute and long-term outcomes in depressed outpatients requiring one or several treatment steps: A STAR*D report. Am J Psychiatry 2006; 163: 1905-17.
16. Cipriani A, Furukawa TA, Salanti G, et al. Comparative efficacy and acceptability of 12 new-generation antidepressants: a multiple-treatments meta-analysis. Lancet 2009; 373: 746-58.

17. Serretti A, Kato M, De Ronchi D, et al. Meta-analysis of serotonin transporter gene promoter polymorphism (5-HTTLPR) association with selective serotonin reuptake inhibitor efficacy in depressed patients. Mol Psychiatry 2007; 12: 247-57.
18. Bauer M, Dopfmer S. Lithium augmentation in treatment-resistant depression: meta-analysis of placebo-controlled studies. J Clin Psychopharmacol 1999; 19: 427-34.
19. Crossley NA, Bauer M. Acceleration and augmentation of antidepressants with lithium for depressive disorders: two meta-analyses of randomized, placebo-controlled trials. J Clin Psychiatry 2007; 68: 935-40.
20. Aronson R, Offman HJ, Joffe RT, et al. Triiodothyronine augmentation in the treatment of refractory depression. A meta-analysis. Arch Gen Psychiatry 1996; 53: 842-8.
21. Cooper-Kazaz R, Lerer B. Efficacy and safety of triiodothyronine supplementation in patients with major depressive disorder treated with specific serotonin reuptake inhibitors. Int J Neuropsychopharmachol 2008; 11: 685-99.
22. Licht RW, Qvitzau S. Treatment strategies in patients with major depression not responding to first-line sertraline treatment. A randomised study of extended duration of treatment, dose increase or mianserin augmentation. Psychopharmacology(Berl) 2002; 161: 143-51.
23. Maes M, Libbrecht I, van Hunsel F, et al. Pindolol and mianserin augment the antidepressant activity of fluoxetine in hospitalized major depressed patients, including those with treatment resistance. J Clin Psychopharmacol 1999; 19: 177-82.
24. Ferreri M, Lavergne F, Berlin I, et al. Benefits from mianserin augmentation of fluoxetine in patients with major depression non-responders to fluoxetine alone. Acta Psychiatr Scand 2001; 103: 66-72.
25. 稲垣 中．うつ病治療における抗うつ薬多剤併用療法．臨精薬理 2009; 12: 195-206.
26. 渡邊衡一郎, 田 亮介, 加藤元一郎．諸外国のうつ病治療ガイドライン・アルゴリズムにおける新規抗うつ薬の位置づけ―諸外国でもSSRI, SNRIは第一選択薬なのか．臨精薬理 2008; 11: 1849-59.
27. 塩江邦彦, 平野雅巳, 神庭重信．大うつ病性障害の治療アルゴリズム．精神科薬物療法研究会（編），本橋伸高（責任編集）．気分障害の治療アルゴリズム．じほう 2003; p.19-46.

不安

不安障害の治療は薬物療法と精神療法の両輪からなるが，本項では薬物療法にターゲットをあてる．

不安障害にはパニック障害，（特定の）恐怖症，社交（社会）不安障害（social anxiety disorder: SAD）（社交恐怖），強迫性障害（obsessive-compulsive disorder: OCD），心的外傷後ストレス障害（post-traumatic stress disorder: PTSD），急性ストレス障害，全般性不安障害（generalized anxiety disorder: GAD）があるが，不安障害における薬物療法は，セロトニン再取り込み阻害薬が中心となり，必要に応じてベンゾジアゼピン系薬を使用するのが基本となる（図1）[1]．急性期のみならず，再発防止期でも選択的セロトニン再取り込み阻害薬（selective serotonin reuptake inhibitor: SSRI）を中心とした抗うつ薬が有効であることが近年報じられている（図2）[2]．抗うつ薬による再発予防効果は，不安障害のなかで全般性不安障害に関して最も高く（オッズ比0.20），パニック障害（0.35）や強迫性障害（0.38）よりも約2倍高かった．相対リスク（relative risk:

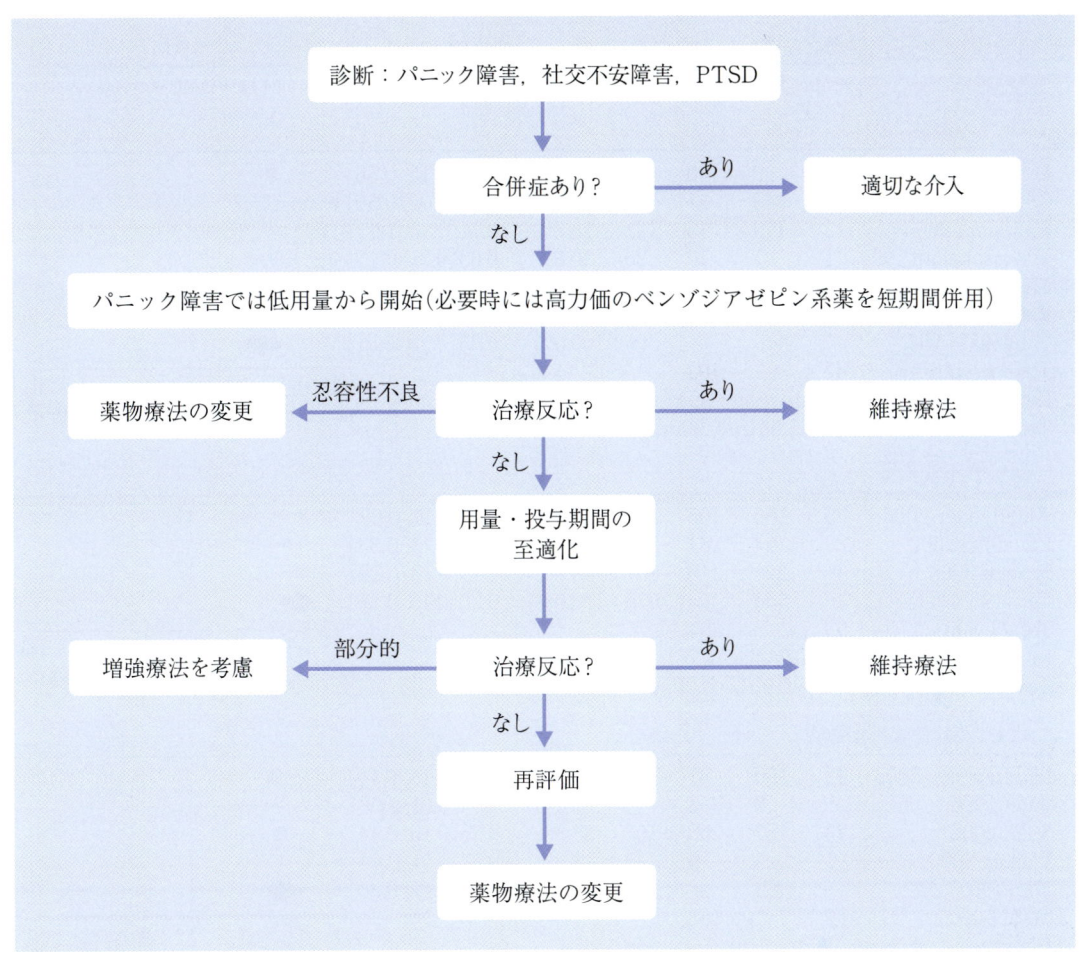

図1 不安障害における薬物療法アルゴリズム
NSRI(非選択的セロトニン再取り込み阻害薬), PTSD(心的外傷後ストレス障害), SSRI(選択的セロトニン再取り込み阻害薬).
(Stein DJ, 2003[1]より)

RR), リスク差 (risk differences: RD) および治療必要数 (number needed to treat: NNT) に関しては, 5つの不安障害ともに同様の治療効果が認められた (**表1**)[2]. これらの臨床研究では至適治療期間を特定することができていないが, 急性期の治療に反応した後にも治療を継続する重要性が示唆され, さらにその効果に関しては, 各不安障害間において, 相違のある可能性がある.

パニック障害

パニック障害に使用する薬剤には, 抗うつ薬のSSRI, セロトニン・ノルアドレナリン再取り込み阻害薬 (serotonin noradrenaline reuptake inhibitor: SNRI), 三環系抗うつ薬 (tricyclic antidepressant: TCA), およびベンゾジアゼピン系薬があるが (**表2**)[3], 第一選択薬はSSRIである[4]. SSRIのパニック障害に関する有効性については citalopram, escitalopram, フルボキサミン[5,6], fluoxetine, パロキセチン[7,8], セルトラリン[9,10]で数多くの報告がある. SNRIでは, venlafaxineのパロキセチンと同等の有効性が報告されている[11]. 三環系抗うつ薬では, イミプラミン[12,13]とクロミプラミン[14,15], およびロフェプラミン[16]でパニック障

	抗うつ薬		プラセボ			オッズ比	オッズ比
	Events	Total	Events	Total	Weight	M-H, Fixed, 95% CI	M-H, Fixed, 95% CI

a. パニック障害

Ferguson 2007	20	89	40	80	36.3%	0.29 [0.15, 0.56]
GSK-MY-1056	2	43	11	37	12.5%	0.12 [0.02, 0.56]
Kamijima 2005	12	119	16	121	15.8%	0.74 [0.33, 1.63]
Mavissakalian 1999	1	21	10	20	10.8%	0.05 [0.01, 0.45]
Michelson 1999	1	36	4	49	3.7%	0.32 [0.03, 3.01]
Rapaport 2001	11	92	21	89	20.9%	0.44 [0.20, 0.98]
Total (95% CI)		400		396	100.0%	0.35 [0.23, 0.51]
Total events	47		102			

Heterogeneity: $\chi^2=8.93$, df=5 ($p=0.11$); $I^2=44\%$
Test for overall effect: $Z=5.36$ ($p<0.00001$)

b. 全般性不安障害

Allgulander 2006	35	186	105	187	33.0%	0.18 [0.11, 0.29]
Davidson 2008	28	204	84	204	28.1%	0.23 [0.14, 0.37]
Stocchi 2003	30	274	115	287	38.8%	0.18 [0.12, 0.29]
Total (95% CI)		664		678	100.0%	0.20 [0.15, 0.26]
Total events	93		304			

Heterogeneity: $\chi^2=0.54$, df=2 ($p=0.76$); $I^2=0\%$
Test for overall effect: $Z=11.90$ ($p<0.00001$)

c. 社交恐怖（社交不安障害）

Montgomery 2005	42	190	91	181	51.9%	0.28 [0.18, 0.44]
Stein 1996	1	8	5	8	3.1%	0.09 [0.01, 1.08]
Stein 2002	23	162	63	161	38.8%	0.26 [0.15, 0.44]
Walker 2000	1	25	9	25	6.2%	0.07 [0.01, 0.64]
Total (95% CI)		385		375	100.0%	0.25 [0.18, 0.35]
Total events	67		168			

Heterogeneity: $\chi^2=2.15$, df=3 ($p=0.54$); $I^2=0\%$
Test for overall effect: $Z=8.00$ ($p<0.00001$)

d. 心的外傷後ストレス障害

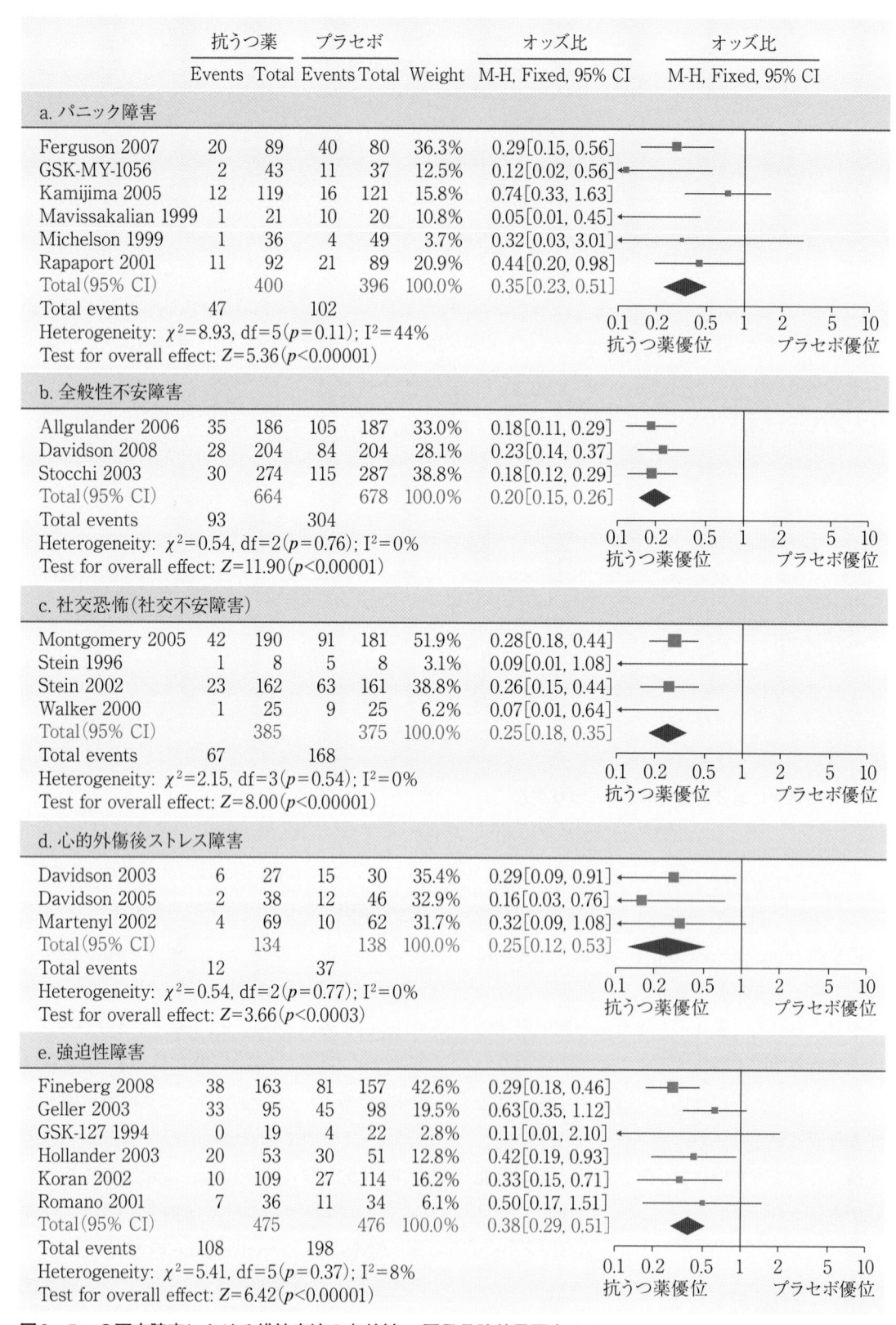

Davidson 2003	6	27	15	30	35.4%	0.29 [0.09, 0.91]
Davidson 2005	2	38	12	46	32.9%	0.16 [0.03, 0.76]
Martenyl 2002	4	69	10	62	31.7%	0.32 [0.09, 1.08]
Total (95% CI)		134		138	100.0%	0.25 [0.12, 0.53]
Total events	12		37			

Heterogeneity: $\chi^2=0.54$, df=2 ($p=0.77$); $I^2=0\%$
Test for overall effect: $Z=3.66$ ($p<0.0003$)

e. 強迫性障害

Fineberg 2008	38	163	81	157	42.6%	0.29 [0.18, 0.46]
Geller 2003	33	95	45	98	19.5%	0.63 [0.35, 1.12]
GSK-127 1994	0	19	4	22	2.8%	0.11 [0.01, 2.10]
Hollander 2003	20	53	30	51	12.8%	0.42 [0.19, 0.93]
Koran 2002	10	109	27	114	16.2%	0.33 [0.15, 0.71]
Romano 2001	7	36	11	34	6.1%	0.50 [0.17, 1.51]
Total (95% CI)		475		476	100.0%	0.38 [0.29, 0.51]
Total events	108		198			

Heterogeneity: $\chi^2=5.41$, df=5 ($p=0.37$); $I^2=8\%$
Test for overall effect: $Z=6.42$ ($p<0.00001$)

図2　5つの不安障害における維持療法の有効性―再発予防効果研究より
二重盲検プラセボ比較試験22件.

(Donovan MR, et al, 2009[2] より)

表1　不安障害における抗うつ薬の再発予防研究よりOR, RR, RDの比較

診断	OR (95%CI)	RR (95%CI)	RD (95%CI)	NNT (95%CI)
全般性不安障害	0.20 (0.15, 0.26)	0.31 (0.25, 0.38)	−0.31 (−0.35, −0.26)	3.23 (2.86, 3.85)
社交不安障害	0.25 (0.18, 0.35)	0.39 (0.30, 0.49)	−0.28 (−0.34, −0.21)	3.57 (2.94, 4.76)
心的外傷後ストレス障害	0.25 (0.12, 0.53)	0.35 (0.19, 0.62)	−0.17 (−0.26, −0.09)	5.88 (3.85, 11.11)
パニック障害	0.35 (0.23, 0.51)	0.44 (0.32, 0.60)	−0.15 (−0.20, −0.10)	6.67 (5.00, 10.00)
強迫性障害	0.38 (0.29, 0.51)	0.54 (0.45, 0.66)	−0.19 (−0.25, −0.14)	5.26 (4.00, 7.14)

CI（信頼区間），OR（オッズ比），RR（相対リスク），RD（リスク差），NNT（治療必要数）．

(Donovan MR, et al, 2009[2] より)

表2　パニック障害に用いる抗うつ薬およびベンゾジアゼピン系薬の用量

	開始用量および漸増用量 (mg/day)	通常の使用用量 (mg/day)[*1]
選択的セロトニン再取り込み阻害薬 (SSRI)		
citalopram	10	20〜40
escitalopram	5〜10	10〜20
fluoxetine	5〜10	20〜40
フルボキサミン	25〜50	100〜200
パロキセチン	10	20〜40
パロキセチン CR	12.5	25〜50
セルトラリン	25	100〜200
セロトニン・ノルアドレナリン再取り込み阻害薬 (SNRI)		
デュロキセチン	20〜30	60〜120
venlafaxine ER	37.5	150〜225
三環系抗うつ薬 (TCA)		
イミプラミン	10	100〜300
クロミプラミン	10〜25	50〜150
desipramine	25〜50	100〜200
ノルトリプチリン	25	50〜150
ベンゾジアゼピン系薬		
アルプラゾラム	0.75〜1.0[*2]	2〜4[*2]
クロナゼパム	0.5〜1.0[*3]	1〜2[*3]
ロラゼパム	1.5〜2.0[*2]	4〜8[*2]

[*1]：通常の治療用量に対して治療反応を呈さない患者に対しては，さらに高用量を用いる場合もある．
[*2]：通常，分3もしくは分4で投与．[*3]：朝夕の分2投与が多い．

(Stein MB, et al, 2009[3] より)

害への有用性が報告されている．

長期にわたる有効性および再発予防試験では，パロキセチン[15]，セルトラリン[17,18]，venlafaxine[19]，イミプラミンおよびクロミプラミン[15]で有用性が報告されている．

SSRIとTCAの比較試験では，マプロチリン[20]以外は同等の効果が報告されている[15,21]．SSRIとイミプラミン間に忍容性の相違はないという研究[22]もあるものの，ほとんどの研究において，SSRIはTCAよりも忍容性に優っており，有害事象はTCAのほうがSSRIよりも頻度が高いため，まずSSRIを使用するべきである．また，SSRI間の相違についてはescitalopramがcitalopramに優るとい

表3 通常パニック障害で使用される薬剤間での利点/不利点の比較

	SSRI	TCA	BDZ
速効性	+	+	+++
抗うつ効果	+++	+++	0
併存する不安障害への効果	+++	+++	0
鎮静	0	+/++	++
認知障害	0	+	++
抗コリン作用	0	++	0
起立性低血圧	0	++	0
過敏性	++	+	0
嘔気	++	0	0
体重増加	0/+	++	0
性機能障害	++	+	0
身体依存	0	0	++
中断症候群	+	+	+++
乱用の危険性	0	0	++
心血管への影響	0	++	0
過量服用時の危険性	0	++	0
薬剤間相互作用	0/++	0	0

(Marchesi C, 2008[42] より)

う報告はあるものの[23],ほとんどで違いは報告されていない[24].

ベンゾジアゼピン系薬のなかではアルプラゾラムのプラセボに優る効果が最もよく知られている[25-27].8週の急性期後の35週にわたる再発予防試験では,アルプラゾラムはプラセボに優れ,イミプラミンと同等[28]もしくは優る効果[29]が報告されている.また,クロナゼパム[30],ジアゼパム[27],ロラゼパム[31]の有効性も報告されている.

臨床実地ではベンゾジアゼピン系薬はSSRIやSNRI,TCAとよく併用されるが,パロキセチンやクロナゼパムとを併用した場合にはSSRI単剤よりも反応がより早期に得られたものの,効果が得られたのは初期の数週間だけだったという[32].イミプラミンとアルプラゾラム[33],およびセルトラリンとクロナゼパム[34]でも同様の結果であった.

その他の抗うつ薬で,エビデンスレベルは低いがノルアドレナリン再取り込み阻害薬のreboxetineは単盲検試験でフルボキサミンと同様に有効であった[35]がパロキセチンには劣っていた[36].ミルタザピンはフルボキサミンと同等の効果を得たという小規模の臨床研究がある[37].その他,小規模研究で有効性の報告があるのは,バルプロ酸[38],イノシトール[39],ガバペンチン[40]である.buspironeとbupropionではプラセボに優る優位性は見いだされなかった.

β遮断薬は動悸や振戦といった自律神経系症状に効果を有する可能性があるため,パニック障害の治療にも臨床の場で使われる場合がある.しかし,β遮断薬であるプロプラノロールのプラセボに対する優位性は示されておらず[41],比較薬剤にも劣っていた.

実際の薬物治療として,第一選択薬のSSRIは十分な効果を発現するまでには数週間が必要であり(表3)[42],また投与開始初期に不安感や焦燥が出現・増強する症例が存在することから,実際には低用量から開始し漸増して

表4 パニック障害に対する治療（WFSBP）

推奨グレード	エビデンスのカテゴリー	治療
1	A	・パニック障害における第一選択薬はSSRI（citalopram, escitalopram, フルボキサミン, fluoxetine, パロキセチン, セルトラリン）とSNRIのvenlafaxineである
2	A	・三環系抗うつ薬（クロミプラミン, イミプラミン）も有効であるが, SSRIに比較すると忍容性に乏しく過量服薬時に致死的になる可能性がある ・治療抵抗性の症例では, 依存性の既往がなければベンゾジアゼピン系薬（アルプラゾラム, クロナゼパム, ジアゼパム, ロラゼパム）が有効な場合がある. また, 抗うつ薬の効果発現前の初期の数週では抗うつ薬と併用してよい
3	B	・重篤な副作用および他薬剤や食品との相互作用のため, 不可逆的MAOIのphenelzineは, 第一選択薬に治療反応を示さなかったり, 忍容性がなかった場合のみに処方する
4	C1 C1 C2	・ミルタザピン, バルプロ酸およびイノシトールでは予備的なエビデンスのみ ・オープン研究によると, オンダンセトロン, bupropion, tiagabine, vigabatrin, ミルナシプラン, SSRIと三環系抗うつ薬の併用, オランザピンの単独使用もしくはSSRIとの併用（増強療法）, ピンドロールによるSSRIの増強療法, バルプロ酸とクロナゼパムの併用が有効 ・治療抵抗性の症例では, オランザピンや三環系抗うつ薬にfluoxetine付加, fluoxetineに三環系抗うつ薬付加, SSRIにオランザピン付加がオープン研究で有効 ・治療抵抗性の症例では, リチウムのクロミプラミンへの付加や, バルプロ酸とクロナゼパムとの併用で有用性との症例報告
5	D	・RIMAのmoclobemideおよびNARIのreboxetineに関しては一貫性がない

RIMA（reversible inhibitors of monoamine oxidase type-A）, NARI（ノルアドレナリン再取り込み阻害薬）.

(Bandelow B, et al, 2008[43]より)

いく投与方法が基本となる．とくにパニック障害では，セロトニン刺激に過敏であり，初期のinitial jitterinessやnervousnessのために治療中断しやすいかもしれない（生物学的精神医学会世界連合（World Federation of Societies of Biological Psychiatry: WFSBP））[43].

SSRIが十分な効果を発現するまでの治療初期には，ベンゾジアゼピン系薬の併用がなされるのが現実的と考えられる．WFSBPでも，推奨グレード2として，ベンゾジアゼピン系抗不安薬の治療初期の併用を認めている（**表4**）[43]．その場合，依存性などを考慮して長時間作用型ベンゾジアゼピン系薬を短期間の利用にとどめる工夫が必要である．NICE（National Institute for Health and Clinical Excellence）ガイドラインでは[44]，「ベンゾジアゼピン系薬は長期的には転帰不良と関連しており，パニック障害治療薬として処方するべきではない」とAランクで明記されている．また，催眠作用のある抗ヒスタミン薬や抗精神病薬も処方するべきではないとうたっている（**図3**）[45]．NICEガイドラインではSSRI治療開始時および中断・減量時の副作用について，とくに言及されている．

SSRIでは高用量のほうが効果的な場合もある（NICE）．最初の治療で忍容性の許す限りの最高用量に増加した後も治療に反応しない場合には，他の第一選択薬に変更する（SSRIから他のSSRIへ，SSRIからSNRIへ，SNRIからSSRIへなど）．その後に，TCA（イミプラミンもしくはクロミプラミン）などの第二選択薬を試みる．最後に，薬剤の併用を試みる（WFSBP）[43].

治療抵抗性のパニック障害に関する研究は限

処方前に考慮すること
- 年齢　D
- 以前の治療反応　D
- 自傷や過量服用の危険性（三環系抗うつ薬はSSRIよりも過量服用時より危険）　D
- 忍容姓　D
- 他剤との薬物相互作用の可能性　D
- 患者の好み　D
- 費用（同等効用がある場合）　D

処方時
- とくに指定がない限り，パニック障害の適応を有するSSRIを提案する　A
- もしSSRIが合わなかったり，12週間経過しても改善しなかった場合には，イミプラミンもしくはクロミプラミンを考慮する*　A
- 治療開始時，患者に以下のことを知らせる
  - 副作用の可能性（治療開始時に不安が一過性に増強する場合もある）　C
  - 中断／離脱症状の可能性　C
  - 効果発現の遅さ　D
  - 治療の時間経緯などの見通し　D
  - 処方薬内服の必要性（とくに短時間作用型の薬剤では，中断／離脱症状にならないように）　C
- 患者のニーズに合わせた適切な書面情報を利用可能にすべきである　D
- 開始時の副作用は，低用量で開始し，治療反応に達するまで緩徐に漸増することで最小限に抑えられる可能性がある　D
- 長期間にわたる治療や，上限の用量が必要な場合もある　B

- **ベンゾジアゼピン系薬　A，催眠作用のある抗ヒスタミン薬や抗精神病薬　D をパニック障害治療目的に処方するべきではない**

*：イミプラミンとクロミプラミンはパニック障害治療薬としては認可されていないが，有用であることが示されている．

モニター
- 治療開始2週間以内，4・6・12週後に効果と副作用を評価　D
- 12週以上薬剤使用時は8〜12週ごとに評価　D
- 他の医薬品の製品概要についても理解しておく　D
- 可能であれば転帰を評価するため，短く自己記入式調査票を用いる　D

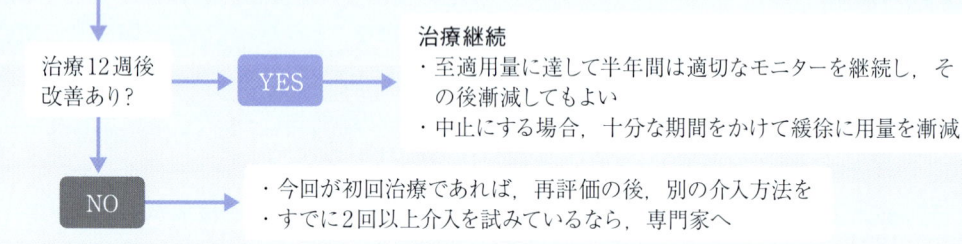

治療12週後改善あり？
- YES → **治療継続**
  - 至適用量に達して半年間は適切なモニターを継続し，その後漸減してもよい
  - 中止にする場合，十分な期間をかけて緩徐に用量を漸減
- NO →
  - 今回が初回治療であれば，再評価の後，別の介入方法を
  - すでに2回以上介入を試みているなら，専門家へ

図3　パニック障害の薬物療法（NICE）

推奨度：
A：directly based on category I evidence
B：directly based on category II evidence, or extrapolated recommendation from category I evidence
C：directly based on category III evidence, or extrapolated recommendation from category I or II evidence
D：directly based on category IV evidence, or extrapolated recommendation from category I, II or III evidence
（推奨度については，Eccles M, Mason J. How to develop cost-conscious guidelines. Health Technol Assess 2001; 5: 1-69, を改変）
もしもSSRIが合わない場合や12週間経過しても効果発現がない場合には，TCAのイミプラミンもしくはクロミプラミン（両者ともにパニック障害に対する保険適応はないが，治療上有効であることが示されている）への変更を考慮し，12週間にわたって改善が認められなければ，別のクラスの抗うつ薬に変更するか，他の治療方法に変更する．

（NICE, 2007[45] より）

定されており，ピンドロールをfluoxetineに付加したところ増強作用が得られたという報告がある程度である．

パニック障害では寛解後も再発予防のために数か月以上は薬物治療を継続する必要がある．薬物療法が有効である場合には，至適用量に達した後半年以上は継続するべき（NICE）であると提唱されているが，その後の至適治療期間については，明らかなエビデンスがない．現在では12〜24か月以上必要と考えられている（WFSBP）[43]．

特定の恐怖症

特定の恐怖症において，予備的な研究ではあるもののSSRIのなかでもパロキセチンがプラセボに優る有効性の報告がある[46]．

社交不安障害（社交恐怖）

社交不安障害（SAD）に対する第一選択の薬物療法はSSRIである．SSRIのなかでも，escitalopram[47]，フルボキサミン[48,49]，パロキセチン[50,51]，セルトラリン[52,53]において多くの報告がある．その他のSSRIでは，citalopramで有効例が報告されているが[54]，fluoxetineに関しては結果が混在している．SNRIのvenlafaxineの有効性[55]も報告されている．

SADは概して慢性疾患であり，長期間の治療が必要である．近年の維持療法に関する研究でも，治療6〜12か月においてプラセボ群では有意に再発が多いことが示され，12か月以上の薬物療法が必要といわれている．長期にわたる効果および再発予防効果が報告されているのは，SSRIのescitalopram[56]とパロキセチン[57]，セルトラリン[52,58]およびSNRIのvenlafaxine[59]である．モノアミン酸化酵素阻害薬（monoamine oxidase inhibitor: MAOI）のphenelzineおよびmoclobemideでも再発予防の報告がある．

小児および成年における治療ではパロキセチン[60,61]とvenlafaxine[62]で報告されている．

ベンゾジアゼピン系薬のなかでは，クロナゼパムのプラセボに優る有効性が示されている[63]．

SADで臨床上使用されるβ遮断薬については，音楽家における効果の報告があるものの[64]，SADに関しては実はプラセボに優るというエビデンスはない[65]ようである．

その他の薬剤では，ミルタザピンが女性のSADに有効であったという報告がある[66]．また，ガバペンチン[67]およびpregabalinも有効性が示されている．非定型抗精神病薬では，小規模であるがオランザピンの有効性が報告されている[68]．ニューロキニン-1受容体拮抗薬であるGR205171が有効だったという[54]．

治療抵抗性のSADに関しては，パロキセチンにピンドロールを付加する増強療法が試みられたが，有効性は示されなかった[69]．

表5にWFSBPの指針を示す[43]．

強迫性障害

強迫性障害（OCD）の薬物療法で推奨される第一選択薬は，SSRIである．クロミプラミン，fluoxetine，フルボキサミン，パロキセチンおよびセルトラリンが米国食品医薬品局（Food and Drug Administration: FDA）ではOCD治療薬として推奨される．このうち，本邦でOCD治療薬として使用できるのは，フルボキサミンとパロキセチンである．

すべてのSSRIがOCDに対する有効性を報告されているが，なかでもフルボキサミン[70,71]における報告が多い．fluoxetineでは，

表5　社交不安障害（SAD）に対する治療（WFSBP）

推奨グレード	エビデンスのカテゴリー	治療
1	A	・SADにおける第一選択薬はSSRI（escitalopram，フルボキサミン，パロキセチンおよびセルトラリン）とSNRIのvenlafaxineである
2	A	・MAOIのphenelzineはSADに有効であるが，忍容性は他の抗うつ薬に比べて優れない
3	B	・治療抵抗性の症例では，依存性の既往がなければベンゾジアゼピン系薬（クロナゼパム）が有用な場合がある．また，抗うつ薬の効果発現前の初期の数週では抗うつ薬と併用してもよい ・citalopramとガバペンチンに関しては肯定的な予備的エビデンスがある
4	C1	・オランザピン，tranylcypromine，tiagabine，トピラマートおよびlevetiracetamでは予備的なエビデンスがあるが，適切なRCTがない ・治療抵抗性の症例では，SSRIにbuspironeを付加すると有効であることがオープン研究で報告されている
5	D	・moclobemideの有効性に関しては一貫性がない

http://www.wfsbp.org/fileadmin/pdf/guides/Guidelines_Anxiety_revision.pdf

（Bandelow B, et al, 2008[43]より）

複数の有効性を示す報告があるが，1年にわたるプラセボ比較試験では，高用量fluoxetine（60mg）治療群のみ再発に至る時間が短かったようである[72]．TCAではクロミプラミン[73]が代表的なセロトニン再取り込み阻害薬として多くの報告があり，ミルタザピン[74]でも報告がある．desipramineやノルトリプチリンといったノルアドレナリン再取り込み阻害作用が有意な薬剤では，セロトニン再取り込み阻害作用の抗OCD効果には足らないという複数の報告がある．セイヨウオトギリ草（St John's wort）は効果を見いだされていない[75]．

クロミプラミンとSSRIとの効果には相違ないという報告[76]もあるが，抗強迫効果はクロミプラミンがSSRIに優るという報告も多い[77,78]．プラセボ比較試験に対するメタ解析からは，fluoxetine，フルボキサミン，およびセルトラリンよりもクロミプラミンの効果の優位性が示唆されるが，クロミプラミンとSSRIとを直接比較したhead-to-head試験によると，前述の印象は支持されていない（APA）[79]．両剤の効果は同様で，忍容性はSSRIが優るという報告が最近では多いようである[80]．SSRIはクロミプラミンに比べると大きな問題を呈する危険性がより少ないため，最初の薬物療法としてはSSRIのほうが好ましい．citalopramおよびescitalopramも含むすべてのSSRIは，同等に有効であるようである（APA）[79]が，あるSSRIに反応しても他のSSRIには反応しないということもある．SSRI間での選択にあたっては，主治医は該当患者における副作用を考慮し，薬剤相互作用といった安全性や忍容性，以前の治療反応性，身体合併症などを十分に吟味する必要がある．

急性期にOCD症状の改善がみられるのは30～60％であるが，24週までに反応率は70％になるという[81]．2年にわたり症状改善がみられたという報告もあり[82]，通常長期間の治療が必要である．長期間の効果および再発予防効果では，escitalopram[83]，フルボキサミン[84]，パロキセチン[85]，セルトラリン[86,87]，クロミプラミンで報告されている．

維持期においても，SSRIの場合中等～高用量で維持するべきとされている[72]．

表6 強迫性障害におけるセロトニン再取り込み阻害薬（SSRI）の用量

SSRI	開始用量および漸増用量 (mg/day)*1	通常の目標用量 (mg/day)	通常の最大用量 (mg/day)	最高処方用量 (mg/day)*2
citalopram	20	40〜60	80	120
クロミプラミン	25	100〜250	250	—*3
escitalopram	10	20	40	60
fluoxetine	20	40〜60	80	120
フルボキサミン	50	200	300	450
パロキセチン	20	40〜60	60	100
セルトラリン*4	50	200	200	400

*1：嘔気などの不快な副作用を最小限にしたり，薬物療法への不安に対応するため記載用量の1/2もしくはそれ以下から開始したほうがよい場合もある．
*2：ここに示した用量は，代謝の速いrapid metabolizerや，副作用がないか軽微であり，通常の最大用量で8週間以上治療反応に達しない場合に使用する場合がある．
*3：痙攣および心伝導遅延の危険性を最小限にするために，内服12時間後のクロミプラミン＋desmethylclomipramine血中濃度が500 ng/mL未満になるようにする．
*4：SSRIのなかでセルトラリンのみ食事と同時摂取で吸収が良い．

(APA, 2007[79]より)

小児および青年期のOCDに対する有効性も，成人とほぼ同様に，フルボキサミン[88]，fluoxetine[89,90]，パロキセチン[81,91]，セルトラリン[92]，TCAのクロミプラミン[93]で報告がある．

治療用量設定は，他の不安障害や大うつ病性障害に比べて高いことが特徴である（**表6**）(APA)[79]．多くの臨床試験から，用量が高いほど治療反応も良好であることが示されている．

SSRIが奏効しなかったOCD治療の増強療法としては，抗精神病薬の付加がある．SSRIに対してハロペリドール[94]や非定型抗精神病薬のクエチアピン，オランザピンもしくはリスペリドンを付加したほうが，SSRI単剤よりも有効であったという報告も多い[95,96]．ただしクエチアピンとオランザピンに関してはまだ一貫性のある結果はないようである．クロスオーバー試験ではSSRIにハロペリドールとリスペリドンのどちらを付加した場合も有効であった[97]という．メタ解析でも抗精神病薬による増強療法が有効であることが報告されている[98,99]．しかし，増強療法を開始する前に，SSRIを忍容性が許す限りの最高用量で3か月以上過量する必要があり（WFSBP）[43]，また抗精神病薬の増強療法に治療反応を呈するのは1/3である．その他の増強療法として，ピンドロールをパロキセチンに付加して有効であった報告がある[100]．小規模ではあるが二重盲検クロスオーバー試験にて，クロミプラミン治療に反応しなかったが，ベンゾジアゼピン系薬であるクロナゼパムの付加で改善したという報告がある[101]．しかしセルトラリンにクロナゼパムを加えても有効性は見いだされなかった[102]．

APAのアルゴリズムを**図4**に示す．

心的外傷後ストレス障害（PTSD），急性ストレス障害

多くの二重盲検比較試験から，SSRIが第一選択薬であることがわかっている[103]．SSRIが選択される理由として，APAガイドラインでは，(1) PTSDの症状再体験，回避・麻痺，覚醒亢進のすべての症状を緩和させる，(2) PTSDと併存することの多い精神疾患（例：

```
第一選択の                                          SSRI+CBT
治療法    → CBT(ERP)          SSRI              (ERP)
              ↓                    ↓                ↓
     CBTを毎週セッション13～20週          SSRIによる治療
     施行後、治療反応あり？   いいえ     8～12週間後（忍容下での最高用量下で4～6
                                        週）または，CBT毎週セッション13～20週もし
              はい                       くは連日セッション3週間後に治療反応あり？

                                              はい     いいえ
              ↓                                ↓        ↓
     薬物療法：1～2年継続したあと、数か月以上かけての漸減を考慮
     CBT：急性期治療後の3～6か月間，定期的に追加セッションを行う
```

中程度の治療反応に対する戦略
・まだ施行されていなければ，第2世代抗精神病薬もしくはCBT（ERP）による増強療法
・ERPに認知療法を付加*

治療反応に乏しい，または反応しない場合の戦略
・異なるSSRIに変更
・クロミプラミンに変更
・第2世代抗精神病薬による増強療法
・venlafaxineに変更
・ミルタザピン*に変更

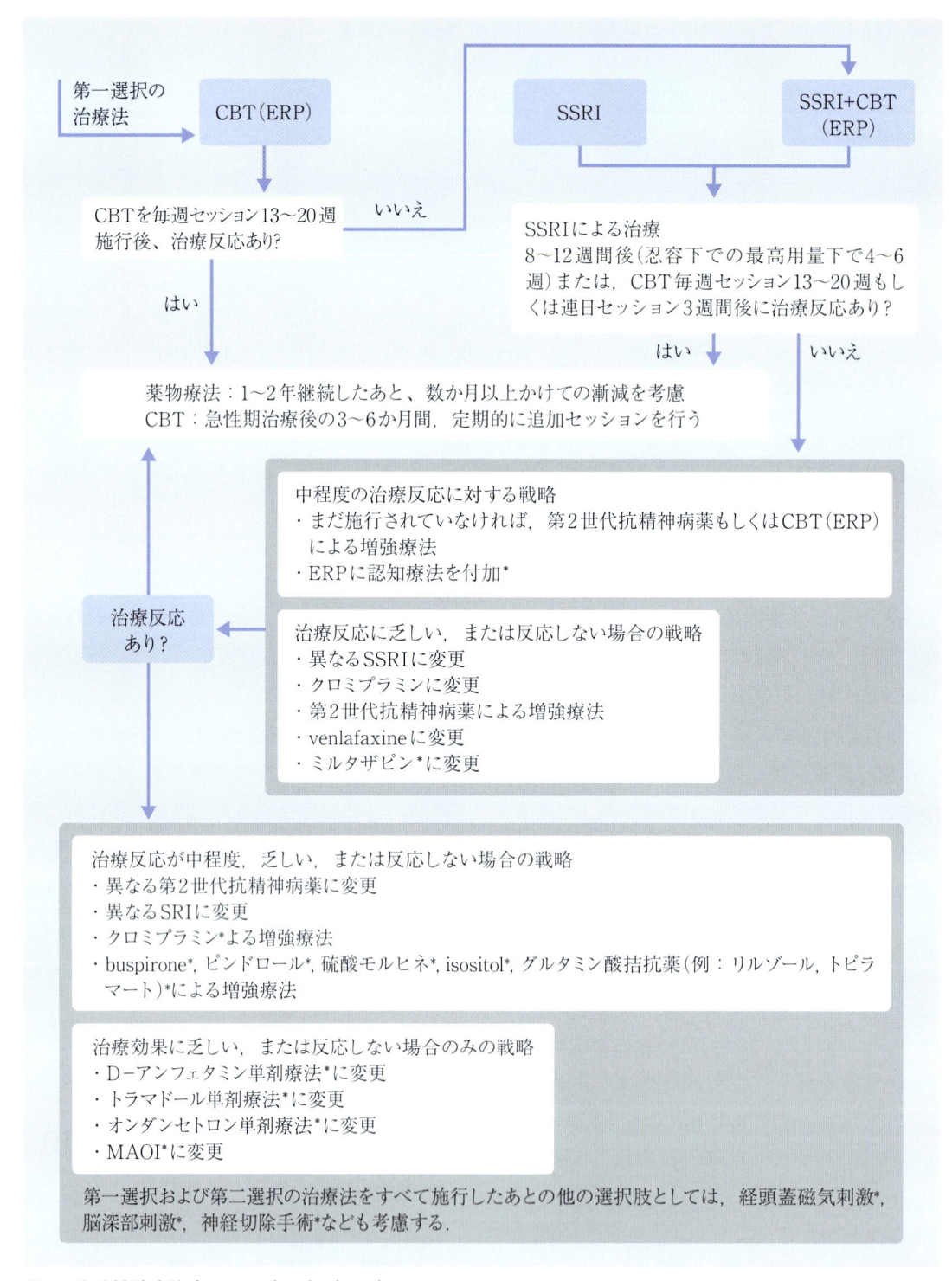

治療反応が中程度，乏しい，または反応しない場合の戦略
・異なる第2世代抗精神病薬に変更
・異なるSRIに変更
・クロミプラミン*よる増強療法
・buspirone*，ピンドロール*，硫酸モルヒネ*，isositol*，グルタミン酸拮抗薬（例：リルゾール，トピラマート）*による増強療法

治療効果に乏しい，または反応しない場合のみの戦略
・D-アンフェタミン単剤療法*に変更
・トラマドール単剤療法*に変更
・オンダンセトロン単剤療法*に変更
・MAOI*に変更

第一選択および第二選択の治療法をすべて施行したあとの他の選択肢としては，経頭蓋磁気刺激*，脳深部刺激*，神経切除手術*なども考慮する．

図4 強迫性障害治療のアルゴリズム（APA）
「中等度の反応」は臨床的な反応は得られていても十分ではない場合を指す．
*：根拠となるエビデンスに乏しい（数件もしくは小規模の臨床試験もしくは症例報告，非比較試験など）．
CBT（認知行動療法），ERP（曝露反応妨害法），MAOI（モノアミン酸化酵素阻害薬），SRI（セロトニン再取り込み阻害薬），SSRI（選択的セロトニン再取り込み阻害薬）．

(http://www.psychiatryonline.com/popup.aspx?aID=149623)

うつ病，パニック障害，社交不安障害，強迫性障害）にも有効である．（3）PTSDの治療のうえで生じる臨床症状（自殺関連行動や衝動行為，攻撃性など）を減少する可能性がある．（4）比較的副作用が少ない，の4つの理由をあげている．

PTSDの症状減退に関しては，SSRIのなかでもfluoxetineおよびセルトラリン，パロキセチンにおいて8～12週間という比較的短期間で効果発現が報告されている[103]．しかし，退役軍人の有無によって，治療効果は異なるようである．非退役軍人のPTSDを対象とした場合，メタ解析および2004年以降に公表されたランダム化比較試験では，SSRIおよびSNRIがプラセボに優る有益性が報告されている．2006年Cochraneメタ解析で14週間以下の短期間におけるランダム化比較試験35件（総対象4,597名）が総括されている[104]．そのうち17件では実薬群のほうがプラセボに比して有意に重症度が軽減しており，すべての症状に対してSSRIが最も効果的であった．近年でも，パロキセチン[105]，セルトラリン[106]，fluoxetine[107]のプラセボに優る有効性が報告されている．

一方，退役軍人におけるPTSD治療でのSSRIの有用性は確立されていない．併存する抑うつ症状に対してはプラセボに優る有効性を認めたものの，PTSD自体の症状はプラセボと相違なかったfluoxetine[108]など，有効性を認めなかった研究が複数ある[109,110]．169名のPTSD退役軍人を対象とした多施設研究では，セルトラリン治療群でのPTSD症状はプラセボ群と相違なかった[111]．2002年にZoharらも無作為試験をセルトラリンにて行ったが，10週間プラセボ群と有意差は認められなかった[112]．しかし，144名の退役軍人を対象としたランダム化比較試験では，12週の急性期にfluoxetineはプラセボよりPTSD症状および抑うつ症状，不安症状において治療反応性が良好であり，24週の再発予防期においてもプラセボに勝っていた[113]ため，期間の問題もあるのかもしれない．

SSRI以外の抗うつ薬では，2004年のAPAガイドライン出版以降，いくつかの無作為化プラセボ比較研究がvenlafaxine，ミルタザピン，nefazodone，bupropionで行われた[114]．2006年にDavidsonら[115]は成人のPTSD外来患者329名を対象にvenlafaxine徐放剤（37.5～300 mg/day）とプラセボとの比較試験を行ったところ，24週目にvenlafaxineはPTSD症状のうち，再体験，回避・麻痺症状については有意に軽減したが，覚醒亢進症状については優位性を認めなかった．寛解（CAPS（Clinician-Administered PTSD Scale）得点20点以下）率は50.9%対37.5%でvenlafaxineが優っていた．概して，抗うつ薬間での比較では，いずれもプラセボに優っていたものの，抗うつ薬間では大きな違いはなかったようである[116,117]．PTSDおよび急性ストレス障害に関するSSRI同士のhead-to-head比較はまだ公表されていないが，効能というよりは，薬理学的・代謝効果や薬物相互作用などの副作用などの面で異なるのではないかと考えられている（APA）[114]．

TCAではアミトリプチリンとイミプラミンにおいてPTSDの有効性が報告されている．

ベンゾジアゼピン系薬は不安軽減や睡眠改善に役立つが，PTSDにおける中核症状の治療においては十分に確立されていない．物質使用障害などを併存する場合には，依存性について考慮する必要がある．

抗てんかん薬のバルプロ酸，カルバマゼピン，トピラマートにおけるオープン研究では，PTSDの特異症状に関する効果は混在した報告となっている．再体験症状に関しては，ラモトリギンが有効だという報告もある．

406　VI章　うつ・不安の治療

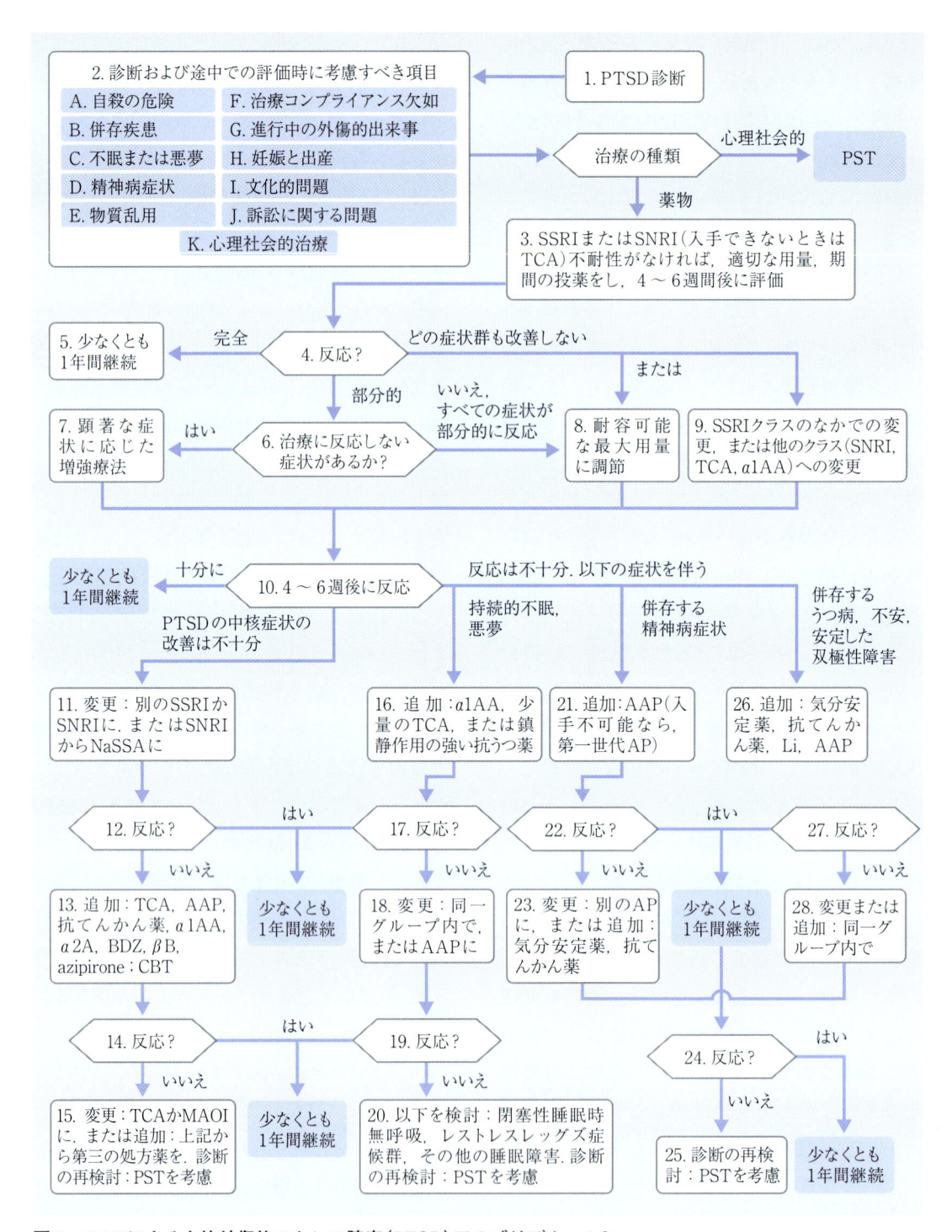

図5　IPAPによる心的外傷後ストレス障害(PTSD)アルゴリズム v.1.0

専門家による使用に限る．患者が使用するものではない．
α1AA(α₁アドレナリンアンタゴニスト), α2A(α₂アゴニスト), AP(抗精神病薬), AAP(非定型抗精神病薬), βB(β遮断薬), BDZ(ベンゾジアゼピン系薬), CBT(認知行動療法), Li(リチウム), MAOI(モノアミン酸化酵素阻害薬), NaSSA(ノルアドレナリン作動性・特異的セロトニン作動性抗うつ薬), PST(心理社会的治療), SNRI(セロトニン・ノルアドレナリン再取り込み阻害薬), SSRI(選択的セロトニン再取り込み阻害薬), TCA(三環系抗うつ薬).
　　　　　　　　　　　　　　　　　　　　　　　(http://www.ncnp.go.jp/nimh/seijin/flowchart.pdf)

```
1. 全般性不安障害(GAD)の診断
   ↓
2. 併存疾患, 自殺の危険性, 不眠, 物質乱用, コンプライアンス不良,
   妊娠の可能性, 高齢者, 文化的問題についての評価
   ↓
3. 治療の種類 ──心理社会的→ 4. PST
   ↓薬物
5. SSRI/SNRIを適切用量で4～6週継続 ──反応良好→ 7a. 1年以上治療を継続
   ↓
6. 初期治療反応についての評価
```

各段階で考慮すべきこと：
- A. 併存疾患
- B. 自殺の危険
- C. 不眠
- D. 物質乱用
- E. 治療アドヒアランス不良
- F. 妊娠の可能性がある女性
- G. 高齢者
- H. 文化的問題

6からの分岐：不適切な治療／部分的反応／適切な治療／反応なし

8. 部分反応についての評価
- 不眠 → 9. 睡眠薬：非ベンゾジアゼピン系GABA作動性睡眠薬, ベンゾジアゼピン系薬, トラゾドン, ミルタザピン, 生活リズムの変更, 催眠作用のある抗ヒスタミン薬を加剤してもよい
- 症状すべて残存 → 10. 非定型抗精神病薬もしくはベンゾジアゼピン系薬, 抗ヒスタミン薬, buspirone, tiagabine(要注意)の加剤による増強療法. 心理社会的治療を併用してよい
- 11. 他の抗うつ薬に変更(同じクラス内で, もしくは異なるクラスへ変更, SSRIからSNRIへ, もしくはSNRIからSSRIへ)

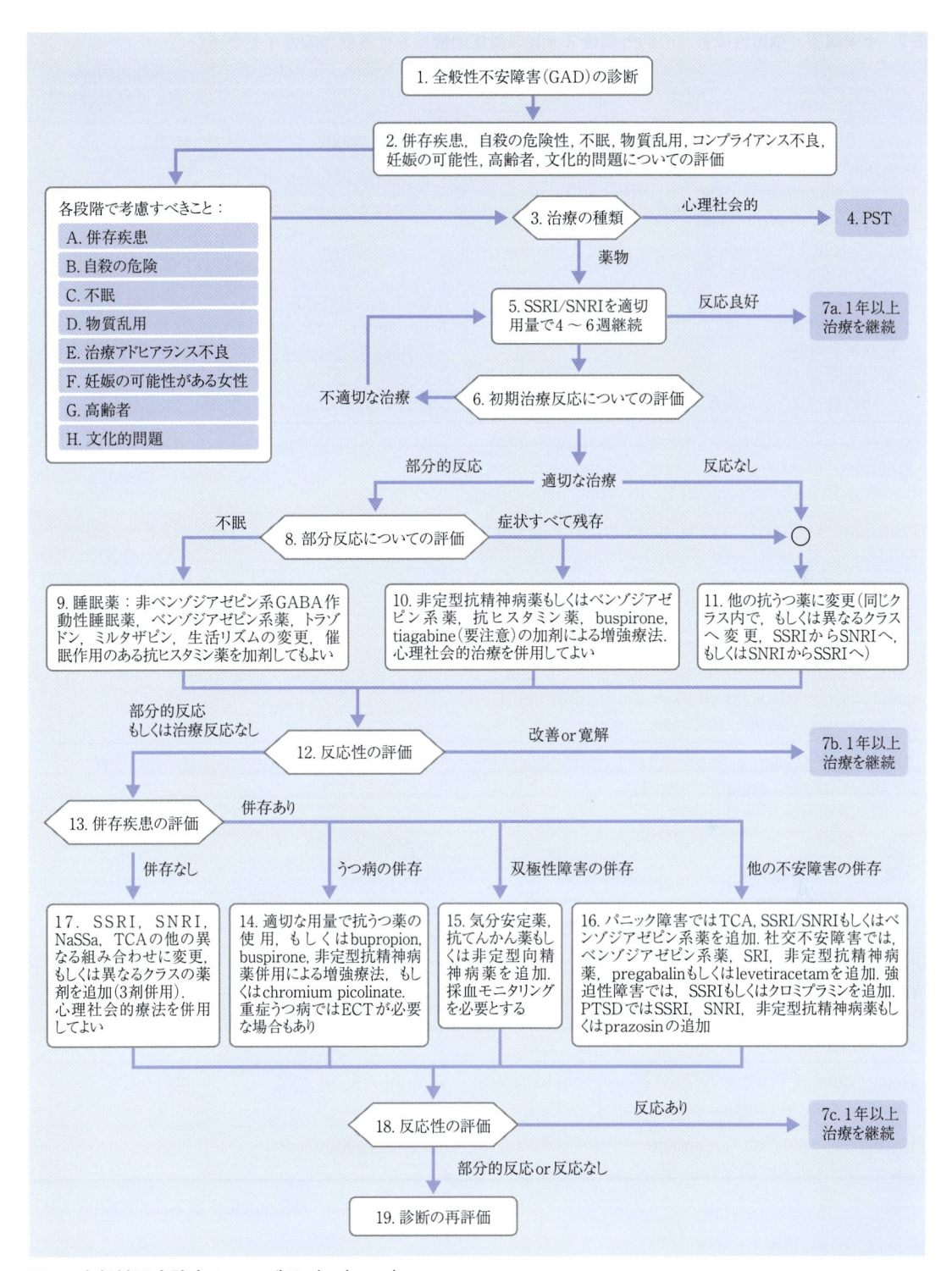

12. 反応性の評価 ──改善or寛解→ 7b. 1年以上治療を継続
   ↓部分的反応もしくは治療反応なし
13. 併存疾患の評価
- 併存なし → 17. SSRI, SNRI, NaSSa, TCAの他の異なる組み合わせに変更, もしくは異なるクラスの薬剤を追加(3剤併用). 心理社会的療法を併用してよい
- うつ病の併存 → 14. 適切な用量で抗うつ薬の使用, もしくはbupropion, buspirone, 非定型抗精神病薬併用による増強療法, もしくはchromium picolinate. 重症うつ病ではECTが必要な場合もあり
- 双極性障害の併存 → 15. 気分安定薬, 抗てんかん薬もしくは非定型向精神病薬を追加. 採血モニタリングを必要とする
- 他の不安障害の併存 → 16. パニック障害ではTCA, SSRI/SNRIもしくはベンゾジアゼピン系薬を追加. 社交不安障害では, ベンゾジアゼピン系薬, SRI, 非定型抗精神病薬, pregabalinもしくはlevetiracetamを追加. 強迫性障害では, SSRIもしくはクロミプラミンを追加. PTSDではSSRI, SNRI, 非定型抗精神病薬もしくはprazosinの追加

18. 反応性の評価 ──反応あり→ 7c. 1年以上治療を継続
   ↓部分反応or反応なし
19. 診断の再評価

図6 全般性不安障害のアルゴリズム(IPAP)

ECT(電気痙攣療法), NaSSa(ノルアドレナリン作動性・特異的セロトニン作動性抗うつ薬), PST(心理社会的治療), SNRI(セロトニン・ノルアドレナリン再取り込み阻害薬), SRI(セロトニン再取り込み阻害薬), SSRI(選択的セロトニン再取り込み阻害薬), TCA(三環系抗うつ薬).

(http://www.ipap.org/[139] より)

表7 不安障害，強迫性障害，心的外傷後ストレス障害治療における近年のガイドライン

ガイドライン	出典	薬物療法期間の最短推奨期間
Royal Australian and New Zealand College of Psychiatrists: Australian and New Zealand Clinical Practice Guidelines for the Treatment of Panic Disorder and Agoraphobia	Andrews 2003	推奨なし
World Council on Anxiety: Recommendations for the long-term treatment of		
パニック障害	Pollack et al. 2003a	12〜24か月
全般性不安障害	Allgulander et al. 2003	記載なし
社交不安障害	van Ameringen et al. 2003	12か月
強迫性障害（成人）	Greist et al. 2003	12〜24か月
心的外傷後ストレス障害	Stein et al. 2003a	12〜24か月
Evidence-based Guidelines for the Pharmacological Treatment of Anxiety Disorders: recommendations from the British Association for Psychopharmacology	Baldwin et al. 2005	治療反応後6か月
Canadian Psychiatric Association Clinical Practice Guidelines, Management of Anxiety Disorders	Canadian Psychiatric Association 2006	PD: 8〜12か月 GAD: 推奨なし SAD: 12〜24か月
National Institute for Health and Clinical Excellence (NICE). Anxiety (amended): management of anxiety (panic disorder, with or without agoraphobia, and generalised anxiety disorder) in adults in primary, secondary and community care	NICE 2007	治療反応後6か月
American Psychiatric Association: practice guideline for the treatment of patients with obsessive-compulsive disorder	Koran et al. 2007	12〜14か月
National Institute for Health and Clinical Excellence (NICE): obsessive compulsive disorder: core interventions in the treatment of obsessive compulsive disorder and body dysmorphic disorder	NICE 2006	12か月以上
National Institute for Health and Clinical Excellence (NICE): Post-Traumatic Stress Disorder. the management of PTSD in adults and children in primary and secondary care	NICE 2005	12か月以上
Department of Veteran Affairs: post-traumatic stress disorder. clinical practice guidelines	Veteran Affairs 2007	推奨なし
Institute of Medicine: Treatment of PTSD: An Assessment of the Evidence. Report Brief	Institute of Medicine 2007	推奨なし

（Bandelow B, et al, 2008[43] より）

　精神病性症状が併存したり，第一選択治療薬が無効の場合には，オランザピン，クエチアピンおよびリスペリドンといった第二世代抗精神病薬が役立つ可能性が示唆されている．

　$α_1$遮断薬である prazosin およびイミプラミンと併用したクロニジンが有用である可能性が示唆されている．β遮断薬は，PTSDに対して処方されるものの，PTSDに関した比較研究は現在までのところ存在しない．予備的研究によれば，外傷後の急性期にプロプラノロールを投

与すると，後に生じるPTSD症状のいくらかを軽減させる可能性が示唆されている．

The International Psychopharmacology Algorithm Project（IPAP）から，PTSDのアルゴリズムのダウンロードが可能で，日本語版ではJapanese NIMH version（図5）[118]が利用できる．

全般性不安障害

全般性不安障害（GAD）において，SSRIのescitalopram[119]，パロキセチン[120,121]，セルトラリン[122,123]，およびSNRIではvenlafaxine[124]とデュロキセチン[125]，TCAのイミプラミン[126]の有効性が報告されている．SSRI同士の比較では，24週の試験においてescitalopramとパロキセチンは同等に有効で[127]，パロキセチンとセルトラリンとでも同等の有効性と忍容性を示した[128]．長期間治療および再発予防研究では，escitalopram[56,129]，パロキセチン[130]，venlafaxine[131]，デュロキセチンで有効性が示されている．抗うつ薬による再発予防効果は，不安障害のなかでGADに関して最も高かったという報告[2]については前述した．

小児・青年期ではセルトラリン[132]，fluoxetine[133]，フルボキサミン[134]の有効性が示されている．

抗うつ薬以外の薬剤では，ベンゾジアゼピン系薬のアルプラゾラム，ジアゼパム，ロラゼパム，ブロマゼパムでプラセボに対する優位性が報告されている．また，抗てんかん薬であるpregabalin[135]のGADに対する効能が近年数多く報告され，再発予防効果もあったという[136]．抗精神病薬では，クエチアピンが50～300 mg/dayという低用量にてGADに有効だったという報告がある．また5-HT$_{1A}$受容体作動薬であるbuspirone[137]やバルプロ酸[138]の有効性が報告されている．抗ヒスタミン薬の効果も報告されているが，長期の臨床試験はなく，日中の眠気が問題となるようである．

The International Psychopharmacology Algorithm Project[139]から，全般性不安障害（図6）のアルゴリズムのダウンロードがID登録後無償にて可能である．詳細についてはIPAP GAD Algorithm Notes Updated 16-Nov-2006[140]を参照願いたい．

おわりに

不安障害の薬物療法に関して，近年では急性期に加えて維持期での報告も豊富となってきた．まだ明らかなエビデンスには至っていないものの，症状軽快後も概して1年以上は継続することが必要といえそうである（表7）（WFSBP）[52]．現在すべての不安障害に関してSSRIが第一選択薬となっているが，その至適用量やファーストライン治療が無効であったときの選択は，各疾患によって異なっていることに留意したい．

（尾鷲登志美）

[引用文献]

1. Stein DJ. Algorithm for the pharmacotherapy of anxiety disorders. Curr Psychiatry Rep 2003; 5: 282-8.
2. Donovan MR, Glue P, Kolluri S, et al. Comparative efficacy of antidepressants in preventing relapse in anxiety disorders: a meta-analysis. J Affect Disord 2009 Jul 16. [Epub ahead of print]
3. Stein MB, Goin MK, Pollack MH, et al. Practice guideline for the treatment of patients with panic disorder, second edition. Am J Psychiatry 2009; 166 (Suppl 2): 7.

4. Ballenger JC, Davidson JR, Lecrubier Y, et al. Consensus statement on panic disorder from the International Consensus Group on Depression and Anxiety. J Clin Psychiatry 1998; 59 Suppl 8: 47-54.
5. Asnis GM, Hameedi FA, Goddard AW, et al. Fluvoxamine in the treatment of panic disorder: a multi-center, double-blind, placebo-controlled study in outpatients. Psychiatry Res 2001; 103: 1-14.
6. Black DW, Wesner R, Bowers W, et al. A comparison of fluvoxamine, cognitive therapy, and placebo in the treatment of panic disorder. Arch Gen Psychiatry 1993; 50: 44-50.
7. Ballenger JC, Wheadon DE, Steiner M, et al. Double-blind, fixed-dose, placebo-controlled study of paroxetine in the treatment of panic disorder. Am J Psychiatry 1998; 155: 36-42.
8. Sheehan DV, Burnham DB, Iyengar MK, et al. Efficacy and tolerability of controlled-release paroxetine in the treatment of panic disorder. J Clin Psychiatry 2005; 66: 34-40.
9. Londborg PD, Wolkow R, Smith WT, et al. Sertraline in the treatment of panic disorder: a multi-site, double-blind, placebo-controlled, fixed-dose investigation. Br J Psychiatry 1998; 173: 54-60.
10. Pohl RB, Wolkow RM, Clary CM. Sertraline in the treatment of panic disorder: a double-blind multicenter trial. Am J Psychiatry 1998; 155: 1189-95.
11. Pollack MH, Lepola U, Koponen H, et al. A double-blind study of the efficacy of venlafaxine extended-release, paroxetine, and placebo in the treatment of panic disorder. Depress Anxiety 2007; 24: 1-14.
12. Klein DF. Delineation of two drug-responsive anxiety syndromes. Psychopharmacologia 1964; 5: 397-408.
13. Nair NP, Bakish D, Saxena B, et al. Comparison of fluvoxamine, imipramine, and placebo in the treatment of outpatients with panic disorder. Anxiety 1996; 2: 192-8.
14. Johnston D, Troyer I, Whitsett SF. Clomipramine treatment of agoraphobic women. An eight-week controlled trial. Arch Gen Psychiatry 1988; 45: 453-9.
15. Lecrubier Y, Judge R. Long-term evaluation of paroxetine, clomipramine and placebo in panic disorder. Collaborative Paroxetine Panic Study Investigators. Acta Psychiatr Scand 1997; 95: 153-60.
16. Fahy TJ, O'Rourke D, Brophy J, et al. The Galway Study of Panic Disorder. I: Clomipramine and lofepramine in DSM III-R panic disorder: a placebo controlled trial. J Affect Disord 1992; 25: 63-75.
17. Rapaport MH, Wolkow R, Rubin A, et al. Sertraline treatment of panic disorder: results of a long-term study. Acta Psychiatr Scand 2001; 104: 289-8.
18. Kamijima K, Kuboki T, Kumano H, et al. A placebo-controlled, randomized withdrawal study of sertraline for panic disorder in Japan. Int Clin Psychopharmacol 2005; 20: 265-73.
19. Ferguson JM, Khan A, Mangano R, et al. Relapse prevention of panic disorder in adult outpatient responders to treatment with venlafaxine extended release. J Clin Psychiatry 2007; 68: 58-68.
20. den Boer JA, Westenberg HG. Serotonin function in panic disorder: a double blind placebo controlled study with fluvoxamine and ritanserin. Psychopharmacology (Berl) 1990; 102: 85-94.
21. Bakker A, van Dyck R, Spinhoven P, et al. Paroxetine, clomipramine, and cognitive therapy in the treatment of panic disorder. J Clin Psychiatry 1999; 60: 831-8.
22. Otto MW, Tuby KS, Gould RA, et al. An effect-size analysis of the relative efficacy and tolerability of serotonin selective reuptake inhibitors for panic disorder. Am J Psychiatry 2001; 158: 1989-92.
23. Bandelow B, Stein DJ, Dolberg OT, et al. Improvement of quality of life in panic disorder with escitalopram, citalopram, or placebo. Pharmacopsychiatry 2007; 40: 152-6.
24. Bandelow B, Behnke K, Lenoir S, et al. Sertraline versus paroxetine in the treatment of panic disorder: an acute, double-blind noninferiority comparison. J Clin Psychiatry 2004; 65: 405-13.
25. Andersch S, Rosenberg NK, Kullingsjö H, et al. Efficacy and safety of alprazolam, imipramine and placebo in treating panic disorder. A Scandinavian multicenter study. Acta Psychiatr Scand Suppl 1991; 365: 18-27.
26. Lydiard RB, Lesser IM, Ballenger JC, et al. A fixed-dose study of alprazolam 2 mg, alprazolam 6 mg, and placebo in panic disorder. J Clin Psychopharmacol 1992; 12: 96-103.
27. Noyes R Jr, Burrows GD, Reich JH, et al. Diazepam versus alprazolam for the treatment of panic disorder. J Clin Psychiatry 1996; 57: 349-55.

28. Curtis GC, Massana J, Udina C, et al. Maintenance drug therapy of panic disorder. J Psychiatr Res 1993; 27 (Suppl 1): 127–42.
29. Rickels K, Schweizer E. Panic disorder: long-term pharmacotherapy and discontinuation. J Clin Psychopharmacol 1998; 18 (6 Supple 2): 12–18S.
30. Beauclair L, Fontaine R, Annable L, et al. Clonazepam in the treatment of panic disorder: a double-blind, placebo-controlled trial investigating the correlation between clonazepam concentrations in plasma and clinical response. J Clin Psychopharmacol 1994; 14: 111–8.
31. Charney DS, Woods SW. Benzodiazepine treatment of panic disorder: a comparison of alprazolam and lorazepam. J Clin Psychiatry 1989; 50: 418–23.
32. Pollack MH, Simon NM, Worthington JJ, et al. Combined paroxetine and clonazepam treatment strategies compared to paroxetine monotherapy for panic disorder. J Psychopharmacol 2003; 17: 276–82.
33. Woods SW, Nagy LM, Koleszar AS, et al. Controlled trial of alprazolam supplementation during imipramine treatment of panic disorder. J Clin Psychopharmacol 1992; 12: 32–8.
34. Goddard AW, Brouette T, Almai A, et al. Early coadministration of clonazepam with sertraline for panic disorder. Arch Gen Psychiatry 2001; 58: 681–6.
35. Seedat S, van Rheede van Oudtshoorn E, Muller JE, et al. Reboxetine and citalopram in panic disorder: a single-blind, cross-over, flexible-dose pilot study. Int Clin Psychopharmacol 2003; 18: 279–84.
36. Bertani A, Perna G, Migliarese G, et al. Comparison of the treatment with paroxetine and reboxetine in panic disorder: a randomized, single-blind study. Pharmacopsychiatry 2004; 37: 206–10.
37. Ribeiro L, Busnello JV, Kauer-Sant'Anna M, et al. Mirtazapine versus fluoxetine in the treatment of panic disorder. Braz J Med Biol Res 2001; 34: 1303–7.
38. Lum M, Fontaine R, Elie R, et al. Divalproex sodium's antipanic effect in panic disorder: a placebo-controlled study. Biol Psychiatry 1990; 27: 164–5A.
39. Palatnik A, Frolov K, Fux M, et al. Double-blind, controlled, crossover trial of inositol versus fluvoxamine for the treatment of panic disorder. J Clin Psychopharmacol 2001; 21: 335–9.
40. Pande AC, Pollack MH, Crockatt J, et al. Placebo-controlled study of gabapentin treatment of panic disorder. J Clin Psychopharmacol 2000; 20: 467–71.
41. Munjack DJ, Crocker B, Cabe D, et al. Alprazolam, propranolol, and placebo in the treatment of panic disorder and agoraphobia with panic attacks. J Clin Psychopharmacol 1989; 9: 22–7.
42. Marchesi C. Pharmacological management of panic disorder. Neuropsychiatr Dis Treat 2008; 4(1): 93–106.
43. Bandelow B, Zohar J, Hollander E, et al. on behalf of the WFSBP Task Force on Treatment Guidelines for Anxiety, Obsessive-Compulsive and Posttraumatic Stress Disorders. World Federation of Societies of Biological Psychiatry (WFSBP) Guidelines for the pharmacological treatment of anxiety, obsessive-compulsive and posttraumatic stress disorders- first revision. The World Journal of Biological Psychiatry 2008; 9: 248–312.
    http://www.wfsbp.org/fileadmin/pdf/guides/Guidelines_Anxiety_revision.pdf にて閲覧可能
44. National Institute for Health and Clinical Excellence. Clinical Guidelines for the Management of Anxiety Management of anxiety (panic disorder, with or without agoraphobia, and generalised anxiety disorder) in adults in primary, secondary and community care. 2004. http://www.nice.org.uk/nicemedia/pdf/cg022fullguideline.pdf
45. National Institute for Health and Clinical Excellence. CG22 Anxiety: algorithm (management of panic disorder), 2007.
    http://guidance.nice.org.uk/index.jsp?action=download&o=29643
46. Benjamin J, Ben-Zion IZ, Karbofsky E, et al. Double-blind placebo-controlled pilot study of paroxetine for specific phobia. Psychopharmacology (Berl) 2000; 149: 194–6.
47. Kasper S, Stein DJ, Loft H, et al. Escitalopram in the treatment of social anxiety disorder: randomised, placebocontrolled, flexible-dosage study. Br J Psychiatry 2005; 186: 222–6.

48. Asakura S, Tajima O, Koyama T. Fluvoxamine treatment of generalized social anxiety disorder in Japan: a randomized double-blind, placebo-controlled study. Int J Neuropsychopharmacol 2007; 10: 263-74.
49. Westenberg HG, Stein DJ, Yang H, et al. A double-blind placebo-controlled study of controlled release fluvoxamine for the treatment of generalized social anxiety disorder. J Clin Psychopharmacol 2004; 24: 49-55.
50. Stein DJ, Berk M, Els C, et al. A double-blind placebo-controlled trial of paroxetine in the management of social phobia (social anxiety disorder) in South Africa. S Afr Med J 1999; 89: 402-6.
51. Liebowitz MR, Stein MB, Tancer M, et al. A randomized, double-blind, fixed-dose comparison of paroxetine and placebo in the treatment of generalized social anxiety disorder. J Clin Psychiatry 2002; 63: 66-74.
52. Blomhoff S, Haug TT, Hellström K, et al. Randomised controlled general practice trial of sertraline, exposure therapy and combined treatment in generalised social phobia. Br J Psychiatry 2001; 179: 23-30.
53. van Ameringen MA, Lane RM, Walker JR, et al. Sertraline treatment of generalized social phobia: a 20-week, double-blind, placebo-controlled study. Am J Psychiatry 2001; 158: 275-81.
54. Furmark T, Appel L, Michelgård A, et al. Cerebral blood flow changes after treatment of social phobia with the neurokinin-1 antagonist GR205171, citalopram, or placebo. Biol Psychiatry 2005; 58: 132-42.
55. Liebowitz MR, Mangano RM, Bradwejn J, et al. A randomized controlled trial of venlafaxine extended release in generalized social anxiety disorder. J Clin Psychiatry 2005; 66: 238-47.
56. Montgomery SA, Nil R, Dürr-Pal N, et al. A 24-week randomized, double-blind, placebo-controlled study of escitalopram for the prevention of generalized social anxiety disorder. J Clin Psychiatry 2005; 66: 1270-8.
57. Lader M, Stender K, Bürger V, et al. Efficacy and tolerability of escitalopram in 12- and 24-week treatment of social anxiety disorder: randomised, double-blind, placebocontrolled, fixed-dose study. Depress Anxiety 2004; 19: 241-8.
58. Walker JR, Van Ameringen MA, Swinson R, et al. Prevention of relapse in generalized social phobia: results of a 24-week study in responders to 20 weeks of sertraline treatment. J Clin Psychopharmacol 2000; 20: 636-44.
59. Stein MB, Pollack MH, Bystritsky A, et al. Efficacy of low and higher dose extended-release venlafaxine in generalized social anxiety disorder: a 6-month randomized controlled trial. Psychopharmacology (Berl) 2005; 177: 280-8.
60. Wagner KD, Berard R, Stein MB, et al. A multicenter, randomized, double-blind, placebo-controlled trial of paroxetine in children and adolescents with social anxiety disorder. Arch Gen Psychiatry 2004; 61: 1153-62.
61. Stein DJ, Versiani M, Hair T, et al. Efficacy of paroxetine for relapse prevention in social anxiety disorder: a 24-week study. Arch Gen Psychiatry 2002; 59: 1111-8.
62. March JS, Entusah AR, Rynn M, et al. A randomized controlled trial of venlafaxine ER versus placebo in pediatric social anxiety disorder. Biol Psychiatry 2007; 62: 1149-54.
63. Davidson JR, Potts N, Richichi E, et al. Treatment of social phobia with clonazepam and placebo. J Clin Psychopharmacol 1993; 13: 423-8.
64. James IM, Burgoyne W, Savage IT. Effect of pindolol on stress-related disturbances of musical performance: preliminary communication. J R Soc Med 1983; 76: 194-6.
65. Turner SM, Beidel DC, Jacob RG. Social phobia: a comparison of behavior therapy and atenolol. J Consult Clin Psychol 1994; 62: 350-8.
66. Muehlbacher M, Nickel MK, Nickel C, et al. Mirtazapine treatment of social phobia in women: a randomized, double-blind, placebo-controlled study. J Clin Psychopharmacol 2005; 25: 580-3.
67. Pande AC, Davidson JR, Jefferson JW, et al. Treatment of social phobia with gabapentin: a placebo-controlled study. J Clin Psychopharmacol 1999; 19: 341-8.

68. Barnett SD, Kramer ML, Casat CD, et al. Efficacy of olanzapine in social anxiety disorder: a pilot study. J Psychopharmacol 2002; 16: 365-8.
69. Stein MB, Sareen J, Hami S, et al. Pindolol potentiation of paroxetine for generalized social phobia: a double-blind, placebo-controlled, crossover study. Am J Psychiatry 2001; 158: 1725-7.
70. Goodman WK, Kozak MJ, Liebowitz M, et al. Treatment of obsessive-compulsive disorder with fluvoxamine: a multicentre, double-blind, placebo-controlled trial. Int Clin Psychopharmacol 1996; 11: 21-9.
71. Hohagen F, Winkelmann G, Rasche-Rüchle H, et al. Combination of behaviour therapy with fluvoxamine in comparison with behaviour therapy and placebo. Results of a multicentre study. Br J Psychiatry Suppl 1998; 35: 71-8.
72. Romano S, Goodman W, Tamura R, et al. Long-term treatment of obsessive-compulsive disorder after an acute response: a comparison of fluoxetine versus placebo. J Clin Psychopharmacol 2001; 21: 46-52.
73. Clomipramine Collaborative Study Group. Clomipramine in the treatment of patients with obsessive-compulsive disorder. The Clomipramine Collaborative Study Group. Arch Gen Psychiatry 1991; 48: 730-8.
74. Koran LM, Gamel NN, Choung HW, et al. Mirtazapine for obsessive-compulsive disorder: an open trial followed by double-blind discontinuation. J Clin Psychiatry 2005; 66: 515-20.
75. Kobak KA, Taylor LV, Bystritsky A, et al. St John's wort versus placebo in obsessive-compulsive disorder: results from a double-blind study. Int Clin Psychopharmacol 2005; 20: 299-304.
76. Zohar J, Kindler S. Serotonergic probes in obsessive compulsive disorder. Int Clin Psychopharmacol 1992; 7 (Suppl1): 39-40.
77. Pigott TA, Seay SM. A review of the efficacy of selective serotonin reuptake inhibitors in obsessive-compulsive disorder. J Clin Psychiatry 1999; 60: 101-6.
78. Todorov C, Freeston MH, Borgeat F. On the pharmacotherapy of obsessive-compulsive disorder: is a consensus possible? Can J Psychiatry 2000; 45: 257-62.
79. American Psychiatric Association. APA Practice Guidelines: Treatment of Patients With Obsessive-Compulsive Disorder (July 2007). DOI:10.1176/appi.books.9780890423363.149114
80. Zohar J. Escitalopram in the treatment of obsessive-compulsive disorder. Expert Rev Neurother 2008; 8: 339-49.
81. Stein DJ, Andersen EW, Tonnoir B, et al. Escitalopram in obsessive-compulsive disorder: a randomized, placebo-controlled, paroxetine-referenced, fixed-dose, 24-week study. Curr Med Res Opin 2007; 23: 701-11.
82. Rasmussen S, Hackett E, DuBoff E, et al. A 2-year study of sertraline in the treatment of obsessive-compulsive disorder. Int Clin Psychopharmacol 1997; 12: 309-16.
83. Fineberg NA, Tonnoir B, Lemming O, et al. Escitalopram prevents relapse of obsessive-compulsive disorder. Eur Neuropsychopharmacol 2007; 17: 430-9.
84. Hollander E, Koran LM, Goodman WK, et al. A double-blind, placebo-controlled study of the efficacy and safety of controlled-release fluvoxamine in patients with obsessive-compulsive disorder. J Clin Psychiatry 2003; 64: 640-7.
85. Hollander E, Allen A, Steiner M, et al. Acute and long-term treatment and prevention of relapse of obsessive-compulsive disorder with paroxetine. J Clin Psychiatry 2003; 64: 1113-21.
86. Greist JH, Jefferson JW, Kobak KA, et al. A 1 year double-blind placebo-controlled fixed dose study of sertraline in the treatment of obsessive-compulsive disorder. Int Clin Psychopharmacol 1995; 10: 57-65.
87. Koran LM, Hackett E, Rubin A, et al. Efficacy of sertraline in the long-term treatment of obsessive-compulsive disorder. Am J Psychiatry 2002; 159: 88-95.
88. Riddle MA, Reeve EA, Yaryura-Tobias JA, et al. Fluvoxamine for children and adolescents with obsessive-compulsive disorder: a randomized, controlled, multicenter trial. J Am Acad Child Adolesc Psychiatry 2001; 40: 222-9.
89. Geller DA, Hoog SL, Heiligenstein JH, et al. Fluoxetine treatment for obsessive-compulsive disorder in

children and adolescents: a placebo-controlled clinical trial. J Am Acad Child Adolesc Psychiatry 2001; 40: 773-9.
90. Liebowitz MR, Turner SM, Piacentini J, et al. Fluoxetine in children and adolescents with OCD: a placebo-controlled trial. J Am Acad Child Adolesc Psychiatry 2002; 41: 1431-8.
91. Geller DA, Wagner KD, Emslie G, et al. Paroxetine treatment in children and adolescents with obsessive-compulsive disorder: a randomized multicenter, double-blind, placebo-controlled trial. J Am Acad Child Adolesc Psychiatry 2004; 43: 1387-96.
92. Pediatric OCD Treatment Study Group. Cognitive-behavior therapy, sertraline, and their combination for children and adolescents with obsessive-compulsive disorder: the Pediatric OCD Treatment Study (POTS) randomized controlled trial. J Am Med Assoc 2004; 292: 1969-76.
93. DeVeaugh-Geiss J, Moroz G, Biederman J, et al. Clomipramine hydrochloride in childhood and adolescent obsessive-compulsive disorder: a multicenter trial. J Am Acad Child Adolesc Psychiatry 1992; 31: 45-9.
94. McDougle CJ, Goodman WK, Leckman JF, et al. Haloperidol addition in fluvoxamine-refractory obsessive-compulsive disorder. A double-blind, placebo-controlled study in patients with and without tics. Arch Gen Psychiatry 1994; 51: 302-8.
95. Bystritsky A, Ackerman DL, Rosen RM, et al. Augmentation of serotonin reuptake inhibitors in refractory obsessive-compulsive disorder using adjunctive olanzapine: a placebo-controlled trial. J Clin Psychiatry 2004; 65: 565-8.
96. Denys D, De Geus F, Van Megen HJ, et al. A double-blind, randomized, placebo-controlled trial of quetiapine addition in patients with obsessive-compulsive disorder refractory to serotonin reuptake inhibitors. J Clin Psychiatry 2004; 65: 1040-8.
97. Li X, May RS, Tolbert LC, et al. Risperidone and haloperidol augmentation of serotonin reuptake inhibitors in refractory obsessive-compulsive disorder: a crossover study. J Clin Psychiatry 2005; 66: 736-43.
98. Fineberg NA, Stein DJ, Premkumar P, et al. Adjunctive quetiapine for serotonin reuptake inhibitor-resistant obsessive-compulsive disorder: a meta-analysis of randomized controlled treatment trials. Int Clin Psychopharmacol 2006; 21: 337-43.
99. Skapinakis P, Papatheodorou T, Mavreas V. Antipsychotic augmentation of serotonergic antidepressants in treatment-resistant obsessive-compulsive disorder: a meta-analysis of the randomized controlled trials. Eur Neuropsychopharmacol 2007; 17: 79-93.
100. Dannon PN, Sasson Y, Hirschmann S, et al. Pindolol augmentation in treatment-resistant obsessive compulsive disorder: a double-blind placebo controlled trial. Eur Neuropsychopharmacol 2000; 10: 165-9.
101. Hewlett WA, Vinogradov S, Agras WS. Clomipramine, clonazepam, and clonidine treatment of obsessive-compulsive disorder. J Clin Psychopharmacol 1992; 12: 420-30.
102. Crockett BA, Churchill E, Davidson JR. A double-blind combination study of clonazepam with sertraline in obsessive-compulsive disorder. Ann Clin Psychiatry 2004; 16: 127-32.
103. American Psychiatric Association. Treatment of Patients With Acute Stress Disorder and Posttraumatic Stress Disorder.
104. Stein DJ, Ipser JC, Seedat S. Pharmacotherapy for post traumatic stress disorder (PTSD). Cochrane Database Syst Rev 2006; CD002795.
105. Marshall RD, Lewis-Fernandez R, Blanco C, et al. A controlled trial of paroxetine for chronic PTSD, dissociation, and interpersonal problems in mostly minority adults. Depress Anxiety 2007; 24: 77-84.
106. Stein DJ, van der Kolk BA, Austin C, et al. Efficacy of sertraline in posttraumatic stress disorder secondary to interpersonal trauma or childhood abuse. Ann Clin Psychiatry 2006; 18: 243-9.
107. Davidson JR, Connor KM, Hertzberg MA, et al. Maintenance therapy with fluoxetine in posttraumatic stress disorder: a placebo-controlled discontinuation study. J Clin Psychopharmacol 2005; 25: 166-9.
108. van der Kolk BA, Dreyfuss D, Michaels M, et al. Fluoxetine in posttraumatic stress disorder. J Clin Psychiatry 1994; 55: 517-22.

109. van der Kolk BA, Spinazzola J, Blaustein ME, et al. A randomized clinical trial of eye movement desensitization and reprocessing (EMDR), fluoxetine, and pill placebo in the treatment of posttraumatic stress disorder: treatment effects and long-term maintenance. J Clin Psychiatry 2007; 68: 37−46.
110. Hertzberg MA, Feldman ME, Beckham JC, et al. Lack of efficacy for fluoxetine in PTSD: a placebo controlled trial in combat veterans. Ann Clin Psychiatry 2000; 12: 101−5.
111. Friedman MJ, Marmar CR, Baker DG, et al. Randomized, double-blind comparison of sertraline and placebo for posttraumatic stress disorder in a Department of Veterans Affairs setting. J Clin Psychiatry 2007; 68: 711−20.
112. Zohar J, Amital D, Miodownik C, et al. Double-blind placebo-controlled pilot study of sertraline in military veterans with posttraumatic stress disorder. J Clin Psychopharmacol 2002; 22: 190−5.
113. Martenyi F, Soldatenkova V. Fluoxetine in the acute treatment and relapse prevention of combat-related post-traumatic stress disorder: analysis of the veteran group of a placebo-controlled, randomized clinical trial. Eur Neuropsychopharmacol 2006; 16: 340−9.
114. Benedek DM, Friedman MJ, Zatzick D, et al. Guideline Watch (March 2009): Practice Guideline for the Treatment of Patients With Acute Stress Disorder and Posttraumatic Stress Disorder. American Psychiatric Association (APA) practice guideline, 2009.
115. Davidson J, Baldwin D, Stein DJ, et al. Treatment of posttraumatic stress disorder with venlafaxine extended release: a 6-month randomized controlled trial. Arch Gen Psychiatry 2006; 63: 1158−65.
116. Davidson J, Rothbaum BO, Tucker P, et al. Venlafaxine extended release in posttraumatic stress disorder: a sertraline- and placebo-controlled study. J Clin Psychopharmacol 2006; 26: 259−67.
117. McRae AL, Brady KT, Mellman TA, et al. Comparison of nefazodone and sertraline for the treatment of posttraumatic stress disorder. Depress Anxiety 2004; 19: 190−6.
118. http://www.ncnp.go.jp/nimh/seijin/flowchart.pdf
119. Davidson JR, Bose A, Korotzer A, et al. Escitalopram in the treatment of generalized anxiety disorder: double-blind, placebo controlled, flexible-dose study. Depress Anxiety 2004; 19: 234−40.
120. Baldwin DS, Huusom AK, Maehlum E. Escitalopram and paroxetine in the treatment of generalised anxiety disorder: randomised, placebo-controlled, double-blind study. Br J Psychiatry 2006; 189: 264−72.
121. Pollack MH, Zaninelli R, Goddard A, et al. Paroxetine in the treatment of generalized anxiety disorder: results of a placebo-controlled, flexible-dosage trial. J Clin Psychiatry 2001; 62: 350−7.
122. Allgulander C, Dahl AA, Austin C, et al. Efficacy of sertraline in a 12-week trial for generalized anxiety disorder. Am J Psychiatry 2004; 161: 1642−9.
123. Brawman-Mintzer O, Knapp RG, Rynn M, et al. Sertraline treatment for generalized anxiety disorder: a randomized, double-blind, placebo-controlled study. J Clin Psychiatry 2006; 67: 874−81.
124. Nimatoudis I, Zissis NP, Kogeorgos J, et al. Remission rates with venlafaxine extended release in Greek outpatients with generalized anxiety disorder. A double-blind, randomized, placebo controlled study. Int Clin Psychopharmacol 2004; 19: 331−6.
125. Hartford J, Kornstein S, Liebowitz M, et al. Duloxetine as an SNRI treatment for generalized anxiety disorder: results from a placebo and active-controlled trial. Int Clin Psychopharmacol 2007; 22: 167−74.
126. Rickels K, Downing R, Schweizer E, et al. Antidepressants for the treatment of generalized anxiety disorder. A placebo-controlled comparison of imipramine, trazodone, and diazepam. Arch Gen Psychiatry 1993; 50: 884−95.
127. Bielski RJ, Bose A, Chang CC. A double-blind comparison of escitalopram and paroxetine in the long-term treatment of generalized anxiety disorder. Ann Clin Psychiatry 2005; 17: 65−9.
128. Ball SG, Kuhn A, Wall D, et al. Selective serotonin reuptake inhibitor treatment for generalized anxiety disorder: a double-blind, prospective comparison between paroxetine and sertraline. J Clin Psychiatry 2005; 66: 94−9.
129. Allgulander C, Florea I, Huusom AK. Prevention of relapse in generalized anxiety disorder by escitalopram treatment. Int J Neuropsychopharmacol 2006; 9: 495−505.
130. Stocchi F, Nordera G, Jokinen RH, et al. Efficacy and tolerability of paroxetine for the long-term

treatment of generalized anxiety disorder. J Clin Psychiatry 2003; 64: 250-8.
131. Allgulander C, Hackett D, Salinas E. Venlafaxine extended release (ER) in the treatment of generalised anxiety disorder: Twenty-four-week placebo-controlled dose-ranging study. Br J Psychiatry 2001; 179: 15-22.
132. Rynn MA, Siqueland L, Rickels K. Placebo-controlled trial of sertraline in the treatment of children with generalized anxiety disorder. Am J Psychiatry 2001; 158: 2008-14.
133. Birmaher B, Axelson DA, Monk K, et al. Fluoxetine for the treatment of childhood anxiety disorders. J Am Acad Child Adolesc Psychiatry 2003; 42: 415-23.
134. RUPPASG. Fluvoxamine for the treatment of anxiety disorders in children and adolescents. The Research Unit on Pediatric Psychopharmacology Anxiety Study Group. N Engl J Med 2001; 344: 1279-85.
135. Pohl RB, Feltner DE, Fieve RR, et al. Efficacy of pregabalin in the treatment of generalized anxiety disorder: double-blind, placebo-controlled comparison of BID versus TID dosing. J Clin Psychopharmacol 2005; 25: 151-8.
136. Feltner D, Wittchen HU, Kavoussi R, et al. Long-term efficacy of pregabalin in generalized anxiety disorder. Int Clin Psychopharmacol 2008; 23: 18-28.
137. Davidson JR, DuPont RL, Hedges D, et al. Efficacy, safety, and tolerability of venlafaxine extended release and buspirone in outpatients with generalized anxiety disorder. J Clin Psychiatry 1999; 60: 528-35.
138. Aliyev NA, Aliyev ZN. Valproate (depakine-chrono) in the acute treatment of outpatients with generalized anxiety disorder without psychiatric comorbidity: randomized, double-blind placebo-controlled study. Eur Psychiatry 2008; 23: 109-14.
139. http://www.ipap.org/
140. http://www.ipap.org/pdf/gad/en/IPAP_GADnotes_en.pdf

精神療法

うつ

厚生労働省の患者調査において，うつ病患者は1996〜2005年のあいだに2倍以上になったことが報告された．精神科の外来を訪れる患者は年々増加し，うつ病患者はそのなかのかなりの部分を占めている．その一方で，抗うつ薬治療が無効，あるいは十分な改善をもたらさない患者が少なくないとの意見も多く聞かれ，薬物療法と並んで精神療法が重要であるともしばしば指摘されるようになった．

うつ病への精神療法としては，認知行動療法や対人関係療法をはじめとして多くの技法が知られているが，わが国の日常臨床にはそういっ

た療法が必ずしも根づいていないように思われる．これらの精神療法の多くは欧米で開発されたものを導入しており，医療体制や保険制度の違いがわが国での普及を阻んでいることも一因であろうが，うつ病診断の混乱が精神療法の適応を困難にしている面も大きい．かつて木村が「多くの精神科医があやまりを犯している」[1]と言い，症状概念としてのうつ状態と疾患概念としてのうつ病との区別の重要さを訴えたが，今日状況はいっそう深刻化しているように見える．

今日の精神科診断は，Diagnostic and Statistical Manual of Mental Disorders (DSM) をはじめとする操作的診断が主流であるが，これらの診断基準においてはうつ病は基本的に症状の数と持続期間によって評価され，その成因や患者が置かれた状況は考慮されないことになっている．操作的診断基準を用いれば，評者間の信頼性は向上するが，うつ病患者の精神病理の内実は問われないことになってしまう．たとえば，「中等症以上の大うつ病には抗うつ薬が有効だが，軽症の大うつ病では薬物療法よりも認知行動療法のほうが推奨される」という言説を考えてみよう．この場合，軽症の大うつ病と中等症の大うつ病との差異は単に程度の違いなのだろうか，それとも両者は質的に異なったものなのだろうか？

中等症のうつ病であっても回復期にはうつの程度は軽症になるはずだが，その際には認知行動療法の適応はあるのだろうか？　あるいは，今日のわが国では，従来プロトタイプとされてきた自責感の強い患者ばかりでなく，容易に他責的となる患者も多いとされ，操作的診断を用いればどちらも大うつ病と診断されることがあるが，この場合，自責的な大うつ病と他責的な大うつ病の患者には，精神療法の適応において相違はないのだろうか？　操作的診断とそれに基づいた実証研究は，こうした問いには答えを与えてくれないように思われる．

こうした事情を鑑みれば，うつ病の診療のためには操作的診断に加えて，もう少しこまやかな診断学が必要である．うつ病の臨床分類としては，笠原・木村の分類[2]や現代的なうつ病を意識した野村の分類[3]などがあるが，本項では精神療法の標的病理と適応を検討する目的で，Mundtによるうつ病の構造類型と神田橋による「うつ病診療のための物語」を紹介する．次に，それをふまえたうえで，いくつかの精神療法の技法がうつ病診療に持つ意義についていくらか検討したい．最後に，従来内因性といわれていた相性のうつ病について，その経過における対応の要点を示す．

精神療法のためのうつ病理解

1. Mundtのうつ病の構造類型[4]

Mundtはうつ病に対する精神療法に関する展望のなかで，歴史的に重要かつ今日まで概念が有効であり続けているうつ病の病因モデルを概観したうえで，それらのモデルを統合する3つの構造類型をあげている．

a. メランコリー親和型
（typus melancholicus）構造

Tellenbachが提唱したうつ病の病前性格をもととしたメランコリー親和型構造は，病前のあり方としては規範に対する従属と，"他者のための存在"といわれるような他律性のなかでの過剰な適応が特徴的であり，常に"〜すべし"という当為の圧力（Sollendruck）にさらされている．Tellenbachはこうした病前性格の患者が，負荷がかかることによって空間的に閉じ込められ（Inkludenz），時間的に取り残さ

れ（Remanenz）る発病状況に追い込まれ，ついには絶望（Verzweiflung）に至って内因性が発動し，うつ病相に至ると論じた．

こうしたうつ病の急性期においては，患者は強い当為の圧力にさらされているため，その圧力を和らげ，負荷を軽減することが精神療法の課題となる．患者は自分ができないことに容易に負い目を感じるため，認知療法などの性急な導入には注意が必要である．急性期から回復したのちは，治療目標として患者の過剰規範や他律性を和らげるか，もとの適応していた当為規範を回復させるかが問題となるが，一般にうつ病相ののちは自らのあり方を変えようとする動機づけに乏しいことが多い．病相後も罪責を感じやすい傾向や葛藤を和らげるために攻撃性を抑える傾向が認められる場合には精神療法が検討されるが，深層心理学的精神療法は罪責感受性をより強めてしまう可能性があるため，認知や行動志向の精神療法のほうが，より適しているという．

b. 自己愛構造

内的自己像と現実の自己のありようとのギャップなどによって，自己価値の維持が難しくなったことから，うつ病相が生じることもある．こうした場合，メランコリー親和型構造と同様に，生気化やリズム性，自律化を伴ったうつ病相に至ることもあるが，患者たちは時に人と争い，また病棟の治療チームには要求が多く，二次疾病利得にこだわるように感じられる点が異なる．自己愛構造の患者はうつ病の急性期にある場合には，葛藤の相手からの譲歩といった現実における充足が有効なため，この時期の治療では患者の要求の正当化できる部分や発展可能な能力に焦点を当てるべきであり，自己愛的傷つきを防ぎ，自己価値を保つために，認知のありようや対人関係の問題にするのは急性期以後にすべきである．治療関係のなかで"自己愛性の激怒"や治療者の脱価値化，それに呼応しての攻撃的逆転移が生じることがあるので注意が必要である．

c. 抑うつ構造

抑うつ構造の患者は，やはり内因性といえるほどにうつ病が深まることがあるが，彼らは自己意識や物事をやり通す力に欠け，全般に不確実であるため，他者との関係において，共生傾向や依存構造などの依存的な生活戦略を用いる．こうした患者は他者との対立関係において相手を非難するように引きこもることで，相手に罪責感を生じさせ，それによって相手を操作する戦略をとる．うつ病の急性期においては支持的精神療法が適しているが，無用な退行を避けるため，適切な時期に患者の回避戦略に焦点を当てた治療に移行していかなければならない．

しばしば患者の子ども時代には自己への信頼や好奇心，建設的な自己主張が否定的に意味づけられ，そうした行動についてのモデルを両親からも示されていないが，患者と治療者が退却したり治療者を"消費"したりする姿勢の根を探ることで，そうした感情や行動の世界を開くことができる．こうした目的には対人関係療法が適していよう．患者の依存的な行動様式が周囲に重荷となり，それがまた患者に悪影響を与えている場合には，夫婦療法や家族療法が適しているという．

このように，Mundtのいう構造は病前にみられる価値観や対人関係の特徴をもとに類型化したものであり，うつ病の病像とは直結しない．急性期にはいずれの類型においても生気化したうつ病像が生じ，治療としては支持的な対応でそこから脱することが眼目で，構造に応じた精神療法はむしろ急性期から脱したのちに行

われる．また，この3つの類型はプロトタイプであって，中間形態や移行がありうる．たとえば，Mundt は若年期には弱力的・依存的な抑うつ構造を示した患者が，メランコリー親和型構造へ"成熟"することがあると指摘しているが，逆にメランコリー親和型構造の患者がうつ病の遷延化により抑うつ構造を露呈させることもあると思われる．

2. 神田橋による「うつ病診療の物語」[5]

神田橋は，治療実務に必要な経験則は，無意識レベルでの，言語以前の「推測」と「体験からのフィードバック」との繰り返しによって生まれてくる世界像であるとし，これを「物語」とよんで「うつ病治療のための物語」を示している．それによると，うつ病の本質は「脳のくたびれ」，すなわち脳の自己復元能を越えた負荷が続いたせいで復元困難に至った状態であり，そのくたびれをさらに，帰属する集団と個人の物語が一致していて，頑張りすぎて起こった「単純疲労」と，集団の中核となっている物語，すなわち文化と個人の物語とが合わないせいで生じている「徒労感」に由来するくたびれとに分けている．さらに，大きな物語も個人の物語もともに失っている無気力状態として，遷延性うつ病とディスチミア親和型をあげている．この3つの病態はそれぞれに独立しているのではなく，一人の患者の中に混ざり合って存在し，治療過程の局面ごとにそのいずれかが主題となるという．このように患者にとって物語のありようは異なっても，うつ病者の資質は「群れようとする志向」「チームを作る能力」であって，3つのグループはいずれもこの資質を有しているとする．

神田橋の議論は経験則によるものとはいえ，臨床に起こるさまざまな現象を幅広く把握するのに適している．たとえば，「単純疲労」の純粋型は加藤のいう職場結合性うつ病[6]であろうし，「徒労感」によるうつ病は学習性絶望感[7]の機制に通じるように思われる．

以上のMundt，神田橋の診断学をふまえて，うつ病に対する精神療法の諸技法を概観し，その適応と機序について一瞥したい．

さまざまな精神療法

1. 認知行動療法（CBT）

うつ病に対する精神療法技法のなかで最も普及しているのは認知行動療法（cognitive behavioral therapy: CBT）であろう．CBTでは，ある状況で自然に，そして自動的にわきあがってくる思考，イメージを自動思考とよぶが，うつ病では世界に対する否定的な考え，自分に対する否定的な概念，将来に対する否定的な評価が中心的な自動思考であり，否定的認知の3徴とよばれる．そこから自己評価の低さと自己非難，ペシミズム，悲しみと失感情の増幅，行動の動機づけの変化，自殺行動などの抑うつ現象が発展するとされる．

治療においては良好な治療関係を維持することがとくに重要であり，治療者は患者と協力しながら「科学者のように」患者の考えや思い込みを検証していく協同的経験主義とよばれる関係が強調される．そうした関係をもとに，患者が抱えているさまざまな問題について，その根拠を探してそれを支持する証拠とそれに矛盾する証拠を整理したり，患者の確信を実証的な実演を通して検証したりすることを通して，問題の基底にある認知の歪みを明らかにしていく．そのうえで他の適応的な考え方がないかを検討する[8]．行動面へのアプローチとしては，活動記録表を用いて日常生活を計画していく行動活

性化法や，問題の解決案を多数案出し，それを検討して解決策を実行していく問題解決療法などが用いられるという[9]．

CBTが奏効するためには，患者が自らのものの見方・考え方から離れ，それを客観的に把握すること，いわば"乗り越え"が不可欠である．したがって，CBTが適応されるのは，この乗り越えの能力が保持されるか，または回復していることが前提となる．具体的には，ある程度思考力が保持されている軽症から中等症の大うつ病性障害や，慢性に経過する気分変調症であろう．メランコリー型の大うつ病では，急性期には治療の課題に対応できないことが患者の自責感を強めることがあるので注意する必要がある．

2. 認知行動分析システム精神療法（CBASP）[10]

認知行動分析システム精神療法（cognitive behavioral analysis system of psychotherapy: CBASP）は，慢性うつ病のみを対象としてデザインされた精神療法であり，2000年以降その効果のエビデンスが注目されている．

CBASPにおいては，慢性うつ病の病因は成熟発達の停止であり，その病態は個人と環境との相互作用から概念化される．すなわち，慢性うつ病はストレッサーに対して適切に対処することに長期間失敗してきた結果であるとされ，患者の持つ問題を個人と環境との相互作用の観点からみることを教えることは，結果として行動の変容，エンパワーメント，情緒不安定の改善につながることを想定している．

患者はしばしば自分以外のものにうつの原因を求めようとするが，CBASPの創始者であるMcCulloughは，患者は自分のうつ病に対して責任があることを強調し，治療者が患者の責任を肩代わりしないよう規律正しく患者に関与するよう求めている．セッションで行われる代表的な技法としては，患者が感情的に動揺した体験を取り上げ，現実に起きた結果（actual outcome: AO）と患者が期待した結果（desired outcome: DO）とのずれに注目する状況分析と，過去の不幸な体験のなかで形成された非適応的な転移仮説を治療者との関係のなかで修正する対人弁別練習があげられる．

McCulloughがCBASPの対象として記述している症例は，うつ病が数年から数十年に及び，気分が落ち込みながらも仕事を続けるなど社会的機能が保たれており，ある程度の作業能力の保たれた患者が適応になるであろう．また，慢性うつ病の病因を成熟発達の停止に求めているように，虐待やネグレクトなどの生育史を持つ症例を意識しているように思われる．

3. 対人関係療法（IPT）

対人関係療法（interpersonal psychotherapy: IPT）は1970年代に開発された非双極性・非精神病性のうつ病外来患者に対する期間限定の精神療法で，本邦では水島が広く紹介している[11,12]．IPTにおいては，うつ病の症状は通常対人関係のなかで起こり，発症，治療への反応，転帰は患者と重要な他者との関係によって影響を受けることが重視され，治療においては現在進行している対人関係とそれに伴う感情との関連に焦点が当てられる．

IPTの治療戦略はマニュアル化されているが，その最大の特徴は対人関係の問題を4つの問題領域に分けて把握し，その改善を図ることである．
(1)「悲哀」は死による喪失のみが扱われ，治療者は喪の作業を促進し，患者が喪失を補う新しい活動や人間関係を見いだすことを援助す

る.

(2)「対人関係上の役割をめぐる不和」とは,重要な他者との葛藤であって,治療者は不和の性質や解決のための選択肢を探る手助けをする.解決策がない場合は,患者とともに関係を終わらせるべきだと結論づけることもある.

(3)「役割の変化」は患者が人生の状況変化に対応できないときに問題になり,治療者は新しい役割の良い面と悪い面とを,古い役割の長所と短所とともに認識させることにより,変化にうまく対応できるよう患者をサポートする.

(4)「対人関係の欠如」は,患者のソーシャルスキルが著しく欠如して対人関係を始めることや維持することができない場合であり,治療目標は今ある人間関係の質を高め,新しい関係を築くよう励まして,患者の社会的孤立を改善することにある.

IPTは対人関係のさまざまな局面を扱うことができ,うつ病の広い病態が適応になるであろう.ただ,対人関係になんらかの変化をもたらすことを目指すため,うつ病の急性期には困難であろうし,対人関係に問題があるとわかっていても改善することが困難な症例,たとえば職場での発症のケースへの有効性には疑問が残る.

4. 精神分析的精神療法

精神分析的精神療法は,わが国では治療者が不足しているうえに,治療もまた長期にわたり,保険診療の枠内では困難であるため,一般の臨床の中には取り入れがたい.しかし,その治療方針には通常の診療にとっても参考にすべきことがあるし,患者のなかには精神分析的精神療法によって初めて治療に進展がみられる場合もある.

精神分析の見地からみれば,抑うつは対象喪失に基づく悲哀の感情を心に置くことを拒絶する(が,必然的なこととしてそれが回帰し,受身的に体験される)ことによって発生する感情であり,心の状態と把握されるという[13].したがってその治療の本質は,患者が悲しみ,そして前進できるように,抑うつ的な反応を喪の反応へと転換させることである[14].ここでいう対象喪失とは,重要な他者との実際の別れのみならず,人が内面に抱いていた価値観やイメージの崩壊・喪失も含む幅広い概念である.これをふまえれば,うつ病の患者が何を喪失したのか,それについてどのような感情を抱いているのかを探求することは,滞っていた喪の過程を進めるのに意味を持つ.

精神分析的精神療法が真価を発揮するのは,パーソナリティ障害を基盤として発症するうつ病であろう.慢性あるいは難治性うつ病の一部にこうした症例が見いだされるが,その発見のためには,対人関係や行動パターン,治療関係のあり方などへの詳細な検討が必要である.小川はパーソナリティ障害のうつ病として,ナルシスティック・デプレッション,ボーダーライン・デプレッション,スキゾイド・デプレッションの3つをあげ,それぞれ病理の本質を「自分自身で自分を支える」「行動化し,性的興奮で空虚を埋める」「内界への逃避」と定式化している[15].こうした病理を治療関係のなかで見いだし,患者の自己理解を援助しつつ,喪の仕事を進めることが治療の目標となる.

5. 集団精神療法

グループを用いたアプローチは,CBTやIPTでも用いられるが,ここではグループの特性を重視しており,汎用可能なYalomの対人

関係論を基盤とした集団精神療法を紹介する.

集団精神療法では参加者が自らの問題に取り組める安心感を確保するため，一定の時間，場所で同じ治療者によってセッションが行われることが保証される必要がある．セッションは1～2週に1度，1回45分～1時間程度，約1年の継続が一般的で，参加者は7～8名，多くて10名以下が運営しやすい．うつ病のグループでは，参加者の病態，年齢，職業などが均一なほうが凝集性が高まりやすいとされる．

グループにおける治療者は開会，閉会を宣言するほかは，自ら会話を主導することなく参加者の発言を待ち，でてきた発言に対する他の参加者からの反応を促す．セッションの「今，ここ」においてその場に起こることに注目するのが原則であるが，うつ病者のグループでは相互作用が起こりにくいため，とくに治療の初期は治療者が積極的に介入したり，問題を明確化したりして議論をある程度方向づけることが有用である[16]．

Yalomは集団精神療法の治療因子として11の項目をあげているが，うつ病者のグループでは他の人も自分と同じような体験をしていると感じる普遍性 (universality)，自分の発言で他者が癒される体験により，自己効力感が高まる愛他主義 (altruism)，希望の浸透 (instillation of hope)，対人学習 (interpersonal learning) の4つがとくに重要であるとしている[17]．こうした因子がより多く働くよう配慮することが重要であろう．

精神科一般臨床におけるうつ病への精神療法的対応

以上の知見をふまえ，通常の精神科臨床においてうつ病にどのように対応すべきかを考えたい．

1. 急性期

まず中等度以上のうつ状態で症状の強い時期を考えたい．この時期には多くの場合，DSM-IVでうつ病の基本的症状とされている抑うつ気分，興味・喜びの消失とともに制止症状が顕著で，思考力・集中力も大きく損なわれ，その結果治療への自発的同意もしばしば困難になる．Mundtの表現を借りれば，「未来をまったく想像できないので，患者は治療が効果をあげることを信じることができず，極端な場合は否定妄想に至ってしまう」[4]．

したがって，この時期にまず治療的に必要なのは，いくぶんパターナリスティックとなってでも，確実に治療に導入し，それを進めることである．近年は精神科領域でもインフォームドコンセントの重要性が強調されているが，決定不能に陥っているこの時期の患者に自由意思に基づく自己決定を求めることは大きな重荷となり，自殺の危険を高めてしまうこともある．患者の訴えに耳を傾け，その苦悩を受容すべく努めながら，治療の必要は断固として説くべきであるし，自殺の危険が高く，ほかに安全を確保する手段がない場合は医療保護入院を躊躇するべきではない．

次に重要なのは，患者の精神的休息を確保することである．とくにメランコリー親和型から発したうつ病の場合，規範を重視するあまり自責的となってこの時期に最も必要な休養を潔しとしないことがあるので，医師が治療として休養すべきだということを保証する必要がある．また，この時期の患者は将来への見通しが持てず，わずかな変化が悲観的思考を刺激してしまいがちなので，治療が進むなかで起こりうることをなるべく具体的に告知しておくことが望ましい．

笠原のあげるうつ病の小精神療法7か条，す

なわち（1）感情障害という「病気」であって単なる怠けではないことを本人ならびに家人に告げる，（2）急性期にはできる限り精神的休養をとるよう指示する，（3）薬物が治療上必要である理由を説明し，無断で服用を中止しないよう求める，（4）次第に精神的苦痛は減っていくが完治には短くとも3か月，時には6か月はかかることをあらかじめ告げる，（5）治療中一進一退のありうることを告げる，（6）治療中自殺などの自己破壊的行為をしないことを誓約させる，（7）治療が終了するまで人生上の重大な決断はしないよう薦める[18]，は休息と将来予測の重要性を見事に具体化させたものといえる．また，身体的な負担を減らしても，精神的に休息することは日常生活のなかでは意外に困難である．休養しているように見えても患者が忙しく気を遣っていないか，細心に配慮する必要がある．

2. 回復期

不安・焦燥が去り，意欲が回復し始めた時期は，また自殺が生じやすい時期としても知られる．うつの極期は脱したとはいえ，情動は不安定で軽躁状態が起こるとともに，うつの揺り返しが来ることも多い．治療者としては不安定な経過をたどることを予測し，それを繰り返し患者に伝えて，うつの一時的な悪化を悲観することを防ぎつつ，抑うつの程度だけでなく情動の安定が回復しているかに配慮しなければならない．

また回復期は，思考制止が著しかった急性期には治療者が主導していた意思決定を，患者の自主的な判断に譲り渡す時期でもある．この際，回復を実感した患者が気負いのあまり，無理な活動プランに入っていくと，現実に直面した患者が予想外の形で当為の圧力を感じ，急激に抑うつが再燃することがありうるので注意が必要

である[4]．回復期に外泊した患者の自殺はしばしばこうした形で起こる．笠原は休息中心から社会復帰中心へ切り替える時期として，「不安」と「うつ気分」という主観的苦痛が去り，外的抑制もあらかた消えたものの，「内的抑制（おっくう感）」のみが残った時期とし，この時期に至っても2週間単位の経過観察を推奨しているが[19]，回復期への対処として卓見であろう．

3. 中間期

うつ病相から回復したのちの中間期においては，再発の予防が治療の主眼となるが，この点について明確な方針を示すのは難しい．Mundtがメランコリー親和型構造に関して問題にしているように，中間期においてうつに病原的な過剰規範や他律性を和らげるべきか，もとの適応していた当為規範を回復させるべきかも一概に断定できないだろう．

矢崎は躁うつ病の中間期精神療法として，躁うつ病者の価値構造が規範に結びついた意識が肥大していることに注意しつつ，病因的役割を持つ性格傾向や発病を促す環境条件を見いだし，その性格の止揚や環境の調整を行うとしているが[20]，性格の構造変化を期待することは実際には困難であり，環境の調整を通して患者に働きかけることが現実的かもしれない．

中間期に至っても物事の認知や対人関係に明らかな問題が残る場合は，CBTやIPTの適応になることもあるように思われる．

4. 遷延期

うつ病の症状が消失しないままに経過が長引き，病像が変化をきたしてしまった遷延期は，薬物療法のみでは改善は望みにくく，精神療法的な工夫がとくに重要である．飯田が指摘する

ように，うつ病の遷延化には多くの要因が関わり，それぞれ様相も異なるが[21]，ここでは2つの点を指摘したい．

まず，遷延期には患者の依存欲求と，それが受け入れられないことへの怒りが表面化しやすいことである．大森は遷延性うつ病の特徴を「うつ病者が本来もっていて隠蔽されていた受容と一体化を求める雰囲気が露呈」することとしているが[22]，その結果として初期にはみられなかった依存性が目立つことがある．その結果，治療者や患者をそれまで支えてきた家族も患者に保護的に接することを躊躇し，それが患者の怒りを引き起こして関係が悪化してしまいやすい．治療者としては遷延期にはこうした事態が生じやすいことを理解し，現実に沿った対応をすべきである．市橋が指摘するように，この局面では境界性人格障害に対する治療原則が援用できる[23]．

もう一つは，長期にわたる罹病の中で復帰すべき自らのイメージを見失い，治療意欲をなくしてしまう場合がある．これをdemoralizationとよぶ[24]．こうした患者には，まずなんらかの人生の目的が再建される必要がある．すなわち，神田橋が論ずるように治療者が「本人の抱いている物語に寄り添う形でチームを作り」，「本人の自己実現の可能性を秘めた資質を探す」ことから始めなければならない[5]．

(岡島美朗)

[引用文献]

1. 木村　敏．鬱病と躁鬱病の関係についての人間学的・時間論的考察．木村　敏（編）．躁うつ病の精神病理4, 弘文堂，1981; p.1-39.
2. 笠原　嘉，木村　敏．うつ状態の臨床的分類に関する研究．精神誌 1975; 77: 715-35.
3. 野村総一郎．うつ病の真実，日本評論社，2008.
4. Mundt C. Die Psychotherapie depressiver Erkrankungen: zum theoretischen Hintergrund und seiner Praxisrelevanz. Nervenarzt 1996; 67: 183-97.
5. 神田橋條治．『紹介患者に見るうつ病診療の問題点』改め『うつ病診療のための物語私案』招待講演．神庭重信，黒木俊秀（編）．現代うつ病の臨床──その多様な病態と自在な対処法，創元社，2009; p.258-76.
6. 加藤　敏．職場結合性うつ病の病態と治療．精神療法 2006; 32: 284-92.
7. Abramson LY, Seligman MEP. Learned helplessness in humans: critique and reformulation. J Abnorm Psychol 1978; 87: 49-74.
8. Beck A. Cognitive Therapy and the Emotional Disorders, International Universities Press, New York, 1976. 大野　裕（訳）．認知療法，岩崎学術出版社，1990.
9. 大野　裕．認知行動療法．上島国利，樋口輝彦，野村総一郎，ほか（編）．気分障害，医学書院，2008.
10. McCullough JP, Goldfried MR. Treatment for Chronic Depression: Cognitive Behavioral Analysis System of Psychotherapy (CBASP), Guilford Press, New York, 2000. 古川壽亮，大野　裕，岡本泰昌，ほか（監訳）．慢性うつ病の精神療法──CBASPの理論と技法，医学書院，2005.
11. 水島広子．自分でできる対人関係療法，創元社，2004.
12. Wilfley DE, MacKenzie KR, Welch RR, et al. Interpersonal Psychotherapy for Group, Basic Books, New York, 2000. 水島広子（訳）．グループ対人関係療法──うつ病と摂食障害を中心に，創元社，2006.
13. 松木邦裕．「抑うつ」についての理論．松木邦裕，賀来博光（編）．抑うつの精神分析的アプローチ──病理の理解と心理療法による援助の実際，金剛出版，2007; p.15-49.
14. McWilliams N. Psychoanalytic Case Formulation, Guilford Press, New York, 1999. 成田善弘，湯野貴子，井上直子，ほか（監訳）．ケースの見方・考え方──精神分析的フォーミュレーション，創元社，2006.
15. 小川豊昭．パーソナリティ障害のうつ病．神庭重信，黒木俊秀（編）．現代うつ病の臨床──その多様な病態と自在な対処法，創元社，2009; p.168-86.
16. 岡島美朗．グループ療法．精神科治療 2009; 24（増刊）: 148-9.
17. Luby J, Yalom ID. Group Therapy. Paykel ES (editor). Handbook of Affective Disorders, 2nd ed,

18. 笠原　嘉. うつ病（病相期）の小精神療法. 季刊精神療法 1978; 4: 118-24.
19. 笠原　嘉. 診察室での軽症うつ病の臨床研究. 広瀬徹也, 内海　健（編）. うつ病論の現在——精緻な臨床をめざして, 星和書店, 2005; p.199-212.
20. 矢崎妙子. 躁うつ病の精神療法——特に中間期精神療法を通してみた病者の価値構造について. 笠原　嘉（編）. 躁うつ病の精神病理 1, 弘文堂, 1976; p.221-39.
21. 飯田　真, 阿部輝夫, 石川一郎. 躁うつ病の慢性化——その要因の多元的研究. 宮本忠雄（編）. 躁うつ病の精神病理 2, 弘文堂, 1986; p.87-127.
22. 大森健一. うつ病者と雰囲気——遷延うつ病の治療経験から. 飯田　真（編）. 躁うつ病の精神病理 3, 弘文堂, 1979; p.133-60.
23. 市橋秀夫. うつ病の遷延化——治療関係の要因. 精神科治療 1987; 2: 37-43.
24. 内海　健. うつ病新時代, 勉誠出版, 2006.

不安

不安の裾野は広く，健常者から精神病性の病態まであらゆる人に出現しうる感情である．たとえば中高年のうつ病では，不安が症状の前景に立つ場合も少なくない．ただし本書ではうつ病の精神療法については他項で述べられるので，ここでは主として不安を中核とする病態，すなわち不安障害の患者を念頭において，精神療法を論じることにする．

ところで不安障害は，生物-心理-社会的な次元の病因が複雑に絡み合っており，心理的な次元に限っても，病前性格（気質），環境要因，多様な心理機制が関与しているため，これらのどこに着目するかによって精神療法のスタイルはおのずと異なってくる．とはいえ，どのような精神療法の立場に立とうとも，治療者・患者間のコミュニケーションが治療の進展を規定することには変わりがない．そこで本項の前半では，不安障害の患者が示す対人行動の特徴を理解し，それを踏まえた治療的関わりの原則について述べておくことにしたい．後半は，おもな不安障害のタイプに応じた精神療法の要点について，森田療法の立場から述べることにする．

不安障害の対人行動と精神療法的関わり

1. 不安障害の患者の対人行動パターン

不安障害の患者の対人行動には，「頼りたいが頼ることもまた不安」といったアンビバレントな心性が特徴的に現れている[1]．それは多分に彼らの元来のパーソナリティ傾向を示しているが，症状が出現した結果，そのような心性が賦活される場合もありうるのである．

a. 頼りたい心性

特に「頼りたい」心性が優位に認められるのは，一部のパニック障害や広場恐怖の患者たちであろう．彼らは，パニック発作への予期恐怖から，しばしば一人で外出したり乗り物に乗ることが困難になる．誰か親しい人が一緒であればそれらの行動に伴う不安も緩和されるため，彼らは親しい対象が常に身近にいることを求め，次第に自立した行動が失われていきやすい．また全般性不安障害の患者も生活のさまざまなことに心配が絶えないため，家族を引き止め不

安を訴えてやまない．このような対人行動はそのまま治療の場にも持ち込まれやすい．治療者には絶えず指示と保証を求め，頻回の診察や万が一に備えていつでも治療者との連絡が取れるよう要求することがしばしばである．とくにパニック障害の患者では，治療終結をめぐる特有の困難がある．彼らには，もともと離別状況に特異的といってよいほどの不安を呈する傾向があることが指摘されている[2]．治療の終結は一種の分離状況であるため，患者にとっては「頼りにしていた存在」を喪失するという不安を喚起する．しばしばそのような不安を，患者は（時には治療者も）「症状再燃の兆し」と受け止めることによって，予定していた終結は延期されることになるのである[3]．

しかし「頼りたい」心性の目立つこれらの患者たちにも，一方では「頼ってしまう」ことへの不安が潜在している．とくにそのような不安は，直接治療者に向けられるよりは，薬物に対しての不安として顕在化することが多い．たとえば「いったん薬を飲み始めたらやめられなくなるのではないか」という依存性への懸念である[1]．ただしこうした不安にはある程度現実的な根拠も存在することに注意を払っておく必要がある．狭義の依存性がなくても休薬による症状再燃が高率に起こる場合，服薬をそう簡単にはやめられないことも事実だからである．

b. 頼ることへの恐れ

「頼ることへの不安」をより直接に，対人関係において体験するのが社交（社会）不安障害の患者たちであろう．彼らは内心，他者との親密な（頼り頼られる）関係を強く希求している．だがそう希求するあまり，拒絶されることに強い恐れを抱き，結局は他者との関わりを回避してしまいがちである．治療関係においても，彼らは頼ること（その結果治療者の拒絶にあうこと）を恐れておずおずとした態度に終始しがちである．自発的な訴えや援助を求める行動は少なく，治療者が問いかけてようやく重い口を開くといった受身的な姿勢が目につくものである．そのような心もとなさを代償するかのように，治療者ではなくもっぱら薬物を頼りにする患者もこの障害では少なくない．特にベンゾジアゼピン系抗不安薬のみで治療されているような場合には深刻な依存をきたすことがある．

c. 頼りたくない心性

「頼ること，すなわち自律的なコントロールを喪失することへの不安」が優位に認められるのが強迫性障害，特に成田のいう「自己完結型」[4]の患者たちであろう．「でも…」といった口癖で治療者の助言を拒み，「頼りたくない」かのような態度を示す患者が少なくない．彼らが望むのは自分が変わることではなく，自分の要望に合わせて治療者の対応が変わることである．彼らにとっては服薬することもまた，自律的なコントロールを失い，薬物（あるいは医師）によって外からコントロールされる事態を意味する．こうした無力な存在に転落する恐れから，患者は「薬に頼らず自力で治したい」と頑なに主張することがある．そんなときに医師が服薬の必要性を説き伏せようとすれば，患者は自己を支配されまいとますます抵抗するという綱引きが生じやすくなる．患者は医師の意のままにならないことで，自己のコントロールを保持しようとする転倒が起こるのである[1]．

2. 不安障害を扱う治療者に共通の原則

上記のような不安障害の患者の対人行動パターンを念頭において，治療者は次のような関与を心がけるべきである．これらの点は，必ずしも特定の精神療法に限ったものではなく，不

安障害を扱う治療者に共通の原則だと思われる．

a. 共感を持って受け止めること

　患者が神経症的なコミュニケーションスタイルを呈するのは，そうせざるをえないほど不安が強いからであり，治療者はまずその事実を理解しなければならない．そうであるなら，治療関係においては患者の不安を治療者が共感を持って受け止めることが基本になる．ただし共感を伝えることは，必ずしも患者の言葉を反映して「辛いですね」と繰り返すだけではない．たとえば患者の心気的懸念の裏には健康への希求があるように，患者の抱えている不安は誰でも避けられない人間性の事実であり，よりよく生きたいという切なる願いの裏返しであると伝えることも，すぐれて共感的な対応である．また時には治療者の自己開示が，患者と治療者の共感を深める手立てともなりうるが，自己開示はあくまで患者のためのものであることを忘れてはならない．

b. 患者の不安を治療者が肩代わりしないこと

　患者の心情を共感的に理解するということは，それを治療者が肩代わりすることとは異なる．肩代わりというのは，不安の除去が治療の役割と考え，患者に代わってそれを治療者が引き受けてしまうといったパターナリズムのことである．そのようなスタンスから，診療のたびに患者に保証を与えて安心をもたらそうとすれば，ますます患者の依存性を引き出してしまうことになる．患者の不安は患者自身が引き受けてこそ，それを乗り越える道筋が見えてくるものである．

c. 患者の自発性を尊重すること

　先に述べた治療的パターナリズムは，治療者から患者への指示や説得，保証など一方向的なコミュニケーションを導きやすい．そのような治療関係の主体は医師の側であり，患者は操作を受ける対象の位置におかれることになる．そこでは患者の潜在的な無力感が手つかずのままにおかれるため，治療はなかなか終結できなくなるのである．無力感を克服するには，患者自らが回復の主体とならなければならない．そのために治療者は一歩退いて患者の自発的取り組みを尊重し，建設的な行動を広げられるよう援助すること，そして経験を通して得られた洞察を跡づけ強化することが務めである[5,6]．結局のところ不安障害の治療とは，患者を主体にして回復の道筋を構想することにほかならず，そのような治療者のスタンスが患者との適切なコミュニケーションをもたらすのである[7]．

不安障害のタイプに応じた精神療法の実際

　ここでは，おもな不安障害のタイプとして，パニック障害，社交不安障害，強迫性障害を取り上げ，森田療法の立場から治療の実際を述べることにする．なお最近刊行されたガイドラインによれば，外来における森田療法は「感情の自覚と受容を促す」「生の欲望を発見し賦活する」「悪循環を明確にする」「建設的な行動を指導する」「行動や生活のパターンを見直す」という5つの要素を基本に構成される[8]．

1. パニック障害の精神療法

　森田は，パニック発作の症状形成に際して注意と感覚の悪循環が介在することに着目した．たとえば心臓病で苦悶の末に死去した人を目撃したことから，自分もこのようなことにならないかという心配を抱いたとする．その後，たまたま軽度の心悸亢進を自覚したとき，先の体験と結びついて死の恐怖が生じ，その恐怖は当然

さらなる心悸亢進を引き起こす．そして注意が心臓部に集中するほど，ますます不安を感じ，注意と不安とが交互に作用して，心悸亢進はいよいよ高まる．このような注意と感覚の悪循環による不安の急激な増幅が，森田のいう「精神交互作用」のメカニズムである[9]．とくにこのような悪循環に陥りやすいパーソナリティが神経質性格，すなわち内向性，過敏，心配性，完全主義などの特徴を有する性格の人々である．彼らは身体の常ならぬ感覚に人一倍執着し，自己観察を続ける結果，精神交互作用が発動されやすいのである．

こうした理解に立って，以下，通常の精神科外来で薬物療法と併用しながら実施可能な森田療法的アプローチを紹介しよう[3,10,11]．

a. パニック障害に関する患者教育を実施する

治療を始めるにあたり，パニック発作は急激な自律神経の緊張が特徴であること，しかしたいていの患者が恐れるような卒倒やコントロールの喪失，まして心停止，死に至ることはありえぬこと，また通常はそのままにおいても数分から数十分のうちに自然に回復することを明言する．

b. 投薬に際し，適切な言葉の処方を補う

i. 薬物は生活を立て直すための補助手段と位置づける

投薬に際して患者は受身の立場におかれる．つまり薬という外的な手段に不安の解決を委ねることになるため，薬物なしでは無力感に陥りやすいのである．こうした無力感を克服するために，患者自身の主体的な取り組みが回復の原動力であり，薬物はそれを後押しする補助手段であることを明示しておく[12]．

ii. 薬物にはパニック発作を抑止し，不安を軽減する働きがあることを伝える

患者や治療者が薬物に万能的な期待を抱き，不安を完全に除去することを目指すと，際限ない増量や処方変更に帰結する危険性がある．そこで薬物には，（不安の消失ではなく）受け入れられる程度に不安を軽減する効果が期待できると説明したほうが適切である．

iii. 予想される副作用について説明する

患者は薬物の副作用に対して不安を抱きやすい傾向にあるため，現実に起こりうる副作用と非現実的な不安とを区別しておくのである．

iv. 服薬についての不安は面接中に話し合えることを保証する

このことは薬物へのアドヒアランスを高めるだけでなく，服薬を巡る対話を通して「石橋を叩いて渡らない」患者のスタイルに自覚を促す契機にもなるのである．

c. 症状発展に介在する悪循環を明らかにする

先述したような精神交互作用，すなわち不安に対する注意の固着がさらなる不安を呼ぶという悪循環的なメカニズムに患者の理解を促すのである．たいてい患者は「パニック発作が起こるのではないかと絶えず注意を払っている自己の状態」に思い当たり，「不安を打ち消そうとすればするほど制御できない不安がつのってくる」というパラドクスの指摘に納得するものである．とくに予期不安から，発作の起こりそうな状況を回避していくうちに生活圏が狭隘化していくのがこの障害の通常の経過である．そこで治療者は予期不安のからくりをよく説明し，この不安が結局のところ自己を守ろうとする人間本来の希求から派生するものであり，病的な症状とは異なることを明確にする必要がある．

d. 「病を恐れて病人の生活に陥っている」構図を明らかにする

患者は不安に駆られて身体の状態を絶えず観

察し，少しでも発作の兆候があれば途中下車したり病院に駆け込んだりしがちである．あるいは予期不安のために，一人での外出を避けようとする．このような不安に対する「はからい」は，パニック発作が重篤な病や死に帰結するのではないかという恐怖に由来するものであるが，そのような恐怖の裏には「生の欲望」，すなわちよりよく，安全に，健康に生きていきたいという患者の自然な欲望が存在するのである．だが実際には不安に対する「はからい」によって，かえって生活は損なわれ，極端な場合には家から離れることさえ困難になるというように，よりよく健康に生きたいという欲望とは反対の結果を招来している．このことを患者一人一人の生活に即して検討するのである．「病を恐れて病人の生活に陥っている」現実に患者自身が気づくことができれば，次のステップにつながる．

e. 不安のままに，生活の立て直しを図る

不安はあるがままに，今できることから行動に踏み出し，生活の再建を図ることが次の段階の作業である．行動の課題には，もちろん予期不安のため避けていた行動（外出や乗り物に乗るなど）に踏み込むことも含まれる．ただし症状と直接結びついた行動ばかりを優先する必要はない．多くの患者は不安がなくなってから本来やりたかったことに着手しようと考え，結局はいつまでも先延ばしにしている．たとえば映画を観に行く，新しい洋服を買うなど，不安との闘いにかまけて締め出してきた患者の希求をも，予期不安を抱えつつ実現していくことを支持し奨励する．このようにして，患者の生の欲望を幅広く建設的な行動に発揮させ，生活全体を充実させていくのである．

f. 発症前の生活を見直す

しばしば患者は「かくあるべし」の姿勢から仕事や社会生活のうえで無理をきたし，心身の緊張，過労を招き寄せている．そのような緊張，疲憊状態が持続するにもかかわらず，ただちに状況を打開する展望が開かれないという状況が多くのパニック障害の発症前に見いだされる[13]．そこで行動が立て直された後には，発症に前駆した生活状況を振り返り，「かくあるべし」のスタイルを修正することが締めくくりのテーマになる．

2. 社交不安障害の精神療法

わが国では社交不安障害（社会恐怖）と類似の病態が対人恐怖症とよばれ，長年にわたり森田療法が治療効果を上げてきた．両者はかなりの程度重複する診断概念であり，筆者らの研究では，神経症レベル（緊張型）の対人恐怖症の80％以上が社交不安障害に該当するという結果であった[14]．したがって，対人恐怖症に対する森田療法は，原則として社交不安障害に対しても適用可能だと考えられる．

森田は赤面恐怖を始めとする対人恐怖症について「恥かしがる事を以て，自らがひない事と考へ，恥かしがらないやうにと苦心する心性」と説明し，その本質を羞恥恐怖と規定した．森田によれば，恥ずかしいという感情が意味するのは人からよく思われたい欲望であり，同時に悪く思われはせぬかという恐怖でもある．羞恥の恐怖は同時に優越の欲望であり，これらの恐怖と欲望は人間心理の両面の事実である[15]．だが対人恐怖症の人々は羞恥や赤面という自然な感情や生理反応を「あってはならないこと」として否定排除しようとするあまり，いっそう自己の状態にとらわれて羞恥をつのらせていくのである．このような悪循環，すなわちとらわれから離脱する方途は，不安に対するはからいをやめて自己の感情をあるがままに認めるとと

もに，その裏にある向上発展の欲望を現実に発揮して自己をよりよく生かしていくことにほかならない．つまりは，とらわれのもとになる（悪循環の駆動力であった）生の欲望を，自己発展の方向へ反転させるということが森田療法の本質的特徴である[16]．

以下，人前での緊張を主訴とする症例を想定して面接の進め方を解説することにしたい[16-18]．

a. 治療導入期

i.「何を治したいのですか」という問い

ほとんどの治療は，何を治したいのかという問いかけから始まるだろう．たいてい患者からは「人前で緊張しないようになりたい」というように，症状を除去したいという答えが返ってくる．このような場合に重要なことは，症状の内容ばかりでなく，それに伴う感情に目を向けることである．すなわち不安，困惑，羞恥，恐怖など患者の感情によく耳を傾け，それが私たちにとって自然な感情であるという共感を伝えることである．たとえば「人から注目されるようなときには，（私たちは）緊張するものですね」などと伝えるのである．

ii.「治ってどんな自分になりたいのですか」という問い

この質問によって意図するのは，症状の裏にある患者の向上発展の希求（生の欲望）を探し当てることである．それはたとえば，人に認められたい，好かれたい，仲間がほしいなど，よりよく生きようとする患者の切なる望みである．こうした生の欲望についても，自然な欲求として治療者が承認することが大切である．

iii.「欲望と不安は心の両面であること」を提示する

i.，ii. の問いを経て，治療者は欲望と不安がコインの裏表のような関係にあることを言い添える．「人によく思われたい心があるからこそ，悪く見られないかと心配にもなるのでしょう」といった，なるべく具体的な表現がよい．

iv. とらわれ⇔はからいの悪循環を明確にする

はからいとは不安を排除したり，回避しようとする行動である．

患者は「緊張さえしなければ，物事がうまくいく」と考えがちである．そのため緊張しないようにと努力を傾ける結果，いっそう緊張がつのってしまうのである．「緊張すまいと思えば，ますます自分の状態を意識して，よけいに緊張するものですね」といった，さりげない指摘でも，患者はたいていこの悪循環に思い当たるものである．

v. 治療目標を確認する

症状の除去ではなく，とらわれから脱し，生活を立て直すという治療目標を改めて確認しておくことは，導入期の締めくくりに欠かせない作業である．

b. 治療の地固め期

治療導入に続くこの時期には，症状ばかりでなく患者の生活の詳細を尋ね，内在する健康な欲望を広く見いだし賦活していくことが鍵になる．内心求めていることを言葉にするよう促すうちに，たとえば「人に認められたい」という欲求は「一人前の仕事をしたい」「資格を持ちたい」など，さまざまに語り直されるかもしれない．患者が自らの欲望を言葉にすることによって，漠然とした願いから具体的な形，イメージが手繰り寄せられていくのである．

c. 治療の展開期

ここまで来た後は，不安や症状をそのまま抱えながら，いま，行動の拡大を図るよう提案する．行動の課題は治療者が一方的に指示するのではなく，患者とともに探していくことが重要

である．

i. 建設的な行動を指導する

　まずは日常生活の立て直しを図ることである．たとえば同僚に挨拶するなど，緊張を予期して避けてきた行動を当面の目標に設定する．その際，症状の有無ではなく行動の目的を達成したかどうかを評価の基準におくよう指導する．また義務的な行動ばかりでなく，「～したい」と願いつつ症状のために逡巡していた行動をも実行に移すよう奨励していく．

ii. 患者の陥りがちな行動パターンを修正する

　行動に踏み出すことによって，患者の陥りがちなパターンが明るみに出てくる．そこで「かくあるべきのパターンにはまっていませんか」というように，そのつど患者のとらわれを具体的に取り上げ修正を図るのである．

d. 治療のまとめ

　上記のようなプロセスによって患者の行動が広がり，自己を受け入れる姿勢が身についた頃合いを見て，治療のまとめを行う．治療の経過を振り返って何が得られたか，これからの課題は何かを話し合い，今後の目標を明確にして終結へと導くのである．

3. 強迫性障害の精神療法

　強迫性障害に対する精神療法の第1の課題は，不安→打ち消し（強迫行為）→いっそうの不安の増大といった強迫的悪循環とそれゆえに生じる疲憊状態から脱し，行動を立て直すことである．とくに治療の初期にはこの課題が優先であり，それなくしてはいかに洞察を追求しても患者が変化に向かうことは困難である．だがこれだけでは強迫性障害の治療は十分ではない．第2の課題は，制縛的な生活スタイルを修正し，自己をよりよく生かしていくことである．それは個々の強迫症状を改善するということを越えて，患者がとらわれのない，より自由な生き方を手に入れることである．

　森田療法は上記2つの課題を統合的に解決する方向性を有しているという意味で，強迫性障害の精神療法の必要十分条件を満たしているといえよう[19,20]．以下，強迫性障害に対する森田療法の観点と治療の実際を紹介することにしたい[21]．

a. 強迫性障害の森田理論

　森田は，強迫観念の心理機制を次のように説明した．たとえば，ふとした拍子に赤ん坊をうっかり踏み殺してしまわないかという考えがよぎったとする．このような偶然の想像は，そうあってはならないという拮抗心から恐怖をもたらし，過敏な人では注意と感覚（恐怖）の悪循環からその考えが増強する（精神交互作用）．とくに，「かくあるべき」という心理的構えの強い神経質性格の人は，そのような恐ろしいことを考えてはならないとして意識から排除しようと努める結果，かえってその考えにとらわれ強迫観念に発展する（思想の矛盾）[22]．こうした精神交互作用や思想の矛盾といった「とらわれ」の心理機制を打破することが森田療法の基本方向であり，それは端的に「あるがまま」の心的態度を獲得することである．「あるがまま」とは，不安を排除しようとするはからいをやめて，自己の感情をそのままにおくことを意味する．それと同時に，不安の裏にある自己本来の欲望（生の欲望）を建設的な行動に発揮していくことでもある．そのような建設的な行動は結果として恐れていた状況や対象への曝露をもたらすが，森田療法では症状に関連した行動のみに焦点をおかず生活全体の充実を目指し，症状からの脱焦点化を図るところに認知行動療法との相違がある．

b. 強迫性障害の外来森田療法

以下，症例を提示しながら外来での森田療法的アプローチを紹介する[20,23,24]．

症例 33歳，主婦
[主訴] 水銀に汚染されたのではないかと不安で，洗浄，確認を繰り返し，家族にも確かめてもらう．このためほとんど家事ができない．
[治療経過] この症例には投薬は行わず通常の精神科外来で森田療法的アプローチを実施した．

患者は「こんなことを恐れること自体がおかしい．気にしないで暮らせるようになりたい」と訴えるのだった．そこで治療者は「気にしないようにと思ってもやめられないくらい，心配が強いのでしょうね」と，患者の恐れを心の事実として承認した．それとともに「あなたの心配（恐怖）は何に向いているのだろう？水銀の混入によってどのような事態を恐れているのだろうか？」と問いかけていった．患者は漠然とではあるが「水銀によって自分や家族が病気になるのではないか．とくにお腹の中にいる胎児に奇形などが起こるのではないか」という恐れを抱いていたという．もちろんこのような恐れは過剰で非合理なものだが，治療者はそれを説得するよりも，むしろ自分や家族の病気や災難に対する恐れそれ自体は自然な感情であることを強調した．さらに患者との対話の中から，病気や災難を恐れる心性の裏には，自分と家族，ことにこれから生まれてくる子どもの健康と安全を願う心が強く存在していることが明らかになった．このように不安の底にある患者の希求（「生の欲望」）に患者自身が気づくことが治療初期の重要なテーマである．そこで治療者は「家族を大切に思うからこその恐れ」は取り除くことができないし，またその必要もないことを説明した．それまで患者は恐怖をすぐさま打ち消そうとして洗浄や確認などの強迫行為に及んでいた．しかしそのような行為は「果たしてちゃんと確認（洗浄）したのだろうか」という疑惑や不全感をもたらすためにさらなる不安が起こり，また洗浄や確認を繰り返すといった悪循環に陥っていたのである．このような悪循環の指摘は，患者にもよく納得がいったようであった．

次の段階として治療者は，恐怖をすぐさま打ち消さず，自然に消退するのを待つこと，それと同時に自己と家族の健康と安全の希求を建設的な形で実現していくことを提案した．患者はほとんど家事ができずに夫に任せている状態であり，外出もできる限りは避けていた．こうしたことは患者の無力感と自責感をいっそうつのらせるものであった．このため治療者は，「恐れが消えた後にではなく，いま不安を抱えながら家族のためにできることはないだろうか．それに恐る恐る手をつけてみてはどうか」と呼びかけていった．患者は「少しでも料理ができるようになりたい」と希望したので，一品でも何か調理してみることを目標に設定した．次の回，患者は何度か夫の手を借りて食事を作ることができたと報告したので，治療者は「大きな前進！」と評価した．患者はさらに家事を広げる意欲が芽生えたようだったが，同時に自分が中心になってやらなくてはならないと思うと強い不安が生じることを訴えた．治療者はこのことを，不測の事態を自分の手であらかじめ回避しなくてはいけないという完全主義の姿勢，「こうあらねばならない」という心の構えから説明し，全か無かのパターンに陥らず，家事を家族の共同作業と考え，その一翼を担っていくように伝えていった．その後も水銀への恐怖はあるが，夫の協力を得て食事の支度をしていくうちに独力で料理ができるようになり，患者が次の課題として定めた買い物もどうにか実行できるようになった．こうして徐々に行動が立て直さ

れていったのである．

　治療の経過を要約すると，次のようなおよその流れを辿ることができると思う．(1)患者の抱える不安や恐れを心の事実として承認する．(2)不安や恐れの裏にある欲望に目を向ける．(3)欲望と恐れ（不安）は表裏一体のものであることを気づかせる．(4)不安を除去しようとする行為が，ますます症状へのとらわれに帰結する悪循環を明確にする．(5)とらわれから脱し，生活を再建することを目標に据える．(6)建設的な行動を広げる．今後の課題は生活全般における強直した完全主義，「かくあるべし」の態度をさらに修正していくことである．

　なお強迫行為の目立つ症例には，具体的な行動指導を併せて行う必要がある[20,25]．そのポイントを以下にあげる．(1)不安をすぐさま強迫行為によって打ち消そうとせず，一拍でも間をおく．(2)行動の転換をすばやくする．時間を「物差し」にする．(3)全か無かのパターンに陥らず，ほどほどのやり方を探る．(4)すべてを計画どおりにやろうとせず，臨機応変を心がける．(5)症状の有無ではなく，目的が果たされたかどうかを行動の基準におく（目的本位）．(6)言葉は体験を跡づける形で，論理的説得より比喩を活用する，など．

おわりに

　本項では，まず不安障害の患者が示す対人行動の特徴と治療的関与の原則について述べた．次いで不安障害のおもな類型としてパニック障害，社交不安障害，強迫性障害を取り上げ，森田療法による理解とアプローチの要点について解説した．いずれのタイプに対しても森田療法では，症状からの脱焦点化を促すとともに，不安の裏にある生の欲望を発揮し自己を生かすことを共通の目標におくのである．

　なおここに記したアプローチはいずれも外来での実施を念頭においたものであるが，このような方法によっても治療が難渋する場合は，森田療法の基本形である入院治療への導入も考慮されてよい．また薬物療法の併用を一応の前提にして解説したが，患者のモチベーションが高ければ，薬物なしに森田療法単独でも効果が期待できることを付記しておく．

（中村　敬）

[引用文献]

1. 中村　敬．服薬の心理を考慮した薬物療法・投薬を踏まえた精神療法．こころのりん a・la・carte 2006; 25(3): 357-62.
2. American Psychiatric Association. Diagnostic and Statistical Manual of Mental Disorders, 4th ed, American Psychiatric Association, Inc., Washington DC, 1994. 高橋三郎，大野　裕，染矢俊幸（訳）．DSM-IV 精神疾患の診断・統計マニュアル，医学書院，1996.
3. 中村　敬．精神療法のポイント．上島国利，中根允文（編）．パニック障害治療のストラテジー，先端医学社，2002; p.118-28.
4. 成田善弘，中村勇二郎，水野信義，ほか．強迫神経症についての一考察—「自己完結型」と「巻き込み型」について．精神医 1974; 16(11): 957-64.
5. 中村　敬．精神療法の基本とは何だろうか．臨精医 2005; 34(12): 1645-50.
6. 中村　敬．不安の薬と精神療法—主体の経験を視座にして．精神誌 2004; 106(5): 582-6.
7. 中村　敬．不安患者とのコミュニケーション．岡崎祐士，神庭重信，小山　司ほか（編）．精神科専門医のためのプラクティカル精神医学，中山書店，2009; p.358-62.
8. 中村　敬，北西憲二，丸山　晋ほか．外来森田療法のガイドライン．森田療会誌 2009; 20(1): 91-103.
9. 森田正馬．神経質の本態及療法．森田正馬全集，第2巻，白揚社，1974; p.279-393.

10. 立松一徳. パニック障害. 心身医療 1997; 9(12): 1515-8.
11. 中村 敬. パニック障害の森田療法. 精神科治療 2009; 24（増刊号）:112-3.
12. 中村 敬, 三宅 永. 神経症に対する薬物療法の実際. 精神科治療, 1998; 13(6): 709-14.
13. 野村総一郎, 広江ゆう, 東 豊, ほか. エソロジー的に診る不安障害. こころのりんa・la・carte 1999; 18(4): 454-7.
14. Nakamura K, Kitanishi K, Miyake Y, et al. The neurotic versus delusional subtype of taijin-kyofu-sho: their DSM diagnoses. Psychiatry Clin Neurosci 2002; 56: 595-601.
15. 森田正馬. 赤面恐怖症（又は対人恐怖症）とその療法. 森田正馬全集, 第3巻, 白揚社, 1974; p.164-74.
16. 中村 敬. 社会不安障害（対人恐怖症）の森田療法. 精神誌 2006; 108: 754-9.
17. 中村 敬. 森田療法. 岩崎徹也, 小出浩之(編), 臨床精神医学講座, 第15巻, 精神療法, 中山書店, 1999; p.117-34.
18. 中村 敬, 久保田幹子. 社会不安障害／対人恐怖症の森田療法. 小山 司（編）. 社会不安障害治療のストラテジー, 先端医学社, 2005; p.124-9.
19. 久保田幹子, 中村 敬. 入院療法. 牛島定信（編）. 強迫の精神病理と治療, 金剛出版, 1997; p.291-305.
20. 中村 敬, 舘野 歩. 強迫性障害の森田療法──入院および外来治療の実際. 精神科治療 2007; 22: 685-91.
21. 中村 敬. 強迫性障害の森田療法. 精神科治療 2009; 24（増刊号）: 128-9.
22. 森田正馬. 神経衰弱及強迫観念の根治法. 森田正馬全集, 第2巻, 白揚社, 1974; p.71-278.
23. 中村 敬. 強迫性障害に対する森田療法の進め方. 精神科治療 2000; 15: 1099-104.
24. 中村 敬. 不安障害の森田療法. 精神誌 2004; 106: 1291-6.
25. 久保田幹子. 強迫性障害の森田療法. 精神療法 2002; 28: 554-61.

認知行動療法

うつ

うつ病に対する認知療法の効果

Beckにより考案された認知療法と行動療法から発展した認知行動療法は，1990年代以降一つの治療的枠組みとしてとらえられるようになり，この枠組みを広義の認知行動療法とよぶ．これは「刺激に対する認知の偏りによって，気分，行動の障害が生じる」との作業仮説に基づき，非適応的な認知に働きかけてうつや不安などの情緒状態を変化させることを目的とした，短期の構造化された心理療法である[1]．認知療法のうつ病に対する効果は1970年代から検証されており，薬物療法と同等かそれ以上の効果を有するとする報告がなされている[2-4]．最近ではポジトロン断層撮影法（positron emission tomography: PET）を用いて認知行動療法

器質性・症状性 精神疾患の有無	腫瘍，変性疾患，血管障害，代謝・栄養障害疾患，内分泌疾患，感染症による認知症および気分障害
気分障害の鑑別	双極Ⅰ型障害　双極Ⅱ型障害　循環気質＋うつ病相　薬物誘発性躁病相＋うつ病相　発揚気質＋うつ病相　気分変調症　大うつ病性障害
物質関連障害併存の有無	アルコール関連障害　　薬物関連障害　　医原性薬物関連障害
不安障害併存の有無	パニック障害　強迫性障害　外傷後ストレス障害　社交(社会)不安障害　全般性不安障害
知的障害・発達障害併存の有無	知的障害　（自閉症）　広汎性発達障害　Asperger障害　学習障害　注意欠陥／多動性障害
パーソナリティ障害併存の有無	シゾイド　失調型　反社会性　境界性　強迫性　回避性　妄想性　演技性　自己愛性　依存性
精神病性障害併存の有無	統合失調症　妄想性障害　短期精神病性障害　気分障害に伴う精神病症状

図1　抑うつ状態の鑑別・併存障害診断

による脳グルコース代謝の変化を検討した報告[5-6]もなされ，うつ病や不安障害に対してこの治療法が与える生物学的影響についても検討され始めている．

　認知行動療法は短期的かつ構造的な治療であること，患者の過去の記憶ではなく，「今，ここで」の認知機能に焦点を当てること，Beckの認知療法が主に医療領域での治療法として発展し，治療効果の検証が積極的に行われてきた経緯があることなどから，医学的枠組みのなかでも利用しやすい心理療法である．近年，わが国においてもうつ病についての啓蒙が進み，薬物治療を受けるうつ病患者数が増加する一方，多忙な精神科外来における診療では患者の心理面に立ち入らない傾向がみられる．しかし，構造化された方法論を持つ認知行動療法は日常診療のなかでも工夫次第で施行可能であり，うつ状態の治療効果改善に寄与しうる．

　また，薬物療法を行う場合に患者が精神科治療薬の服用に拒否感を示すこともあり，薬物に対する患者の認知に注意を払わなくてはならないことが指摘[7]される一方で，認知行動療法を用いて薬物に対する非機能的認知を修正することにより患者の服薬アドヒアランス（患者が服薬の意義を理解し能動的・積極的に服薬する）を高めることが可能であることも指摘[8]されており，この点でも薬物療法との併用の意義が大きい心理療法であるといえる．

精神科診断の重要性

　抑うつ状態を呈する疾患は多岐にわたる．患者の安全を確保するために，また，認知行動療法に対する動機づけを行うためには，適切な精神科診断がなされ，患者が自らの疾患と抑うつ状態の特徴を十分に把握することが重要である．鑑別や，併存の有無に注意が必要な精神科疾患を図1に示す．うつ状態に対する認知行動療法を開始するには，器質性・症状性精神疾患が除外されているか，またはそれらが診断され

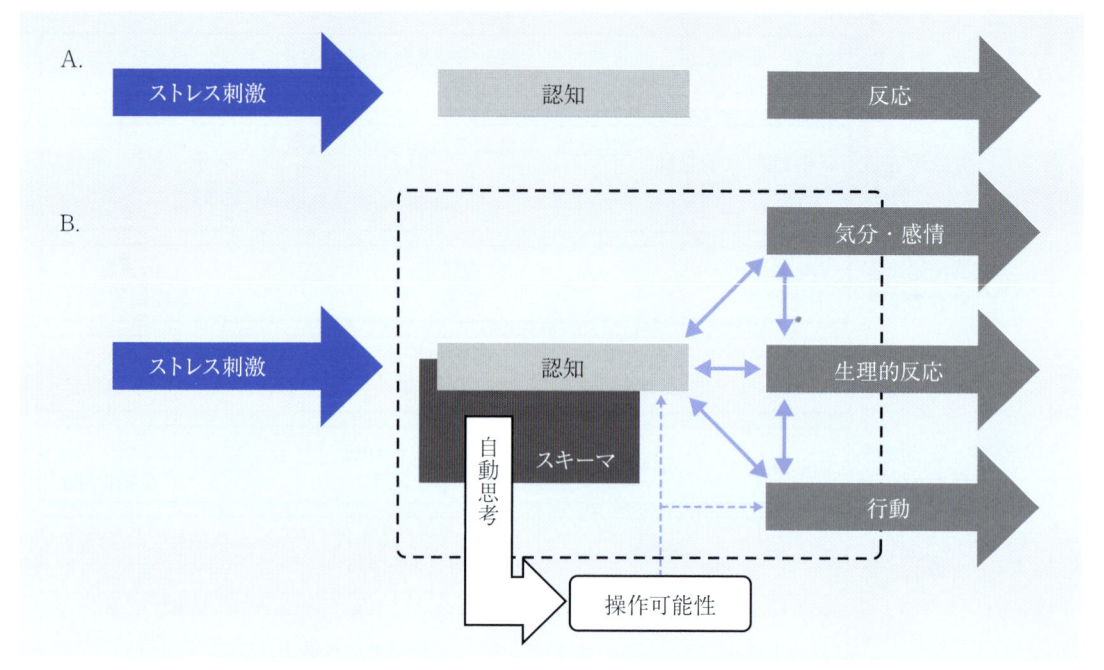

図2　認知行動療法作業仮説

たうえで適切な治療が行われていることが前提である．また，双極性要素についての十分な検討などの気分障害の鑑別や，物質関連障害や発達障害，精神病性障害を見逃さないことは，この治療を適切に進めるために重要である．

治療法の選択と遂行において不可欠なインフォームドコンセント取得の観点からも，その時点でなしうる限りの適切な精神科診断を行い，病状や経過について説明する必要がある．この点は，患者の治療に対する動機づけにも影響する．

構造化面接と意図的面接技法

認知行動療法が構造化された心理療法であるがゆえに，治療者−患者間のチームワークはとくに重要である．協同的経験主義とも称されるこのチームワーク構築の成否には，治療者のコミュニケーション能力や面接技法の精度の高さが関係する．構造化面接に対する意図的面接技法としての関わり行動，質問法，はげましや焦点の当て方など，コミュニケーションの各要素[9]を意識し，たとえば，認知療法での鍵となる技法の一つである「ソクラテス式質問法」（範囲をある程度限定した開かれた質問）を適切に行うことは，チームワークのもとに治療を進め，患者自身による問題への気づきを促し，治療効果を高めるために重要である．

認知行動療法理論

抑うつ状態に陥りやすい患者は，しばしば客観的な根拠がないにもかかわらず「私はいつも失敗する」「この失敗は取り返しがつかない」などの否定的な思考を繰り返す傾向がある．このような場合，種々の状況に柔軟に対応することができず，抑うつ状態が生じやすくなり，そのためにさらに失敗を重ねて否定的思考が強化されるという悪循環が生じる．

認知とは，外界の状況や内的に生じた刺激を知覚し，意識し，正しく認識する知的機能といえる．認知行動療法では，同じ刺激を受けても

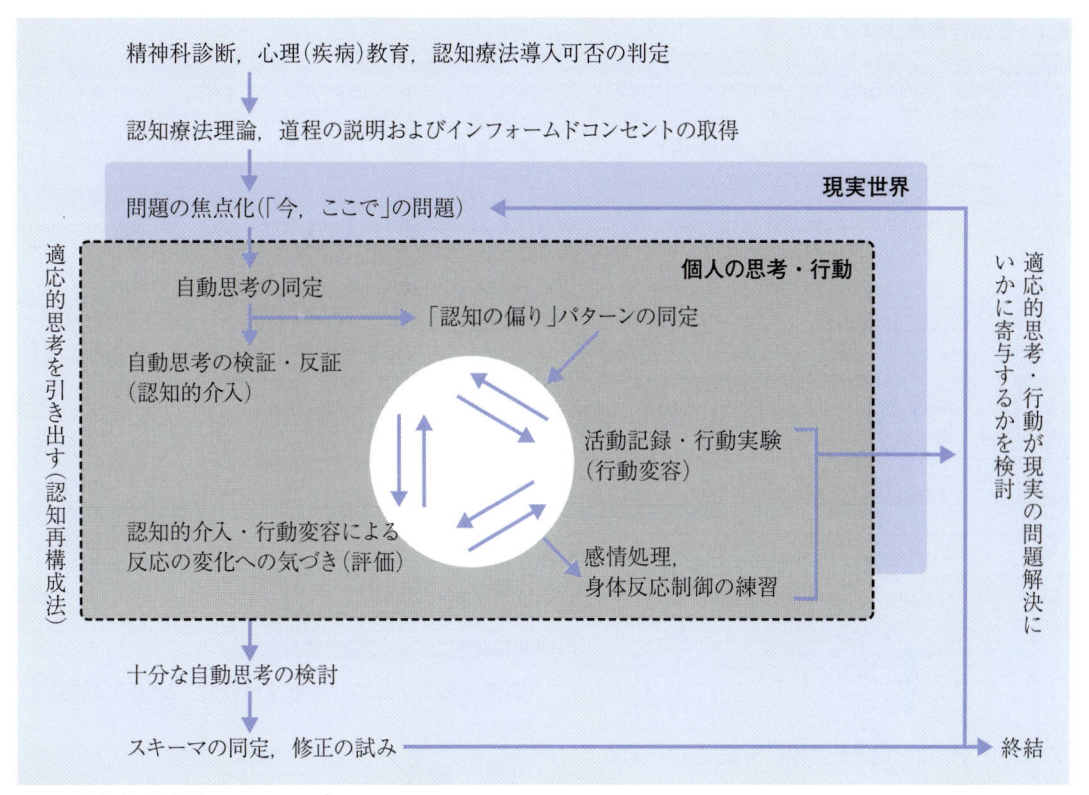

図3 認知行動療法ロードマップ

　個人により反応が異なるのは，刺激に対する認知がそれぞれ異なるからだと考える．認知に柔軟さを欠く状態，つまり「認知の偏り」が存在すると，状況に応じた適応的な認知を行うことができなくなり，ストレス刺激を無理のない形で処理することが困難となり，気分の障害を生じやすくなる．

　認知行動療法では刺激，認知，反応の順に事象が生じると仮定し（**図2A**），そのなかで操作可能な認知に働きかけることによって反応の適正化を図ることを作業仮説とするが，実際には認知と各反応はほぼ同時に生じ，互いに影響し合う（**図2B**）．われわれは認知を直接知ることはできないが，刺激により生じる自動思考を知ることにより認知を推測することができる．さらにそれを推し進めて，その人の中核的信念（スキーマ）を理解する．これらの情報を用いて認知や行動を患者自らが修正し，適応的思考を引き出せるように練習を重ねることによって，気分，身体反応の安定，行動の適正化を図る．

　認知行動療法は，患者の過去に第一の関心を払うといった後方視的方法論ではなく，現在の認知の特徴を理解し，それを操作することにより，気分や行動にどのような変化が生じるかを評価するという前方視的方法論である．そのために，患者が治療を受けつつ，日常生活のなかで自分自身の気分や思考，認知の偏りに気づくことが大切である．認知行動療法は日常生活のなかで患者自らが行うともいえる．

認知行動療法の実際

　認知行動療法の全体像を**図3**に，典型的な認知行動療法の編成と各セッションの進め方を**表1**に示す．基本的に1回30分以上で，計16回のセッションを行う[10]．セッションごとに

表1 認知行動療法セッション例

ステージ	セッションNo.	目的	アジェンダ（課題）	各セッションの流れ
1	1〜2	疾病理解 心理教育と動機づけ 認知療法へのsocialization	症状・経過・発達歴などの問診 うつ病，認知モデル，治療構造の心理教育	1. セッション前の評価尺度記入 2. 患者の状態確認 3. ホームワークを振り返る 4. アジェンダの設定 5. アジェンダについて話し合う 6. ホームワーク決定 7. セッションをまとめ，患者からのフィードバックを求める
2	3〜4	症例の概念化 治療目標の設定 患者を活性化する	治療目標（患者の期待）を話し合う 治療目標についての話し合い 活動スケジュール表など	
3	5〜6	気分・自動思考の同定	3つのコラム	
4	7〜12	自動思考の検証 （対人関係の解決） （問題解決技法）	コラム法 （オプション：人間関係を改善する） （オプション：問題解決）	
5	13〜14	スキーマの同定	上記の継続 スキーマについての話し合い	
6	15〜16	終結と再発予防	治療の振り返り 再発予防 ブースターセッションについての準備 治療期間延長について決定する	

（慶應義塾大学認知行動療法研究会，2010[10]より引用）

アジェンダ（取り扱う課題）を設定し，それぞれに応じた技法（**表2**）を用いてセッションを進める．各セッション開始前には抑うつ評価尺度の測定を行う．評価尺度の一例として，BDI（Beck Depression Inventory），QIDS（Quick Inventory of Depressive Symptomatology）があげられる[10]．

下記のテーマが話題に上がった場合は，セッションの進行度によらず，優先して話し合うことを検討する[10]．

(1) 自殺・自傷に関連する話題の場合，それらの可能性の評価が必要
(2) 治療の継続に影響しうる現実上の大きな問題（例：経済的な問題，身体的健康問題，被虐待など）
(3) 治療や治療者に対する陰性感情

各ステージの進め方の基本は以下のとおりである（**表1**）．

1. 導入

治療関係を構築することと治療構造の理解，設定が目標となる．病歴，疾病理解の確認を行ったうえで，認知行動療法の説明を行い，認知行動療法全体の進め方や各セッションの進め方を説明し，理解を得る．

2. 問題の焦点化，治療目標の設定

患者が抱える問題を，刺激−認知−反応の観点から具体的に対処できるレベルにまで整理，分類する．たとえば，主訴が「抑うつ気分がひどい」であれば短期的な目的は「どのようなときに抑うつ気分が悪化するかを理解する」「抑うつ気分が悪化したとき，どのような考えが浮かんでいるかを理解する」などとなる．これをもとに段階的な治療目標を定める．

目標への第一歩は患者の中に生じる気分や行動などの反応を患者自身が察知できるようになることである．自己嫌悪から自分自身の反応と

表2 認知療法技法

認知的技法	行動的技法
1. 認知再構成	1. 活動記録表/スケジュール
2. スキーマを同定・修正する	2. 「ポジティブに言い換える」法
3. 「認知の偏り」を教育する	3. 行動実験
4. 認知的（想像上の）リハーサル	4. 段階づけ
5. 自己教示法	5. 注意そらし法
6. 思考停止法	6. リラクセーション
7. コーピング・カード	7. 社会生活技能訓練
8. 過去の経験から証拠を探す	8. アサーション・トレーニング
9. ロール・プレイ	9. 有意義な時間の使い方習得
10. 不安な出来事の結果を考える	10. 運動
11. 問題解決技法	11. 飲酒，薬物，カフェインを減らす
12. 利点・欠点を考える	12. 不眠への介入
13. 理知的/情緒的ロール・プレイ	13. 「他の人に聞いてみる」
14. 認知的連続表	14. 読書療法

（慶應義塾大学認知行動療法研究会，2010[10]）より引用）

うまく向き合うことができない患者には，これらの反応は人間に生来備わった警報装置であることを説明し，現在患者が抱いている不快な反応は困難な状況に対する正常な警報であるか，または警報装置の誤作動であることを伝える．警報装置の誤作動については生物学的な基盤が存在する可能性を説明し，すべてが患者の責任ではないことを知らせる．まずは自分自身の症状に対する認知を是正することが，患者が自分自身の反応の変化に気づくことを容易にするとともに，認知行動療法への導入としても有用である．

3. 自動思考の同定

外界からの刺激を受けたとき，その刺激の内容に応じて個人特有の認知パターンに沿った思考が生じるが，これを自動思考とよぶ．自動思考が不快感情や不適切な行動と関係している場合，これは非機能的自動思考である．患者が，言うことを聞かない子どもに腹を立てて怒鳴ってしまった後に情けない気持ちになったとすれば，たとえば「怒鳴ってしまう私は親として失格だ」「私は子育てに失敗してしまった」「私はいつも子どもに怒鳴ってばかりいる」「子どもが言うことを聞かないのはすべて私のせいだ」などの考えが浮かんでいるかもしれない．自動思考は認知の偏りの表出の一つであり，その偏りの特徴を同定するためにサンプルとしてできるだけ多くの自動思考を同定し，収集する．この時，数時間や数日間に考えた事柄ではなく，なにかの刺激に反応して「ある瞬間」に浮かんだ思考を取り出すことに注意する．

多くの自動思考を検討することで，そこに共通する認知の偏りのパターンを見いだすことができる．そこに見いだされたパターンのラベル化（表3）は，患者が自らの自動思考の特徴に気づくことを容易にし，認知の偏りについての患者の理解を進める効果がある．

また，うつ状態にみられる否定的な認知の特徴としては，その対象が「自己」「世界」「将来」にわたること[8]を理解しておくことも，自動思考同定の一助となる．たとえば，客観的な根拠なく「上司に批判される私は無能である（自己）」

表3 「認知の偏り」のパターン

選択的抽出	過度の一般化
・身のまわりに起こった出来事のなかから，解釈しやすいものだけを抜き出すこと（失敗した経験だけを思い出す，など）	・たったひとつの出来事から出た結論を，他のすべてのものに当てはめてしまうこと
「すべし」思考	自己関連づけ
・「私は〜しなければならない」という考え	・さまざまな出来事の原因が自分にあると考えてしまうこと
二分割思考	破局視
・「全か無か（all or nothing）」「白か黒かはっきりしないと気がすまない」「100点でなければ0点だ」という考え	・実際にはちょっとした失敗でも、理由もなく取り返しのつかない失敗のように考えること
感情的論法	ラベル貼り
・自分の感情をもとに物事を考えること（私は車の運転をするときに不安になる → 車の運転は危険だ）	・自分自身に否定的なラベル（「無能力者，落ちこぼれ」など）を貼ってしまうこと
拡大解釈と過小評価	自己成就予言
・自分に都合が悪いことは大げさにとらえ，自分がうまくできたことは小さく考えること	・「仕事を断れば嫌われるだろう」と考えて無理に仕事を引き受け，結局仕事をこなすことができずに依頼主から嫌われてしまう

「職場の同僚も私のことを軽蔑している（世界）」「私はもうすぐこの職場を追い出されるだろう（将来）」などと考えることである．

4. 自動思考の検証

　認知の偏りを修正するためには，同定された自動思考についての検証を行い，それに反証する必要がある．検証の方法として，思考と現実を分離することを意識しつつ，(1) その考えは正しいか否か（根拠を探す，反証する），(2) その考え方が正しいとして，実際には何が起こり，その事態に対してどれだけの対処ができるのだろうか？（結果予期，効力予期について検討する）という2つの視点を持つことがあげられる[1]（図4）．

　ある患者が上司の険しい表情を見て「私が何か失敗したのではないか」と考えたとすれば，下記のような検証，反証が可能である．

1-1 上司は本当に怒っているのか？　たとえば体調が悪くて，険しい顔をしているのではないか？　ほかにも顔が険しい理由は考えられないか？

1-2 本当に怒っているとして，その理由は本当に私の失敗だろうか？　出勤前に夫婦喧嘩をしたのかもしれない．ほかにも怒る理由は考えられないか？

1-3 本当に私の失敗が原因であるとして，それは本当に責められるべき失敗であったのか？　通常では責められるものではないが，上司の機嫌が悪いばかりに取り上げられたのではないか？　また，私の失敗が上司の不機嫌の唯一の理由であるのか？

2-1 本当に私の失敗が上司の不機嫌の理由であるとして，その失敗はもう取り返しのつかないことであるのか？　失敗について謝罪し，話し合えば状況は変化するのではないか？

2-2 自分の失敗を取り返すためには，私は具体的にどのように行動すればよいのか？　そのような行動をとれる可能性はどれくらいある

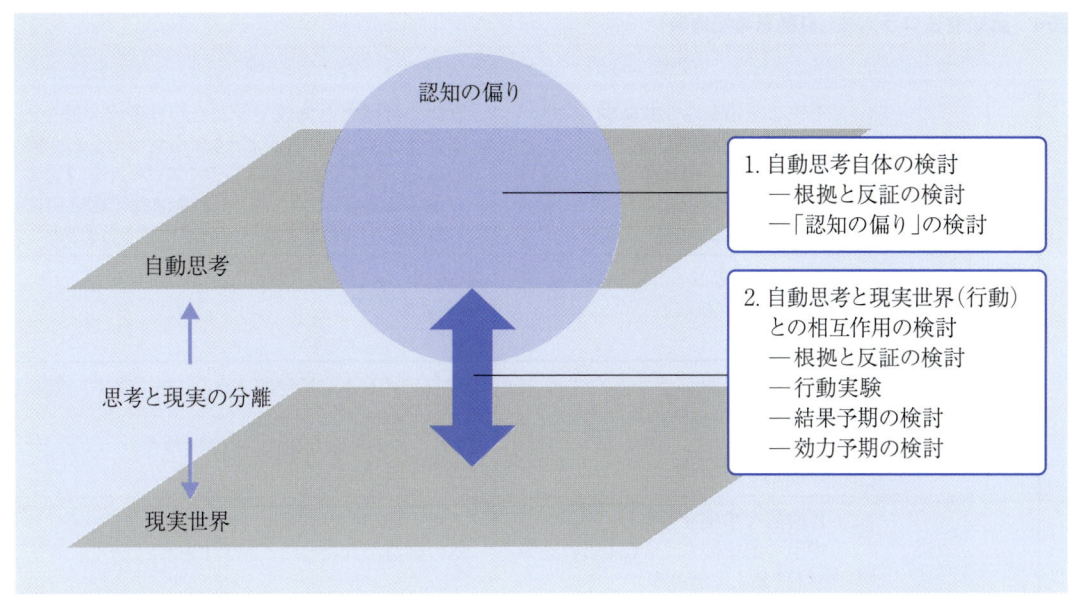

図4　適応的思考を導くためのアプローチ

のか？

　柔軟な思考法を身につけるために「他の理由を考える（選択肢をあげる）」ことは重要である．これはブレインストーミングであり，選択肢をあげるときにそれが現実的であるか否かの検討はひとまず行わないでおくことに注意する．

　患者が考える選択肢はすでに患者の認知の偏りの影響を受けており，客観的に現実的な選択肢が最初から除外されている可能性がある．その点をふまえ，患者が自分で驚くような，普段は思いもつかない選択肢をあげられるように支援することが重要である．そのうえで各選択肢を吟味し，患者自らが現状にふさわしい適応的思考を選択する．次に，気分や行動の変化を指標としてその適応的思考の有用性について検討し，認知の偏りを修正する．この一連の作業を認知再構成法とよぶ．

　他の介入方法として，行動への働きかけから認知の偏りの修正を試みるならば，活動記録を用いて行動を分析し，より適応的な行動を導くための行動実験を行う．その結果，問題が解決する方向に動けば，そこから得られる適応的思考を確認し，そうでない場合は実験内容を修正して再試行する．社会生活技能訓練や主張訓練はこれらの行動実験を支援する．

　呼吸法や漸進的筋弛緩法などのリラクセーション法の利用はいずれの修正方法を試みる場合にも有用であり，積極的に患者への指導を行う．

5. コラム法とホームワーク

　日常生活での認知行動療法の実践を支援するためにコラム法が用いられる（表4）．次回セッションまでのあいだの日常生活のなかで不快な気分や不適切な行動に患者が気づいたとき，その状況や気分，自動思考やその対処などを一覧できるように工夫された用紙を患者に渡し，記入することをホームワークとする．次回の診察は記入された用紙をもとに，気分の変化が生じた状況や，そのときの自動思考などを題材として患者の認知についての検討が行われる．セッションの進行度に応じて，いくつのコラム記入をホームワークとするかが定められる．また，

表4 認知療法コラム法（自動思考記録表）

		説明	例
3つのコラム法	状況	・不快な感情を伴う出来事 ・具体的に記載 ・特定の時間の出来事について記載 ・5W1H（いつ，どこで，誰と，何を，なぜ，どのように）	・重症心身障害児施設で子どもの食事の介助をしていたとき，子どもがどうしても食べることを嫌がった．時間をかけ，ようやくスプーンを口元まで運ぶことができたが，子どもは食べ物を口に入れるなり，それをすべて吐き出してしまった
	気分 0〜100%	・ひとことで表せることが多い （強さ：0〜100%）	不安　　　90% ゆううつ　70% 情けない　80%
	自動思考 0〜100%	・そのときに頭に浮かんだ考えやイメージ（確信度0〜100%） ・最も強く影響した考え（ホットな思考）に◎を付ける	◎私はいつも上手に介助することができず，失敗ばかりしている ・もう，この施設で働くことは無理だ
7つのコラム法	根拠	・客観的な事実を書く ・相手の心を読むような「思い込み」や「解釈」は避ける	・これまでに何度か同じことを繰り返している ・他の職員が介助したときは吐き出さない
	反証	・第三者の立場で考える ・過去や未来の自分であればどう考えるか ・経験をふまえて考える ・冷静に考える	・他の子どもの介助は問題なくできている ・今回のことも仕事を辞めるほどの失敗とはいえない ・この子の食事介助以外の仕事はうまくこなせている
	適応的思考	・反証の結果から，より適応的な思考を導き出す	・すべての子どもに対してうまく介助できないのではない ・介助にはさらに工夫の余地があるだろうし，そのために助言を受けることもできる
	結果 0〜100%	・適応的な思考の結果，それまでの気分がどのように変化したかをとらえる（強さ：0〜100%）	不安　　　60% ゆううつ　40% 情けない　40% ・気持ちが少し楽になった．気を取り直して，次の仕事に取りかかることができた

（慶應義塾大学認知行動療法研究会，2010[10]より引用・改変）

コラム法では「その瞬間」の気分や思考を取り上げることが難しい患者の場合，図2による説明と整合性を持たせたガイドシート（図5）などを用いると患者の理解が進むことがある．

6. スキーマの同定

自動思考がある刺激に対して生じる意識の流れであるとすれば，スキーマはさらに心の奥深くに内在されている．「私は無能である」「私は誰にも愛されていない」などといった個人の中で安定して変化しない中核的信念である．スキーマの同定は認知行動療法を終結に導くとともに再発予防に役立つものであり，治療者は治療初期からこれを念頭にセッションを進める．しかし，患者にとっては自らのスキーマを同定することは困難な作業であり，自動思考の同定，検証を自力で十分に行えるようになってから進むべき段階である．患者が持つ価値観，自動思考や認知の偏りのパターン，生活上に表れる思考や行動の法則などを振り返ることによりスキーマ同定作業を行う（図6）．

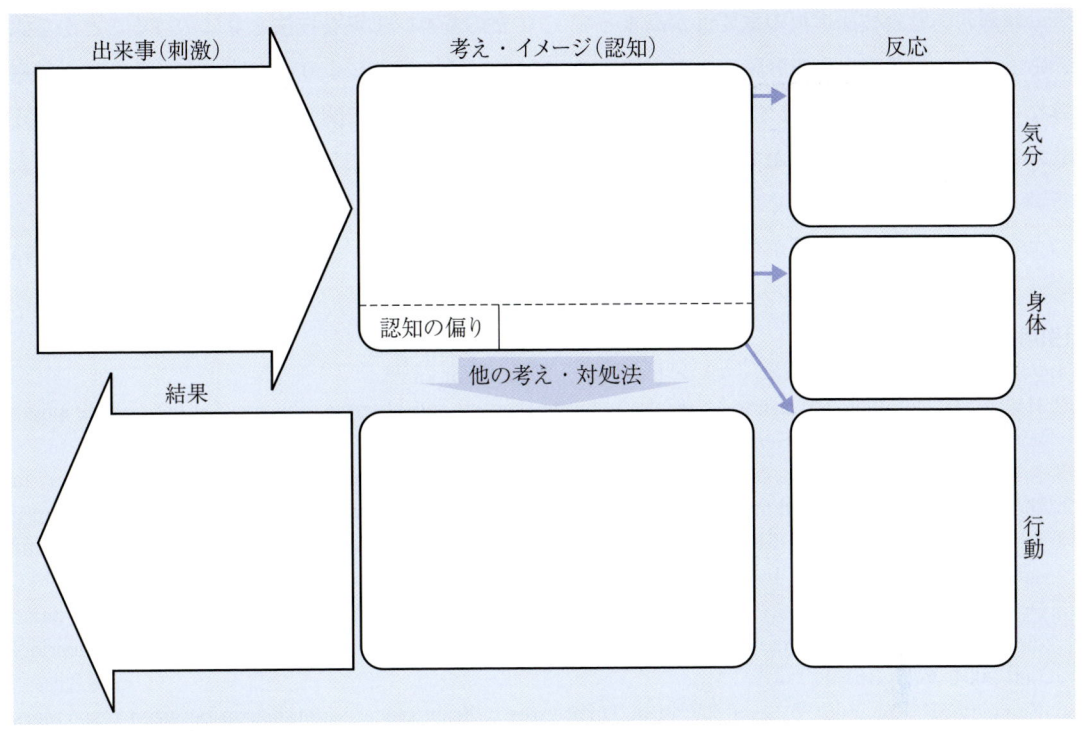

図5 認知行動療法ガイドシート

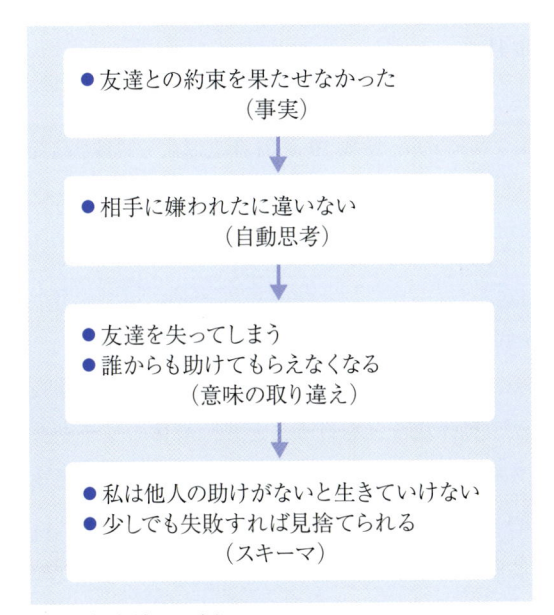

図6 矢印法の一例

- 友達との約束を果たせなかった
  （事実）
- 相手に嫌われたに違いない
  （自動思考）
- 友達を失ってしまう
- 誰からも助けてもらえなくなる
  （意味の取り違え）
- 私は他人の助けがないと生きていけない
- 少しでも失敗すれば見捨てられる
  （スキーマ）

7. 終結と再発予防

　症状改善が評価尺度上でも認められ，かつ規定回数のセッションをこなせた段階で，これまでのセッションを振り返る作業を行う．治療効果が不十分である場合には，セッションの延長について患者と話し合う．終結に向かう場合には，これまでのセッションで患者自身が気づいたこと，身につけたこと，変化したことについて患者からのフィードバックを得る．セッションがすべて終了しても，認知行動療法自体は患者自身が今後も日常生活のなかで行い続けていくものであることを伝える．疾病教育と併せて症状再発や悪化の可能性についても説明し，予防的な適応的対処や，再発時の迅速な対処が行えるように，セッションを通して患者自身が身につけたスキルについての再確認を行い，終結とする．

おわりに

　以上，認知行動療法の概要を解説し，種々の技法のなかから Beck によって考案された認知療法の技法を中心に紹介した．現在では認知再構成法以外の技法も数多く用いられており，患

者の状態に応じた技法選択の重要性が高まっている．また，対象疾患も気分障害や不安障害のみならず，精神病性障害にまで広がりつつある．しかし，医療の枠組みのなかで認知行動療法を行い，これを発展させていくためには，海外でのエビデンスの豊富さの面から認知再構成法などの基本に忠実な技法を身につけることから始め，その実践によりわが国における認知行動療法の治療効果に関するエビデンスを蓄積したうえで，各種技法を取り入れつつ対象疾患を拡大していくことが重要であろう．

（高橋良斉）

[引用文献]

1. 大野　裕．うつ病の認知療法．カレントテラピー 2001; 20 (3): 75-8.
2. Hollon SD, DeRubeis RJ, Evans M, et al. Cognitive therapy and pharmacotherapy for depression: singly and in combination. Arch Gen Psychiatry 1992; 49: 774-81.
3. Rush AJ, Beck AT, Kovacs M, et al. Comparative efficacy of cognitive therapy and pharmacotherapy in the treatment of depressed outpatients. Cogn Ther Res 1977; 1: 17-37.
4. Scott AI, Freeman CP. Edinburgh primary care depression study: treatment outcome, patient satisfaction, and cost after 16 weeks. BMJ 1992; 304: 883-7.
5. Prasko J, Horácek J, Záleský R, et al. The change of regional brain metabolism (18FDG PET) in panic disorder during the treatment with cognitive behavioral therapy or antidepressants. Neuro Endocrinol Lett 2004; 25 (5): 340-8.
6. Kennedy SH, Konarski JZ, Segal ZV, et al. Differences in brain glucose metabolism between responders to CBT and venlafaxine in a 16-week randomized controlled trial. Am J Psychiatry 2007; 164 (5): 778-88.
7. 大野　裕．うつ病の認知療法―薬物療法と精神療法との統合的活用．精神誌 2001; 103 (12): 1036-40.
8. 井上和臣．うつ病の認知療法．Pharm Med 2002; 20 (3): 41-5.
9. 福原真智子，アレン・E・アイビイ，メアリ・B・アイビイ．マイクロカウンセリングの理論と実践．風間書房，2004.
10. 慶應義塾大学認知行動療法研究会（編）．認知行動療法マニュアル．平成19～21年度厚生労働科学研究「精神療法の実施方法と有効性に関する研究」報告書，2010.

不安

　認知行動療法（cognitive behavioral therapy: CBT）は，治療期間の短さ，治療効果，効果の維持などのさまざまな利点があり，近年，その有用性への認識が高まってきている．Barlowは不安に対する認知行動療法の際，(1) 生理的アプローチ，(2) 認知的アプローチ，(3) 行動的アプローチ，の3つのアプローチを行うことを提唱している．(1) 生理的アプローチは予期不安が高まったときや発作時に呼吸法・動作法などを行うことで，身体のリラックスを図り不安を軽減するものである．(2) 認知的アプローチは動悸や息苦しさを過度に重大にとらえる破局的解釈の修正を目指す．(3) 行動的アプローチは不適切な安全確保行動（回避行動）を減らしていくために，不安な場面に自らを曝露させるものである．

　不安に対しての認知行動療法はいくつかの構成要素に分けることができる．本項では不安の認知行動療法に関する現状にふれたあと，上記のアプローチ法をふまえ，(1) 不安に関する心

理教育，(2) リラクセーション，(3) 曝露療法，(4) 認知再構成法，の4つの構成要素に分けてパニック障害を主として述べる．

不安障害に対する認知行動療法の有効性について

　不安障害においても，薬物療法に加え，認知行動療法の有効性は確立されつつある．不安障害患者への認知行動療法の治療効果を検討した最近の報告では，HofmannとSmitsによるものがある．これは27のランダム化比較試験（randomized controlled trial: RCT）のメタアナリシスを行ったものであるが，不安障害全体では治療の有効性に関する効果サイズは0.73（95%信頼区間（confidence interval: CI）：0.88−1.65）であった．内訳をみると，それぞれの効果サイズは強迫性障害1.37（95% CI：0.64−2.20），急性ストレス障害1.31（95% CI：0.93−1.69），社交（社会）不安障害0.62（95% CI：0.39−0.86），心的外傷後ストレス障害（post-traumatic stress disorder: PTSD）0.62（95% CI：0.28−0.96），全般性不安障害0.51（95% CI：0.05−0.97），パニック障害0.35（95% CI：0.04−0.65）の順であった[1]．

　認知行動療法のみと薬物療法併用群との比較については，さまざまな報告があり見解が分かれているのが現状といえる[2-8]．

　パニック障害に認知行動療法を用いた場合の再発率は長期の追跡調査（6か月～8年間）でも12%程度で，薬物療法の効果に匹敵するといわれている[9]．

　Jamesらは，軽度～中程度の社交不安障害の子どもへ認知行動療法を施行した13の臨床研究のメタアナリシスを行っているが，治療群の56%に改善を認め，治療群の58%に不安症状の減少を認めており，認知行動療法は小児に対しても推奨できるとしている[10]．

　全般性不安障害については13の研究を検討したメタアナリシスによると認知行動療法治療群は対照群に比べて治療効果が得られ（相対危険度（risk ratio: RR）0.64, 95% CI 0.55−0.74），不安の軽減，抑うつ状態の改善が認められたと報告している．支持的精神療法など他の精神療法の治療効果との有意差はみられなかった．これは，サンプルサイズの問題などもあり結論づけられないとしているが，不安障害に対する認知行動療法は短期間においては有効といえると述べている[11]．

1. 不安に関する心理教育

　患者が自ら置かれた状況を正しく理解することは，うつについてもいえることではあるが，きわめて大切なことである．不安に対する正しい理解がなされていないと治療をうまく進めることは困難になるといえる．

　教育において必要なことは，不安の性質を理解することである．不安はうつと違い，不安感がなくなることが治療の目標とはならない．適度な不安は生産性を高める方向に働き，また生きていくうえで危険を回避することに役立つ．あくまでも「不安を感じないようにしていくこと」が目的ではなく，不安があるからこそ，その不安に対して準備をしていくことが大切となる．

　また，治療を継続するにあたって，本人にとって困難と感じられることが多くあり，良好な治療者−患者関係を構築することに配慮すると同時に，「自分が本当にしたいことは何か」を考えていく必要がある．その目標に向かって治療者がサポートしていくかたちが望ましい．

　不安障害患者は不安に陥った際，典型的な思考をする．パニック障害では，「とんでもない

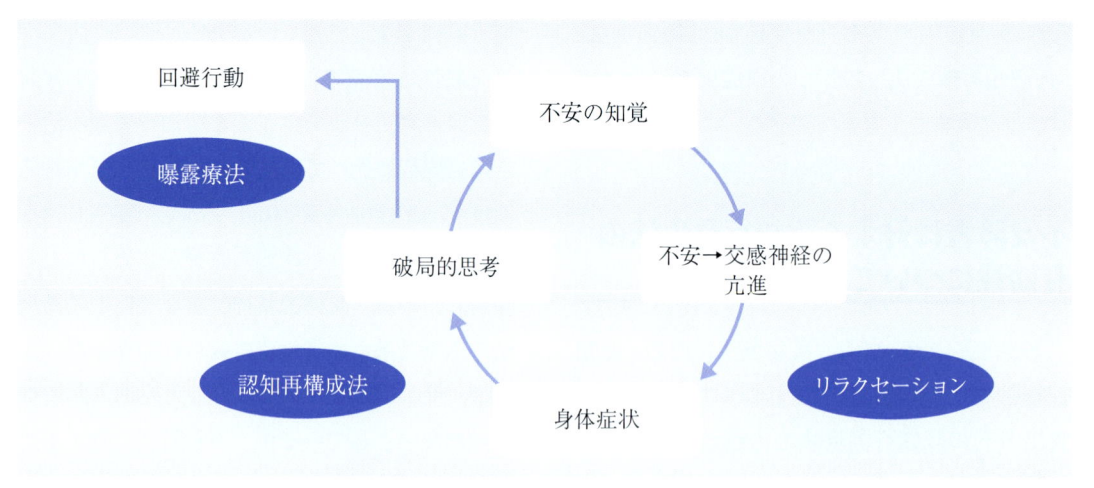

図1 認知行動療法によるパニック障害への介入ポイント

ことになってしまった！ このままでは死んでしまう！」，全般性不安障害では「もしかしたら…になってしまう！」，社交不安障害では「また失敗して恥をかいてしまう！」，強迫性障害では「まだ何か足りていない！」，恐怖症では「危険だ！」，PTSDでは「また同じことが起きるだろう！」などである．いずれの場面でも危ないと思いすぎると行動に移せなくなってしまう．たとえばパニック障害では，満員電車に乗るなどの誘発因子を契機に動悸などの引き金となる症状が出現する．「もうだめかもしれない」という破局的思考や症状に注目してしまうなど不安を起こす考えが高まり，過敏性が亢進し身体症状がさらに強くなる．そのことで不安がさらに増強され，不安から逃れるために安全確保行動をとる．つまり電車を降りることになる．不安は身体面，心理面，行動面にそれぞれ影響を与えるため，患者はそのことについて学ぶ必要がある．そのうえで曝露療法や認知再構成法により，悪循環のサイクルを緩やかにしながら適正化させていく．曝露療法のメカニズムを理解することも重要である．不安に直面していくことこそが治療に必要であるということを学ぶことを通して曝露療法への動機づけにもつながっていく（図1）．

社交不安障害においても，不安のメカニズムや社会不安に関する心理教育が治療のスタートとなる．患者にとっての関心の一つに症状による仕事への支障があげられる．患者は不安な場面では業務効率が著しく低下すると感じていることが多い．不安と行動との関係について1908年にYerkes & Dodsonが提唱したYerkes-Dodson曲線（図2）を用い教育していくことで，適正範囲内の不安はむしろ成績を向上させることを理解してもらう．これは，正常な不安がその強さによって有益にも不利益にもなりうることをグラフで表したものである．不安による覚醒水準が高まるにつれ，慣れた作業の作業効率は向上する．しかし適正の範囲を超えてしまうと作業効率は低下していく．不安というものは，必ずしも悪影響を及ぼすだけではなく，有益にもなりうるものであるという認識をまず持ってもらうことが大切である．Yerkes-Dodson曲線における過度の不安を適度な不安にしていくことが目標といえる．

2. リラクセーション法

筋弛緩法，自律訓練法，呼吸法などさまざまなリラクセーション法を身につけることで，不

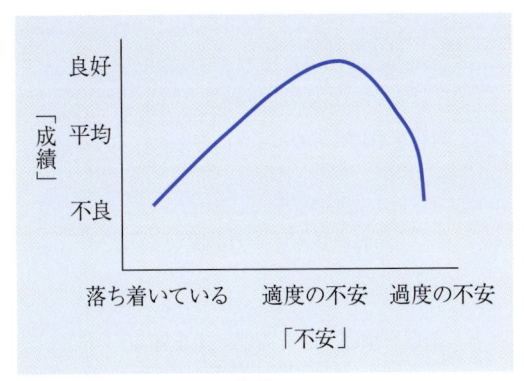

図2 Yerkes-Dodson曲線
不安による覚醒水準が高まるにつれ，慣れた作業の作業効率は向上する．しかし適正の範囲を超えてしまうと作業効率は低下していく．不安というものは，必ずしも悪影響を及ぼすだけのものではなく，有益にもなりうるものである．

安の軽減が期待できる．日々行うことで，日常での不安を軽減することに寄与するだけではなく，パニック発作の際や予期不安が昂じたとき，または曝露療法を開始して課題に取り組んでいるときの対処法にもなる．そのため曝露療法開始までに習得することでより活用できると考えられる．これらの方法は筋肉のリラクセーションを図ることにより精神的なリラクセーションを導こうとするものともいえる．リラクセーショントレーニング単独の治療反応率は56％との報告もある[9]．

社交不安障害において曝露療法を行う場合は実際の人間を相手にするため，想定外の相手の言動や行動で不安症状が強まることがある．そのため，広場恐怖と比べると社会恐怖での不安症状は治まりにくい傾向がある．こうした場合も，リラクセーション法や呼吸法は有用となる．

a. 筋弛緩法

筋弛緩法とは，慢性のストレスを発散するリラクセーション法の一種であり「身体の力を抜く」治療法である．「身体の力を抜く」というのは簡単なように感じられるかもしれないが，いざ抜こうとしても上手に力を抜くのは難しいものである．筋弛緩法の要点は，力を抜く（リラックス）状態を覚えるために，逆に力を入れ，その状態から力を抜くことによってリラクセーションを目指す．

筋弛緩法の多くは，漸進的筋弛緩法をもとに各治療者がアレンジして行われている．漸進的筋弛緩法とは生理心理学者Jacobsonにより体系化されたもので，筋肉の弛緩を得るために，まず身体の一部の筋群を逆に緊張させ，次に力を抜くことによってリラックスした状態を学習するという方法である．本来の筋弛緩法は40～50分程度の時間を要するため，簡便な5分程度で行うことができる筋弛緩法をあげる（図3）．

ポイントとしては，しっかりと力を入れたあと，ふっと力を抜くことである．力の抜けた感覚のときには，同時にポカポカした感覚を感じることが多いようである．こうした感覚を覚えておき，繰り返しリラックスした状態を作れるように学習することも大切である．また，緊張・弛緩の動作を急いで行いすぎると，十分な効果は得られにくくなる．筋弛緩法は一度行って効果をみるというものではなく，本人が繰り返し実践し，数週間～数か月かけてその効果をみていくものである．

b. 自律訓練法

自律訓練法とは，「気持ちが落ち着いている」「両手・両足が重たい」など計7つからなる公式を心の中で繰り返すことによって，手足の重感や温感が得られるようにし，リラックスした際の生体反応を自ら感じ取り，習得していく方法である．自律訓練法終了時には，手の開閉，腕の屈伸，全身の伸びといった消去動作を行うことが必要である．自律訓練法を行うことにより症状が増悪する可能性もあるため，治療者の

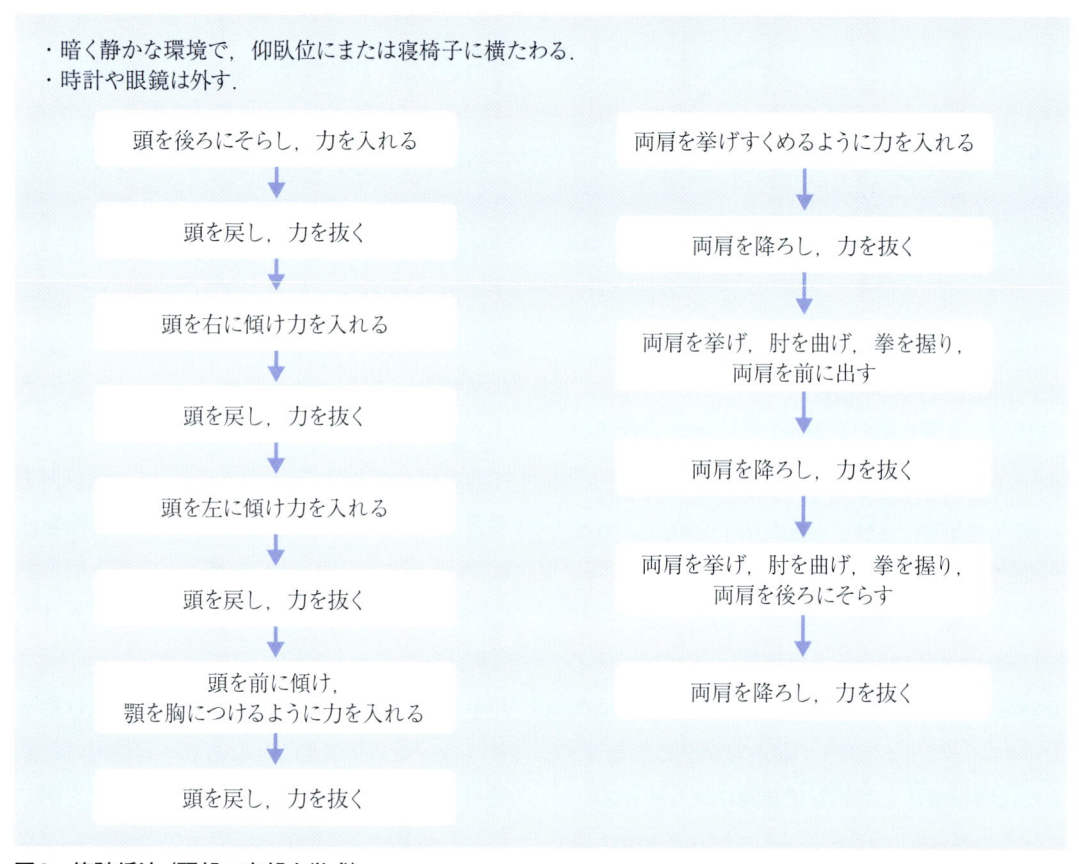

・暗く静かな環境で，仰臥位にまたは寝椅子に横たわる．
・時計や眼鏡は外す．

頭を後ろにそらし，力を入れる
↓
頭を戻し，力を抜く
↓
頭を右に傾け力を入れる
↓
頭を戻し，力を抜く
↓
頭を左に傾け力を入れる
↓
頭を戻し，力を抜く
↓
頭を前に傾け，顎を胸につけるように力を入れる
↓
頭を戻し，力を抜く

両肩を挙げすくめるように力を入れる
↓
両肩を降ろし，力を抜く
↓
両肩を挙げ，肘を曲げ，拳を握り，両肩を前に出す
↓
両肩を降ろし，力を抜く
↓
両肩を挙げ，肘を曲げ，拳を握り，両肩を後ろにそらす
↓
両肩を降ろし，力を抜く

図3　筋弛緩法（頸部：東邦大学式）
ポイントとしては，しっかりと力を入れたあと，ふっと力を抜くことである．力の抜けた感覚のときには，同時にポカポカした感覚を感じることが多い．こうした感覚を覚えておき，繰り返しリラックスした状態を作れるように学習する．

表1　自律訓練法の標準練習

公式0（背景公式）	気持ちがとても落ち着いている
公式1（四肢重感公式）	両手・両足がとても重たい
公式2（四肢温感公式）	両手・両足がとても温かい
公式3（心臓調整公式）	心臓が静かに規則正しく打っている
公式4（呼吸調整公式）	楽に呼吸している
公式5（腹部温感公式）	おなかがとても温かい
公式6（額部冷感公式）	額が気持ちよく涼しい

指導のもとに行うことが望ましい（**表1**）．

c. 呼吸訓練法

呼吸を意識して行うことでリラックスをはかる方法である．生理学的メカニズムにおいても，呼気時には副交感神経系が優位になることが明らかにされていることから，吸気と呼気の比率を1：2にし，腹式呼吸を行うものなどさまざまな方法がある．

3. 曝露療法

パニック発作は短時間に強い不安に襲われさまざまな症状を呈するが，不安が永久に続くこ

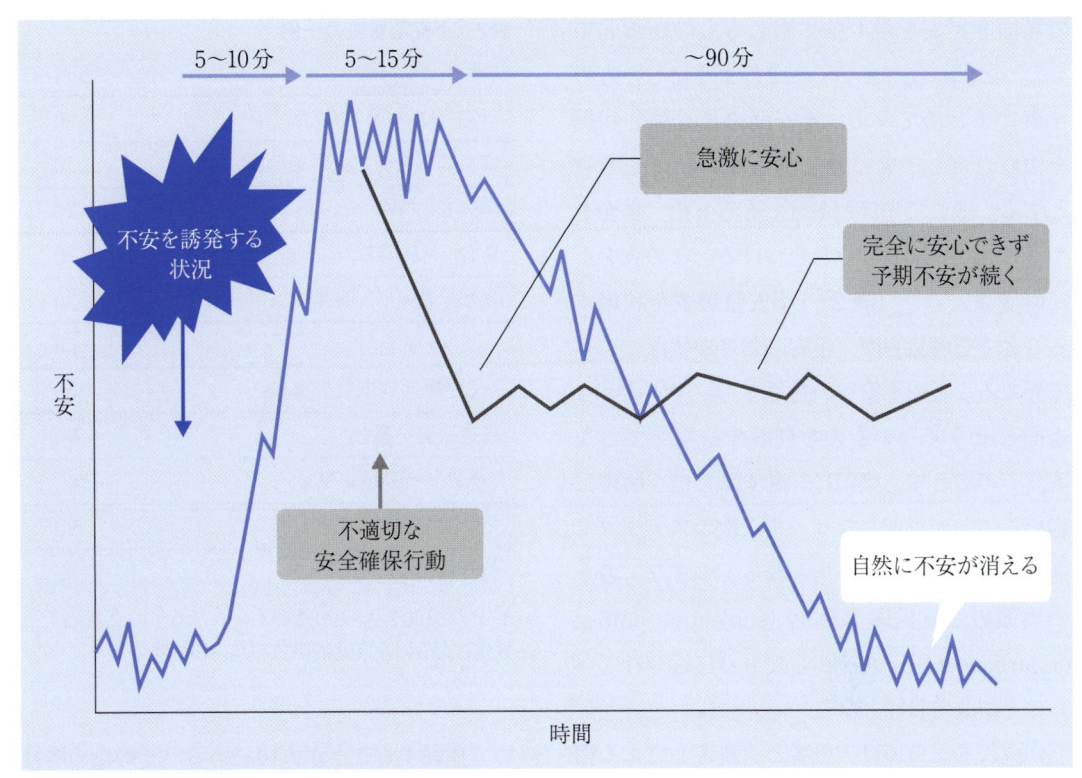

図4　時間とともに不安はどのように変化するか
パニック発作は短時間に強い不安に襲われさまざまな症状を呈するが，不安が永久に続くことはない．ピークをすぎると徐々に不安は軽減し，やがて必ず終息する．不適切な安全確保行動をとることで，そのときは安心感が得られるが，引き替えに「また乗ったら，とんでもないことになるだろう」と予期不安や回避行動が持続してしまう．
（熊野宏昭，ほか，2008[12]）より）

とはない．ピークをすぎると徐々に不安は軽減し，やがて必ず終息する．長くても2時間以内に落ち着くと考えられている．このようなパニック発作の一連の流れを何度も繰り返し経験することで，発作の時間が短縮され，不安の程度が和らぐことが知られている（**図4**）．このことを治療に応用したものが曝露療法である．

曝露療法への意欲があってもいざとなると尻込みしてしまうことが多い．強い不安に耐えられず，電車を降りてしまったり，予定ごとキャンセルしてしまったりすることもあるなど，なかなか行動に移しにくい．不適切な安全確保行動をとることで，「このまま電車に乗っていれば大変なことになっていたに違いない」「やっぱり降りてよかった」など，そのときは安心感が得られる．引き替えに，「また乗ったら，とんでもないことになるだろう」と予期不安や回避行動が持続してしまうことになる．電車に乗ることができない患者に対し，別の交通機関を利用することは不適切な安全確保行動を強化することにもなり，それは問題の先送りになり結果として症状の遷延化を招くことを理解してもらう．

しかし，不安な状況に身を置くことで不安が終息する経験を繰り返し，パニック発作の一連の流れを何度も経験することで，発作の時間が短縮され，不安の程度が和らいでいく．

患者が不安と感じる状況は個々によって異なるが，各患者の中でも不安を強く感じる状況と比較的感じない状況がある．系統的脱感作法に則った方法として不安階層表の作成がある．患者が不安と感じる場面をあげてもらい，それら

の場面を不安を最も強く感じるものから弱いものへと順に並べていく．そのようにしたものを表にまとめてみる．不安度の最も強い状況を100点とし，まったく感じない状況を0点とする．そこで先ほどあげてもらった，場面を不安の程度に応じて点数をつける．この表を不安階層表という（**表2**）．不安階層表を利用することで患者自らが，不安の強さが状況によって異なることや不安への対処を行いやすそうな場面とそうでないものを理解する手立てとなる．そのことで，実際に行動する目標を明確に定めることが可能となり，また次のステップに進む里程標としても有用となる．つまり，各々の場面の自覚的障害単位（subjective unit of disturbance: SUD）を少しでも0に近づけていくことが改善目標となる．

作成にあたっては，患者と治療者とでよく相談をしながら行っていくことが望ましい．そのことが治療者-患者関係の構築に結びつくとともに，不安を刺激する要因を特定していくことにもなる．

一方，最も不安の強い場面から曝露を行うことをフラッディングという．患者が最も不安と想定していた場面で不安が消えることを体験することで，成功した場合に得られる効果は大きい．しかし，最初に曝露を行う場合は成功体験をもたらすかどうかが，今後の曝露療法への信頼感や動機づけに影響するため，不用意に行うことは慎みたい．

曝露療法では，どれだけ強い不安を体験するかよりも，回避をしないで不安な場面に臨むことやその場にできるだけ長くとどまることが大切といえる．

逆にSUDがあまりにも低く，不安感を体験するまでに至らない場合は曝露療法としての効果が期待できないため避けたい．あくまでも不安を体験し，その不安が消失していく過程も含

表2 不安階層表の一例

場面	SUD
自宅でゆっくりしている	0
車で妻を乗せて近所を運転	10
歯医者に行く	20
乗合バスに乗る	30
妻と普通列車に乗車	40
人ごみを歩く	50
一人で普通列車に乗車	60
高速道路を運転	70
一人で急行列車に乗車	80
一人で新幹線に乗車	90
飛行機に乗る	100

不安の程度を0～100点のあいだで5～10点間隔で点数化したものを自覚的障害単位（SUD）という．

めて体験することが大切である．そのため曝露療法の開始は中等度の不安，つまりSUD 40～50点くらいから開始することが望ましいとされている．

曝露療法を開始してからは，患者は日々の生活の中で，ホームワークとして課題に取り組むことになる．どのような課題を曝露の際にどのように感じたか，不安はどのように推移したか，身体感覚の変化などを記録しておき治療者と相談しながら新たな課題を設定していく．患者の焦燥感を見過ごし無理な課題を選ばないよう注意することも必要である．

患者からはなかなか他人に症状のつらさをわかってもらえないという訴えを聞くことが多い．一人で電車に乗ることができても周囲からは当たり前と思われてしまい，家族に報告しても，しらけてしまったので，だんだん練習するのがいやになってきた，などという話も患者から聞くことがある．そのようになると治療意欲，治療効果の低下をもたらす．そこで，課題をどの段階であれ達成した際は，自らをしっかりと

褒めることも大切である（自己強化法）．また不安なときは，身体の変化に意識が向いたり，不安なことばかりを考えてしまいがちになる．このようなときは，他の方向へ意識を向けることで注意をそらすことが可能となる．意識が他の行動や考えに向けば，その分，不安に向けられる意識が減り，不安症状も軽減することになる．たとえば，メールを打つ，車内の中吊り広告をくまなく読む，車窓に目を向ける，音楽を聴く，などである（注意そらし法）．最低4分以上続けることが推奨されている．

4. 認知再構成法

不安のメカニズムを理解し，リラクセーション法を習得し，不安の場面に曝露することが可能となってきた段階に至っても，患者には特有の認知様式が認められることが多い．この「考え方」の妥当性を検討し「危険だという思い込み」を変えていくことを目指し，行動をしていくためのサポートを行っていく．順序としてはまず，不安を引き起こしている不適切な考え方を同定し，その考え方に対する反証を探す．そのうえで，代わりとなる考え方を探していくことになる．

認知療法は人間の気分や行動が認知（ものごとの考え方，受け止め方）によって影響を受けるという理解のもとに，(1)認知のあり方を修正し，(2)問題に対処することによって，(3)不安を改善させる，ことを目的としている．あくまでも，不安をなくすものではなく適度な不安を受け入れられるバランスのよいとらえ方を目指すものである．患者と一緒に置かれている現実に目を向けていくことが大切である．このようなセッションを行ううえで，認知行動パターンを同定していくときに，さまざまなツールを用いるが，代表的なものの一つとして「コ

表3 コラム法の例

状況	朝の混雑した電車内にいる
気分	不安95%
自動思考	早く降りないと倒れてしまう
根拠	だんだん息苦しくなっている
反証	今まで倒れたことはなかった
適応的思考	不安の反応だから，だんだんおさまっていくはずだ
今の気分	不安40%

気分のレベルを分けることで(0～100%)，気分が変化していくことを学ぶ．

ラム法」が有用である（**表3**）．精神的に動揺した場面，そのときの気持ちと，それに関係した思考やイメージに対しての現実的な根拠や反証，他の考えを書き出してみる．

a. 不安を引き起こす考えを同定する

誤った考えを修正していくにはまず，不安を引き起こしている誤った考えがどんなものであるかを同定することが必要になる．手がかりを探すには，不安が生じた際にどのような状況を怖がっているのか，どのように感じたかなどを検討していくとよい．うまくいかないときは，考え方の幅が狭くなった状況で生じる下記のようなパターンに陥っていないかを参考にしてもよい．

(1) 恣意的推論：証拠が少ないのにあることを信じ，独断でものごとを推測し判断する．
(2) 二分割思考：常に白黒はっきりさせないと気がすまない．
(3) 選択的抽出：自分が関心のあることがらのみに目を向けて，抽象的に結論づける．
(4) 拡大視・縮小視：自分の関心のあることは大きくとらえ，自分の考えに合わないことは小さくみる．
(5) 極端な一般化：ごくわずかな事実を取り上げて，決めつける．

も効果が得られるが，CBTと薬物を組み合わせた場合を推奨している．以上，不安と認知行動療法について述べたが，これらの治療要素の根底になるものは，良好な治療者−患者関係の構築とその維持である．

（天野雄一，久我原明朗，坪井康次）

[引用文献]

1. Hofmann SG, Smits JA. Cognitive-behavioral therapy for adult anxiety disorders: a meta-analysis of randomized placebo-controlled trials. J Clin Psychiatry 2008; 69 (4): 621−32.
2. Bandelow B, Seidler-Brandler U, Becker A, et al. Meta-analysis of randomized controlled comparisons of psychopharmacological and psychological treatments for anxiety disorders. World J Biol Psychiatry 2007; 8 (3): 175−87.
3. Clum GA, Clum GA, Surls R. A meta-analysis of treatments for panic disorder. J Consult Clin Psychol 1993; 61 (2): 317−26.
4. Worthington JJ 3rd, Pollack MH, Otto MW, et al. Panic disorder in emergency ward patients with chest pain. J Nerv Ment Dis 1997; 185 (4): 274−6.
5. van Balkom AJ, Bakker A, Spinhoven P, et al. A meta-analysis of the treatment of panic disorder with or without agoraphobia: a comparison of psychopharmacological, cognitive-behavioral, and combination treatments. J Nerv Ment Dis 1997; 185 (8): 510−6.
6. Foa EB, Franklin ME, Moser J. Context in the clinic: how well do cognitive-behavioral therapies and medications work in combination? Biol Psychiatry 2002; 52 (10): 987−97.
7. Gould GA, Otto MW, Pollack MH. A meta-analysis of treatment outcome for panic disorder. Clin Psychol Rev 1995; 15: 819−44.
8. Mitte K. A meta-analysis of the efficacy of psycho and pharmacotherapy in panic disorder with and without agoraphobia. J Affect Disord 2005; 88 (1): 27−45.
9. American Psychiatric Association. Practice Guidelines for the Treatment of Psychiatric Disorders Compendium, American Psychiatric Publishing Inc., Washington DC, 2006. 佐藤光源，樋口輝彦，井上新平（監訳）．米国精神医学会治療ガイドライン　コンペンディアム，医学書院，2006
10. James AACJ, Soler A, Weatherall RRW. Cognitive behavioural therapy for anxiety disorders in children and adolescents. The Cochrane Library 2009, Issue 4.
11. Hunot V, Churchill R, Teixeira V, et al. Psychological therapies for generalised anxiety disorder. The Cochrane Collaboration, John Wiley & Sons, 2009.
12. 熊野宏昭，久保木富房．パニック障害ハンドブック，医学書院，2008; p.55.
13. 石川利江，佐々木和義，福井　至．社会的不安尺度FNE/SADSの日本版標準化の試み．行動療法研究 1992; 18: 10−7.

[参考文献]

1. 越野好文．不安障害における薬と精神療法．精神療法 2009; 35 (4): 442−50.
2. アンドリュース，クリーマー，クリーノほか（著），古川壽亮（監訳）．不安障害の認知行動療法（1）（2）〈治療者向け〉，星和書店，2003.
3. 天野雄一，坪井康次．「うつ」の心理療法．医と薬学 2009; 61 (1): 27−32.
4. 天野雄一，端詰勝敬，坪井康次．[不眠症の治療法　非薬物療法] 精神療法．日臨 2009; 67 (8): 1601−5.
5. 上島国利，中根允文．パニック障害治療のストラテジー，先端医学社 2002.

うつの対人関係療法

対人関係療法とは

　対人関係療法（interpersonal psychotherapy: IPT）は，期間限定の精神療法であり，認知行動療法と並んで evidence-based（科学的根拠に基づく）な精神療法の双璧をなす存在となっている．もともとは非双極性・非精神病性のうつ病外来通院患者の治療法として 1960 年代末から Klerman や Weissman によって開発され，1984 年に出版された Interpersonal Psychotherapy of Depression[1] のなかで定義づけられた．その後，さまざまな障害やさまざまな対象向けの修正版も作られ，グループ療法も開発されている[2]．

　IPT は臨床研究のなかで開発された治療法であり，効果判定についてのデータは豊富である．米国国立精神保健研究所（National Institute of Mental Health: NIMH）による大規模共同臨床研究では，重度のうつ病に対して認知行動療法よりも効果的であったことが示されている[3]．薬物療法との併用により効果は高まるが，IPT 単独であれ薬物との併用であれ，なんらかの形で IPT を受けた群は，治療終結後も心理社会機能が伸び続けることが確認されている[4]．

　また，反復性うつ病性障害に対する維持治療としても，IPT のみで寛解に至った患者の多くが 2 年間の維持治療のあいだも IPT のみで寛解を維持し続け[5]，月 1 回の維持治療であっても IPT に焦点化されていたほうが寛解維持効果ははるかに高いことも示されている[6]．双極性障害に対しても，行動療法的アプローチと組み合わせた対人関係・社会リズム療法（interpersonal and social rhythm therapy: IPSRT）が開発され，気分安定薬に対する付加治療としての効果が確認されている．IPSRT を併用したほうが，次のエピソードまでの期間が有意に延長された[7]．気分障害のほかには，摂食障害において効果が示されており，その他，不安障害，境界性パーソナリティ障害などで有望な結果が示されている．

　IPT は臨床研究の分野では早くから知られていたが，トレーニングのハードルが高かったこと，中心的な創始者 Klerman が若くして亡くなったこともあり，一般臨床家のあいだに普及し始めたのは 1992 年の Klerman の死後である．近年では，プライマリケア医師向けのうつ病治療ガイドラインや米国精神医学会（American Psychiatric Association: APA）のうつ病の治療ガイドラインでも有効な治療法として位置づけられている．なお，うつに対する IPT のエビデンスとして今までに得られているものの概要を**表 1** に示す．

IPT の基本にある考え方

　IPT は，病気の原因についてなんら仮説を立てず，患者が何をきっかけにして発症することが多いのかの観察に基づき，すでに行われて

領域とされる．治療戦略は，良い面も悪い面も含めて，古い役割と新しい役割についてバランスのとれた見方ができるようにすること，また新しい役割で要求されることについて「できる」という感覚を育てることである．IPTにおいては，とくに，変化に伴う気持ち（古い役割を喪失することに伴う気持ち，変化そのものについての気持ち，新しい役割に対する気持ち）をよく聞いていくことと，変化に伴って重要な他者との関係性がどのように変化しているかに注目することが特徴である．

たとえば，昇進してうつ病になった，という場合，職場において責任が増したという変化だけではなく，「毎日帰りが遅くなり，精神的にも余裕がなくなり，家族との交流が減った」「それまで一緒に上司についての愚痴を言っていた仲間との関係性が変わった」など，身近な人間関係における変化が起こっていることが多い．これらは「役割の変化に伴う，対人関係上の役割をめぐる不和」とよんでもよいものだが，それらの「役割をめぐる不和」が，本来の変化への適応を難しくしていることは少なくない．治療においては，「変化」という大きな視点のなかで，「不和」と同様の作業をしていくことになる．

「対人関係の欠如」は，満足すべき対人関係を持てなかったり長く続けられなかったりする場合に選ばれる問題領域であるが，近年では，他の3つの領域が該当する場合には，この問題領域は選ばれない．なお，気分変調性障害の患者を除外することは重要である．気分変調性障害患者の多くが，「対人関係の欠如」のように見えるものであるが，これは慢性のうつの「結果」として理解できるものである．そのような場合は，「医原性役割の変化」を起こしていく，という概念に基づくIPTの修正版を用いていく．

IPTの技法

IPTの技法は，他の精神療法と共通しているが，技法は戦略の一環として用いられる点に特徴がある．探索的技法・感情の励まし（面接内で感情表現を奨励する，感情を利用して対人関係に好ましい変化をもたらす，成長につながる感情を育てる）・明確化・コミュニケーション分析・治療関係の利用・決定分析・ロールプレイなどが用いられるが，治療の主眼はあくまでも患者が自らの力で問題を解決していくのを援助することにあるので，患者が有用な話をしたり望ましい変化を遂げたりしやすい環境を作るために非指示的技法を中心に用いる．

大きな流れとしては，探索（探索的技法，コミュニケーション分析，感情の励ましなど）→決定分析（どんな選択肢が考えられるかというブレインストーミング）→ロールプレイ（決定したやり方に基づいて，実際に練習する）というような形になる．個別のテーマについてはこれを1セッション内で行うことも多いし，治療全体として問題領域に大きく取り組む際にも，このような流れとなっていく．

以下に，技法の一つでありIPTにおいて広く有用なコミュニケーション分析について簡単に説明する．

コミュニケーション分析は，より効率的なコミュニケーションができるように援助することを目的として，コミュニケーション方法を検討していくものである．よくみられるコミュニケーションの問題を表3に示す．コミュニケーション分析を行うときには，患者の記憶が許す限り徹底的に行うことが必要であり，患者が抵抗したり退屈したりしても，特定の会話を最後まで追っていく．「十分に話し合った」と言っ

表3 よくみられるコミュニケーションの問題

- 曖昧で間接的な非言語的コミュニケーション：
  ため息をつく，にらみつける，など
- 不必要に間接的な言語的コミュニケーション：
  いやみを言う，婉曲な物言いをする，など
- 自分がコミュニケーションしたという間違った憶測：
  自分の言いたいことをはっきりとさせなくても，他人は自分の必要としているものや自分の気持ちがわかっていると憶測する
- 自分が理解したという間違った憶測：
  相手のメッセージが不明確な場合にそれを確認しない
- 沈黙：
  コミュニケーションの打ち切り

ていても，実際に具体的な会話を尋ねるときちんと話し合えていないことも多い．実際にどういうやりとりがあったのか，それは本当に患者が伝えたかったことなのか，相手がそう言ったときどう感じたか，相手はなぜそんなことを言ったと思うか，など，コミュニケーションの実際を詳細に聞いていく．そのうえで，コミュニケーションの他の選択肢を患者とともに探り，どういう形であれば患者にとって実行可能かを一緒に検討し，新たなパターンを患者に実際に試みていってもらう．

IPT治療者の姿勢

治療者は患者の代弁者としての温かさを保ち，全体として，評価を下さない，無条件の肯定的関心を注ぐ．治療関係に対して患者がポジティブな期待を抱けるように，とくに初期には注意深く努力する．対人関係の問題領域への焦点を維持するという点では積極的であるが，患者の主体性を尊重する．期間限定治療のメリットを最大限にするため，終結は常に意識され，終結に向けて患者の「自分でもできる」という気持ちを育てていく．治療の初めから常に終結に焦点が当てられ，限定された期間で変化を起こすことが中心的な課題になるので，退行や依存は通常問題とならない．治療関係は転移や逆転移としては解釈されず，治療の妨げになる場合のみ扱う．その際，一つの「対人関係上の役割をめぐる不和」の例として扱う視点を持つと，他の対人関係にも応用可能な有意義な結果が得られることが多い．

おわりに

他国で開発された精神療法を導入する際には，その適否を文化という観点から考える必要がある．IPTは米国で開発された精神療法であり，対人関係という文化的な影響の強い領域に焦点を当てるものであるため，導入にあたって当然文化的なことを考える必要がある．IPTは，他の文化圏への適用に成功してきた精神療法であるが，とくに目を引くのはウガンダ，エチオピアといったアフリカの国々における活用である．ウガンダにおけるIPT-Gの有意な効果についてはBoltonら[9]が発表しているが，IPTを多様な文化圏に適用することの容易さは，IPTの問題領域（「悲哀」「対人関係上の役割をめぐる不和」「役割の変化」など）が，文化圏を越えた，本質的で普遍的なものであることを反映していると考えられる．日本でもようやく専門家の育成が始まっており，今後ますます有望な精神療法であるといえる．

また，当初は個人精神療法としてスタートしたIPTであるが，その後開発されたグループIPTでは，集団療法に共通した利点のほか，「対人関係の実験室」としてのグループの意義が指摘されている．その他，夫婦同席のIPT（IPT-CM），産後うつ病のハイリスク群に対する予防的グループIPT[10]など，さらに発展可

能な領域も多い．メンタルヘルスのトレーニングを受けていない医療従事者が医療現場で患者の軽度の抑うつ症状を治療するために行うIPTの簡易版である対人関係カウンセリング（interpersonal counseling: IPC）[11]も開発されている．

IPTについての詳細は，正式なフルマニュアルである「Comprehensive Guide to Interpersonal Psychotherapy」[12]のほか，「Clinician's Quick Guide to Interpersonal Psychotherapy」[13]，「臨床家のための対人関係療法入門ガイド」[14]などを参照していただきたい．なお，IPTの最新情報についてはThe International Society for Interpersonal Psychotherapy（ISIPT）のウェブサイト（http://www.interpersonalpsychotherapy.org/）で得ることができる．

（水島広子）

[引用文献]

1. Klerman GL, Weissman MM, Rounsaville BJ, et al. Interpersonal Psychotherapy of Depression, Basic Books, New York, 1984. 水島広子，嶋田　誠，大野　裕（訳）．うつ病の対人関係療法，岩崎学術出版社，1997．
2. Wilfley DE, MacKenzie KR, Welch RR, et al. Interpersonal Psychotherapy for Group, Basic Books, New York, 2000. 水島広子（訳）．グループ対人関係療法──うつ病と摂食障害を中心に，創元社，2006．
3. Elkin I, Shea MT, Watkins JT, et al. National Institute of Mental Health Treatment of Depression Collaborative Research Program. General effectiveness of treatments. Arch Gen Psychiatry 1989; 46(11): 971-82; discussion 983.
4. Weissman MM, Prusoff BA, Dimascio A, et al. The efficacy of drugs and psychotherapy in the treatment of acute depressive episodes. Am J Psychiatry 1979; 136 (4B): 555-8.
5. Frank E, Kupfer DJ, Buysse DJ, et al. Randomized trial of weekly, twice-monthly, and monthly interpersonal psychotherapy as maintenance treatment for women with recurrent depression. Am J Psychiatry 2007; 164 (5): 761-7.
6. Frank E, Kupfer DJ, Wagner EF, et al. Efficacy of interpersonal psychotherapy as a maintenance treatment of recurrent depression. Contributing factors. Arch Gen Psychiatry 1991; 48 (12): 1053-9.
7. Frank E, Kupfer DJ, Thase ME, et al. Two-year outcomes for interpersonal and social rhythm therapy in individuals with bipolar I disorder. Arch Gen Psychiatry 2005; 62 (9): 996-1004.
8. 水島広子．対人関係療法マスターブック──効果的な治療法の本質，金剛出版，2009．
9. Bolton P, Bass J, Neugebauer R, et al. Group interpersonal psychotherapy for depression in rural Uganda: a randomized controlled trial. JAMA 2003; 289 (23): 3117-24.
10. Zlotnick C, Johnson SL, Miller IW, et al. Postpartum depression in women receiving public assistance: pilot study of an interpersonal-therapy-oriented group intervention. Am J Psychiatry 2001; 158(4): 638-40.
11. 水島広子．対人関係カウンセリング（IPC）の進め方，創元社，近刊．
12. Weissman MM, Markowitz JC, Klerman GL. Comprehensive Guide to Interpersonal Psychotherapy, Basic Books, New York, 2000. 水島広子（訳）．対人関係療法総合ガイド，岩崎学術出版社，2009．
13. Weissman MM, Markowitz JC, Klerman GL. Clinician's Quick Guide to Interpersonal Psychotherapy, Oxford University Press, New York, 2007. 水島広子（訳）．臨床家のための対人関係療法クイックガイド，創元社，2008．
14. 水島広子．臨床家のための対人関係療法入門ガイド，創元社，2009．

高照度光療法

　高照度光療法は，1982年Rosenthalらによって季節性感情障害（季節うつ病，冬季うつ病），(seasonal affective disorder: SAD) に対する有効性が初めて報告され[1]，SADに対する第一選択の治療法の一つとして用いられるようになった[2]．また，高照度光には概日リズムの位相を変位させる作用があり，高照度光療法は概日リズム睡眠障害に対する有効な生物学的治療法となっている．その他，加齢に伴う睡眠障害や認知症性疾患でみられるせん妄，産褥期うつ病や月経前症候群に対する有効性も示されてきている．また，安全性が高く，単独での治療のみならず薬物治療と併用することでさらに効果が上がることからも，その適応性は広がってきている．

作用機序

生体時計，メラトニンと光

　ヒトの行動・睡眠・自律神経機能・内分泌機能など，さまざまな生理機能には，1日を周期とする概日リズムがある．これは，24時間を周期とする外界の環境の変化に合わせて生活するための生体の適応機能である．この生体リズムを刻む時計機構は生物時計（生体時計）とよばれ，視床下部の視交叉上核（suprachiasmatic nucleus: SCN）に存在する．概日リズムは目などの感覚器を通して，外界からのさまざまな指標を受け取って生体時計に伝達し，休息−活動や睡眠−覚醒の行動リズム，体温，血圧などの自律神経リズム，メラトニンなどの内分泌リズムなどを発現させている（図1）．指標となるものは，毎朝光を浴びる，規則正しい時刻に食事を摂る，日中運動をするなどの身体的活動や，毎日定刻に学校や会社へ行く，といった社会的活動などである．これらは同調因子とよばれ，概日リズムの周期（約25時間）と外界の24時間周期の生活環境との1時間のズレを毎日修正している．そのなかで最も強い同調因子が"光"である．

　朝の光を浴びて概日リズムがリセットされた時刻から12〜13時間は代謝が高まり，活動するのに適した状態が保たれる．約14時間が経過し，日没のころになると，松果体からメラトニンの分泌が始まり，手足の末端からの放熱がさかんになる．放熱により身体の内部や脳の温度が低下してくると，自然な眠気が現れる．このように睡眠に関連したホルモンであるメラトニンは，日没とともに合成・分泌され，日の出とともに分泌が抑制される．つまり，概日リズムとメラトニン分泌は，太陽光の影響を大きく

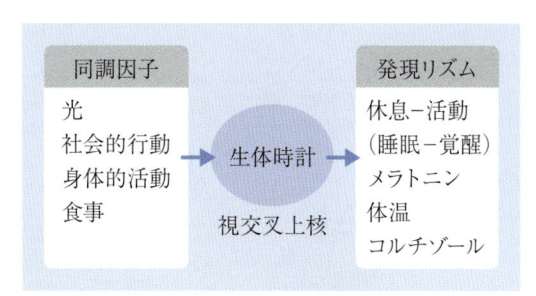

図1　ヒトのサーカディアンシステム

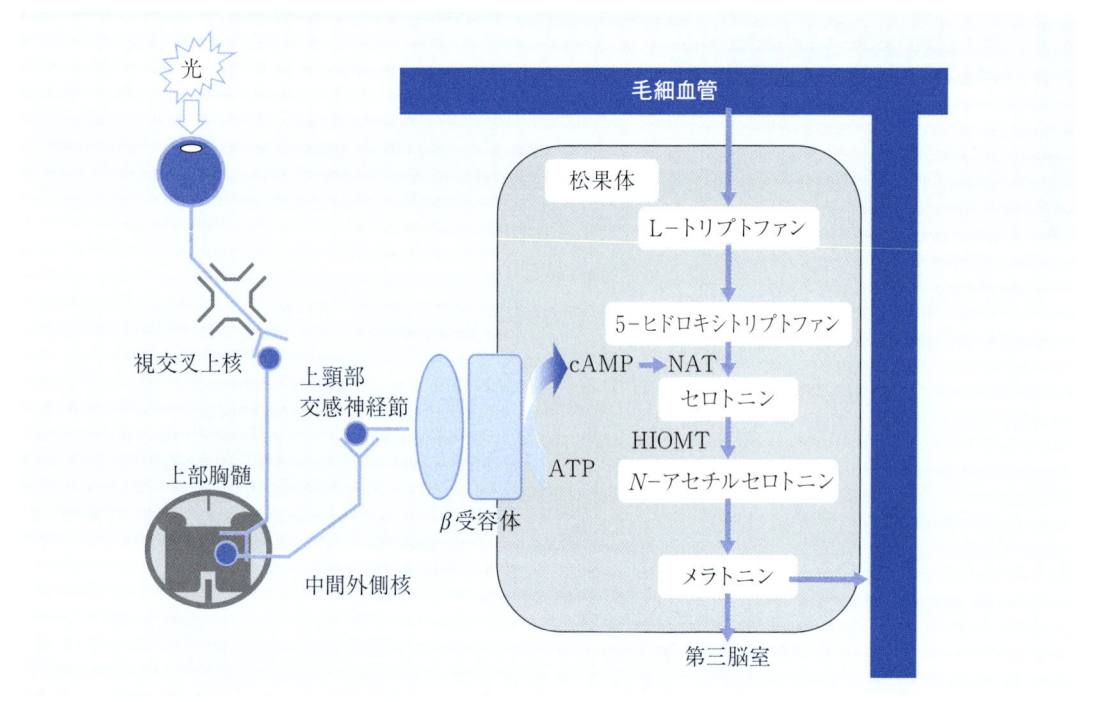

図2 メラトニン分泌と光による制御
HIOMT: 5-hydroxyindole-*O*-methyltransferase, NAT: serotonin *N*-acetyltransferase.

受けているのである．生体時計とメラトニン代謝経過を**図2**に示した．松果体は明暗情報を神経内分泌情報へと変換するインターフェースとして働いている．目から入った光信号は，視交叉上核（SCN），上頸部神経節を経て松果体に伝達される．すると，血中にあるトリプトファンというアミノ酸が分解されてセロトニンが産生され，メラトニンが代謝される．この代謝は，暗くなったときに初めて*N*-アセチルトランスフェラーゼという酵素が活性化されて起こる．

光の照射時刻によって概日リズムやメラトニンなどのホルモン分泌が変位することがわかっているので，光の照射タイミングを工夫することで，概日リズム睡眠障害の治療に効果を発揮する．

光とセロトニン代謝

セロトニン神経の細胞は脳幹の縫線核に数万個存在しており，視交叉上核（SCN）はセロトニン濃度が最も高いことが知られている．セロトニンは前述のメラトニン代謝過程で産生され，光曝露によりセロトニン機能が上昇する．ヒトなど昼行性の動物では日昇とともに活動を開始し，覚醒時に活発になるのに対し，日没には弱まる．

覚醒時には交感神経が，睡眠時には副交感神経が優位になるが，これらのバランスを保つ働きをしているのがセロトニン細胞である．また，食欲，性欲，喜び，快楽などプラスの感情面をつかさどるドーパミン神経と，不安，恐れ，驚き，ストレスなどマイナスの感情面をつかさどるアドレナリン神経の作用を制御して，精神のバランスをとっているのもセロトニン神経，といわれている．セロトニン神経の働きが弱まると，バランスが崩れ，不安感，倦怠感，脱力感などのうつ状態やパニック障害，摂食障害を引き起こす遠因になるといわれている．

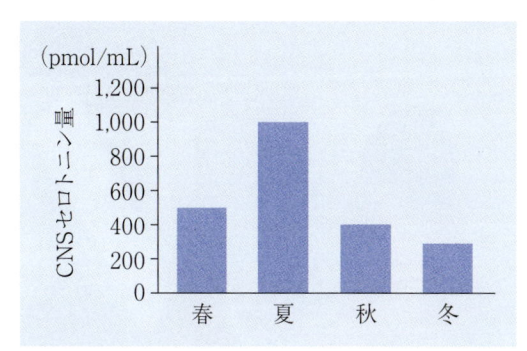

図3 セロトニン代謝率
冬季に低い．健康な成人（n=101）．
（Lambert GW, et al, 2002[3]を改変）

また，セロトニンの代謝速度は1日の時刻や季節で変動し，その分泌量は健康な人でも冬に最も少なくなることが知られている[3]（**図3**）．SADではセロトニン神経系の機能変化が起きていると多くの報告で示唆されており，セロトニントランスポーター数やトリプトファンの有無が高照度光療法への反応性と関連を示すという報告もある．これらより高照度光療法はセロトニン神経系を介して効果を発揮していると考えられている．

また，高照度光照射がすみやかに交感神経系の活動亢進を引き起こすことや，高照度光の脳波β活動の増加作用などが報告されており，高照度光照射は覚醒水準を上昇させると考えられている．そのことを利用し，老年性の睡眠障害や認知症性のせん妄の改善，交代勤務者の夜間勤務への適応などに用いられている．

季節性感情障害（SAD）

SADを独立した疾患単位としたのはRosenthalらの1984年の報告からである．生体リズムの異常に関連した疾患で，欧米ではうつ病患者の10〜30%が季節性を持つとの報告

表1 季節性感情障害（SAD）の特徴

・女性に多い
・20歳代前半で発症することが多い
・東北や北海道といった高緯度の地域で多くみられる
・晩秋から冬（10〜12月ごろ）に調子が悪くなり，春先には自然に症状が改善する
・意欲減退，集中力低下，自己否定的，疲れやすい，ひきこもり
・日中眠くて仕方がない，普段よりも睡眠時間が長くなる
・食欲増進，体重増加，炭水化物や甘いものがほしくなる

このような症状が全部あるということではなく，個人により多少の差異がある．

がある．

典型的なSADは20歳代前半で発症することが多く，性別では女性のほうが圧倒的に多い（男女比1：4）という報告もある．日本では，大学付属病院53施設の精神科外来を受診した患者を対象にした調査によると，うつ病患者の1〜3%が季節性を持ち，東北や北海道といった緯度の高い地域に多いことが報告されている．これは，緯度の高い地域では天候が良くない日が続くため，日長時間，日照時間が短くなることが大きな原因と考えられている．まったく太陽を見ない日が何日も続く北欧では，この傾向はさらに顕著である．SADの特徴は**表1**のとおりである．

とくに大きな心理的・身体的な原因がないのに，晩秋から初冬（10〜12月ごろ）にかけて調子が悪くなり，個人差はあるものの，抑うつ気分，不安，焦燥感などよりも意欲減退，易疲労感，制止，ひきこもりなどの抑制症状が多くみられる．また，非季節性のうつ病ではなかなか寝つけない，夜中に何回か目覚めてしまう，などの不眠や食欲低下，体重減少がよくみられるが，SADでは，日中眠くて仕方がないとい

う過眠や，食欲増進，体重増加，炭水化物や甘いものがほしくなる，などを主訴とするのが特徴的で，春先には自然に症状が軽快する．SADが，日の出が遅く日照が不足する冬や，太陽をまったく見ない日のある北欧などの高緯度地方で多くみられることから，光とセロトニンが関係しているという説が最有力である．

治療方法

　高照度光療法の治療器具は，テーブルなどの上に置いて自宅でも使用することができる携帯可能な箱型タイプが一般的であるが，目の付近に光源が来るよう患者自身の頭に装着するサンバイザータイプの器具や，天井や壁面に多数の蛍光灯を設置した高照度光療法室を備えている病院施設もある（図4）．患者の眼球位置で3,000 lux以上の照度が得られるよう調整する．ちなみに，一般家庭での室内灯は直視しても眼球位置で数百lux程度なので治療効果は望めないのに対し，晴れの日の屋外では20,000 lux以上の照度があるので，原理的には晴天時の日光浴も高照度光療法の一種といえる．

　照射の時刻は対象となる症状によって異なるが，照射時間は1日1～2時間が目安である．効果の発現には網膜に一定量以上の光が到達することが必要であるため，1分間のうち10数秒～数十秒は光源を見る必要がある．それ以外，患者の行動を制限する必要はなく，読書，テレビ視聴，食事を摂るなど自由に過ごしてよい．従来，網膜を介さない光では治療効果を示さないとされてきたが，最近，身体の他の部分に照射された光でも治療効果があるという報告もある[4]．ポータブルタイプの光療法器も販売またはレンタルされているため，患者は入院しなく

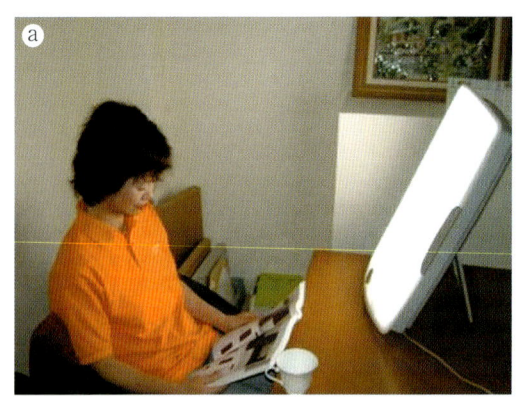

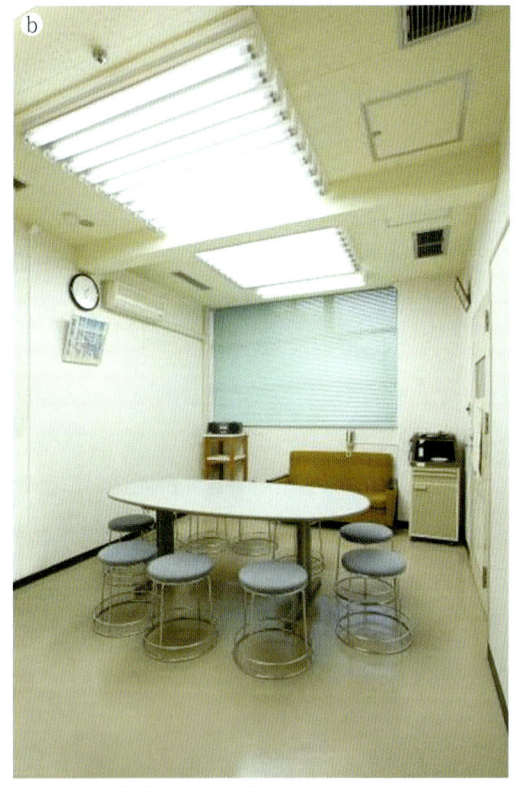

図4　高照度光療法の実際
a：携帯型の高照度光療法器．
b：滋賀医科大学医学部附属病院内高照度光療法室．

ても，外来通院による家庭での治療も可能である．ただし，症状に合わせた特定の時間に照射しないといけないため，患者のコンプライアンスが必要となり，注意を要する．

　1週間程度ですみやかな効果の発現がみられることが多く，さらに治療期間を延長することで，治療効果が高まることも期待できる．安全性が高く，これまでに重篤な副作用が出現した

という報告はない．副作用としては，イライラ感，頭痛，眼精疲労，めまいなど少数が報告されているが，いずれも症状は軽く，治療を中断するほどのケースはほとんどない．これらの症状は，治療を中止すると消失する．まれに治療中に躁転することがあり，双極性障害での適応には注意を要する[5]．

うつ病と高照度光療法

SAD

SADの治療に用いられる光療法器の照度は通常2,000〜3,000 luxであるが，最近ではより高い照度の光を用いれば1回の照射時間を短縮しても効果が出る例が示され，10,000 luxなどの高照度光も用いられるようになってきている．

光療法の有効率については研究施設により40〜70%とまちまちであるが，14施設のSAD患者332名を対象にした調査では，2,000 luxの光療法を1日2時間以上行った場合，1週間後には軽症例で67%，中等症〜重症例で40%に改善がみられた[6]．三島らの研究によると，SAD患者8名に対して早朝2時間の光療法を施行したところ，8名中5名に有効（62.5%）であった[7]（**図5**）．有効であった5名のうちとくに顕著な効果が認められた3名では，治療開始7日以内に効果が現れた．抗うつ薬による治療の場合は，服薬開始から効果発現までに約2週間かかることが多いのに対して，光療法は即効性が期待できる．しかし，これらのSAD患者では秋冬期間中に光療法を中断すると，うつ症状の再燃がみられる場合が多いので，この期間は継続的に治療を行ったほうがよい．

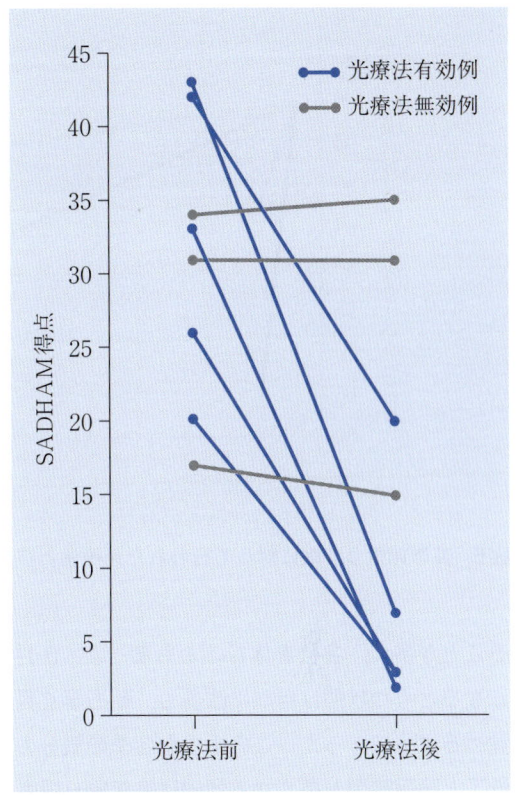

図5 光療法前後のSADHAM得点の変化
SADHAM：SAD用29項目Hamiltonうつ病評価尺度．有効の基準：①SADHAM得点が治療前の50%以下となり，かつ②HAM-D得点が7点以下に低下．

（三島和夫，ほか，1993[7]より）

照射時刻については，6〜8時の早朝に1〜2時間程度とする説が多数あるが，日中照射，夕方照射，もしくはそれらの組み合わせでも同等の治療効果があるという研究報告や，照射時刻の違いによる治療効果の差はないという報告もあり，見解は必ずしも一致していない．

また，SADに対して光療法は治療としてだけではなく，再発予防としての効果も期待できるという報告もある[8,9]．

症例 24歳，女性，SAD，睡眠相後退，秋田県生まれ．

19歳ごろより，秋になると特別な誘因もなく気分が滅入るようになり，起床は昼近くにな

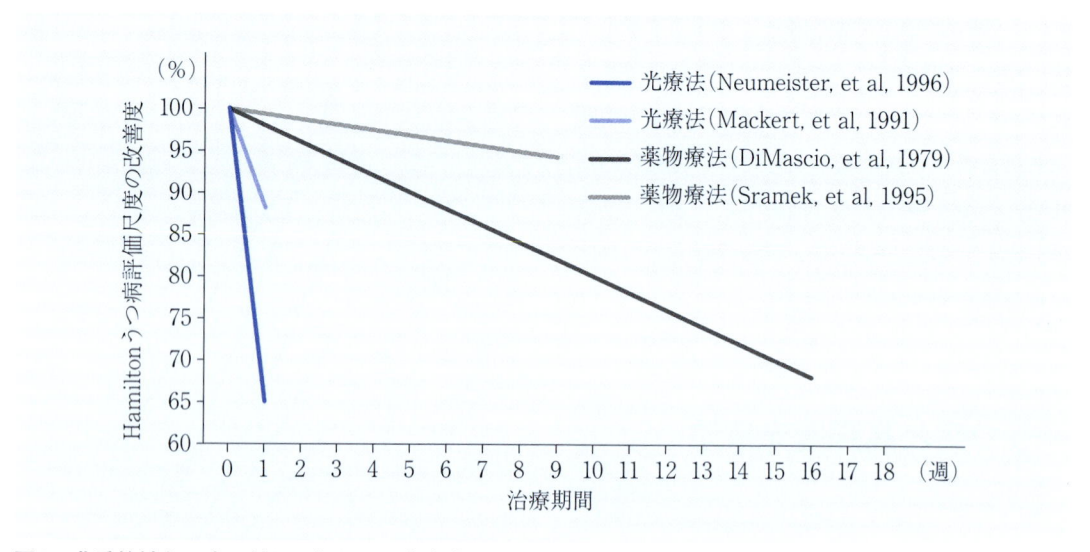

図6 非季節性うつ病に対して行われた光療法と抗うつ薬の治療効果の比較

(向井淳子,ほか,2005[11]より)

ることが多く,会社を休むこともあった.3月になるとうつ状態は自然に改善し,朝も早く目覚めるようになった.このような冬季の気分の低下と睡眠時間が長くなる傾向は毎年繰り返されるようになった.また,5〜8月にはかなり気分が良く,睡眠時間も短い傾向がみられた.23歳のころ,近医を受診し,抗うつ薬を処方されたが,効果はなかった.

24歳のころ,11月中旬,感情喪失感,焦燥感,離人感,脱力,疲労感,意欲減退などを主訴として,当院外来を受診した.昨年までの症状がさらに重症となり,会社を1週間ほど休んでいる状況であった.過食症状はみられなかった.入床時刻は23時ごろであるが,起床はほとんど正午近くになっていた.初診時でのHamiltonうつ病評価尺度(Hamilton Rating Scale for Depression: HAM-D)では18点であった.1週間後より光療法を行ったところ,治療開始後3日目ごろより気分と意欲に明らかな改善がみられた.1週間後には起床時刻は7時となり,出勤も億劫ではなくなり,2週間後のHAM-Dでは7点にまで低下していた.その後,秋期になると自宅で光療法を行うようにしたところ,再発をみていない.

非季節性うつ病と光療法

SAD以外のうつ病にも光療法が適応され,その有効性が報告されている.Kripke[10]の報告では,大うつ病性障害や双極性障害に対しても有効であり,抗うつ薬に比べ,より早い効果発現がみられた(図6)[11].Lamら[12]は月経前症候群のうつ状態について黄体期に高照度光を2週間照射することで,抑うつ気分や月経に伴う身体症状の改善がみられたことを報告しているが,薬物療法に比べ,その適用は少ない.

わが国の精神科医療でもSADを除いてはほとんど利用されていないのが現状である.しかしその効果は確実で,産褥期のうつ病では選択的セロトニン再取り込み阻害薬(selective serotonin reuptake inhibitor: SSRI)と光療法の組み合わせは推奨できる.光療法とSSRIの併用による二重盲検プラセボ研究では,SSRI単独治療に比べ有意に早く,1週間で効果の発現がみられた.また,その効果は非季節性うつ病の30%にみられ,かなり優れた効果であるといえる[13,14].また,2年間も続いた慢性うつ病

に光療法が効を奏した，という報告もある．近年，問題にされている難治性うつ病についての応用も考えられている[15]．

その他の精神疾患と光療法

摂食障害，季節性変動のある強迫性障害，季節性変動のあるパニック障害などに対しても使用され，効果がみられたとの報告がある．

このような背景から，国際感情病学会（International Society for Affective Disorders）の中に時間生物学的治療を積極的に推進することを検討する委員会が設立された[16]．この委員会の報告では光療法などの有効性と今後の治療推進を提案している．

おわりに

高照度光療法は，とくにSADに対しての治療効果が高い．早ければ1週間以内にその効果がみられるという即効性があるばかりでなく，40～70％という高い割合で治療効果が出ており，また，重篤な副作用もないことから，大きく評価されている．

SADの治療法として開発された高照度光療法が，非季節性うつ病などその他の精神疾患や睡眠障害の生物学的治療法としても期待されるようになってきた．今後，薬物療法を始め，その他の治療法との併用でさらに効果が上がることも期待されているが，その作用機序についてはまだ不明な点が多く，今後の研究の成果が待たれる．

（大川匡子）

[引用文献]

1. Lewy AJ, Kern HA, Rosenthal NE, et al. Bright artificial light treatment of a manic-depressive patient with a seasonal mood cycle. Am J Psychiatry 1982; 139: 1496-8.
2. Kreisman NR, Sick TJ, Rosenthal M. Concepts of brain oxygen sufficiency during seizures. Adv Exp Med Biol 1984; 180: 381-92.
3. Lambert GW, Reid C, Kaye DM, et al. Effect of sunlight and season on serotonin turnover in the brain. Lancet 2002; 360: 1840-2.
4. Campbell SS, Murphy PJ. Extraocular circadian photoransduction in humans. Science 1998; 279: 396-9.
5. Labbate LA, Lafer B, Thibault A, et al. Side effects induced by bright light treatment for seasonal affective disorder. J Clin Psychiatry 1994; 55: 189-91.
6. Terman JS, Terman M, Schlager D, et al. Efficacy of brief, intense light exposure for treatment of winter depression. Psychopharmacol Bull 1990; 26: 3-11.
7. 三島和夫，大川匡子，菱川泰夫．季節性うつ病．現代医療 1993; 25: 36-40.
8. Meesters Y, Beersma DG, Bouhuys AL, et al. Prophylactic treatment of seasonal affective disorder (SAD) by using light visors: bright white or infrared light? Biol Psychiatry 1999; 46: 239-46.
9. Partonen T, Lönnqvist J. Prevention of winter seasonal affective disorder by bright-light treatment. Psychol Med 1996; 26: 1075-80.
10. Kripke DF. Light treatment for nonseasonal depression: speed, efficacy, and combined treatment. J Affect Disord 1998; 49: 109-17.
11. 向井淳了，大川匡子．リズム障害の治療は気分の変化をもたらすか．臨精医 2005; 34: 709-14.
12. Lam RW, Carter D, Misri S, et al. A controlled study of light therapy in women with late luteal phase dysphoric disorder. Psychiatry Res 1999; 86: 185-92.
13. Benedetti F, Colombo C, Pontiggia A, et al. Morning light treatment hastens the antidepressant effect of citalopram: a placebo-controlled trial. J Clin Psychiatry 2003; 64: 648-53.
14. Martiny K. Adjunctive bright light in non-seasonal major depression. Acta Psychiatr Scand suppl 2004;

15. Goel N, Terman M, Terman JS, et al. Controlled trial of bright light and negative air ions for chronic depression. Psychol Med 2005; 35: 945-55.
16. Wirz-Justice A, Benedetti F, Berger M, et al. Chronotherapeutics (light and wake therapy) in affective disorders. Psychol Med 2005; 35: 939-44.

[参考文献]
1. 藤村俊雅, 大川匡子. 高照度光療法. 臨精医 2006; 35: 551-8.
2. 三島和夫. 冬季うつ病を光で治す——光と脳内神経機能. 日本光生物学協会（編）. 光による医学治療, 共立出版, 2000; p.16-35.

修正型電気痙攣療法

電気痙攣療法（electroconvulsive therapy: ECT）は頭部に電流を通じ, 痙攣を生じさせることにより精神症状を治療する療法である. 通電の際に生じる全身痙攣に伴う骨折や患者の不安を払拭すべく, 1952年にはHolmbergら[1]によって静脈麻酔薬と筋弛緩薬を用いた修正型電気痙攣療法（modified-ECT: m-ECT）の技法が初めて報告された. しかしながら, 単科精神科病院が多い日本の精神科医療の特性や, いわゆる「電撃療法」が非人道的であるという意見が強く, その導入はわが国では大きく遅れた. この間, 欧米ではECTの重要な有害事象である健忘や認知機能障害を低減すべく治療器の工夫がなされ, 1970年にはパルス波治療器が開発されたが, 本邦では2002年にようやく医療機器として承認されたという歴史的経緯がある.

日本でもm-ECTの技法および短矩形波パルス波治療器の普及に伴い, その有用性が見直され, ECTは精神科領域における身体的治療法として再び注目を浴びつつある（図1）. しかしながら, 上記に述べた経緯によるm-ECTの導入の遅れは, いくつかの問題点を残した.

まず, 施設間の施行件数の差が地域によって非常に大きいことがあげられる. 2008年時点でのm-ECTの施行状況について, 日本精神神経学会および日本総合病院精神医学会によって調査がなされており[2], 関西圏は, m-ECTの施行件数が関東圏に比べて少ないことが判明している. そのため, 現在, 関西の大学病院精神科を中心に, m-ECTの施行体制の整備が鋭意なされている最中である.

次に, m-ECTに関する, とくに臨床面の研究が欧米に比して非常に少ない. 海外ではとくに, ECTに合併する有害事象, もしくは身体的合併症を有する患者に対する麻酔法も含めたm-ECTの技法に関する研究報告がみられるが, 本邦ではそのような検討が十分になされてい

るとはいいがたく，患者の個体差を考慮しない m-ECT が行われている可能性がある．

このような現状を加味し，本総説では m-ECT の技法，適応，有害事象について概説したうえで，海外で報告されている最近の m-ECT に関する知見を述べることとしたい．

m-ECT の適応

Stahl によるとうつ病の薬物治療の反応性は投与後 8 週間で Hamilton うつ病評価尺度（Hamilton Depression Rating Scale: HAM-D）得点が半分になった群は 67% にすぎないと述べている[3]．また，最初の抗うつ薬の投与が奏効しない場合，次の薬剤に変更し，その薬剤の効果判定にさらに数週間の期間を待つ必要があることを考えれば，うつ病の薬物療法の効果発現にはある程度の時間がかかるという事実を改めて認識しておく必要がある．

m-ECT の最大の治療特性はその効果の即効性にあり，Kellner ら[4]の報告によると，米国の複数の大学病院に入院した 444 例の大うつ病性障害患者に毎週 3 回の m-ECT を施行し，HAM-D の第 3 項目で評価される希死念慮の推移を評価し，得点 0 の割合は第 3 週で 80.9% に達したと結論づけたことから，希死念慮の強い大うつ病は m-ECT の積極的適応といえる．また，重度の制止を伴う大うつ病や緊張病の患者，および高齢者は，身体的な衰弱に至る危険性が高いため，他の科と連携を行いつつ m-ECT を行ったほうが患者の死亡率を低減させられる[5,6]．

しかしながら，たとえば急性期の幻覚・妄想状態にある統合失調症あるいは軽症の遷延性うつ病の症例に対しては m-ECT の有効性を示

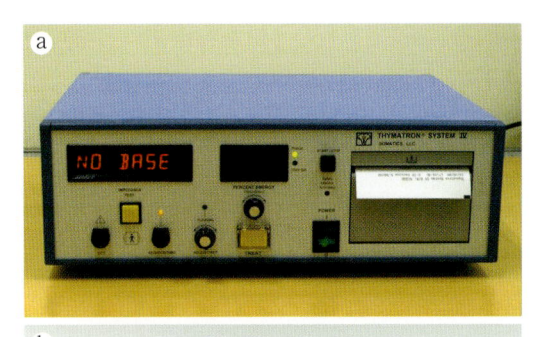

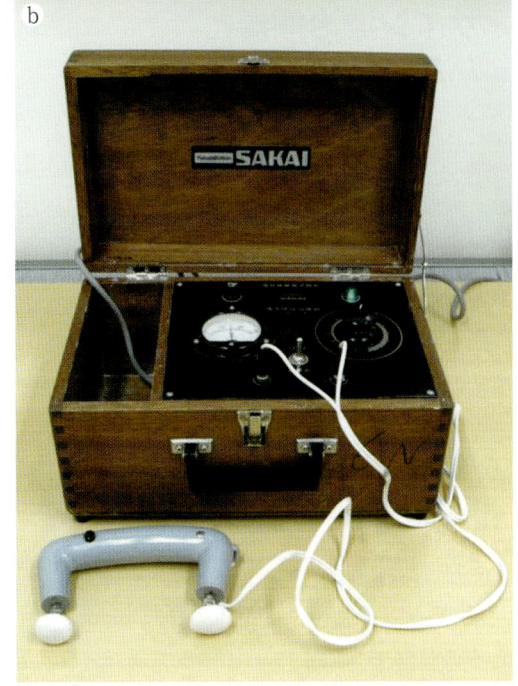

図1 パルス波治療器とサイン波治療器（外観）
a：パルス波治療器（THYMATRON® SYSTEM IV; SOMATICS社）．
b：サイン波治療器（電気けいれん治療器；酒井医療株式会社）．

すエビデンスがあるが[6]，このような病態について実際に m-ECT を選択するかどうかという判断については本邦では一定の見解が定まっておらず，医師の m-ECT に対する考え方によって大きく左右すると考えられ，国内での著しい m-ECT の施設間格差の一因になっていると推測される．

すなわち，m-ECT の適応をより科学的に判断するうえで，重症の大うつ病や緊張病以外の病態を有する患者に対し，後述する維持 ECT

も含め，m-ECTもしくは薬物療法のどちらが患者のquality of lifeに対して利益をもたらすかという点について，適切な評価尺度を用いた長期的な大規模研究をわが国でも行う必要があろう．

サイン波治療器とパルス波治療器 (図1, 2)

本邦でもパルス波治療器が2002年に導入され，大学病院・総合病院の精神科を中心に採用されつつある．従来のサイン波治療器とパルス波治療器の違いを図2に示した．

図2に示すように，交流電流を用いるサイン波治療器は電流曲線がカーブを描くため，一定の電流を一定時間通電することのできるパルス波治療器に比べて，余分な電気エネルギーを患者に与えてしまう．

また，従来のサイン波治療器は電流（A）が一定であり，電圧（V）と通電時間（sec）を変えることができるが，患者の電気抵抗（Ω：皮膚や頭蓋骨が大きな因子となる）を感知できないために，肝心の患者に与える電気エネルギー（J）＝電圧（V）×電流（A）×時間（sec）
　　　　　　＝（電流：A）^{2}×抵抗（Ω）×時間（sec）
　　　　　　＝電圧（V）×電荷（C）
を知ることができなかった．

一方，パルス波治療器は患者側の抵抗を自動的に測定し，電流も0.9Aに設定されているため，施術者が電気エネルギー（J）を設定すれば，患者側の電気抵抗に応じて通電時間や電圧を自動的に変え，任意のエネルギーおよび電荷量（5～100J，24～504mC）を患者に与えられる．この設定を変えることにより，患者に対し少ない電気エネルギー量で痙攣を誘発させることが可能となり，ECTの代表的な有害事象である健忘や認知機能障害を軽減することができるようになった．

また，パルス波治療器は脳波電極が付いているため，脳内の痙攣波を直接モニターできる（図3）．ここから得られた波形を解析することで，次回のECT治療の際の適切な電気刺激量を設定できる．

パルス波治療器の刺激量設定法については，患者の年齢を半分にした％から開始する公式法，％エネルギー値をたとえば5, 10, 15, 25, 35, 50, 70, 100と発作が起こるまで上げていく滴定法，80～100％と決められた値で開始する固定法がある．

m-ECTの実際

術前評価

他の手術と同様に心電図，胸部X線，脳画像，血液検査を行い，基礎疾患の有無を聴取したうえで，適時脳波など他の検査を追加し，患者の身体状況を把握する．m-ECTにより患者に対し影響を及ぼす可能性のある身体合併症があれば，当該担当科医師および麻酔科医師による評価を行い，麻酔法や周術期管理の方法について治療計画を立案する必要がある．

術前準備，前投薬，併用薬

m-ECT前最低6時間は絶飲食とし，点滴による静脈路の確保を行う．ただし，身体管理上必要な薬剤は少量の水で服用させる．とくにm-ECTは通電および痙攣発作直後は迷走神経緊張が優位にあるが，間もなく交感神経反射が生じ，血圧上昇と頻脈を引き起こす．

図2 パルス波治療器とサイン波治療器の違い

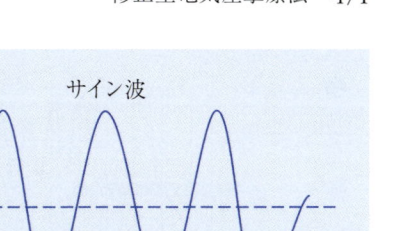

治療器	パルス波治療器	サイン波治療器
波形	双極性短矩形波パルス波	サイン波
波形の調節	パルス幅，周波数	なし
刺激の調節	電荷（mC）	電圧，時間
電流	定電流（0.9 A）	一定でない
電圧	自動的に設定，変動する	定電圧（100〜110 V）
発作の観察	脳波，筋電図モニタリング	痙攣を肉眼的に確認

そのため，Tessら[7]は収縮期血圧が140 mmHgもしくは拡張期血圧が90 mmHg以上の未治療高血圧の患者に対しては降圧治療を行いながらm-ECTを施行することを推奨する．ただし，Ringら[8]はプロプラノロールを服用中，m-ECT後に肺水腫と心原性ショックに至った症例を引用し，β遮断薬がm-ECT後の迷走神経反射を遷延させ，さらに痙攣時間が短縮するという理由から，m-ECT施行中における降圧管理の際はβ遮断薬の選択を控えるべきである，と述べている．

このようなm-ECT施行中に生じる迷走神経に与える影響を軽減させるため，国内では術前にアトロピン硫酸塩水和物の注射がなされてきた．Tessら[7]によると，m-ECT治療中に心停止の既往がある患者に対しアトロピン硫酸塩水和物を前投与することにより，m-ECT中の心停止の再発率は7.3%から0.7%に抑えることができたと報告しているが，アトロピン硫酸塩水和物の副作用としての頻脈を惹起する可能性があることから，アトロピン硫酸塩水和物の前投与を常習的に行うべきではないとしている．

なお，1クールのm-ECTを行う最中，経口血糖降下薬は低血糖，テオフィリンは発作時間の遷延，リチウムはECT後のせん妄の惹起といった危険性が指摘されており[6,7]，可能であれば投与は控えるべきである．

全身麻酔の導入，電極の装着

麻酔を含めたm-ECTの施行場所について，手術室かECT専門のユニットかは医療施設によって異なるが，どちらの場合でも入室後は各種モニター（心電図，血中酸素飽和度，血圧計など）や治療器の電極の装着（図4）と同時に酸素投与を開始され，麻酔導入が開始される．

頭部の電極配置については図5に示す両側前頭配置，両側前頭側頭配置，劣位半球片側配置がある．

1. 麻酔に用いられる薬剤

わが国でm-ECT施行の際として一般にはプロポフォールとバルビツール酸系に属するチアミラールやチオペンタールがある．

プロポフォールはm-ECTに随伴する血行力

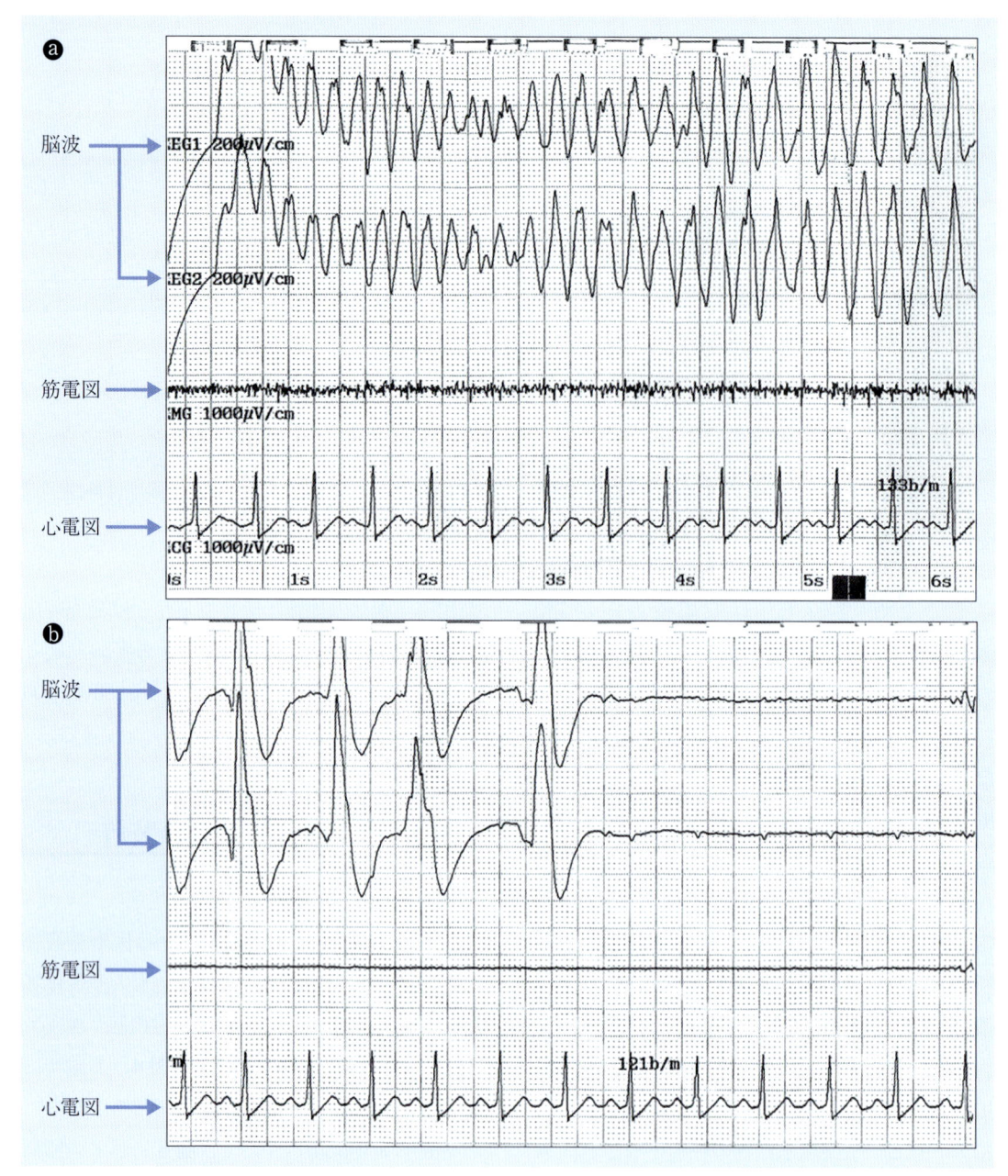

図3 パルス波治療器のモニタリング
発作時の脳波，筋電図，心電図が確認できる．通電後に脳波上，棘波・棘徐波複合相(a)が出現するが，やがて平坦相(b)に移行し，ECTは終了となる．

学的な変動幅を減少させ，また気管支痙攣を生じさせないという利点を有するが，脳波上の痙攣発作時間を短縮させる．ただし，米国精神医学会タスクフォースレポートECT実践ガイド[6]では，ECTの効力と発作持続時間の関係はそれほど大きなものではなく，臨床効果において もプロポフォールとほかの静脈麻酔薬に差はみられなかったと報告する．

しかしながらBauerら[9]は，62名を対象としたプロポフォールとチオペンタールの比較試験において，有効な痙攣波を得るため，治療器の最大電気刺激量まで必要であった頻度は

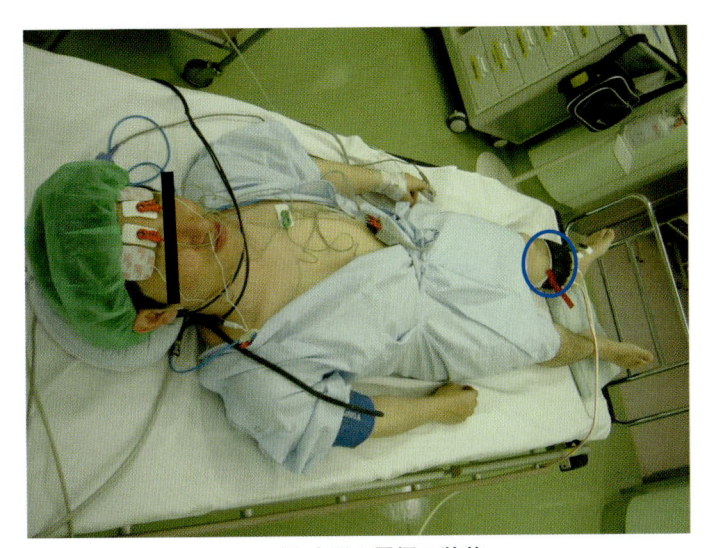

図4 各種モニターおよび治療器の電極の装着
足先にはターニケットが巻かれ，筋弛緩薬の投与前に阻血し筋弛緩薬がターニケット(青丸)より遠位に行き渡らないようにすることで，筋電図の確認が可能となる．

図5 電極配置
a：両側前頭配置(両側の前頭に電極を配置)．
b：両側前頭側頭配置(外眼角と耳珠を結ぶ中点の1インチ(2.5 cm)上に配置)．
c：劣位半球片側配置(片方は前頭側頭配置とし，片方は左右の耳珠を結ぶ線と鼻根点・外後頭隆起点を結ぶ線の交点に配置)．

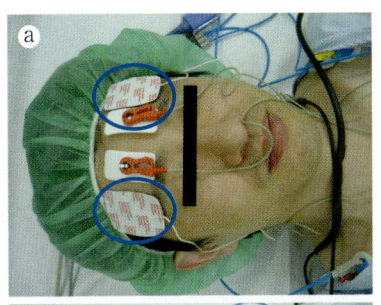

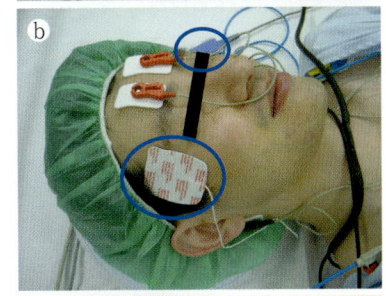

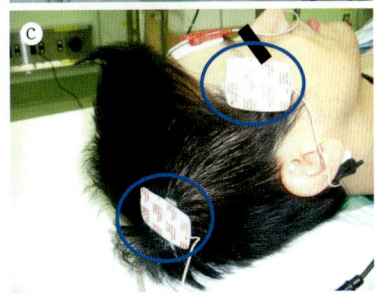

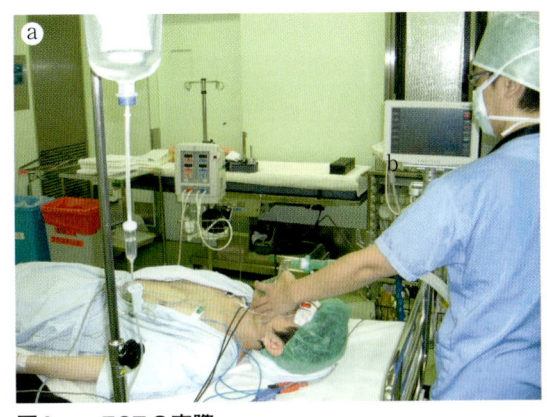

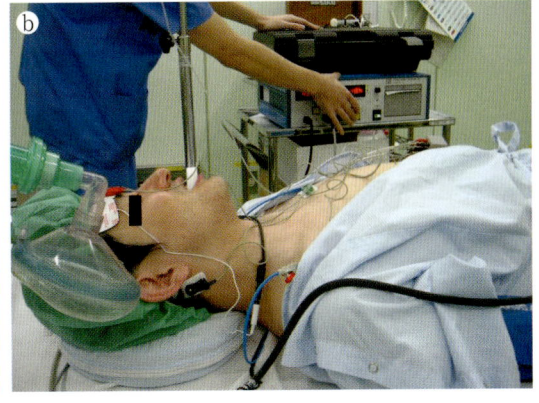

図6 m-ECTの実際
筋弛緩薬投与後は麻酔科医の手によるアンビューバッグを用いた換気が行われ(a)，完全に筋弛緩が行われたことを確認した後、精神科医師による通電が施行される(b)．

プロポフォール投与群で52%であったのに対し，チオペンタール投与群で26%であり，プロポフォールのほうがより多くの電気刺激量を要し，認知機能の低下につながる恐れがあることを指摘している．

したがって，高血圧や喘息といった基礎疾患を有しているものはプロポフォールを用い，電気刺激量を増やしても有効な発作波が得られない症例にはバルビツール酸系，場合によっては吸入麻酔薬であるセボフルランを使用すると

いった工夫が求められよう．

なお，有効な発作波を生じさせることを目的に，いたずらに静脈麻酔薬を減量すると意識消失が不完全となり，とくに脱分極性筋弛緩薬投与に伴う筋線維束攣縮の筋肉痛や筋弛緩の恐怖を治療後にも惹起させる．筋弛緩薬の投与前に睫毛反射の確認を行うべきである．

2. 筋弛緩

通電後の全身痙攣を抑えるために，筋弛緩薬を投与するが，ECT そのものが短時間で終了する手技であることから，作用時間が短い脱分極性筋弛緩薬であるサクシミド系薬が一般に使用される．ただし，眼科的評価を受けていない緑内障，火傷，喘息，高クレアチンホスホキナーゼ（creatine phosphokinase: CPK）血症，高カリウム血症，腫瘍骨転移などの骨折のリスクが高い患者（筋線維束攣縮の際に脊髄損傷を生じる可能性がある）においては非脱分極性筋弛緩薬であるベクロニウム臭化物を用いることがある．筋弛緩薬投与後はアンビューバッグを用いたマスク換気が行われる（図6）が，作用時間の長いベクロニウム臭化物を使用の際や，マスク換気が困難な症例ではラリンジアルマスクを挿管する．

完全に筋弛緩を行うと，通電後の身体の痙攣を目視できなくなる．そのため，筋弛緩薬投与前に四肢のいずれかにターニケットを巻き阻血することで，筋弛緩薬が行き渡らないようにしておく（図4）．こうすることで，ターニケットを巻いた部分より遠位の肢で，痙攣の有無の視認が可能となる．

通電

筋線維束攣縮（サクシミド系薬を使用の場合）が四肢末端まで行き渡り，完全筋弛緩に陥ったことを確認した後に，マウスガードを口腔に噛ませ，頭部に装着した電極を介し，通電を開始する（図6）．通電後，筋弛緩薬が投与されているためにターニケットで阻血された部分以外の身体の痙攣は抑えられているが，パルス波治療器に搭載される脳波上で脳内の痙攣波の有無が測定できる．通電後に痙攣が生じた場合，典型例では図3に示すように，脳波計において，高電位の振幅の広い，連続した棘波，棘徐波複合が出現し，その後抑制相に至る．米国精神医学会タスクフォースレポートECT実践ガイド[6]では，15秒以上の脳波上の発作が続けば「有効」と判定するが，m-ECTの臨床効果の発現には脳波上の発作時間よりも，脳波上の発作後抑制の度合いのほうが重要かもしれないとしている．

術後管理

ECT終了後は，呼吸状態や覚醒水準，心電図およびバイタルサインを確認し，呼吸・循環の安定と意識覚醒を確認後，病棟に戻り，数時間ほど床上安静とする．麻酔科医の指示に従い病棟に戻ってからも一定時間の酸素吸入を行い，終了とする．

施行頻度，回数

m-ECTの施行頻度や1クールの施行回数について，どのくらいが適切であるのかという研究結果はまだ出ていない．獨協医科大学精神神経科ではm-ECTによる認知機能障害などの有害事象を考慮し，通常は週1～2回程度の頻度で施行される．一方，興奮や昏迷により早急な精神症状の改善を期待したい場合には週3回のm-ECTを行う．また，1コース中のECTの施

行回数については 6 〜 12 回程度である．

なお，ECT の施行間隔が短いと，痙攣閾値が上昇することがあり，より多くの電気刺激量を必要とし，認知機能障害のリスクにもなるため，急性期症状がある程度落ち着いたら，施行間隔を空けるなどの工夫が必要である．

継続および維持 ECT

m-ECT により寛解状態まで改善するが，その後の薬物療法に対し，症状の再燃をきたしやすい症例に対し，再燃の予防を目的として，定期的な期間をおいて m-ECT を行う方法がある．通常，6 か月を超えない間隔で施行される予防的 ECT を継続 ECT，6 か月以上の間隔をあけて施行される予防的 ECT を維持 ECT と称する．これら維持および継続 ECT の施行間隔については一定の指針はないが，一定期間ごとの時点で評価を行い，臨床症状が安定していれば可能な限り施行間隔を延長することが望ましい．

有害事象，禁忌

1. 認知機能障害

m-ECT 終了後に困惑を伴ったもうろう状態や記憶障害が生じる．とくに，高齢者や認知症，脳血管障害といった脳器質的な脆弱性を有した患者は症状が遷延し，時に著しいせん妄状態に陥ることがある．これら認知障害については一過性のものと本邦では考えられていたが，2008 年の The Journal of ECT において ECT の認知機能への影響が特集として組まれており[10]，海外では ECT に伴う有害事象として関心が集まっている．記憶障害については前向性，逆向性ともにありうるが，Rose らの系統的レビュー[11]によると 29 〜 55％の患者に半年間以上のなんらかの継続的な記憶障害が生じた，と報告している．

したがって，術後認知機能障害のリスクが高いと考えられる症例に対しては脳画像（できれば MRI，MRA）や脳波検査は必須である．高い刺激強度は認知機能障害のリスク因子であり，適切な刺激強度や施行間隔を患者ごとに決定すべきである．

海外では認知機能障害と電極配置に関する研究が行われており，両側前頭側頭配置が最も認知機能障害が生じやすく，劣位半球片側配置は両側配置に比べて臨床効果に劣るものの認知機能が起きにくいとされており[6,7,10]，脳の器質的脆弱性の高い患者においては劣位半球片側配置も重要な治療選択肢として考慮される．

2. 循環器系への影響（高血圧，不整脈）

m-ECT の循環動態として，通電刺激中から痙攣発作前までは迷走神経反射により心抑制が生じるが，痙攣発作後に交感神経が優位となり，血圧が通常より 30 〜 40％ほど上昇し，脈拍は増加する．そのため，ECT コース中は適切な降圧管理を行う必要がある．また脳圧も亢進するため，心血管系のリスクのある患者は不整脈や心臓および脳虚血が誘発される可能性がある．心臓超音波やホルター心電図，脳 MRA といった術前検索と評価が必要である．術中においても高血圧，頻脈に対してはニカルジピンやランジオロール塩酸塩の静脈内投与による細やかな管理が求められる．

3. 発作遷延，痙攣重積

3 分以上の発作の持続（遷延性発作）と 30 分以上の活動性発作や意識の回復のない 2 回以

上の出現（痙攣重積）は脳への器質的障害を起こし，ECT 後のせん妄および健忘のリスク因子のみならず，生命にも影響する．すみやかにベンゾジアゼピン系薬の静脈注射を施行し，発作を止める必要がある．

4. 頭痛，悪心，嘔気，全身性筋肉痛

頭痛は 45％もの患者に認められる[6]が，全身性筋肉痛も含めその原因は明らかにされていない．しかしながら，筆者の経験では m-ECT 直後の困惑や頭痛を医療者が想像する以上に患者側は不快に思っているようであり，ECT 中断の大きな理由となりうる．ECT の説明の際，このような副作用が生じる可能性を十分に説明し，これら有害事象の有無を ECT 後に適宜確認し，対応する．ECT 後の頭痛や筋肉痛に対してはアセトアミノフェンや非ステロイド抗炎症薬の投与が有効である．

5. その他の有害事象，死亡率，禁忌

その他の有害事象として麻酔時におけるマスク換気の際の胃食道逆流現象および唾液の口腔内貯留に伴う誤嚥性肺炎や無気肺，麻酔覚醒遷延，ECT 後の失神があるが，まれである．ECT 後の失神は Parkinson 病の高齢者で増加するといわれる[7]．なお，死亡率は報告によって異なるが 25,000〜80,000 人に 1 人とされる[6]．

なお，m-ECT の絶対的な医学的禁忌はないものの，以下の (1)〜(5) に示す疾患を有する状態で m-ECT を行う場合は，患者の精神症状が深刻で，可能な治療のうちで m-ECT が最も安全な治療であることを前提としてなされるべきであり，患者の管理や危険因子の評価を m-ECT 治療の前に注意深く行う必要がある．すなわち，(1) 最近発症した虚血性心疾患，非代償性うっ血性心不全，重度の弁膜症のような不安定で重度の心疾患，(2) 血圧上昇により破裂する可能性のある脳動脈瘤または血管奇形，(3) 脳腫瘍その他の占拠性病変により生じる頭蓋内圧亢進，最近起きた脳梗塞，(4) 重度の慢性閉塞性肺疾患，喘息，肺炎のような呼吸器疾患，(5) American Society of Anesthesiologists (ASA) physical status で 4 もしくは 5（生命を脅かす全身疾患もしくは瀕死）の評価，である[6]．

おわりに

本邦でも徐々にではあるが，大学病院を中心としたいわゆる総合病院での m-ECT が普及しつつある．しかしながら，m-ECT の施行件数における地域間格差は残り，単科精神病院が多いという日本の精神科医療の特質も相まって，依然として「m-ECT の恩恵を受けることができない患者」が存在するという問題がある．また，わが国の m-ECT における適切な適応基準や有害事象に関する指針の整備が十分になされているとはいいがたく，医療者の知識不足による m-ECT の乱用が生じれば，再び患者やその家族の信頼を損ねることにもなりかねない．

今後は，m-ECT の可能な総合病院精神科と他の精神科医療機関との有機的な連携を図るシステムの構築や，m-ECT を安全かつ適切に施行できるような啓蒙活動，そして何よりわが国が世界に発信できる m-ECT のエビデンスを確立していくことが課題となるであろう．

（佐伯吉規，濱口眞輔，北島敏光，下田和孝）

[引用文献]

1. Holmberg G, Thesleff S. Succinylcholine iodide (celocurin) as a muscular relaxant in electro-shock therapy. Acta Psychiatr Neurol Scand Suppl 1952; 80: 135-8.
2. 大久保善朗, 一瀬邦弘, 奥村正紀, ほか. 本邦におけるECTの状況とその問題点—日本精神神経学会の全国アンケートから. 総病精医 2009; 21: S-67.
3. Stahl SM. Essential Psychopharmacology: Neuroscientific Basis and Practical Applications, 2nd ed, Cambridge University Press, Cambridge, 2000. 仙波純一(監訳). 臨床精神薬理学エッセンシャルズ, メディカル・サイエンス・インターナショナル, 2002; p.142.
4. Kellner CH, Fink M, Knapp R, et al. Relief of expressed suicidal intent by ECT: a consortium for research in ECT study. Am J Psychiatry 2005; 162: 977-82.
5. Cassem NH. Massachusetts General Hospital Handbook of General Hospital Psychiatry, 4th ed, Mosby-Year Book, Inc., St. Louis, 1997. 黒澤 尚, 保坂 隆(監訳). MGH総合病院精神医学マニュアル, メディカル・サイエンス・インターナショナル 1999; p.83-92.
6. American Psychiatric Association Committee on Electroconvulsive Therapy. The Practice of Electroconvulsive Therapy; Recommendations for Treatment, Training, and Privileging: A Task Force Report of the American Psychiatric Association, 2nd ed, American Psychiatric Association, Washington DC, 2001. 日本精神神経学会 電気痙攣療法の手技と適応基準の検討小委員会(監訳). 米国精神医学会タスクフォースレポート ECT実践ガイド, 医学書院, 2002.
7. Tess AV, Smetana GW. Medical evaluation of patients undergoing electroconvulsive therapy. N Engl J Med 2009; 360: 1437-44.
8. Ring BS, Parnass SM, Shulman RB, et al. Cardiogenic shock after electroconvulsive therapy. Anesthesiology 1996; 84: 1511-3.
9. Bauer J, Hageman I, Dam H, et al. Comparison of propofol and thiopental as anesthetic agents for electroconvulsive therapy: a randomized, blinded comparison of seizure duration, stimulus charge, clinical effect, and cognitive side effects. J ECT 2009; 25: 85-90.
10. Special Issue: Cognitive effects of ECT. J ECT 2008; 24.
11. Rose D, Fleischmann P, Wykes T, et al. Patients' perspectives on electroconvulsive therapy: systematic review. BMJ 2003; 326: 1363.

断眠療法

一晩眠らせない, あるいは睡眠時間の一部を奪う断眠(sleep deprivation)は, 精神疾患, とくにうつ病に対する非薬理学的治療法として欧米では古くから用いられてきた. その臨床的有効性はすでに確立しており, メタアナリシスの結果によればうつ病患者の約60%は断眠療法に反応することが報告されている[1]. これは, 抗うつ薬に対する反応性と同等である. それにもかかわらず, 本邦では臨床応用は限られた施設のみで行われている. ここでは, 断眠療法の

臨床効果，適応，問題点，作用機序などに関して概説する．

臨床効果

Pflug & Tölle（1971年）の初期の報告以来，断眠は重症のうつ病[2,3]や精神病像を伴ううつ病[4]に対して一過性ではあるが劇的な改善をもたらすことが報告されている．また，急速交代型の躁うつ病に対してもその治療効果が報告されている[5]．さらに，気分障害以外でも，Parkinson病や月経前症候群などに対しても臨床的有効性が報告されている．

これまでの報告から，全断眠の断眠療法が有効であったうつ病患者の割合は約60％と考えられている．また，部分断眠（睡眠の後半部の断眠）も同様な抗うつ効果を示すことが報告されている．一方，部分断眠（睡眠の前半部の断眠）は，抗うつ効果がないとする報告が多い．さらに，睡眠中のrapid eye movement（REM）睡眠のみを奪うREM断眠も抗うつ効果があると報告されている．

抗うつ薬と断眠療法を組み合わせた報告もなされており，断眠療法とクロミプラミンを併用した場合のほうがクロミプラミン単独より有効，かつ作用発現が早いことが報告されている．また，断眠療法とノルトリプチリンとの併用も，抗うつ効果を促進したと報告されている．近年問題になっている難治性うつ病に対して，抗うつ薬単独で無効であったうつ病患者に断眠療法を併用することで治療効果が得られ，さらに，抗うつ薬の作用発現までの期間の短縮が報告されている．

断眠療法の適応と禁忌

断眠療法はうつ病に対して有効な治療法であるが，以下の場合とくに適応となる．身体的副作用がない点から，抗うつ薬が使用できないような重篤な身体合併症がある場合，副作用の発現しやすい高齢者，妊娠中のため抗うつ薬が使用できない妊婦である．また，効果発現までの時間が短い点（通常1～2日）から自殺念慮の強い患者，急速交代型の躁うつ病，抗うつ薬単独の治療が無効であった難治性うつ病などがある．

うつ病患者の中でも，断眠療法に対して治療効果が高い者としては，(1) 気分に日内変動があり，夕方気分の良くなるタイプ[4]，(2) 気分障害の下位分類の中では，双極I型（bipolar I），(3) 断眠療法前に活動量の高い患者，(4) 夜間の最低体温の高い者，(5) デキサメタゾン抑制試験（dexamethasone suppression test: DST）陽性者，(6) 血漿インターロイキン6濃度の低い者[6]，(7) 老年者に比べて，若年者，が報告されている．しかし，断眠療法の効果は，単極性と双極性で違いがなく，内因性うつ病に特徴的でないとする報告もある．一方，気分に日内変動があり，朝方良く夕方悪くなるタイプのうつ病患者では，断眠療法によって症状が悪化すると報告されている．

断眠療法の方法

断眠療法の有効率は，全断眠で約60％と報告されているが，部分断眠でも同等な有効率が報告されている[7]．睡眠後半部の断眠が前半部の断眠より有効とするものと，睡眠前半部と後

半部の部分断眠で差がないとするものがある．睡眠の REM だけを選択的に奪う選択的 REM 断眠も有効であるとの報告もあり，その有効率も約 60％ と報告されている．ただし，選択的 REM 断眠は，睡眠ポリグラフを観察しつつ，REM 期になったときに患者に刺激を与えて起こすために，臨床的には一般的でない．断眠の回数に関しては，週に 1 回より 2 回のほうが効果的であり，回数を重ねるほど有効性が上昇することが報告されている．欧米では，断眠をグループで行い，夜間に看護師が付き添い過ごすことが多い．

断眠療法と他の治療法

いくつかの研究で，断眠療法に対して良好な反応が得られたうつ病患者では，抗うつ薬に対する反応も良いことが知られている．また，部分断眠に良好な反応も抗うつ薬に対する反応の良い指標となると報告されている．また，断眠 1 日目の反応は，抗うつ薬の効果を予測しないが，2 日目の反応はマプロチリンの効果と関連があるとする報告もある．また，断眠後の甲状腺刺激ホルモン放出ホルモン（thyrotropin-releasing hormone: TRH）に対する甲状腺刺激ホルモン（thyroid stimulating hormone: TSH）反応の増加する者は，長期予後が良いと報告されている．一方，寛解期の人に断眠を行うと症状が悪化することが報告されている[8]．

断眠療法の問題点

断眠療法は，抗うつ薬に比べて効果発現までの期間が短く副作用のほとんどない治療法であるが，その効果は仮眠によって消失し，1 晩か 2 晩で再び抑うつ症状が現れ，治療効果が短期間で消失してしまうことが問題であり，約 80％ の反応者の抑うつが再び悪化する．しかし，多くの研究から，断眠によってもたらされた抗うつ効果はリチウムを併用することにより長期間維持されると報告されており，断眠療法を行う前にリチウムの服用が推奨される．また，甲状腺ホルモンの併用も，断眠による抗うつ効果を維持するのに役立つことが報告されている．さらに，第 2 夜，第 3 夜の睡眠時間を数時間に限れば，再発は防げるとする報告もあり，これらを組み合わせることでうつ病の悪化を防ぐことができる．近年，高照度光療法を断眠後に行い，断眠の抗うつ効果を維持できたとの多くの報告がある[9]．

さらに，断眠療法の他の問題点としては，抗うつ薬などの薬物療法同様に躁転がある．また，時間療法で位相前進させた場合にも，うつから躁へ病相が代わったという報告がある．

断眠療法の作用機序

断眠療法の作用機序に関しては，神経伝達物質や内分泌動態，脳血流・代謝，時間生物学の観点からいくつかの仮説が提出されている．

神経伝達物質・内分泌動態

Baumgartner らは，断眠療法後に TSH，サイロキシン（thyroxine: T_4），遊離サイロキシン（free thyroxine: fT_4），トリヨードサイロニン（triiodothyronine: T_3），遊離トリヨードサイロニン（free triiodothyronine: fT_3），コルチ

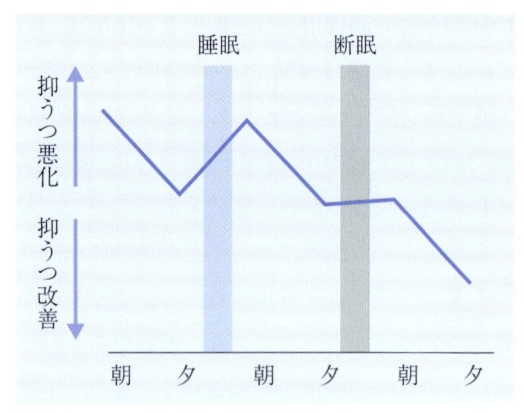

図1 断眠療法の治療機序模式図
通常，うつ病では朝に抑うつが悪化し，夕方に軽くなる．睡眠をとることが抑うつに関連しているとの考え方もあり，断眠は，睡眠をとらないことによりうつ症状が改善する．

脳血流・代謝

画像による研究では，断眠療法によって単光子放出コンピュータ断層撮影法（single photon emission computed tomography: SPECT）で左側頭葉と右頭頂葉の血流増加が報告されており，ポジトロン断層撮影法（positron emission tomography: PET）を用いた研究では，反応者は断眠療法前に帯状回の代謝が高く，断眠療法後正常化したと報告されている[11]（図1）．

時間生物学的解釈

断眠療法の作用機序は，うつ病の位相前進仮説との関連で検討されている．すなわち睡眠覚醒リズムの位相を前進させることによって治療効果が得られるとするものである．実際，いくつかの研究で睡眠時間を数時間前進させる時間療法によって抗うつ効果が得られることが報告されている．さらに，睡眠時間を後退させることで健常者10人中2人が抑うつを示したという報告や，睡眠後半部の断眠が前半部の断眠より有効であるという報告，夕方に比べ朝の仮眠は断眠療法の効果を消失させやすいという報告は，これらの仮説を裏づけるものである．また，断眠は障害されたサーカディアンリズムを再同調させることによって作用するとの報告もある．選択的REM断眠の有効性に関しては，REM睡眠の減少が抗うつ効果と関係するというもので，抗うつ薬がREMを減少させることはこれを支持する所見である．

症例 46歳の男性は，抑うつ気分，意欲の低下，食欲の低下（食べる気がせず，食べても味がない），睡眠障害（なかなか寝つけず，寝てもすぐに目が覚める），体の疲れ（体が疲れて起きていられない），軽度の思考制止などの症状で

ゾールの増加とプロラクチンの低下を見いだしており，その結果を断眠によるノルアドレナリン機能の亢進によって説明している[10]．TSHの増加は他の研究においても認められている．また，断眠療法は，尿中3-メトキシ-4-ヒドロキシフェニルエチレングリコール（3-methoxy-4-hydroxyphenylethyleneglycol: MHPG）を増やし，断眠による改善とMHPGの変化とのあいだに正の相関が見いだされていることは，断眠によるアドレナリン機能の亢進を支持する所見である．また，断眠によるコルチゾール上昇は多くの研究者で認められ，成長ホルモン（growth hormone: GH）の上昇，メラトニンの増加も報告されている．

これらの所見は，断眠によるアドレナリン系の機能亢進によってうまく説明される．しかし，断眠によってTSHは上昇しプロラクチンは低下するが，臨床的な改善とは関係なかったという報告や，コルチゾールは不変という報告もあり，内分泌動態も一致した見解が得られていない．動物実験では，断眠がラットのβアドレナリン受容体の数を減少させるという報告がある．

入院となった．三環系抗うつ薬が処方されたが，抑うつ症状はいっこうに改善せず日中もほとんどベッドで横たわっている生活をしていた．最初の抗うつ薬を最大投与量にしても反応が得られなかったので，別の抗うつ薬が投与されたが効果はみられなかった．炭酸リチウムによる増強療法も効果がなく入院生活も3か月経過した．断眠療法について説明し，同意を得て睡眠後半部の部分断眠を施行した．病棟の消灯は21時であり，病棟スタッフは朝の3時に患者を起こし，患者が眠らないように別の部屋で付き添った．朝6時頃，患者は「朝ですね」「明るくなりましたね」と話し始め，次第に会話量が多くなり，その日の午後には他患者と卓球をしていた．断眠療法が著効した症例である．

おわりに

断眠療法に関して概説した．断眠療法は非薬物的治療であり作用発現までの期間が短いことから，うつ病，とくに双極性うつ病の第一選択の治療としてもよいのではないかと思われる．また，抗うつ薬と併用することで相乗効果がみられることから，抗うつ薬使用時にも試みることによりうつ病患者の入院期間を短縮することが可能と考えられる．

（山田尚登）

[引用文献]

1. Wu JC, Bunney WE. The biological basis of an antidepressant response to sleep deprivation and relapse: review and hypothesis. Am J Psychiatry 1990; 147 (1): 14-21.
2. Pflug B, Tölle R. Disturbance of the 24-hour rhythm in endogenous depression and the treatment of endogenous depression by sleep deprivation. Int Pharmacopsychiatry 1971; 6 (3): 187-96.
3. Leibenluft E, Wehr TA. Is sleep deprivation useful in the treatment of depression? Am J Psychiatry 1992; 149 (2): 159-68.
4. Elsenga S, Van den Hoofdakker RH. Body core temperature and depression during total sleep deprivation in depressives. Biol Psychiatry 1988; 24 (5): 531-40.
5. Gill DS, Ketter TA, Post RM. Antidepressant response to sleep deprivation as a function of time into depressive episode in rapidly cycling bipolar patients. Acta Psychiatr Scand 1993; 87(2): 102-9.
6. Benedetti F, Lucca A, Brambilla F, et al. Interleukine-6 serum levels correlate with response to antidepressant sleep deprivation and sleep phase advance. Prog Neuropsychopharmacol Biol Psychiatry 2002; 26(6): 1167-70.
7. Goodwin FK, Jamison KR. Medical treatment of acute bipolar depression. Manic-Depressive Illness, Oxford University Press, Oxford, 1990.
8. Naylor MW, King CA, Lindsay KA, et al. Sleep deprivation in depressed adolescents and psychiatric controls. J Am Acad Child Adolesc Psychiatry 1993; 32 (4): 753-9.
9. Neumeister A, Goessler R, Lucht M, et al. Bright light therapy stabilizes the antidepressant effect of partial sleep deprivation. Biol Psychiatry 1996; 39 (1): 16-21.
10. Baumgartner A, Riemann D, Berger M. Neuroendocrinological investigations during sleep deprivation in depression. II. Longitudinal measurement of thyrotropin, TH, cortisol, prolactin, GH, and LH during sleep and sleep deprivation. Biol Psychiatry 1990; 28 (7): 569-87.
11. Wu JC, Gillin JC, Buchsbaum MS, et al. Effect of sleep deprivation on brain metabolism of depressed patients. Am J Psychiatry 1992; 149(4): 538-43.

VII章
うつ・不安のプライマリケア

プライマリケア医による面接・診断のポイント

面接のポイント

　身体医療では，ほとんどの場合において種々の検査による客観的なデータに基づいて診断が下され，治療法が選択される．一方，精神医療においては利用可能な客観的検査法がほとんどなく，診断および今後の治療方針決定においては，面接で得られた情報が大きな役割を果たすことになる．よって，面接ではより多くの情報を得る必要がある．

　面接で得られる情報には，患者本人や同伴した家族などの話から得られる言語的な情報以外にも，表情や身振り，話し方，服装など患者の外見から得られる非言語的な情報がある．一方，言語的な情報を多く得るためにまず欠かせないのが，患者や家族との信頼関係の構築である．そのためには医師の面接に臨む姿勢が問われる．

　患者−医師関係の構築は初診時の初顔合わせの瞬間から始まる．初診時にいかに良好な信頼関係が築けるかが，その後の治療効果を大きく左右する．多忙なプライマリケア医にはなかなか難しいと思われるが，なるべく十分な時間をかけて診察を行うことが望ましい．あくまでも受容的な態度で接していくことが大切であり，真摯な態度で丁寧な言葉と穏やかな口調で問診を進めていく．非言語的な情報も，精神疾患の診断や治療方針決定の大きな一助となることは古くから指摘されている．たとえば，うつ病であれば，前屈姿勢や遅い動き，発語の少なさ，声の小ささ，空虚な表情，地味な服装，などが特徴的であるといわれている．

　このような問診および観察によって，精神疾患の同定を行っていくことになるが，漠然と患者の訴えを傾聴するのみでは，偏った情報のみで診断を下してしまう恐れがある．よって，面接者である医師が，ある程度精神疾患の特徴や症状を把握しておく必要がある．うつ病や不安障害の症状は，他項に詳述されているので，ここではその記述を避けるが，厳密に診断基準を記憶しておく必要はないにしても，特徴的な症状や疾患の概要を理解しておく必要がある．その知識をもとに，特定の精神疾患を疑いながら，その精神疾患と診断しうる根拠があるかどうかを確認する方向で問診を進めなければならない．そのためには，具体的な症状の有無を直接聞く直接的質問法や，いくつかの選択肢を提示する多項目質問法などを織り交ぜながら患者の症状を聞き出していく必要がある．

自殺についてどう切り出すか

　精神科診療，とくにうつ状態を呈する患者を診療する場合は，自殺念慮を確認し評価しておく必要がある．わが国における自殺者数は，1998年以降，年間3万人を超えて推移しており，国をあげての自殺対策が施行されている．うつ病を始めとする気分（感情）障害において自殺が多いのは周知のことであるが，不安障害においても意外に多いことがわかっている[1]．うつ

病と種々の不安障害は，相互に併存する率が高いことからも，不安障害でも自殺率が高まることは想像にたやすい．米国国立精神衛生研究所（National Institute of Mental Health: NIMH）が行った調査[2]では，気分（感情）障害患者の短期的な自殺の危険性を同定する因子として**表1**に示した因子があげられると報告しており，直近（1年以内）の自殺の危険性を高める因子として不安やパニック発作などが指摘されている．自殺の危険因子は，精神疾患の有無やその重症度，過去の自殺未遂歴などが重要となるが，それ以外にも性別や年齢，性格傾向，生活史上の喪失体験や心的外傷体験，周囲から得られるサポートの有無や質，本人の問題解決能力などさまざまな因子があり，これらを総括して自殺の危険性を判断していく．

このように自殺の危険性の高い精神疾患患者を診療する際には，自殺予防の観点から，自殺念慮や自殺企図の有無について確認する必要がある．自殺は切り出しにくい話題ではあるが，診断面接の際は必須である．よって，患者を動揺させないように工夫して話を切り出す必要があり，そのためには標準化した表現を用いた質問法が有効である．具体的には，その現象は現在の状況下においては了解可能な反応であることを示唆しつつ質問する方法や，一般論として，他の患者の例をあげるなどして質問する方法などである．たとえば，前者では「このような辛い状態なら生きていても仕方がないと感じているのではないですか」など，後者では「うつ状態になると死んだほうがましだと考えてしまうことがよくありますが，あなたはどうですか」など．このような形で話を進めていけば，患者も話しやすくなる．また，今日では医療関係者以外にも広く知れわたっている自己評定抑うつ尺度（Self-rating Depression Scale: SDS）にも自殺念慮を問う項目があるため，これを利用

表1 気分（感情）障害患者の短期的な自殺の危険因子

1年以内	5年以内
・不安 ・パニック発作 ・アンヘドニア 　（興味や喜びの喪失） ・アルコール乱用	・深い絶望感 ・自殺念慮 ・自殺企図の既往

（Kahn A, et al, 2002[2] より）

して希死念慮を確認し，その後の話題につなげるのも一つの方法である．

診断のポイント

問診を中心とする診察を進め，ある程度具体的な精神疾患の同定がなされた場合は，診断基準に基づいて診断を行う．今日では，世界保健機関（World Health Organization: WHO）が作成する国際疾病分類（International Classification of Diseases: ICD）の第10改訂版（ICD-10）や，米国精神医学会（American Psychiatric Association: APA）が作成する精神疾患の診断・統計マニュアル（Diagnostic and Statistical Manual of Mental Disorders: DSM）の改訂第4版（DSM-IV）が世界的に広く用いられている．

また，精神疾患の診断を行うにあたりさまざまな構造化診断面接法が考案されているが，簡便でありながらも診断の信頼性の高い包括的な面接法として，精神疾患簡易構造化面接法（Mini International Neuropsychiatric Interview：M.I.N.I.）が開発され，広く用いられている．ここではプライマリケア医に有用な代表的な操作的診断法や構造面接法を紹介する．

ICD-10/F-PC

　ICD-10では，精神障害の分類は第Ⅴ章（F）「精神および行動の障害」で取り上げられており，さらにプライマリケア（PC）医向けに，その簡略版ともいえる「プライマリケア医における精神疾患の診断と診療指針（ICD-10/F-PC）」[3]がある．このICD-10/F-PCの特徴として，特定の症状から最も可能性の高い診断が導き出されるように作成された症状インデックスや，診断を下す流れを示したフローチャートがあげられる．症状インデックスは，精神障害に特徴的な17の症状が列記されており，1つの症状に対し，その症状を特徴とする診断名の候補がいくつかあげられている．

　フローチャート（図1）は，プライマリケア医がすでに身体疾患の同定を行っていることが前提となっており，その前提のもとで，薬物の使用の有無の鑑別から始まる．イエス・ノーで回答しながら，まず認知症や精神病性疾患の鑑別を行い，次いで，適応障害（ICD-10/F43）の鑑別に進む．その後，症状の特徴に応じて，ICD-10/F3「気分（感情）障害」やICD-10/F4「神経症性障害，ストレス関連障害および身体表現性障害（ICD-10/F43を除く）」，ICD-10/F5「生理的障害および身体的要因に関連した行動症候群」の鑑別を行っていくように構成されている．

　このようにICD-10/F-PCのフローチャートは，おおむねすべての精神疾患をカバーしており，最も可能性の高い疾患を同定する際の手引きとなりうるように構成されているが，あくまでも正確な診断ツールとして作成されたものではなく，おもに学習のためのツールとして作成されたものであると説明されている．また，身体疾患が存在していても，精神疾患が排除されるというわけではなく，身体疾患と精神疾患の2つの診断名が併記される可能性もあると付言している．

DSM-IV-PC

　DSMは1994年に改訂された第4版（DSM-IV）が用いられているが，近年中に第5版（DSM-V）への改訂が予定されている．このDSM-IVにはプライマリケア向けのDSM-IV Primary Care Version（DSM-IV-PC）[4]があり，プライマリケアにおける精神疾患の診断の指針を示している．クイックリファレンスとしてフローチャート化したアルゴリズムを示しているのが特徴で，まず「DSM-IV-PCのための一般アルゴリズム」で主要精神症状を同定する．その後同定された各症状別のアルゴリズムを用いて診断を行っていく．

　症状別のアルゴリズムとして「抑うつ気分アルゴリズム」「不安アルゴリズム」「認知障害アルゴリズム」「睡眠障害アルゴリズム」など，9つの診断アルゴリズムが示されている．抑うつ気分アルゴリズムと不安アルゴリズムをそれぞれ図2，3に示す．すべてのアルゴリズムにおいて，まず身体疾患や物質使用などを除外することから始まり，それぞれの症状を呈するいくつかの精神疾患を除外しながら進み，最終的に特定不能のカテゴリーに該当するかどうかを検討する形となっている．

　各診断カテゴリーはイエス・ノーで除外しながら進めていくが，たとえば「睡眠障害アルゴリズム」をたどっていっても「うつ病」の診断は見いだせない．不眠のみを主訴とする患者に遭遇した場合でも気分や不安などに関する問診を行うなど，「DSM-IV-PCのための一般アルゴリズム」を用いる前に，十分な情報を収集しておく必要がある．さらに，アルゴリズムの上位で診断が下された場合でも，最終段階までの除外診断を一通り検討しておくことが望ましい．また，他のDSMの緒言に明記されているのと同様に，このDSM-IV-PCでも，臨床修

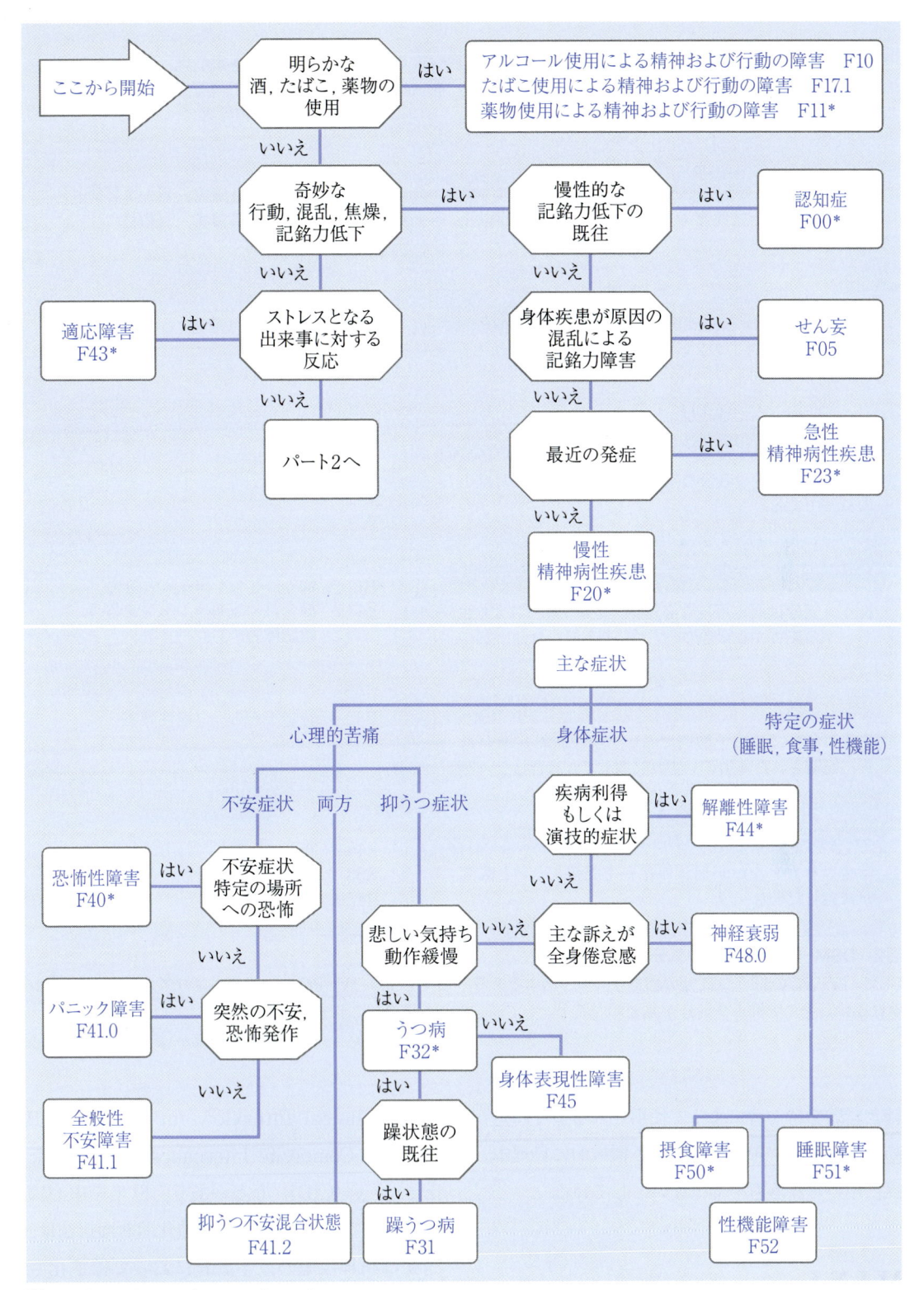

図1 ICD-10/F-PCフローチャート
プライマリケア向けに作成されたICD-10の簡略版のフローチャートである．おおむねすべての精神疾患の鑑別が可能な構成になっているが，あくまでスクリーニングであり，厳密な診断ツールではない．

(中根允文，ほか(訳)，2000[3]より)

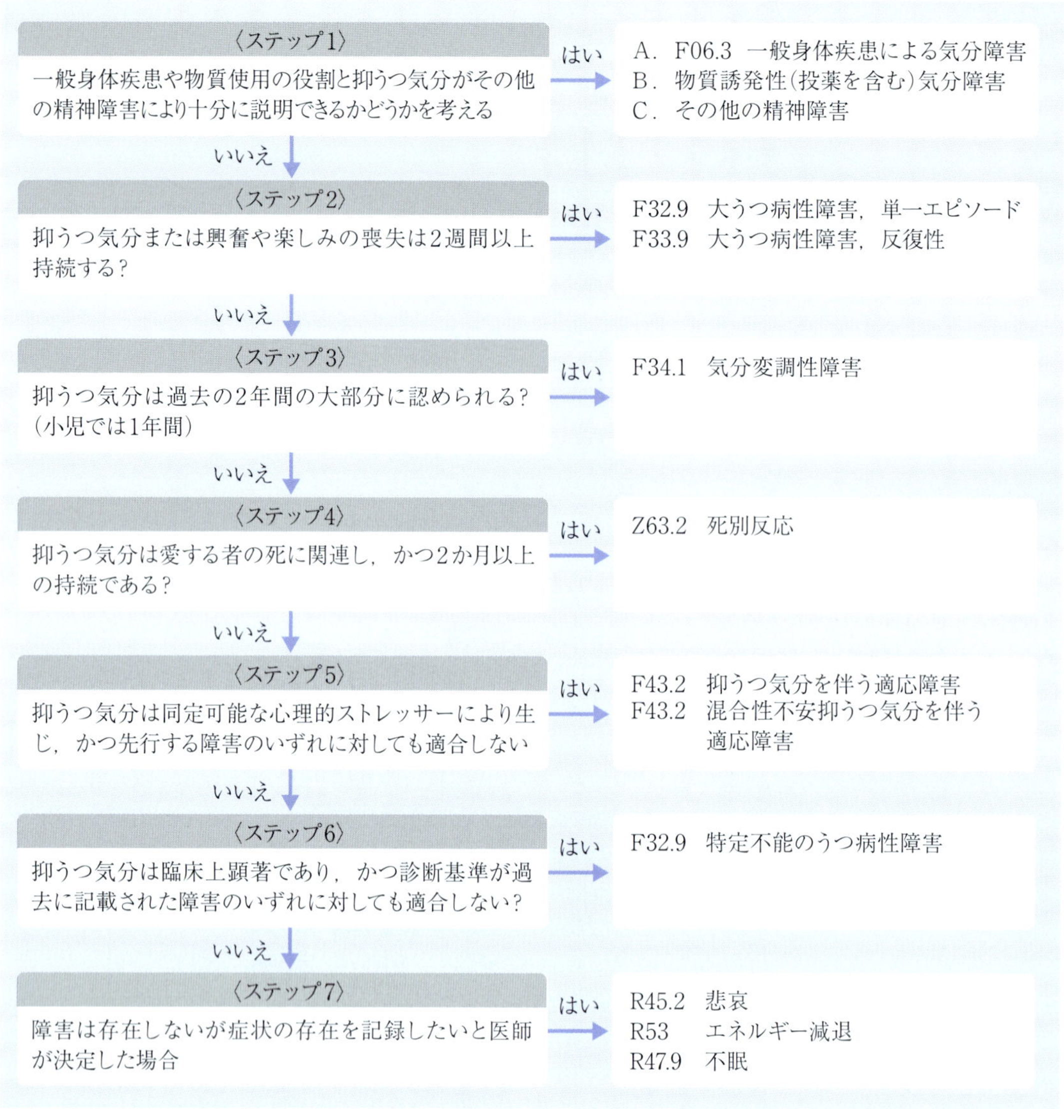

図2 DSM-IV-PC 抑うつ気分アルゴリズム

```
〈ステップ1〉
一般身体疾患や物質使用の役割と抑うつ気分がその他  →はい  A. F06.3  一般身体疾患による気分障害
の精神障害により十分に説明できるかどうかを考える         B. 物質誘発性(投薬を含む)気分障害
                                                          C. その他の精神障害
  ↓いいえ

〈ステップ2〉
抑うつ気分または興奮や楽しみの喪失は2週間以上  →はい  F32.9  大うつ病性障害,単一エピソード
持続する?                                                F33.9  大うつ病性障害,反復性
  ↓いいえ

〈ステップ3〉
抑うつ気分は過去の2年間の大部分に認められる?  →はい  F34.1  気分変調性障害
(小児では1年間)
  ↓いいえ

〈ステップ4〉
抑うつ気分は愛する者の死に関連し,かつ2か月以上  →はい  Z63.2  死別反応
の持続である?
  ↓いいえ

〈ステップ5〉
抑うつ気分は同定可能な心理的ストレッサーにより生  →はい  F43.2  抑うつ気分を伴う適応障害
じ,かつ先行する障害のいずれに対しても適合しない         F43.2  混合性不安抑うつ気分を伴う
                                                                 適応障害
  ↓いいえ

〈ステップ6〉
抑うつ気分は臨床上顕著であり,かつ診断基準が過  →はい  F32.9  特定不能のうつ病性障害
去に記載された障害のいずれに対しても適合しない?
  ↓いいえ

〈ステップ7〉
障害は存在しないが症状の存在を記録したいと医師  →はい  R45.2  悲哀
が決定した場合                                            R53   エネルギー減退
                                                          R47.9  不眠
```

DSM-IV-PCの抑うつ気分の診断アルゴリズムである.まずDSM-IV-PCの一般アルゴリズムでスクリーニングにかけ,そこで抑うつ気分が主要精神症状として同定された場合にこれを用いる.

(武市昌士,ほか(訳),1998[4]より)

練と経験を持つ者によって使用されるように定められており,未修練者により機械的に料理本風に用いられるものではないとしている.

M.I.N.I.

精神科における構造化診断面接法として,古くはPresent State Examination (PSE) やStructured Clinical Interview for DSM-III-R (SCID), Composite International Diagnostic Interview (CIDI) などがあり,欧米を中心に汎用されていた.これらの構造化診断面接法は,当初は精神疾患の疫学調査において標準化されたデータを収集することが目的であったが,徐々に新薬の開発試験などの多施設にまたがる臨床研究のデータの標準化のためにも用いられ

	はい	
〈ステップ1〉 一般身体疾患や物質使用の役割と抑うつ気分がその他の精神障害により十分に説明できるかどうかを考える	→	A. F06.4 一般身体疾患による不安障害 B. 物質誘発性（投薬を含む）不安障害 C. その他の精神障害
↓ いいえ		
〈ステップ2〉 提示されている症状は1つ，またはそれ以上のパニック発作を含んでいる？	→ はい	A. F40.0 広場恐怖を伴うパニック障害 　F41.0 広場恐怖を伴わないパニック障害 B. その他の不安障害の状況内で発症するパニック発作
↓ いいえ		
〈ステップ3〉 1つ，またはそれ以上の特定の状況についての恐怖，回避または予期不安を含んでいる？	→ はい	F40.1 社会恐怖 F40.2 特定の恐怖症 F40.0 広場恐怖を伴うパニック障害 F40.0 パニック障害の既往歴のない広場恐怖
↓ いいえ		
〈ステップ4〉 分離の恐怖を含んでいる？	→ はい	F93.0 分離不安障害
↓ いいえ		
〈ステップ5〉 心配や不安は反復性かつ持続性思考（強迫観念）および／または儀式的行動や反復性精神的行為（強迫行為）に関係する？	→ はい	F42.8 強迫性障害
↓ いいえ		
〈ステップ6〉 高度の外傷的出来事の再体験に関係する？	→ はい	F43.1 心的外傷後ストレス障害（4週間以上） F43.0 急性ストレス障害（4週間以下）
↓ いいえ		
〈ステップ7〉 広汎性不安症状と心配は種々の出来事や状況に関連し，かつ少なくとも6か月以上持続する？	→ はい	F41.1 全般性不安障害
↓ いいえ		
〈ステップ8〉 特定の心理社会的ストレッサーに対する反応である？	→ はい	F43.2 不安を伴う適応障害 F43.2 混合性不安抑うつ気分を伴う適応障害
↓ いいえ		
〈ステップ9〉 不安は臨床上顕著であり，かつ診断基準がすでに記載された特定の障害のいずれに対しても適合しない？	→ はい	F41.9 特定不能の不安障害
↓ いいえ		
〈ステップ10〉 障害は存在しないが症状の存在を記録したいと医師が決定した場合	→ はい	R45.0 不安

図3 DSM-IV-PC 不安アルゴリズム
DSM-IV-PCの不安の診断アルゴリズムである．抑うつ気分の診断アルゴリズムと同様に，一般アルゴリズムで不安が同定された場合に用いる．アルゴリズム上位で診断されても，下位の診断も検証しておくことが望ましい．

（武市昌士，ほか（訳），1998[4]）より）

(→では診断ボックスまで進み，すべての診断ボックスの「いいえ」に○つけ，次のモジュールに進む)

A1 この2週間以上，毎日のように，ほとんど1日ずっと憂うつであったり沈んだ気持ちでいましたか？　　いいえ　はい

A2 この2週間以上，ほとんどのことに興味がなくなっていたり，たいていいつもなら楽しめていたことが楽しめなくなっていましたか？　　いいえ　はい

A1，またはA2のどちらかが「はい」である　　→ いいえ　はい

A3 この2週間以上，憂うつであったり，ほとんどのことに興味がなくなっていた場合，あなたは：

a 毎日のように，食欲が低下，または増加していましたか？
または，自分では意識しないうちに，体重が減少，または増加しましたか？
（例：1か月に体重の±5%，つまり70 kgの人の場合，±3.5 kgの増減）
食欲の変化か，体重の変化のどちらかがある場合，「はい」に○をつける　　いいえ　はい

b 毎日のように，睡眠の問題（たとえば，寝つきが悪い，真夜中に目が覚める，寝すぎてしまうなど）がありましたか？　　いいえ　はい

c 毎日のように，普段に比べて話し方や動作が鈍くなったり，またはいらいらしたり，落ち着きがなくなったり，静かに座っていられなくなりましたか？　　いいえ　はい

d 毎日のように，疲れを感じたり，または気力がないと感じましたか？　　いいえ　はい

e 毎日のように，自分に価値がないと感じたり，または罪の意識を感じたりしましたか？　　いいえ　はい

f 毎日のように，集中したり決断することが難しいと感じましたか？　　いいえ　はい

g 自分を傷つけたり自殺することや，死んでいればよかったと繰り返し考えましたか？　　いいえ　はい

A1〜A3の回答に，少なくともA1とA2のどちらかを含んで，5つ以上「はい」がある？　　いいえ　はい
大うつ病エピソード　現在

患者が大うつ病エピソード現在の診断基準を満たす場合はA4に進む．それ以外はモジュールBに進む：

A4 a 現在憂うつなようですが，今までの人生で，現在の憂うつな期間とは別に，憂うつであったり，ほとんどのことに興味を失っていたり，先ほどまで話してきたような憂うつに関連した問題の多くを認めた2週間以上の期間がありましたか？　　→ いいえ　はい

b 現在の憂うつな期間と，その前の憂うつな期間のあいだに少なくとも2か月間，憂うつな気分も興味の喪失も認めない時期がありましたか？　　いいえ　はい
大うつ病エピソード　過去

図4　M.I.N.I. 大うつ病エピソードモジュール（日本語版）
M.I.N.I.の16ある診断モジュールの一つである大うつ病エピソードの診断モジュールである．各モジュールの冒頭にスクリーニング質問が設定されており，該当すれば下位に，該当しなければ診断モジュールに進む．

(大坪天平，ほか（訳），2000[6])より)

るようになり，さらには非研究的な臨床場面での診断にも用いられるようになっていった．これらの構造化診断面接法は，内容が詳細で厳密ゆえに難解であり，45分以上の所要時間が必要であったため，より簡便で，かつ，ほかと同等の正答率で診断が見いだされる構造化診断面接法として開発されたのがM.I.N.I.[5,6)]である．

M.I.N.I.は16の診断モジュールをイエス・

ノーで回答しながら進めていく形となっており，約15分前後の所要時間で行うことができる．各モジュールの冒頭に，1～2問のスクリーニング質問が設定されており，それに該当すれば下位の質問を回答した後に次のモジュールに進み，スクリーニング質問に該当しない場合は次のモジュールへと進んでいく．16のモジュールのうち，気分障害に関連するものでは「大うつ病エピソード」「気分変調症」「躁病エピソード」が，不安障害に関連するものでは「パニック障害」「広場恐怖」「社会恐怖」「強迫性障害」「心的外傷後ストレス障害」「全般性不安障害」などがある．大うつ病エピソードの診断モジュールを**図4**に示す．

このようにM.I.N.I.は，非専門医でも各疾患の要所をふまえた診断が簡便に行えるように工夫されているが，あくまでこれはスクリーニングであり，偽陰性率を低くすることに重きが置かれている．よって，多少の偽陽性率の増加は否めないため，過剰診断となりうる可能性を十分認識しておく必要がある．M.I.N.I.の概要の但し書きにも，面接者が専門家ではない場合は多少のトレーニングが必要であると記されている．

身体症状に潜む精神症状

これまで，問診で精神疾患を同定して，診断基準や構造化面接でその診断を下すまでの道程を示したが，それはあくまでも問診で疑うべき精神疾患を同定できた場合の話である．一般にプライマリケア診療では，精神疾患の見落としが多いといわれている．その理由として，患者の訴えが身体症状にとどまることや，患者が軽症のうちに受診すること，プライマリケア医が精神疾患を疑って診療しないことなどがあげら

表2 精神障害者と健常者における身体症状の出現頻度

	精神疾患患者 (n=100)	健常者 (n=100)
疲労，活力欠如	85%	40%
頭痛	64%	48%
めまい	60%	14%
体の一部の不調	57%	23%
筋肉痛，関節痛	53%	27%
胃痛	51%	20%
胸痛	46%	14%

（Kellner R, et al, 1973[7] より）

れる．精神疾患患者では身体症状の発現が多いことが古くから知られている．なんらかの精神疾患を有する患者と健常者それぞれ100人を対象に，1週間のあいだに出現した身体症状を調査した報告では，すべての症状が精神障害者に多く見いだされている（**表2**)[7]．

このように身体症状の表出が多い精神疾患患者が，精神症状を自覚せずに，あるいは自覚していても問題視せずに，身体症状を主訴としてプライマリケア医を受診するケースは相当数に上るものと考えられている．このような状況は誤診率の増加を招きやすい．過去の調査では，プライマリケアを受診した500人の精神疾患患者のうち83%が主訴として身体症状を訴え，17%が精神症状を訴えており，精神症状を主訴とした患者群の誤診率はわずか6%であったのに対し，身体症状を主訴とした患者群での誤診率は50%であったと報告されている[8]．

MUPS

身体症状を主訴としてプライマリケアを受診する患者の25～50%が，その症状の医学的な原因を発見できないといわれている．このような医学的に説明できない身体症状は medically unexplained physical symptoms（MUPS）とよばれる．MUPSの長期追跡調査による器質的原因の解明率は，1年間の追跡研究では10～15%[9]であり，別の3年間の追跡研究では16%[10]であったと報告されている．長期的に経過観察を行っても，器質的な原因疾患が発見されるのはおおむね2割弱ということになるであろう．

一般にMUPSは，高齢者や女性，一人暮らしの単身者などに多く，その背後にうつ病や不安障害などが存在していることが多いといわれている．したがってMUPSを呈する患者に遭遇した場合は，常に身体疾患の可能性を考慮しつつ，同時にうつ病や不安障害などを積極的に疑って診察を進めるべきである．

仮面うつ病

うつ病の症状として，精神症状以外に身体症状がみられることは周知である．うつ病の身体症状としては，睡眠障害や食欲低下，体重減少，疲労・倦怠感，性欲減退，便秘・下痢，頭痛・頭重感，疼痛などがある．これらの身体症状を主症状として，情動面の障害が表出され難いうつ病は，古くから「仮面うつ病」という呼称で認識されていた．今日でもプライマリケアを受診するうつ病の多くはこの仮面うつ病に該当する患者が多く，プライマリケアを受診したうつ病患者1,146人を調査した報告では，69%が身体症状を主訴に受診していたことが示されている[11]．

今日のモノアミン仮説ではセロトニンやノルアドレナリンがうつ病の病因として重要な役割を担っていると考えられているが，一方でセロトニンやノルアドレナリンは疼痛知覚も調節していることが知られている．よって，うつ病で身体症状の発現頻度が高い理由の一つとして，

表3　不安により惹起されるおもな身体症状

神経系	頭痛・頭重感，睡眠障害，肩こり，めまい，ふらつき，倦怠感
心血管系	頻脈，心悸亢進，血圧上昇，血圧低下
呼吸器系	呼吸が浅く早くなる（過換気発作），息切れ
消化器系	胃症状（潰瘍など），口渇（唾液分泌低下），腹痛・下痢（腸蠕動運動亢進）
皮膚系	発汗，鳥肌
泌尿器系	頻尿

セロトニン系やノルアドレナリン系の異常が関与しているものと考えられている．

不安障害の身体症状

不安障害も身体症状を呈する割合の高い精神疾患である．パニック障害の過換気発作や社交（社会）不安障害の動悸，発汗などがそれに該当する．心理的ストレスなどによる不安や恐怖などのさまざまな感覚刺激は，いくつかの経路をたどり扁桃体に入力される．興奮した扁桃体は視床下部や脳幹などに信号を送り，自律神経系や内分泌系，免疫系の異常活動が惹起され，種々の身体症状が出現する（表3）．これには遺伝素因や環境因子なども大きく関与しており，またストレスへの曝露が長期間にわたり繰り返されることで，各器官の脆弱性も生じるものと考えられている．

鑑別を要するうつ状態

操作的診断法や構造化面接法を用いることにより，診断はより確定的なものになる．うつ病においても同様であるが，安易な診断ツールの

使用により，うつ病の亜型や抑うつ症状を呈するうつ病以外の精神疾患などがうつ病と誤診されてしまうことがある．「メランコリー型うつ病」あるいは「内因性うつ病」とよばれるいわゆる典型的な中核群のうつ病は，その治療法として休息と抗うつ薬による薬物療法が有効である．その一方で，いわゆる「新型うつ病」とよばれるいくつかの典型的ではないうつ病の亜型の存在が，近年とくにわが国を中心に指摘されてきている．これらは，いわゆる中核群のうつ病と誤診されやすく，抗うつ薬への反応性を認めないものや，抗うつ薬治療や休息によりむしろ慢性化してしまうものもある．

その他，うつ病に特徴的な不眠や食欲低下がなく，逆に過眠や過食を認める非定型うつ病も，誤診されやすいうつ病の亜型の一つである．また，双極性成分が見落とされてうつ病と診断された双極性障害の患者の割合が非常に高いことが知られており，抗うつ薬投与による躁転やラピッドサイクラー（急速交代）化の問題が指摘されている．ほかにも，統合失調症や認知症などさまざまな精神疾患でもうつ状態を呈する．このように，うつ状態を呈する患者は一概に休息と抗うつ薬治療を施せばよいというわけではなく，治療法の選択次第では予後が大きく左右されてしまうため，うつ病の診断は慎重になされるべきである．

うつ病の亜型

非定型うつ病は従来，いわゆる典型的なうつ病とは異なる臨床像を呈し，三環系抗うつ薬や電気痙攣療法には反応せず，モノアミン酸化酵素阻害薬（monoamine oxidase inhibitor: MAOI）に反応性を示す患者群を称した病名で，1950年代後半から指摘されていた．ICD-10では1つの診断カテゴリーとして取り扱われてはいないが，DSM-IVでは「非定型の特徴の特定用語」という基準が定められている．1993年にStewartら[12]が非定型うつ病の診断スケールであるAtypical Depression Diagnostic Scale（ADDS）を提唱している．それによると，まずうつ病エピソードあるいは気分変調症の診断基準に該当し，さらに好ましい出来事があれば気分は健康時の50％以上に改善するという気分反応性が必須となっている．これらの条件を満たしたうえで，特徴的な4徴候である(1)過眠，(2)鉛のような身体的重圧感（鉛様の麻痺），(3)過食あるいは体重増加，(4)対人関係における拒絶への過敏（拒絶過敏性）のうち2つ以上該当した場合に，非定型うつ病と診断される．この診断スケールには取り上げられていないが，ほかにも典型的なうつ病との相違点として，夕方に悪化する日内変動の逆転や，自責感よりも他罰的となる傾向が多いことも知られている．

さらに，今日のわが国のうつ病臨床において話題となっているのが，いわゆる「新型うつ病」とよばれる一群である．この「新型うつ病」はおおむねわが国に限定された概念であり，その呼称自体も正式なものではない．古くは表4に示した1975年の笠原と木村による「うつ状態に関する臨床的分類」[13]のIII型としてあげられているような，うつ状態を呈しつつもいわゆる中核群のうつ病とは異なるタイプの存在が指摘されていた．その後も，広瀬による「逃避型抑うつ」や松浪による「現代型うつ病」，阿部らによる「未熟型うつ病」，加藤による「職場結合性うつ病」，樽味らによる「ディスチミア親和型うつ病」など，多様なうつ病のサブタイプが提唱されてきた．これらはそれぞれ綿密な定義がなされており，それぞれに特徴的な差異

表4　笠原，木村によるうつ状態の臨床分類

類型	病前性格	年齢	発病状況	病像・経過
I型	メランコリー親和型	中年，初老	状況変化	典型的，予後良好
II型	循環型（躁うつ病）	若年初発	生物学的	良好だが反復する
III型	葛藤反応型，未熟	若年，中年	葛藤状況	依存，他責，慢性化
IV型	偽循環型統合失調症	青年後期	出立危機	統合失調症
V型	悲哀反応		悲哀体験	一過性
VI型	その他（器質性，症候性，医原性など）			

（笠原　嘉，ほか，1975[13]より）

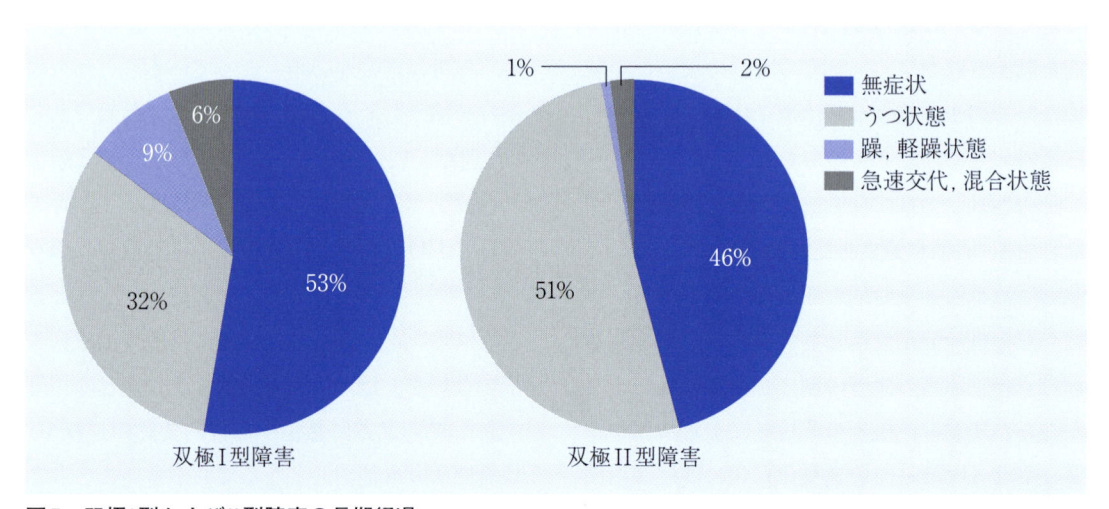

図5　双極I型およびII型障害の長期経過
双極性障害の長期経過における各病相の占める割合を表したグラフ．双極I型障害は146例の患者を12.8年経過観察[16]し，双極II型障害は86例の患者を13.4年経過観察[17]した結果である．いずれも観察期間のおおむね半分は病相期であり，病相期のなかでもうつ状態の時期が占める割合の大きいことがわかる．

（Judd LL, et al, 2002[16]，2003[17]より）

が示されているが，状態像としてはおおむね共通するところも多い．治療面においても，抗うつ薬に反応しない，あるいは反応しても一時的であるということがおおむね一致している．

これらの新型うつ病は，薬物治療よりむしろ，症状の背景にある現実的な問題解決を探る問題解決療法や，考え方や振舞い方を変えていくことで現実社会への適応性を上げていく認知行動療法，その他，環境調整や援助体制の確立などが重要であり有効であると考えられている．これらの新型うつ病は，診断ツールの安直な使用によって中核群のうつ病と判定されてしまうことが多く，休息および抗うつ薬治療の選択により慢性化や遷延化を招く危険性も指摘されているため，うつ病の診断時にはこれら新型うつ病の可能性も念頭に置く必要がある．

双極性うつ病

DSM-IVでは，双極性障害はI型とII型に分類される．双極I型障害の場合，その躁状態は明確であるが，双極II型障害の躁状態は患者自身も周囲の人々も認識していないことが多く，その多くはうつ状態で医療機関に受診

表5 soft bipolar spectrumの概念

双極1/2型	分裂双極性障害
双極I型	躁うつ病
双極I 1/2型	遷延した軽躁を持つうつ病
双極II型	自生的で明瞭な軽躁状態を持つうつ病
双極II 1/2型	循環気質者のうつ病
双極III型	抗うつ薬や身体的治療によってのみ起こる軽躁とうつ病
双極III 1/2型	物質ないしアルコール乱用によってのみ起こる軽躁とうつ病
双極IV型	発揚気質者（hyperthymic temperament）のうつ病

（Akiskal HS, et al, 1987[18] より）

表6 双極スペクトラム障害の診断基準

A. 少なくとも1回以上の大うつ病エピソード
B. 自発性の軽躁ないし躁病エピソードがない
C. 以下のうち1つおよびDのうち少なくとも2つ，あるいは以下の2つとDの1つを満たす
　1. 一等親などに双極性障害の家族歴
　2. 抗うつ薬誘発性の躁病ないし軽躁病
D. Cの基準を満たさない場合は以下の9項目のうち6つを満たすこと
　1. 高揚（発揚）性人格
　2. 再発性の大うつ病エピソード（3回以上）
　3. 短期大うつ病エピソード（平均3か月以下）
　4. 非定型的抑うつ状態
　5. 精神病性の大うつ病エピソード
　6. 早期の大うつ病エピソードの発症（25歳以下）
　7. 産後うつ病
　8. 抗うつ薬の効果の消退
　　（予防投与ではなく急性期に）
　9. 3種類以上の抗うつ薬による治療に反応しない

（Ghaemi SN, et al, 2001[19] より）

することが多い．患者の訴えはうつ状態に関する症状に限局されがちであるため，単極性のうつ病と誤診され治療開始となるケースが多い．Akiskalら[14]は，単極性うつ病といわれている病態の50％近くは双極性となる可能性のある偽単極性（pseudo unipolar）であると報告しており，Ghaemiら[15]は，双極性障害の37％が単極性うつ病と誤診されていたという調査結果を報告している．双極性障害の特徴として，初発症状がうつ病エピソードであることが多いことや，最初の躁病エピソードの発現前に多くのうつ病エピソードを経験している場合が多いこと，さらに，経過を通じて躁病エピソードよりもうつ病エピソードのほうが多い（図5）[16,17]ことなどから，躁病エピソードが見落とされたり，過小評価されやすいものと考えられる．近年では，この双極性障害の見直しがさかんに議論されており，Akiskalら[18]は，表5に示した単極性うつ病から精神病像を伴う双極Ｉ型に至る連続体をsoft bipolar spectrumと定義し，うつ病エピソードに潜む躁的成分を抽出し，一連の気分障害の連続体として把握するという概念を提唱している．またGhaemiら[19]も双極スペクトラム障害という概念を提唱し，表6に示したその診断基準をかかげることで，うつ病に潜む双極性成分を見落とさないことの重要性を指摘している．

単極性うつ病と双極性うつ病の鑑別については，古くから多くの研究がなされている．これまで行われた研究のなかで最も大規模なものとして，Perlisら[20]が行った比較研究があり，表7に示したいくつかの症候学的な相違が見いだされている．欧米では躁病相の確認を念頭に置いたスクリーニングがさかんに行われており，Hirschfeldが考案した気分障害質問紙法（Mood Disorder Questionnaire: MDQ）[21]が広く用いられている．これは過去の気分高揚のエピソードを探すための質問表であるが，MDQの診断基準はかなり厳密に設定されているため，実際にはMDQの基準に該当し抽出される患者は少なく，基準の改変を求める声もあがっている．また，単極性うつ病と双極性うつ病の簡便なスクリーニングテストとして，Solomonら[22]が考案したScreening Assessment of

表7 大うつ病（単極性うつ病）と双極性うつ病の相違

・若年発症	BD>MDD
・家族歴（うつ病，躁病）	BD>MDD
・過去のエピソード数	BD>MDD
・精神病症状	BD>MDD
・精神運動抑制	BD>MDD
・恐怖感	BD>MDD
・焦燥感	BD>MDD
・無快感	BD>MDD
・無価値感	BD>MDD
・悲哀感	MDD>BD
・認知障害	MDD>BD
・不眠	MDD>BD
・体重減少	MDD>BD
・身体化症状	MDD>BD

MDD (major depressive disorder, 大うつ病)
BD (bipolar disorder, 双極性うつ病)

(Perlis RH, et al, 2006[20] より)

表8 SAD-P

1. 現在のうつ病エピソード中に幻覚が存在する
2. 過去に1回以上のうつ病エピソードが存在する
3. 大うつ病か躁病の家族歴がある

(Solomon DA, et al, 2006[22] より)

Depression-Polarity (SAD-P) がある．これは，20年以上追跡されている500名弱の単極性うつ病および双極性障害の患者から得られたデータに統計学的解析を施し，表8に示した最も特徴的な相違点を3項目のみ抽出した．この3項目でスクリーニングにかけ，1項目1点とし，2点以上で双極性障害のうつ病エピソードである可能性が高いとされている．その妥当性も検証されつつあり，双極と単極の鑑別の一助となる簡便なツールとして期待されている．しかし，これはあくまでもおおまかなスクリーニングにすぎないので，このSAD-Pの基準に該当したケースは，さらに上述のGhaemiらが提唱する双極スペクトラム障害の診断基準（表6）を用いて検証することで，双極性障害の見落としや過剰診断が避けられるものと思われる．

(辻 敬一郎，田島 治)

[引用文献]

1. Clark DC, Fawcett J. An empirically based model of suicide risk assessment for patients with affective disorders. Jacobs D (editor). Suicide and Clinical Practice, American Psychiatric Press, Washington DC, 1992; p.55-73.
2. Kahn A, Leventhal RM, Kahn S, et al. Suicide risk in patients with anxiety disorders: a meta-analysis of the FDA database. J Affect Disord 2002; 68: 183-90.
3. World Health Organization. Diagnostic and Management Guidelines for Mental Disorders in Primary Care: ICD-10 Chapter V Primary Care Version, 1st ed, Hogrefe & Huber Pub, Cambridge, 1996. 中根允文，吉武和康，園田裕香（訳）．ICD-10 プライマリーケアにおける精神疾患の診断と診療指針，第2版，ライフサイエンス出版，2000.
4. Work Group on DSM-IV-PC (Pincus HA, Wise T, First MB). 武市昌士，佐藤 武（訳）．DSM-IV-PC プライマリ・ケアのための精神疾患の診断・統計マニュアル，医学書院，1998.
5. Sheehan DV, Lecrubier Y, Sheehan KH, et al. The Mini International Neuropsychiatric Interview (M.I.N.I.): the development and validation of a structured diagnostic psychiatric interview for DSM-IV and ICD-10. J Clin Psychiatry 1998; 59(Suppl 20): 22-33.
6. Sheehan DV, Lecrubier Y. 大坪天平，宮岡 等，上島国利（訳）．M.I.N.I. 精神疾患簡易構造化面接法，第1版，星和書店，2000.
7. Kellner R, Sheffield BF. The one-week prevalence of symptoms in neurotic patients and normals. Am J Psychiatry 1973; 130: 102-5.
8. Bridges KW, Goldberg DP. Somatic presentation of DSM-III psychiatric disorders in primary care. J

Psychosom Res 1985; 29: 563-9.
9. Katon WJ, Walker EA. Medically unexplained symptoms in primary care. J Clin Psychiatry 1998; 59(Suppl 20): 15-21.
10. Kroenke K, Mangelsdorff AD. Common symptoms in ambulatory care: incidence, evaluation, therapy and outcome. Am J Med 1989; 86: 262-6.
11. Simon GE, VonKorff M, Piccinelli M, et al. An international study of the relation between somatic symptoms and depression. N Engl J Med 1999; 341: 1329-35.
12. Stewart JW, McGrath PJ, Rabkin JG, et al. Atypical depression: a valid clinical entity? Psychiatr Clin North Am 1993; 16: 479-95.
13. 笠原　嘉，木村　敏．うつ状態の臨床的分類に関する研究．精神誌 1975; 77: 715-35.
14. Akiskal HS, Cassano GB, Musetti L, et al. Psychopathology, temperament, and past course in primary major depressions. 1. Review of evidence for a bipolar spectrum. Psychopathology 1989; 22: 268-77.
15. Ghaemi SN, Boiman EE, Goodwin FK. Diagnosing bipolar disorder and the effect of antidepressants: a naturalistic study. J Clin Psychiatry 2000; 61: 804-8.
16. Judd LL, Akiskal HS, Schettler PJ, et al. The long-term natural history of the weekly symptomatic status of bipolar I disorder. Arch Gen Psychiatry 2002; 59: 530-7.
17. Judd LL, Akiskal HS, Schettler PJ, et al. A prospective investigation of the natural history of the long-term weekly symptomatic status of bipolar II disorder. Arch Gen Psychiatry 2003; 60: 261-9.
18. Akiskal HS, Mallya G. Criteria for the "soft" bipolar spectrum: treatment implications. Psychopharmacol Bull 1987; 23: 68-73.
19. Ghaemi SN, Ko JY, Goodwin FK. The bipolar spectrum and the antidepressant view of the world. J Psychiatr Pract 2001; 7: 287-97.
20. Perlis RH, Brown E, Baker RW, et al. Clinical features of bipolar depression versus major depressive disorder in large multicenter trials. Am J Psychiatry 2006; 163: 225-31.
21. Hirschfeld RM. The mood disorder questionnaire: a simple, patient-rated screening instrument for bipolar disorder. Prim Care Companion J Clin Psychiatry 2002; 4: 9-11.
22. Solomon DA, Leon AC, Maser JD, et al. Distinguishing bipolar major depression from unipolar major depression with the screening assessment of depression-polarity (SAD-P). J Clin Psychiatry 2006; 67: 434-42.

プライマリケア医による治療と管理

　大分県では多くの精神科病院や精神科クリニックが大分市や別府市に偏在しており，県の西部から南部にかけては精神医療がかなり手薄となっている．実際にこれらの地域においては，自殺率がほかの地域よりも明らかに高く，自殺の背景疾患として知られるうつ病の早期発見・早期治療が十分にはできていない状況が考えられる．そこで大分県が地元医師会へ委託する形で，2007（平成19）年度から大分大学医学部精神神経医学講座の筆者を含む教員たちをこれ

らの地域へ派遣し，うつ病・自殺対策の研修を行っている．

具体的には，県西部の玖珠・九重地区（2007〈平成19〉年度）や豊後大野市（2008〈平成20〉年度）そして佐伯市（2009〈平成21〉年度）で，かかりつけ医（英国や米国の総合診療を生業とするプライマリケア医とは異なり，内科や外科など身体科の専門性を持っておられる先生方がご厚意で精神医療も担当される形である）の先生方を対象に研修を行っている．この講義の特徴は単発ではなく，6〜8回の研修を系統的に行うことである．ちなみに，2009（平成21）年度は10月に「総論」，11月に「うつ病診断」，12月に「うつ病治療」，2010（平成22）年1月に「精神科医との連携」，2月に「自殺企図者への対応」，そして3月に「症例検討」を行った．

これらの研修を通して感じることは，典型的な中核群のうつ病だけではなく，非定型や未熟型などとよばれるうつ病の存在を実感されておられる先生方も少なくないということである．さらに，精神科医のなかで注目をあびている双極スペクトラムの話をそろそろかかりつけ医の先生方にもすべき時期と考えられる．そこで本項においては，うつ病の治療・管理の原則を説明したうえで，双極スペクトラムとその対応について述べてみたい．

うつ病の治療と管理

まずは，うつ病の患者に対する医師の対応原則を説明する．
・ゆっくりと穏やかに患者の話を聞く
・医師の側がけっして自分の考えや価値観を押しつけない
・患者が苦しんでいることに共感しながら聴く
・患者がうつ病になったのは甘えているからではなく，誰もがかかる可能性のある病気であることを説明する
・患者が自分で苦しみを我慢すれば済むものではなく，病気として治療する必要があることを強調する

などである．

治療の3つの柱は，「休養」「薬物療法」「精神療法」である．休養は非常に重要で，できれば仕事を休ませて自宅静養させたほうがよい．ただ，うつ病の患者は「自分がいないと仕事が進まない」と頑なに考えることがあり，医師が休職を勧めても首を縦に振らないことがしばしばある．そのような場合には，いったん患者の言うように仕事を続けさせてみるのも一法である．実際に無理して通勤を続けても仕事にならず，うつ病も良くならず，かえって周囲に迷惑をかけ，その時点でようやく自分の判断の甘さに多少気づき休職を受け入れることがある．主婦の場合には，家事をせずに家でごろごろしていてよいのか心配する患者が多いので，あらかじめ「家でごろごろするのが治療である」と明言しておいたほうがよい．なお，自宅静養に関して，単身者は家族に来てもらうか，あるいは実家に戻したほうがサポートも得られやすい．

薬物療法

薬物療法については，三環系抗うつ薬と比較して抗コリン作用などの副作用が少ない選択的セロトニン再取り込み阻害薬（selective serotonin reuptake inhibitor: SSRI）もしくは，セロトニン・ノルアドレナリン再取り込み阻害薬（serotonin noradrenaline reuptake inhibitor: SNRI）で治療を開始するのが原則である．

三環系抗うつ薬しか使えなかった時代には，抗コリン作用による口渇，かすみ目，排尿困難，

便秘がしばしば問題となり，さらに高齢者にはせん妄などが生じることもあった．SSRI や SNRI にこのような事態が生じることは少ないが，まったく副作用がないわけではなく吐き気や眠気，SNRI では別の機序で排尿困難が起こることもある．また投与初期には，焦燥感や攻撃性，まれに自殺念慮などの精神症状が出現すること（賦活症候群（activation syndrome））がある．あるいは微熱，腱反射亢進，ミオクローヌス，軽躁などからなるセロトニン症候群（serotonin syndrome）を生じることもある．

これらを避けるには，抗うつ薬をできるだけ少なめの量から開始し漸増することである．たとえば SSRI であれば，パロキセチン（パキシル®）を 10 mg/day から開始し，4〜6 週かけて効果と副作用を勘案しながら漸増して 40 mg/day まで増やす．あるいは，セルトラリン（ジェイゾロフト®）を 25 mg/day から開始し，やはり 4〜6 週かけて効果と副作用を勘案しながら 100 mg/day まで増やす．原則として毎週診察し，副作用が問題となるときにそれ以上の増量はいったん保留し，副作用が軽減した段階で再び漸増したほうがよい．薬の増量に本人や家族が過敏に反応し，場合によっては増量を嫌がるという事態が起こることがあるため，最初にその薬物の常用量の上限を説明しそこまで増やす予定であると明言しておくほうがよい．また，抗うつ薬の効果はすぐに発現するわけではなく，2〜3 週間はかかることをあらかじめ患者や家族に伝えておいたほうがよい．

どのような精神症状から改善するかは個人差があるが，まずは不安感や焦燥感が軽快し，次に抑うつ気分が軽快し，最後に意欲が出てくるという経過をとることが比較的多い．診察時の変化としては，抗うつ薬が効き始めると少し笑顔が出たり，「少し楽になった」という発言がみられることが多い．

不安感や焦燥感が強いときには，ベンゾジアゼピン系抗不安薬の併用が必要になることがある．これらの薬物を併用する際には，依存性や脱抑制の問題を考慮しながら慎重に処方すべきである．依存性には精神依存と身体依存がある．前者はその薬物がないと不安でたまらなくなることであり，後者はその薬物を中断すると離脱症状が生じることである．ベンゾジアゼピンの離脱症状には不安の増強や痙攣，場合によってはせん妄もありうる．注意すべきは，ベンゾジアゼピンをたとえ常用量であっても 3 か月毎日連用すると，これらの依存が成立する危険性があるということである．すなわち，ベンゾジアゼピンを処方する際には，たとえばアルプラゾラム（ソラナックス®，コンスタン®）（0.4 mg）1 錠，1×不安時のように頓用で処方するのが望ましい．頓用では落ち着けないときには定期的に服用させることになるが，その場合でも最初から 3 錠分 3 ではなく，1 錠から検討していくのが望ましい．ベンゾジアゼピン系抗不安薬は即効性があるために，患者はその効果を実感しやすく，容易に依存が形成されていくからである．ほかの問題は，投与量が多いと酒に酔ったときのように抑制が取れて逸脱行為に結びつく脱抑制の危険性と，その間の記憶がなくなるという健忘である．依存を防ぎ，これらの副作用を回避するには，ベンゾジアゼピン系抗不安薬の併用は 2 か月程度にとどめておくべきであろう．

精神療法

精神療法に関しては，うつ病の急性期には思考制止があり頭の回転が悪いために，こみいった話はかえって病状の増悪をもたらす危険性があり，いわゆる支持的精神療法で十分であろう．これは，なにも特別なことをするわけではなく，

患者の訴えを傾聴しながら適切な説明と助言を与えることになる．

うつ病がある程度改善した段階では，うつ病患者に特有な思考パターンを現実に合ったものに変容させる認知療法も必要に応じて併用する価値がある．

睡眠・覚醒リズムを規則正しくするための助言や，食習慣や運動習慣に関する助言も患者や家族にとって大事なことである．詳しくは拙著[1]を参考にされたい．

経過，予後

うつ病の経過において最も注意すべきは自殺である．過去に自殺を企図したことのある患者で繰り返されやすいので，自殺企図の既往がある患者はとくに注意が必要である．

ここでは，もう一つの視点を提供したい．そのために，うつ病をその病像によって2つに分けてみよう．一つは焦燥感や不安感が前景に立つ焦燥型うつ病であり，もう一つは思考制止や精神運動制止（動作が緩慢になるなど），意欲低下が前景に立つ制止型うつ病である．焦燥型うつ病の患者はじっとしておれず身の置き所がなく，状態が悪いときに「こんなに苦しいくらいなら死んだほうがまし」と自分を持て余す形で自殺を企図しやすい．他方，制止型うつ病は億劫でごろごろと横になっていることが多く，状態が悪いときには死ぬ気はあまり起こらない．むしろ，うつ病が改善して動けるようになった時期に自殺を企図しやすい．「うつ病は良くなり始めに自殺しやすい」といわれることが多いが，それはこの制止型うつ病に該当するのであって，焦燥型うつ病では状態が悪いときにこそ自殺しやすい．すなわち，うつ病のタイプに

よって自殺をとくに注意すべき時期が異なる．とくに焦燥型うつ病の患者が自殺念慮を訴えたら，精神科専門医へ紹介し入院治療を行うのが安全である．

それから，どのようなタイプのうつ病であれ，患者が自殺念慮を表明した場合に，死なない約束ができるかどうか確かめることは大事なことである．「さぞかし苦しいとは思いますが，自殺しないと約束できますね？」との問いかけに沈黙したり約束できないと言った場合には，自殺の危険性がきわめて高く入院治療が必要となる．したがって，すぐに精神科専門医へ紹介する必要がある．

さて，「休養＋薬物療法＋精神療法」が奏効すると一進一退しながらも快方に向かっていく．けっして無理はさせず，良くなった所に目を向けさせる形での診療を継続するとよい．今回がうつ病の初回エピソードであれば，回復後6か月は抗うつ薬を継続し，漸減・中止する方向で調整していく．今までに再発したことのある患者の場合にはおよそ2年間，場合によってはずっと継続したほうがよい．

なお，うつ病が良くなったからといって，患者が勝手に抗うつ薬を中断するといわゆる離脱症状が生じることがある．とくにSSRIの離脱症状は，めまいや後頭部の電撃様ショックであるが，このような症状を患者が訴えた場合には怠薬を疑って服薬をきちんとするように再度説明すべきであろう．

うつ病に潜む双極スペクトラム

歴史的に振り返ると，うつ病はギリシャ時代にHippocratesによってメランコリー（黒胆汁病）として「ひどく元気がなく，食欲なく，イ

ライラと落ち着きがない．不眠で憂うつに陥っている」と記載されている．ローマ時代にはAretaeusによって「マニー（躁病）は行動が騒がしい．生来，情熱的，刺激的，活発で無思慮，朗らか，子どもっぽい人である．正反対のメランコリーになりやすい人は，活気のない，悲しげな，学習するのに時間はかかるが，仕事は我慢強くやるタイプである」という記載がある．

さて約100年前にKraepelinは，躁，うつという症状の特徴，周期的に経過して病相期以外の時期には正常に回復して予後が良いことから，これを早発痴呆（統合失調症）から区別して躁うつ病とした．ここでは，すべての気分障害を躁うつ病に入れており，うつ病と躁うつ病は区別されていなかった．

その後1960年代になり，Angst，Perrisなどが当時の臨床経過，性別有病率，家族遺伝歴，病前性格論から「Kraepelinが躁うつ病としてひとまとめにした病気は，双極性と単極性うつ病の2つの別々の病気からなる」と主張した．このように気分障害を単極性うつ病と双極性障害に分類する考え方（二元論）は，現在の国際的診断基準であるDSM-IV-TRやICD-10にも反映されている．

しかし，単極性であっても，後に双極性へ移行する場合もあるし，抗うつ薬によって躁転やラピッドサイクラー（急速交代）化を呈する場合もある．そこで最近の考え方としては，従来の典型的な躁うつ病である，躁病相のはっきりした双極Ⅰ型障害とは別に，軽微ながらも躁的な要素を持つ一群を軽微双極性障害[2]とよび，これら全体を双極スペクトラムとよぶことになった．

双極スペクトラムの考えが生きてくるのは，「躁がみられない」と考えられ，したがって従来なら「単極性うつ病」と思われていたもののなかでも，実は双極性の延長線上にあるものが

表1 Akiskalによる双極スペクトラム

双極Ⅰ型	明確な躁病エピソードとうつ病エピソードのある古典的な躁うつ病
双極Ⅰ1/2型	軽躁病エピソードが長引くⅡ型
双極Ⅱ型	軽躁病エピソードとうつ病エピソードを示すタイプ
双極Ⅱ1/2型	循環気質で明確なうつ病エピソードを示すタイプ
双極Ⅲ型	うつ病エピソードを示すが，抗うつ薬により躁が引き起こされたタイプ
双極Ⅲ1/2型	うつ病エピソードを示すが，覚醒剤などにより躁が引き起こされたタイプ
双極Ⅳ型	発揚気質で明確なうつ病エピソードを示すタイプ

（Akiskal HS, et al, 1999[3] より）

存在するということに気がつくことである．たとえば，「軽躁エピソードの存在」「病前性格が循環気質」「家族歴に躁うつ病がある」「通常の抗うつ薬への反応が悪い」などが目印になるとされる．

Akiskalによると，**表1**に示すように，双極スペクトラムにはさまざまなものがある[3]．このうち，双極Ⅱ1/2型（循環気質で明確なうつ病相を示すタイプ；**図1**）と双極Ⅳ型（発揚気質で明確なうつ病相を示すタイプ；**図2**）は，軽躁病エピソードも躁病エピソードも示しておらず，DSM-IV-TRなどの従来診断では大うつ病性障害と診断されてしまう．しかし，Akiskalの考え方を踏襲すると双極スペクトラムつまり双極性障害に含まれることになる．それでは，以下にこの治療について言及する．

双極スペクトラムの治療

双極スペクトラムの治療に関して，十分なエ

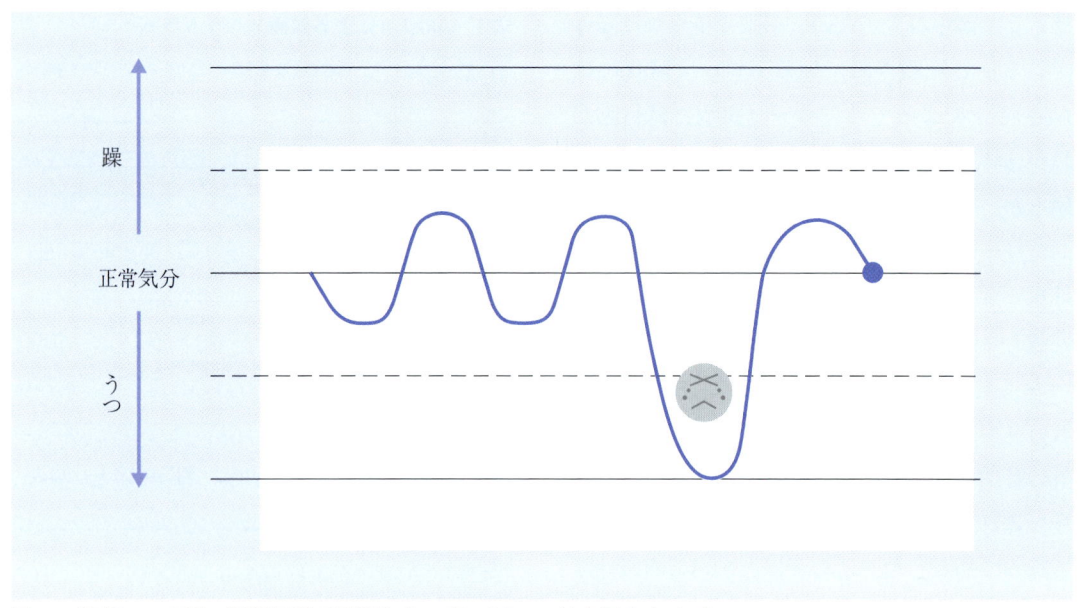

図1 双極Ⅱ1/2型：循環気質で明確なうつ病エピソードを示すタイプ

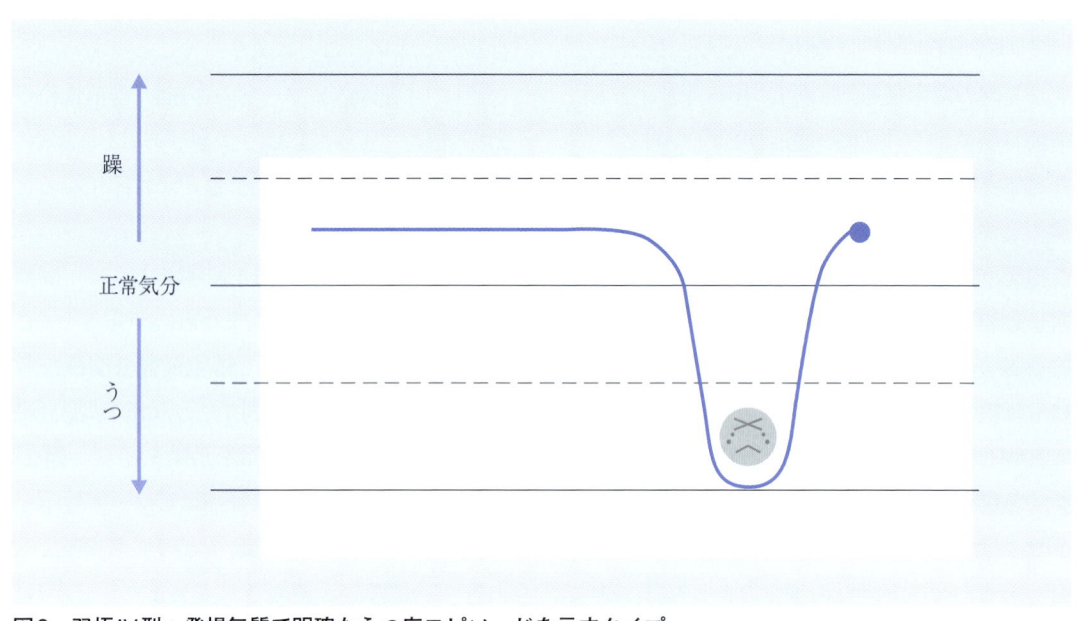

図2 双極Ⅳ型：発揚気質で明確なうつ病エピソードを示すタイプ

ビデンスは不足しているものの原則として気分安定薬が必要になると考えられる[4]．とくに，先に述べた双極Ⅱ1/2型と双極Ⅳ型障害が従来診断ではうつ病とみなされてしまい，もっぱら抗うつ薬中心の治療になると考えられ注意が必要である．

これらの疾患概念を十分に理解するには，具体的に症例とその治療経過を記載することが役立つと考えられることから，以下に自験例を提示する．

症例1 30代の男性で，循環気質である．高校生のときに自転車部に所属し，自転車中心の生活を送っていた．高校卒業後，競輪学校を数

回受験するも不合格であった．そのため，ニュージーランドへ渡り語学研修をした後，いくつかのアルバイトを経て，30歳からバスの運転手をしている．20代半ばに，胸骨中央付近に殴られたような胸痛が時々生じ，1時間余りも続くことがあった．内科を転々とするもいずれも異常なしと説明された．昨年4月，やはり胸痛が生じたために，冠動脈カテーテル検査を行ったところ，冠攣縮性狭心症と診断され，投薬が開始された．会社からは心疾患があれば長距離バスには乗れないということで，路線バスへ変更を指示された．

胸痛は相変わらずで，焦燥感，集中力・注意力の低下が出現したため，A精神科を受診したところ，パニック障害と診断された．A精神科では，フルボキサミンやアルプラゾラムが処方された．しかし，症状は改善せず，以前なんともないと思っていたことでもカチンときて怒りを抑えるのに苦労するようになった．バスの運行に関しても，時刻や乗客に対して神経質になり，焦燥感が増強するようになった．そのうち帰宅途中に，もしも家族がいなかったら，睡眠薬を飲んでガスの元栓を開けて楽になりたいと考えたため，これではいけないと妻と一緒に当科を受診した．

当科初診時，自責感，不眠，集中力低下，不安感，焦燥感などを認めた．フルボキサミン投与により，むしろ賦活症候群が生じた印象を受けた．もともと循環気質であることを考慮すると双極スペクトラム（Akiskalの双極Ⅱ1/2型障害：循環気質者のうつ病）が考えられた．フルボキサミンに関しては，次第に自己調節して今は1日1～2錠しか飲んでいないとのことであったので中止して，バルプロ酸400 mg/day（36.2 µg/mL）を開始した．そして，診断書を書いてしばらく休職していただくことにした．その結果，徐々に焦燥感や不安は軽快し，初診から1か月後には自家用車も運転でき，ほぼ病前の状態まで回復した．胸痛もほとんど生じていない．初診から1か月半後に職場復帰した．適度に緊張してハンドルを握っているという．妻は，仕事を始めてもかっかせずに，にこやかにしていますと語った．

まとめ

この症例は，循環気質者に生じたうつ病で，狭心症による胸痛発作に加え，心因性の胸痛も加わっていた可能性がある．フルボキサミンでさらに悪化したため，フルボキサミンの中止とバルプロ酸の開始が有効であった．バルプロ酸を開始するにあたって，双極スペクトラムとしての位置づけが有用であった症例である．

症例2 40代の男性で，発揚気質である．大学卒業後，某企業の営業職となり，転勤を繰り返した．その間，結婚し2児をもうけた．その後，（本人が語るところでは）会社の将来性を憂慮し，30代前半で転職し，4年目に所長へ昇格した．2年前から，食欲低下，不眠，全身倦怠感が生じ，Aクリニックを受診．うつ病の診断のもとに，パロキセチン10 mg/dayなどが開始された．1か月休職した後に改善し復職した．半年後，全身倦怠感や不眠が再燃．再度休職し，パロキセチンを30 mgまで増量されたが，便秘が増強したため20 mgへ減量された．ところがまもなく自殺念慮が生じ，ベランダから飛び降りようとしたため，B精神病院へ入院した．しかし，病院の雰囲気が気に入らないということでまもなく退院した．その後，Cクリニックを受診し，パロキセチン20 mg/day，ブロマゼパム10 mg/day，ブロチゾラム0.25 mg/dayで維持されるも，不安感，緊張感，全身倦怠感が軽快せず，たまに焦燥感が強くなる．食欲も「ばらつき」，集中力も低下

したという．家でじっとしておられない．イライラして子どもをどなりつけることもある．このような状態で当科を受診したものである．

状態像としては焦燥型うつ病あるいは混合状態に近いものがあるが，気質を考慮して双極スペクトラム（Akiskalの双極IV型障害：発揚気質者のうつ病）を疑い，リチウムを400 mg/dayから開始した．すでに投与中のパロキセチン20 mg/day，ブロマゼパム10 mg/day，ブロチゾラム0.25 mg/day，トラゾドン50 mg/dayはそのまま継続した．

初診から1週間後，穏やかな表情で「よく眠れています」と語った．初診から2か月後，安定した状態が続いているため，職場の上司と患者をまじえて復職について話し合った．その結果，1か月後から部分的に復職していく方向で検討していくことに決まった．さらに1か月後，部分的な復職に至り，現在は営業職に復帰している．薬物は徐々に整理し，リチウム単剤で維持している．今のところ経過は順調であるが，頑張りすぎないように，やる気に対して適度にブレーキをかけるように，繰り返し説明している．

まとめ

この症例は，発揚気質者に生じたうつ病で，パロキセチンのみでは寛解せず，リチウムへの切り替えが必要であった．リチウムへの切り替えに際し，双極スペクトラムとしての位置づけが有用であった症例である．

以上，自験例2例を紹介した．いずれもDSM-IV-TRやICD-10ではうつ病とされてしまうが，Akiskalの考え方に従うと双極II 1/2型もしくは双極IV型障害と診断され，双極スペクトラムに属するということになる．そのような視点が持てれば，抗うつ薬単独治療から気分安定薬の併用もしくは切り替えの方向へ処方が変更でき，実際にこれらの症例では奏効している．

双極スペクトラムにおけるリチウムの効果に関して，Hollanderら[5]は，病的賭博と双極スペクトラムを合併する40例の患者を，無作為にリチウム投与群18名とプラセボ投与群22名に割り付け，二重盲検下で10週間経過を追った．血清リチウム濃度は平均0.87 mEq/Lであった．その結果，病的賭博に関する評価点はリチウムのほうが有意にプラセボよりも改善したが，気分に関しても同様にリチウムが有意に改善した．これらの所見は，リチウムが双極スペクトラムに対しても気分安定化作用を発揮することを示唆している．双極スペクトラムを対象とした，このような研究は数少なく，現状では質の高いエビデンスが不足している．

双極スペクトラムの薬物療法に関する最近の考え方としてKatzowら[6]は，抗うつ薬による治療から気分安定薬による治療へ重点を移行することでしばしば利益が得られる，と述べている．とくにこのような患者に対する抗うつ薬の役割は「気分不安定薬」であり，気分安定薬の治療効果に拮抗する．したがって，双極スペクトラムに抗うつ薬を使うのは，多くの気分安定薬に反応しない場合か，顕著な自殺念慮があるなど抑うつ症状のコントロールが猶予できない場合に限るべきと指摘している．不安や焦燥感の強い患者に対しての非定型抗精神病薬の投与や，リチウム，バルプロ酸，カルバマゼピンなどの気分安定薬に不耐性の患者に対しての新しい気分安定薬投与も推奨している[6]．

Akiskal[7]は，過剰な気分循環性に対する適切な薬物療法として，低用量のリチウムと低用量のバルプロ酸をあげている．Akiskal[7]によると，低用量とはリチウムでは600〜800 mg/day，バルプロ酸では500〜750 mg/day

とされているが，日本人ではもっと少ない量かもしれない．いずれにせよ，これらを単独で使用するか，効果が不十分であれば併用することになる．

気分循環性障害や気分易変性性格におけるリチウムの効果は対照薬を用いた研究により確かめられているが，しばしばリチウムにより気持ちがコントロールされすぎるということで患者から嫌がられることがある．気分循環性がもたらす社会的なエネルギーあるいは創造的なエネルギーが気分を安定させることで損なわれてしまう程度と，気分の不安定さを安定させることで得られる利益を勘案して，投与が決定されるべきであるとしている．気分が不安定なときに社会的な危機やスキャンダルに巻き込まれそうになった場合に，少量の非定型抗精神病薬（たとえば，リスペリドン 1 mg/day もしくはオランザピン 2.5 mg/day）が役立つ可能性があると指摘している．

以上をまとめると，双極スペクトラムに対する薬物療法として重要なことは，安易に抗うつ薬を使用しないこと，気分安定薬を積極的に使用すること，の2点であろう．

おわりに

うつ病の治療・管理の原則を説明したうえで，双極スペクトラムとその対応について述べた．双極スペクトラムに関しては，いまだ十分な検討がなされておらず広く認められた概念ではないが，うつ病の半数を占めているとの意見もある．したがって，抗うつ薬治療でうまくいかないときには，その患者が双極スペクトラムに属するのではないかと検討し，もしもその可能性があるならば気分安定薬の追加が望ましい．私見であるが，いわゆる難治性うつ病に対して抗うつ薬にリチウムを追加する「増強療法」がうまくいった患者の一部は，実は双極スペクトラムであって，リチウムが単剤で効いている可能性がある．

双極スペクトラムの概念は，プライマリケアの先生方には難しいかもしれないが，従来うつ病とされてきたものの一部が広く躁うつ病の範囲に位置づけられること，そのような患者は抗うつ薬で治療しても反応が悪く気分安定薬が奏効する場合が多いことをご理解いただければ幸いである．

（寺尾　岳）

[引用文献]

1. 寺尾　岳，寺尾未知．生活習慣とメンタルヘルス─精神科医と健診医の実証的検討．新興医学出版社，2007．
2. 阿部隆明．Soft bipolar disorder（軽微双極性障害）概念について．臨精医 2006; 35: 1407-11.
3. Akiskal HS, Pinto O. The evolving bipolar spectrum: prototype I, II, III, and IV. Psychiatr Clin North Am 1999; 22: 517-34.
4. 寺尾　岳．双極スペクトラムの薬物療法─特に soft bipolar に焦点をあてて．Depression Frontier 2008; 6: 34-7.
5. Hollander E, Pallanti S, Allen A, et al. Does sustained-release lithium reduce impulsive gambling and affective instability versus placebo in pathological gamblers with bipolar spectrum disorders? Am J Psychiatry 2005; 162: 137-45.
6. Katzow JJ, Hsu DJ, Ghaemi SN. The bipolar spectrum: a clinical perspective. Bipolar Disord 2003; 5: 436-42.
7. Akiskal HS. Dysthymia and cyclothymia in psychiatric practice a century after Kraepelin. J Affect Disord 2001; 62: 17-31.

プライマリケア医と精神科医との連携

　1998（平成10）年以降，本邦の自殺者数が年間3万人を超える状況が続くなか，2006（平成18）年6月に自殺対策基本法が成立し，2007（平成19）年6月に自殺総合対策大綱が策定された．この自殺総合対策大綱をふまえ，2008（平成20）年の診療報酬改定で厚生労働省は，救命救急センターに搬送され入院となった精神疾患を有する自殺未遂者に精神科医療を提供する際の「救命救急入院料の加算」の創設とともに，内科など（精神科以外の診療科を標榜する保健医療機関）の受診者のなかからうつ病などの精神疾患が疑われる患者を精神科医に紹介することを評価する方針（「精神科医連携加算」）を示した（図1）．

　40件の研究報告をもとに検討された総説[1]によると，自殺既遂者4人のうち3人が自殺企図前1年以内にプライマリケア医を受診していたが，精神科を受診していたのはおよそ3人に1人であった．また，自殺既遂者の45%が自殺企図前1か月以内にプライマリケアを受診していたが，精神科受診者はおよそ5人に1人であった（図2）．とくに高齢者に関しては，自殺企図前1か月以内のプライマリケア受診率がより高頻度でみられた．

　宮崎県の山間部で行った住民アンケート調査の結果でも，うつ病あるいはうつ状態になったと自覚した際に，およそ6割の住民はプライマリケア医を受診すると回答し，精神科を受診す

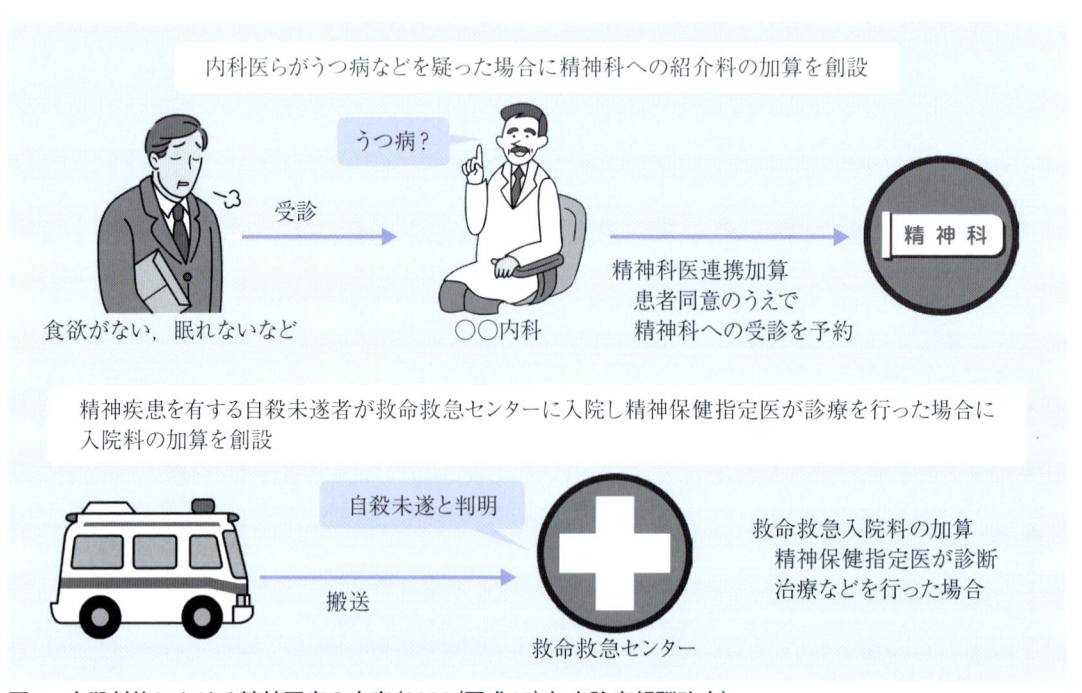

図1　自殺対策における精神医療の充実（2008〈平成20〉年度診療報酬改定）

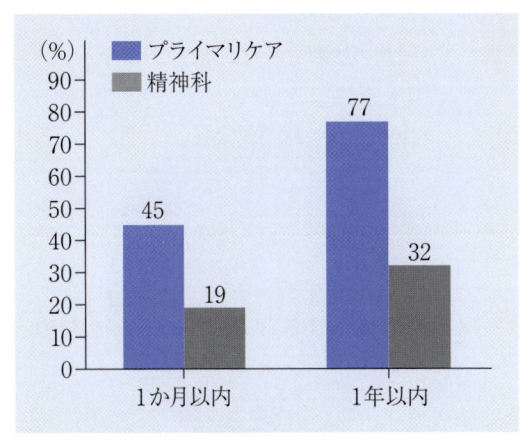

図2 自殺企図前の受診歴
(Luoma JB, et al, 2002[1] より)

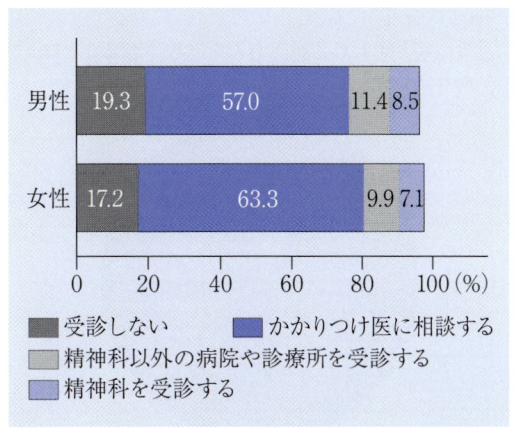

図3 うつ症状が現れた場合の地域住民の受診行動
うつ症状が現れた場合にどのような受診行動をとるかについてのアンケート調査.
宮崎県西諸県地域の住民を対象.有効回答数 2,542名.
(宮崎県精神保健福祉センター, 2006[2] より)

ると回答した住民は1割にも満たなかった[2]（図3）.宮崎県全域の住民を対象に実施した同様の調査の結果,年齢別の「うつ病初期の受診行動」で,「受診しない」と答えた割合は,男女とも10～20歳代が最も多く,年齢が若いほど医療機関を受診しない傾向が明らかとなった.また,年齢が高いほど「かかりつけ医に相談する」と答えた割合が多かった[3].

自殺者の約3割が自殺する直前にうつ病などの気分障害に罹患していること[4,5]からも,うつ病その他の精神疾患の早期発見・早期治療を目的として,プライマリケア医の啓発や彼らと精神科医との連携が重視される.

プライマリケア医の精神疾患診療の実態とそれに関する調査

一般に,身体疾患患者におけるうつ病の時点有病率は,一般病棟の入院患者で10～36%,一般外来の通院患者で9～16%と報告されている[6].

うつ病患者の初診診療科として,約6割を超える患者が内科を受診,続いて婦人科,脳神経外科,精神科と続くとする報告もある[7].自殺者の少なくとも半数が,自殺を実行する1か月以内になんらかの身体症状を訴えて精神科以外の医療機関を受診しているという報告もあることから[1,8],精神科以外の医師がこのような知識を持って診療にあたることが,うつ病の早期発見や自殺のリスク軽減につながることと期待できる.

内科受診患者における精神疾患の頻度に関する調査において,精神科医による診断と,内科医師による診断の一致率は全体に低く,比較的一致率の高かったもので,気分変調症（26.4%）,全般性不安障害（22.5%）,うつ病（19.3%）であった.とりわけ,アルコール関連障害に至っては3.6%と非常に低いものであった.つまり,一般内科において,精神疾患を持つ患者のうち医療サイドにきちんと認識されているのは5人に1人にすぎないといえる[9].

上記のような問題をふまえ,九州・沖縄の精神科医が中心となり,プライマリケア医に対して,(1)自殺予防マニュアルによるうつ病・不安障害の診断普及,(2)大うつ病治療指針（アルゴリズム）普及を進めるべく,上記2項目を

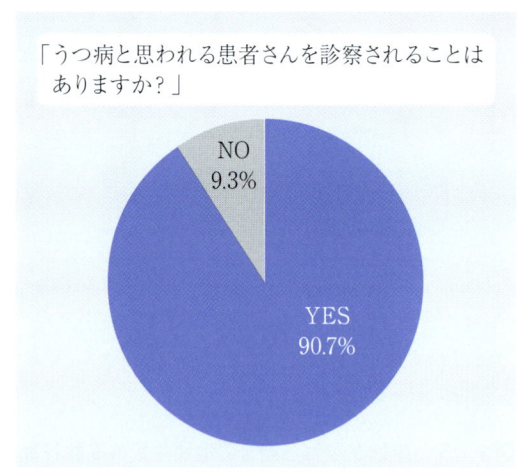

図4 プライマリケア医(192名)を対象とした
　　 アンケートの集計結果
　　　　　　　　　　（石田　康,ほか,2008[10]より）

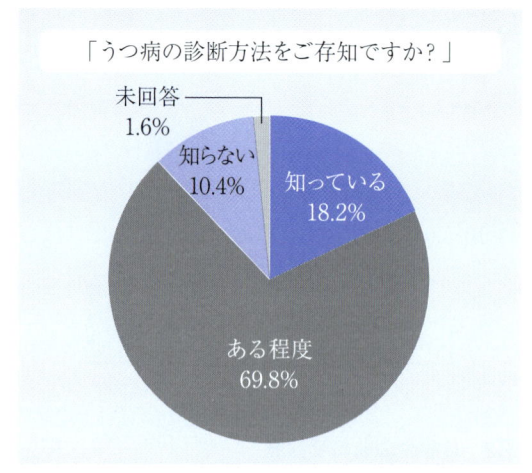

図5 プライマリケア医(192名)を対象とした
　　 アンケートの集計結果
　　　　　　　　　　（石田　康,ほか,2008[10]より）

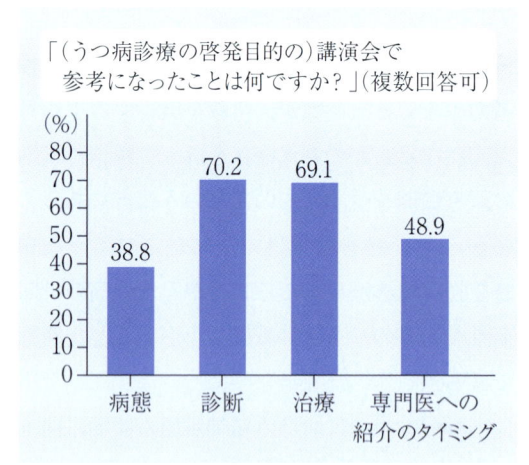

図6 プライマリケア医(188名)を対象とした
　　 アンケートの集計結果
　　　　　　　　　　（石田　康,ほか,2008[10]より）

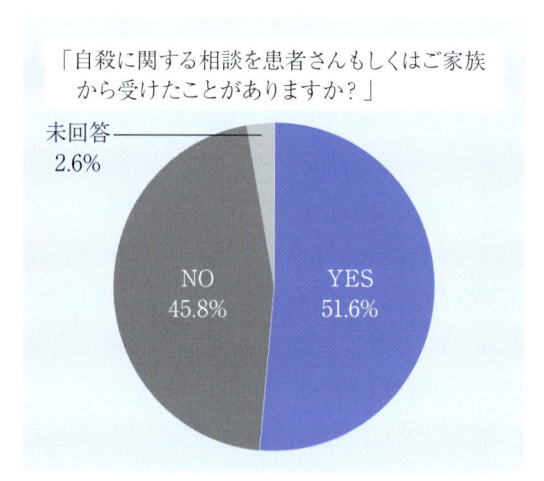

図7 プライマリケア医(192名)を対象とした
　　 アンケートの集計結果
　　　　　　　　　　（石田　康,ほか,2008[10]より）

主な内容とした啓発目的の講演会を各地で開催した．この講演会に参加したプライマリケア医に対して，うつ病診療に関するアンケート調査を行った[10]．

その結果からは，約9割のプライマリケア医が，うつ病と思われる患者を診察した経験を持っていることが明らかとなった（図4）．うつ病の診断方法を，「知っている」と答えたプライマリケア医は約2割，「ある程度知っている」と答えたプライマリケア医は約7割と，程度の差こそあれ，アンケート回答者の多くがうつ病の診断法に関してなんらかの知識を有していることが確認できた（図5）．ただし，「講演会で参考になったことは何ですか？」の質問に，「診断」と回答した医師が7割にも達した結果が示しているように，当該講演会受講者の診断法に関する関心の高さは明らかであった（図6）．また，自殺に関する相談を患者や家族から受けたことがあると回答した医師は約半数（図7），「診療連携目的で精神科医と連絡を取り合っ

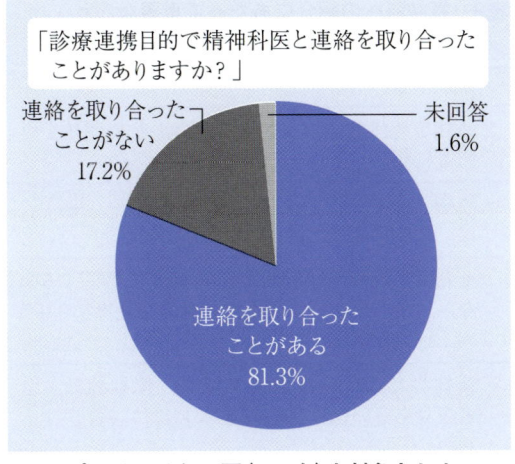

図8 プライマリケア医（192名）を対象とした
アンケートの集計結果
（石田　康，ほか，2008[10]より）

表1　患者を精神科に紹介するタイミング

・診断に迷った場合
・脳の器質的な障害が疑われる場合
・第一選択の向精神薬で効果が認められない場合
・重症の精神疾患の場合
・自殺の危険性がある場合
・アルコール依存が疑われる場合
・精神科への入院が必要だと考えられる場合
・精神疾患が慢性化している場合
・躁症状が出現した場合

（大野　裕，2002[11]より改変）

たことがある」と回答した医師は約8割であった（図8）．

本調査結果より，当該講演会に参加したプライマリケア医の少なくとも一部は，すでにある程度うつ病診療の経験があり，身体疾患診療が中心ではあるものの，精神疾患診療に関しては多少なりとも"腕に覚えのある"医師であることが示された．プライマリケア医が精神疾患の診療にあたることに関しては賛否両論あろうが，精神疾患診療に関心のないプライマリケア医への啓発を推し進める際には，講演会という形式には（受講するという自発的な行動が必要となり）限界があるものと考える．このため，講演会以外の啓発媒体（e-mail，インターネット，CD-ROM，DVD，紙媒体，その他）の活用も並行して進めていくことが必要であろう．ただ，啓発目的の講演会開催の利点として，講演会そのものがプライマリケア医と精神科医との出会いの場となり「顔の見える診療連携」構築のきっかけにもなりうることがあげられる．

今後，開催する講演会や講習会の性質・目的によっては，プライマリケア医に対しても，うつ病の異種性，注意すべき鑑別診断，うつ病の慣用診断と操作的診断の差異やそれぞれの使用上の利点・欠点・注意点，その他，うつ病診断に関する種々の情報も"上級者向け"（advanced course）として提供していくことを検討すべきである．

精神科への患者紹介のタイミング

プライマリケア医が患者を精神科へ紹介すべき状況を表1に示した[11]．

たとえば，当初（単極性）うつ病と診断し治療開始した患者が，攻撃的になったり躁状態になったりした場合，さまざまな原因が考えられる．一つの可能性として，診断が誤っている場合がある．認知症を含む器質性脳疾患はもちろん，パーソナリティ障害や躁うつ病（双極性感情障害）の患者がうつ状態を呈することは一般的なことである．あるいはうつ病ではあっても，とくに若年患者の場合，抗うつ薬の副作用（activation syndrome）により前記したような不適切な症状を呈することもある[12,13]．

プライマリケアの日々の診療場面において，患者の自殺念慮をチェックするのは案外難しい

表2　うつ病患者が医療機関，とくに精神科を受診しない理由

- こんなふうになったのは，'自分の弱さ' のせいで，病気だとは思えない
- 調子が悪いのは，'環境（たとえば職場）' のせいで，それを薬など医療で解決できるはずがない
- 自分だけとんでもないことになっていて，誰もわかってくれないし，解決の方法があるとは思えない
- 体の症状が出ているので，体の病気に違いない
- 精神科にかかるとまわりから変な目で見られるので，かかりたくない

（尾崎紀夫，2004[14] より）

表3　精神科への紹介にあたって重要なこと

- 患者が見捨てられたという感覚を持たないように注意する
- 問題を具体的に取り上げながら，その問題を専門家に相談してみることを勧める
- 問題が解決した後に患者の希望がある場合には，再度治療を引き受けることを伝える
- それでも患者が精神科受診を頑なに拒否するのなら，病状を家族に説明して受診を説得してもらうことが必要
- 精神科では精神保健福祉法上，原則的に，患者自身あるいは家族の同意なしには診療ができない
- 紹介にあたっては，患者の精神科受診への抵抗感も考慮しながら，以上のような心遣いや手続きが必要

（神庭重信，2004[15] より改変）

作業かもしれない．それは，プライマリケア医に患者の自殺念慮の有無を聴取する意識や習慣がないからではないだろうか．唐突あるいは機械的に自殺念慮の有無を問うのは避けたいが，うつ状態を呈する患者には，会話の流れをうまく利用して，「もう死にたいと思ったことはないでしょうか？」と尋ねる習慣を身につけたい．会話上での確認が難しい場合には，うつ病自己評価尺度（Self-rating Depression Scale: SDS）などの質問紙をうまく利用する．患者に自殺念慮がある場合には，できれば家族にも事情を説明し，家族同伴での精神科受診を勧めるべきである．

うつ病をはじめとする精神疾患患者が医療機関，とりわけ精神科受診に抵抗を覚えるのは一般的なことである．その理由はさまざまであろうが[14]（表2），必要があれば，「治療は行っているが，病状がうまく改善しないので一度専門家の意見を聴いてみましょう」，（紹介後も）何か聞きたいことがあればいつでも相談に乗りますよ」など，かかりつけ医として今後も見守っていくことを伝えつつも，精神科医に紹介する努力をすべきである．

精神疾患の治療を阻む最大の要因は，無知と偏見（スティグマ）である．精神疾患に対する偏見や精神科医療に対する不信感は，患者やその家族・同僚のみならず，医療者自身の中にも息づいていることは否定できない．この偏見や不信感を軽減するための精神科医の努力はもちろん，社会全体が連携することにより，精神疾患を持つ人々にとってより住みやすい社会ができるとともに自殺対策につながるものと考える．

患者を精神科へ紹介する際の留意点[15]（表3）

紹介先については，精神科医と普段から連携しておく必要がある．紹介先の精神科については，患者の通院のしやすさを考え，近隣の精神科が望ましいが，患者によっては自宅近くの精神科への通院を嫌がることもある．さらに，精神科への入院が必要な紹介患者もいる反面，精神科病院の外来ではなくクリニックへの紹介を希望する患者も多い．少数でも構わないが複数

の精神科医と連携がとれる態勢を整える（顔見知りの精神科医を何人か作っておく）ことが望ましい．

患者を精神科へ紹介する際，紹介状（診療情報提供書）の内容に，患者に関する種々の医療情報に加えて，主な精神症状（難解な専門用語を使う必要はない）の経過，処方薬（薬剤名・投与量・投与期間）の変遷とその効果について記載されていることが精神科の診療におおいに役立つ．

プライマリケア医から精神科医への患者紹介を阻む一つの要因に，一部の精神科・心療内科施設（とくに診療所）は患者が混み合っており，初診予約が取りづらいことがあげられる．この問題の一部には，心理士の国家資格化が実現していないこと，それによって，多くの精神科施設で円滑な精神科チーム医療がいまだに実現できていないことが影響しているものと考える．今後，各地域において，プライマリケア医と精神科医がより機能的な連携がとれるように，わかりやすく実効性を伴った医療連携システムの構築が望まれる．

（石田　康）

[引用文献]

1. Luoma JB, Martin CE, Pearson JL. Contact with mental health and primary care providers before suicide: a review of the evidence. Am J Psychiatry 2002; 159: 909-16.
2. 宮崎県精神保健福祉センター．平成17年度うつ病対策事業基礎調査中間報告書──西諸県地域のメンタルヘルスとその背景について，2006．
3. 宮崎県精神保健福祉センター．宮崎県「こころの健康アンケート」調査報告書──「生きる力」応援・うつ病対策事業，2008．
4. 高橋祥友．プライマリケアにおける自殺予防の基礎知識．日事新報 2007; No.4347: 57-62.
5. World Health Organization. Preventing Suicide. A Resource for General Physicians. World Health Organization, Geneva, 2000. http://www.who.int/mental_health/media/en/56.pdf
6. Rouchell AM, Pounds R, Tierney JG. Depression. Rundell JR, Wise MG(editors). Essentials of Consultation-Liaison Psychiatry: Based on the American Psychiatric Press Textbook of Consultation-Liaison Psychiatry, American Psychiatric Press, Washington DC, 1999; p.121-47.
7. 三木　治．プライマリ・ケアにおけるうつ病の実態と治療．心身医 2002; 42: 585-91.
8. 高橋祥友．医療者が知っておきたい自殺のリスクマネジメント，第2版，医学書院，2006．
9. 中根允文，田代孝子．一般診療科受診患者における精神的問題の動向．WHO国際共同研究の結果から．看学誌 1995; 59: 756-8.
10. 石田　康，長友慶子，池田　学ほか．プライマリケア医のうつ病診療に関する実態調査．九州神精医 2008; 54: 120-6.
11. 大野　裕．内科の限界とコンサルテーション．Medicina 2002; 39: 2136-7.
12. 尾鷲登志美，大坪天平．Activation Syndromeと自殺関連行動．臨精医 2007; 36（増刊号）: 92-7.
13. 辻　敬一郎，田島　治．抗うつ薬による賦活症候群（activation syndrome）と自殺関連事象．精神 2007; 10: 2-9.
14. 尾崎紀夫．うつ病はどのような病気か．毎日ライフ 2004; 35: 22-33.
15. 神庭重信．プライマリ・ケア医へのアドバイス．上島国利，樋口輝彦，野村総一郎（編）．今日のうつ病，アルタ出版，2004; p.53-8.

うつ・不安と社会的問題

　ある疾患の社会的重要性は多様な側面を持っている．もちろん，患者としての個人に対する意味と，社会的な意味合いは大きく異なっている．個人としてその病気に罹患することが重大な出来事であったとしても，必ずしもその疾患の社会的な意味が大きいとはいえない．逆に，症状が重篤でなく短期間で改善する病気であれば，個人が罹患した意味合いは必ずしも大きなものではないかもしれないが，伝染性が強く感染者が急速に拡大するのであれば，社会的なインパクトは大きい．

　こうした視点からみたとき，2009年の春から，まず北米で拡がり，その後日本でも感染者が多数出現した新型インフルエンザはどう評価すべきであろうか．幸いなことに，新型インフルエンザに罹患しても，重症化するケースは季節性インフルエンザと比べても必ずしも多くないようである．むしろ，従来のインフルエンザより，臨床的な症状は軽症のこともみられる．

　しかし潜在的な重症化の懸念と感染性の強さから，新型インフルエンザの社会的なインパクトは強烈であった．このため，過剰ともいえる警戒態勢が国際空港などにおいてとられたことは記憶に新しい．新型インフルエンザに関する評価が定まっていない時点で，こうした政策についての正確な評価についての結論は下せないが，振り返ってみれば，政治家のパフォーマンスに煽られた形の感染対策は，その後の流行を

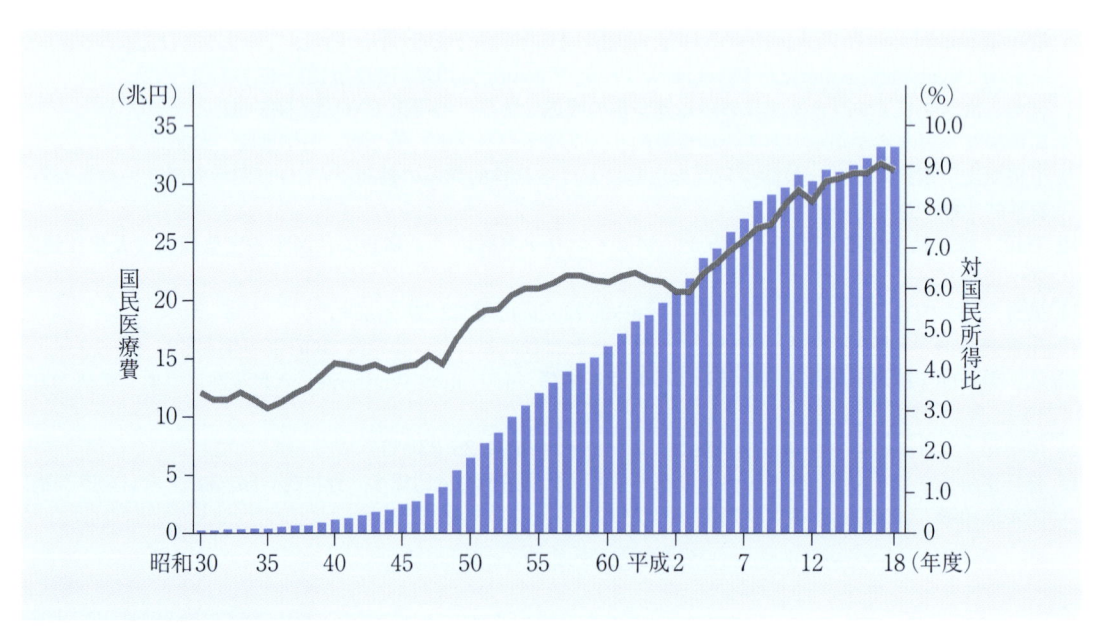

図1　国民医療費と国民所得比
国民医療費（棒グラフ）とその国民所得比（折線グラフ）の時系列的な変化を示した．

（厚生労働省大臣官房統計情報部）

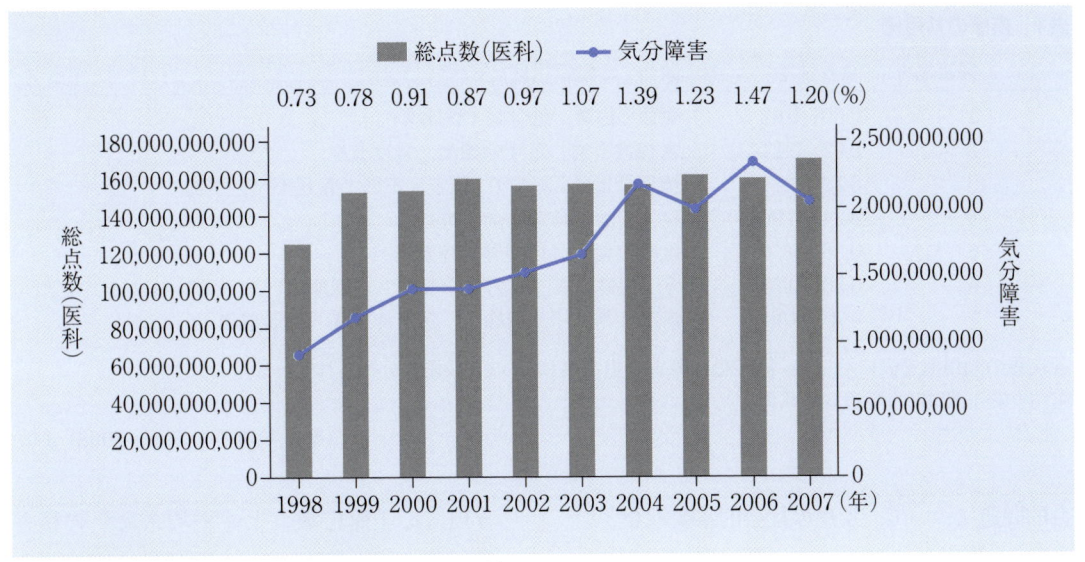

図2 総診療報酬点数のうち気分障害の占める割合
総診療報酬点数に占める気分障害の割合の変化について示した.
（厚生労働省大臣官房統計情報部，社会医療診療行為別調査（上巻），1998〈平成10〉～2007〈平成19〉年）

みれば，完全に的外れで無駄な労力と資金を浪費したように思える．

　一般的な見解としては，疾患の重症度とそれが及ぼす社会的なインパクトが，その病気の社会的な「重要性」を決定する．その重要性が，行政機関による予算配分に影響を及ぼす．予算配分といっても，その内容は単純ではなく，保険点数の問題であり，薬価の問題であり，さらには医療関係者の給与や研究機関への研究費の配分など多方面への影響は大きい．

　図1に国民医療費の変化を示したが，近年，わが国においては，国民医療費を始めとした医療・福祉関連の支出は急増している．行政当局はその抑制に追われているが，急速な人口の高齢化が進行している現在，有効な対策はないようである．最近十年以上にわたって，医療費については保険点数上入院期間の抑制政策がとられていることに加え，障害者自立支援法の制定などによって，自己負担が増加するように誘導されている．介護保険の判定基準の改定も，行政的な支出を減らすための施策であった．こうした政策の結果，全体的にみて医療や福祉の質やサービスが低下していることは明らかである．

　しかしながら，これまでの財政当局の方針とは逆方向になるが，民主党の政権の方向が示しているように，むしろ全庁的な予算配分の方法を変更し，医療・福祉関連の予算を相当程度増大させるように，基本的な政策を転換すべき時期にきていると思われる．他の先進国と比較した場合，日本の医療福祉関連の支出の国民所得に占める比率はいまだに低いからである．

　しかし現状においては，限られた予算のなかに多くの疾患が割り振られており，医療関連の予算の大幅な増加は期待できない．精神疾患，とくにうつ病に関する予算措置は，現状ではきわめて少ない．うつ病患者は急増しているにもかかわらず，図2に示すように，うつ病（気分障害）に関する医療費は総医療費の1％程度でしかないのである．この原因として，精神疾患の重要性が，社会的にも，行政当局においても，十分に認識されていない点があげられる．

　本稿では，うつ病および不安障害に関する社

表1 疾患の効用値

障害度	重み付け	該当する健康状態
1	0.00〜0.02	顔面の白斑,低身長(2SD以下)
2	0.02〜0.12	水様性下痢,重度咽頭痛,重度貧血
3	0.12〜0.24	橈骨骨折によるギプス固定,不妊,勃起不全,関節リウマチ
4	0.24〜0.36	膝下切断,聴力完全喪失
5	0.36〜0.50	直腸膣瘻,軽度精神発達遅滞
6	0.50〜0.70	うつ病性障害,視力完全喪失,片麻痺
7	0.70〜1.00	活動性精神病,認知症,重度片頭痛,四肢麻痺

各疾患の効用値を表に示した.各疾患は障害の重症度によって7段階に分類されている.
SD(standard deviation,標準偏差).

(栗盛須雅子,ほか,2008[2]) より)

会的問題について,疾患の社会的重要性などいくつかの視点から検討を行いたい.

うつ病と社会的問題

DALY

障害調整生存年(disability-adjusted life year: DALY)とは,近年国際的な公衆衛生の施策において利用されている健康指標であり,1990年代にMurrayらによって開発されたものである[1]).DALYとは,ある傷病あるいは傷病群が集団に与える影響である「疾病による負担(burden of disease)」を定量化する指標である.疾病による負担は,死亡によるものと障害によるものを加算したものである.

死亡による負担を生命損失年数(year of life lost: YLL),障害による負担を障害損失年数(year lived with a disability: YLD)とよび,DALYとはこのYLLとYLDの和となる.簡単に述べれば,YLLとは,「早死にすることによって失われる年数」であり,YLDとは,「障害を有することによって失われる年数」を意味している.

YLLは,「死亡数」と「平均余命」の積として求められる.YLDの算出には,疾患ごとの重み付けの値(効用値)を必要とする.Murrayらの研究[1])においては,障害の重み付けを7段階に分類した効用値が用いられた.効用値は,「完全な健康」を1とし,「死に等しい」を0として段階的に評価したものである.**表1**にこの効用値を示した[2]).YLDは,「障害の発生数」「効用値」「状態が安定するか死亡するまでの年数」の積として求められる.

これらの計算式を示すと,以下のようになる.

DALY = YLL + YLD
YLL =(死亡数)×(平均余命)
YLD =(障害の発生数)×(効用値)×(状態が安定するか死亡するまでの年数)

DALYは保健政策の優先課題を合理的に決定可能な指標として注目を浴び,広く用いられている.ところがDALYには,「障害を持ちながら健康に生活する」という考え方と相反しているという批判がなされたため,DALYに替わる指標作りも試みられている.その例として,世界保健機関(World Health Organization: WHO)の「国際生活機能分類—障害機能分類」を元にした障害の社会モデルを用いて,リハビリテーションや福祉的取り組みの効果を

加えた、「活動制限スコア（activity limitation score）」「参加制約スコア（participation restriction score）」などが提唱されているが、十分に有用な指標は登場していない[3]。

うつ病のDALY

　この項においては、うつ病のDALYに関する研究について報告する。WHOの報告書によれば、2004年においてうつ病のDALYは全疾患の中で第3位で、全体の4.3%を占めていた。さらにWHOは、2030年において、うつ病のDALYは全疾患における第1位となり、全体の6.2%を占めると予測している。表2にこの結果を示した。

　DALYは国別にも検討されている。Schopperら[4]は、スイスのジュネーブにおいて、DALYの検討を行った。その結果、うつ病のDALYは、全体の第2位で6.9%、男性においては第5位（4.3%）、女性において第1位（10.0%）を占めた（表3）。またJankovicら[5]は、セルビアにおけるDALYの検討を行った。その結果、うつ病のDALYは、虚血性心疾患、脳血管障害、肺癌に次いで4番目に大きかった（表4）。

　Phuaら[6]は、シンガポールにおけるDALYを報告した。その結果、「不安とうつ病」のDALYの値は、糖尿病、虚血性心疾患、脳卒中に次いで4番目であった（図3）。また米国におけるデータにおいても、虚血性心疾患、脳血管障害、交通事故に次いでうつ病のDALYは第4位、全体の4.1%を占めている[7]。日本においても、Murrayらの協力を得て、DALYの算出が行われた[8]。その結果、表5に示すように、「うつ病性障害」のDALYは第3位であった。

　このように研究によって多少の差異はみられるが、うつ病のDALYは大きな値を示している。この結果は、うつ病の疾患としての社会的重要性が非常に重大であり、社会全体として取り組むべき疾患であることを示している。

うつ病と経済的損失

　医療経済学的には、疾患によって発生する費用は「直接費用」と「生産性費用」に大別される。直接費用は、医療費そのもの（「直接医療費」）と通院するための交通費や介護費用などを合わせた「直接非医療費」の和である。

　一方、生産性費用とは疾患によって資源の損失がみられたと想定されるもので、「罹患費用」と「死亡費用」からなる。罹患費用とは、疾病によって仕事を休んだり遅刻したりする損失と、集中力の低下などによって仕事の効率が低下することによる損失を含んでいる。死亡費用とは、うつ病に関連してみると、自殺による損失を意味している。

　稲垣[9]はうつ病による経済的損失について文献的に検討し、米国、英国、中国において、直接費用の比率は少なく、大部分が罹患費用であることを示した（表6）。米国の2000年のデータでは、うつ病による経済的損失の総計は7.9兆円と巨額であるが、その62%が罹患費用であったとしている。英国、中国のデータでは、罹患費用はさらに大きい割合を占めており、うつ病による生産性の低下が社会的に重大な損失であることを示唆している。前の項目で述べたように、わが国においてうつ病に対する医療費の総医療費に占める比率は低く、その値は近年増加傾向にあるとはいえ1〜1.5%程度にすぎない。うつ病のDALYに占める比率は全疾患の5%前後であることを考慮するならば、少なくとも現在の2〜3倍以上の医療費をうつ病に対して支出すべきである。

表2　WHOによる傷病別DALY（2004・2030年）

2004年	DALY全体に対する割合（%）	順位	順位	DALY全体に対する割合（%）	2030年
下部呼吸器感染	6.2	1	1	6.2	単極性うつ病
下痢性疾患	4.8	2	2	5.5	虚血性心疾患
単極性うつ病	4.3	3	3	4.9	交通事故
虚血性心疾患	4.1	4	4	4.3	脳血管障害
HIV/AIDS	3.8	5	5	3.8	COPD
脳血管障害	3.1	6	6	3.2	下部呼吸器感染
未熟児・低出生体重児	2.9	7	7	2.9	成人期発症の聴力障害
出生時仮死・外傷	2.7	8	8	2.7	屈折異常
交通事故	2.7	9	9	2.5	HIV/AIDS
新生児感染など	2.7	10	10	2.3	糖尿病
⋮	⋮	⋮	⋮	⋮	⋮
COPD	2.0	13	11	1.9	新生児感染など
屈折異常	1.8	14	12	1.9	未熟児・低出生体重児
成人期発症の聴力障害	1.8	15	15	1.9	出生時仮死・外傷
糖尿病	1.3	19	18	1.6	下痢性疾患

WHOが算出したDALY全体に対する割合を傷病別に示した．単極性うつ病は2004年の3位から2030年の1位に上昇している．
DALY（disability-adjusted life year，障害調整生存年），HIV（human immunodeficiency virus，ヒト免疫不全ウイルス感染），AIDS（aquired immunodeficiency syndrome，後天性免疫不全症候群），COPD（chronic obstructive pulmonary disease，慢性閉塞性肺疾患）．

(World Health Organization: http://www.who.int/en/より)

表3　各疾患のDALY（スイス）

順位	疾患	DALY全体に対する割合（%）	YLD（%）	YLL（%）
1	虚血性心疾患	8.0	8.6	91.4
2	大うつ病	6.9	100.0	0
3	AIDS	4.8	25.4	74.6
4	アルコール使用	4.7	96.6	3.4
5	自殺・自傷	3.8	8.6	91.4
6	変形性関節症	3.1	99.1	0.9
7	気管・気管支・肺癌	2.9	7.3	92.7
8	認知症・中枢神経変性疾患	2.8	97.9	2.1
9	脳血管障害	2.6	30.1	69.9
10	交通事故	2.5	31.3	68.7
11	統合失調症	2.1	100	0
12	転倒	2.1	65.2	34.8
13	乳癌	1.9	13.6	86.4
14	双極性障害	1.7	100	0
15	強迫性障害	1.7	100	0

スイスにおける各疾患のDALYを示した．
DALY（disability-adjusted life year，障害調整生存年），
YLD（years lived with disability，障害損失年数），YLL（years of life lost，生命損失年数）．

(Schopper D, et al, 2000[4]より)

表4 各疾患のDALY（セルビア）

順位	疾患	YLD	DALY	YLD/DALY (%)	死亡数
1	虚血性心疾患	14,735	150,886	19.8	18,583
2	脳血管障害	13,920	136,090	10.2	18,785
3	気管・気管支・肺癌	2,654	59,088	4.5	5,491
4	大うつ病	52,901	52,901	100	0
5	糖尿病	16,615	37,336	44	2,731
6	交通事故	13,235	30,468	43.4	849
7	自傷	1,103	27,938	3.9	1,908
8	大腸・直腸癌	1,785	26,007	6.9	2,835
9	乳癌	2,134	23,868	8.9	1,978
10	胃癌	584	16,487	3.5	1,734
11	腎炎・ネフローゼ	1,380	14,215	9.7	1,530
12	出生時仮死・外傷	610	13,520	5.0	390
13	気管支喘息	8,093	12,988	62.3	703
14	脊髄腫瘍	529	8,230	6.4	605
15	低出生体重児	3,282	4,759	69.0	45
16	結核	388	3,236	12.0	284
17	感覚器の障害（視力・聴力障害）	2,236	2,236	100	0
18	HIV/AIDS	817	1,742	46.9	41

セルビアにおける各疾患のDALYを示した.
DALY（disability-adjusted life year，障害調整生存年），
YLD（years lived with disability，障害損失年数），HIV（human immunodeficiency virus，ヒト免疫不全ウイルス感染），AIDS（acquired immunodeficiency syndrome，後天性免疫不全症候群）.

(Jankovic S, et al, 2006[5] より)

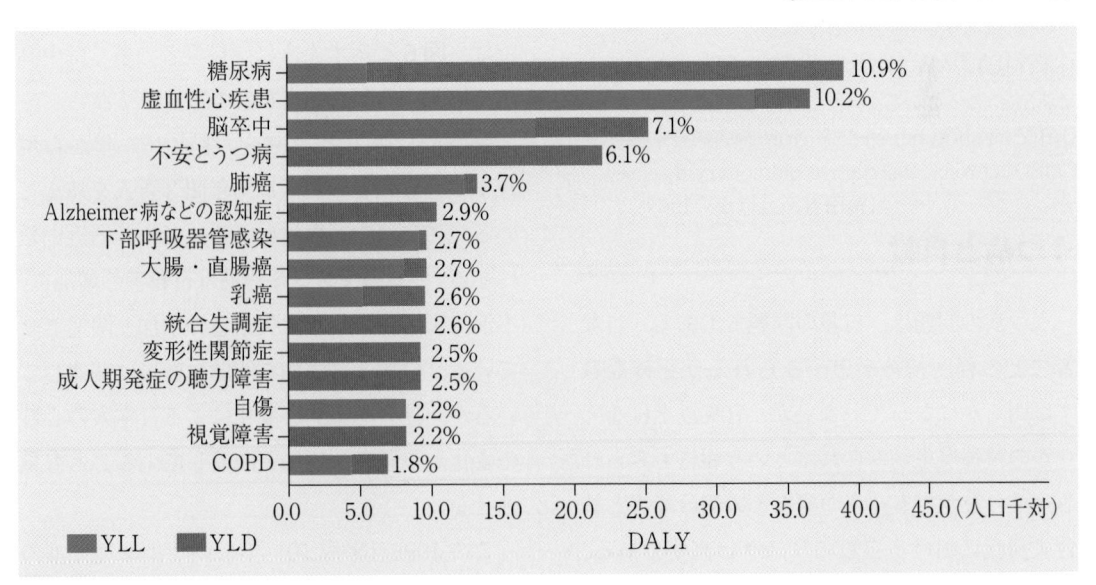

図3 各疾患のDALY（シンガポール）

疾患	DALY（人口千対）
糖尿病	10.9%
虚血性心疾患	10.2%
脳卒中	7.1%
不安とうつ病	6.1%
肺癌	3.7%
Alzheimer病などの認知症	2.9%
下部呼吸器管感染	2.7%
大腸・直腸癌	2.7%
乳癌	2.6%
統合失調症	2.6%
変形性関節症	2.5%
成人期発症の聴力障害	2.5%
自傷	2.2%
視覚障害	2.2%
COPD	1.8%

シンガポールにおける各疾患のDALYを示した.
YLL（years of life lost，生命損失年数），YLD（years lived with disability，障害損失年数），
DALY（disability-adjusted life year，障害調整生存年），
COPD（chronic obstructive pulmonary disease，慢性閉塞性肺疾患）.

(Phua HP, et al, 2009[6] より)

表5 各疾患のDALY（日本）

順位	傷病名	DALY
1	悪性腫瘍	2,577.3
2	脳血管疾患	1,078.0
3	うつ病性障害	1,021.1
4	アルコール関連障害	669.9
5	虚血性疾患	542.1
6	変形性関節症	458.3
7	交通事故	439.1
8	下気道感染	427.2
9	自殺	420.8
10	統合失調症	321.1
11	他の外傷	266.3
12	肝硬変	254.7
13	躁うつ病	253.1
14	糖尿病	225.7
15	喘息	218.4
16	他の新生物	211.9
17	薬物関連障害	207.5
18	先天性奇形	167.6
19	慢性関節リウマチ	150.2
20	転落	140.8
21	栄養・内分泌疾患	138.4
22	口腔疾患	132.0
23	腎炎・腎不全	126.0
24	慢性閉塞性肺疾患（COPD）	102.4

日本における各疾患のDALYを示した．うつ病性障害は第3位となっている．
DALY (disability-adjusted life year, 障害調整生存年)．
COPD (chronic obstructive pulmonary disease)．
（福田吉治，ほか，1999[8]）より）

うつ病と自殺

　うつ病の問題は，自殺の問題でもある．自殺者にどの程度精神疾患がみられるか正確な数字は明らかになっていないが，70％以上になんらかの精神疾患がみられるという報告もみられる．そのなかでも，うつ病などの気分障害と統合失調症における自殺のリスクは高率である．スウェーデンにおける2008年の報告[10]においては，1973～1982年に自殺企図で病院に入院した39,685例について，20年以上の長期間のフォローアップを行い，その後の経過を調査した．その結果,「双極性障害および大うつ病」「統合失調症」の経過観察中における自殺既遂率は高率であり，長期経過においては,「双極性障害および大うつ病」の男性35.7％，女性20.1％,「統合失調症」の男性38.5％，女性24.1％が自殺により死亡したとしている（表7）．

　周知のように，近年わが国において自殺者が急増している．世界的にみても，図4に示すように，他の経済協力開発機構（Organization for Economic Co-operation and Development: OECD）諸国と比較して，日本の自殺率は際立って高率である．また主要国と比較してみると，日本の自殺率は，米国，カナダの倍以上となっている（表8）．日本より自殺率が高い国は，大部分が旧ソ連か東欧の国々であることに注目する必要がある．

　性別でみると，日本の自殺者の70％あまりは男性である．図5に示すように，近年男性の自殺率が急増し高止まりの傾向を示している．女性の自殺率については，過去20年あまり男性ほど大きな変化はみられていない．また年齢別では，図6に示すように，自殺者の多くは中高年であり，若年者の自殺者の数は多くない．

　継時的にみると，1998（平成10）年から現在まで，自殺者の数は毎年年間3万人を超えている．これは交通事故による死者の6倍近い数になる．多くのマスコミ報道は自殺者の増加を，不況によるリストラ，失業者の増加と関連させている．自殺と経済的な問題は密接に関連しているが，社会構造的な変化による日本人の心性の変化が自殺者の増加と関連していることも見逃せない．

　この1998（平成10）年という年は，日本の社会が大きく変貌した節目として，将来にわたって長く記憶される年になることと思う．前年である1997（平成9）年には，北海道拓殖銀行の破綻，山一證券の自主廃業という重大な

表6 うつ病による各国の経済的損失の内訳

費用項目	米国 1990*1	米国 2000	英国 2000	中国 2000
・直接費用	1.9 (25.7%)	2.5 (31.4%)	0.06 (4.1%)	0.11 (15.7%)
入院費用	1.2 (17.3%)	0.8 (10.7%)	0.004 (0.3%)	0.0006 (<0.1%)
外来費用	0.4 (6.0%)	0.6 (8.2%)	0.005 (0.3%)	0.01 (1.5%)
薬剤費	0.2 (2.4%)	1.0 (12.5%)	0.05 (3.4%)	0.5 (6.4%)
その他	−	−	−	0.6 (7.7%)
・死亡費用	0.5 (7.2%)	0.5 (6.6%)	0.08 (6.2%)	0.07 (10.0%)
・罹患費用	4.9 (67.1%)	4.9 (62.0%)	1.2 (89.7%)	0.61 (84.0%)
欠勤による損失	3.7 (51.0%)	3.4 (43.6%)	−	−
労働効率の低下による損失	1.2 (16.1%)	1.5 (18.4%)	−	0.26 (35.7%)
その他	−	−	−	0.35 (48.3%)*2
・合計金額	7.3 (100.0%)	7.9 (100.0%)	1.4 (100.0%)	0.72 (100.0%)

米国，英国，および中国におけるうつ病による経済的損失について，その内訳を示した．
1ドル≒95円，1ポンド≒150円，1人民元≒14円として日本円に換算して表示（単位：兆円）．
*1：2000年の物価水準に換算した金額．
*2：患者自身の失業，転職，求職に要する費用と，介護者の費用，財産の毀損，自傷他害に関する費用の合計．

（稲垣 中，2009[9]）より）

表7 長期経過における自殺既遂率

疾患	性別	総数	自殺企図後1年以内の%（ ）内は実数	全経過観察中の%（ ）内は実数
双極性障害および大うつ病	M	395	22.8 (90)	35.7 (141)
	F	648	8.5 (55)	20.1 (130)
その他のうつ病	M	1,718	6.0 (103)	15.9 (273)
	F	3,364	4.0 (135)	12.8 (430)
統合失調症	M	397	21.7 (86)	38.5 (153)
	F	316	13.0 (41)	24.1 (76)
不安障害	M	429	8.2 (35)	19.8 (85)
	F	899	3.3 (30)	11.0 (99)
適応障害・PTSD	M	244	1.6 (4)	9.4 (23)
	F	520	1.3 (7)	6.7 (35)
パーソナリティ障害	M	329	5.2 (17)	19.8 (65)
	F	335	2.1 (7)	10.7 (36)

各疾患ごとに長期経過における自殺既遂率を示した．「双極性障害およびうつ病」と「統合失調症」では，とくに高率となっている．
PTSD（post-traumatic stress disorder，心的外傷後ストレス障害）．

（Tidemalm D, et al, 2008[10]）より）

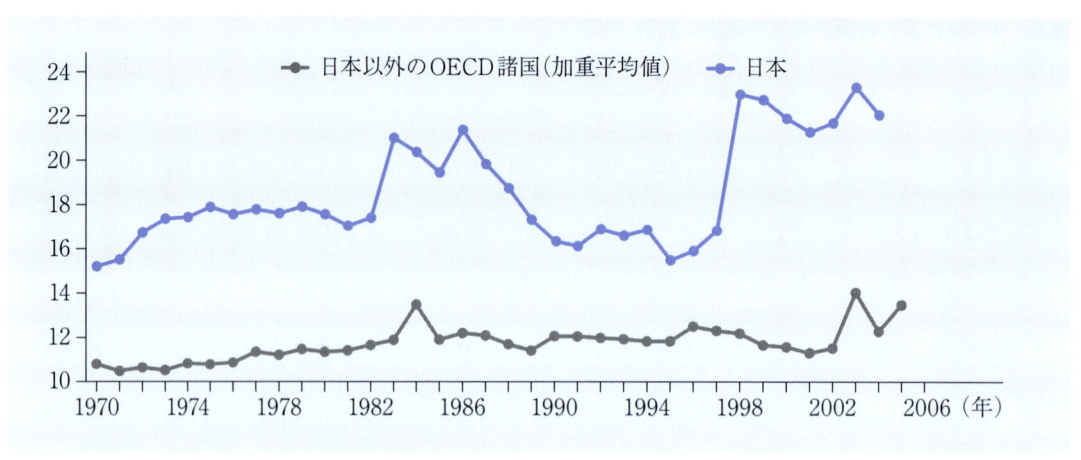

図4 日本における自殺率の推移（粗自殺率）

日本と日本以外のOECD諸国における自殺率の変化について示した．日本の自殺率は一貫して高率であった．
10万人あたりの自殺者数（男性・女性計）．
OECD（経済協力開発機構）．

（Studies on Suicide (SOS) Project　http://www2.e.u-tokyo.ac.jp/~scd_proj/より）

表8　主要国の自殺率

順位	国名（年度）	%	順位	国名（年度）	%
1	リトアニア（2005）	38.6	29	スウェーデン（2002）	13.2
2	ベラルーシ（2003）	35.1	31	ドイツ（2004）	13.0
3	ロシア（2005）	26.3	39	ノルウェー（2005）	11.5
4	スロベニア（2006）	26.0	40	カナダ（2004）	11.3
5	ハンガリー（2005）	26.0	42	米国（2005）	11.0
6	カザフスタン（2005）	25.9	45	オーストラリア（2003）	10.8
7	日本（2009）	25.3	46	インド（2002）	10.5
8	ラトビア（2005）	24.5	50	オランダ（2004）	9.3
9	ガイアナ（2005）	22.9	56	スペイン（2005）	7.8
10	ウクライナ（2005）	22.6	57	タイ（2002）	7.8
11	韓国（2006）	21.9	62	イタリア（2003）	7.1
14	エストニア（2005）	20.3	65	英国（2005）	6.7
15	フィンランド（2005）	20.1	69	イスラエル（2003）	6.2
19	フランス（2005）	17.6	74	ブラジル（2002）	4.3
20	スイス（2005）	17.5	86	クウェート（2002）	2.0

（World Health OrganizationK: http://www.who.int/en/より）

事件が起きた．拓銀や山一という日本を代表する大企業が倒産するなどということは，これまでの日本の常識からは，予想もつかないことであった．

1998（平成10）年には，この拓銀の破綻に引き続き，先行きの見えない経済不況がさらに進展した．日本という国の将来に，悲観論が台頭した．とくに金融システムに対する不安が強

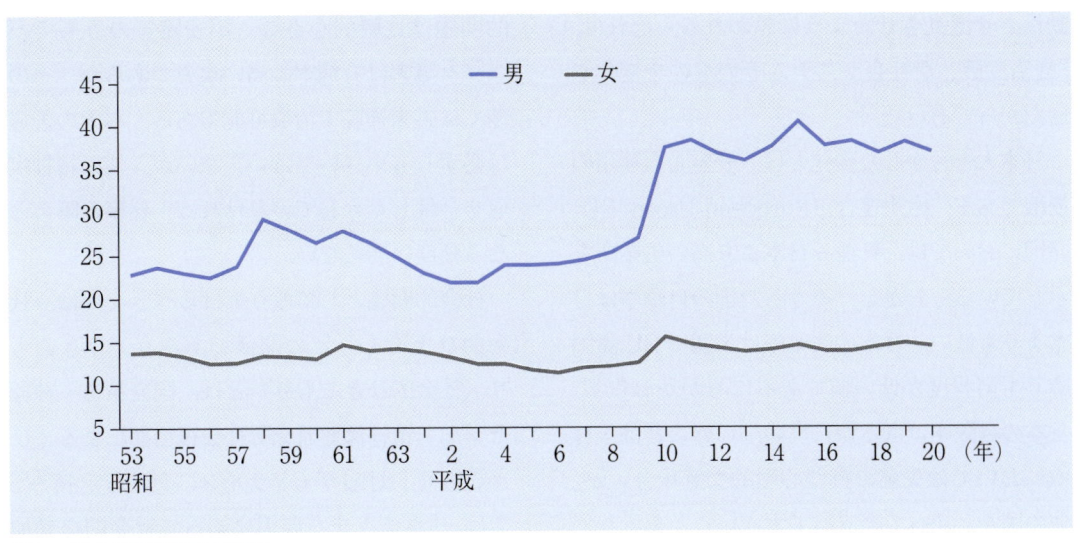

図5 男女別自殺率の推移
男女別自殺率の経年変化について示した．近年，男性の自殺率が高率となっている．
（平成20年における自殺の概要資料（警察庁生活安全局），
http://www.npa.go.jp/safetylife/seianki81/210514_H20jisatsunogaiyou.pdfより）

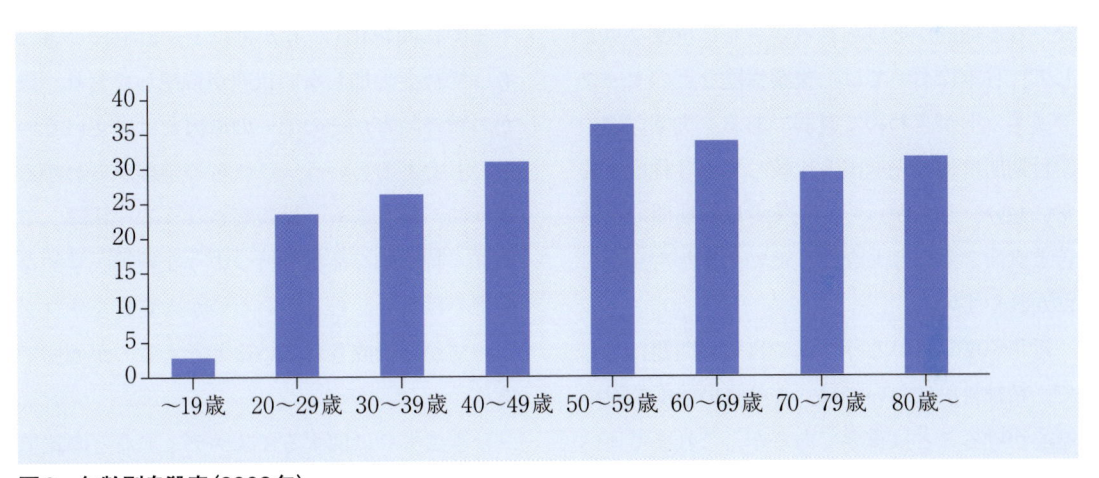

図6 年齢別自殺率（2008年）
年齢別の自殺率を示した．40歳以上で自殺率は高率となっている．
（平成20年における自殺の概要資料（警察庁生活安全局），
http://www.npa.go.jp/safetylife/seianki81/210514_H20jisatsunogaiyou.pdfより）

く，いわゆる「ジャパン・プレミアム」が設定され，日本の銀行が海外で資金を調達するのが困難な情勢となった．企業倒産も相次いだ．年々上昇していた失業率は，この年初めて4％台を記録している．外資による企業の買収，リストラによる従業員の解雇も日常茶飯事となった．この1998（平成10）年には，メガバンクがすぐにでも倒産するのではないのか，そういった不安定な気分がマスコミや一般市民のなかに流れていた．このため3月には，いわゆる金融の「3月危機」の回避のため，政府から1兆円以上の公的資金が大手17行に対して注入されている．

バブル経済の崩壊とその後遺症は未曾有の重大な状況であったことは確かである．しかし「経済危機」の実態は冷静に対処可能な水準だったにもかかわらず，日本人の「ハート」を激しく

動揺させ混乱させたように思われる．それは，「経済危機」が社会システムそのものを変化させたからであった．

日本人を脅かした変化とは，安定した雇用の崩壊である．欧州連合（European Union: EU）諸国においては，軒並み日本より高い失業率を示している．しかし，こうした国の自殺率は日本よりも低い．日本の失業率は米国やEU諸国よりも同程度か低い値であるにもかかわらず，日本の自殺率ははるかに高い．このことは，日本においては失業の持つ心理的な意味合いが，他の国々と比べて際立って大きいことを示している．このような心性の原因として，日本社会には集団への帰属を過剰に尊重する風潮があり，男性の失業者は社会的な不適格者としてみなされる傾向があげられる．さらに重要な点として，日本においては，失業保険などのセーフティネットがきわめて貧弱である．失業保険の給付期間は他の先進国と比較して1/3程度と非常に短い．したがって，失業者は短期間で生活苦と直面することとなり，追い込まれた立場におかれやすい．

近年急増しているうつ病や自殺の問題に対して，精神科医においては，より良い治療的対応を心がけることは重要であるが，これまで述べてきたような社会構造的な問題は大きく，精神医療からだけではこの問題に対する対策としては不十分である．さらにうつ病の社会的な重要性を一般社会だけでなく行政担当者に認識してもらい，うつ病に対する十分な予算的措置を講ずるようにさせることが強く求められている．

不安障害と社会的問題

うつ病と比較すると，不安障害に関する社会的問題は比較的小さい．不安障害のうちでパニック障害は有病率の高い疾患であるが，その多くは外来通院で治療可能である．本人の苦痛は必ずしも小さいとはいえないが，他の精神疾患を合併したりしていなければ，仕事の障害となる頻度は高くない．

社会的問題として取り上げるべきなのは，社会的ひきこもりとの関係であろう．ひきこもり（社会的ひきこもり）とは，国立精神・神経センター精神保健研究所社会復帰部による「ひきこもり」対応ガイドラインにおける定義[11,12]では，「さまざまな要因によって社会的な参加の場面がせばまり，就労や就学などの自宅以外での生活の場が長期にわたって失われている状態」であり，また斎藤[13]によれば，「20代後半までに問題化し，6か月以上，自宅にひきこもって社会参加しない状態が持続しており，ほかの精神障害がその第一の原因とは考えにくいもの」であるという．これらの定義からわかるように，ひきこもりは観察されうる「状態」であり，特徴的な症状を持つような精神医学的な疾患ではない．むしろいくつかの異質なサブグループから構成されていると考えるのが適切である．

ひきこもりに関するマスメディアなどの報道に従えば，ひきこもりは単一の病態であり，同じような心理状態や家族関係を示すという誤解を与えかねない．しかし，ひきこもりは異質な背景を持ついくつかのサブグループに分類され，治療や援助の方法もグループごとに異なっていることを認識すべきである．

不安障害のうちで，パニック障害や社会恐怖（社交（社会）不安障害）は，しばしばひきこもりの状態をもたらすことがある．こうした例には，抗不安薬と選択的セロトニン再取り込み阻害薬（selective serotonin reuptake inhibitor: SSRI）などによる薬物療法と行動療

法的アプローチがある程度は有効である．永田ら[14]は，社交不安障害に対するSSRIや選択的セロトニン・ノルアドレナリン再取り込み阻害薬（serotonin noradrenaline reuptake inhibitor: SNRI）の有効性と「ひきこもり」の既往との関連性を後方視的に調査した．その結果，薬物療法の効果は約半数でみられたが，ひきこもりの既往のある例においては有効性が低かったと報告している．また症例報告であるが，友竹[15]は，5年間ひきこもりを続けていた対人恐怖の症例においてフルボキサミンの投与が顕著な効果を示したことを報告している．さらに鹿島[16]は森田療法が有効であった対人恐怖症の例を報告している．

パニック障害に伴う広場恐怖は，ひきこもりと類似の状態をもたらすことがある．しかし貝谷[17]が指摘するように，狭義のひきこもりとパニック障害に伴う広場恐怖は，基本的に異なるものであることに注意が必要である．広場恐怖によるひきこもりにおいては，その他の病態のものと異なり，社会参加への意欲は保たれている．

おわりに

DALYは疾病による負担の指標であるとともに，医療的処置や予防対策の効果，医療経済的な指標としても有用なものであり，現在のところこれに代わる指標は開発されていない．前述のように，多くの研究において，疾病および障害全体に占めるうつ病のDALYの割合は5%前後の値を示しており，各国でほぼ一致している．この結果は，あらためていうまでもないが，うつ病による社会的な損失がきわめて大きなものであることを意味している．

それにもかかわらず，わが国において，総医療費に占めるうつ病に対する医療費の比率は低い．**図2**に保険点数の総額に占める気分障害の割合を示したが，その値は近年増加傾向にあるとはいえ，1〜1.5%程度にすぎない．しかもこの値は，資料の制約によって気分障害の全体の値しか算出されていないため，うつ病のみに限れば，さらに小さな値となる．うつ病のDALYに占める比率が全疾患の5%前後であることを考慮するならば，少なくとも現在の2〜3倍以上の医療費をうつ病に対して支出すべきである．

（岩波　明）

[引用文献]

1. Murray CJL and Lopez AD eds. Global burden of disease and injury series, vol.1, The Global Burden of Disease: A Comprehensive Assessment of Mortality and Disability from Diseases, Injuries, and Risk Factors in 1990 and Projected to 2020. Harvard University Press, Boston, 1996.
2. 栗盛須雅子，福田吉次．障害調整健康余命（DALE）および障害調整生存年（DALY）のわが国における応用．Geriatr Med 2008; 46: 39-44.
3. 細田満和子．障害調整生存年数（DALY）についての概要と批判．ノーマライゼーション 2008; 10月号: p.46-9.
4. Schopper D, Pereira J, Torres A, et al. Estimating the burden of disease in one Swiss canton: what do disability adjusted life years (DALY) tell us? Int J Epidemiol 2000; 29: 871-7.
5. Jankovic S, Vlajinac H, Bjegovic V, et al. The burden of disease and injury in Serbia. Eur J of Public Health 2006; 17: 80-5.
6. Phua HP, Chya AVL, Ma S, et al. Singapore's burden of disease and injury 2004. Singapore Med J 2009; 50: 468-78.

7. Michaud CM, McKenna MT, Begg S, et al. The burden of disease and injury in the United States 1996. Popul Health Metr 2006; 4: 11.
8. 福田吉治, 長谷川敏彦, 八谷　寛, ほか. 日本の疾病負担と障害調整生存年 (DALY). 厚生の指標 1999; 46: 28-33.
9. 稲垣　中. 労働生産性とうつ病. 精神 2009; 15: 339-43.
10. Tidemalm D, Långstrom N, Lichtenstein P, et al. Risk of suicide after suicide attempt according to coexisting psychiatric disorder: Swedish cohort study with long term follow-up. BMJ 2008; 337: a2205.
11. 伊藤順一郎. 10代・20代を中心とした「ひきこもり」をめぐる地域精神保健活動のガイドライン——精神保健福祉センター・保健所・市町村でどのように対応するか・援助するか. http://www.mhlw.go.jp/topics/2003/07/tp0728-1.html
12. 伊藤順一郎（監修）. 地域保健におけるひきこもりへの対応ガイドライン, じほう, 2004.
13. 斎藤　環. 社会的ひきこもり——終わらない思春期, PHP研究所, 1998.
14. 永田利彦, 大嶋　淳, 和田　彰, ほか. 社会不安障害に対する薬物療法——古典的対人恐怖, ひきこもりとの関連. 精神医 2004; 46: 933-9.
15. 友竹正人. 引きこもりを特徴とする対人恐怖症の治療経験——Fluvoxamine が奏効した1例. 精神科治療 2001; 16: 1329-33.
16. 鹿島直之. 入院前にうつ状態, ひきこもりが前景に立っていた対人恐怖症の一例. 森田療紀 2001; 20: 62-5.
17. 貝谷久宣. パニック障害. 精神医 2003; 45: 255-8.

VIII 章
うつ・不安とライフサイクル

小児・思春期

うつ

　子どものうつに関してのまとまった記載は，ドイツの精神医学者Emminghaus[1]にさかのぼる．彼は1887年に小児の精神疾患を体系的に記述した著作の中で，うつ病（メランコリー）についても1章を割いて，単純メランコリー，不安を伴うメランコリー，妄想観念を伴うメランコリー，昏迷を伴うメランコリー，の4型を説明している．これはいずれも当時の成人のメランコリーに準じた病像であるが，小児期固有の臨床特徴についてはそれほどふれられていない．また，疫学的には，当時報告された子どもの精神疾患の十数パーセントをメランコリーが占めると指摘し，19世紀後半にも，子どもの抑うつ状態はそれなりに注目されていたことがわかる．

　その後は，子どもには成人と同様のうつ病は存在しないと考えられた時期もあり，再び子どものうつが注目されだしたのは1980年代に入ってからである．これはちょうどDiagnostic and Statistical Manual of Mental Disorders, Third Edition（DSM-III）などの操作的診断基準の登場と符節を合わせている．したがって，こうした網羅的な診断・統計方法も，子どものうつを感知したという点ではポジティブな面がある．他方で，成人の場合と同様に，臨床現場に「うつ病」概念の拡散の問題を持ち込んでいる点は否めない．いずれにしても，子どものうつを正確に診断し，このライフステージに見合った治療やケアが必要なことはいうまでもない．以下では，成人のうつ病像との差を念頭に置きながら記述する．

疫学

　うつ病性障害の時点有病率は前思春期で1～2%，思春期で3～8%に達し，思春期の終わりまでの有病率は20%とされる[2-4]．就学前の子どものうつ病性障害の有病率は不明であるが，子どもでうつ病性障害の発症率は増加し，低年齢化している可能性はある．前思春期では有病率に男女差はあまりないが，思春期開始後に女性優位になり，成人の気分障害の男女比である1：2～3に近づいていく[4]．また，女児では思春期の開始が早いと，うつ病発症の危険が高まる．

　前思春期うつ病には，2つのタイプがある[5]．1つは，環境因がより大きな役割を果たす症例で，行動の問題を合併し，両親の犯罪や物質乱用，家族内不和が背景にあることが多く，経過をみると気分障害よりも行為障害のそれに近い．成人になってうつ病の再発のリスクが増加することはない．もう1つは，頻度としては少ないものの家族性発症のケースで，多世代にわたるうつ病や不安障害，双極性障害の遺伝負因を認める．こちらは，思春期や青年期でうつ病の再発がある．

　思春期初発のうつ病性障害は，成人期に再発するリスクが高い．双生児研究からは，前思春

期に比して，思春期初発のうつ病のほうが，高い遺伝性が示されている．また，思春期のうつ病では，悲観的な気分，意欲低下，疲労，過眠，自殺傾向，物質乱用を示し，前思春期のうつ病では，分離不安や注意欠如・多動（性）障害（attention-deficit/hyperactivity disorder: ADHD）を合併しやすい．

診断

抑うつ症状は気分，意欲，思考のいずれの局面にも現れる．気分が沈み，意欲がわかず，思考も悲観的になるのが典型的なうつ状態である．中枢神経系に影響を与える身体疾患や薬剤でもうつ状態は出現するので，身体疾患の検索や薬の服用歴の聴取は十分行うべきである．そのほか，統合失調症でもうつ状態を呈することがあるが，気分や感情の症状を主要特徴とする病態は，症状の重篤度，持続期間，発症の様式，経過における（軽）躁状態の有無などによって，うつ病（単極型，双極型），適応障害（短期抑うつ反応，遷延性抑うつ反応），気分変調性障害などに分けられる．子どものうつ病の特徴を表1に示す．

うつ状態が重くなると，何があっても気分が明るくならない，何をやってもおもしろくない，普段は楽しいことが楽しいと感じられない，などと訴える．普段は楽しいはずのゲームやテレビ番組も楽しめない，音楽を聴いてもリラックスできない，歯磨きや入浴などの生活習慣も億劫になるし，友達にも会いたくない，おしゃべりやメールをするのも面倒になってしまう．また将来に対して悲観的になり，「自分は生きる価値のない人間」と思い始め，ひいては自殺念慮や自殺企図につながる．小児・思春期のうつ病では，抑うつ気分を自覚的に述べることは少なく，いらいら感や易疲労感，倦怠感として訴

表1 小児のうつ病診断のポイント

1. 行動や身体症状を通して訴えることが多い ・話をしなくなる，動きが鈍い，成績が下がる，不登校 ・眠れない，食べられない，頭痛，吐き気，便秘，下痢 ・いらいらする，攻撃的になる
2. ライフイベントのあるケースは適応障害レベルにとどまることが多い
3. 身体的疲労が先行することがある
4. 細かな気分変動に注意する（日内変動）
5. 軽微双極型は比較的多い（過眠，過食を呈することもある）
6. 発達障害の評価を忘れない

えられることも多い．制止がひどくなると，口数が少なくなり動作も遅くなるため，客観的にも異常に気づかれる．まれに，幻聴や妄想のような精神病症状を伴うが，通常は抑うつ的，自己卑下的，被害の内容である．

植物神経症状として，不眠や食欲の低下を訴えることが多いが，逆に過眠や過食が出現することもある．また，気分症状が目立たずに，頭痛や腹痛，便秘，下痢などの身体症状が前景に出ることもあるので注意が必要である．メランコリー型のうつ病では，中途覚醒や早朝覚醒，午前中が調子悪く午後になると改善するといった症状の日内変動がみられることがある．

現在，抑うつの診断には，DSM-IV[6]やInternational Classification of Diseases（ICD）-10が用いられることが多い．診断の手順そのものは，成人の場合と基本的に変わらない．ここではDSM-IVの分類に沿って簡単に説明するが，詳細は本書の当該箇所を参照されたい（図1）．

大うつ病エピソードは，抑うつ気分ないしいらいらした気分，興味や喜びの喪失のうちの1つに加え，少なくとも5つの他の症状が2週間

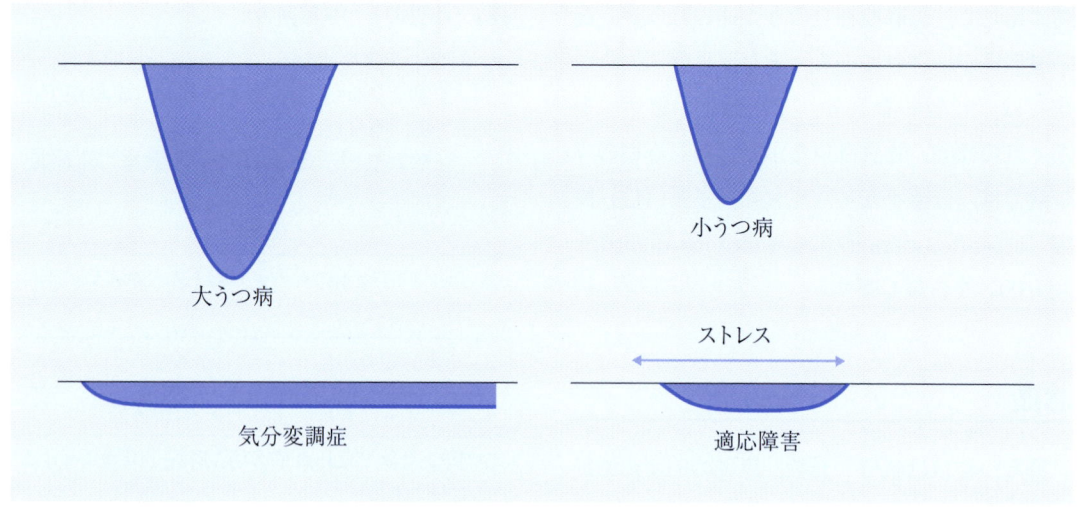

図1　抑うつ状態の分類

以上持続する必要がある．すなわち，体重の減少や増加，期待される体重増加がみられないこと（食欲の増加ないし減少），睡眠の増加ないし減少，精神運動性の焦燥または制止，易疲労性や気力の減退，無価値感や罪責感，思考力や集中力の減退ならびに決断不能，自殺念慮ないし自殺企図，である．

　特定不能のうつ病性障害のうち小うつ病ないし閾値下うつ病は，全部で5つ未満の大うつ病症状が2週間以上持続すれば診断される．

　双極型のうつ病とは，(軽)躁病エピソード(高揚気分，誇大的言動，行為心迫，睡眠欲求の減少などの出現)の既往があるものを指すが，抗うつ薬の使用で躁転や急速交代（ラピッドサイクラー）化が生じる可能性が高い．そのため，うつ状態と判断されても，過去に(軽)躁状態がなかったかどうかを聴取しておくことが治療上重要となる．最近は，明らかな(軽)躁病エピソードだけでなく，うつ病エピソード中の躁的成分（競い合う考え，焦燥）や病前性格に躁的成分を有する場合を軽微双極性障害（soft bipolar disorder）として，双極性障害を拡大して考える傾向もある．

　適応障害レベルのうつ状態とは，ある種のストレス下で軽度の抑うつ症状が出現し，ストレスがなくなればそれが消失するものをいう．学校生活や家庭環境のような環境因に力点があるものと，高機能広汎性発達障害を含めた対人関係の困難を抱える子どものように，個人的要因が大きいものがある．

　気分変調性障害は症状数で大うつ病の診断基準を満たさないが，慢性の経過をとり，子どもでは少なくとも1年の持続が必要である．

　表2に代表的な症例をいくつかあげておく．

鑑別診断

　まず，上述した双極性障害を早期に見分けることが重要である．ただし，軽躁に関しては，ADHDの多動や注意の転導性，広汎性発達障害の過覚醒や熱中性との鑑別を要する．また，若年の双極性障害では急速交代や混合状態を呈する傾向が強く，この場合は治療上の工夫が必要なため，綿密な経過観察を必要とする．

　不安障害は，しばしば顕著な不快気分や抑うつと関連することがある．子どもでは，分離不安や対人場面での不安のためにひきこもりになるケースもあるが，不安を惹起する状況が取り

表2 小児・思春期でみられる代表的な症例

症例1：10歳，男児（単極うつ病）
- 主訴：寒い所や学校でガヤガヤしているときに頭痛がする
- お盆過ぎから朝方の腹痛や頭痛が出現．2学期が始まってから朝が気持ち悪いと訴え，食欲も低下する．11月下旬からは部活も休んでいる．12月に小児科を受診．頭痛と起立性調節障害の診断で加療されるも症状が改善せず，夜は早く休むものの朝はなかなか起きられず，学校には遅れて登校．休日も症状は基本的に変化せず．翌年3月に初診
- 活気のない表情で，視線も合わせない
- SSRIの投与後2か月して，明るく積極的になる．食事も普通にとれるようになった

症例2：14歳，女児（軽微双極性障害）
- 主訴：対人関係の問題，抑うつ気分
- 活発で明るく責任感の強い性格．部活の部長でクラス委員も務める．夏休み中は部活で頑張っていた．9月からは2日登校して3日休むといったパターンになる．調子の悪い日は朝がだめで，誰とも口をききたくないという．昼から夜になると元気になる．時にハイテンションになることもある．食欲，睡眠は問題ない．友人以外のみんなから嫌な視線を感じる，悪口を言われている感じがする，と言うので10月に初診
- コンタクト良く，会話もスムーズ
- 家系にうつ病あり
- 気分安定薬の投与により，1週間で気分変動，視線恐怖とも改善した

症例3：14歳，女児（Asperger障害をベースにした適応障害）
- 主訴：抑うつ気分
- 元来，真面目，几帳面，幼少時より対人関係が苦手．スケジュールの変更も苦手
- 中学の友達との関係がうまくいかず，食欲不振，倦怠感が出現．6月から不登校となる．勉強しようとすると，学校での嫌なことを思い出してパニックになる．不安・焦燥感が強く，自宅にひきこもり状態になる．希死念慮も強まったため，受診する
- 視線はうつろだがよく話す．大人びた話しぶりで筋道は通っている
- 入院した途端に抑うつ症状は消失する（状況依存性）

除かれ，安心できる環境に入れば解消することが多い．他方で，うつ病による社会的ひきこもりは，作業能力の低下や自信の喪失に基づくもので，不安をベースにした社会状況の回避から区別されるべきである．

注意力集中の困難は，うつ病の症状であるだけでなく，ADHDの基本的な特徴でもある．こちらの集中力障害は，気分の変化とは関連せず持続的な症状である．さらに，ADHDは発症が早く就学時にすでに問題となっていることがほとんどである．とはいえ，この障害を持つ子どもたちは，その症状ゆえに同級生から拒絶され学習面での困難を抱えて，二次的に抑うつに陥りやすい．この場合，明らかにうつ病性障害や適応障害の診断基準を満たせば，合併症として扱われる．

いらいら感は，反抗挑戦性障害や行為障害でよく観察される症状であるが，他の抑うつ症状がなければ行動障害に起因するとみるべきである．物質乱用でも，睡眠や食欲の障害，意欲や集中力の低下が出現するし，気分障害と合併することも少なくない．とくに思春期では注意深い病歴聴取や薬物のスクリーニングが必要となる．摂食障害でも無気力や不快気分を示すことがあるが，とくに神経性無食欲症では低栄養状態に由来する症状であることも多い．この場合のうつ病の診断は，栄養状態がある程度改善してから確定される．

合併症

　小児・思春期のうつ病では他の精神疾患との合併も少なくない．これは，病因の共有が想定される場合もあれば，合併疾患がうつ病の原因や結果として生じることもある．合併疾患の存在はうつ病の経過や転帰に影響を及ぼす．

　不安はしばしば気分障害の前駆症状としても出現するし，うつ病とは遺伝因を共有するために合併する可能性もある．上述したようにADHDとうつ病もしばしば合併する．うつ病と行動障害，物質乱用が合併するのは，共通の背景因子を持つことにも一因がある．すなわち虐待や家庭内暴力，家族内不和への曝露，親の物質乱用である．経過研究によると，アルコールや薬物，タバコの乱用とうつ病とは，双方向の因果性が認められている．行為障害では，とくに前思春期例で頻繁にうつを合併する．

　広汎性発達障害，とくに高機能群では家庭や学校での不適応からうつ状態に陥ることは珍しくない．この場合は，本人の抱える対人関係の問題や独特の認知を考慮した対応が必要になる．

　身体的な不健康もうつ病の発症に関連する．病気によって活動が制限される状況や生活リズムの変化，将来への不安がうつ病の発症につながる．慢性的な身体疾患や，てんかん，若年発症の糖尿病，炎症性腸疾患，喘息などの病気をうまくコントロールすることが，うつ病発症の予防につながる．湿疹と気分障害への罹患性との関連も指摘される．

経過と転帰

　うつ病のエピソードの持続期間は3～8か月である[7]．うつ病は1回のエピソードで終わることは少なく，再発ないし慢性化する症例も珍しくない．気分変調性障害，不安障害ないし物質乱用を合併すると遷延しやすい．最初のうつ状態が重症だったケースや，自殺念慮ないし自殺企図の既往のあるケースは，慢性化や再発をしやすい．思春期のうつ病では20%が2年以上持続するという報告もある．

　8～13歳の子どものうつ病性障害の経過研究では，再発のリスクは2年以内で40%，5年以内で72%という報告がある[8]．思春期うつ病の再発や再燃のリスクは，1～2年の観察期間で30～70%と報告されている．再発の危険因子は，親の早期発症の気分障害，完全寛解の欠如，社会的な機能不全の先行，性的虐待の既往，家庭内不和などである．

　早期発症のうつ病が双極性障害に移行するケースは，10～20%と見積もられる．とくに，抗うつ薬による軽躁状態，精神病性の特徴，過眠，双極性障害の家族歴を有する患児でこのリスクが高率である[9]．小児期や思春期前期に抗うつ薬を投与されたケースでは，躁転のリスクがとくに高いとする報告もある[10]．

　うつ病の小児や思春期例では，将来的に行為障害，パーソナリティ障害，アルコール，タバコ，薬物乱用，自殺行動のリスクが高まる．さらに，肥満や性的行動の危険，教育的，職業的不適応のリスクが高い．その原因はうつ症状の残遺に加えて，親の犯罪や物質乱用，身体的・性的虐待，家族内不和など，環境による部分もある．

初期対応
──状態の把握と治療方針の決定

　初診時に最も重要なことは，外来で治療可能かどうかの判断である．自殺念慮を有するか，直前に自殺企図を認め診察時にもその傾向が続いている場合は，入院させる必要があるかどうかを検討する．子どもの自殺念慮が切迫してい

表3 自殺企図児のチェックポイント

1. 自殺企図ないし自殺念慮の致死性
2. 直接的な誘因
   ・喪失体験―身近な人の死：両親，兄弟，友人など
   ・いじめ，失恋，学業の失敗，恥体験
3. 自殺を促進する精神障害（うつ病，統合失調症，行為障害など）
4. 人格特徴（衝動性，攻撃性，完全主義，融通性のなさ，悲観的）
5. 環境因（家族内葛藤，家族内のコミュニケーションの不足，孤立）
6. 自殺企図歴
7. 家族歴（精神障害，自殺，物質乱用）
8. 自殺手段へのアクセス
   ・ナイフや包丁など凶器の存在
   ・両親の不適切な監督

表4 心理教育

1. うつ病は病気であって，患者や家族のせいではないと強調する
2. 回復を阻害している要因を明らかにして，子どもが安心できる状況をつくる
3. 治療の見通しを告げ，必ず治る病気であることを確認する
4. 本人と家族に対し治療の選択肢（支持的精神療法，CBT，薬物療法）を示し，それぞれの利点とリスクを伝える
5. 継続的な治療の必要性，再発の予防について説明する

ないかどうか，自殺しないと約束できるかどうか，自宅での安全を確保できるかどうか，親の疾患理解や自殺のリスクに関する理解は十分かどうかを評価すべきである．

自殺企図後の児の診察にあたっては，詳細な精神医学的評価が必要である．その際の評価ポイントを表3に掲げておく[11]．家族からの病歴聴取や児の診察の結果，統合失調症やうつ病が疑われれば，入院させたうえですみやかに薬物療法を行う．

学校でのいじめや両親との不和など，神経症的な葛藤解決を目指した自殺企図の場合は，この行為自体によってある種のカタルシスが得られることがある．とくに致死性の低い自殺手段をとっている場合，事後に十分コンタクトがとれて，自殺に至る経緯を十分言語化でき，家族のサポート体制も十分と判断されれば，再び自殺をしないこと，通院治療を継続することを約束させて帰宅させてもよい．一方，家族関係などに問題があり，自宅での心身の休養がむずかしい場合は，危機介入の目的で入院が選択されることもある．また，表情が硬くコミュニケーションを拒否する場合は，医療保護入院として精神医学的な精査を行い，精神療法的な介入や薬物療法を行う．

急性の精神病状態や躁うつ混合状態で病像が不安定なケースでは入院治療が望ましい．また，自傷の恐れが非常に高いケースや拒食が続いて身体状態に問題があるケースも，絶対的な入院適応となる．自宅で虐待を受けているケースや，家族内葛藤が顕著で子どもの居場所がないケースでは，必ずしも入院させる必要はないとしても，自宅から一時的に切り離されるべきである．患児や家族がどうしても入院治療を嫌がる場合は，症状が安定するまで頻回の外来治療でつなぎとめる必要がある．ただその一方で，絶対的な入院適応にもかかわらず，親が入院を拒否する場合は，医療ネグレクトとして児童相談所に通報すべきである．

次に，病態の説明と治療の見通しを告げる必要がある．これは成人の心理教育に準ずるが，養育者に加え，子どもに対しても，同じ内容をわかりやすく伝える必要がある（表4）．

周囲に対するアプローチ

うつ病の小児や思春期のケースでは，本人に限らず，両親やクラスメート，学校への対応も重要である．

うつ状態の子どもでは，両親とくに母親もうつ状態を呈していて，かつ未治療であることは少なくない．その治療が子どもの症状の改善と結びつくので，彼らの治療は子どもの治療計画の一環としても勧められる．両親による虐待や，子どもに対する強い非難，家族内不和は，子どもの安全のため，またうつ病エピソードの遷延と再発につながるために，十分に対処されるべきである．両親による必要な治療のサポートが期待できないときは，その他の家族や親類，ケースによっては行政の援助も求めていく．

うつ病の子どもでは，意欲や集中力の低下のためにしばしば学習面での遅れを生じ，いっそうの不全感や不安感の増大，不登校へとつながってくる．いじめの対象になる，あるいは他の生徒や先生との関係がよくないといった学校関連のストレス因子も評価すべきである．逆に，教師や同級生との良好な関係，子どもの能力に見合った両親の期待は保護因子となる．

治療

環境に問題があれば，こちらへの介入を優先する．本人の心理面への負担を減らし，安心できる生活環境を整備する．とくに前思春期のケースでは，環境調整や家族調整，支持的精神療法のみで症状が消失するケースはまれではない．メランコリー型の特徴を持つうつ病では抗うつ薬投与の適応となる．思春期以降のうつ病に対しては，認知行動療法や対人関係療法も行われる．

1. 薬物療法

抗うつ薬に関しては，薬物とプラシーボで差がなかったという報告がある一方で，選択的セロトニン再取り込み阻害薬（selective serotonin reuptake inhibitor：SSRI），とくにfluoxetineの有効性を示す研究がいくつかある．ただこの薬は日本では認可されていない．メランコリー型のうつ病であれば，他のSSRIでも効果はある．家族内不和，合併症のあるケースや，重症のうつ病では抗うつ薬の反応は良くない．

抗うつ薬の投与法は，初期用量を少なくする点を除けば，成人のそれに準じる．しかしながら，フルボキサミンを除き，セルトラリンやパロキセチンは早く代謝されるので，成人への推奨量より高用量が必要とされるケースもある．

抗うつ薬による自殺関連事象の増加が指摘されているが，実際の自殺企図は比較的少なく，既遂は報告されていない[12]．問題になるのはほとんどが治療早期である．パロキセチンに関して報告された有害事象の予測因子は，服薬時の自殺念慮や焦燥，女性である．SSRIと自殺との関連については，子どもでは代謝が速いため抗うつ効果が持続しないこと，アドヒアランスの問題，あるいは離脱症候群，混合状態の誘発，アカシジアないし薬剤起因性の脱抑制などが考えられる[13]．

2. 認知行動療法（CBT）

認知行動療法（cognitive behavioral therapy：CBT）のベースにあるのは，うつ病では思考や情報処理過程にゆがみがあり，状況の否定的側面を過大評価し，肯定的な側面を過小評価する傾向にあるという理論である[14]．このように否定的なものに選択的に焦点をあてる傾

向は，うつ病エピソードの発症と持続，ストレスに対する抑うつ的な気分状態の出現に関与している可能性がある．

うつ病のCBT治療は，認知の修正や行動トレーニングを通して，否定的思考，抑うつ気分，非適応行動のサイクルを中断することを目標とする．CBTで重要なのは，認知の再構築である．患者に思考のゆがみを気づかせ，これにどう対処するかを教えることが，結果的にうつ病の治療や予防につながる．CBTのもう1つのポイントは，行動の活性化である．たとえば，患者を励まして，日常習慣を正常化させ，積極的な行動を促進する．

実際のCBT治療はバリエーションが大きく，治療のどの側面に重点を置くか（認知の再構築か行動の活性化か），他のスキルトレーニング（問題解決，情動調整，リラクセーション，社会生活技能訓練〈social skills training: SST〉）を加えるかどうかで効果は大きく異なる．治療期間や頻度，治療構造（集団療法か個人療法か）などもケースバイケースで設定される．

CBTの最も良い適応は，状況依存性のうつ病や適応障害レベルのうつ病である．重篤なうつ病やメランコリー型のうつ病ではむしろ禁忌である．なぜなら，意欲低下の著しいうつ病では，こうした認知の修正や行動トレーニングという作業そのものが重荷となり，治療者の期待に応えられないと逆に自責感につながりかねないからである．

おわりに

最近，子どものうつ病が少なくないことが本邦でも指摘されているが，家庭や学校での問題を調整するだけで症状が改善するケースが実に多い．その一方で，明らかに薬物療法が著効する一群があり，その見分けが非常に重要である．いずれにしても，子ども一人への対応だけでは治療が進まないことが多く，周囲の協力が不可欠である．家族背景に問題がある場合は，行政の介入を積極的に進め，社会的資源もフルに利用すべきである．子どものうつの治療は多次元的であり，多職種の協力が欠かせない．

（阿部隆明）

[引用文献]

1. Emminghaus H. Die psychischen Störungen des Kindesalters. Gerhardt C(editor). Handbuch der Kinderkrankheiten, Verlag der Laupp'schen Buchhandlung, Tübingen 1887; p.144-67.
2. Lewinsohn PM, Rohde P, Seeley JR. Major depressive disorder in older adolescents: prevalence, risk factors, and clinical implications. Clin Psychol Rev 1998; 18: 765-94.
3. Costello EJ, Mustillo S, Erkanli A, et al. Prevalence and development of psychiatric disorders in childhood and adolescence. Arch Gen Psychiatry 2003; 60: 837-44.
4. Reinherz HZ, Giaconia RM, Pakiz B, et al. Psychosocial risks for major depression in late adolescence: a longitudinal community study. J Am Acad Child Adolesc Psychiatry 1993; 32: 1153-63.
5. Brent D, Weersing VR. Depressive disorders in childhood and adolescence. Rutter M, Bishop D, Pine D, et al (editors). Rutter's Child and Adolescent Psychiatry, 5th edtion, Blackwell Publishing, Massachusetts 2008; p.587-612.
6. American Psychiatric Association. Quick Reference to the Diagnostic Criteria from DSM-IV, APPI, Washington DC, 1994. 高橋三郎，大野 裕，染矢俊幸（訳）．DSM-IV 精神疾患の分類と診断の手引，医学書院，1995.
7. Birmaher B, Arbelaez C, Brent D. Course and outcome of child adolescent major depressive disorder. Child Adolesc Psychiatr Clin N Am 2002; 11: 619-37.
8. Kovacs M. Presentation and course of major depressive disorder during childhood and later years of the

life span. J Am Acad Child Adolesc Psychiatry 1996; 35: 705-15.
9. Geller B, Zimerman B, Williams M, et al. Bipolar disorder at prospective follow-up of adults who had prepubertal major depression disorder. Am J Psychiatry 2001; 158: 125-7.
10. Martin A, Young C, Leckman JF, et al. Age effects on antidepressant-induced manic conversion. Arch Pediatr Adolesc Med 2004; 158: 773-80.
11. 阿部隆明. 精神症状の診かた. 鴨下重彦（監修）, 桃井真里子, 宮尾益知, 水口　雅（編）. ベッドサイドの小児神経・発達の診かた, 改訂3版, 南山堂, 2009; p.113-23.
12. Apter A, Lipschitz A, Fong R, et al. Evaluation of suicidal thoughts and behaviors in children and adolescents taking paroxetine. J Child Adolesc Psychopharmacol 2006; 16: 77-90.
13. Brent DA. Antidepressants and pediatric depression: the risk of doing nothing. N Engl J Med 2004; 351: 1598-601.
14. Beck AT, Rush AJ, Shaw BF, et al. Cognitive Therapy of Depression, Guilford Press, New York, 1979.

不安

小児・思春期における不安障害は有病率が高く平均5～10%であるといわれている[1]. この時期の不安障害は, 成人以後における気分障害や不安障害のリスクになり[2], さらに自殺や精神科への入院にも関係しているといわれている[3]. このように小児の不安障害は重大な障害であるため, いくつかの心理社会的治療や薬物療法が開発されている. 本項ではまず前半で小児・思春期の不安障害について概説し, 後半で各論について述べる.

小児・思春期の不安障害（総論）

1. 子どもの不安とは

子どもの不安が通常の範囲なのか, 一時的なものなのか, あるいは病的な状態なのか, を鑑別するためには, 標準的な子どもの発達と比較する必要がある. そのためには, ある年齢や発達段階における標準的な不安を熟知しておく必要がある. すなわち, 子どもの不安や恐怖は, 成長するにしたがって変化していき, 認知能力が発達することによって特定の状況において不安をコントロールすることができるようになり, さらにそのような体験を元に異なる状況においても危険を認知し理解することができるようになるといわれている.

たとえ健常児であっても, 幼小児期では, 大きな雑音や, 知らない人に出会うことなどに対して恐怖を抱くことは日常的なことである. あるいは, 歩き始めの子どもでは通常, 愛着の対象から離れるのと同じように暗闇にも恐怖する. 学童期になると, 怪我をすることや, 自然災害に対して恐怖を抱くようになる. さらに長ずると, その年齢に適した不安を経験するようになり, 自分や周囲の人の健康に関しても心配をするようになる[4]. 以上のように, すべての子どもはなんらかの不安や恐怖を持つが, それが通常の発達における標準と比べて頻度や強さが過剰であるときにはとくに注意が必要になる.

2. 子どもの不安障害の診断的特徴について

子どもの不安障害は幼児期から思春期に至るあらゆる時期に発生する. しかし不安障害の類

型と，発達や年齢との関係はだいたい決まっている．たとえば，幼児期から児童期の早期にかけて不安や恐怖が生じることはまれではなく，分離不安障害も典型的にはこの時期に始まる障害である[5]．また社交（社会）不安障害は，友人との関係への関心が高まる思春期に発症のピークがある[6]．さらに全般性不安障害は，典型的には児童期の中期に発症し，他の不安障害に伴って起こることが多いといわれている[7]．いずれにしても，不安や恐怖は子どもに容易に生じる現象であり，発達にとってある程度，必要な生理的現象でもある．そのため不安障害の診断には，不安や恐怖によって子どもに重大な苦痛や機能障害が起こっていることが不可欠となる．

3. DSM-IV-TR による子どもの不安障害

Diagnostic and Statistical Manual of Mental Disorders, Fourth Edition, Text Revision (DSM-IV-TR) には6つの不安障害が分類され，それぞれの分類の中核症状が記載されている．さらに発達上重要な点を理解するために，とくに子どもに関連する診断上の留意点や注釈を与えている．たとえば，子どもの不安は，泣くこと，かんしゃく，よそよそしい態度，まとわりついてくること，などで表現されることがあると言及されている．また，特定の恐怖症，社交不安障害や強迫性障害に関しては成人と異なり，子どもは恐怖が不合理で過剰であるということを認識している必要はないとされている．最終的に，子どもの特定の恐怖症や社交不安障害では少なくとも6か月間診断が持続している必要があるとされており，その理由は，一時的な，あるいは正常発達で認められる恐怖・不安との誤診を最小限にとどめるために必要で

あると考えられている．

4. 子どもの不安障害の治療

子どもの不安障害の治療ガイドラインでは，多面的で包括的な治療が推奨されており，そのなかには心理教育，認知行動療法，学校コンサルテーション，家族療法，力動的精神療法，薬物療法，などが含まれている[4]．しかし子どもの不安障害の治療では，力動的精神療法や家族療法に関するエビデンスはなく，認知行動療法が最も推奨されている治療法である[8]．一方，薬物療法のエビデンスは蓄積されつつあり，子どもの不安障害の短期的な治療において選択的セロトニン再取り込み阻害薬（selective serotonin reuptake inhibitor: SSRI）の有効性が証明されている[4,9]．SSRIは中等度から重度の不安障害に対して有効であり，不安障害によって心理療法に参加することができないとき，あるいは心理療法が部分的な効果しか得られないことがあるときに，薬物療法が有効であると考えられている．

a. 心理療法

子どもの不安障害について最も研究されている心理療法は認知行動療法（cognitive behavioral therapy: CBT）である．CBTは認知，行動，情動の3つの要素から構成されており，不安を持続させる非現実的な思考や予測，あるいは結果的に不安を惹起する状況を避けるような不適切な行動，を治療の標的にしている．典型的なCBTでは子どもと家族に対して心理教育を行う．心理教育では不安が発生した場合の認知，身体症状，行動について理解を深め，そのうえで身体症状のコントロールの仕方（深呼吸，リラクゼーショントレーニング）について教育する．さらに，恐怖の対象に対する誤っ

た認知を修正し，不安を惹起する対象への曝露を経験させる．欧米ではいくつものマニュアル化されたCBTが開発されている．

一方，心理療法は確かに不安に対してある程度の効果を発揮するものの，いくつかの問題点も指摘されている．すなわち，子どもの不安障害は臨床家に認識されていないことが多く，そのために治療に関しても広く知られてはいない．さらに治療にはコストと時間がかかり，CBTを行うことができる治療者も限られており，すべての子どもがCBTに反応するわけではない．

b．薬物療法

最近の子どもの不安障害に対する薬物療法の研究では，子どもの不安障害におけるSSRIの有効性を証明するエビデンスが報告されている[4,9]．しかし薬物療法はCBTが利用できないときや，効果が不十分であるような場合に導入するべきである．現在のところ，本邦において不安障害の子どもを対象にした臨床試験に基づいて承認されている薬剤はない．しかし，副作用の少なさや，効果とリスクの比を考えるとSSRIは臨床的に第一選択として考えられている．SSRIを使用するときには当然，単剤が原則であるが，CBTとの併用が効果的であるといわれている．

さて，子どもの不安障害に対して薬物療法を行う場合は，副作用やその他の可能性のあるリスクを考慮することが重要である．すなわち，子どもの不安障害に対する臨床試験でSSRIに関連する副作用としては，胃腸障害（腹痛，下痢），頭痛，不眠，activation syndromeなどが認められている[9,10]．さらに子どもの不安障害や大うつ病性障害に対するSSRIの影響を調査した最近の報告では，SSRIの服用が自殺のリスクを増加させることに関連しているとされている[10]．子どものなかにはこのような有害事象のために治療が中断することもありうる．そのため，これらの副作用について心理教育を行うことは重要なことであり，薬物療法を開始する場合には両親に子どもの反応を注意して観察するように指示するべきである．

小児・思春期の不安障害（各論）

1．パニック障害

パニック障害（panic disorder: PD）は最も重症な不安の表出の一つである．子どものPDは学業上の困難など，心理・社会的に大きな問題を伴い，さらに他の精神障害（他の不安障害，大うつ病性障害，物質乱用など）を発生するリスクを増加させるといわれている[11]．PDは通常，成人期早期で発症するが，PDと子どもの過剰な不安や分離不安との関連性が指摘されており[12]，さらに疫学研究によってPDは児童・思春期にも出現する可能性があることが示されている[12]．しかし一方では，子どものPDはまれであるか，もしくは存在しないとの報告があり，子どものPDの臨床的な特徴や成人のPDとの関係についてはほとんど知られていないのが現状である．

思春期までのPDの子どもでは，胸痛，赤面，振戦，頭痛，めまい，などが共通する症状として報告されている[13]．PDは思春期よりも児童期のほうが頻度は低く，さらにPDの臨床症状は発達によって変化する[14]．とくに，小さい子どものパニック発作はしばしば特定のきっかけとなる出来事に関係していることが多いが，思春期の子どものパニック発作は予測することができず，過去の特定の出来事に関係していないことが多いとされている[14]．

子どものPDに対する薬物療法については，

非無作為化試験でのみSSRIの有効性が証明されており[12]，現在のところSSRIが第一選択薬であるとされている．また，子どものPDにおいてベンゾジアゼピン系誘導体の有効性を示すデータはほとんどなく，なによりも依存性の問題を考慮すると，ベンゾジアゼピン系誘導体は子どものPDの治療薬として適切でないと考えられる．

心理社会的治療として，認知行動療法，力動的精神療法，家族療法が子どものPDに対して行われており有効性が認められている[15]．これらを薬物療法と併行して行うことで有効性を高める可能性があり推奨されている．

2. 社交不安障害

社交不安障害（social anxiety disorder: SAD）の子どもは，恥ずかしい思いをするかもしれない，あるいは拒絶されるかもしれないような社会的状況に対する激しい恐怖を経験する．彼らが通常恐れる状況としては，新しいクラスに入る，新しい友達と話す，クラブやスポーツのチームに加わる，パーティやその他の社会的なイベントに参加する，などがあげられる．また，SADはしばしば不登校の原因になることが多い．SADの実際の症状としては，顕著な不安に加えて，赤面，発汗，振戦，動悸，めまい，胃腸の不快感，などの自律神経症状が引き起こされる．また，彼らは対人関係が苦手なために，しばしば同世代の友だちと親密な関係を持てないことが多い．さらに，SADを持つ子どもは社会的スキルの発達が不十分で，その結果，社会との関係が限局されると報告されている[16]．

子どものSADに対してオープン研究でのSSRIの有効性が報告されているが[17,18]，薬物療法の効果や安全性を示す無作為化されたデータがないために成人のガイドラインを参考にしなくてはいけない．

次に，SADを対象にしたCBTが開発されており，認知行動療法プログラムとして，Social Skills Training: Enhancing Social Competence in Children and Adolescents（SST）とCognitive-Behavioral Group Therapy for Adolescents（CBGT-A）があり，行動療法プログラムとして，Social Effectiveness Therapy for Children（SET-C）がある．SSTとCBGT-Aについては，子どものSADに対する効果は治療しない群と比較すると有意水準で効果があるとされている[19]．しかしこれらの結果では，治療しない群と比較すると優れていることを証明しているものの，絶対的なCBTの効果を証明することはできていない．

3. 全般性不安障害

全般性不安障害（generalized anxiety disorder: GAD）は，子どもが自分ではコントロール困難だと感じるいくつもの不相応な不安で特徴づけられている．たとえば不安の対象には，天候不良，災害，病気，危険な状況，失敗，不確実な今後の予定，などが含まれている．そのようなコントロールできない不安のために，睡眠，食欲，注意力，集中力が障害され，焦燥，疲労，筋緊張が生じる可能性がある．GADの子どもたちは過剰な保証を求める一方，日常生活での非難や評価に対して否定的な反応をする傾向にあり，加えて身体症状を表出し小児科を受診することが多い．児童期ではGADは単独で発症することはまれであり，他の不安障害やうつ症状と合併していることが多い．またこれらの症状は著しい苦痛の原因になるために，友人関係をつくる能力を障害し，家族関係にも負の影響を与える．

CBTとSSRIは両者ともに効果があるとさ

れており，最近の臨床研究によると両者を併用することによって効果がより高くなることが示唆されている[20]．

4．分離不安障害

分離不安障害（separation anxiety disorder: SAD）は愛着対象から物理的に離れる，もしくは離れることをイメージすることに過剰な不安を抱き，かんしゃく，号泣，身体症状などを示すことを特徴としている．登園拒否や登校拒否はSADに共通する症状であり，SADの子どもの約75％が登校（園）拒否になっている[21]．一般的に子どもは，愛着対象から見捨てられることや，離れることの恐怖に対してとくに敏感である．このような不安・恐怖は通常は幼児期早期に強くなり，その後は3歳から5歳にかけて徐々に弱くなっていく．しかし，子どもの数パーセントは愛着対象に「まとわりつく」行動によって不安の表出を続けたり，学校に最初に行くときに一時的に不安を示したりすることがあるが，存在してもそれらはごく軽度であるか，あるいは一時的なものであることが一般的である．一方，一度は上述したような標準的で生理的な不安が解消した後に，愛着対象からの分離に対する強い不安状態が生じることがあり，それがSADとして知られているものである．それらは上述した発達早期の不安とは質的に異なり，愛着対象から離れることを想像したり，実際に離れたりすることへの過剰な不安によって特徴づけられている．SADの発症の平均年齢は7.5歳前後であるといわれている[5]．

最近のSADに対する治療的アプローチでは，子どもや家族に対するCBT的介入を重要視しており，不登校が生じている場合には，脱感作やなんらかの方法による学校への曝露が推奨されている[22]．SADでは親，とくに母親自身も同時に，子どもとの分離に少なからず不安を抱いていることが多いために，両親への認知行動療法や心理教育的アプローチが効果的である．さらに上記と並行して学校の担任教師や養護教諭との連携が必要であり，治療効果を高めることができる．SADは多くが低年齢であることや，治療への反応性が比較的高いことなどから薬物療法は推奨されない．

5．心的外傷後ストレス障害

心的外傷後ストレス障害（post-traumatic stress disorder: PTSD）は幼小児期の虐待や自然災害のような過去の心的外傷体験に関連する不安症状を特徴とするものであり[23]，典型的には認知，自律神経，行動に関する不安症状が含まれる．子どものPTSDのおもな症状は，繰り返し起こる侵襲的な外傷的出来事の想起であり，具体的には外傷体験を再体験するフラッシュバック，悪夢，過覚醒，外傷体験に関連する刺激からの回避行動，睡眠障害，母親からの分離の困難，などである．また，集中困難や記銘力障害のような認知機能の障害も頻度が高い症状である．さらに未来が短縮し，自分自身の死が早く訪れるような感覚を訴えることもある．以上の症状によって，PTSDは大きな苦痛を伴い，日常機能に著しい障害をきたす．

DSM-IV-TRによるPTSDでは，再体験，回避，過覚醒の3つが中核症状とされている．一応，子どもには成人とは異なる症状が出現することを認めているものの，年齢にかかわらず成人と同一の診断基準を用いている．すなわち，再体験（criterion B）は外傷の主題を表現する反復的な遊びや，悪夢によって再現されること，回避（criterion C）は心的外傷に関する刺激を避ける，あるいは全般的に無感覚になることを指す．過覚醒（criterion D）は覚醒度が

持続的に亢進することであり，症状としては入眠困難や過度の驚愕反応などが含まれる．そしてcriterion B, C, Dの症状は1か月以上継続しなくてはならず（criterion E），またPTSDと診断するためには，これらの症状が臨床的に著しい苦痛を引き起こしており，子どもの機能を障害している必要があるとされている（criterion F）．

さて，子どもの年齢や状況によって心的外傷の影響は異なる結果をもたらし，たとえ子どもがPTSDの診断基準を完全に満たしていない場合でも著しい障害を呈することがある．すなわちDSM-IV-TRに記載されているPTSDの症状は，心的外傷の結果苦しんでいる子どもには当てはまらない可能性があるために，彼らを漏れなく抽出するためには，DSM-IV-TRの診断基準のみに頼るべきではないと考えられる．とくに乳幼児期の子どもは心的外傷に曝露した後，PTSDの症状をほとんど示さないこともまれではない．このような状況を鑑みてScheeringaらは，乳幼児期の子どものPTSDを評価するための独自の診断基準を作成し，その有効性を検討している[24]．Scheeringaらの PTSDの診断基準の特徴は，第1に言語化だけでなく行動評価に焦点を当てた基準を加えたことと，第2に乳幼児に特異的と思われる症状（新しい恐怖症と攻撃性）を加えたものになっていること，である[25]．彼らは虐待による心的外傷を受けたと考えられる乳幼児をこの診断基準を用いて評価し，その結果60%（DSM-IVでは20%）がPTSDと診断されるとしている[26]．また彼らは，PTSDの新しい診断基準のほうがDSM-IVのそれよりも評価者間信頼性が高いことを示している．

一方，本邦において青木らは乳幼児期のPTSDの症例を上述した両者の診断基準を用いて検討した結果，Scheeringaらの診断基準がDSM-IVより有用であると結論づけており，さらに乳幼児期にも青年期や成人のPTSDの病理と類似の精神病理があることを強調している[25]．

American Academy of Child and Adolescent Psychiatry（米国児童青年精神医学会）はPTSDの治療の診療指針を作成しており，おもな介入方法として，心理教育，個人療法（大部分は認知行動療法），家族療法，集団療法，薬物療法が含まれている[27]．治療指標は1998年に作られたもののいまだ改訂の途上であり，今のところ，成人に対する治療を子どもの発達段階に合わせて修正して行っているのが現状である．薬物療法に関しても二重盲検プラセボ対照比較試験の研究はなく，今後実施していく必要がある．

6. 強迫性障害

強迫性障害（obsessive-compulsive disorder: OCD）は，何度も頭にうかぶ侵入的な考え，あるいは過剰な心配（強迫観念）や不安を軽減させるために駆り立てられる儀式（強迫行為），によって特徴づけられる[28]．これらの強迫観念や強迫行為は苦痛を伴い，時間を浪費し（1日に1時間以上），消耗するために，日常的な機能に障害が出る．子どもで最も頻度の高い強迫のテーマは，汚染（ごみ，細菌，毒），自分や他人への害，対称性，正確さ，順番，倫理的な心配（罪を犯すことへの心配），幸運あるいは不運の数，性に関係する心配，などである[23]．また最も頻度の高い強迫行為のテーマは，清潔のための行為（過剰に，手を洗う，風呂に入る，身だしなみを整える），確認，数を数える，整頓，触る，などである．以上の儀式によって一時的には不安は軽減するが，再度生じる侵入的な考えやイメージのために，長期間不安が消えるこ

とはない．結果として，OCDの子どもは時間を浪費し，強迫観念と強迫行為の絶え間のないサイクルに陥り，過度の苦痛を伴う機能的な障害を被ることになる．

子どものOCDでは強迫症状が自我親和的であることが多く，そのため本人の治療への動機づけが乏しく治療に難渋することが多い．これまで子どものOCDの治療としては成人同様に，精神療法，認知行動療法，薬物療法が提唱されてきたが，確固たる治療法はいまだ確立されていない．現在のところ治療の第一選択は，CBTとSSRIを中心とする薬物療法である[29]．子どものOCDに対しては，さらに病態への理解を深め，利用可能な治療法の向上が必要である．

7. 特定の恐怖症

特定の恐怖症（specific phobia: SP）と診断するためには，ある特定の物や場所に対する過剰で持続する恐怖が必要であり，その結果，過度の苦痛や機能的障害が発生する．SPの子どもは恐怖の対象である刺激に直面すると常に不安を感じてしまう．特定の恐怖には5つのカテゴリーが定義されている．すなわち，動物タイプ（動物や昆虫），自然環境タイプ（雷，自然災害，高所，水場，など），血液−注射タイプ（血液，怪我，注射，など），場面タイプ（飛行機，エレベーター，橋，など），その他，である．健常児が示す標準的な恐怖から区別するために，SPでは恐れる刺激の予期や曝露の場面では，必ず激しい苦痛を伴わなければならない．

子どもの場合には，恐怖はしばしば，泣くこと，かんしゃく，両親からの分離を拒絶すること，などによって表現される．SPでは結果としてしばしば恐怖の対象の刺激を回避するようになり，それによって年齢相応の経験が制限されることになる．

治療ではCBTが第一選択として考えられており，子どものSPを対象としたCBTが開発され有効性が証明されている[30]．また薬物療法では，SPを含む子どもの不安障害を対象としたプラセボ対照比較試験においてfluoxetineの有効性が証明されている[31]．

おわりに

子どもの不安障害は児童・思春期において最も一般的な精神病理学的カテゴリーの一つである．子どもたちは不安障害によってかなりの苦痛が引き起こされており，学校，社会，家族，など広い範囲で障害されている．臨床医が正確な診断をするためには，適切な評価方法を使用するとともに，子どもの不安障害の臨床的な徴候に気づくことが非常に重要である．

また子どもの不安障害に対する介入法の開発は少しずつ進歩しており，治療のエビデンスが蓄積されてきている．これらには，行動療法，認知行動療法，薬物療法，家族療法，そして力動的精神療法が含まれている．しかしながら，まだ解明されていない部分も多く残っており今後さらなる検討が必要である．

（加藤晃司，松本英夫）

[引用文献]

1. Fisher PH, Tobkes JL, Kotcher L, et al. Psychosocial and pharmacological treatment for pediatric anxiety disorders. Expert Rev Neurother 2006; 6(11): 1707−19.
2. Cole DA, Peeke LG, Martin JM, et al. A longitudinal look at the relation between depression and anxiety in children and adolescents. J Consult Clin Psychol 1998; 66(3): 451−60.

3. Ferdinand RF, Verhulst FC. Psychopathology from adolescence into young adulthood: an 8-year follow-up study. Am J Psychiatry 1995; 152(11): 1586-94.
4. Connolly SD, Bernstein GA, Work Group on Quality Issues. Practice parameter for the assessment and treatment of children and adolescents with anxiety disorders. J Am Acad Child Adolesc Psychiatry 2007; 46: 267-83.
5. Last CG, Perrin S, Hersen M, et al. DSM-III-R anxiety disorders in children: sociodemographic and clinical characteristics. J Am Acad Child Adolesc Psychiatry 1992; 31: 1070-6.
6. Kashdan TB, Herbert JD. Social anxiety disorder in childhood and asolescence: current status and future directions. Clin Child Fam Psychol Rev 2001; 4(1): 37-61.
7. Keeton CP, Kolos AC, Walkup JT. Pediatric generalized anxiety disorder: epidemiology, diagnosis, and management. Paediatr Drugs 2009; 11(3): 171-83.
8. McClellan JM, Werry JS. Evidence-based treatments in child and adolescent psychiatry: an inventory. J Am Acad Child Adolesc Psychiatry 2003; 42: 1388-400.
9. Reinblatt SP, Riddle MA. The pharmacological management of childhood anxiety disorders: a review. Psychopharmacology(Berl) 2007; 191: 67-86.
10. Goodman WK, Murphy TK, Storch EA. Risk of adverse behavioral effects with pediatric use of antidepressants. Psychopharmacology(Berl) 2007; 191: 87-96.
11. Renaud J, Birmaher B, Wassick SC, et al. Use of selective serotonin reuptake inhibitors for the treatment of childhood panic disorder: a pilot study. J Child Adolesc Psychopharmacol 1999; 9: 73-83.
12. Biederman J, Faraone SV, Marrs A, et al. Panic disorder and agoraphobia in consecutively referred children and adolescents. J Am Acad Child Adolesc Psychiatry 1997; 36(2): 214-23.
13. Masi G, Favilla L, Mucci M, et al. Panic disorder in clinically referred children and adolescents. Child Psychiatry Hum Dev 2000; 31: 139-51.
14. Keeley ML, Storch EA. Anxiety disorders in youth. J Pediatr Nurs 2008; 24(1): 26-40.
15. Bernstein GA, Borchardt CM, Perwien AR. Anxiety disorders in children and adolescents: a review of past 10 years. J Am Acad Child Adolesc Psychiatry 1996; 35: 1110-9.
16. Cartwright-Hatton S, Tschernitz N, Gomersall H. Social anxiety in children: social skills deficit, or cognitive distortion? Behav Res Ther 2005; 43(1): 131-41.
17. Birmaher B, Waterman GS, Ryan N, et al. Fluoxetine for childhood anxiety disorders. J Am Acad Child Adolesc Psychiatry 1994; 33: 993-9.
18. Manassis K, Bradley S. Fluoxetine in anxiety disorders. J Am Acad Child Adolesc Psychiatry 1994; 33: 761-2.
19. Fisher PH, Tobkes JL, Kotcher L, et al. Psychosocial and pharmacological treatment for pediatric anxiety disorders. Expert Rev Neurother 2006; 6(11): 1707-19.
20. Walkup JT, Albano AM, Piacentini J, et al. Cognitive behavioral therapy, sertraline, or a combination in childhood anxiety. N Engl J Med 2008; 359(26): 2753-66.
21. Masi G, Mucci M, Millepiedi S. Separation anxiety disorder in children and adolescents: epidemiology, diagnosis and management. CNS Drugs 2001; 15(2): 93-104.
22. Kearney CA, Silverman WK. The evolution and reconciliation of taxonomic strategies for school refusal behavior. Clin Psychol 1996; 3: 339-54.
23. American Psychiatric Associasion. Diagnostic and Statistical Manual for Mental Disorders, 4th ed, American Psychiatric Publishing Inc., Washington DC, 2000.
24. Scheeringa MS, Zeanah GH, Myers L, et al. New findings on alternative criteria for PTSD in preschool children. J Am Acad Child Adolesc Psychiatry 2003; 42: 561-70.
25. 青木 豊. 乳幼児期における外傷後ストレス障害 (PTSD). 児童青年精医と近接領域 2004; 45: 130-9.
26. Scheeringa MS, Peebles CD, Cook CA, et al. Toward establishing procedural, criterion and discriminant validity for PTSD in early childhood. J Am Acad Child Adolesc Psychiatry 2000; 40: 52-60.
27. Practice parameters for the assessment and treatment of children and adolescents with posttraumatic stress disorder. J Am Acad Child Adolesc Psychiatry 1998; 37(10 Suppl): 4S-26S.

28. Zhang W, Perry KW, Wong DT, et al. Synergistic effects of olanzapine and other antipsychotic agents in combination with fluoxetine on norepinephrine and dopamine release in rats prefrontal cortex. Neuropsychopharmacology 2000; 23: 250-62.
29. Storch EA, Merlo LJ. Obsessive-compulsive disorder: strategies for using CBT and pharmacotherapy. J Fam Pract 2006; 55: 329-33.
30. Ost LG, Svensson L, Hellström K, et al. One-session treatment of specific phobias in youths: a randomized clinical trial. J Cnsult Clin Psychol 2001; 69(5), 814-24.
31. Birmaher B, Axelson DA, Monk K, et al. Fluoxetine for the treatment of childhood anxiety disorders. J Am Acad Child Adolesc Psychiatry 2003; 42(4): 415-23.

中年期

うつ

現代社会における中年期

現在の日本社会は大きな変革期にあり，価値観の多様化や急速に変化を遂げる社会システムなど，われわれは不安定で厳しい社会状況のなかでの適応を迫られている．中年期には，職場などで指導的立場として責任ある重要な役割を担わされる．幅広い社会的なつながりを持ち，それが支えにもなっているのだが，その反面，「しがらみ」という負担も大きくなってくる．政治や経済などの大きな社会問題から，ごく身近な些細な問題に関することまで，常にさまざまなしわ寄せが降りかかってきやすい世代である．終身雇用体制も崩壊したなかではリストラの対象とされ，年齢的に再就職も困難であり，そうならなくても人員削減に伴う慢性的な労働負担の増大や賃金の悪化など，雇用や経済的な不安に直面している．

そういった状況を反映するかのように，2002年に行われた厚生労働省労働者健康状況調査では，仕事や職業生活に関する強い不安，悩み，ストレスを有する労働者の割合が6割を超えていると報告されている[1]．

また，2005年に行われた社会経済生産性本部の調査によれば，精神疾患のために1か月間以上休職している組合員を抱える労働組合は68.1％であり，理由としては，「うつ病」が最も多くを占めていた[2]．厚生労働省労働基準局の報告でも，精神障害に関連した労災の請求件数，認定件数は近年増加して推移している（図1）[3]．このようななかにあって，家庭では家族を支えて行かなければならない立場にもおかれている．

超高齢社会では，これまで以上に老齢の親の介護や経済援助などの負担が大きくなり，また一方では，子どもらが青年期を迎えても自立心

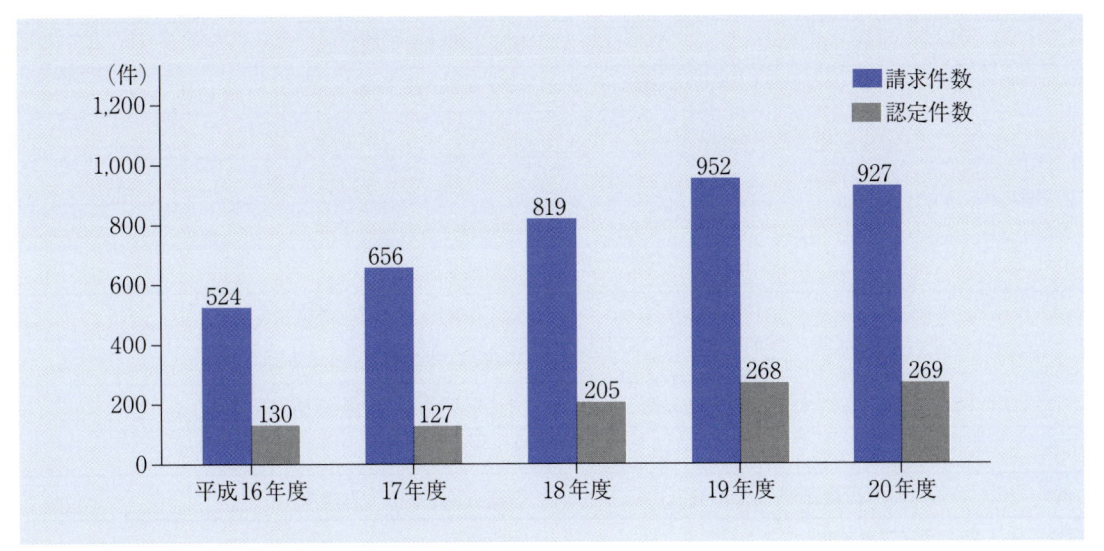

図1 精神障害等に係る労災件数・認定件数の推移
精神障害に関連した労災請求件数はそれまで増加傾向にあったが，2008（平成20）年には若干減少．しかし，認定件数は毎年増加して推移している．

(厚生労働省労働基準局労災補償部補償課職業病認定対策室．2009[3]）より改変作図）

を持つことなく，ニート，パラサイトシングルといった，いわゆるモラトリアム現象を生じさせ独り立ちに躊躇している．家族の養育負担から解放されないどころか，「共倒れ」の不安を感じなければならないほど負担はより増大し，追い打ちをかけるように，貯蓄率の低下や年金問題など老後への生活不安，身体機能低下や慢性成人病疾患への罹患など，健康状態への不安も覆い被さってくる．中年期はこれらの現実のなかを生きていかなければならない年代であり，時にはそれまでの価値観を再検討し再構築する必要に迫られる場合もある．

こういった現代社会における心理社会的負担も一因となって，「真面目な人がかかる心のエネルギーが枯渇していく病態」が惹起され，うつ病の発症につながっていくのかもしれない．

ライフサイクルにおける中年期危機

ライフサイクルの視点から中年期に着目し，成人期の男性の心理的発達について研究を行ったLevinsonは，40～65歳を「中年期」に区分している（**図2**）[4]．中年期の心理を考えるにあたり，成人の心理的発達に関するいくつかの研究が参考になると思われる．

Eriksonは青年期以降の発達段階を「青年期」「前成人期」「成人期」「老年期」に分類し，「青年期」を，それまでの養育の影響で形成された価値観やものの見方などについて検討し直す時期としている．この作業を通じて「自我同一性」を確立するのが青年期の課題であり，それはその後の人生を通じて成熟し，老年期の統合に向かうとされている．Eriksonは中年期よりも青年期に着目し，ライフサイクル上の危機は青年期の危機と考えた[5]．

Jungは40歳前後を「人生の正午」と述べている．すなわち人間の一生を太陽にたとえて，太陽が正午を境に徐々に曇っていくように，対外的に向けられていた価値観が中年期を境に内面的なものへと変化する転換点にあたる時期であると理解した[6]．

	60歳〜	成人後期（老年期）
成人中期 40〜65歳 （中年期）	60〜65歳	成人後期の過渡期
	55〜59歳	中年期の第2の生活構造を築く
	50〜54歳	50歳の過度期（見直しの時期）
	45〜49歳	中年期の新しい生活構造を築く
	40〜44歳	中年期の過度期
成人前期 17〜45歳	33〜39歳	成人前期の第2の生活構造を築く
	28〜32歳	30歳の過度期（見直しの時期）
	22〜27歳	成人前期の新しい生活構造を築く
	17〜21歳	成人前期過度期
0〜22歳		前成人期（児童・青年期）

図2　成人期のライフサイクル
Levinson の提唱する成人期のライフサイクル区分によると，中年期は 40〜65 歳であり，このうち 40〜44 歳は青年期から中年期の過渡期，60〜65 歳は中年期から老年期への過渡期となる．

(Levinson DJ, 1980[4]より改変作図)

やがて，青年期以降の危機の存在に関しても注目され，Jaques は 310 人の才能ある芸術家の創造性に関する調査を行った結果，中年期には創造の質が明らかに変化していることを指摘し，この転換期を中年期危機（mid-life crisis）とよんだ[7]．

また，Levinson は 35〜45 歳までの男性 40 人を対象にした詳細な実態調査を行い，40〜45 歳ごろに生活行動の不安定な過渡期（mid-life transition）が訪れるとし，その時期には，若さと老い，破壊と創造，男らしさと女らしさ，愛着と分離という 4 つの両極性において，新たな統合がなされなければならないとしている[4]．そこでは中年期の約 80％がこの危機を経験するとも述べられている．

このように，中年期に大きな転換点が存在する知見が示されてきたことで，ライフサイクルにおいて中年期に危機的状況が存在するという認識が 1970 年代以降，一般的にも受け入れられていった．

危機的な中年期心性

1. 自己の能力の有限性の自覚

中年期は，身体的にも心理的にも，また社会的にも変化の多い時期である．体力の衰えや容貌の変化，性機能の低下などを痛感し始める時期であり，社会的・職業的には自分の能力の限界や社会的地位の向上に限界を自覚し始める．そういった一連の変化は，それまで直面することのなかった，人生における「自己の能力の有限性」を実感させることにつながる．そのため中年期には，それからの人生における自己のあり方があらためて見つめ直され，心理的な危機，いわゆる「中年期危機」が生じやすいといえる（図3）[8]．その最も象徴的なことは「喪失体験」である．時間的な制約，身体機能の低下，社会適応能力の限界が目前に実感され，自己に対する理想と思いどおりにならない現実とのあいだで葛藤し，切迫感，喪失感に打ちひしがれる．これは人生全般において生じうることではあるが，中年期に出現しやすいライフイベントが，

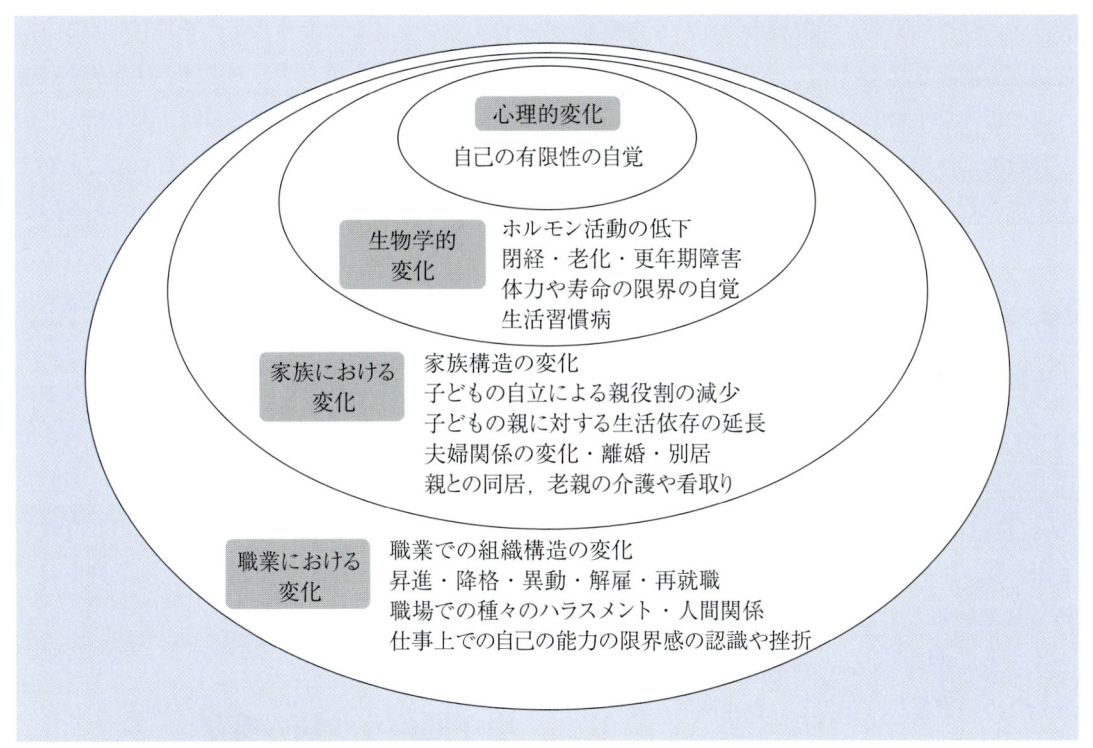

図3 中年期危機の構造
中年期は体力の低下などの身体的変化だけではなく,家族構造の変化や職場での対人関係も含めた環境変化が生じる.中年期危機は'構造的危機'とも考えられているが,その中核には'自己の有限性の自覚'が存在している.この一連の構造の変化が,うつ病をはじめとする精神疾患の発症を引き起こす場合もある.

(岡本祐子,2007[8])より改変作図)

【心理的変化】自己の有限性の自覚
【生物学的変化】ホルモン活動の低下／閉経・老化・更年期障害／体力や寿命の限界の自覚／生活習慣病
【家族における変化】家族構造の変化／子どもの自立による親役割の減少／子どもの親に対する生活依存の延長／夫婦関係の変化・離婚・別居／親との同居,老親の介護や看取り
【職業における変化】職業での組織構造の変化／昇進・降格・異動・解雇・再就職／職場での種々のハラスメント・人間関係／仕事上での自己の能力の限界感の認識や挫折

よりそれを助長しやすく,中年期危機に至るのであろう.

女性における中年期危機として,古くから空巣症候群がよく知られている.子どもたちが青年期に入り独立して子育ても一段落し,夫はまだ仕事など多忙で,それまで充実していた家庭が空になってしまった空虚感や孤独感を感じてうつ状態となるケースである.しかし,現代の女性の中年期危機では,社会状況の変化や女性の生き方の多様性化によってさまざまな要因が関与している[9].とくに女性の社会進出や少子化といった現象は,家庭を守る妻,母親といった女性の伝統的な役割以外のアイデンティティを持ったことによりライフスタイルが多様化していることを示しているが,それは,人生の進路決定における取捨選択に伴う葛藤や,喪失体験などの増加にもつながっている.とくに出産などに関しては,年齢など時間的な制約もあり,男性以上に不安,後悔などが自覚されやすいものと考えられる.

さらに中年期には,いわゆる更年期を迎え,更年期障害とよばれるさまざまな身体症状や,うつ病などに代表される精神症状を引き起こす.女性の場合,生殖可能な時期から,排卵機能が消失する生殖不能の時期へと移行する期間であり,45歳以上で1年以上月経がなければ閉経とみなし,早期卵胞期(月経開始2～3日後)の卵胞刺激ホルモン(follicle stimulating hormone: FSH)が25 IU/L以上,エストラジオールが40 pg/mL以下の状態は更年期の始まりとされる.男性においては血中テストステロン値が年齢とともに低下するが,これは勃起障

害などの性機能障害との関連のほか，うつ病との関連も推測されている．

このような生物学的変化と心理社会的負担とが複合的に作用し，更年期うつ病の発症につながっていくと考えられている．

2. 未成熟な葛藤処理

男性は女性に比べて周囲からの援助を得られにくい傾向がある．「男らしさ」にこだわるあまり，自ら素直に助けを求めることができず，抑うつ状態にあっても周囲に気づかれにくくなりがちで，医療機関への受診率も低い傾向が認められている[10]．青年期に自我同一性の確立を達成する必要性がない場合，自我同一性の確立のための葛藤が潜在化し，青年期に心理的な葛藤の成熟した処理が身につかないため，結果として未成熟な葛藤処理の方法を選択して経過してしまう．

現代においては，年齢的には中年期であっても思春期・青年期心性の延長，すなわちモラトリアム現象が一般的にも認められ，そういった社会的なあり方も多少は許容されるようになりつつある．しかし，多くの場合は年齢相応の大人としての役割など社会的な要請に直面せざるをえず，自己の未熟さとのギャップから不適応に至ってしまうことも珍しくはない．

こういった，明らかに回避的で社会的にも未成熟な状態に関しては，周囲からも問題を指摘されやすい．しかし，未成熟な葛藤処理の方法を選択していても問題が顕在化しにくく，一定の社会適応が維持できているために，周囲にも気づかれることなく問題を内在したまま経過する場合がある．その一つに，「ワーカホリック」「仕事中毒」といわれる生活様式，対人関係様式があげられる[11]．

常に自分と他人を比較しながら自己像を大きくすることにひたむきな努力を続けて職業的・家庭的同一性を確立する方法は，社会的な評価も得ることができつつ，思春期・青年期からの課題に蓋をして心理的葛藤を回避することができてしまう．しかし，ごく一部の人たちを除いて，こういった生き方や価値観を守り続けることは困難であり，自己の能力の限界を認識することや，不本意な処遇を受けることなどによる挫折によって容易に破綻し，職場不適応などの社会適応上の障害をきたしてしまう．それまで成熟した対処を身につけることもなく，蓋をして否認してきた青年期からの課題に再び直面することになる状態が，まさに中年期危機なのである．

中年期のうつ病の疫学

2002（平成14）年に実施された世界精神保健調査（World Mental Health: WMH）の日本調査（WMHJ 2002～2003調査）では，Diagnostic and Statistical Manual of Disorders, Fourth Edition（DSM-IV）診断による大うつ病性障害の12か月有病率は，20～34歳で3.7%，35～44歳で1.1%，45～54歳で3.6%，55～64歳で2.3%，65歳以上で0.7%であり，中年期の中心的な年齢層での高い割合が確認されている[12]．また1998年以降，わが国の自殺者は年間3万人を超える状況が続き，深刻な社会問題になっている．増加している自殺者の5割以上が，30～64歳の中年期，そのなかでもとくに40～50歳代の男性の自殺者の急増が顕著となっている[13]．

女性は男性よりも12か月有病率および生涯有病率が約2倍高いことが確認されている[12]．その原因としては，女性ホルモンの変化，妊娠・出産など女性に特有のライフサイクル，仕事と育児などの家庭生活との両立に伴う葛藤，親の

介護などの影響が考えられる．

中年期のうつ病の特徴

　DSM（米国精神医学会による精神障害の診断と統計の手引き）などの操作的診断が普及するにつれて，うつ病の概念の広がりや不明瞭化が進んできたといわれている．従来からの狭義のうつ病とは，内因性と心因性の一部であり，より広義には反応性うつ病，気分変調症なども含まれる．しかし，実際の臨床場面においては，内因性，心因性を明確に区別することが困難なことも多いのが実情である．

　中年期のうつ病は，「病前性格因子」と「発病状況因子」の相互作用によって引き起こされる傾向が認められている．病前性格は，うつ病発症の素因，または病像や経過に影響を及ぼす要因となりうる．生育環境，社会環境などの影響を受けながら形成される個人の性格的な特徴は，過剰な心理的負担がかかる状況でのストレスに対する対処能力や，認知・行動にも影響を及ぼす．現在の中年期以降のうつ病で中心を占めるのは，熱心で几帳面，責任感が強く規律に忠実で良心的といった特徴を持つメランコリー親和型性格者が，慢性的負荷状況下で疲弊状態に陥った結果生じる消耗うつ病とされている[14]．「病前性格論」では，このような性格特性の脆弱性や病理が強調されてきた．

　一方で，「発病状況論」という点からは，中年期のうつ病にはその時期独特の発病促進因子，あるいは誘因として作用しうる状況が存在するといわれる．うつ病の発病状況因子に関して，大前と内海は，喪失状況，慢性的負荷状況，荷おろし状況の3つの類型をまとめている[15]．また大森は，初老期のうつ病の発病状況として，(1) 職業上の問題状況，(2) 家庭に関連する状況，(3) 身体問題の状況，の3つをあげている[16]．加齢とともに避けることができない，身体能力の低下や活動維持の限界から断念せざるをえないことも生じやすく，これは喪失状況となりやすい．また，困難な仕事を達成した場合などに生じる虚脱感など，目的志向性緊張の脱落が荷おろし状況という発病促進因子につながる場合もある[17]．

　中年期に発症する典型的なうつ病患者の症状の特徴としては，当初の「発病状況因」に対する認識が不十分で，自らの葛藤を自覚して表出することが乏しく，多くの場合は自力で問題を乗り越えようとして次第に疲弊していく．注意力や集中力の低下から仕事に支障が生じ始めるなどの悪循環を経て，不安焦燥が亢進し自責的となる．やがて消耗性に持続する悲哀感，抑うつ気分，意欲減退，興味関心の低下，アンヘドニア（快楽消失）も顕著になっていき，苦悩が深く，希死念慮を抱くようにもなる．当然ながら衝動的な行動化など自殺の発生に十分な注意が必要とされる．それ以外には，心気症状として自律神経症状などが前景に立ちやすく，性機能低下など生理学的変化を伴う場合もある．うつ病相がある程度進行した段階において，発病状況因に配慮して休養を中心とする環境調整などを行ったからといって，反応性にすみやかに改善するとはかぎらない．周囲の支持的対応や状況の変化にも反応がなく，薬物療法などを中心としたうつ病の標準的な治療の開始が必要となることも多い．

治療および対策

　中年期に発症するうつ病の治療としては，一般的に抗うつ薬を中心とした薬物療法が選択される（詳細に関しては他項をご覧いただきたい）．また，更年期うつ病では基本的には抗うつ薬を第一選択とし，エストロゲン欠乏症状の

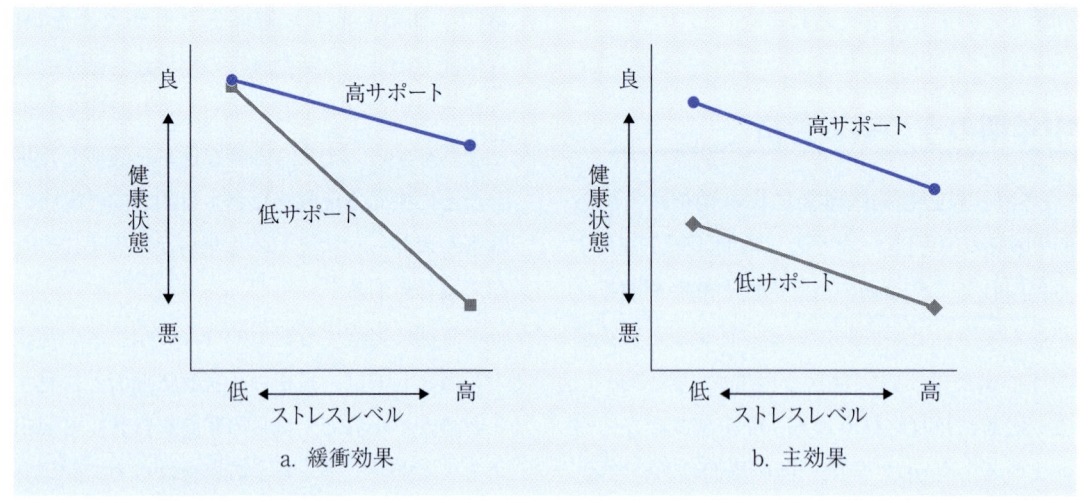

図4 ソーシャルサポートの効果
ストレスのレベルが低いと差はないが，ストレスが高いとソーシャルサポートが十分な人のほうが健康状態に優れるという緩衝効果(a)，ストレスの高低にかかわらずソーシャルサポートが十分な人のほうが健康状態に優れるという主効果(b)，の2種類の効果のモデルがある．

(嶋　信宏, 2004[21]より改変作図)

程度などに応じてホルモン補充療法（hormone replacement therapy: HRT）を行う．しかし，薬物療法を行うことはもちろんではあるものの，これまで述べてきた中年期危機を克服するためには，「アイデンティティの再構築」「価値観の転換」といった，それまで信じてしがみついていたものとは別の「生き方」や「価値観」を模索していく作業が必要になる．

その支えとなる精神療法としては，(1) ものの考え方や受け止め方（認知）を変えることで，抑うつ気分や不安など情動状態を変化させ，問題への対処能力を高めることを目的に構造化された認知行動療法，(2) 行動を通してポジティブなフィードバックを体験しながら，自分に対する評価や周囲の人との関係を再検討して，より現実的な視点を持って問題に対処できるようにする行動療法，(3) 原因を詮索せず，患者と家族・友人など重要な他者との関係の問題に焦点をあてて，その問題を解決することでうつ状態を治療する対人関係療法，の3種類が代表的である[18]．

また，うつ病による休職者の復職に向けての取り組みは産業保健における重要な課題になっている．笠原は中年期のうつ病に関する「職場復帰に際しての注意点」を提示し，配置転換などの特別の処遇は治癒後の患者の能力の発揮を妨げる危険があるため，原則元の職場に戻し，必要なら早い時期に定期人事異動で職場を変わるよう指導することを勧めている[19]．しかし現在では，個々の状態像の個体差も大きく，一概にそう対応しきれるものでもない．内因性の病態が反応性にも起こりうるという理解に立って薬物療法を行うと同時に，発症につながった状況における心理的内容の洞察を患者に促しながら，環境調整をはじめとした個別の対応を心がけることが望ましいと考えられる[20]．

個人の持つ心理的・社会的資源，たとえば身体的な健康状態，知的能力，ソーシャルスキル，金銭など物質的資源，などがストレスへの対処能力を支えるものとして考えられる．現在は，復職支援のマネジメントを目的としたプログラムを導入している医療機関も増加し，職場における

メンタルヘルス対策の必要性も啓蒙され，精神科医と産業医の連携や職場環境の改善，個々の従業員への対策など次第に整備されつつある．

また，地域が精神科医と協力して行っている自殺予防活動の成果が示されるなど，ソーシャルサポートの効果が反映されている．ソーシャルサポートとは，広義には個人を取り巻くさまざまな有形・無形の援助を指す言葉であるが，その効果としては，(1) ストレスのレベルが低いと差はないが，ストレスが高いとソーシャルサポートが十分な人のほうが健康状態に優れるという「緩衝効果」，(2) ストレスの高低にかかわらずソーシャルサポートが十分な人のほうが健康状態に優れるという「主効果」，の2つがあるといわれる（図4）[21]．さらには，ストレスの悪影響を減少させるだけでなく，ストレス状況の惹起を予防し，自己の統制感を高めることによって心理的な適応状態を安定させるという効果も認められている．患者に対して，個人・組織・地域の各々のレベルで，どのようなソーシャルサポートの提供が可能であるのかという議論がこれからも求められている．

おわりに

中年期のうつ病に関して，ライフサイクルにおいて認められる中年期危機を中心に述べてきた．加齢によって中年期を迎えるということは普遍的なものである．しかし，一部の人はこの時期の危機的状況に落胆し，また一部の人は気にもとめないでいる．このことは加齢によって生じているさまざまな文脈的刺激に対して，その認知・行動の過程に個人差が生じていることによると考えられる[22]．中年期危機への直面といったネガティブな一面ばかりではなく，成人期には衰えと同時に自身の価値の高まりや成熟といった肯定的なアイデンティティ体験を持つことも報告されている[8]．このような肯定的な認知の向上を手助けしながら，患者の自己治癒力を高めていくような，治療者を中心とした患者への関わりが大切であろうと思われる．

（横山正宗，吉邨善孝）

[引用文献]

1. 厚生労働省大臣官房統計情報部．平成14年労働者健康状況調査の概況，2003.
2. 社会経済生産性本部メンタル・ヘルス研究所．2005年版『産業人メンタルヘルス白書』，2005.
3. 厚生労働省労働基準局労災補償部補償課職業病認定対策室．平成20年度における脳・心臓疾患及び精神障害等に係る労災補償状況，2009.
4. Levinson DJ. The Seasons of Man's Life. Alfred A Knopf, New York 1978. 南 博（訳）．人生の四季，講談社，1980.
5. Erikson EH. Childhood and Society. Norton, New York, 1950. 仁科弥生（訳）．幼児期と社会1, 2, みすず書房，1977, 1980.
6. Jung CG. Die Lebenswende. Seelenproblem der Gegenwart, 1931. 鎌田輝男（訳）．人生の転換期．現代思想 1979; 7(5) 所収，青土社．
7. Jaques E. Death and the midlife crisis. Int J Psychoanal 1965; 46: 502-14.
8. 岡本祐子．アイデンティティ生涯発達論の展開，ミネルヴァ書房，2007; p.2-14.
9. 久保田幹子，中村 敬．中年期の危機と性差．教と医 2005; 53: 456-64.
10. 松本俊彦，勝又陽太郎，木谷雅彦，ほか．中年の自殺．精神臨サービス 2008; 8: 276-9.
11. 中野弘一．男性更年期の評価と対処に関して．心身医 2004; 44: 407-13.
12. 川上憲人．厚生労働省厚生労働科学研究費補助金厚生労働科学特別研究事業「心の健康問題と対策基盤の実態に関する研究」，平成14年度総括・分担研究報告書，2003.
13. 内閣府．自殺対策白書，2008.
14. 大森健一．景気変動とうつ病．精神科診断 2000; 11: 261-8.

15. 大前　晋, 内海　健. 精神療法でさらに必要な作業. 神庭重信（編）. 新世紀の精神科治療第2巻, 気分障害の診療学――初診から治療終了まで, 中山書店, 2004; p.213-40.
16. 大森健一. 初老期・老年期うつ病の発症状況――その臨床医学的・精神病理学的研究. 精神誌 1993; 85: 156-78.
17. 上田　諭. うつ病再発の兆候と発見――病前性格と発病状況の観点から. 精神科治療 2008; 23: 317-23.
18. 大野　裕. 精神療法. 日臨 2007; 65: 1650-3.
19. 笠原　嘉. 薬物療法を補完する小精神療法と社会復帰法. 精神科治療 2002; 17: 79-84.
20. 西岡和郎, 尾崎紀夫. 長期休務者――その病態と対応. 精神科治療 2007; 22: 147-52.
21. 嶋　信宏. ストレスとコーピング. 亀口憲治（編）. 心理臨床大辞典, 改訂版, 培風館, 2004; p.154-6.
22. 若本純子, 無藤　隆. 中高年期のwell-beingと危機――老いと自己評価の関連から. 心理研 2006; 77: 227-34.

不安

中年期危機とは

　中年期とは壮年期ともよばれ，青年期と老年期のあいだの人生の一年代であり，その範囲は一般的には40〜60歳であるといわれているが厳密ではない．松波は，人間の一生を身体能力や知能などの量的指標の推移としてとらえ，成長と衰退，強壮と弱体化，拡大と縮小などの相反する運動が拮抗する臨界点の存在を想定し，中年期とは一般にこのような臨界点を含んだ前後数年間と定義している[1]．そこでは成長・拡大，エネルギーの増大，身体的健康という正のベクトルと，衰退・縮小，エネルギーの減退，身体的苦痛（衰退）という負のベクトルが対立しつつ存在しているが，中年期に両者が相拮抗する臨界状況が訪れる．

　この臨界状況には具体的に2つの危機が想定されている．1つ目は自分の体力や能力の弱体化あるいは社会的役割や存在価値の低下を過大視し，その後の生活を決定づける負のベクトルに視点をおいて不安や諦念に圧倒される状況である．2つ目は負のベクトルの増大に気づかないか，あるいはそれを直視しないために生じる現実との解離，たとえば実際の行動計画と能力との解離，偶発的な災厄への対処を計算しないための対応力の欠如が「予期せぬ」挫折につながるとするものである．このような臨界状況における危機が多くの中年者に起こり中年期危機の様相を呈するのは，2つの力の拮抗を先鋭化させる要因，すなわち中年期のライフイベントが中年期危機に至らしめると指摘している（図1）．

中年期の発達課題

　ライフイベントを考えるときにEriksonの漸成発達理論[2]が参考になる．人が成長して自我同一性を獲得していく過程を8つのステー

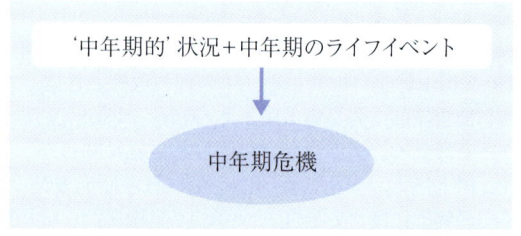

図1　中年期危機の構造
（松波克文, ほか, 2001[1]より）

	1	2	3	4	5	6	7	8
I 乳児期	信頼 対 不信				一極性 対 早熟な自己分化			
II 早期児童期		自律性 対 恥, 疑惑			両極性 対 自閉			
III 遊戯期			積極性 対 罪悪感		遊戯同一化対（エディプス）空想同一性			
IV 学齢期				生産性 対 劣等感	労働同一化 対 同一性喪失			
V 青年期	時間展望 対 時間拡散	自己確信 対 同一性悪感	役割実験 対 否定的同一	達成の期待 対 労働麻痺	同一性 対 同一性拡散	性的同一性 対 両性的拡散	指導性の分極化 対 権威の拡散	イデオロギーの分極化 対 理想の拡散
VI 初期成人期					連帯 対 社会的孤立	親密さ 対 孤立		
VII 成人期							生殖性 対 自己吸収	
VIII 成熟期								完全性 対 嫌悪, 願望

図2 心理社会的発達の8つのステージ　　　　　　　　　　　　　　　（小此木啓吾, 1982[2]より）

ジ（図2）に分類したが，自我同一性の確立した成人期は初期成人期，成人期，成熟期と3つの段階に分けられており，中年期はこのうち成人期に相当する．成人期の発達課題は，生殖性対自己-耽溺と停滞（generativity vs. self-absorption and stagnation）と表現されているが，この生殖性とは，子孫を生み出すこと（procreativity），生産性（productivity），創造性（creativity）を包含し，次の世代を作ること，家庭的にも社会的にも「親」としての責任を果たすことである．停滞感は，生殖的活動の活性を失った人々の心全体を支配するものだが，生産的な人にも無縁ではなく，この段階の中核的な病理を表現している．この葛藤から得られる成人期の人間的な強さあるいは自我の特質が「世話（care）」であるという（図3）．

西園は漸成発達理論における中年期を次のように解説している[3]．壮年期（中年期）はアイデンティティが確立した世代である．すなわち，(1) それまでの空想や万能感に基づいた思考，行動は影をひそめ，現実感に基づいて判断される，(2) 日常生活の処理能力が成長し，(3) 現実との関係を維持できるようになる，(4) 不安，緊張の起こってくる由来を考え処理しうるようになる，(5) 現実的な防衛機制がとれる，(6) そのような諸条件が満たされたなかで，自己の欲求の満足を求める，などの傾向が出てくる．現実との関係がこれまで以上に密接になり，現実的秩序をよりどころとするようになる．

飯田・佐藤らはその著書のなかで，中年期の発達課題について (1) 社会的役割の変換，(2) 自らの限界と死の受容，(3) 幼児期葛藤の再解決，という3つの方向性を示している[4]．(1) 社会的役割の変換は，昇進などの外面的役

	A 心理・社会的危機	B 重要な対人関係の範囲	C 関係の深い社会秩序要素	D 心理・社会的様式	E 心理・性的段階
I	信頼対不信	母親的人物	宇宙的秩序	得る お返しに与える	口愛－呼吸 感覚－運動段階 (合体的様式)
II	自律性 対 恥，疑惑	親的な人物 (複数)	法律と秩序	保持する 手放す	肛門－尿道段階 筋肉（貯留－排泄的様式）
III	積極性 対 罪悪感	基本的家族	理想的な標準型	思い通りにする(＝追いかける) まねをする(＝遊ぶ)	幼児－性格，歩行段階 (侵入－包括的様式)
IV	生産性 対 劣等感	"近隣" 学校	テクノロジー的要素	ものをつくる(＝完成する) ものを一緒につくる	"潜伏期"
V	同一性 対 同一性拡散	仲間集団と外集団 指導性のモデル	イデオロギー的な展望	自分自身である (または，自分自身でないこと) 自分自身であることの共有	思春期
VI	親密と連帯 対 孤立	友情，生，競争， 協力の相手	協同と競争のパターン	他者の中で自分を失い， 発見する	性器性
VII	生殖性 対 自己吸収	分業と共同の家庭	教育と伝統の流れ	世話をする	
VIII	完全性 対 絶望	"人類" "わが種族"	知恵	過去各種によって存在する 存在しなくなることに直面する	

図3 自我同一性の展望
VIIの成人期において，その心理社会様式が「世話をする」という特質で表される．

(小此木啓吾，1982[2]）より）

割の変化にとどまらず，仕事や家庭で要請される内面的な関わり方の変化を重視している．(2) 自らの限界と死の受容は，実際の身体的衰退よりも，これまでの役割の行き詰まりによって意識される．(3) 幼児期葛藤の再解決とは，エディプス葛藤の解決法の違いを示す．すなわち青年期では，自らの負けず嫌いな気持ちを，身体的な基盤から若者らしい頑張りで克服しようとする，昇華によって防衛するといういわば外面的な解決であるのに対し，中年期ではこのような頑張りが利かなくなり昇華することが不可能となり，エディプス葛藤の本質的な解決つまり内面的な解決が迫られるという．

自我同一性が確立され社会的にも家庭的にも安定した地位を獲得していると考えられる中年期であるが，現代では核家族化，終身雇用制の崩壊・リストラへの不安，格差社会，世代間文化の隔絶，地域でのコミュニケーションの欠如による社会的孤立などさまざまなストレスがあり，決して平穏な時期ではなくなっている．近年の壮年期の自殺の急増は，心理社会的な構造が変化し，乗り越えられないような喪失体験が身近になってきていることを示唆していると浦島と西村は述べている[5]．

労働世代としての中年期を取り巻く環境

少子高齢化時代を迎えて人口構造自体が変化していくなか，社会情勢の変化は職域の変化に

限らず家庭や地域，教育現場など広い領域にわたっているが，中年期を考えるうえでは外せない職域での変化を考えてみたい．吉村らは，労働者をめぐる環境の変化を次の5つにまとめている[6]．

1. 経済状況の変化

バブル経済の崩壊により日本経済は長い不況に入り，多くの企業はリストラを強いられるようになった．リストラにより労働能力が残されている者たちが職場を去らざるをえなくなり，先行きに不安や絶望を抱く者も必然的に増えた．一方，リストラをのがれた社員も，少ない人員でこれまで同様あるいはこれまで以上の仕事をこなす必要に迫られているのが現在である．また，M&A（merger and acquisition（企業の合併・買収））や国内を超えたグローバルな企業間・業種間競争がさかんになり，より利益率の高い事業への集中・転換が短期間で行われた結果，労働者側としては長年行ってきた業務が突然なくなる，または変わるという事態になり，それまでの経験を生かせないベテラン労働者が不適応に陥るリスクが高まっている．

2. 年功序列・終身雇用の崩壊

これまで企業に就職すれば経験年数に伴い昇進・昇給が当たり前のように行われてきて，定年までの雇用がほぼ約束されていた．しかし，欧米式の成果主義の導入により雇用システムが急激に変化し，年齢の若い労働者が先輩を追い抜いて昇進したり，人員削減で定年前に退職を勧奨されることが起こるようになった．これにより能力は高くても人格的に未熟な労働者が管理職につくがうまくマネジメントできず不適応を起こしたり，ベテラン労働者が地位を失う不安に怯えるというアイデンティティの危機を招いている．

3. 雇用形態の変化

さまざまな業務のアウトソーシング（外部委託）が進み，派遣社員や契約社員など非正規職員が増え，正規職員に交じって仕事をすることが多くなっている．その非正規職員・従業員の割合が高くなったが，正規職員からみれば非正規職員の責任や専門性の低さが，非正規職員からみれば正規職員との報酬格差がストレス因子となっている．非正規職員のなかには，正規での採用がなくやむをえず非正規となった者も多く，これも職場での人間関係に微妙な影響を与えている．

4. 急速なIT化による人間関係の変化

今やほとんどの職場でIT化が行われ，職場内での連絡が電子メールで行われることが多くなった．電子メールは時間やコストの点で多大なメリットがあるが，一方で直接対話の機会を減らし人間関係を希薄にする側面もある．就職前からインターネットによるコミュニケーションを好んできた若者が就職して，職場全体がそのような雰囲気に違和感を持たなくなってきている．その結果，対人接触が最低限のものになり，「顔の見えない職場」が増え，メンタルヘルスケアにおいて重要である健康状態や行動面の変化に気づきにくくなる．他人が不用意に侵入してくる懸念は少なくなったが，自らが危険信号を発しない限り気づいてもらえないという孤立化の懸念が職場に広がってきているのである．

5. 労働時間の変化

裁量労働制を採用している企業が増えてきている．この制度は実質的に労働時間が把握されにくく長時間労働になりやすい．また過重労働による健康障害のリスクを拾い上げにくい．

ライフイベントとストレス

このように勤労者に限っても心理社会的な環境の変化は著しいが，働き盛りの中年期はその影響を最も被っている世代と考えることができる．ところで，そのようなストレス状況からうつ病をはじめとするメンタル不全者の増加がマスコミにも多く取り上げられるようになっているが，ライフイベントをストレッサーとしてとらえた研究がある．ストレスを数量化して測定する方法で，生活上の出来事のストレスの程度が客観性をもって判断できる評価方法であり，その代表が社会的再適応評価尺度（Social Readjustment Rating Scale: SRRS）である．HolmesとRaheは，5,000人の患者を対象として生活史を中心とした生活上の出来事を調査し，それに基づいて43項目のストレッサーからなる調査票を作成した．個人が感じるストレスの程度を結婚＝50点とし，これを基準に0～100点のあいだでそれぞれのストレッサーの強度を自己評点させ，ライフイベント得点とした．体験したライフイベント得点の合計点数が高くなれば，疾患発症につながりやすいと考えられている．この利点は，社会的・環境的ストレスへの曝露に対する客観的評価を重視するものであり，点数で表示されるからわかりやすく，相互比較がしやすいといわれている[7]．

夏目はこのSRRSを日本の実情に合うように改変し，勤労者のストレス強度の測定に用いている．勤労者に多くみられる18のストレッサーを追加した65項目からなるストレス調査票を作成し，1,630人の勤労者を対象に調査を行い，ストレス強度をストレス点数として求めた（表1）．そこから，わが国における勤労者の会社や職場へのストレス度は高いという結果が得られた．ストレス点数を分析してみると20代に比較して30～50代のストレス度は強く，職場生活ストレッサー群では，課長や班長のストレス度は一般社員に比較して強いという結果が得られた．さらに夏目は，ストレスとストレス関連疾患との関連を調査検討した結果，ストレス点数の合計点は健常者群の218点に対し，ストレス関連疾患（身体表現性障害，不安障害など）では318点と有意に高得点を示しており，ライフイベントの強度とストレス関連疾患には相関関係があると結論している[7]．

産業保健の領域では，これらライフイベント研究の成果から勤労者におけるストレス強度評価を測定して評価する「職場における心理的負荷評価表」（表2）を作成し，労災認定の業務起因性の判断指針[8,9]に用いている．

ライフイベントはこのように有用であるが，ストレス研究の立場から批判もある．ストレス測定においてはSRRSが入力型としてよく用いられてきたが，入力型測定は出来事の個人的な意味合いと対処行動が無視されていること，ライフイベントの測定とその健康への結果のあいだの相関が低いという批判がなされ，より複雑なシステムとして理解する必要があるといわれている[10,11]．しかしながら現在でも，ライフイベント法は精神医学の領域ではわが国に限らずよく用いられている．

中年期の不安，抑うつ

中年期には神経症やうつ病が起こりやすいといわれているが，一方で神経症は青年期か

表1 勤労者のストレス強度

順位	ストレッサー	全平均	男	女	～19歳	20歳～	30歳～	40歳～	50歳～
1	配偶者の死	83	83	82	82	85	84	80	78
2	会社の倒産	74	74	74	72	72	75	77	78
3	親族の死	73	71	78	74	72	77	72	73
4	離婚	72	72	72	75	74	71	70	67
5	夫婦の別居	67	67	69	67	67	70	67	68
6	会社を変わる	64	64	62	61	61	66	67	70
7	自分の病気やけが	62	61	67	63	60	64	63	65
8	多忙による心身の疲労	62	61	67	62	61	64	62	59
9	300万円以上の借金	61	60	65	70	63	59	56	59
10	仕事上のミス	61	60	65	62	58	61	64	66
11	転職	61	61	61	57	57	65	66	64
12	単身赴任	60	60	60	61	59	61	62	61
13	左遷	60	60	59	61	56	62	62	64
14	家族の健康や行動の大きな変化	59	58	63	57	57	63	61	59
15	会社の建て直し	59	59	58	54	55	61	66	64
16	友人の死	59	58	63	70	65	55	50	50
17	会社が吸収合併される	59	59	58	55	55	61	65	66
18	収入の減少	58	58	57	57	55	61	59	60
19	人事異動	58	58	58	56	54	61	62	59
20	労働条件の大きな変化	55	54	56	53	52	56	58	54

点数が高いほどストレス強度が強い．20位以上の項目を示した．

(夏目　誠，2007[7] より)

ら急速に増えて中年期に入りかけるころにピークを迎え以降は減少していく，という指摘もある[12]．米国における全般性不安障害の生涯有病率は5%で，その発症は普通25歳以前，女性が男性の2倍の頻度であるという[13]．佐々木は藤原らの疫学調査の結果からわが国での生涯有病率として，うつ病エピソードは15%，全般性不安障害と発作性不安障害はともに1%，恐怖症は11%であり，うつ病においては女性が男性の3.4倍多いと報告している[14]．

西園は精神科外来受診者の調査から，中年期の神経症について次の特徴がみられたと述べている．不安・緊張に関するもの，体の故障，自律神経失調に関するものが全世代のなかで最も多く，次いでうつ状態に関するものが向老，初老・老年に次いで多いという傾向を持っており，中年は不安，心気，うつの年代であるとしている．青年期に多くみられた「自己不全感」「対人意識過剰」「他人に注目されている感じ」「家出・放浪」といった症状は激減しており，少年期にみられたさまざまな神経症的行動障害はほとんどみられず，これらの結果から西園は壮年期の神経症とうつ病の呈する病態の心理的意味を次のように解説している[3]．

表2 職場における心理的負荷評価表

出来事の類型	(1)平均的な心理的負荷の強度				(2)心理的負荷の強度を修正する視点	
	具体的出来事	心理的負荷の強度			修正する際の着眼事項	
		I	II	III		
1. 事故や災害の体験	大きな病気やけがをした			☆	被災の程度,後遺障害の有無・程度,社会復帰の困難性等	
	悲惨な事故や災害の体験(目撃)をした		☆		事故や被害の大きさ,恐怖感,異常性の程度等	
2. 仕事の失敗,過重な責任の派生等	交通事故(重大な人身事故,重大事故)を起こした			☆	事故の大きさ,加害の程度,処罰の有無等	
	労働災害(重大な人身事故,重大事故)の発生に直接関与した			☆	事故の大きさ,加害の程度,処罰の有無等	
	会社にとっての重大な仕事上のミスをした			☆	失敗の大きさ・重大性,損害等の程度,ペナルティの有無等	
	会社で起きた事故(事件)について責任を問われた		☆		事故の内容,関与・責任の程度,社会的反響の大きさ,ペナルティの有無等	
	ノルマが達成できなかった		☆		ノルマの内容,困難性・強制性・達成率の程度,ペナルティの有無,納期の変更可能性等	
	新規事業の担当になった,会社建て直しの担当になった		☆		プロジェクト内での立場,困難性の程度,能力と仕事内容のギャップの程度等	
	顧客とのトラブルがあった	☆			顧客の位置づけ,会社に与えた損害の内容,程度等	
	仕事内容・仕事量の大きな変化があった		☆		業務の困難度,能力・経験と仕事の内容のギャップの程度等	
3. 仕事の量・質の変化	勤務・拘束時間が長時間化した		☆		変化の程度等	
	勤務形態に変化があった	☆			交代制勤務,深夜勤務等変化の程度等	
	仕事のペース,活動の変化があった	☆			変化の程度,強制性等	
	職場のOA化が進んだ	☆			研修の有無,強制性等	

(3)出来事に伴う変化等を検討する視点

出来事に伴う問題,変化への対処等

○仕事の量(労働時間等)の変化
 ・所定外労働,休日労働の増加の程度
 ・仕事密度の増加の程度
○仕事の質・責任の変化
 ・仕事の内容・責任の変化の程度,経験,適応能力との関係等
○仕事の裁量性の欠如
 ・他律的な労働,強制性等
○職場の物的・人的環境の変化
 ・騒音,暑熱,多湿,寒冷等の変化の程度
 ・職場の人間関係の変化
○会社の講じた支援の具体的内容・実施時期等
 ・訴えに対する対処,配慮の状況等
○その他(1)の出来事に派生する変化

総合評価		
弱	中	強

1. 不安神経症——情緒的孤立

現在の疾患分類ではパニック障害と全般性不安障害に相当するが,発病には情緒的孤立の状況が関与している.不安発作やパニックの発症は,外界の支持を急に失いそうになるか,無意識的過程に抱えた解決困難なコンプレックスのために,現実生活に適応できず,急性の情緒的孤立を起こして発生したものである.全般性不安障害も,環境に適切な支持者を失い,情緒的孤立が起こり,さらに内心のコンプレックスの防衛ができず,不安が長期にわたり持続しているとして,パニック障害,全般性不安障害いずれも情緒的孤立からの援助を求めている病態であるとしている.

2. 心気神経症——衰退と拒絶の不安

現在の疾病分類では心気障害に相当する.心気症状は心身ことに身体の故障や病気についての過度の配慮と確信であるが,こうした症状は,たいてい体力・知能・気力・経済力・社会的地位などについての自負心が衰退するおそれのある状況,あるいはナルシシズムが拒否される状況で起きているとしている.

表2　職場における心理的負荷評価表（続き）

出来事の類型	具体的出来事	(1)平均的な心理的負荷の強度 I	II	III	(2)心理的負荷の強度を修正する視点 修正する際の着眼事項
4. 身分の変化等	退職を強要された			☆	解雇又は退職強要の経過等，強要の程度，代償措置の内容等
	出向した		☆		在籍・転籍の別，出向の理由・経過，不利益の程度
	左遷された		☆		左遷の理由，身分・職種・職制の変化の程度等
	仕事上の差別，不利益取扱いを受けた		☆		差別，不利益の程度等
5. 役割・地位等の変化	転勤をした		☆		職種，職務の変化の程度，転居の有無，単身赴任の有無等
	配置転換があった		☆		職種，職務の変化の程度，合理性の有無等
	身分の昇格・昇進があった	☆			職務・責任の変化の程度等
	部下が減った	☆			業務の変化の程度等
	部下が増えた	☆			教育・指導・管理の負担の程度等
6. 対人関係のトラブル	セクシュアルハラスメントを受けた		☆		セクシュアルハラスメントの内容，程度等
	上司とのトラブルがあった		☆		トラブルの程度，いじめの内容，程度等
	同僚とのトラブルがあった	☆			トラブルの程度，いじめの内容，程度等
	部下とのトラブルがあった	☆			トラブルの程度，いじめの内容，程度等
7. 対人関係の変化	理解してくれていた人の異動があった	☆			
	上司が変わった	☆			
	昇進で先を越された	☆			
	同僚の昇進・昇格があった	☆			

（注）
- (1)の具体的出来事の平均的な心理的負荷の強度は☆で表現しているが，この強度は平均値である．また，心理的負荷の強度Iは日常的に経験する心理的負荷で一般的に問題とならない程度の心理的負荷，心理的負荷の強度IIIは人生の中でまれに経験することもある強い心理的負荷，心理的負荷の強度IIはその中間に位置する心理的負荷である．
- (2)の'心理的負荷の強度を修正する視点'は，出来事の具体的態様，生じた経緯等を把握したうえで，'修正する際の着眼事項'に従って平均的な心理的負荷の強度をより強くあるいはより弱く評価するための視点である．
- (3)の'出来事に伴う変化等を検討する視点'は，出来事に伴う変化等がその後どの程度持続，拡大あるいは改善したのかについて具体的に検討する視点である．各項目は(1)の具体的出来事ごとに各々評価される．
- '総合評価'は，(2)および(3)の検討をふまえた心理的負荷の相対が客観的にみて精神障害を発病させるおそれのある程度の心理的負荷であるか否かについて評価される．

（労働省労働基準局補償課，2001[8]より）

3. うつ病
──貪欲にしがみつく人の対象喪失

うつ病の病前性格として，執着性格，メランコリー型人間，循環性格，未熟性格があげられるが，いずれも相手に秩序を求めてやまない人々である．ことに執着性格の人は対象に貪欲にしがみついて離れない傾向を持っている．幼少時に対象喪失を経験して対象喪失に敏感になって，現実がなんの不安もない状況でも安心できず，対象である仕事に熱心に没頭するか，あるいは人，多くは家族に過剰な保障を求めることから緊張状態をかもしだす．つまり対象喪失に過敏な状況がつくられやすく，しかも対象喪失を起こしやすい状況にいることに，怒りの感情を秘めていることが多い．そのため適応性が悪く，愛する人，支持してくれる人との生別・死別ばかりでなく，自尊心が傷つけられたり，

依存心が拒絶されたりの内的喪失を経験する．婚約，昇進，引っ越しといった一般的には幸福なことでさえ慣れ親しんだ状況を失う内的保証の喪失ととらえて，それらが誘因となってうつ病が発病する．

　うつ病の初発年齢は，これまで 40〜50 歳に最も多いと報告され，中年期はうつ病の好発する年代と理解されてきた．しかし濱田，古茶は，近年の米国での疫学研究では，うつ病の有病率が中年期ではなく，young adulthood というべき 20 代，30 代で高いという報告があると指摘しており，従来の欧米や本邦での報告の相違について，佐藤の報告をひきながら，うつ病の病前性格が社会文化的影響で変化することによって，発症年齢もそれに伴って変化するのではないかと推測している[12]．青年期に多くみられるディスチミア親和型うつ病[15]といった従来のうつ病からの病像変化も社会文化の影響を受けているといえる．

中年期の不安と抑うつの事例

　ライフサイクルからみた中年期の不安について概観してきたが，ライフイベントと関連した事例を紹介する．

事例 1　53 歳，女性．
来院時主訴：不眠，不安，うつ気分．
生活歴および現病歴：一人っ子で主に祖父母に養育された．高校を卒業して専門的な技能職を経験したが，20 代前半で会社員の夫と結婚して以来勤めはしていない．3 人の子どもを産み育ててきた．5 年前から夫は独立して会社を自営している．X−1 年に郊外に土地と家を購入したが，その直後に株の暴落のニュースを聞き不安から眠れなくなった．新築の家に入居してから，隣家の夫婦から建築のことでクレームされるようになり，隣人に対して怖れを感じるようになった．動悸がしばしば起こるようになり，相手の様子が気になって緊張が高まる．気疲れからうつ気分を自覚するようになり，カウンセラーに勧められて受診となった．性格的には真面目で神経質，争いごとを好まない．格別な遺伝負因はない．
症状経過：受診後は抗不安薬と睡眠導入薬を内服することで，不安，不眠といった症状は軽減した．しかしながら相手が家族の行動を見張っているらしく，夫が庭で喫煙していることについて苦情を言ったり，家の施工を請け負った建築会社にクレームの電話をしたりといった行動があり，そういう出来事のたびに動悸が出現した．弁護士に相談したが相手にならないよう助言されたのみだった．隣人の行動には本人のみでなく夫も悩まされていたが，夫も身体の変調をきたし内科を受診したところストレス性ではないかと指摘された．直接的な解決方法はないと気づき，以後は極力ストレスをためない生活を心がけるようにした．外出をよくするようにして，友人とも会って努めて明るく話すようにした．夫から相手にこれ以上迷惑な行動があるなら法的手段をとると通告してもらい，それ以後は相手にしないようにした．事実と異なる内容の手紙が家のポストに投函されたが夫も子どもも無視した．次第に隣家のことを考える時間が減り，他のことが考えられるようになった．友人から誘われて旅行に行ったり，好きなテレビ番組も楽しめるようになった．初診から 8 か月経過して，初診時に比べて不安症状は軽減しており，不眠，うつ気分は消退した．

事例 2　50 歳，女性．
来院時主訴：記銘力低下，うつ気分．
生活歴および現病歴：両親により養育された．短大を卒業して会社勤めをしているなか 29 歳

で会社員の夫と結婚したが子どもはいない．31歳より事務用品関連のメーカーで働いており現在課長職にある．X年に本社が移転し，通勤時間が2時間を超えるようになった．同時に業務の統括を任されるようになり責任が増えた．信頼していた上司が定年で退職し，親会社からさまざまな人が派遣されるなどして多忙を極めるようになった．帰宅時間は遅く，朝も早朝から家を出なければならず，睡眠時間も十分にとれなくなった．業務内容が変わってから2か月ほどして，通勤の車中で気分が悪くなり出勤が苦痛となってきた．職場に行っても身体が震えるなどの症状が出る．業務の能率が低下し，会議での話し合う内容が理解できなくなり，業務内容を相手に伝えるときに，同じ内容の電話をかけてしまうなどのミスが増えた．記銘力が落ちたことを心配して内科を受診したが検査では異常はなく，うつ状態を疑われて紹介受診となった．性格的には几帳面だが積極的であり，楽器演奏やマリンスポーツなどの趣味もあるが，業務が多忙となってからはできなくなっていた．

症状経過：初診時には，思考・行動抑制，悲哀気分，不安焦燥，熟眠困難と早朝覚醒の症状が認められ，うつ病と診断された．家庭内に悩みはなく，業務上のストレスとしては，手がけている業務の範囲が広がりより責任が増したこと，親会社からの出向の社員が多くなり職場の雰囲気が変わってしまったこと，新しい上司との関係が円滑にいかないことがあげられ，頼りにしていた上司が退職したことから急速に職場内で孤立化したと感じるようになったことを診察場面で述べた．出勤が困難となって欠勤も多くなり，出勤しても業務を進めることができず，退職を考えたり死にたいと考えたりする状態に陥っていることから休職を勧めた．現在も抗うつ薬と睡眠導入薬を用いて治療中であるが，うつ気分は遷延化しており，不安感も持続している．目下のところは職場復帰を考えるよりも，症状の軽減を図り，家庭内で安定した日常の生活が送れるよう回復することが当面の課題となっている．

事例3 50歳，男性．

生活歴および現病歴：両親により養育され，同胞2名中の長男．5歳年下の妹がいる．発育・発達上は取り立てて問題はなかった．高校2年生のころから上腹部不快感を自覚するようになった．食欲不振となったため内科を受診し，精査を受けるも胃潰瘍の瘢痕が認められたのみで格別な問題はないとされた．2学期になり，落ち着かない，集中力がない，不安になるなどの自覚症状から登校できなくなり，紹介されて受診となった．初診は自ら受診を希望し，母親が付き添ったものの問診はすべて本人が答えた．不登校になる学校側の要因はなく，家庭内の不満もないと述べた．性格的には，内気で几帳面，きれい好きで神経質．親族に精神疾患に罹患したものはいない．

症状経過：初診時には，精神病の発症を疑うような所見はなかった．心理テストも施行されたが特異的な所見はなく，不安の高さ，病気に対しての敏感性のみ指摘された．その後も定期的な外来通院がなされ，主治医からは格別な病名はないこと，学業には耐えられるので登校するよう指導された．本人は何となく落ち着かない，そわそわすると訴えたり，胃部の不調やめまい感などの身体症状を訴えたりしていたが，抗不安薬を処方され，内服しながら学生生活を維持し，無事卒業することができた．卒業後はしばらくアルバイトなどもしたが，コンピュータ部品を扱う会社に就職した．就職した当座は，業務内容が合わないと感じたり，人間関係で気を遣うことも多く，仕事を続けていくことに不安

を持っていたが，次第に慣れて継続できるようになった．その後は数年仕事を続けて自分に向かないと感じたり，業務内容が厳しすぎると転職するなどあったが，職場を長期欠勤することはなかった．30代を過ぎて事務職に向いていると自覚してからは，転職をする頻度が減った．結婚して家庭を持ち，子どもの養育もするようになった．外来通院は月1回となったが欠かさずしており，内服薬がないと不安症状や身体症状が出てしまうと述べている．40代半ばに現在の貿易を扱う会社に転職し，係長になった．通勤時間が長くなったので，電車の中で気分が悪くなるのが心配と言ったり，社長の理解がなく仕事量が多いとこぼしたりする．社内研修で大勢の社員と過ごすと具合が悪くなるというが，しぶしぶ研修にも参加している．業務がきついので職場を辞めたい，変わりたいと診察場面では話しているが，実際には毎日出勤して堅実な生活が送れている．本人の訴える症状は依然不安と不定な自律神経機能不全であり，基本的に初診時に訴えた病状から変化していない．これまで長期の抑うつエピソードはなく，休職もしていない．

事例の解説

事例1では，自宅の購入は人生のなかでも大きなイベントとなるが，達成した直後に予測できなかった隣人とのトラブルから不安・抑うつ症状が出現した．家を購入した直後に財産を失う恐れが生じたことも将来への希望に揺らぎをもたらしたと考えられる．主たるストレッサーは隣人の病的ともいえるクレームであるが，その除去が困難と理解し，より適応的な行動様式をとることでストレス状態が緩和されて症状が軽減できたと考えられる．

事例2では業務によるストレスを考えてみたい．先に述べた職場における心理的負荷評価表[8]によれば，仕事の内容・仕事量の大きな変化は，平均的な心理負荷の強度としては，I「日常的に経験する一般的には問題とならない程度の負荷」とIII「人生の中でまれに経験する強い心理的負荷」との中間に相当する．さらに出来事の具体的な形態，生じた経緯などを把握して，この平均的な心理的負荷の強度をより強くあるいはより弱く評価する視点が加えられるが，本人の発病前の状況では，心理的負荷を軽減できるようなサポートが得られておらず，うつ病の発症に業務ストレスの関与が疑われるところである．ただし，ここではストレス負荷の強さを考えるうえで評価表を参照したのみで，直ちに労災事件としての取り扱いをするものではないことを断っておく．

事例3では自己同一性の発達課題にふれてみたい．Eriksonのいう青年期の発達課題は同一性対同一性拡散である．青年期の症状は神経症の症状と類似であっても正常な発達の危機であり，その後にやってくる親密さ対孤立の課題を達成し中年期に至ると理解されている[2]．すなわち，青年期の終わりまでに特定の経歴としての仕事をし，異性との交際から結婚して自分の家庭を持つことができれば正常な発達を遂げられたことを意味している．本事例も情緒的孤立を恐れる初期成人期の心性を残しながらも，青年期の発達課題を曲がりなりにも乗り越えて中年期を迎えられたと考えられる．現在のところ中年期危機を呈する様子はないが，中年期の発達課題が依然存在することは他者と同様である．

おわりに

このように中年期は，自己や現実に対する視座や社会的役割の変換を要請され，青年期に

表3　60代のストレス点数のランキング

1. 配偶者の死	87
2. 自分の大きなけがや病気	78
3. 職を失う	73
4. 退職	71
5. 近親者の死	69

（夏目　誠，ほか，1999[17]）より）

選択した生き方の限界を実感し，別の生き方を模索しなければならない．Eriksonによるライフサイクルの最終ステージは完全性対絶望と嫌悪とされている．そこでは，自我の完全性の欠如や喪失が絶望という形で，しばしば無意識的死の恐怖という形で現れる事実も指摘されている[2]．夏目は60代を対象としたライフイベントを調査し，高得点であったものは，配偶者の死，自分の大きなけがや病気，職を失う，退職という順番であることを報告している[16]（**表3**）．これら上位の5つすべてが心理的課題は喪失で代表されており，人生の次のステージへの準備という意味でも中年期においては自分自身の意識的再統合が求められている[17]．

（桂川修一，黒木宣夫）

[引用文献]

1. 松波克文，熊崎　努．現代の中年像．精神療法 2001; 27 : 108-17.
2. E・H・エリクソン．小此木啓吾（訳編）．自我同一性—アイデンティティとライフサイクル，誠信書房，1982.
3. 西園昌久．壮年期のうつ病と神経症．臨精医 1985; 14:1301-7.
4. 飯田　眞（編）．中年期の精神医学，医学書院，東京，1990.
5. 浦島　創，西村良二．ライフステージにみる不安障害の諸相．精神臨サービス 2008; 8: 260-4.
6. 吉村靖司，高野知樹，島　悟．メンタルヘルスを中心とした産業医学の現状．最新精神医 2007; 12: 421-6.
7. 夏目　誠．ストレス評価—ライフイベント研究より．精神医 2007; 49: 1201-4.
8. 労働省労働基準局補償課（編）．精神障害等の労災認定「判断指針」の解説，労働調査会，東京，2001.
9. 桂川修一．労災と精神疾患の関係．精神科治療 2007; 22: 29-35.
10. リチャード・S・ラザルス，スーザン・フォルクマン．本明　寛，織田正美（監訳）．ストレスの心理学—認知的評価と対処の研究，実務教育出版，1991.
11. 林　峻一郎（編・訳）．R・S・ラザルス講演　ストレスとコーピング—ラザルス理論への招待，星和書店，1990.
12. 濱田秀伯，古茶大樹．初老期の不安．臨精医 1992; 21: 561-6.
13. Fricchione G. Clinical practice. Generalized anxiety disorder. N Engl J Med 2004; 351: 675-82.
14. 佐々木大輔．ライフサイクルにおけるうつと不安—壮年期のうつと不安．臨と研 2000; 77: 892-6.
15. 樽味　伸．現代社会が生む"ディスチミア親和型"．臨精医 2005; 34: 687-94.
16. 夏目　誠，太田義隆，野田哲朗．高齢者の社会的再適応評価尺度．ストレス科 1999; 13 (4): 222-9.
17. 黒木宣夫．高齢期のメンタルヘルス http://www.jinji.go.jp/shougai-so-go-joho/health/1_6.html

老年期

うつ

　日本を始め世界の多くの国々で高齢化が進み，老年人口が増大してきている．そのため老年期うつ病の実数も確実に増加しており，その対応の重要性が指摘されてきている[1,2]．老年期うつ病は，傷病有病率，死亡率を高め，自殺リスク増大，身体・認知・社会機能の低下を引き起こしやすい，などの重篤な影響が認められる．臨床場面では，老年期うつ病は身体合併症を併発することが多くなるため健康被害がさらに大きくなり，その治療には難渋することが多い．しかも，時に老年期うつ病では診断や治療が適切に行われていないことがある．そこで本項では，老年期のうつについて疫学，診断，症状，治療，予防などを概説する．

疫学

　大規模疫学研究から，65歳以上の地域在住者の1～5%程度が大うつ病性障害であると報告されている[3]．70～85歳以降になるとそれ以前の2倍に有病率，発病率が増大する．大うつ病性障害は女性のほうが男性より2倍多い

表1　老年期うつ症状を呈しうる代表的疾患

1. 精神疾患	・大うつ病性障害，小うつ病性障害，気分変調性障害，双極型うつ病，適応障害，認知症 ・その他多くの精神障害(統合失調症，パーソナリティ障害，精神発達障害などは老年期以前からの発病であることが多いが，老年期にうつ症状が併存することも多い)
2. 身体疾患	・内分泌疾患：下垂体機能障害，甲状腺機能障害，副甲状腺機能低下症，副腎皮質機能障害，機能低下症 ・代謝性疾患：糖尿病，慢性腎不全(透析)，電解質異常 ・神経疾患：脳血管障害，Parkinson病，多発性硬化症，筋萎縮性側索硬化症 ・心疾患：心筋梗塞，うっ血性心不全 ・消化器疾患：消化性潰瘍，機能性胃腸障害，膵臓疾患，潰瘍性大腸炎，過敏性腸症候群，肝疾患 ・腫瘍性疾患：膵癌，肺癌，乳癌，慢性リンパ性白血病 ・感染症：インフルエンザ，結核，肺炎 ・膠原病：全身性エリテマトーデス，関節リウマチ ・産婦人科：産後(産後うつ病)，月経前困難症，更年期障害 ・その他：手術後，悪性貧血，喘息，アトピー性皮膚炎，慢性疼痛，頭痛
3. 薬物	・血圧降下薬：レセルピン，メチルドパ，プロプラノロール ・ホルモン製剤：副腎皮質ホルモン ・抗潰瘍薬：H_2受容体拮抗薬 ・パーキンソン病治療薬：塩酸アマンタジン，レボドパ(L-dopa) ・免疫調整薬：インターフェロン ・向精神薬：ハロペリドール ・抗悪性腫瘍薬：タモキシフェン，ビンクリスチン

表2　大うつ病性障害の診断基準

診断基準*1	
大うつ病性障害 　(1) 抑うつ気分 　(2) 興味または喜びの喪失 　(3) 食欲低下，体重減少（あるいは過食，体重増加） 　(4) 不眠（あるいは過眠） 　(5) 精神運動制止または焦燥 　(6) 易疲労性または気力の減退 　(7) 無価値感または罪責感 　(8) 思考力，集中力の減退または決断困難 　(9) 死について反復して考える 　以上のうち，(1)(2)のいずれかがあって，その他4項目が同じ2週間のあいだにほとんど毎日存在し，病前の機能からの変化を起こしている 除外規定 　(1) 双極性障害の躁うつ混合状態でない 　(2) 物質依存や一般的身体疾患によらない 　(3) 死別反応ではない	
SIG E CAPS（診断基準の簡単記憶法）*2	
Sleep	睡眠障害
Interest	興味の喪失または抑うつ気分
Guilt	無価値感または罪責感
Energy	易疲労性または気力の減退
Concentration	思考力，集中力の減退または決断困難
Appetite	食欲低下，体重減少（あるいは過食，体重増加）
Psychomotor changes	精神運動制止または焦燥
Suicidality	死について反復して考える

(*1：American Psychiatric Association, 2000[5] を改変．*2：Guck TP, et al, 2001[6] を改変)

が，老年期は多少差が縮小する．大うつ病性障害までには至らずとも，なんらかのうつ症状のある者は老年者の約15%に及ぶという報告もある[4]．地域住民と比較して，治療中の老年者のうつ症状の頻度は入院で10〜15%，外来で5〜10%などと，さらに高くなる．老年者人口も増大しており，老年期うつ病も臨床現場では着実に増えている．しかしその臨床的実感に反して，地域での疫学研究では老齢期うつ病の発生頻度はより若い世代と比較すると低率であることが報告されている[1]．地域の老年期うつ病が他の世代より低い原因として診断，社会的要因などが関与している可能性がありうるが，今後の検討課題である．

診断

老年期にうつ症状を呈する疾患を**表1**にあげた．大うつ病性障害，小うつ病性障害，気分変調性障害，双極型うつ病，適応障害などが主な精神障害である．精神障害以外でも，さまざまな身体疾患，薬物，物質誘発性のうつ症状も老年期にしばしば認められる．大うつ病性障害の診断基準を**表2**にあげた．実際の診察時には，心理的・身体的履歴をよく聞き，診断基準の適否，血液検査，脳画像検査などを行うべきである．診断にあたっては，重症度，併存疾患，認知障害，言語疎通障害，身体障害，本人および家族の治療意欲なども考慮すべきである．

表3 老年期うつ亜型

1. depression with reversible dementia (pseudodementia)
2. vascular depression (Alexopoulos 1997)
3. depression-executive dysfunction syndrome (Lockwood 2002)
4. depletion syndrome (Newmann 1991)
5. depression without sadness (Gallo 1997)

注意すべきは，老年期うつ病では過小診断，過剰診断の可能性がある．その原因として，一つは中等度～重度の認知障害の患者では自身の気分について言語的疎通ができにくくなることがある．また，高齢者には元気がないのは当然であるという先入観も影響する．さらに，併存身体疾患の症状とうつ症状が重複することも診断を困難にしている．たとえば，食欲低下，言語流暢性低下，アパシー（無気力），情動不安定，不眠，などの症状である．

老年期うつ病の症状は，それ以前の成人期うつ病とはいくつかの相違点がある．不機嫌，無価値感などの認知感情症状が出やすい[7]．不眠，倦怠感，精神運動制止，生きるうえでの興味の喪失，将来への絶望感などの症状も，老年期うつ病のほうが若年のうつ病より多い[8]．記憶や集中力に関する問題を患者自ら訴えることが多いが，認知処理のスピードや実行の障害を示す客観的な検査結果も高頻度に認める[9]．性差は全般としては少ないが，男性では焦燥感，女性では睡眠障害が多い[10]．

老年期のうつ症状（うつ病）にはいくつかの特徴的な亜型が提唱されている．そこで老年期うつの特殊亜型分類を**表3**にあげ，以下にその解説を行った．これらの分類が今後の臨床分類（DSM（Diagnostic and Statistical Manual of Mental Disorders）-V）に反映されていくかもしれない[11]．

1. depression with reversible dementia (pseudodementia)

認知機能低下が前面に出て，抑うつ気分が目立たない症状を「仮性認知症（pseudodementia）」とよび[12,13]，最近では「可逆認知症（reversible dementia）を伴ううつ病」ともよばれる．これらは，うつ病を適切に診断して治療を行えば，それに伴って認知障害も改善するものをさす．

しかし，実際には，うつ症状（に伴う認知障害）が治ってもその後の経過中に，あるいは治りきらずに，認知症に移行していく症例があり，縦断研究からも，うつ病が認知症のリスクファクターとなることが明らかになっている．逆に認知症がうつ病のリスクファクターであり，併存症となることも多い[14]．認知症に伴ううつ病の特徴としては，機能障害による悲哀，精神運動制止が多く，焦燥感や興味の喪失が突然出現したり，精神病症状も出現しやすい．

2. vascular depression

脳血管性損傷を伴う老年期うつ病をvascular depression（血管性うつ病）と亜型分類した[15]．一部の老年期うつに脳血管障害が先行・併存・続発する．これは，脳血管損傷が，画像・病理所見から老年期うつ症状に併発しているという知見や，脳血管損傷が老年期うつ病のリスクファクターとなる，脳卒中後のうつ病の頻度が高まる，という疫学的所見から明らかになってきている．脳血管性うつ病では，言語流暢性や対象物命名などの認知機能障害が特徴的である．また症状としては，アパシー（無関心），制止，病識欠如が多く，焦燥や罪責感は少ない．症状論的意義のみでなく，治療や予防的意義が大きい．

3. depression-executive dysfunction syndrome

本亜型は，Alexopoulos らによって提唱された[16]．臨床症状，神経病理および神経画像的所見から，前頭葉線条体神経系の異常によりうつ症状と実行障害を呈するとしている．126人の老年期うつ病を対象とした調査研究を行い，流暢性低下，視覚的命名障害，妄想症，活動への興味の喪失，精神運動制止などの特徴があり，とくに活動への興味の喪失と精神運動制止が中核症状であるが，妄想症は実行障害とは独立した症状と報告している．障害度も高く，難治性，再燃再発性も高い．

4. depletion syndrome

Newmann らが提唱した亜型の一つである[17]．51〜92歳の251人の女性におけるうつ症状を5年間追跡した調査によると，典型的なうつ病では年齢とともにうつ症状が減少するが，depletion syndrome と名づけた群では，年齢が進むにつれて気力減退や意欲低下が顕著になることを報告している．

5. depression without sadness

Gallo らが提唱した亜型である[18]．Gallo らは，通常のうつ病の診断基準を満たさない（うつ症状はあるが，悲嘆や不機嫌がない）症候群が存在しており，この群では対照群に比して，死亡率，日常生活の障害，日常の有益な活動の障害，心理的苦痛，認知障害が有意に高いことを報告している．うつ病未満というとらえ方をすれば，東洋医学的にいう「未病」にも似ているように思える．しかし，これがうつ病の前駆期（premorbidity）なのか，まったく別の疾患とすべきかについては今後の検討課題である．

老年期うつ病の特徴

1. 死別反応

老年期には配偶者など親しかった者との死別（それ以前の介護も含める）がとくに重大なストレスであり，老年期のうつ状態の大きなリスクファクターである[19]．しかし，短期間の死別反応は病気ではなく，多くの人は短期間に回復し心理的介入を必要としない．ただ，時に死別反応として看過される老年期のうつ状態が，心身の疾病や生命予後などに影響することが明らかになってきており，受療以前の家庭・地域などでの早期の対策が重要と思われる．

2. 自殺

老年期うつ病の最も悲劇的結末は自殺である．老年期の自殺率はその他の世代より数倍高い．自殺企図者のなかでも，高齢者の死亡率は高く[20]，最初からより即効性，致死性がある手段をとり，より計画的であることが多い[21]．一方，老年期うつ病では，自殺念慮を言語化することは少ないが，希死念慮を抱くことは多い．さらに重要なことは，老年期の自殺者では，より若い世代に比べると，自殺前に医師を受診する割合が顕著に高い[22]．55歳以上の自殺者のうち，70％を超える者が，自殺前1か月以内にプライマリケア医を受診している．

自殺のリスクファクターとしては，うつ病が最大の要因である[20]．そのほか，物質乱用，不安障害，強迫性障害，気分変調症などもリスクファクターとなる．自殺と人格傾向との関連を示唆する報告もある．ほかに，身体疾患（癌，痙攣性障害，慢性肺疾患，腎不全，視聴覚障害，

失禁などもリスクファクターである[2]．自殺予防のためには，うつ病の早期発見や予防が重要である．

治療

治療にあたっては，重症度の評価に従って開始する．とくに重症例（自殺の高リスク，精神病症状の存在，物質依存症の併存）では，精神科専門医に直ちに紹介すべきであり，入院治療が必要なことが多い．しかし，注意すべきは，本人・家族とも精神科診察を受けることに最初不安や抵抗感があるために受診・治療がうまく行われない可能性がある．したがって，病状説明を十分に行って良好な治療関係を構築する必要がある．治療アドヒアランス向上のため，治療方法について丁寧に説明を行う．たとえば，服薬の時間・方法，治療期間，効果発現の時期，治療自己中断のリスク，困難時の対処，などについて説明を行うべきである．

1. 薬物治療

老年期のうつ病への薬物治療については，2001年にエキスパートコンセンサスガイドラインが出されている[23]．このガイドラインは大筋のところで現在でも妥当である．このガイドラインでは，うつ症状（非精神病性の単極性うつ病，気分変調症，および持続性小うつ病）に対しては，薬物療法に加えて心理療法を並行して行うことを推奨している．うつ症状を起こしうる併存症がある場合には，併存症への治療も同時に始めるとしている．薬物治療は，単剤投与と少量開始，増量は慎重に行うことを原則としている．最近の総説でも，老年期うつ病においても抗うつ薬がプラセボと比較して有効であることが示された[24,25]．さらに抗うつ薬が65

表4 通常型および老年期うつ病の危険または保護因子

一般的危険因子（うつ症状を生じやすくする因子）
1. 生物学的危険因子
・遺伝
・女性
・セロトニン神経伝達の低下
・コルチゾールの過剰分泌
・テストステロン低値
・卒中
・傷病および障害
・アルコール乱用と依存
2. 心理学的危険因子
・パーソナリティ障害
・神経質（neuroticism）
・学習性無力感
・認知のゆがみ
・外的帰属（external locus of control）
3. 社会的危険因子
・ストレスある生活事象と日々の困難
・死別
・社会経済的不利
・社会サポート不足
老年期うつに特異的な危険または保護的因子
1. 生物学的危険因子
・遺伝的多型または変異
・DHEAの低値
・皮質と皮質下の虚血
・Alzheimer型認知症
2. 心理的保護因子
・社会感情的精選
・英知

DHEA：dehydroepiandrosterone（デヒドロエピアンドロステロン）

（Blazer DG 2nd, et al, 2005[30]を改変）

歳以上の人でも自殺予防効果があることを示唆する研究もある[26]．

すべてのうつ症状に対する薬物治療としては選択的セロトニン再取り込み阻害薬（selective serotonin reuptake inhibitor: SSRI）が第一選択である[23]．なかでも，その有効性および受容性においてcitalopramとセルトラリンが最も推奨され，次いでパロキセチンが推奨されて

いる．新規抗うつ薬12種の最近のメタ解析比較により，escitalopramとセルトラリンの有効性・受容性について評価が高いことが報告された[27]．この研究は対象者の年代を特定してはいないが，老年期うつ病にも適応されると考えられる．難治性（治療抵抗性）うつ病や重症うつ病（精神病性または昏迷のある場合）には，薬物療法では，非定型抗精神病薬の併用が行われる．

2. 電気痙攣療法

老年期うつ病でも，自殺リスクが高いあるいは拒食拒薬などがある重症うつ病では第一選択として，電気痙攣療法が行われている．薬剤治療抵抗性や副作用のため薬剤療法困難な老年期うつ病にも，電気痙攣療法は有効である．

3. 心理的介入

精神療法も重要で，支持的精神療法が基本となるが，時に認知行動療法や対人関係療法も行われる．軽～中等症の併存では運動療法も有効かもしれない．心理療法では，薬物副作用の心配がないが，老年期うつ病では認知機能低下などのために心理的介入が困難な場合もある．

予防

予防には老年期うつ病の初発，再発性うつ病の再発，うつ病治療後の再燃予防などが含まれる．軽度うつ状態の老年者への予防的介入の有効性を示唆する研究がある[28]．もう一つの予防的介入の対象者は，老年期うつ病のリスクの高い，身体疾患患者，障害者，喪者，介護者への介入である．個別的介入や認知行動療法の有効性が示されている[29]．老年期およびそれ以前からの心身両面での健康対策がより重要である（表4）．一次予防としての生活習慣の改善（禁煙，節酒，食事，睡眠，運動，休養など）や，二次予防としての早期発見（検診，受診環境の整備）などを行っていくことが重要となる．

（西田　朗，堀口　淳）

[引用文献]

1. Alexopoulos GS. Depression in the elderly. Lancet 2005; 365: 1961-70.
2. Fiske A, Wetherell JL, Gatz M. Depression in older adults. Annu Rev Clin Psychol 2009; 5: 363-89.
3. Hasin DS, Goodwin RD, Stinson FS, et al. Epidemiology of major depressive disorder: results from the National Epidemiologic Survey on Alcoholism and Related Conditions. Arch Gen Psychiatry 2005; 62: 1097-106.
4. Blazer DG. Depression in late life: review and commentary. J Gerontol A Biol Sci Med Sci 2003; 58: 249-65.
5. American Psychiatric Association. Diagnostic and Statistical Manual of Mental Disorders, 4th edition, text revision. American Psychiatric Association, Washington DC, 2000.
6. Guck TP, Kavan MG, Elsasser GN, et al. Assessment and treatment of depression following myocardial infarction. Am Fam Physician 2001; 64: 641-8.
7. Gallo JJ, Anthony JC, Muthén BO. Age differences in the symptoms of depression: a latent trait analysis. J Gerontol 1994; 49: 251-64.
8. Christensen H, Jorm AF, Mackinnon AJ, et al. Age differences in depression and anxiety symptoms: a structural equation modelling analysis of data from a general population sample. Psychol Med 1999; 29: 325-39.
9. Butters MA, Whyte EM, Nebes RD, et al. The nature and determinants of neuropsychological func-

tioning in late-life depression. Arch Gen Psychiatry 2004; 61: 587-95.
10. Kockler M, Heun R. Gender differences of depressive symptoms in depressed and nondepressed elderly persons. Int J Geriatr Psychiatry 2002; 17: 65-72.
11. Hybels CF, Blazer DG, Pieper CF, et al. Profiles of depressive symptoms in older adults diagnosed with major depression: latent cluster analysis. Am J Geriatr Psychiatry 2009; 17: 387-96.
12. McAllister TW. Overview: pseudodementia. Am J Psychiatry 1983; 140: 528-33.
13. Dobie DJ. Depression, dementia, and pseudodementia. Semin Clin Neuropsychiatry 2002; 7: 170-86.
14. Brommelhoff JA, Gatz M, Johansson B, et al. Depression as a risk factor or prodromal feature for dementia? Findings in a population-based sample of Swedish twins. Psychol Aging 2009; 24: 373-84.
15. Alexopoulos GS, Meyers BS, Young RC, et al. 'Vascular depression' hypothesis. Arch Gen Psychiatry 1997; 54: 915-22.
16. Lockwood KA, Alexopoulos GS, van Gorp WG. Executive dysfunction in geriatric depression. Am J Psychiatry 2002; 159: 1119-26.
17. Newmann JP, Engel RJ, Jensen JE. Changes in depressive-symptom experiences among older women. Psychol Aging 1991; 6: 212-22.
18. Gallo JJ, Rabins PV, Lyketsos CG, et al. Depression without sadness: functional outcomes of non-dysphoric depression in later life. J Am Geriatr Soc 1997; 45: 570-8.
19. Stroebe M, Schut H, Stroebe W. Health outcomes of bereavement. Lancet 2007; 370: 1960-73.
20. Conwell Y, Duberstein PR, Caine ED. Risk factors for suicide in later life. Biol Psychiatry 2002; 52: 193-204.
21. Conwell Y, Duberstein PR, Cox C, et al. Age differences in behaviors leading to completed suicide. Am J Geriatr Psychiatry 1998; 6: 122-6.
22. Luoma JB, Martin CE, Pearson JL. Contact with mental health and primary care providers before suicide: a review of the evidence. Am J Psychiatry 2002; 159: 909-16.
23. Alexopoulos GS, Katz IR, Reynolds CF 3rd, et al. Pharmacotherapy of depression in older patients: a summary of the expert consensus guidelines. J Psychiatr Pract 2001; 7: 361-76.
24. Roose SP, Schatzberg AF. The efficacy of antidepressants in the treatment of late-life depression. J Clin Psychopharmacol 2005; 25: S1-7.
25. Rajji TK, Mulsant BH, Lotrich FE, et al. Use of antidepressants in late-life depression. Drugs Aging 2008; 25: 841-53.
26. Stone M, Laughren T, Jones ML, et al. Risk of suicidality in clinical trials of antidepressants in adults: analysis of proprietary data submitted to US Food and Drug Administration. BMJ 2009; 339: b2880.
27. Cipriani A, Furukawa TA, Salanti G, et al. Comparative efficacy and acceptability of 12 new-generation antidepressants: a multiple-treatments meta-analysis. Lancet 2009; 373: 746-58.
28. Schoevers RA, Smit F, Deeg DJ, et al. Prevention of late-life depression in primary care: do we know where to begin? Am J Psychiatry 2006; 163: 1611-21.
29. Cole MG. Brief interventions to prevent depression in older subjects: a systematic review of feasibility and effectiveness. Am J Geriatr Psychiatry 2008; 16: 435-43.
30. Blazer DG 2nd, Hybels CF. Origins of depression in later life. Psychol Med 2005; 35: 1241-52.

不安

老年期の不安の特徴

　老年期には不安が増大すると一般的に考えられているが，一方で精神障害としての「不安障害」の診断は老年期以外の年齢層におけるよりも少ないとする報告も多い．

　老年期の不安という一般的問題に関しては，精神障害の有無とは無関係に，高齢者には共通した状況がある．それは老年期においては，地位の喪失，収入の喪失，健康の喪失，大切な人の死，などの喪失体験が避けられないということである．そして，自らの死が近づいているという現実的問題を認識せざるをえず，このような状況では不安が増大するのは当然と考えられる．

　疫学調査において老年期の不安障害の頻度が低いという報告[1-4]は多いが，それは老年期における不安障害を過小診断している結果と考えられている．その理由としてあげられているものを，以下に列挙する．

(1) 不安とは生理的な現象でもあるため，どこからが病的でどこまでは正常範囲内であるか明らかにすることは難しい．老年期の上記のような現実的状況を考慮すれば，不安を訴えてもそれが正常と判断されることもあるであろう．

(2) 老年期においては不安状態と抑うつ状態，心気状態が混在することが多く，純粋な不安状態は少ない．また，診断基準をすべて満たす不安障害の頻度は少ないが，不完全な形での不安状態は非常に多く，健康度や生活の質（quality of life: QOL）に影響している．

(3) 不安による身体症状が身体疾患と考えられてしまう場合がある．たとえば，身体疾患の患者が不安症状として身体的訴えをするが，それが身体疾患の症状ととらえられている場合もある．

　このように，老年期における不安障害は過小に診断されたり，他の疾患と誤って診断されたりしているため，見かけ上の頻度が低いが，実際は決して少なくはないとの考えが一般的である．

　この節では老年期の不安を主症状とする疾患について解説するが，それはおもに不安障害，うつ病，器質性精神障害と考えられる．ここではそれらの疾患について，老年期特有の特徴をまとめる．

老年期の不安の原因となる疾患

　老年期の不安の原因となる疾患のおもなものは，従来の「神経症」の概念であるが，藍澤ら[5]により老年期神経症に関する定説としていくつかの点があげられている．四半世紀前の記述であるが，今日においてもこれらの定説に変化はないと考えられるため，引用し一部省略して**表1**に示した．

　さて，さまざまな疾患において不安の訴えはみられるため，不安＝不安障害，というふうに診断に結びつかないことが不安を主症状とした症例の診断の難しさである．不安は正常でも認められるし，すべての精神障害において非特異的にみられる症状である．不安の原因となる疾患の診断にはすべての精神障害の鑑別が必要になるわけであるが，ここでは老年期において頻度が高いものについて，その特徴を述べる．

　まずは不安障害について述べ，他の疾患については鑑別診断および併存症のところで述べる．

　老年期においては不安障害のなかで，全般性

表1　老年期神経症に関する定説

1. 加齢とともに精神科受診率は低下するが，一般医家を受診したり在宅のままの潜在例が多い
2. 神経症老人は，精神科を受診するにしろ一般科を受診するにしろ，本質的な差異はない
3. 葛藤や症状の強さは加齢とともに軽症化する
4. 性格因よりも老年期特有の身体的環境的要因に左右される
5. おもな発病要因は，身体的要因（老化，身体疾患），社会経済的要因（引退，経済的自立・社会的役割の喪失），人間関係要因（おもに家庭内要因）の3つで，その究極に死の予測と未来可能性の喪失がある
6. 臨床像は典型的な反応型を示すことはまれで，心気と抑うつの混合状態が多い
7. 経過は遷延し再発しやすい
8. 治療は自己洞察を期待するよりも，支持的精神療法を中心に，併せて身体療法と環境調整に配慮する

（藍澤鎮雄，ほか，1985[5]より）

不安障害と恐怖症の頻度が高く，パニック障害の頻度が低いとする報告が多い．強迫性障害は頻度が少なく，老年期に発症することは少ないとされている．心的外傷後ストレス障害（post-traumatic stress disorder: PTSD）は老年期においても起こることが示されている．

以下に不安障害の細分類について，老年期における特徴をまとめる．

1. パニック障害

老年期におけるパニック障害は若い世代に比べて有病率が低いことがわかっている．老年期での初発はほとんどないとされている[2]．一部の内科疾患（とくに心臓血管，胃腸および肺の疾患）とうつ病は，高齢患者ではパニック障害と合併して起こりやすいことが報告されている[6]．老年期における治療に関する実証研究はほとんどないが，若い世代との違いはうつ状態の合併が多いことであるため，治療上気をつける必要がある．

2. 恐怖症

高齢者の不安障害のなかで全般性不安障害と並んでその中心をなすものである．広場恐怖が最もよくみられるタイプであり，交通機関の利用や旅行を恐れる形で現れることが多い．高齢者になって初めて症状が出る場合は，身体疾患や外傷的出来事（失神，事故，襲撃）を契機に起こることがある[7]．

3. 強迫性障害

若年期に発症した強迫性障害が老年期に至っても持続している場合が多いが，老年期になって初めて発症した場合は，器質性要因の評価が必要である．高齢者における症状は，基本的に若年者と異なるとはされていない．治療も若年者と同様に行われる．

4. 全般性不安障害

老年期の不安障害のなかでは最も多い．うつ病（うつ状態）を高率に併発するが，高齢者においてはとくにその傾向が著しく，30～60％にうつ病の合併がみられる．身体化症状を呈しやすく，また身体疾患の合併とも深く関連する．高齢者の場合，身体疾患の合併率が高いので，真の身体症状か，不安による身体症状かの鑑別がより困難となる．また，この障害の概念や診断基準自体は明確さを欠き，今後の検討が待たれるとされている．

5. 心的外傷後ストレス障害（PTSD）

高齢者のPTSDはほとんど報告されておらず，有病率も知られていないが，外傷後の追跡研究によれば，高齢者にも若年者同様にPTSDは起こることが示されている．

これらの不安障害以外に不安症状は，種々の精神障害や身体疾患と併存してみられることが多い．不安が先行していても，二次的に生じていても，不安が併存している疾患はより重篤で長引いた経過をとることが多く，治療への反応も悪いことがある．

老年期の不安の検査，診断

1. 鑑別診断および併存症

高齢者において不安は，身体症状の形で表出されることが多い．高齢者は身体疾患を持つ可能性が高いため，この身体症状としての不安の表出は鑑別診断が困難である．とりわけ，プライマリケア医にとっては困難な作業となるが，身体検索をおろそかにしないことが重要である．

不安障害の診断にあたっては，既存の不安障害の診断基準は若い年齢層において妥当性が確かめられたものであり，高齢者における診断においては診断基準に十分当てはまらない症例も多いことを考慮する必要がある．

Blazer[1]は老年期における不安症状の鑑別診断として表2を示したが，これも念頭に置き，以下に鑑別診断について述べる．まずは身体疾患がないかどうか，十分検討する必要がある．また，高齢者は多くの薬を服用している可能性が高いため，それらの薬物が不安に影響していないかどうか検討する必要もある．さらに，併存症として考慮すべき精神障害についても以下

表2　老年期における不安症状の鑑別診断

- 全般性不安障害
- パニック障害
- 大うつ病（焦燥を伴う）
- Alzheimer型認知症（焦燥を伴う）
- 甲状腺機能亢進症
- カフェイン中毒
- 双極性障害（軽躁状態）
- 低血糖症
- 僧帽弁逸脱
- 不整脈
- 物質誘発性不安障害（アルコール，覚醒剤，鎮静薬や睡眠薬の離脱，甲状腺剤，SSRI，抗精神病薬によるアカシジア，ベンゾジアゼピンの中毒および離脱）
- Parkinson病
- 原発性睡眠障害，とくに原発性不眠症

SSRI（selective serotonin reuptake inhibitor，選択的セロトニン再取り込み阻害薬）

（Blazer DG, 1997[1]より）

に述べる．

a. 身体疾患

不安は重篤な身体疾患，とくに慢性の経過で，疼痛を伴い，あるいは終末期の場合などに典型的にみられる．身体疾患に罹患している患者が不安障害を合併する頻度に関しては，高齢者において若年者よりも低いことが指摘されている[8]．しかし高齢者においては身体疾患を持つ頻度が高く，以下のような疾患で不安症状を呈することを知っておかねばならない．

(1) 神経疾患：Parkinson病，認知症，せん妄，脳血管障害など
(2) 心血管疾患：狭心症，不整脈
(3) 肺疾患：喘息，肺塞栓
(4) 内分泌疾患：甲状腺疾患，糖尿病

高齢者の不安障害においては，身体的愁訴の頻度は高く，身体疾患との鑑別が困難なことが多い．その際は身体科主治医との連携が必要である．一般身体科主治医への診療情報の提供，

継続して身体的愁訴に関わってもらうことの依頼，そして情報交換しながら治療していくことが重要である．

b. 薬剤性の不安様症状

気管支拡張薬，カルシウム拮抗薬，αアドレナリン作動薬などで不安様症状が起こることがあり，鑑別を要する．

c. アルコール，ベンゾジアゼピン，バルビタールなど

これらの物質や薬物の中毒や離脱も不安障害との鑑別を要する．

d. 精神疾患

精神疾患としては，うつ病と認知症を鑑別する必要があるが，いずれも併存している場合が多いことに注意が必要である．

i. うつ病

老年期の不安障害と併発することの多い精神障害の第一はうつ病性障害であり，Regier[4]はうつ病性障害の33%に不安障害が合併し，不安障害の21%にうつ病性障害が合併していたと報告している．高齢者においてはさらに高い頻度で合併し，80%という数字も報告されている．高齢者における不安障害とうつ病を鑑別することはとくに困難である．

いくつかの経時的研究により不安障害とうつ病性障害の発生の経時関係が報告されているが，2つの障害が相互に移行することが示されている．おもに不安障害からうつ病性障害への移行が多いとされている[9]．わが国における同様の調査報告はないが，不安障害とうつ病の両者を考慮しながら治療を進める必要性が示唆される．

広瀬[10]は，不安発作で始まるが後に抑制を主体とする抑うつ状態を示す一群の存在を指摘しているが，これも2つの障害が移行することの一つの証拠といえる．内因性のうつ病や躁うつ病にみられる抑制の強いタイプでは不安がみられないことがあるが，多くのうつ病では多かれ少なかれ不安症状を伴う．一方，不安の強いうつ病の典型は，激越性（焦燥）うつ病であり，初老期以降によくみられる．うつと不安のあいだをはっきり分けることは難しく，また治療上分けなくても臨床現場では扱うことができるため，厳密に議論する必要があまりないことも多い．

ii. 認知症

最近の状況として，高齢化に伴い，認知症との鑑別や，認知症における不安の治療を考慮することが必要となってきている．また，不安障害とうつ病性障害の両者は認知症患者においても合併しやすく，とくに病初期のAlzheimer病患者は不安と抑うつを呈しやすい[11]．不安強度と認知症程度とのあいだには相関は認めないとされている[12]．とくに初期の認知症は認知障害が容易には観察されないため，不安障害やうつ病と誤診されることが起こりやすい．高齢者においては常にこの可能性も念頭におく必要がある．Alzheimer型認知症以外の認知症においても，不安症状を認めることは多い．前頭側頭型認知症においては，焦燥，易怒性，強迫行動などが初期症状であることがある．Lewy小体型認知症においては，初期にうつ症状を認めることが多いが，不安，焦燥を強く伴うこともある．いずれも，不安障害の診断において鑑別すべき疾患である．

認知症における精神症状の一部は不安によるものと考えられるが，通常の表出をとらず，精神病症状や行動異常などの症状として現れている場合もある．不安が正常な形で表現されないことが多いことも知っておく必要がある．

老年期の不安障害患者の多くは精神科以外の一般診療科を受診すると考えられている．患者が不安障害と認識せず，身体疾患と考えて受診する結果と考えられる．つまり，多くの患者はプライマリケア医にて最初の相談をしているのであり，プライマリケア医の対応は非常に重要である．対応によっては医原性に症状が悪化することも考えられる．たとえば医師から，「何も異常はない．年だから仕方がない」というふうに突き放されることにより，身体症状への固着が増強する，などがその典型である．

さらに，未受診の不安障害の潜在患者が多いとも想定されており，プライマリケアにおいてはその点に留意して診療を行う必要があると考えられる．

2. 検査

不安の診断に特異的な検査はない．身体的な臨床検査は，不安の身体的原因の多くを除外するために役に立つ．血算，血液生化学，心電図，甲状腺機能検査などが考慮されるべきである．

心理検査は老年期の不安に特化したものはないが，以下のような検査は比較的簡便でプライマリケアでも用いやすいと思われる．いずれも，これらの尺度だけを用いて評価・診断をすることは望ましくない．

a. STAI 状態・特性不安検査（State Trait Anxiety Inventory）

自己評価式不安尺度であり，今現在感じている不安である状態不安と，普段感じている不安である特性不安の2つに分けて結果をみることができる．

b. CMI 健康調査票（Cornell Medical Index）

自記式で広範囲にわたる身体的・精神的自覚症状を収集できる．

c. SDS うつ性自己評価尺度（Zung's Self-Rating Depression Scale）

簡単にできる自記式のうつ性評価尺度である．

d. Beck うつ病評価尺度（Beck Depression Inventory: BDI）

本来は面接者が必要だが，自己記入式の質問紙として用いられることが多い．うつ状態の程度を数値化して客観視できる．BDI-II 日本語版が作成されている．

e. 高齢者うつ病評価尺度（Geriatric Depression Scale: GDS）

高齢者を対象としたうつ症状のスクリーニング検査．口頭で質問する形式で行う．

f. 認知機能評価（認知症スクリーニングテスト）

改訂長谷川式簡易知能評価スケール（Hasegawa Dementia Scale-Revised: HDS-R）や Mini Mental State Examination（MMSE）がよく用いられるが，これらのスクリーニングテストの評価は，元々の患者の能力と比較して行うものであり，何点あれば正常というものではないことに注意する必要がある．

老年期の不安の治療

老年期の不安の治療は，薬物療法，精神療法，

環境調整，身体疾患の治療などを組み合わせて行われる．

1. 薬物療法

一般に高齢者においては加齢に伴う薬物動態の変化を反映して，薬物の副作用が出やすく，薬物は体内に残存しやすいという特徴がある．薬物に対する反応性も若年者と異なり，至適用量の予測が困難である．また，高齢者は身体疾患を併発していることも多く，多種多様な薬物を内服している場合も多いため，薬物相互作用の観点からも効果の予測が困難である．したがって，高齢者においては成人の通常量の1/4～1/2程度の量を用いるのが原則である．

不安障害の多くの類型では選択的セロトニン再取り込み阻害薬（selective serotonin reuptake inhibitor: SSRI）とベンゾジアゼピン系抗不安薬を用いることが一般的であるが，高齢者に対する用い方は十分に確立してはいない．原疾患が明らかでない不安に対してもベンゾジアゼピン系抗不安薬が用いられることが多い．

a. 抗不安薬（ベンゾジアゼピン系）

ベンゾジアゼピン系抗不安薬は不安に対する即効性があり，多くの不安障害においてその有効性が確立しているが，高齢者に用いる場合，鎮静作用や筋弛緩作用が過度に現れ，脱力，転倒，健忘，眠気などの問題を生じることが多い．

長期の使用においては依存，認知機能低下（記銘力および注意力の障害）も起こりうる．とくに高齢者の転倒は骨折，硬膜下血腫などの重篤な合併症につながる危険がある．長期投与に伴う血中濃度の過度の上昇がこれらの副作用を遷延させるものであり，投与期間は極力短くすることが望ましい．

長時間作用型（24時間以上）の抗不安薬は体内蓄積しやすく筋弛緩作用による転倒の危険などが高いため，高齢者への投与を避けたほうがよいとされている．一方，短時間作用型（6時間以内）の抗不安薬は健忘，反跳性不眠，脱抑制などの奇異反応を惹起しやすいため，あまり望ましくはない．中時間作用型のアルプラゾラム（コンスタン®，ソラナックス®など），ロラゼパム（ワイパックス®など），ブロマゼパム（レキソタン®など）などが比較的安全と思われるが，これらも筋弛緩作用の面で不適当とする意見もある．筋弛緩作用が比較的弱い薬物としては，クロチアゼパム（リーゼ®など），ロフラゼプ酸エチル（メイラックス®など），オキサゾラム（セレナール®など）などがあげられる．

いずれの抗不安薬が高齢者に良いかという実証的研究は十分には行われていない．いずれの薬を用いても高齢者においては慎重な副作用の観察が必須であり，4～6か月後には患者の症状を注意深く観察しながら，薬物を徐々に減量していくことが望ましいとされる[13]．

ベンゾジアゼピンの長期使用による副作用の問題は，従来から指摘されているが，わが国においては依然として不安障害におけるベンゾジアゼピンの単独使用が多く，とくに高齢者においてその傾向が強いという調査報告がある[14]．米国における縦断的研究においても，SSRIの使用率は次第に増えてはいるものの，高齢者においての使用率は35％にとどまり，ベンゾジアゼピンの使用率は半数以上という結果である[15]．ベンゾジアゼピンかSSRIかどちらを用いるべきかに関しては高齢者における実証的研究も必要であるが，臨床家はベンゾジアゼピンの副作用に関してもっと気にかけるべきであろう．

b. buspirone

欧米では不安障害に対してセロトニン1A受容体部分作動薬である buspirone も用いられている。本薬はベンゾジアゼピン系抗不安薬に比べて，鎮静作用や精神運動の抑制，眠気が少ないうえ，依存性が低く，投与中断による離脱もないとされている。しかし，効果発現が2～3週間と遅いこと，悪心が出現しやすいことが問題とされている。本薬はわが国で行われた臨床試験では有効性が立証されず，導入されていない。類似の薬物としてわが国にはタンドスピロンがある。

c. SSRI

最近の医療状況の変化として，選択的セロトニン再取り込み阻害薬（SSRI）などの新しい薬物が登場し，高齢者の不安の治療においても，薬物の選択に幅が出てきた。SSRI は従来の三環系・四環系抗うつ薬にみられる抗コリン作用や心血管系の副作用が少なく，高齢者に対し用いやすい薬物であり，抗うつ作用のみでなく抗不安作用も注目されている。欧米では，不安障害の治療に SSRI を第一選択として推奨している。しかし SSRI は，効果の発現に投与開始してから7～14日間以上を要するため，その間はベンゾジアゼピン系抗不安薬を併用することが多い。わが国では依然としてベンゾジアゼピン系抗不安薬の使用が多いが[11]，ベンゾジアゼピン系抗不安薬の連用による依存・耐性形成を考慮すれば，SSRI を併用していく方針が望ましいのは明らかである。保険適応上もうつ病以外に，パロキセチン（パキシル®）はパニック障害，強迫性障害，社交（社会）不安障害に，フルボキサミン（ルボックス®, デプロメール®）は強迫性障害，社交不安障害に，セルトラリン（ジェイゾロフト®）はパニック障害に，それぞれ適応がある。セルトラリンは薬物相互作用が比較的少なく，また内科的疾患を持つ高齢者において安全性が高いとされている。

d. pregabalin

新しい化合物であり，抗痙攣薬，疼痛治療薬として欧米で用いられているが，欧州では全般性不安障害への適応が認可されている。副作用が少なく，高齢者に対しても安全に用いることができるとされている[16]が，わが国にはまだ導入されていない。

e. 漢方薬

漢方薬に関しては，高齢者の不安に対し使われている薬がいくつかあるが，実証的な研究が少なく，未確立といえる。

f. 抗精神病薬

不安とうつ状態で焦燥感が強く現れている患者には，上記の薬剤に加えて少量の抗精神病薬を用いることもある。不安や焦燥が認知症，せん妄や精神病の症状として現れている場合は抗不安薬よりも抗精神病薬を用いる。高齢者には比較的副作用の少ない新規抗精神病薬が推奨される。過鎮静や抗コリン作用，パーキンソニズムなどの副作用には，いずれの薬物を用いるにせよ，注意せねばならない。

2. 精神療法

まずは診断面接の際に，患者の不安の訴えに十分耳を傾けることが重要である。治療への導入としても重要であるし，診断のためにも重要である。それにより，不安が不安障害によるものか，うつ病によるものか，統合失調症などの精神病の症状の一つか，あるいは Alzheimer 型認知症などの器質性精神障害による不安なの

かを見極める必要がある．

　不安の訴えの多くは身体的愁訴を伴うが，訴えに応じて身体の診察や検査も行うべきである．その結果，患者にとって，訴えを理解してもらったという安心感が生まれ良好な医師-患者関係を築くのに有用であるが，さらに高齢者は実際に身体疾患を有している可能性が高いということを忘れてはならない．また，身体診察，検査をして，その所見と不安との関係あるいは不安によって生じる身体症状に関して丁寧な説明をすることが，良い精神療法になる．

　不安の聴取とともに，生活史や現在の生活状況の聴取を行う．学歴，職歴，結婚歴，子どもの状況，趣味などを聞いていくなかで今後の環境調整を考えていく．経済状態や居住環境も不安の大きな原因となりうるため，収入，財産や住居に関してもさりげなく聞いておくことが望まれる．身体疾患が不安障害の契機になっている場合も多い．このような場合，治療者が身体疾患の治療の相談に乗ることで症状の改善をみることは多い．

　欧米では不安障害に関する認知行動療法の有効性が示され，推奨されているが，わが国の実際の臨床では，認知行動療法がそのままの形式で用いられていることは少ない．認知行動療法，行動療法，精神分析療法，森田療法，回想法などの特異的精神療法の一部を応用しながら，支持的精神療法および薬物療法を行っているのが現状であろう．

　良好な医師-患者関係が成立すれば，患者の不安は少しずつ癒されていくことが多く，特殊な精神療法を行う必要はないことが多い．むしろ環境調整が有効なことが多い．

3. 環境調整

　社会環境，家庭内環境は高齢者の精神生活に大きな影響を及ぼす．現実の環境に問題があるため不安が起こっている場合も多い．薬物療法，精神療法と組み合わせて必要に応じて環境調整を行うが，聴取した現在の生活状況に基づいて調整を考える．

　たとえば，住環境の問題はなかなか調節できるものではないが，長期的にはそのような働きかけをしていく必要がある場合は多い．どこに住むか，誰と住むかは非常に大きな選択である．たとえば，今は一人暮らしであっても将来的にそれが難しくなればどうするか，介護サービスを利用しながら一人で住むか，子どもと一緒に住むか，老人ホームに入るか，などのことを家族と話し合うことは，将来の環境調整につながるのみでなく，現在の患者の不安を和らげることも期待でき，有用である．一人暮らしで子どもは遠方にいてなかなか会えないような場合，子どもが引っ越して同居するのは不可能なことが多いが，働きかけを契機として子どもが定期的に電話する，訪問するなどの関わりを増やすことで患者は情緒的に支えられ，安定する場合もある．いろいろな方法で家族の関わりを増やすような調整を行っていくことは有用である．

　家族との話し合いにおいては，まずは家族に病気を理解してもらうことを心がける．家族の理解が進み，家族の患者を支える力が増せば，治療上最も有効な効果をもたらすことが期待できる．

　高齢者では従来の社会的な役割を喪失しているが，新たに社会的な活動へ参加することが難しく，症状を理由に閉じこもってしまう場合も多い．このような場合，介護保険によるデイサービスなどの利用も考慮されるべきである．不安の原因疾患がいずれであれ，介護サービスを利用することで精神的に安定する高齢者は多い．現在の介護保険制度では介護サービスの対象は，身体障害や認知症のために介護が必要な

状態が主であるが，高齢者においては精神症状安定化を目的とした介護サービス利用も非常に有用な手段である．

おわりに

高齢者の不安への対処においては，不安障害を考慮するとともに，うつ病，認知症の併存を考える必要があり，同時に身体疾患や薬剤性の不安を考慮する必要がある．治療に関しては近年，SSRIなどの新しい薬物が利用できるようになったという進歩があるが，家族を含めた環境調整の重要性について強調したい．

老年期の不安障害の患者は自らその認識がなく身体科を受診することが多いことが指摘されており，この見地からはプライマリケア医の判断が重要となると思われる．

（尾籠晃司，西村良二）

[引用文献]

1. Blazer DG. Generalized anxiety disorder and panic disorder in the elderly: a review. Harv Rev Psychiatry 1997; 5: 18-27.
2. Flint AJ. Epidemiology and comorbidity of anxiety disorders in the elderly. Am J Psychiatry 1994; 151: 640-9.
3. Lindesay J, Briggs K, Murphy E. The Guy's/Age Concern survey. Prevalence rates of cognitive impairment, depression and anxiety in urban elderly community. Br J Psychiatry 1989; 155: 317-29.
4. Regier DA, Boyd JH, Burke JD, et al. One month prevalence of mental disorders in the United States. Based on five Epidemiologic Catchment Area Site. Arch Gen Psychiatry 1988; 45: 977-86.
5. 藍澤鎮雄，山口弘一，福井康雄，ほか．老年期神経症の特徴．老年精医 1985; 2: 365-73.
6. Raj BA, Corvea MH, Dagon EM. The clinical characteristics of panic disorder in the elderly: a retrospective study. J Clin Psychiatry 1993; 54: 150-5.
7. Lindesay J. Phobic disorders in the elderly. Br J Psychiatry 1991; 159: 531-41.
8. Magni G, De Leo D. Anxiety and depression in geriatric and adult medical inpatients: a comparison. Psychol Rep 1984; 55: 607-12.
9. Kendell RE. The stability of psychiatric diagnosis. Br J Psychiatry 1974; 124: 352-6.
10. 広瀬徹也．抑うつ症候群，金剛出版，1986.
11. Schneider LS. Overview of generalized anxiety disorder in the elderly. J Clin Psychiatry 1996; 57 (Suppl 7): 34-45.
12. Wands K, Merskey H, Hachinski VC, et al. A questionnaire investigation of anxiety and depression in elderly dementia. J Am Geriatr Soc 1990; 38: 535-8.
13. Banazak DA. Anxiety disorders in elderly patients. J Am Board Fam Pract 1997; 10: 280-9.
14. Uchida H, Suzuki T, Mamo DC, et al. Benzodiazepine and antidepressant use in elderly patients with anxiety disorder: a survey of 796 outpatients in Japan. J Anxiety Disord 2009; 23: 477-81.
15. Benitez CIP, Smith K, Vasile RG, et al. Use of benzodiazepines and selective serotonin reuptake inhibitors in middle-aged and older adults with anxiety disorders: a longitudinal and perspective study. Am J Geriatr Psychiatry 2008; 16: 5-13.
16. Montgomery S, Chatamra K, Pauer L, et al. Efficacy and safety of pregabalin in elderly people with generalised anxiety disorder. Br J Psychiatry 2008; 193: 389-94.

脳とこころのプライマリケア
第1巻　うつと不安
索引

親項目（太字）の配列は日本語（五十音），欧文（abc），ギリシャ語（αβγ），数字の順に，子項目の配列は掲載ページ順に並べた．＊は図表箇所を示す．

あ

愛想笑い
　異常な感情表現　28
　抑うつ的な表出の存在　32
アカシジア
　抗精神病薬による―　177
　統合失調症に併存する抑うつ・
　　不安の治療　179
空巣症候群
　うつ病とライフサイクル　545
アキネジア
　抗精神病薬による―　177
　統合失調症に併存する抑うつ・
　　不安の治療　179
悪性腫瘍
　―とサイコオンコロジー　354
悪性症候群
　TCAの薬物有害反応　387
悪夢
　小児・思春期の心的外傷後スト
　　レス障害の症状　538
アゴラフォビア→広場恐怖
亜昏睡
　肝性脳症の精神症状　335
頭が軽くなる感じ
　パニック発作の診断基準　142
頭のふらつき
　全般性不安障害の主要症状　144,145
アタラックス-P®
　喘息患者に対する治療　351
アディポネクチン
　メタボリックシンドロームと―　294
アテローム性動脈硬化
　―とうつ・不安　284
アドヒアランス
　―と情動反応　66
　循環器疾患とうつ病・うつ状態　304
　喘息患者と―　346
　薬物療法と認知行動療法の併用　435
アドレナリン
　ストレスと免疫系　347
　断眠療法の作用機序　480

アドレナリン神経
　高照度光療法の作用機序　462
アトロピン硫酸塩水和物
　―と修正型電気痙攣療法　471
アパシー
　―とうつ病　30
　軽度認知障害と―　220
　―と抑うつ　223
　若年発症Alzheimer病と老年発
　　症Alzheimer病の精神症状　223＊
　―の評価尺度　272
　神経内科疾患による―　272
　神経変性疾患に伴う―　275
　神経内科疾患に伴う―の有病
　　率　279＊
　ドネペジルの効果　280
　神経内科疾患に伴う―の治療　280
　脳血管障害と―　290
　抑うつを伴わない―　291
　老年期うつ病の症状　564
アパシー型甲状腺機能亢進症
　―の精神症状　329
アプローチ
　うつ病の治療計画　381
アポトーシス
　―からみたうつ病の病態　55
アマンタジン
　薬剤惹起性うつ病を起こしやす
　　い薬剤　140
　神経内科疾患に伴う気分障害の
　　治療　281
　脳血管障害に伴う感情障害の
　　治療　292
アミトリプチリン
　喘息患者に対する治療　348
　―と抗うつ薬の薬理作用　385
　薬物動態と臨床効果との関連　386
　わが国で用いることができる
　　抗うつ薬　390＊
　PTSDの薬物療法　405
アメンチア
　Zellerによるメランコリーの解釈　3
アモキサピン
　神経内科疾患に伴う気分障害

　　の治療　280
　わが国で用いることができる
　　抗うつ薬　390＊
アモバン®
　喘息患者に対する治療　352
アルコール
　物質使用障害とうつ・不安の
　　comorbidity　191
　―と不安障害との鑑別　572
アルコール依存（症）
　―の診断　135
　うつが主症状となりうる精神疾
　　患　135
　身体科医からみた診断　137＊
　―と物質使用障害　193
　―と疼痛性障害　232
　―と自殺　251,259
　日本の自殺者　252
　―と糖尿病　335
　―と喘息の関係　341
　―と子宮内膜症の併存　366
　―患者攻撃性とSSRI　388
アルコール中毒
　不安を呈する身体疾患　266
アルコホーリクスアノニマス
　物質使用障害とうつ・不安の
　　comorbidity　191
アルプラゾラム
　不安と抑うつの薬物療法結果　6＊
　喘息にパニック障害を合併した
　　患者の治療　350
　喘息患者に対する治療　351
　パニック障害に用いる薬剤と
　　用量　397＊
　パニック障害の薬物療法　398
　パニック障害に対する治療の
　　エビデンス　399＊
　全般性不安障害の薬物療法　409
　プライマリケア医によるうつ病
　　の薬物療法　499
　老年期の不安の薬物療法　574
アレルギー反応
　ストレスと―　347
アンヘドニア

―と精神疾患　61
抗精神病薬による―　177
神経内科疾患による―　272
―の評価，診断　273
神経変性疾患に伴う―　275
―と中年期のうつ病　547

い

胃・十二指腸潰瘍
　不安と関連した心身症　266
息切れ感
　パニック発作の診断基準　142
息苦しさ
　パニック発作の症状　85
　パニック発作の診断基準　142
閾値下うつ病
　小児のうつ病診断　528
閾値仮説
　血管性うつ病の―　288
意識混濁
　Schneider の身体的基礎のある精神病　201*
　症状精神病の精神症状　204
意識障害
　副甲状腺機能亢進症の精神症状　331
　肝性脳症の精神症状　335
　低血糖症の精神症状　337
意識変容
　症状精神病の精神症状　204
易刺激性
　若年発症 Alzheimer 病と老年発症 Alzheimer 病の精神症状　223*
異常感覚
　パニック発作の症状　85
　パニック発作の診断基準　142
異常行動
　若年発症 Alzheimer 病と老年発症 Alzheimer 病の精神症状　223*
異常疾病行動
　―と疼痛性障害　232
　―と身体表現性障害　233
異所性 ACTH 症候群
　―の精神症状　333
イソニアジド
　―と薬物誘発性うつ病　270
依存
　物質使用障害とうつ・不安の comorbidity　191
依存性パーソナリティ
　―と全般性不安障害　146
一塩基多型
　うつ病の病態メカニズム　52
一元論
　不安とうつの―　181
一次性不安障害
　―と comorbidity　103
胃腸障害

小児に対する SSRI の副作用　536
胃腸の不快感
　小児・思春期の社交不安障害の症状　537
一般身体疾患における不安障害
　DSM-IV-TR による不安障害の分類　36
遺伝子多型
　5-HTT の―　58
イノシトール
　パニック障害の薬物療法　398
　パニック障害に対する治療のエビデンス　399*
易疲労(感)
　全般性不安障害の症状　43
　うつ病の身体症状　131
　パニック障害に合併したうつ病の主症状　134
　甲状腺機能低下症とうつ状態　136
　高次脳機能障害の症状　208
　過敏性腸症候群の症状　323
　がん患者の治療による―　359
　季節性感情障害の症状　463
　小児のうつ病症状　527
　小児のうつ病診断　528
イプロニアジド
　―と非定型うつ病　12
イミプラミン
　Klein と Fink による不安発作に対する効果　2
　―と神経症カテゴリーの廃止　7
　―と BDNF　54
　認知症に伴う抑うつに対する治療　225
　うつ病の薬物療法　384
　―と抗うつ薬の薬理作用　385
　薬物動態と臨床効果との関連　386
　わが国で用いることができる抗うつ薬　390*
　パニック障害の薬物療法　395,397,398
　パニック障害に用いる薬剤と用量　397*
　パニック障害に対する治療のエビデンス　399*
　PTSD の薬物療法　405,408
　全般性不安障害の薬物療法　409
意欲減退
　Cushing 症候群の抑うつ症状　137
　季節性感情障害の症状　463
意欲障害
　高次脳機能障害の症状　210
　甲状腺機能亢進症の精神症状　329
　甲状腺機能低下症の精神症状　330
　副甲状腺機能亢進症の精神症状　331
　副甲状腺機能低下症の精神症状　332
　Cushing 症候群の精神症状　333
意欲低下
　Alzheimer 型認知症の症状　138

神経内科疾患による―　272
意欲変化
　Addison 病の精神症状　334
いらいら(イライラ感)
　心気症の症状　84
　全般性不安障害の主要症状　144,145
　月経前気分不快障害の症状　363
　小児のうつ病症状　527
いらだたしさ(苛立ち)
　全般性不安障害の症状　43
　全般性不安障害の診断　146
　低血糖症の精神症状　337
医療経済(学)
　うつ病診療と―　382
　うつ病と経済的損失　515
　うつ病による各国の経済的損失の内訳　519*
医療保護入院
　小児うつ病と―　531
インスリン抵抗性
　メタボリックシンドロームと―　294
　―とうつ状態　297
インターフェロン
　薬剤惹起性うつ病を起こしやすい薬剤　140
　―と症状精神病　203
　―と薬物誘発性うつ病　270
　ストレスと免疫系　347
　老年期うつ症状を呈しうる薬剤　562*
インドメタシン
　―と薬物誘発性うつ病　270
インフォームドコンセント
　―とサイコオンコロジー　354,356
インフルエンザ感染
　―とうつ病　270

う

うずき感
　パニック発作の診断基準　142
うつ→うつ病，うつ状態，大うつ病
　―の歴史的展望　1
　自称―　2
　偽―　2
　不安との一元論と二元論　2
　Freud の見解　4
　Mapother, Lewis による不安との一元論的見解　5
　Roth らによる二元論的見解　5
　症状の比較　5*
　―と肯定的感情，否定的感情　9
　―不安との症状重複　10*
　―の中核症状　20
　環境による症状変動　20
　―の症状評価　21
　―の正常範囲　21
　精神症候学の限界　24

—の成因・病態	47	—に対する認知行動療法	434	—と抑うつ感情反応の違い	33
正常と異常の境界	48	—と社会的問題	512	パニック性不安—	40
進化論的立場からみた成因と病態		—とライフサイクル	526	—とパニック性不安うつ病の違い	
	49	小児・思春期の—	526		41
神経回路からみた成因と病態	50	中年期の—	542	—の成因・病態	48
神経科学からみた発症のメカニズ		老年期の—	562	—と不安障害との脳部位の共通性	
ムと病態	52	不安障害と—		51*	
心理学からみた発生のメカニズム		若年発症 Alzheimer 病と老年発症		抗うつ薬のメカニズム	53*
と病態	69	Alzheimer 病の精神症状	223*	— BDNF 仮説	54
症状評価と診断	87	美しき無関心		—のバイオマーカー	54
面接のコツ	93	異常な感情表現	28	—の病態メカニズムとシナプス可	
わけのある—	97	うつ状態→うつ，うつ病，大うつ病		塑性	57
わけのない—	97	—の鑑別診断	22	—と環境因	58
意味のある—	97	精神療法の鉄則	98	遺伝子研究からみた—	58
怠けの口実の—	98	甲状腺機能低下症と—	136	神経栄養因子と神経成長因子によ	
—の評価尺度	108	身体疾患に起因する—	136	る病態メカニズム	59*
—の診断，鑑別診断	130	Cushing 症候群と—	137	—とプライマリケア医	88
—を主症状とする疾患	130	Parkinson 病と—	137	診断の6ステップ	90*
—が主症状となりうる精神疾患	131	月経前不快気分障害と—	137	激励禁忌神話	98
うつ症状を呈する患者の初診診療		—を起こしやすい疾患	138*	米国での有病率	104
科	131*	Alzheimer 型認知症と—	138	神経症性反応性—	104
—が主症状となりうる身体疾患	136	慢性疲労症候群と—	138	神経症性—	108
身体疾患に起因する—	136	循環器疾患と—	300	内因性—	108
—とパニック障害の comorbidity		—とセロトニン神経	462	脳卒中後—	114
	184	—の臨床分類	494*	—の身体症状	131
—と全般性不安障害の comorbidity		うつ性自己評価尺度→ SDS		—の診断基準	131
	185	うつ状態の重症度評価	21	—の診断基準（DSM-IV）	132*
— と PTSD の comorbidity	186	うつ病→うつ，うつ状態，大うつ病		双極性—	132
—と社交不安障害の comorbidity		—と神経衰弱	4	—の診断基準（ICD-10）	133*
	186	仮面—	4	パニック障害に合併する頻度	136*
—と強迫性障害の comorbidity	187	退行期—	4	反応性—	136
—と特定の恐怖症の comorbidity		—とパニック障害の関係	5	薬剤惹起性—	136
	187	不安状態との症状の比較	5*	—を起こしやすい疾患	138*
副腎皮質ステロイドによる—	203	激越性—	5	薬剤惹起性—	139
—と症状精神病の comorbidity	206	不安発作・抑制型—	6	パニック性不安—	144,162
—と器質性精神障害	207	—とパニック障害の合併	7	—不安障害の併発	154
高次脳機能障害と—	216	二次性—	7	—患者の comorbidity 率	155
パーソナリティ障害と—	236	—の不安（→うつ病の不安）	9	不安障害を併発した—	164
パーソナリティ障害との鑑別	238	—の三大徴候	11	双極性障害の概念	168
—と境界性パーソナリティ障害	239	嫌人症	11	—と不安障害の comorbidity の経	
—と自殺	249	神経症性—	11	過図	183*
—と関連した身体症状と疾患	266	精神病性—	11	—と不安障害の生涯診断での	
神経内科疾患に合併した—	272	内因性—	11,28,104,380	comorbidity の割合	184*
神経変性疾患に伴う—	275	非定型—	11	—と軽度認知障害	220
神経内科疾患に伴う—の治療	280	不安—	11	—と認知症	220
脳血管障害後の—	284	軽症—	12	老年期—	220
肥満と—	296	内因性非精神病性軽症—	12	認知症発症のリスクとしての—	221
糖尿病と—	297	仮面—	20	—と身体表現性障害の鑑別診断	
呼吸器疾患と—	310	新型—	21		230*
消化器疾患と—	317	—うつ状態との鑑別診断	22	パーソナリティ障害と—	237
—の形成と消化器症状	319	軽症—	23	慢性—	244
—患者に対する初診医の診察	319	—の診断基準	24	—と自殺	251
身体疾患にうつ症状を伴う割合	321	—の症候学	28	日本の自殺者	252
過敏性腸症候群に併発した—	324	仮面—	29,136	—への自殺対応	254
内分泌・代謝疾患と—	326	自称—	32	—の身体症状	267
産科・婦人科疾患と—	363	退行期メランコリーとの鑑別	32*	—患者の身体・精神症状	267*
腎疾患・透析患者の—	372	典型的な—	32	—による身体疾患への影響	268
—の治療	380	病感の存在	32	と免疫機能	268
—に対する精神療法	416	妄想性—	32	身体疾患による—	270

索引／うつびよう

反応性— 270
薬物誘発性— 270
—の身体症状 278*
脳卒中後— 284
血管性— 288
不安— 290
循環器疾患と— 300
COPDに伴う— 311
警告— 316
—患者の症状 320
—と糖尿病 335
—と喘息 339
—と喘息の関係 340,345
喘息の有無と—性障害の有病率 343*
—とサイコオンコロジー 355
更年期障害と— 365
多嚢胞性卵巣症候群の症状 366
妊娠と— 367
産後— 368
流産・中絶・死産と— 368
老年期— 373
—の診断基準 380
内因性— 380
—の治療計画 381
—と後期研修 382
最も頼りになる情報 383
—の薬物療法 384
—の治療戦略 389
—の第一選択薬 389
わが国で用いることができる抗うつ薬 390*
—と抗うつ薬の多剤投与 391
—の治療アルゴリズム 392
—に対する精神療法 416
—の症状概念と疾患概念 417
Mundtの構造類型 417
—診の物語 419
遷延性— 419
—の小精神療法7か条 422
精神科一般臨床における精神療法的対応 422
—に対する対人関係療法 455
対人関係療法の効果 456*
季節— 461
冬季— 461
—と季節性感情障害 463
—に対する修正型電気痙攣療法 468
—と修正型電気痙攣療法 469
—に対する断眠療法 477
—の亜型 493
ディスチミア親和型— 493
メランコリー型— 493
現代型— 493
職場結合型— 493
新型— 493
非定型— 493
未熟型— 493
双極性— 494

単極性— 495
プライマリケア医による治療と管理 497
—に潜む双極スペクトラム 500
プライマリケアと自殺問題 500
—患者の初診診療科 507
精神科に紹介するタイミング 509*
精神科への紹介にあたって重要なこと 510*
精神科を受診しない理由 510*
総診療報酬点数と— 513*
—と社会的問題 514
—と経済的損失 515
—のDALY 515
—と自殺 518
—による各国の経済的損失の内訳 519*
—の自殺既遂率 519*
小児・思春期の有病率 526
小児の—診断 527
小児の—鑑別診断 528
小児における他の精神疾患との合併 530
—患者と家族の心理教育 531*
小児—の認知行動療法 532
小児—の治療 532
更年期— 546
中年期—の疫学 546
消耗— 547
中年期—の治療と対策 547
中年期の特徴 547
中年期の— 557
ディスチミア親和型— 558
老年期— 562
血管性— 564
脳血管性— 564
—と老年期の不安障害 572
うつ病エピソード
—と診断基準（ICD-10） 133*
双極性障害の— 495
うつ病希死念慮
—と自殺 253
うつ病性障害
—とパニック障害の合併率 104
うつ病の不安
—の臨床像 9
Kraepelinの— 9
気分の対立構造 9*
—の病型 11
遺伝的側面 13
うつ病評価尺度
Hamiltonの— 10

え

塩酸アマンタジン
老年期うつ症状を呈しうる薬剤 562*

炎症性腸疾患
小児うつ病との合併 530

お

嘔気
パニック発作の診断基準 142
黄体卵胞混合ホルモン
薬剤惹起性うつ病を起こしやすい薬剤 140
嘔吐
SSRIの副作用 388
嘔吐発作
周期性ACTH-ADH放出症候群の症状 365
悪寒
SSRIの副作用 388
オキサゾラム
老年期の不安の薬物療法 574
悪心
SSRIの副作用 388
恐れ
不安との違い 79
落ち着きのなさ
全般性不安障害の症状 43
全般性不安障害の主要症状 145
全般性不安障害の診断 146
SSRIの副作用 388
オピオイド
—と気分 61
オランザピン
双極性障害と不安障害併存の治療 172
パニック障害に対する治療のエビデンス 399*
社交不安障害の薬物療法 401
社交不安障害に対する治療のエビデンス 402*
強迫性障害の薬物療法 403
PTSDの薬物療法 408
オンダンセトロン
パニック障害に対する治療のエビデンス 399*

か

外因反応型
症状精神病の概念 200
介在細胞塊
—と恐怖の消去のメカニズム 65
概日リズム
—と高照度光療法 461
概日リズム睡眠障害
—に対する高照度光療法 461,462
外傷後ストレス障害→心的外傷後ストレス障害
外傷性精神障害

—と自殺	259	反応性うつ病の動物モデル	8	気分変調性障害の症状	245*
外傷性低髄液圧症候群		**学習性無力感理論**		季節性感情障害の症状	464
高次脳機能障害と—	215	心理学からみたうつの発生のメカニズムと病態	69	小児のうつ病症状	527
回想法		心理学からみたうつの発生のメカニズムと病態	72	**仮面うつ病**	
老年期の不安に対する—	576			—と神経衰弱	4
改訂学習性無力感理論		改訂—	73,74*	うつ病の症候学	29
心理学からみたうつの発生のメカニズムと病態	69,73	**覚醒剤**		身体疾患に伴ううつ状態	136
改訂学習性理論		物質使用障害とうつ・不安の comorbidity	191	—とプライマリケア	492
Abramson らの—	70	—と物質使用障害	192,197	**カルシウム拮抗薬**	
改訂長谷川式簡易知能評価スケール		有機溶剤依存症と—	194	—による不安様症状の惹起	572
老年期の不安の検査	573	**覚醒剤精神病**		**カルバマゼピン**	
外的不安		—と物質使用障害	194	—患者の不安とうつに対する治療	377
—不安の種類	103	覚醒剤乱用と—	197	PTSD の薬物療法	405
海馬		**覚醒の亢進**		双極スペクトラムに対する効果	504
うつ病に関与する脳部位	50	急性ストレス障害の症状	44	**渇き**	
—と BDNF 発現	53	**過呼吸**		内分泌精神症候群の症状	202
—と神経新生	55	不安の身体症状	266	**がん**	
—と恐怖の再生	65	**過食**		—患者の心理的反応	356
回避		月経前不快気分障害の身体症状	138	—医療におけるこころのケア	356*
急性ストレス障害の症状	44	気分変調性障害の症状	245*	—患者の抑うつの診断	358
—と心的外傷後ストレス障害	538	月経前気分不快障害の症状	363	—患者の精神症状の有病率	358*
回避行動		小児のうつ病症状	527	—患者の抑うつのスクリーニング	360
—と曝露療法	449,452	**かすみ目**		**簡易精神症状評価尺度**	
回避性（不安性）パーソナリティ		三環系抗うつ薬による—	498	統合失調症に併存する抑うつ・不安の評価	174
—と全般性不安障害	146	**仮性認知症**		**肝炎**	
回避性パーソナリティ障害 (PD)		—とうつ病	220	—とうつ病	270
—と社交不安障害	236	老年期うつ病の亜型	564	**寛解**	
回復		**価値感情**		うつ病の治療ゴール	108
うつ病の治療ゴール	108	感情の症候学	26*	**感覚異常**	
快楽消失		**褐色細胞腫**		不安神経症の症状（Freud）	35
抗精神病薬による—	177	不安症状を惹起する可能性のある身体疾患	102*	**感覚麻痺**	
—と中年期のうつ病	547	**活動性低下**		パニック発作の診断基準	142
解離性健忘		甲状腺機能低下症とうつ状態	136	**環境**	
急性ストレス障害の症状	44	**カテコールアミン**		—とうつ・不安の症状変動	20
解離性障害		ストレスと免疫系	347	**環境因**	
急性ストレス障害の症状	43	—と抗うつ薬の薬理作用	385	—と大うつ病の発症	58
精神療法の鉄則	98	**ガバペンチン**		**眼疾患**	
DSM-III の分類	101	パニック障害の薬物療法	398	—にうつ症状を伴う割合	321*
—とパニック発作	143	社交不安障害の薬物療法	401	**かんしゃく**	
加害恐怖		社交不安障害に対する治療のエビデンス	402*	分離不安障害の症状	538
思春期心性と関連する不安	83	**過敏**		**感情**	
過覚醒		全般性不安障害の症状	43	—の定義と分類	25
小児・思春期の心的外傷後ストレス障害の症状	538	全般性不安障害の診断	146	身体—	26
—と心的外傷後ストレス障害	539	**過敏性大腸症**		価値—	26*
過換気		不安神経症の症状（Freud）	35	自己価値—	26
うつ・不安の概念と歴史的展望	3	**過敏性腸症候群**		状態—	26*
過換気症候群		不安を呈する身体疾患	266	心的—	26*
不安と関連した心身症	266	不安と関連した心身症	266	心的感情の分類	26*
過換起発作		—と機能性身体症候群	321	生命—	26
—とプライマリケア	492	過敏性腸症候群の症状	323	他者価値—	26
可逆的な MAOI		**下腹部痛**		—の障害の分類	27*
—と抗うつ薬の薬理作用	385	過敏性腸症候群の症状	323	異常な感情反応	27
可逆認知症		月経困難症の症状	363	正常な感情反応	27
老年期うつ病の亜型	564	**過眠**		異常な感情表現	28
学習心理学		月経前不快気分障害の身体症状	138	病的な感情の障害	28
—と抑うつ発生のメカニズム	69			病的な感情表現	28
学習性無力					

否定的な自己価値— 31
　　—と不安 61
感情 2 要因説
　　心理学からみたうつの発生のメカ
　　　ニズムと病態 70
感情障害
　　パーソナリティと抑うつ 77
　　—と不安障害の合併 155
　　甲状腺機能亢進症の精神症状 329
　　甲状腺機能低下症の精神症状 330
　　副甲状腺機能低下症の精神症状 332
　　Cushing 症候群の精神症状 333
　　季節性— 461,463
　　自殺の危険因子 485*
感情の麻痺
　　異常な感情表現 28
感情反応
　　—とうつ病 27
　　急性ストレス障害の症状 44
感情不安定
　　—と不安状態 5
肝性脳症
　　—の精神症状 334
関節炎
　　—にうつ症状を伴う割合 321*
関節リウマチ
　　うつ病を合併した場合の予後 269
　　—とうつ病 270
完全寛解
　　—とうつ病の診断 381
感度
　　ICD-10 と DSM-IV-TR の特徴 91
冠動脈虚血性疾患
　　—とうつ病 268
冠動脈性疾患
　　—にうつ病・うつ状態を合併した
　　　ときの予後 302
　　—とうつ病・うつ状態が関連する
　　　機序 303
ガンノイローゼ
　　うつ病と— 11
漢方薬
　　老年期の不安の薬物療法 575
緩和ケア
　　—とサイコオンコロジー 357

き

偽うつ
　　うつ・不安の概念と歴史的展望 2
記憶障害
　　Alzheimer 型認知症の症状 138
　　高次脳機能障害の症状 208,211
気が狂うことに対する恐怖
　　パニック発作の診断基準 142
気が遠くなる感じ
　　パニック発作の診断基準 142
気管支拡張薬

　　—による不安様症状の惹起 572
気管支喘息
　　不安と関連した心身症 266
気胸
　　不安症状を惹起する可能性のある
　　　身体疾患 102*
器質性精神障害
　　—と症状精神病 199
　　—と症状精神病の分類上の関係
　　　　 200*
　　DSM-Ⅱ の分類 202
　　—とうつ・不安 207
希死念慮
　　パニック障害の経過 41
　　—への対応 254
　　自殺のリスク 262
　　TCA の薬物有害反応 387
　　—と修正型電気痙攣療法 469
偽性副甲状腺機能低下症
　　—の精神症状 333
季節うつ病
　　—に対する高照度光療法 461
季節性感情障害
　　—に対する高照度光療法 461
　　—の特徴 463
偽単極性
　　—と双極性障害 495
基底外側核群
　　恐怖の条件付けのメカニズム 62
　　不安障害の神経回路 68
機能性消化管障害
　　—とうつ・不安 317,320
機能性ディスペプシア
　　—と機能性身体症候群 320
　　機能性ディスペプシアの症状 321
機能的磁気共鳴画像（MRI）
　　—と不安の病態 50
　　うつ病の病態メカニズム 52
気分
　　感情の定義と分類 26
　　—と不安 61
気分安定薬
　　double depression の治療 247
　　うつ病の治療計画 381
　　双極スペクトラムに対する効果 504
気分易変
　　副腎皮質ステロイドによる— 203
気分障害
　　ICD-10，DSM-IV による診断 108
　　—と境界性パーソナリティ障害 151
　　—不安障害の併発 154
　　—と不安障害の comorbidity 156
　　—と社交不安障害の併発 157
　　—と全般不安障害の併発 158
　　—とパニック障害の併発 160
　　物質誘発性— 169
　　—の生涯有病率 182*
　　物質常用に伴う— 192
　　—と疼痛性障害 232

　　パーソナリティ障害と— 236
　　回避性 PD，依存性 PD に併存す
　　　る— 238
　　境界性 PD に併存する— 238
　　—と自殺 254
　　—と頭痛 272
　　神経変性疾患に伴う— 275
　　頭痛に伴う— 278
　　循環器疾患に併存した— 305
　　副甲状腺機能亢進症の精神症状 331
　　—の治療計画 381
　　—に対する対人関係療法 455
　　自殺の危険因子 485*
　　小児うつ病との鑑別診断 529
　　小児うつ病との合併 530
気分障害質問紙法
　　単極性うつ病と双極性うつ病の
　　　鑑別 495
気分反応性
　　うつ病の症候学 31
気分プロフィール検査
　　うつ・不安の症状評価 21
気分変化
　　Addison 病の精神症状 334
気分変調症
　　—と不安，恐怖，パニック発作 12
　　—と大感情病の比較 12,13*
　　全般性不安障害との鑑別 147
　　境界性・演技性・自己愛性 PD と
　　　の関連 239
　　—の基準 272
　　—と片頭痛 278
　　神経内科疾患に伴う—の有病率
　　　　 279*
気分変調性障害
　　—の生涯有病率 182*
　　—と大うつ病エピソードの合併 244
　　—DSM-IV-TR による診断基準 245
　　　*
　　—の疫学 245
　　小児のうつ病診断 528
記銘障害
　　肝性脳症の精神症状 335
記銘力低下
　　甲状腺機能低下症とうつ状態 137
虐待
　　小児うつ病と— 531
　　—と心的外傷後ストレス障害 538
虐待体験
　　—と覚醒剤乱用 197
急性冠動脈症候群
　　不安症状を惹起する可能性のある
　　　身体疾患 102*
急性錯乱状態
　　副甲状腺機能低下症の精神症状 332
急性心筋梗塞
　　—とうつ病・うつ状態 300
急性ストレス障害
　　DSM-IV-TR による不安障害の分類

索引／くうかんきょうふ

	36	統合失調症に併存する—	178	恐怖症性不安障害	
パニック障害の経過	43	—の生涯有病率	182*	—不安の種類	103
DSM-III の分類	101	不安障害とうつ病の生涯診断での		恐怖症状	
ICD-10 の分類	102	comorbidity の割合	184*	—とうつ病	11
—の薬物療法	394,403	—とうつの comorbidity	187	恐怖症状質問票	128*
急性精神病状態		心気症と—	229	恐怖症状の重症度評価	124
副甲状腺機能低下症の精神症状	332	—と強迫性 PD	239	恐怖症性不安障害	
急速交代		—と自殺	258,259	ICD-10 の分類	101
双極性障害の—	501	—の薬物療法	394,401	—と自殺	258
小児のうつ病	528	維持療法の有効性	396*	恐怖の条件付け	
境界性パーソナリティ障害（PD）		—治療のアルゴリズム（APA）		神経科学からみた不安の発生のメカニズムと病態	62
—と気分変調症	12		404*	胸部不快感	
—の診断	136	—のガイドライン	408*	パニック発作の診断基準	142
うつが主症状となりうる精神疾患		—患者の頼りたくない心性	426	興味・関心の低下	
	136	—に対する精神療法	431	Parkinson 病の抑うつ症状	137
—の診断基準（DSM-IV）	138*	—の森田理論	431	虚血性心疾患	
—と DSM-III	151	不安に関する心理教育	446	不安を呈する身体疾患	266
—と気分障害	151	—に対する高照度光療法	467	—にうつ症状を伴う割合	321*
—と感情障害	236	—と小児の不安障害	535	起立性低血圧	
—と双極 II 型障害の関係	238	小児・思春期の—	539	TCA の薬物有害反応	387
—とうつ	239	—と老年期の不安	570	気力減退	
—の概念	239	強迫性パーソナリティ（PD）		小児のうつ病診断	528
—と不安	240	—と全般性不安障害	146	気力の低下	
—と自殺	259	—と強迫性障害	239	気分変調性障害の症状	245*
—と月経前気分不快障害	364	恐怖		禁煙	
—に対する対人関係療法	455	Hippocrates と—	2	—と不安・うつ	311
驚愕覚醒		広場—	3	筋緊張	
不安神経症の症状（Freud）	35	高所—	3	全般性不安障害の主要症状	144
狂気恐怖		閉所—	3	小児・思春期の全般性不安障害の	
パニック発作の症状	85	—と非定型うつ病	11	症状	537
狭心症		—と不安	34	筋緊張性頭痛	
不安症状を惹起する可能性のある		空間—	40	全般性不安障害の主要症状	145
身体疾患	102*	—の神経回路	61	筋弛緩法	
老年期の不安との併存症	571	不安との違い	61	不安障害に対する認知行動療法	
胸痛		—の条件付けのメカニズム	62,63*		446,447
パニック発作の症状	102	—の消去のメカニズム	64,65*	漸進的—	447,448
パニック発作の診断基準	142	—の再生のメカニズム	65,65*	緊張	
小児・思春期のパニック障害の症		不安との違い	79	Parkinson 病の抑うつ症状	137
状	536	視線—	83	過敏性腸症候群の症状	323
協同的経験主義		自己臭—	83	緊張型頭痛	
—と認知行動療法	419,436	醜貌—	83	不安と関連した心身症	266
強迫症状		赤面—	83	—に伴う気分障害	278
統合失調症に併存する—	178	小児・思春期の—	534	緊張感	
強迫スペクトラム障害		高所—	空白	全般性不安障害の症状	43
身体表現性障害と—	229	社会—	空白	全般性不安障害の診断	146
強迫性障害		蜘蛛—	空白	筋肉痛	
—と不安障害	20	閉所—	空白	慢性疲労症候群の症状	138
DSM-IV-TR による不安障害の分類		胸部苦悶		筋肉の緊張	
	36	不安と—	3	全般性不安障害の症状	43
パニック障害の経過	43	恐怖症		全般性不安障害の診断	146
不安障害の合併とうつ病の併存率		—と異常な感情反応	28		
	45	不安神経症の症状（Freud）	35		
性格要因が関わる不安	84	特定の—	101	**く**	
精神療法の鉄則	98	—と不安の概念	102		
DSM-III の分類	101	—特異的	103	クアゼパム	
ICD-10 の分類	101	個別的—	103	喘息患者に対する治療	352
—と SSRI	102	対人—	103	空間恐怖	
—の評価尺度	123	特定の—	103	DSM-IV-TR による不安障害の分類	
双極性障害に併存する—	170	—と老年期の不安	570		

起こしやすい場所	36
不安の症候学	37
パニック障害の経過	37
空虚（感）	40
パニック障害の経過	41
境界性パーソナリティ障害の抑うつ症状	136
クエチアピン	
双極性障害と不安障害併存の治療	172
強迫性障害の薬物療法	403
PTSD の薬物療法	408
全般性不安障害の薬物療法	409
首・肩の痛み	
うつ病患者の症状	320
蜘蛛恐怖	
—不安の種類	103
クラックコカイン	
物質使用障害とうつ・不安の comorbidity	191
グループ療法	
—と対人関係療法	455
グルココルチコイド	
うつ病と喘息の関係	345
ストレスと免疫系	347
クレチン病	
—の精神症状	330
グレリン	
胃運動機能と—	318
クロチアゼパム	
老年期の不安の薬物療法	574
クロナゼパム	
不安と抑うつの薬物療法結果	6*
双極性障害と不安障害併存の治療	172
パニック障害に用いる薬剤と用量	397*
パニック障害の薬物療法	398
パニック障害に対する治療のエビデンス	399*
社交不安障害の薬物療法	401
社交不安障害に対する治療のエビデンス	402*
強迫性障害の薬物療法	403
クロニジン	
不安と抑うつの薬物療法結果	6*
PTSD の薬物療法	408
クロミプラミン	
統合失調症に併存する抑うつ・不安の治療	180
double depression の治療	247
神経内科疾患に伴う気分障害の治療	280
—と抗うつ薬の薬理作用	385
薬物動態と臨床効果との関連	386
わが国で用いることができる抗うつ薬	390*
パニック障害の薬物療法	395,397

パニック障害に用いる薬剤と用量	397*
パニック障害に対する治療のエビデンス	399*
強迫性障害の薬物療法	401-403
強迫性障害に用いる SSRI の用量	403*
—と断眠療法の併用	478

け

経口血糖降下薬	
—と修正型電気痙攣療法	471
警告うつ病	
悪性腫瘍と—	316
軽症うつ病	
向精神薬の効果	23
軽症うつ病エピソード	
—と診断基準（ICD-10）	133*
軽症脳外傷	
高次脳機能障害と—	210
軽症脳外傷精神病	
—のシェーマ	213*
軽躁	
SSRI，SNRI による—	499
軽躁（病）エピソード	135*
—の診断	132
DSM-IV-TR の分類	169
系統的脱感作法	
—と曝露療法	449
軽度認知障害	
—とうつ病	220
軽微双極性障害	
—と単極性うつ病	501
小児のうつ病診断	528
軽蔑	
—と抑うつ状態	27
傾眠	
症状精神病の精神症状	204
肝性脳症の精神症状	335
周期性 ACTH-ADH 放出症候群の症状	365
痙攣	
—と Wernicke	3
TCA の薬物有害反応	387
激越	
—と不安精神病	10
激越性うつ病	
—と躁うつ病	5
結果予期	
—と認知行動療法	440
血管性うつ病	
—とうつ病	270
—の概念	288
—の発症メカニズム	288
—の診断基準	289
—の臨床的特徴	289
老年期うつ病の亜型	564

血管性認知症	
—とうつ病	288
月経異常	
多嚢胞性卵巣症候群の症状	365
月経困難症	
—とうつ・不安	363
月経周期の異常	
内分泌精神症候群の症状	202
月経前気分不快障害	
—とうつ・不安	363
月経前症候群	
—とうつ・不安	363
—に対する高照度光療法	461,466
—に対する断眠療法	478
月経前不快気分障害	
—とうつ状態	137
—の研究用診断基準案	364*
月経痛	
子宮内膜症の症状	366
決断困難	
気分変調性障害の症状	245*
決断不能	
小児のうつ病診断	528
血中脳由来神経栄養因子	
—と double depression	246
血中副腎皮質刺激ホルモン	
うつ病との鑑別	137
ケトン性昏睡	
—と糖尿病	336
下痢	
うつの身体症状	266
過敏性腸症候群の症状	323
小児のうつ病症状	527
小児に対する SSRI の副作用	536
原因帰属	
3つの次元と無力感症状の関連	74*
嫌悪	
—と抑うつ状態	27
嫌悪刺激	
神経科学からみた不安の発生のメカニズムと病態	62
幻覚	
統合失調症に併存する不安の症状	178
有機溶剤依存症と—	194
副腎皮質ステロイドによる—	203
若年発症 Alzheimer 病と老年発症 Alzheimer 病の精神症状	223*
副甲状腺機能亢進症の精神症状	331
—と修正型電気痙攣療法	469
幻覚妄想	
—と覚醒剤乱用	197
内分泌・代謝疾患と精神症状	327
Addison 病の精神症状	334
幻覚妄想性症候群	
高次脳機能障害の症状	213
言語流暢性低下	
老年期うつ病の症状	564

幻視
 有機溶剤依存症と—　　194
 高次脳機能障害の症状　　212
現実感消失
 急性ストレス障害の症状　　44
 パニック発作の診断基準　　142
現実喪失感
 パニック発作の症状　　85
現実不安
 Freud の分類　　79
嫌人症
 うつ病性の—　　11
現代型うつ病
 うつ病の亜型　　493
倦怠感
 朝の—　　97
 うつ病の身体症状　　131
 インターフェロンによる—　　203
 うつ病患者の症状　　320
 がん患者の—　　359
 —とセロトニン神経　　462
 小児のうつ病症状　　527
 老年期うつ病の症状　　564
幻聴
 —と覚醒剤乱用　　197
見当識障害
 Alzheimer 型認知症の症状　　138
 肝性脳症の精神症状　　335
腱反射亢進
 SSRI，SNRI による—　　499
原不安
 Schneider による—　　11
 Schneider の—　　31
健忘症候群
 内分泌精神症候群の症状　　202

こ

抗 Parkinson 薬
 統合失調症に併存する抑うつ・不安の治療　　179
 —と不安障害　　277
抗悪性腫瘍薬
 —による抑うつ　　178
降圧薬
 —による抑うつ　　178
 —と症状精神病　　203
行為障害
 小児うつ病との鑑別診断　　529
抗うつ薬
 —と向精神薬の分類体系　　2
 —の機序　　52
 うつ病治癒のメカニズム　　53*
 統合失調症に併存する抑うつ・不安の治療　　179
 喘息患者に対する治療　　348
 うつ病の治療計画　　381
 —の種類と薬理作用　　384

薬物動態と臨床効果との関連　　386
薬物有害反応と使用上の注意　　387
 —の副作用　　388
わが国で用いることができる—　　390*
 —の多剤投与　　391
不安障害に対する維持療法の有効性　　396*
 —と高照度光療法との効果の比較　　466
 —と断眠療法の併用　　478
 —と REM 睡眠　　480
双極スペクトラムに対する効果　　504
 —による自殺　　532
後悔
 —と抑うつ状態　　27
口渇
 全般性不安障害の主要症状　　145
 TCA の薬物有害反応　　387
 三環系抗うつ薬による—　　498
交感神経系
 消化管への自律神経支配　　318*
号泣
 分離不安障害の症状　　538
攻撃性
 SSRI による—　　388
 SSRI，SNRI による—　　499
高血圧
 —とうつとの合併　　301
 —にうつ症状を伴う割合　　321*
 周期性 ACTH-ADH 放出症候群の症状　　365
膠原病
 症状精神病の原因　　199
高次脳機能障害
 —とうつ・不安　　207
 脳外傷による—　　208
 —とリハビリテーション　　209
 —の中核症状　　210
 —精神症状の分類　　211
 —の損害賠償上の諸問題　　215
 診断基準　　216*
高次脳機能障害支援モデル事業
 高次脳機能障害と—　　209
甲状腺機能亢進症
 不安症状を惹起する可能性のある身体疾患　　102*
 —とうつ・不安　　206
 不安を呈する身体疾患　　266
 —とうつ病　　270
 —の精神症状　　329
甲状腺機能低下症
 不安症状を惹起する可能性のある身体疾患　　102*
 —とうつ状態　　136
 —とうつ・不安　　206
 —とうつ病　　270
 —の精神症状　　330
甲状腺刺激ホルモン

 —と断眠療法　　479
 うつ病との鑑別　　137
甲状腺刺激ホルモン放出ホルモン
 —と断眠療法　　479
甲状腺疾患
 —に不安障害が合併した場合の自殺リスク　　261
 —にうつ症状を伴う割合　　321*
 老年期の不安との併存症　　571
甲状腺ホルモン
 うつ病との鑑別　　137
 double depression の治療　　247
 —と薬物誘発性うつ病　　270
 —とうつ病の薬物治療　　390
甲状腺ホルモン不応症
 —の精神症状　　329
甲状腺薬
 うつ病の治療計画　　381
高照度光療法
 —による季節うつ病の治療　　461
 —の作用機序　　461
 —の実際　　464
 —の副作用　　465
 季節性感情障害に対する—　　465
 —と抗うつ薬との効果の比較　　466
高所恐怖
 うつ・不安の概念と歴史的展望　　3
 —と不安の概念　　102
 —不安の種類　　103
高浸透圧性昏睡
 —と糖尿病　　336
高浸透圧性非ケトン性昏睡
 —と糖尿病　　336
抗精神病薬
 —治療に関連する抑うつ　　177
 うつ病の治療計画　　381
 老年期の不安の薬物療法　　575
向精神薬
 —の分類体系　　2
 —の効果　　23
構造化面接（法）
 —と comorbidity　　22
 精神科面接　　89
 プライマリケア医による面接・診断のポイント　　485
構造類型
 Mundt の—　　417
好中球
 うつ病との関係　　268*
肯定的感情
 うつ病の不安と—　　9
 —とうつ・不安　　10
抗てんかん薬
 双極性障害と不安障害併存の治療　　172
 PTSD の薬物療法　　405
 全般性不安障害の薬物療法　　409
後天性免疫不全症候群
 —に不安障害が合併した場合の自

殺リスク 261
行動異常
　肝性脳症の精神症状 335
行動活性化法
　—と認知行動療法 419
行動障害
　小児うつ病との合併 530
行動的アプローチ
　認知行動療法の— 444
行動反応
　—と情動反応 66
行動療法
　—と中年期のうつ病 548
　老年期の不安に対する— 576
行動療法的プログラム
　喘息患者の— 314
行動理論
　条件付けによる不安の発生 81
　—と予期不安 85
更年期うつ病
　うつ病とライフサイクル 546
更年期障害
　—の定義 365
　うつ病とライフサイクル 545
広汎性発達障害
　—の前駆症状としての不安 103
　生理的不安と病的不安 104
　小児うつ病との鑑別診断 528
　小児うつ病との合併 530
抗ヒスタミン薬
　全般性不安障害の薬物療法 409
抗不安薬
　—と向精神薬の分類体系 2
　薬物治療に対する患者の意識 105
　不安患者の治療 105
　双極性障害と不安障害併存の治療 172
　統合失調症に併存する抑うつ・不安の治療 179
　身体疾患に精神症状を持つ患者の治療 328
　喘息患者に対する治療 351
　老年期の不安の薬物療法 574
興奮
　Kraepelinによるメランコリーの解釈 3
　内分泌精神症候群の症状 202
　副腎皮質ステロイドによる— 203
　若年発症Alzheimer病と老年発症Alzheimer病の精神症状 223*
　低血糖症の精神症状 337
興奮性シナプス後電位
　恐怖の条件付けのメカニズム 63
高密度リポ蛋白コレステロール
　メタボリックシンドロームと— 294
効力予期
　—と認知行動療法 440
高齢者うつ病評価尺度
　老年期の不安の検査 573

コカイン
　—と物質使用障害 192
呼吸器疾患
　—と不安・うつ 310
呼吸訓練法
　不安障害に対する認知行動療法 448
呼吸困難
　うつの身体症状 266
呼吸促迫
　全般性不安障害の主要症状 145
呼吸法
　不安障害に対する認知行動療法 446
国際生活機能分類
　高次脳機能障害と— 210
国民医療費
　—と国民所得比 512*
心が空白
　全般性不安障害の症状 43
　全般性不安障害の診断 146
骨粗鬆症
　—にうつ症状を伴う割合 321*
骨盤痛
　子宮内膜症の症状 366
古典的条件付け
　神経科学からみた不安の発生のメカニズムと病態 62
　条件付けによる不安の発生 81
孤独（感）
　パニック障害の経過 41
　境界性パーソナリティ障害の抑うつ症状 136
個別的恐怖症
　—不安の種類 103
コミュニケーション
　がん医療における— 361
　対人関係療法における— 459
コミュニケーションスキル
　—とサイコオンコロジー 355
コモンメンタルディスオーダー
　肥満とうつ・不安 296
コラム法
　—と認知行動療法 441
　認知再構成法と— 451
コルチゾール
　うつ病との鑑別 137
　うつ病と喘息の関係 345
　断眠療法の作用機序 479
混合エピソード
　DSM-IV-TRの分類 169
混合状態
　小児うつ病の薬物療法と— 532
混合性不安抑うつ障害
　ICD-10による— 154
　コンサルテーションリエゾン
　—とサイコオンコロジー 355
昏睡
　症状精神病の精神症状 204
　内分泌・代謝疾患と精神症状 327
　肝性脳症の精神症状 335

低血糖症の精神症状 337
コンスタン®
　プライマリケア医によるうつ病の薬物療法 499
　老年期の不安の薬物療法 574
コントロールを失うことに対する恐怖
　パニック発作の診断基準 142
昏迷
　Kraepelinによるメランコリーの解釈 3
　月経前気分不快障害の症状 363

さ

サーカディアンシステム
　高照度光療法の作用機序 461
罪悪
　—と抑うつ状態 27
罪業感
　統合失調症の前駆期にみられる症状 176
　抗精神病薬による— 177
罪業妄想
　人間のもつ原不安 11
サイコオンコロジー
　悪性腫瘍と— 316
　—の歴史的背景 354
再使用
　—と物質使用障害 193
罪責感
　小児のうつ病診断 528
再体験
　急性ストレス障害の症状 44
　—と心的外傷後ストレス障害 538
サイレース®
　喘息患者に対する治療 352
サイロキシン
　断眠療法の作用機序 479
サイン波治療器
　—と修正型電気痙攣療法 470
　—とパルス波治療器の違い 471
酢酸ブセレリン
　薬剤惹起性うつ病を起こしやすい薬剤 140
錯乱
　副腎皮質ステロイドによる— 203
　内分泌・代謝疾患と精神症状 327
　Addison病の精神症状 334
　SSRIの副作用 388
残遺症候群
　物質使用障害とうつ・不安のcomorbidity 191
残遺症状
　パニック障害の— 40
　身体的な— 41*
　精神的な— 42*
産科婦人科疾患
　—とうつ・不安 363

三環系抗うつ薬→TCA
　不安と抑うつの薬物療法結果　6*
　—とBDNF　54
　統合失調症に併存する抑うつ・不安の治療　179
　double depressionの治療　247
　神経内科疾患に伴う気分障害の治療　280
　COPDと不安・うつ　312
　過敏性腸症候群の治療　324
　喘息患者に対する治療　349
　うつ病の治療計画　381
　うつ病の薬物療法　384
　わが国で用いることができる抗うつ薬　390*
　パニック障害に対する治療のエビデンス　399*
　—と非定型うつ病　493
産後うつ病
　—と抑うつ，不安　368
　—の危険因子　369
　—に対する高照度光療法　461,466

し

ジアゼパム
　パニック障害の薬物療法　398
　パニック障害に対する治療のエビデンス　399*
　全般性不安障害の薬物療法　409
ジェイゾロフト®
　プライマリケア医によるうつ病の薬物療法　499
　老年期の不安の薬物療法　575
自覚的障害単位
　—と曝露療法　450
視覚的フラッシュバック
　パニック障害の経過　41
自我同一性
　—と中年期の発達課題　550
自記式質問票
　うつ・不安の—　21
自記式評価尺度
　うつの評価尺度　112
ジギタリス
　—と症状精神病　203
　—と薬物誘発性うつ病　270
子宮内膜症
　—の精神症状　366
刺激性
　内分泌精神症候群の症状　202
自己愛
　うつの適応的側面　49
自己愛構造
　Mundtの構造類型　418
視交叉上核
　高照度光療法の作用機序　462
思考のまとまりのなさ
　副腎皮質ステロイドによる—　203
思考力減退
　小児のうつ病診断　528
自己価値感情
　心的感情の分類　26*
自己強化法
　—と曝露療法　451
自己嫌悪
　パニック障害の経過　41
自己臭恐怖
　思春期心性と関連する不安　83
自己治療仮説
　物質使用障害の—　192
仕事中毒
　うつ病とライフサイクル　546
自己破壊行動
　パーソナリティ障害と—　237
自己評価尺度
　—の有用性　132
自己評定式抑うつ尺度
　—とうつ病の診断　380
自己憐憫
　パニック障害の経過　41
自殺
　不安を伴ううつ病の—　15
　不安とうつのcomorbidity　184
　うつと—　249
　—と歴史　250
　—と精神障害　250
　日本の実態　251
　—と認知行動療法　256
　不安と—　257
　—のリスク　258
　プライマリケア医と—　261
　—の予防　262
　—とプライマリケア　484
　うつ病患者とプライマリケア　500
　—対策と精神医療　506
　—企図前の受診歴　507*
　うつ病と—　518
　自殺率の推移　520*
　主要国の自殺率　520*
　男女別自殺率の推移　521*
　年齢別自殺率　521*
　—企図児のチェックポイント　531*
　抗うつ薬による—　532
　小児に対するSSRIの副作用　536
　—予防とソーシャルサポート　549
　老年期うつ病と—　565
自殺企図
　不安・抑うつ発作の経過　42
　非定型うつ病の—　164
　インターフェロンによる—　203
　—と気分変調性障害　245
　小児のうつ病診断　528
　小児うつ病と—　530
自殺対策基本法
　うつと自殺　249
自殺念慮
　双極性障害と不安障害の併存　172
　—への対応　254
　SSRIの副作用　388
　SSRI, SNRIによる—　499
　小児のうつ病診断　528
　小児うつ病と—　530
自殺未遂
　自殺のリスク　259
死産
　—と抑うつ，不安　368
支持的精神療法
　身体疾患に精神症状を持つ患者の治療　328
　老年期うつ病の治療　567
四肢の浮腫
　月経前気分不快障害の症状　363
思春期
　—とうつ　526
　—うつ病の経過と転帰　530
　—におけるうつ病と他の精神疾患との合併　530
　—の不安　534
　—のパニック障害　536
　—の社交不安障害　537
　—の全般性不安障害　537
　—の心的外傷後ストレス障害　538
　—の強迫性障害　539
　—の特定の恐怖症　540
自称うつ
　うつ・不安の概念と歴史的展望　2
ジスルフィラム
　薬剤惹起性うつ病を起こしやすい薬剤　140
自責
　—と抑うつ状態　27
　パニック障害の経過　41
事前アンケート
　面接のコツ　94
視線恐怖
　思春期心性と関連する不安　83
自然再燃
　—と覚醒剤乱用　197
シゾイドパーソナリティ障害
　—の前駆症状としての不安　104
持続性身体表現性疼痛障害
　身体表現性障害の下位分類　228
自尊心
　うつの適応的側面　49
自尊心の低下
　気分変調性障害の症状　245*
失語
　高次脳機能障害の症状　208
失行
　高次脳機能障害の症状　208
失調感情障害
　—と抑うつ　178
　—の治療　179
失認
　高次脳機能障害の症状　208

疾病行動質問票
　―と疼痛性障害　　232
失望
　―と統合失調症の抑うつ　176
自動思考
　―と認知行動療法　　439
　非機能的―　　439
自動思考記録表　　442*
児童相談所
　小児うつ病と―　　531
シナプス
　―の抗うつ効果　　52
　恐怖の条件付けのメカニズム　63
シナプス可塑性
　うつ病の病態メカニズム　57
シナプス自己受容体
　―と抗うつ薬の薬理作用　385
シナプス新生
　うつ病の病態メカニズム　57
死ぬことに対する恐怖
　パニック発作の診断基準　142
死別反応
　流産・中絶・死産の―　368
　老年期うつ病と―　　565
嗜眠
　症状精神病の精神症状　204
シメチジン
　―と症状精神病　　203
　―と薬物誘発性うつ病　270
社会恐怖(症)→社交恐怖
　DSM-IV-TR による不安障害の分類　36
　DSM-IV-TR の診断基準　61
　―不安の種類　　103
　→社交恐怖　　121
　―の評価尺度　　124
　双極性障害に併存する―　170
　―と自殺　　258
社会的再適応評価尺度
　ライフイベントとストレス　554
社会的ひきこもり
　月経前気分不快障害の症状　363
　不安障害と社会の問題　522
社会不安障害→社交不安障害，SAD
　DSM-III の分類　　101
　―の診断基準　　276*
若年発症 Alzheimer 病
　―の精神症状　　223*
若年発症糖尿病
　小児うつ病との合併　530
社交恐怖
　DSM-IV-TR による不安障害の分類　36
　パニック障害の経過　43
　DSM-III の分類　　101
　―と不安の概念　　102
　―の評価尺度　　124
　―の薬物療法　　394,401
　維持療法の有効性　396*

社交不安障害→SAD
　向精神薬の効果　　23
　―の可能性　　43*
　パニック障害の経過　43
　―と扁桃体活性化　　50
　DSM-IV-TR の診断基準　61
　神経科学からみた不安の発生のメカニズムと病態　62
　DSM-III の分類　　101
　―不安の種類　　103
　―の評価尺度　　121
　―と気分障害　　155
　―とうつ病の発症率　157
　―と気分障害の併発　157
　―の comorbidity　　157*
　うつ病における併発率　164*
　―の生涯有病率　　182*
　不安障害とうつ病の生涯診断でのcomorbidity の割合　184*
　―とうつの comorbidity　186
　パーソナリティ障害と―　236
　回避性 PD に併存する―　238
　回避性 PD との関連　239
　神経内科疾患による―　275
　神経内科疾患に伴う―の有病率　279*
　多嚢胞性卵巣症候群の症状　366
　―の薬物療法　　394,401
　維持療法の有効性　396*
　―に対する治療のエビデンス　402*
　―患者の頼ることへの恐れ　426
　―に対する精神療法　429
　―に対する認知行動療法　445
　不安に関する心理教育　446
　―に対する認知行動療法　452
　―とプライマリケア　492
　―とひきこもり　　522
　―と小児の不安障害　535
　小児・思春期の―　537
社交不安障害患者
　―の主訴　　44*
手指の振戦
　不安の身体症状　　266
周期性 ACTH-ADH 放出症候群
　―の精神症状　　365
周期性固執症候群
　高次脳機能障害の症状　212
修正型電気痙攣療法
　脳血管障害に伴う感情障害の治療　292
　―患者の不安とうつに対する治療　376
　うつ病に対する―　　468
　―の適応　　469
　―の実際　　470
　全身麻酔の導入，電極の装着　471
　筋弛緩　　473
　通電，術後管理，施行頻度，回数　474

有害事象，禁忌　　475
集団精神療法
　うつ病に対する―　　421
羞恥心
　抗精神病薬による―　177
執着性格
　抑うつの病前性格　　77
集中困難
　全般性不安障害の症状　43
　心気症の症状　　84
　パニック障害に合併したうつ病の主症状　134
　全般性不安障害の主要症状　145
　全般性不安障害の診断　146
　小児・思春期の心的外傷後ストレス障害の症状　538
集中力減退
　小児のうつ病診断　　528
集中力障害
　小児うつ病との鑑別診断　529
　小児・思春期の全般性不安障害の症状　537
集中力低下
　気分変調性障害の症状　245*
重度ストレス反応
　ICD-10 の分類　　102
　―と自殺　　258
醜貌恐怖
　思春期心性と関連する不安　83
従来診断
　―と操作的診断　　91
熟眠障害
　全般性不安障害の症状　43
樹状突起スパイン
　うつ病の病態メカニズム　57
　―と BDNF シグナル　58
樹状突起スパイン形成
　―と BDNF-trkB 情報系　58*
出社恐怖
　―とうつ病　　11
循環器疾患
　―とストレス　　300
　―にうつ病・うつ状態を合併したときの予後　301
　―とうつ病・うつ状態が関連する機序　303
　―に合併したうつ病・うつ状態治療と予後　304
　不安と―　　305
情
　―と精神疾患　　61
小うつ病
　―の基準　　272
　神経内科疾患に伴う―の有病率　279*
　小児のうつ病診断　　528
障害損失年数
　うつ病と社会的問題　514
障害調整生存年

索引／しんきしようがい　591

うつ病と社会的問題　514
消化器疾患
　—とうつ・不安　317
　消化管への自律神経支配　318*
　—にうつ症状を伴う割合　321*
　うつ・不安の形成と—　319
消化性潰瘍
　—とうつ病　324
上機嫌
　副腎皮質ステロイドによる—　203
状況分析
　—と認知行動分析システム精神療法　420
条件刺激
　神経科学からみた不安の発生のメカニズムと病態　62
　条件付けによる不安の発生　81
条件付け
　不安の発生　81
条件反射
　条件付けによる不安の発生　81
条件反応
　神経科学からみた不安の発生のメカニズムと病態　62
症状限定発作
　DSM-IV-TR の診断基準　39
症状精神病
　—の概念　199
　—と器質性精神障害の分類上の関係　200*
　—の歴史的理解　200
　薬剤による—　202
　—の診断，症状，経過　204
　—とうつ・不安の comorbidity　206
　うつ病と—　270
症状性精神障害
　腎疾患・透析患者と—　375
焦燥（感）
　Hippocrates と—　2
　Cushing 症候群の抑うつ症状　137
　Parkinson 病の抑うつ症状　137
　月経前不快気分障害の抑うつ症状　138
　内分泌精神症候群の症状　202
　インターフェロンによる—　203
　過敏性腸症候群の症状　323
　SSRI の副作用　388
　SSRI の離脱症状　388
　抗うつ薬の副作用　388
　季節性感情障害の症状　463
　SSRI，SNRI による—　499
　小児のうつ病診断　528
　小児・思春期の全般性不安障害の症状　537
　老年期うつ病の症状　564
状態感情
　感情の症候学　26*
　心的感情の分類　26*
　不快な—　29

状態 - 特性不安検査
　不安の評価　21
　—と STAI　117
状態不安
　不安の発生と性格　80
　—と STAI　117
　情緒的孤立
　中年期の不安　556
情緒不安定
　月経前不快気分障害の抑うつ症状　138
　月経前気分不快障害の症状　363
情動
　—と不安　61
　—の発達と不安の発生　81
　—の分化図式　81*
情動解離
　異常な感情表現　28
衝動行為
　内分泌精神症候群の症状　202
情動性症状複合
　不安精神病の分類　4
情動反応
　—の神経回路　66
情動不安定
　老年期うつ病の症状　564
小児
　—とうつ　526
　—のうつ病診断のポイント　527*
　—うつ病の経過と転帰　530
　—におけるうつ病と他の精神疾患との合併　530
　自殺のチェックポイント　531*
　—うつ病の認知行動療法　532
　—うつ病の薬物療法　532
　—の不安　534
　—の不安障害と心理療法　535
　不安障害の治療　535
　—のパニック障害　536
　—の不安障害と薬物療法　536
　—の社交不安障害　537
　—の全般性不安障害　537
　—の心的外傷後ストレス障害　538
　—の強迫性障害　539
　—の特定の恐怖症　540
情報処理障害
　高次脳機能障害の症状　211
消耗うつ病
　—と中年期のうつ病　547
食後のもたれ感
　機能性ディスペプシアの症状　321
食思不振
　がん患者の治療による—　359
食道破裂
　不安症状を惹起する可能性のある身体疾患　102*
職場結合性うつ病
　うつ病の亜型　493
食欲減退

気分変調性障害の症状　245*
食欲亢進低下
　内分泌精神症候群の症状　202
食欲障害
　小児・思春期の全般性不安障害の症状　537
食欲増進
　季節性感情障害の症状　464
食欲低下
　うつ病患者の症状　320
　季節性感情障害の症状　463
　小児のうつ病症状　527
　老年期うつ病の症状　564
食欲不振
　うつの身体症状　266
自律訓練法
　不安障害に対する認知行動療法　446,447
　不安障害に対する認知行動療法　447
　—の標準練習　448*
自律神経の反応亢進
　—と不安状態　6
自律神経反応
　—と情動反応　66
自律性格
　パーソナリティと抑うつ　77
視力調節障害
　TCA の薬物有害反応　387
シロシタゾール
　神経内科疾患に伴う気分障害の治療　281
新 Kraepelin 学派
　—と DSM-III　151
人格崩壊
　Schneider の身体的基礎のある精神病　201*
進化生物学
　うつや不安の成因と病態　49
新型うつ病
　鑑別を要するうつ状態　493
心窩部灼熱感
　機能性ディスペプシアの症状　321
心窩部痛
　機能性ディスペプシアの症状　321
心窩部不快
　全般性不安障害の主要症状　144,145
心悸亢進
　パニック発作の診断基準　142
　更年期障害の症状　365
心気症
　性格要因が関わる不安　84
　—と不安障害　102
　身体表現性障害の下位分類　228
　—とうつ病の鑑別診断　230*
　DSM-IV-TR の診断基準　231
　うつ病との関係　231
心気障害
　身体表現性障害の下位分類　228

中年期の—	556
心気症状	
うつ病の不安症状	11
心気神経症	
性格要因が関わる不安	84
—と身体表現性障害	227
中年期の—	556
心気ためらい症候群	
高次脳機能障害の症状	212
心気妄想	
人間のもつ原不安	11
心筋炎	
不安症状を惹起する可能性のある身体疾患	102 *
心筋梗塞	
不安症状を惹起する可能性のある身体疾患	102 *
うつ病を合併した場合の予後	269
—とうつ病・うつ状態	301
—にうつ病・うつ状態を合併したときの予後	301
神経栄養因子	
うつ病の病態メカニズム	59 *
神経解剖学的仮説	
パニック障害の—	67
神経症	
不安—	2,4
—と DSM-III	7,12
抑うつ—	11,12
Freud の—	35
心気—	84
中年期の—	554
老年期—	569
神経症概念	
ICD-10 の分類	101
神経症性うつ病	
—と不安うつ病	11
双生児法による比較	13,14 *
—の評価尺度	108
神経症性障害	
ICD-10 の分類	101
神経症的不安	
Freud の分類	79
神経新生	
—からみたうつ病の病態	55
—のメカニズム	56
神経心理循環	
高次脳機能障害の症状	211
神経衰弱（症）	
うつ・不安と—	2
—と不安神経症	4
Freud による定義	4
—と Freud	34
Freud の—	35
神経成長因子	
うつ病の病態メカニズム	59 *
神経性無食欲症	
小児うつ病との鑑別診断	529
神経伝達物質	

—と抗うつ薬	53
—に合併したうつ・不安	272
神経内科疾患	
—に伴う気分障害の治療	280
—に伴ううつ・不安の薬剤処方例	282 *
神経疲労	
高次脳機能障害の症状	210
神経変性疾患	
—に伴う気分障害	275
神経網	
うつ病の病態メカニズム	57
心血管疾患	
—と精神疾患との関連	306
腎疾患	
—患者の不安	371
—患者のうつ	372
—患者のうつ病診断	373
うつ病と双極性障害	373
—患者の不安とうつに対する治療	376
心室性不整脈	
—と抑うつ症状	306
TCA の薬物有害反応	387
心身症	
—と身体表現性障害	227
振戦	
全般性不安障害の主要症状	144,145
TCA の薬物有害反応	387
SSRI の副作用	388
小児・思春期のパニック障害の症状	536
小児・思春期の社交不安障害の症状	537
心臓神経症	
パニック障害と—	144
身体化	
うつ・不安と—	228
—を示す精神障害	229
身体化障害	
身体表現性障害の下位分類	228
—とうつ病の鑑別診断	230 *
演技性 PD に併存する—	238
身体感情	
感情の症候学	26 *
感情の定義と分類	26
不快な—	29
現れやすい部位	30 *
身体醜形障害	
心気症と—	229
身体症候群	
—と診断基準（ICD-10）	133 *
身体症状	
—に潜む精神症状	491
身体表現性障害	
性格要因が関わる不安	84
DSM-III の分類	101
ICD-10 の分類	101
—とパニック発作	143

—の概念	227
—とうつ病	228
—の下位分類	228 *
—とパーソナリティ障害	229
—と不安障害	229
—と不安障害，パーソナリティ障害	229
—とうつ病の鑑別診断	230 *
—を疑うポイント	233 *
うつ・不安を伴う—の治療	233
心的外傷	
—と脳外傷	213
—による精神症状重複化	214
—による精神症状増悪	214
心的外傷後ストレス障害→ PTSD	
—と不安障害	20
DSM-IV-TR による不安障害の分類	36
—とパニック障害	42,44
神経科学からみた不安の発生のメカニズムと病態	61
DSM-III の分類	101
ICD-10 の分類	101
双極性障害に併存する—	170,171
境界性 PD に併存する—	238
—の薬物療法	394,403
維持療法の有効性	396 *
小児・思春期の—	538
—と老年期の不安	570,571
心的感情	
—の分類	26 *
感情の症候学	26 *
心配	
全般性不安障害の主要症状	145
心拍数増加	
パニック発作の診断基準	142
深部腱反射の亢進	
SSRI の副作用	388
心不全	
—に不安障害が合併した場合の自殺リスク	261
うつ症状の有無で比較した調整生存曲線	304 *
—にうつ症状を伴う割合	321 *
心理教育	
—と分離不安障害	538
心理教育的アプローチ	
うつ病の治療計画	381
心理的サポート	
—とサイコオンコロジー	357
診療報酬	
うつ病診療と—	382
心理療法	
小児の不安障害と—	535

す

髄液減少症
 高次脳機能障害と―   215
 ―の診断基準   217*
遂行機能障害
 高次脳機能障害の症状   208, 211
膵臓癌
 ―とうつ症状   325
錐体外路症状
 抗精神病薬による―   177
 TCA の薬物有害反応   387
 SSRI の離脱症状   388
睡眠
 面接のコツ   96
睡眠覚醒サイクルの異常
 内分泌精神症候群の症状   202
睡眠減少
 小児のうつ病診断   528
睡眠時無呼吸
 不安症状を惹起する可能性のある身体疾患   102*
睡眠障害
 全般性不安障害の症状   43
 心気症の症状   84
 Cushing 症候群の抑うつ症状   137
 全般性不安障害の診断   146
 うつの身体症状   266
 ―と気分障害   272
 ―と Parkinson 病   277
 ―に伴う気分障害   278
 緊張型―   278
 変容性片―   278
 片―   278
 ―に伴う気分障害   279
 うつ病患者の症状   320
 過敏性腸症候群の症状   323
 喘息患者に対する治療   351
 がん患者の治療による―   359
 月経困難症の症状   363
 月経前気分不快障害の症状   363
 概日リズム―   461
 小児のうつ病症状   527
 小児のうつ病診断   528
 小児に対する SSRI の副作用   536
 小児・思春期のパニック障害の症状   536
 小児・思春期の全般性不安障害の症状   537
 小児・思春期の心的外傷後ストレス障害の症状   538
 老年期うつ病の症状   564
ステロイド
 ―と薬物誘発性うつ病   270
 ―による焦燥や躁状態   312
ストレス
 ―とうつ病   53
 ―と統合失調症の抑うつ   176
 生活習慣病と―   298
 循環器疾患と―   300
 消化管機能障害と―   317
 ―と不安，抑うつ，自律神経症状   319*
 ―と消化性潰瘍   324
 保護者の―と子どもの喘息   346
 ―と免疫系   347
 ―曝露時の免疫系反応の仮説   348*
 ライフイベントと―   554
 勤労者の―   555*
 60 代のストレス点数のランキング   561*
ストレス関連障害
 ICD-10 の分類   101
ストレスマーカー
 消化管機能障害と―   317
 過敏性腸症候群と―   324
スリップ
 ―と物質使用障害   193

せ

性格
 不安の発生と―   80
生活習慣病
 ―の概念   294
 ―とストレス   298
制御困難
 パニック障害の経過   41
制御しがたい怒り
 月経前気分不快障害の症状   363
静座不能
 抗精神病薬による―   177
制止
 季節性感情障害の症状   463
正常圧水頭症
 ―とうつ病   270
精神運動興奮
 副甲状腺機能亢進症の精神症状   331
精神運動制止
 うつ病の症候学   31
 老年期うつ病の症状   564
精神科面接
 ―の意義と技法   88
 面接場面での対応のヒント   89
 のエッセンス   96
精神健康調査票
 肥満とうつ・不安   297
精神交互作用
 森田療法と―   428
 強迫性障害の森田理論   431
精神疾患簡易構造化面接法
 プライマリケア医による面接・診断のポイント   485
精神腫瘍学
 ―の歴史的背景   355
精神症候学
 ―の限界   24
 感情の―   25
精神症状
 身体症状に潜む―   491
精神遅滞
 内分泌・代謝疾患と精神症状   327
 副甲状腺機能低下症の精神症状   332
精神病
 物質使用障害とうつ・不安の comorbidity   191
 ステロイド―   203
精神病後抑うつ
 ICD-10 と DSM-IV の分類   176
精神病性うつ病
 ―と不安うつ病   11
精神分析的精神療法
 うつ病に対する―   421
精神分析療法
 ―と境界性パーソナリティ障害の治療   240
 老年期の不安に対する―   576
精神療法
 腎疾患・透析患者の治療   377
 うつ病に対する―   416
 ―のためのうつ病理解   417
 さまざまな―   419
 認知行動療法（CBT）   419
 対人関係療法（IPT）   420
 認知行動分析システム精神療法（CBASP）   420
 集団精神療法   421
 精神分析的精神療法   421
 精神科一般臨床での対応   422
 不安に対する―   425
 社交不安障害に対する―   429
 強迫性障害に対する―   431
 認知行動療法   434, 444
 対人関係療法   455
 プライマリケア医によるうつ病の―   499
 ―と中年期のうつ病   548
 老年期の不安に対する―   575
声帯機能異常
 不安症状を惹起する可能性のある身体疾患   102*
生体時計
 高照度光療法の作用機序   461
性的虐待
 ―とうつ・不安   363
性同一性障害
 ―とうつ・不安   363
青年期
 ―の定義   543
生物学的精神医学会世界連合
 パニック障害の薬物療法   399
生物時計
 高照度光療法の作用機序   461
生命感情
 感情の定義と分類   26

索引／せいめいかんじょう

感情の症候学 26*
生命感情障害
　うつ病の症候学 31
生命損失年数
　うつ病と社会的問題 514
セイヨウオトギリ草
　強迫性障害の薬物療法 402
性欲亢進低下
　内分泌精神症候群の症状 202
生理的アプローチ
　認知行動療法の— 444
生理的覚醒反応
　心理学からみたうつの発生のメカニズムと病態 70
生理的不安
　—と病的不安 104
赤面
　小児・思春期のパニック障害の症状 536
　小児・思春期の社交不安障害の症状 537
赤面恐怖
　思春期心性と関連する不安 83
　—に対する精神療法 429
セチプチリン
　わが国で用いることができる抗うつ薬 390*
摂食障害
　境界性 PD に併存する— 238
　—と強迫性 PD の関連 238
　—と糖尿病 335
　—と月経前気分不快障害の併存 363
　多囊胞性卵巣症候群の症状 366
　—に対する対人関係療法 455
　—とセロトニン神経 462
　—に対する高照度光療法 467
　小児うつ病との鑑別診断 529
絶望（感）
　パニック障害の経過 41
　統合失調症に併存する不安の症状 178
　気分変調性障害の症状 245*
絶望感理論
　の因果パスウェイ 76*
　心理学からみたうつの発生のメカニズムと病態 76
セディール®
　機能性ディスペプシアに対する治療 323
セルトラリン
　—と BDNF 54
　認知症に伴う抑うつに対する治療 225
　神経内科疾患に伴う気分障害の治療 281
　神経内科疾患に伴う不安障害の治療 281
　脳血管障害に伴う感情障害の治療 291

循環器疾患に合併したうつ病・うつ状態の治療 304
喘息患者に対する治療 349
喘息にパニック障害を合併した患者の治療 350
　—と抗うつ薬の薬理作用 386
　薬物動態と臨床効果との関連 387
　—と攻撃性 388
　わが国で用いることができる抗うつ薬 390*
パニック障害の薬物療法 395,397,398
パニック障害に用いる薬剤と用量 397*
パニック障害に対する治療のエビデンス 399*
強迫性障害の薬物療法 401-403
社交不安障害の薬物療法 401
社交不安障害に対する治療のエビデンス 402*
強迫性障害に用いる SSRI の用量 403*
PTSD の薬物療法 405
全般性不安障害の薬物療法 409
プライマリケア医によるうつ病の薬物療法 499
小児うつ病の薬物療法 532
老年期うつ病の薬物治療 566
老年期の不安の薬物療法 575
セレギリン
　—とパーキンソン病治療薬 385
セレナール®
　老年期の不安の薬物療法 574
セロトニン
　—と SSRI の機序 51
　—の抗うつ効果 52,53
　—とうつ状態 297
　過敏性腸症候群と— 324
　抗うつ薬の開発 384
　—と抗うつ薬の薬理作用 385,386
　高照度光療法の作用機序 462
セロトニン 2 受容体
　—と BDNF 54
セロトニン仮説
　—の成因・病態 49
セロトニン症候群
　TCA の薬物有害反応 387
　SSRI の副作用 388
　リチウムと SSRI の併用 391
　SSRI，SNRI による— 499
セロトニン代謝異常
　—と頭痛 278
セロトニントランスポーター
　うつ病の遺伝子研究 58
　セロトニントランスポーター遺伝子
　うつ病の治療戦略 389
セロトニン・ノルアドレナリン再取り込み阻害薬→SNRI

　—とうつ病が軽症化 130
　—と抗うつ薬の薬理作用 386
　わが国で用いることができる抗うつ薬 390*
遷延性うつ病
　神田橋による「うつ病診療の物語」419
　—と修正型電気痙攣療法 469
前胸部不安
　Flemming による— 3
潜在性脳梗塞
　—とうつ病 288
全身倦怠感
　うつの身体症状 266
全人性
　新福尚武の— 29
全身性エリテマトーデス
　—に不安障害が合併した場合の自殺リスク 261
　—とうつ病 270
漸成発達理論
　Erikson の— 550
喘息
　不安症状を惹起する可能性のある身体疾患 102*
　—と不安・うつ 312
　対人関係のあり方と治療的介入 313*
　—児への対応上の問題点 314
　—にうつ症状を伴う割合 321*
　—と精神疾患の合併 339
　うつ病・不安障害と— 339
　—と PTSD の関係 340
　—とうつ病の関係 340
　—とパニック障害の合併 340
　—増悪のリスク因子 340*
　—と全般性不安障害の関係 341
　—とパニック障害の関係 341
　—患者とパニック障害の罹患率 342*
　—の有無とうつ病性障害の有病率 343*
　—に精神疾患が合併するメカニズム 344
　—とうつ病の関係 345
　—患者の心身症的側面 346
　—と向精神薬 347
　アトピー性皮膚炎を伴う—患者の治療 349
　—にパニック障害を合併した患者の治療 350
　小児うつ病との合併 530
　老年期の不安との併存症 571
選択的 MAO-B 阻害薬
　—と抗うつ薬の薬理作用 385
選択的セロトニン再取り込み阻害薬→SSRI
　不安患者の治療 105
　—とうつ病が軽症化 130

索引／そうきよくせいしようがい　595

うつ病の薬物療法　384
　―と抗うつ薬の薬理作用　386
　わが国で用いることができる抗うつ薬　390*
不安障害の薬物療法　394

前兆
　不安神経症の症状（Freud）　35

前頭前野
　―と恐怖の消去のメカニズム　64

前頭葉皮質
　うつ病に関与する脳部位　50

全般性不安障害→ GAD
　―と DSM-III　7
　向精神薬の効果　7
　浮動性不安の合併　11
　―と慢性不安　20
　―と comorbidity　22
　―と異常な感情反応　28
　不安神経症の症状（Freud）　35
　DSM-IV-TR による不安障害の分類　36
　パニック障害の経過　43
　不安障害の合併とうつ病の併存率　45
　DSM-III の分類　101
　―と不安の概念　102
　外的不安と内的不安　103
　生理的不安と病的不安　104
　―の評価尺度　124
　―うつ病の合併　134
　不安を主症状とする精神疾患　141
　―の病像　144
　不安の語義　144
　ICD-10 の診断ガイドライン　145
　―の診断　146
　DSM-IV-TR の診断基準　146
　―と気分障害　155
　―とうつ病の発症率　157
　―と気分障害の併発　158
　―の comorbidity　158*
　―と大うつ病の併発　159
　―と大うつ病の関係　160
　うつ病における併発率　164*
　双極性障害に併存する―　170
　―の生涯有病率　182*
　不安障害とうつ病の生涯診断での comorbidity の割合　184*
　―とうつの comorbidity　185
　―と大うつ病性障害の症状のオーバーラップ　186*
　―と自殺　258
　神経内科疾患による―　275
　Parkinson 病における―　276
　―の診断基準　277
　―と片頭痛　278
　脳血管障害と―　289
　循環器疾患に併存した―　307
　―と喘息の関係　341
　―の薬物療法　394,409

維持療法の有効性　396*
　―のアルゴリズム（IPAP）　407*
　―に対する認知行動療法　445
　不安に関する心理教育　446
　小児・思春期の―　535,537
　中年期の―　556
　―と老年期の不安　569

羨望
　パニック障害の経過　41

喘鳴
　―と vocal cord dysfunction　343

せん妄
　ジギタリスによる―　203
　シメチジンによる―　203
　リドカインによる―　203
　副腎皮質ステロイドによる―　203
　―の分類　204
　―の評価　205
　内分泌・代謝疾患と精神症状　327
　Addison 病の精神症状　334
　肝性脳症の精神症状　335
　―とサイコオンコロジー　355
　がん患者の―　358
　TCA の薬物有害反応　387
　―に対する高照度光療法　461
　三環系抗うつ薬による―　499
　老年期の不安との併存症　571

そ

素因 - ストレスモデル
　心理学からみたうつの発生のメカニズムと病態　75

躁
　副腎皮質ステロイドによる―　203

躁うつ精神病
　Kraepelin による―　3

躁うつ病→双極性障害
　メランコリーから―　3
　―と Kraepelin　4
　―と不安神経症　5
　―とパニック発作の経過模式図　7*
　―の診断　132
　概念の変遷　169*
　―患者攻撃性と SSRI　388
　―に対する断眠療法　478
　―と Kraepelin　501

憎悪
　―と抑うつ状態　27

爽快気分
　副腎皮質ステロイドによる―　203

双極 I 1/2 型
　Akiskal による双極スペクトラム　501*

双極 I 型
　Akiskal による双極スペクトラム　501*

双極 II 型

　―と抑うつ神経症　12
　Akiskal による双極スペクトラム　501*

双極 II 1/2 型
　Akiskal による双極スペクトラム　501*

双極 II 型障害
　―と境界性 PD の関係　238

双極 III 型
　Akiskal による双極スペクトラム　501*

双極 III 1/2 型
　Akiskal による双極スペクトラム　501*

双極 IV 型
　Akiskal による双極スペクトラム　501*

双極型うつ病
　小児のうつ病診断　528

双極スペクトラム
　うつ病に潜む―　500
　―と単極性うつ病　501
　Akiskal による―　501
　―に対するリチウムの効果　504

双極スペクトラム障害
　―と双極性障害　495
　の診断基準　495*

双極スペクトラムの治療
　―の治療　501

双極性うつ病
　―の診断　132
　うつが主症状となりうる精神疾患　132
　―の治療　133
　―と断眠療法　481
　―と双極性障害　494
　―と大うつ病（単極性うつ病）の相違　496*

双極性障害
　―とパニック発作　8
　パーソナリティと抑うつ　77
　―の診断　132
　―と不安　168
　―の概念　168
　―の有病率　169
　―と不安障害の併存　170
　併存不安障害の特徴　170*
　地域による不安障害併存率　171*
　不安障害併存の予後　171*
　不安障害併存の治療　172*
　―の生涯有病率　182*
　―と境界性パーソナリティ障害　240
　―に不安障害が併存した場合の自殺リスク　260
　―の rapid cycler　331
　甲状腺機能低下症に併存する―　331
　腎疾患・透析患者の―　374
　―に対する対人関係療法　455
　―に対する高照度光療法　466

鑑別を要するうつ状態 493
―の長期経過 494*
―と単極性うつ病 501
―の自殺既遂率 519*
軽微― 528
操作的診断
　精神療法と― 417
操作的診断基準
　―と comorbidity 23
　うつ病の診断 33
　ICD-10 と DSM-IV-TR 90
操作的診断法
　プライマリケア医による面接・診断のポイント 485
喪失
　Freud による不安とうつ 4
喪失体験
　腎疾患・透析患者と― 372
　うつ病とライフサイクル 544
　―と老年期の不安 569
早朝覚醒
　―とうつ病 6
　小児のうつ病症状 527
躁病
　双極性障害の概念 168
躁病エピソード
　双極性障害の― 495
僧帽弁逸脱症
　不安症状を惹起する可能性のある身体疾患 102*
ソーシャルサポート
　―と中年期のうつ病 548
側頭葉てんかん
　不安を呈する身体疾患 266
　―とうつ病 270
ソクラテス式質問法
　―と認知行動療法 436
ゾピクロン
　喘息患者に対する治療 352
ソラナックス®
　喘息患者に対する治療 352
　喘息患者に対する治療 352
　プライマリケア医によるうつ病の薬物療法 499
　老年期の不安の薬物療法 574

た

大うつ病→うつ，うつ病
　向精神薬の効果 7
　―とパニック発作 8
　双生児法による比較 13,14*
　親族の診断比率 15*
　不安障害の合併とうつ病の併存率 45
　―の診断基準 131
　―とパニック障害の合併 155
　―と不安障害の合併 155

―の併発障害 155*
―と社交不安障害の併発 157
―と全般性不安障害の併発 159
―とパニック障害の併発 160
―と全般性不安障害の関係 160
―と不安障害の comorbidity の経過図 183*
―とパニック障害 comorbidity 184
―と全般性不安障害 comorbidity 185
―と PTSD の comorbidity 186
―と社交不安障害 comorbidity 186
―と強迫性障害の comorbidity 187
―と境界性パーソナリティ障害 240
―と自殺 259
―に不安障害が併存した場合の自殺リスク 260
―の基準 272
―と片頭痛 278
神経内科疾患に伴う―の有病率 279*
甲状腺機能低下症に併存する― 331
―と月経前気分不快障害の併存 363
―の診断基準 380
―の治療アルゴリズム 392
―と双極性うつ病の相違 496*
―の自殺既遂率 519*
小児のうつ病診断 527
小児・思春期のパニック障害と― 536
大うつ病エピソード
　―と診断基準（DSM-IV） 132*
　―と気分変調性障害の合併 244
大うつ病性障害
　―と comorbidity 22
　―の生涯有病率 182*
　―と全般性不安障害の症状のオーバーラップ 186*
　演技性 PD に併存する― 238
　―の疫学 245
　―に対する高照度光療法 466
大感情病
　―と気分変調症の比較 12,13*
退行期うつ病
　―と Kraepelin 4
退行期メランコリー
　―とうつ病 31
　―とうつ病との鑑別 32*
体重減少
　季節性感情障害の症状 463
　小児のうつ病診断 528
体重増加
　TCA の薬物有害反応 387
　季節性感情障害の症状 464
大食症
　境界性 PD に併存する― 238
対人関係社会リズム療法

―による双極性障害の治療 455
対人関係療法→ IPT
　うつ病の治療計画 381
　うつ病に対する― 420
　―によるうつ病の治療 455
　―の基本的考え方 455,456*
　認知行動療法との違い 456
　―の進め方 457*
　―の治療戦略 457*
　―の技法 458
　―とコミュニケーション 459
　治療者の姿勢 459
　―と中年期のうつ病 548
　老年期うつ病の治療 567
対人恐怖（症）
　向精神薬の効果 23
　―不安の種類 103
　―に対する精神療法 429
対人行動
　不安障害と― 425
対人コミュニケーション障害
　生理的不安と病的不安 104
対人志向性格
　パーソナリティと抑うつ 77
対人場面
　小児うつ病との鑑別診断 528
対人不安
　思春期心性と関連する不安 83
対人弁別練習
　―と認知行動分析システム精神療法 420
大動脈解離
　不安症状を惹起する可能性のある身体疾患 102*
大麻
　―と物質使用障害 192,195
ダウンレギュレーション
　―と抗うつ薬の薬理作用 385
多幸
　内分泌精神症候群の症状 202
　若年発症 Alzheimer 病と老年発症 Alzheimer 病の精神症状 223*
他者価値感情
　心的感情の分類 26*
脱抑制
　高次脳機能障害の症状 208,210
　若年発症 Alzheimer 病と老年発症 Alzheimer 病の精神症状 223*
　肝性脳症の精神症状 335
脱力感
　有機溶剤依存症と― 194
　―とセロトニン神経 462
多囊胞性卵巣症候群
　―の精神症状 365
タバコ依存
　―と不安・うつ 311
多発性硬化症
　不安症状を惹起する可能性のある身体疾患 102*

多弁			Klein の―	49	ニング	360
副腎皮質ステロイドによる―	203	遅鈍				
試し			内分泌精神症候群の症状	202	**て**	
パーソナリティ障害と―	237	注意欠如・多動性障害				
タモキシフェン			―と前思春期のうつ病	527	手足のしびれ	
老年期うつ症状を呈しうる薬剤		注意障害		パニック発作の症状	85
	562*	高次脳機能障害の症状	208,210	低血糖症	
頼りたい心性		注意そらし法		不安症状を惹起する可能性のある	
不安障害患者の―	425	―と曝露療法	451	身体疾患	102*
頼りたくない心性		注意の減弱		―の精神症状	337
強迫性障害患者の―	426	急性ストレス障害の症状	44	低髄症	
頼ることへの恐れ		注意力障害		高次脳機能障害と―	215
社交不安障害患者の―	426	小児・思春期の全般性不安障害の		ディスチミア親和型	
単一疾患概念		症状	537	神田橋による「うつ病診療の物語」	
―と双極性障害	169	中枢刺激薬			419
単球増加症		―と物質使用障害	192	ディスチミア親和型うつ病	
―とうつ病	270	中枢神経刺激薬		うつ病の亜型	493
単極性うつ病		―と物質使用障害	197	中年期のうつ病	558
―の治療	133	中枢神経抑制薬		ディスフォリア	
―と双極性障害	495,501	―と物質使用障害	194	統合失調症の前駆期にみられる症	
―と双極性うつ病の相違	496*	中性脂肪		状	176
短矩形波パルス波治療器		メタボリックシンドロームと―	294	抗精神病薬による―	177
―と修正型電気痙攣療法	468	中絶		統合失調症に併存する抑うつ・不	
炭酸リチウム→リチウム		―と抑うつ，不安	368	安の治療	179
双極性うつ病の治療	133	中途覚醒		低密度リポ蛋白コレステロール	
身体疾患に精神症状を持つ患者の		全般性不安障害の症状	43	メタボリックシンドロームと―	294
治療	328	小児のうつ病症状	527	テオフィリン	
―患者の不安とうつに対する治療		中毒性精神病		喘息患者に対する治療	349
	377	有機溶剤依存症と―	194	―と修正型電気痙攣療法	471
男性化徴候		覚醒剤乱用と―	197	敵意	
多嚢胞性卵巣症候群の症状	366	中毒性精神病症状		―と抑うつ状態	27
タンドスピロン		物質使用障害とうつ・不安の		SSRI による―	388
機能性ディスペプシアに対する治		comorbidity	192	適応障害	
療	323	中年期		―と抑うつ状態	24
喘息患者に対する治療	351	―のうつ病	542	―と異常な感情反応	28
老年期の不安の薬物療法	575	―の定義	543	ICD-10 の分類	102
断眠療法		―のうつ病の疫学	546	―とパニック発作	143
うつ病に対する―	477	―のうつ病の治療と対策	547	回避性 PD に併存する―	238
―の臨床効果	478	―のうつ病の特徴	547	―と自殺	253
―の適応と禁忌	478	―の不安	550	―とサイコオンコロジー	355
―の方法	478	―の不安，抑うつ	554	がん患者の―	358
―の作用機序	479	ライフイベントとストレス	554	更年期障害と―	365
―の時間生物学的解釈	480	勤労者のストレス強度	555*	腎疾患・透析患者の―	372
		中年期危機		―の自殺既遂率	519*
ち		うつ病とライフサイクル	543	小児うつ病との鑑別診断	529
		―の構造	545*	適応障害レベルのうつ	
知		不安と―	550	小児のうつ病診断	528
―と精神疾患	61	長期増強		テタニー精神病	
チアミラール		―と恐怖の条件付け	64	副甲状腺機能低下症と―	332
―と修正型電気痙攣療法	471			デプロメール®	
チオペンタール		**つ**		老年期の不安の薬物療法	575
―と修正型電気痙攣療法	471			デュロキセチン	
血恐怖		通過症候群		喘息患者に対する治療	349
―の評価尺度	124	Wieck の―	201	パニック障害に用いる薬剤と用量	
窒息感		症状精神病の精神症状	204		397*
パニック発作の症状	102	―の段階づけ	205*	全般性不安障害の薬物療法	409
パニック発作の診断基準	142	つらさと支障の寒暖計		てんかん	
窒息誤警報説		がん患者の抑うつのスクリー		―に伴う気分障害	279

小児うつ病との合併　530
転換性障害
　演技性 PD に併存する—　238
　—と喘鳴　343
電気痙攣
　うつ病治療における BDNF との関連　53
電気痙攣療法
　—に反応しないうつ病　12
　—と内因性うつ病　380
　うつ病に対する—　468
　修正型—　468
　—と非定型うつ病　493
　老年期うつ病の治療　567
電撃療法
　—の評価　468

と

動悸
　パニック発作の症状　85, 102
　パニック発作の診断基準　142
　全般性不安障害の主要症状　144
　不安の身体症状　266
　小児・思春期の社交不安障害の症状　537
冬季うつ病
　—に対する高照度光療法　461
登校拒否
　—と分離不安障害　538
統合失調質パーソナリティ障害
　—の前駆症状としての不安　103
統合失調症
　—うつ状態との鑑別診断　22
　—と抑うつ状態　24
　—の前駆症状としての不安　103
　抑うつ・不安の発現頻度　174
　—にみられる抑うつ症状　175*
　—の前駆期にみられる抑うつ　175
　—に併存する不安　178
　—に併存する抑うつ・不安の治療　179
　—と中毒性精神病　194
　—と覚醒剤乱用　197
　—と自殺　251
　日本の自殺者　252
　—に不安障害が併存した場合の自殺リスク　260
　—患者攻撃性と SSRI　388
　—と修正型電気痙攣療法　469
　—の自殺既遂率　519*
統合失調症型 PD
　—とうつ病　237
統合失調症患者における Calgary 抑うつ重症度評価尺度
　統合失調症に併存する抑うつ・不安の評価　174
透析

　—患者の不安　371
　—患者のうつ　372
　—患者のうつ病診断　373
　うつ病と双極性障害　373
　—患者の不安とうつに対する治療　376
疼痛性障害
　操作的診断による診断　29
　身体表現性障害の下位分類　228
　—とうつ病の鑑別診断　230*
　DSM-IV-TR による診断　231
　—と気分障害，不安障害，アルコール依存症　232
糖尿病
　—に不安障害が合併した場合の自殺リスク　261
　—とうつ・不安　297
　—にうつ症状を伴う割合　321*
　—と精神障害の関係　335
　老年期の不安との併存症　571
逃避型抑うつ
　うつ病の亜型　493
頭部外傷
　—とうつ病　270
動物恐怖
　—と不安の概念　102
動脈硬化
　—とうつ病　268
ドーパミン神経
　高照度光療法の作用機序　462
特異性
　ICD-10 と DSM-IV-TR の特徴　91
特異的恐怖症
　不安の発生と性格　80
　—不安の種類　103
特性不安
　—と STAI　117
ドクターショッピング
　心気症と—　231
　腎疾患者の—　371
特定の恐怖症
　DSM-IV-TR による不安障害の分類　36
　DSM-III の分類　101
　—不安の種類　103
　うつ病における併発率　164*
　—の生涯有病率　182*
　不安障害とうつ病の生涯診断での comorbidity の割合　184*
　—とうつの comorbidity　187
　—の薬物療法　394, 401
　小児・思春期の—　540
特定不能のうつ病性障害
　—と月経前気分不快障害　364
特定不能の不安障害
　DSM-IV-TR による不安障害の分類　36
痞病
　—と愛想笑い　28

ドスレピン
　わが国で用いることができる抗うつ薬　390*
ドネペジル
　認知症に伴う抑うつに対する治療　225
　アパシーに対する効果　280
ドパミン作動薬
　神経内科疾患に伴う気分障害の治療　281
トピラマート
　社交不安障害に対する治療のエビデンス　402*
　PTSD の薬物療法　405
ドラール®
　喘息患者に対する治療　352
トラゾドン
　身体疾患に精神症状を持つ患者の治療　328
　わが国で用いることができる抗うつ薬　390*
トリアゾラム
　喘息患者に対する治療　352
とり越し苦労
　Parkinson 病の抑うつ症状　137
トリプトファン
　—とうつ状態　297
　高照度光療法の作用機序　462
　—と高照度光療法　463
トリミプラミン
　わが国で用いることができる抗うつ薬　390*
トリヨードサイロニン
　断眠療法の作用機序　479
トレドミン®
　機能性ディスペプシアに対する治療　322

な

内因性うつ病
　—と不安うつ病　11
　—と抑うつ神経症　12
　—うつ状態との鑑別診断　22
　—の概念　29
　—の評価尺度　108
　—と脳卒中後うつ病の比較　287
　—と電気痙攣療法　380
　鑑別を要するうつ状態　493
内因性精神病
　精神病の原因　200
内因性非精神病性軽症うつ病
　—と気分変調症　12
内臓感覚情報
　—の神経解剖学的経路　67*
内臓脂肪症候群
　メタボリックシンドロームと—　294
内的不安

索引／のうけつかんしようがい 599

―不安の種類 103
内分泌・代謝疾患
　―と精神症状 326
内分泌異常
　症状精神病の原因 199
　多嚢胞性卵巣症候群の症状 365
内分泌症候群
　内分泌精神症候群の症状 202
内分泌精神症候群
　Bleuler の― 202
　診断のポイント 327
　内分泌・代謝疾患と精神症状 327
　治療とケアのポイント 328
内分泌代謝疾患
　精神症状の種類 327*
ナルコティクスアノニマス
　物質使用障害とうつ・不安の
　　comorbidity 191

に

ニート
　うつ病の発症と― 543
二元疾患論
　双極性障害の概念 168
二元論
　不安とうつの― 181
二次性うつ病
　―と不安神経症 7
ニセルゴリン
　神経内科疾患に伴う気分障害の治
　　療 281
日内変動
　―とうつ病 6
　気分の― 97
　小児のうつ病症状 527
日本語版精神健康調査票 30 項目
　―と疼痛性障害 232
日本脳外傷友の会
　高次脳機能障害と― 209
ニューカッスル学派
　うつ・不安の二元論的見解 5
乳癌
　うつ病を合併した場合の予後 269
乳房痛
　月経前気分不快障害の症状 363
入眠障害
　全般性不安障害の症状 43
ニューロン
　恐怖の条件付けのメカニズム 62
　BLA ― 64
　ICMs ― 65
　興奮性介在― 65
　抑制性介在― 65
尿毒症
　症状精神病の原因 199
尿毒症性脳症
　―の精神症状 375

ニョーロキニン -1 受容体拮抗薬
　社交不安障害の薬物療法 401
妊娠
　―とうつ病 367
　―と抗うつ薬 388
認知機能評価
　老年期の不安の検査 573
認知行動分析システム精神療法
　うつ病に対する― 420
認知行動療法→ CBT
　パニック障害の予後 42
　―と扁桃体活性化の改善 50
　うつ・不安を伴う身体表現性障害
　　の治療 234
　―と自殺 256
　うつ病の治療計画 381
　うつ病に対する― 419,434
　―と精神科診断 435
　―作業仮説 436*
　―ロードマップ 437*
　不安に対する― 444
　不安障害に対する有効性 445
　社交不安障害に対する― 452
　対人関係療法との違い 456
　小児うつ病と― 532
　小児の不安障害と― 535
　小児・思春期のパニック障害と―
 　 537
　小児・思春期の社交不安障害と―
　　 537
　―と分離不安障害 538
　―と中年期のうつ病 548
　老年期うつ病の治療 567
　老年期の不安に対する― 576
認知再構成法
　―と認知行動療法 441
　不安障害に対する認知行動療法 451
認知症
　―うつ状態との鑑別診断 22
　―と抑うつ状態 24
　―とアパシー 30
　―患者のうつ状態評価 114
　甲状腺機能低下症との鑑別 137
　Schneider の身体的基礎のある精神
　　病 201*
　―とうつ病 220
　仮性― 220
　脳血管性― 220
　―発症のリスクとしてのうつ病 221
　MCI, 軽度 AD の精神症状 221*
　―に共存する抑うつ 222
　―に共存するうつの評価 224
　―に伴う抑うつに対する治療 225
　―に伴う気分障害 280
　血管性― 288
　内分泌・代謝疾患と精神症状 327
　―に対する高照度光療法 461
　仮性― 564
　可逆― 564

　老年期の不安との併存症 571
　―と老年期の不安 572
認知障害
　Cushing 症候群の精神症状 333
認知症症状
　Parkinson 病の抑うつ症状 137
認知症スクリーニングテスト
　老年期の不安の検査 573
認知心理学
　―と抑うつ発生のメカニズム 69
　心理学からみたうつの発生のメカ
　　ニズムと病態 70
認知的アプローチ
　認知行動療法の― 444
認知的解釈
　心理学からみたうつの発生のメカ
　　ニズムと病態 70
認知の偏り
　―と認知行動療法 439
認知の歪み理論
　心理学からみたうつの発生のメカ
　　ニズムと病態 70
認知療法
　うつ病に対する効果 434
　プライマリケア医によるうつ病
　　の― 500
認知療法コラム法 442*
認知理論
　Beck の― 70
　不安の発生 80
　―と予期不安 85

ね

熱感
　パニック発作の症状 85
　パニック発作の診断基準 142
眠気
　TCA の薬物有害反応 387
　SSRI, SNRI による― 499

の

脳炎
　―とうつ病 270
脳外傷
　―と心的外傷 213
脳器質性障害
　―と自殺 251
脳血管障害
　―とうつ症状 220
　―とうつ病 270
　―とうつ・不安 284
　―と不安障害 289
　―とアパシー 290
　―に伴う感情障害の治療 291
　老年期の不安との併存症 571

脳血管性うつ病
　老年期うつ病の亜型　564
脳血管性認知症
　—とうつ病　220
脳腫瘍
　—とうつ病　270
脳症候群
　DSM-I の分類　202
脳卒中
　不安症状を惹起する可能性のある
　　身体疾患　102*
　—にうつ症状を伴う割合　321*
脳卒中亜急性期
　—に伴う気分障害の有病率　279*
脳卒中うつスケール
　脳卒中後うつ病の—　114
脳卒中後遺症
　—に伴う気分障害　280
脳卒中後うつ病
　—の評価スケール　114
　—の歴史的背景　284
　—の左前頭葉障害仮説　285
　—の診断と有病率　285
　—の臨床症状　285
　—の DSM-IV-TR 診断基準　286*
　—の発症メカニズム　287
脳内アミン
　うつ病の病態仮説　59
脳内麻薬様物質
　—と気分　61
脳由来神経栄養因子
　抗うつ薬やストレスの標的遺伝子
　　53
　—と抗うつ薬の薬理作用　385
ノルアドレナリン
　—の抗うつ効果　52,53
　—と情動反応　66
　—と消化性潰瘍　324
　ストレスと免疫系　347
　抗うつ薬の開発　384
　—と抗うつ薬の薬理作用　385,386
　断眠療法の作用機序　480
ノルアドレナリンβ受容体
　— と BDNF　54
ノルアドレナリン再取り込み阻害薬
　パニック障害の薬物療法　398
ノルアドレナリン作動性・特異的セロ
トニン作動性抗うつ薬→ NaSSA
　神経内科疾患に伴う気分障害の治
　　療　281
　—と抗うつ薬の薬理作用　386
　わが国で用いることができる抗う
　　つ薬　390*
ノルトリプチリン
　double depression の治療　247
　神経内科疾患に伴う気分障害の治
　　療　280
　脳卒中後の GAD に対する—　290
　脳血管障害に伴う感情障害の治療

　　291
　循環器疾患に合併したうつ病・う
　　つ状態の治療　304
　—患者の不安とうつに対する治療
　　376
　—と抗うつ薬の薬理作用　385
　薬物動態と臨床効果との関連
　　386,387
　わが国で用いることができる抗う
　　つ薬　390*
　パニック障害に用いる薬剤と用量
　　397*
　強迫性障害の薬物療法　402

は

パーソナリティ
　—と抑うつ　77
パーソナリティ障害→ PD
　境界型—　12
　—と全般性不安障害　146
　—とパニック性不安うつ病　163
　身体表現性障害と—　229
　—とうつ・不安の comorbidity　236
　DSM-IV-TR の定義　236
　—の診断基準　237*
　A 群—　237
　B 群—　237
　C 群—　238
　うつ・不安との鑑別　238
　対応の原則　241
　A 群—のマネジメント戦略　242*
　B 群—のマネジメント戦略　242*
　C 群—のマネジメント戦略　242*
　—と自殺　251
　—患者攻撃性と SSRI　388
　—の自殺既遂率　519*
ハイ
　大麻の作用　195
バイオマーカー
　うつ病の—　54
肺癌
　—患者のうつ状態　314
肺高血圧症
　不安症状を惹起する可能性のある
　　身体疾患　102*
肺水腫
　不安症状を惹起する可能性のある
　　身体疾患　102*
肺塞栓（症）
　不安症状を惹起する可能性のある
　　身体疾患　102*
　老年期の不安との併存症　571
排尿困難
　三環系抗うつ薬による—　498
　SSRI，SNRI による—　499
吐き気
　心気症の症状　84

　パニック発作の症状　85
　月経困難症の症状　363
　SSRI，SNRI による—　499
パキシル®
　機能性ディスペプシアに対する治
　　療　323
　プライマリケア医によるうつ病の
　　薬物療法　499
　老年期の不安の薬物療法　575
破局反応
　—と脳卒中後うつ病　284
爆発性反社会性症候群
　高次脳機能障害の症状　212
曝露療法
　不安障害に対する認知行動療法
　　446-448
　時間による不安の変化　449*
　社交不安障害に対する—　452
恥
　—と抑うつ状態　27
橋本病
　—の精神症状　330
発汗
　パニック発作の診断基準　142
　全般性不安障害の主要症状　145
　不安の身体症状　266
　SSRI の副作用　388
　小児・思春期の社交不安障害の症
　　状　537
白血球
　うつ病との関係　268*
バッドニュース
　—とサイコオンコロジー　361
発熱
　SSRI の副作用　388
発病状況因子
　—と中年期のうつ病　547
パニック限定発作
　DSM-IV-TR の診断基準　39
パニック障害→ PD
　—とうつ病の関係　5
　—と DSM-III　6,7
　—とうつ病の合併　7
　向精神薬の効果　7
　遺伝的側面　14
　親族の診断比率　15*
　—と comorbidity　22
　向精神薬の効果　23
　—と異常な感情反応　28
　—と不安神経症　34
　Freud と—　35
　—の症状　36
　DSM-IV-TR による不安障害の分類
　　36
　—の 7 段階　38
　広場恐怖症の場所や状況　38*
　症状の構成と消退　38
　—の経過　39
　DSM-IV-TR の診断基準　39

―前駆症状と限定発作	39	
―と不安・抑うつ発作	40	
―と予期不安	40*	
うつ病の合併	40	
―と視覚的フラッシュバック	41	
身体的な残遺症状	41*	
―と不安・抑うつ発作	42	
―の予後	42	
再発の徴候と予防	42	
精神的な残遺症状	42*	
不安障害の症状	43	
不安障害の合併とうつ病の併存率	45	
―と扁桃体活性化	51	
DSM-IV-TR の診断基準	61	
―の病態メカニズム	67	
神経系の投射経路	68	
歪んだ認知，誤った学習による不安	85	
―と不安	86	
DSM-III の分類	101	
―と不安の概念	102	
―の条件	103	
―とうつ病性障害の合併率	104	
―と Anxiety Sensitivity Index	118	
―と Sheehan 不安尺度	119	
―うつ病の合併	134	
うつが主症状となりうる精神疾患	134	
―に合併するうつ病の頻度	136*	
広場恐怖を伴わないパニック障害の診断基準（DSM-IV）	137*	
―の病像	141	
不安を主症状とする精神疾患	141	
―の診断	143	
広場恐怖を伴うパニック障害の診断基準	143	
―の経過，予後	144	
―と気分障害	155	
―と大うつ病の合併	155	
―とうつ病の発症率	157	
―と気分障害の併発	160	
広場恐怖を伴うパニック障害の comorbidity	161*	
うつ病における併発率	164*	
双極性障害に併存する―	170	
―の生涯有病率	182*	
―とうつの comorbidity	184	
不安障害とうつ病の生涯診断での comorbidity の割合	184*	
回避性 PD との関連	239	
―と自殺	258,259	
精神疾患に―が併存した場合の自殺リスク	260	
神経内科疾患による―	274	
Parkinson 病における―	276	
―と片頭痛	278	
神経内科疾患に伴う―の有病率	279*	

―と喘息の合併	340	
―の診断基準	341	
喘息患者における―の罹患率	342*	
―の薬物療法	394,395	
維持療法の有効性	396*	
SSRI と TCA の比較試験	397	
―で使用される薬剤の利点／不利点	398*	
―の薬物療法（NICE）	400*	
―に対する森田療法の進め方	427	
―に対する認知行動療法	445	
不安に関する心理教育	445	
認知行動療法の介入ポイント	446*	
―とセロトニン神経	462	
―に対する高照度光療法	467	
―とプライマリケア	492	
―とひきこもり	522	
小児・思春期の―	536	
中年期の―	556	
―と老年期の不安	570	
パニック障害患者		
―と急性不安	20	
パニック障害重症度評価尺度	122*,123*	
不安障害の評価尺度	120	
パニック障害広場恐怖症評価尺度		
不安障害の評価尺度	121	
パニック性不安うつ病		
―と定型うつ病（メランコリー型）の違い	41	
パニック障害の comorbidity	144	
―の臨床特性	162*	
―とパーソナリティ障害うつ病	163	
パニック日記		
不安障害の評価尺度	121	
パニック発作		
―と不安状態	5	
―と躁うつ病相の経過模式図	7*	
―と大うつ病との合併	8	
―と非定型うつ病	11	
不安神経症の症状（Freud）	35	
―の身体症状，認知症状	36	
―症状の種類と	37*	
―の身体的誘因	39*	
パニック障害の経過	39	
―の精神的・心理的誘因	40*	
神経系の投射経路	68	
―と不安の概念	102	
―の診断基準	142,275	
統合失調症に併存する―	178	
COPD に伴う―	311	
過敏性腸症候群に併存した―	324	
―に対する曝露療法	448	
時間による不安の変化	449*	
自殺の危険性	485	
ハプトグロビン		
うつ病との関係	268*	
パラサイトシングル		

うつ病の発症と―	543	
パラノイア		
Zeller によるメランコリーの解釈	3	
ハルシオン®		
喘息患者に対する治療	352	
パルス波治療器		
―と修正型電気痙攣療法	468,470	
―とサイン波治療器の違い	471	
―のモニタリング	472	
バルビタール		
―と不安障害との鑑別	572	
バルプロ酸		
双極性うつ病の治療	133	
身体疾患に精神症状を持つ患者の治療	328	
―患者の不安とうつに対する治療	377	
パニック障害の薬物療法	398	
パニック障害に対する治療のエビデンス	399*	
PTSD の薬物療法	405	
全般性不安障害の薬物療法	409	
双極スペクトラムに対する効果	504	
ハロー効果		
―と診断基準	152	
パロキセチン		
認知症に伴う抑うつに対する治療	225	
神経内科疾患に伴う不安障害の治療	281	
脳血管障害に伴う感情障害の治療	291	
喘息患者に対する治療	349	
喘息にパニック障害を合併した患者の治療	350	
―患者の不安とうつに対する治療	376	
―と抗うつ薬の薬理作用	386	
薬物動態と臨床効果との関連	387	
―と攻撃性	388	
―の副作用	388	
わが国で用いることができる抗うつ薬	390*	
パニック障害の薬物療法	395,397,398	
パニック障害に用いる薬剤と用量	397	
パニック障害に対する治療のエビデンス	399*	
強迫性障害の薬物療法	401	
社交不安障害の薬物療法	401	
特定の恐怖症の薬物療法	401	
強迫性障害の薬物療法	402,403	
社交不安障害に対する治療のエビデンス	402*	
強迫性障害に用いる SSRI の用量	403*	
PTSD の薬物療法	405	
全般性不安障害の薬物療法	409	

プライマリケア医によるうつ病の
　　薬物療法　　　　　　　　　499
　小児うつ病の薬物療法　　　　532
　老年期うつ病の薬物治療　　　567
　老年期の不安の薬物療法　　　575
ハロペリドール
　薬剤惹起性うつ病を起こしやすい
　　薬剤　　　　　　　　　　　140
　強迫性障害の薬物療法　　　　403
　老年期うつ症状を呈しうる薬剤
　　　　　　　　　　　　　　562*
半構造化面接
　精神科面接　　　　　　　　　 90
反抗挑戦性障害
　小児うつ病との鑑別診断　　　529
反社会性 PD
　—とうつ病　　　　　　　　 237
反応性うつ病
　身体疾患に伴ううつ状態　　　136
　身体疾患のストレスによる—　270
反応性抑うつ
　うつ病の症候学　　　　　　　 30
反復性うつ病性障害
　—に対する対人関係療法　　　455

ひ

悲哀
　Freud による不安とうつ　　　 4
　パニック障害の経過　　　　　 41
冷え性
　更年期障害の症状　　　　　　365
被害妄想
　—と覚醒剤乱用　　　　　　　197
ひきこもり
　統合失調症の前駆期にみられる症
　　状　　　　　　　　　　　　176
　統合失調症に併存する不安の症状
　　　　　　　　　　　　　　　178
　季節性感情障害の症状　　　　463
　社会的—　　　　　　　　　　522
　小児うつ病との鑑別診断　　　528
ひきこもり症候群
　高次脳機能障害の症状　　　　212
皮質内側核群
　不安障害の神経回路　　　　　 68
微小妄想
　うつ病の症候学　　　　　　　 31
ヒステリー神経症
　—と身体表現性障害　　　　　227
ビタミン B$_{12}$ 欠乏症
　—とうつ病　　　　　　　　　270
左前頭葉障害仮説
　脳卒中後うつ病の—　　　285,287
悲嘆反応
　—とうつ病　　　　　　　　　 27
非定型うつ病
　—と不安，恐怖，パニック発作　11

　—とイプロニアジド　　　　　 12
　DSM-IV の基準　　　　　　　 12
　パニック障害の経過　　　　　 40
　—と不安・抑うつ発作　　　　 42
　不安障害を併発した—　　　　164
　—の診断スケール　　　　　　493
　鑑別を要するうつ状態　　　　493
非定型抑うつ
　うつ病の症候学　　　　　　　 30
否定的感情
　うつ病の不安と—　　　　　　 9
　—とうつ・不安　　　　　　　 10
否定的な自己価値感情
　うつ病の症候学　　　　　　　 31
ヒドロキシジン
　喘息患者に対する治療　　　　351
微熱
　慢性疲労症候群の症状　　　　138
　SSRI，SNRI による—　　　　499
ヒポコンドリー
　不安と—　　　　　　　　　　 3
　—とメランコリー　　　　　　 3
ヒポコンドリー性基調
　不安の発生と性格　　　　　　 80
　—と強迫性障害　　　　　　　 84
　—と心気症　　　　　　　　　 84
　—と全般性不安障害　　　　　147
肥満
　—とうつ・不安　　　　　　　296
評価尺度
　うつの—　　　　　　　　　　108
　診断的な—　　　　　　　　　108
　類型的な—　　　　　　　　　108
　次元的な—　　　　　　　　　109
　自記式—　　　　　　　　　　112
　身体疾患に伴ううつ状態—　　114
　不安の—　　　　　　　　　　117
　パニック障害の—　　　　　　120
　強迫性障害の—　　　　　　　123
　全般性不安障害の—　　　　　124
病感
　うつ病の症候学　　　　　　　 32
病前性格因子
　—と中年期のうつ病　　　　　547
病的不安
　—と生理的不安　　　　　　　104
疲労（感）
　うつ病の身体症状　　　　　　131
　慢性疲労症候群の症状　　　　138
　気分変調性障害の症状　　　245*
　小児・思春期の全般性不安障害の
　　症状　　　　　　　　　　　537
疲労しやすい
　全般性不安障害の診断　　　　146
広場恐怖（症）
　うつ・不安の概念と歴史的展望　3
　—と Freud　　　　　　　　 4,35
　—と DSM-III-R，ICD-10　　　 8
　親族の診断比率　　　　　　 15*

　不安神経症の症状（Freud）　　35
　DSM-IV-TR による不安障害の分類
　　　　　　　　　　　　　　　 36
　不安の症候学　　　　　　　　 37
　DSM-IV-TR の診断基準　　　　61
　歪んだ認知，誤った学習による不
　　安　　　　　　　　　　　　 85
　—と不安の概念　　　　　　　102
　—の評価尺度　　　　　　　　124
　—の診断基準　　　　　　　　142
　—と自殺　　　　　　　　　　258
広場恐怖症尺度
ビンクリスチン
　老年期うつ症状を呈しうる薬剤
　　　　　　　　　　　　　　562*
貧困妄想
　人間のもつ原不安　　　　　　 11
ピンドロール
　パニック障害に対する治療のエビ
　　デンス　　　　　　　　　399*
　社交不安障害の薬物療法　　　401
　強迫性障害の薬物療法　　　　403
頻脈
　全般性不安障害の主要症状　　145

ふ

不安
　—の歴史的展望　　　　　　　 2
　うつとの一元論と二元論　　　 2
　—と Wernicke　　　　　　　 3
　前胸部—　　　　　　　　　　 3
　予期—　　　　　　　　　　　 3
　Freud の見解　　　　　　　　 4
　浮動性—　　　　　　　　　　 4
　Mapother, Lewis によるうつとの
　　一元論的見解　　　　　　　 5
　Roth らによる二元論的見解　 5
　症状の比較　　　　　　　　　 5*
　—と抑うつを両極とする病型模式
　　図　　　　　　　　　　　　 6*
　—と抑うつの薬物療法結果　　 6*
　—と肯定的感情，否定的感情　 9
　うつ病の—（→うつ病の不安）　9
　—うつとの症状重複　　　　　10*
　—と非定型うつ病　　　　　　 11
　浮動性—　　　　　　　　　　 11
　—の中核症状　　　　　　　　 20
　慢性—　　　　　　　　　　　 20
　環境による症状変動　　　　　 20
　急性—　　　　　　　　　　　 20
　—の症状評価　　　　　　　　 21
　—の正常範囲　　　　　　　　 21
　—の症候学　　　　　　　　　 34
　Freud の—　　　　　　　　　 35
　正常と異常の境界　　　　　　 48
　—の成因・病態　　　　　　　 49
　進化論的立場からみた成因と病態

	49	消化器疾患と—	317	—気分障害の併発	154
神経回路からみた成因と病態	50	—の形成と消化器症状	319	うつ病と—	154
心理学からみた発生のメカニズム		ストレスと—	319	—と大うつ病の合併	155
と病態	78	過敏性腸症候群に併存した—	324	—と気分障害の comorbidity	156
—の発生と性格	80	内分泌・代謝疾患と—	326	—の発症年齢と大うつ病併発の頻	
発生と学習	80	低血糖症の精神症状	337	度	156*
—の発生と情動の発達	81	産科・婦人科疾患と—	363	うつ病における併発率	164*
発達過程で生じる—	82	子宮内膜症の症状	366	—とうつ	181
分離—	82	不妊症と—	367	—の生涯有病率	182*
思春期心性と関連する—	83	腎疾患・透析患者の—	372	—とうつ病の comorbidity の経過	
対人—	83	—の治療	380	図	
性格要因が関わる—	84	—に対する精神療法	425		183*
予期—	84	—に対する認知行動療法	444	—とうつ病の生涯診断での	
歪んだ認知，誤った学習による—		— と Yerkes-Dodson 曲線	446*	comorbidity の割合	184*
	84	時間によるの変化	449*	物質常用に伴う—	192
社会文化的に発生する—	85	季節性感情障害の症状	463	アルコール依存症と—	193
症状評価と診断	87	—により惹起されるおもな身体症		身体表現性障害と—	229
DSM，ICD の定義	101	状	492*	—と疼痛性障害	232
面接のコツ	101	—と社会的問題	512	パーソナリティ障害と—	236,237
—症状を惹起する可能性のある身		—とライフサイクル	526	回避性 PD，依存性 PD に併存す	
体疾患	102	小児うつ病との合併	530	る—	238
外的—	103	小児・思春期の—	534	—と自殺	259
内的—	103	中年期の—	550	プライマリケア医と—	262
生理的—	104	老年期の—	569	神経内科疾患による—	274
病的—	104	**不安・抑うつ混合群**		Parkinson 病における—	276
—患者の面接	105	双生児法による比較	13	—と片頭痛	278
薬物治療に対する患者の意識	105	**不安・抑うつ混合障害**		神経内科疾患に伴う—の治療	281
患者への情報提供	105	—と不安うつ病	11	脳血管障害と—	289
—の評価尺度	117	**不安うつ病**		肥満と—	296
Cushing 症候群の抑うつ症状	137	Grinker, Paykel の類型	11	糖尿病と—	297,335
月経前不快気分障害の抑うつ症状		—と不安・抑うつ発作	42	循環器疾患に併存した—	305
	138	**不安階層表**		—と喘息	339
—を主症状とする疾患	141	—と曝露療法	450	—と月経前気分不快障害の併発	363
—の語義	144	**不安感**		更年期障害と—	365
双極性障害と—	168	月経前気分不快障害の症状	363	妊娠と—	367
統合失調症の前駆期にみられる症		—とセロトニン神経	462	流産・中絶・死産と—	368
状	176	**不安感受性**		腎疾患・透析患者の—	372
統合失調症に併存する—	178	— と Anxiety Sensitivity Index	118	—の薬物療法	394
統合失調症に併存した—治療	179	**不安障害**		—のガイドライン	408*
—とうつの関係	181	うつ病との症状の比較	5*	—患者の頼りたい心性	425
物質常用に伴う—	192	遺伝的側面	13	—と対人行動	425
アルコール依存症と—	193	親族の診断比率	15*	治療者の共通原則	426
内分泌精神症候群の症状	202	—と不安障害	20	—のタイプに応じた精神療法の実	
インターフェロンによる—	203	DSM-IV-TR の分類	36	際	427
—と症状精神病の comorbidity	206	パニック障害の経過	41	—に対する認知行動療法の有効性	
—と器質性精神障害	207	—の症状	43		445
高次脳機能障害と—	216	急性ストレス障害の症状	44	—に対する対人関係療法	455
若年発症 Alzheimer 病と老年発症		—の成因・病態	48	自殺の危険性	485
Alzheimer 病の精神症状	223*	—とうつ病との脳部位の共通性	51*	—とプライマリケア	492
パーソナリティ障害と—	236	DSM-IV-TR の診断基準	61	—の自殺既遂率	519*
パーソナリティ障害との鑑別	238	—と恐怖の再生	66	—と社会的問題	522
—と自殺	257	—の神経回路	66	小児うつ病との鑑別診断	528
—と関連した身体症状と疾患	266	—とプライマリケア医	88	小児・思春期の—	534
神経内科疾患に合併した—	272	診断の 6 ステップ	90*	小児の—の治療	535
脳血管障害後の—	284	DSM-III の分類	101	小児の心理療法と—	535
肥満と—	296	—の概念	101	小児の薬物療法と—	536
糖尿病と—	297	— と ASI of Zung	117	老年期の—	569
—と循環器疾患	305	— と Zung 自己評価不安尺度	117	**不安神経症**	
呼吸器疾患と—	310	—とパニック発作	143	Freud と—	2

—と神経衰弱	4	消化管への自律神経支配	318*	物質誘発性気分障害	
Freudによる定義	4	副甲状腺機能亢進症		—と双極性障害	169
—と躁うつ病	5	不安症状を惹起する可能性のある		物質誘発性不安障害	
—とDSM-III	7	身体疾患	102*	DSM-IV-TRによる不安障害の分類	
双生児法による比較	13,14*	不安を呈する身体疾患	266		36
—うつ状態との鑑別診断	22	—とうつ病	270	DSM-IIIの分類	101
向精神薬の効果	23	—の精神症状	331	物質乱用	
Freudの—	34,35,141,145	副甲状腺機能低下症		小児うつ病との合併	530
歪んだ認知，誤った学習による不安		不安症状を惹起する可能性のある		小児・思春期のパニック障害と—	
	85	身体疾患	102*		536
—うつ病の合併	134	—とうつ病	270	不定愁訴	
中年期の—	556	—の精神症状	332	非発作性—	40
不安診断検査		偽性—	333	—と抗不安薬	105
不安の発生と性格	80	副腎皮質機能亢進症		—と心気症	231
不安性障害		不安症状を惹起する可能性のある		過敏性腸症候群の症状	323
—と不安うつ病	11	身体疾患	102*	不同意	
不安精神病		—とうつ病	270	—と抑うつ状態	27
—とメランコリー	3	副腎皮質機能低下症		浮動性不安	
Kraepelinによる分類	4	—とうつ病	270	—とFreud	4
—と躁うつ病	10	副腎皮質刺激ホルモン放出因子		全般性不安障害との合併	11
不安測定検査		中枢性のストレスマーカー	317	不妊症	
不安の発生と性格	80	副腎皮質刺激ホルモン放出ホルモン		—と精神障害	367
不安評価尺度		過敏性腸症候群と—	324	部分寛解	
Hamiltonの—	10	うつ病と喘息の関係	345	—とうつ病の診断	381
不安発作		副腎皮質ステロイド		不眠	
イミプラミンの効果	2	薬剤惹起性うつ病を起こしやすい		パニック障害に合併したうつ病の主症状	134
—とFreud	4,42	薬剤	140	気分変調性障害の症状	245*
不安発作の不全型		—による抑うつ	178	うつの身体症状	266
不安神経症の症状（Freud）	35	—と症状精神病	203	季節性感情障害の症状	463
不安発作抑制型うつ病		副腎皮質ホルモン		小児のうつ病症状	527
不安とうつの縦断的見方	6	老年期うつ症状を呈しうる薬剤		小児に対するSSRIの副作用	536
うつ病とパニック障害の合併	7		562*	老年期うつ病の症状	564
不安抑うつ混合群		腹痛		プライマリケア	
双生児法による比較	14*	心気症の症状	84	—と診断基準	92
パニック障害とうつ病の併発	161	小児のうつ病症状	527	面接・診断のポイント	484
不安抑うつ状態		小児に対するSSRIの副作用	536	ICD-10/F-PC，DSM-IV®PC	486
—うつ状態との鑑別診断	22	腹部症状		DSM-IV-PC 抑うつ気分アルゴリズム	
不安抑うつ発作		うつ病患者の症状	320		488*
—とパニック障害	40	腹部不快感		DSM-IV-PC 不安アルゴリズム	489*
パニック障害の経過	42	パニック発作の診断基準	142	M.I.N.I. 大うつ病エピソードモジュール	
不穏		腹部膨満感			490*
内分泌精神症候群の症状	202	月経前不快気分障害の身体症状	138	身体症状に潜む精神症状	491
不快気分		月経前気分不快障害の症状	363	—と仮面うつ病	492
統合失調症の前駆期にみられる症状		不信		鑑別を要するうつ状態	492
	176	—と抑うつ状態	27	うつ病の亜型	493
抗精神病薬による—	177	不整脈		うつ病の治療と管理	497
内分泌精神症候群の症状	202	老年期の不安との併存症	571	精神科専門医への紹介	500
不可逆的MAOI		物質依存障害		精神科医との連携	506
—と抗うつ薬の薬理作用	385	—に不安障害が併存した場合の自殺リスク	260	精神科への患者紹介のタイミング	509
パニック障害に対する治療のエビデンス	399*	物質使用障害		精神科への紹介にあたって重要なこと	510*
賦活症候群		—とうつ・不安のcomorbidity	191	ふらつく感じ	
SSRIによる—	388	—の自己治療仮説	192	パニック発作の診断基準	142
SSRI，SNRIによる—	499	アルコール依存症と—	193	フラッシュバック	
不活発		有機溶剤乱用と—	194	パニック障害	42
内分泌精神症候群の症状	202	大麻と—	195	—と覚醒剤乱用	197
不機嫌		覚醒剤乱用と—	197		
老年期うつ病の症状	564	境界性PDに併存する—	238		
副交感神経系		物質常用障害→物質使用障害			

小児・思春期の心的外傷後ストレス障害の症状	538	
プラミペキソール		
神経内科疾患に伴う気分障害の治療	281	
フルニトラゼパム		
喘息患者に対する治療	352	
フルボキサミン		
—と BDNF	54	
神経内科疾患に伴う不安障害の治療	281	
脳血管障害に伴う感情障害の治療	291	
喘息患者に対する治療	349	
—と抗うつ薬の薬理作用	386	
薬物動態と臨床効果との関連	387	
—と攻撃性	388	
わが国で用いることができる抗うつ薬	390*	
パニック障害の薬物療法	395,398	
パニック障害に用いる薬剤と用量	397	
パニック障害に対する治療のエビデンス	399*	
強迫性障害の薬物療法	401-403	
社交不安障害の薬物療法	401	
社交不安障害に対する治療のエビデンス	402*	
強迫性障害に用いる SSRI の用量	403*	
全般性不安障害の薬物療法	409	
対人恐怖に対する効果	523	
小児うつ病の薬物療法	532	
老年期の不安の薬物療法	575	
プロスタグランジン E_2		
うつ病との関係	268*	
ブロチゾラム		
喘息患者に対する治療	352	
プロプラノロール		
不安と抑うつの薬物療法結果	6*	
パニック障害の薬物療法	398	
PTSD,急性ストレス障害の薬物療法	409	
—と修正型電気痙攣療法	471	
老年期うつ症状を呈しうる薬剤	562*	
プロポフォール		
—と修正型電気痙攣療法	471	
ブロマゼパム		
全般性不安障害の薬物療法	409	
老年期の不安の薬物療法	574	
ブロモクリプチン		
脳血管障害に伴う感情障害の治療	292	
プロラクチン		
断眠療法の作用機序	480	
憤慨		
—と抑うつ状態	27	
分娩恐怖		
—と抑うつ,不安	368	
分離		
Freud による不安とうつ	4	
分離不安		
Freud と—	35	
不安の発生と情動の発達	82	
—と喘息	312	
小児うつ病との鑑別診断	528	
分離不安障害		
—の生涯有病率	182*	
小児・思春期の—	535,538	

へ

閉経によるホルモン変化	
不安を呈する身体疾患	266
米国国立精神保健研究所	
—のうつ病評価尺度	113
米国精神医学会	
精神障害の診断基準	91
閉鎖性頭部外傷	
不安症状を惹起する可能性のある身体疾患	102*
閉所恐怖	
うつ・不安の概念と歴史的展望	3
不安の症候学	37
—不安の種類	103
閉塞性睡眠時無呼吸症候群	
—に伴う気分障害の有病率	279*
併存	
うつ・不安と—	22
ペラグラ	
—とうつ病	270
片頭痛	
不安症状を惹起する可能性のある身体疾患	102*
不安と関連した心身症	266
—に伴う気分障害	278
—に伴う気分障害の有病率	279*
ベンゾジアゼピン（系抗不安薬）	
不安と抑うつの薬物療法結果	6*
不安患者の治療	105
統合失調症に併存する抑うつ・不安の治療	180
神経内科疾患に伴う不安障害の治療	281
COPD と不安・うつ	312
喘息患者に対する治療	349
不安障害の薬物療法	394
パニック障害の薬物療法	395,398
パニック障害に用いる薬剤と用量	397
パニック障害に対する治療のエビデンス	399*
社交不安障害に対する治療のエビデンス	402*
強迫性障害の薬物療法	403
PTSD の薬物療法	405
全般性不安障害の薬物療法	409
プライマリケア医によるうつ病の薬物療法	499
小児・思春期のパニック障害と—	537
—と不安障害との鑑別	572
老年期の不安の薬物療法	574
扁桃体	
うつ病と不安障害に関与する脳部位	50
恐怖の条件付けのメカニズム	62
扁桃体中心核	
恐怖の条件付けのメカニズム	63
—と情動反応	66*
不安障害の神経回路	68
便秘	
過敏性腸症候群の症状	323
TCA の薬物有害反応	387
三環系抗うつ薬による—	499
小児のうつ病症状	527

ほ

包括的精神病理学評価尺度	
うつの評価尺度	110
包括的評価尺度	
統合失調症に併存する抑うつ・不安の評価	174
飽満感	
機能性ディスペプシアの症状	321
ポジトロン断層撮影法	
—と不安の病態	50
うつ病の病態メカニズム	52
母子分離	
不安の発生と情動の発達	82
ホルモン反応	
—と情動反応	66
ホルモン補充療法	
うつ病の治療計画	381
—と中年期のうつ病	547

ま

マイスリー®	
喘息患者に対する治療	352
マタニティブルーズ	
—と抑うつ,不安	368
マニー	
—の意味	3
アレテウスによる—	501
マプロチリン	
神経内科疾患に伴う気分障害の治療	280
わが国で用いることができる抗うつ薬	390*
パニック障害の薬物療法	397
—と断眠療法の併用	479

慢性うつ病
　―と double depression　244
　―の 4 亜型　244*
慢性疲労症候群
　―とうつ状態　138
　―の新しい診断指針　139
慢性不安症状
　不安神経症の症状（Freud）　35
慢性閉塞性肺疾患
　不安症状を惹起する可能性のある身体疾患　102*
　不安を呈する身体疾患　266
　―と不安・うつ　310

み

ミアンセリン
　―と抗うつ薬の薬理作用　386
　わが国で用いることができる抗うつ薬　390*
ミオクローヌス
　TCA の薬物有害反応　387
　SSRI，SNRI による―　499
未熟型うつ病
　うつ病の亜型　493
ミネソタ多面人格目録
　うつ病診療と心理面　383
身震い
　パニック発作の診断基準　142
　全般性不安障害の主要症状　145
耳鳴り
　心気症の症状　84
ミルタザピン
　神経内科疾患に伴う気分障害の治療　281
　脳血管障害に伴う感情障害の治療　291
　循環器疾患に合併したうつ病・うつ状態の治療　304
　喘息患者に対する治療　349
　―と抗うつ薬の薬理作用　386
　薬物動態と臨床効果との関連　387
　わが国で用いることができる抗うつ薬　390*
　パニック障害の薬物療法　398
　パニック障害に対する治療のエビデンス　399*
　社交不安障害の薬物療法　401
　強迫性障害の薬物療法　402
　PTSD の薬物療法　405
ミルナシプラン
　神経内科疾患に伴う気分障害の治療　281
　脳血管障害に伴う感情障害の治療　291
　喘息患者に対する治療　349
　―と抗うつ薬の薬理作用　386
　薬物動態と臨床効果との関連　387

　―と攻撃性　388
　わが国で用いることができる抗うつ薬　390*
　パニック障害に対する治療のエビデンス　399*

む

無害刺激
　神経科学からみた不安の発生のメカニズムと病態　62
無快楽症
　神経内科疾患による―　272
無価値感
　小児のうつ病診断　528
　老年期うつ病の症状　564
無関心
　内分泌精神症候群の症状　202
　軽度認知障害と―　220
　若年発症 Alzheimer 病と老年発症 Alzheimer 病の精神症状　223*
無気力
　内分泌精神症候群の症状　202
夢幻
　高次脳機能障害の症状　212
無条件刺激
　神経科学からみた不安の発生のメカニズムと病態　62
　条件付けによる不安の発生　81
無条件反応
　神経科学からみた不安の発生のメカニズムと病態　62
無動
　抗精神病薬による―　177
無動性抑うつ
　抗精神病薬による―　177
無力
　パニック障害の経過　41

め

酩酊感
　有機溶剤依存症と―　194
メイラックス®
　老年期の不安の薬物療法　574
目覚め現象
　抗精神病薬による―　177
メタボリックシンドローム
　―に対する保健指導　294
　―の問題点　294
メチルドパ
　老年期うつ症状を呈しうる薬剤　562*
メチルフェニデート
　脳血管障害に伴う感情障害の治療　292
めまい（感）

　不安神経症の症状（Freud）　35
　心気症の症状　84
　パニック発作の症状　85,102
　パニック発作の診断基準　142
　全般性不安障害の主要症状　144,145
　うつの身体症状　266
　不安の身体症状　266
　TCA の薬物有害反応　387
　小児・思春期のパニック障害の症状　536
　小児・思春期の社交不安障害の症状　537
メラトニン
　高照度光療法の作用機序　461,462
メランコリー
　Hippocrates と―　2
　―から躁うつ病　3
　―と不安精神病　3
　退行期―　31
　Hippocrates による―　500
メランコリー型うつ病
　鑑別を要するうつ状態　493
メランコリー親和型構造
　抑うつの病前性格　77
　Tellenbach の―　417
　―と中年期のうつ病　547
メランコリー性希死念慮
　―の原則と技法　88
　精神科―　88
　うつの面接　93
　精神療法の鉄則　98
　不安の―　101
　不安患者の―　105
　―と自殺　253
メンタライゼーションに基づく治療
　―と境界性パーソナリティ障害の治療　241

も

妄想
　微小―　31
　Cushing 症候群の抑うつ症状　137
　Parkinson 病の抑うつ症状　137
　副腎皮質ステロイドによる―　203
　若年発症 Alzheimer 病と老年発症 Alzheimer 病の精神症状　223*
　副甲状腺機能亢進症の精神症状　331
　―と修正型電気痙攣療法　469
妄想性 PD
　―とうつ病　237
妄想性うつ病
　―と退行期メランコリー　32
モノアミンオキシダーゼ阻害薬
　うつ病治療における BDNF との関連　53
モノアミン酸化酵素
　抗うつ薬の薬理作用　384

モノアミン酸化酵素阻害薬
- double depression の治療　247
- うつ病の薬物療法　384
- 社交不安障害の薬物療法　401

モラトリアム現象
- うつ病の発症と―　543
- うつ病とライフサイクル　546

森田神経質
- ―と全般性不安障害　146

森田療法
- うつ・不安を伴う身体表現性障害の治療　234
- 不安障害に対する―　427
- 社交不安障害に対する―　429
- 強迫性障害に対する―　431
- 認知行動療法との相違　431
- 対人恐怖に対する効果　523
- 老年期の不安に対する―　576

森田理論
- 強迫性障害の―　431

森田正馬
- ―のヒポコンドリー性基調　80

問題解決療法
- ―と認知行動療法　420

や

夜間睡眠発作
- 不安神経症の症状（Freud）　35

夜間徘徊
- せん妄による―　204

薬剤惹起性うつ病
- 身体疾患に伴ううつ状態　136
- 身体疾患の治療中に起こるうつ病　139
- ―を起こしやすい薬剤　140*

薬剤性脳症
- ―の精神症状　376

薬剤乱用頭痛
- ―に伴う気分障害　278
- ―に伴う気分障害の有病率　279*

薬物依存症
- ―と自殺　251
- 日本の自殺者　252

薬物急性中毒
- 不安を呈する身体疾患　266

薬物治療
- 老年期うつ病に対する―　567

薬物療法
- 腎疾患・透析患者の治療　376
- うつ病の―　384
- プライマリケア医によるうつ病の―　498
- 小児うつ病の―　532
- 小児の不安障害と―　536
- 老年期の不安に対する―　574

やる気スコア　273*
- アパシーの評価尺度　272

ゆ

有機溶剤
- 物質使用障害とうつ・不安の comorbidity　192
- ―と物質使用障害　193

遊離サイロキシン
- 断眠療法の作用機序　479

遊離トリヨードサイロニン
- 断眠療法の作用機序　479

よ

幼少時虐待
- ―と物質使用障害　191

陽性・陰性症状評価尺度
- 統合失調症に併存する抑うつ・不安の評価　174

腰痛
- 月経困難症の症状　363

予期不安
- うつ・不安の概念と歴史的展望　3
- ―と Freud　4
- 不安神経症の症状（Freud）　35
- パニック障害の経過　39
- 歪んだ認知，誤った学習による不安　84
- ―とパニック障害　85
- ―と曝露療法　449, 452

予期憂慮
- 全般性不安障害と―　43
- 全般性不安障害の診断　146

抑うつ（感）
- Hippocrates と―　2
- ―と不安を対極とする病型模式図　6*
- ―と不安の薬物療法結果　6*
- ―と不安との症状重複　10
- ―の症状　20
- ―と環境要因　21
- 病的な感情の障害　28
- 反応性―　30
- 非定型―　30
- 心理学からみた発生のメカニズムと病態　69
- 認知と感情の抑うつスパイラル　72*
- パーソナリティと―　77
- 心気症の症状　84
- 統合失調症と―　174
- 精神病後―　176
- 抗精神病薬治療に関連する―　177
- ―と離脱症状　178
- 身体疾患の治療薬による―　178
- 失調感情障害と―　178
- 統合失調症に併存した―の治療　179
- 物質常用に伴う―　192

- アルコール依存症と―　193
- ―と覚醒剤乱用　197
- 内分泌精神症候群の症状　202
- インターフェロンによる―　203
- 認知症に共存する―　222
- ―とアパシー　223
- ―を伴わないアパシー　291
- ストレスと―　319
- 機能性ディスペプシアの症状―　321
- がん患者の―　357
- 子宮内膜症の症状　366
- 不妊症と―　367
- 腎疾患・透析患者の―　372
- ―状態の鑑別・併存障害診断　435*
- 季節性感情障害の症状　463
- 逃避型―　493
- ―状態の分類　528*

抑うつ感情反応
- ―と非定型抑うつ　30
- ―とうつ病の違い　33

抑うつ気分
- 甲状腺機能低下症とうつ状態　136
- Cushing 症候群の抑うつ症状　137
- Parkinson 病の抑うつ症状　137
- Alzheimer 型認知症の症状　138
- 月経前不快気分障害の抑うつ症状　138
- 慢性疲労症候群の症状　138
- 低血糖症の精神症状　337
- 月経前気分不快障害の症状　363

抑うつ構造
- Mundt の構造類型　418

抑うつ状態
- うつの症候学　24

抑うつ神経症
- ―と不安うつ病　11
- ―と不安，恐怖，パニック発作　12
- ―うつ状態との鑑別診断　22
- 向精神薬の効果　23
- ―と DSM-III　244

抑うつ的処理活性仮説
- Teasdale の―　71, 72*

抑うつ理論
- Beck の―　71*

抑制
- ―とうつ病　6

四環系抗うつ薬
- 神経内科疾患に伴う気分障害の治療　280
- うつ病の治療計画　381
- ―と抗うつ薬の薬理作用　386
- わが国で用いることができる抗うつ薬　390*

ら

ラピッドサイクラー
- 双極性障害の―　501

小児のうつ病	528
ラモトリギン	
PTSD の薬物療法	408
乱用	
物質使用障害とうつ・不安の comorbidity	191

り

リーゼ®	
老年期の不安の薬物療法	574
力動(的)精神療法	
—と境界性パーソナリティ障害の治療	240
小児・思春期のパニック障害と—	537
離人(感)	
パニック障害の経過	41
急性ストレス障害の症状	44
パニック発作の症状	85
離人症	
異常な感情表現	28
パニック発作の症状	102
離人症状	
パニック発作の診断基準	142
リスペリドン	
強迫性障害の薬物療法	403
PTSD の薬物療法	408
双極スペクトラムに対する効果	505
リスミー®	
喘息患者に対する治療	352
離脱症候群	
物質使用障害とうつ・不安の comorbidity	191
小児うつ病の薬物療法と—	532
離脱症状	
—と抑うつ	178
—と物質使用障害	192
リチウム→炭酸リチウム	
双極性障害と不安障害併存の治療	172
—と症状精神病	203
double depression の治療	247
—とうつ病の薬物治療	390
パニック障害に対する治療のエビデンス	399*
—と修正型電気痙攣療法	471
—と断眠療法	479
双極スペクトラムに対する効果	504
流産	
—と抑うつ,不安	368
理由なき生命性の停滞	
うつ病の症候学	31
リラクセーション法	
不安障害に対する認知行動療法	446,447
リルマザホン	
喘息患者に対する治療	352

臨床心理士	
うつ病診療と心理面	383
リンパ球	
うつ病との関係	268*
リンパ球増殖能	
うつ病との関係	268*

る

ルボックス®	
老年期の不安の薬物療法	575

れ

冷感	
パニック発作の症状	85
パニック発作の診断基準	142
冷汗	
更年期障害の症状	365
レキソタン®	
老年期の不安の薬物療法	574
レスポンデント条件付け	
条件付けによる不安の発生	81
レセルピン	
薬剤惹起性うつ病を起こしやすい薬剤	140
—と薬物誘発性うつ病	270
老年期うつ症状を呈しうる薬剤	562*
レプチン	
メタボリックシンドロームと—	294
レボドパ	
Parkinson 病治療薬	137
薬剤惹起性うつ病を起こしやすい薬剤	140
—と薬物誘発性うつ病	270
—と不安障害	277
老年期うつ症状を呈しうる薬剤	562*
レンドルミン®	
喘息患者に対する治療	352

ろ

老年期	
—のうつ	562
—の不安	569
老年期うつ症状	
—を呈しうる代表的疾患	562*
老年期うつ病	
—と認知症	220
透析患者の—	373
—の特徴	375*,565
—の疫学	562
—の診断	563
—の亜型	564

成人期うつ病との相違点	564
—の治療	566
老年期神経症	
—と老年期の不安	569
—に関する定説	570*
老年期の不安	
—の特徴	569
—の原因となる疾患	569
—の鑑別診断	571*
—の検査,診断	571
—とうつ病	572
—と認知症	572
—の検査	573
—の薬物療法	574
—の精神療法	575
—に対する環境調整	576
老年発症 Alzheimer 病	
—の精神症状	223*
ロヒプノール®	
喘息患者に対する治療	352
ロフェプラミン	
わが国で用いることができる抗うつ薬	390*
パニック障害の薬物療法	395
ロラゼパム	
パニック障害に用いる薬剤と用量	397*
パニック障害の薬物療法	398
パニック障害に対する治療のエビデンス	399*
全般性不安障害の薬物療法	409
老年期の不安の薬物療法	574
ロンドン学派	
うつ・不安の一元論的見解	5
論理情動療法	
Ellis の—	70
心理学からみたうつの発生のメカニズムと病態	70

わ

ワーカホリック	
うつ病とライフサイクル	546
ワイパックス®	
老年期の不安の薬物療法	574

A

A 型	
非定型うつ病の—	12
A 群パーソナリティ障害	
うつ・不安との鑑別	238
AA	
物質使用障害とうつ・不安の comorbidity	191
ABC 図式	
Ellis の—	70*

abnormal illness behavior		
―と疼痛性障害	232	
Abramson らの改訂学習性理論		
心理学からみたうつの発生のメカニズムと病態	70	
acrophobia		
―と不安の概念	102	
―不安の種類	103	
ACTH		
うつ病との鑑別	137	
activation syndrome		
SSRI による―	388	
SSRI, SNRI による―	499	
小児に対する SSRI の副作用	536	
actual outcom		
―と認知行動分析システム精神療法	420	
AD		
―とうつ病	220	
Addison 病		
―の精神症状	334	
ADDS		
非定型うつ病の診断スケール	493	
ADHD		
―と前思春期のうつ病	527	
小児うつ病との鑑別診断	528	
小児うつ病との合併	530	
adrenocorticotropic hormone		
うつ病との鑑別	137	
adynamia/immotile syndrome		
高次脳機能障害の症状	212	
AES		
脳血管障害とアパシー	290	
Agitation		
―と Wernicke	3	
agoraphobia		
うつ・不安の概念と歴史的展望	3	
―と不安の概念	102	
AIDS		
―に不安障害が合併した場合の自殺リスク	261	
akinetic depression		
抗精神病薬による―	177	
Alcoholics Anonymous		
物質使用障害とうつ・不安の comorbidity	191	
alteriosclerotic depression		
血管性うつ病の概念	288	
Alzheimer 型認知症		
―とうつ状態	138	
―とアパシー	272	
Alzheimer 病		
―とうつ病	220,270	
―の精神症状	223*	
―に伴う気分障害	280	
―と老年期の不安	572	
American Academy of Child and Adolescent Psychiatry		
PTSD の診療指針	539	

amygdala		
恐怖の条件付けのメカニズム	62	
Angstanfalle		
Freud の―	42	
Angstpsychose		
―と Wernicke	3	
animal phobia		
―と不安の概念	102	
anxiety		
Freud の―	35	
endogenous ―	103	
exogenous ―	103	
不安の語義	144	
Anxiety Disorder Severity Scale		
全般性不安障害の評価尺度	124	
Anxiety Sensitivity Index		
不安全般の評価尺度	118	
anxiety state		
うつ病との症状の比較	5*	
Anxiety Status Inventory of Zung	119*	
不安全般の評価尺度	117	
anxiety type		
非定型うつ病の―	12	
AO		
―と認知行動分析システム精神療法	420	
apathetic hyperthyroidism		
―の精神症状	329	
apathy		
―とうつ病	30	
apathy evaluation scale		
脳血管障害とアパシー	290	
apathy score		
アパシーの評価尺度	272	
apprehension		
不安の語義	144	
apprehensive expectation		
全般性不安障害の診断	146	
arachnophobia		
―不安の種類	103	
Aretaeus		
―によるマニーの解釈	3	
恐怖とうつの区別	3	
ASI		
不安全般の評価尺度	118	
ASI of Zung		
不安全般の評価尺度	117	
astemizole		
薬物動態と臨床効果との関連	387	
attention-deficit/hyperactivity disorder		
―と前思春期のうつ病	527	
atypical depression		
―の命名	12	
うつ病の症候学	30	
Atypical Depression Diagnostic Scale		
非定型うつ病の診断スケール	493	

awakenings		
抗精神病薬による―	177	
B		
B 群パーソナリティ障害		
うつ・不安との鑑別	239	
bad		
―と BDNF の発現	55	
Basedow 病		
―の精神症状	329	
basolateral amygdala		
恐怖の条件付けのメカニズム	63	
BAUM テスト		
うつ病診療と心理面	383	
bcl-2		
―と BDNF の発現	55	
BDI		
うつの自記式評価尺度	112	
循環器疾患とうつ病・うつ状態	305	
認知行動療法の評価尺度	438	
老年期の不安の検査	573	
BDI-II		
―の評価項目	112	
うつの自記式評価尺度	112	
BDNF		
抗うつ薬やストレスの標的遺伝子	53	
抗うつ薬のメカニズム	54	
―とうつ病の病態, 治癒過程	56	
―と double depression	246	
―と抗うつ薬の薬理作用	386	
BDNF 遺伝子		
―とうつ病との相関	58	
BDNF 仮説		
うつ病の―	54,55	
BDNF 情報伝達系		
うつ病の病態メカニズム	57	
BDNF-trkB-LIMK-1 情報機構		
うつ病の病態メカニズム	58	
BDNF-trkB 情報系		
―と樹状突起スパイン形成	58*	
BDZ		
パニック障害で使用される薬剤の利点／不利点	398*	
Beard		
―と神経衰弱	4	
Beck		
うつ病の三大徴候	10	
―と認知療法	434	
Beck うつ病評価尺度		
循環器疾患とうつ病・うつ状態	305	
老年期の不安の検査	573	
Beck の認知理論		
心理学からみたうつの発生のメカニズムと病態	69,70	
Beck の抑うつ理論		
心理学からみたうつの発生のメカ		

ニズムと病態　71
Beck Depression Inventory
　うつの自記式評価尺度　112
　循環器疾患とうつ病・うつ状態 305
　認知行動療法の評価尺度　438
　老年期の不安の検査　573
Beck Depression Inventory-Second Ed.
　うつの自記式評価尺度　112
Bech-Rafaelesen Melancholia Scale
　うつの評価尺度　111
belle indifference
　異常な感情表現　28
benzodiazepines
　不安患者の治療　105
BeRaMeS
　うつの評価尺度　111
BLA
　恐怖の条件付けのメカニズム　63
　不安障害の神経回路　68
BLA ニューロン
　恐怖の条件付けのメカニズム　64
Bleuler
　症状精神病の概念　202
BMI
　肥満とうつ・不安　297
Bonhoeffer
　症状精神病の概念　200
　—の外因反応型　204
BPRS
　統合失調症に併存する抑うつ・不安の評価　174
brain-derived neurotrophic factor
　抗うつ薬やストレスの標的遺伝子　53
　—と double depression　246
　—と抗うつ薬の薬理作用　385
Brief Psychiatric Rating Scale
　統合失調症に併存する抑うつ・不安の評価　174
Briquet 症候群
　—と身体化障害　230
bupropion
　喘息患者に対する治療　349
　パニック障害の薬物療法　398
　パニック障害に対する治療のエビデンス　399*
　PTSD の薬物療法　405
Burton
　—の The Anatomy of Melancholy 3
　うつ・不安の概念と歴史的展望　3
buspirone
　パニック障害の薬物療法　398
　社交不安障害に対する治療のエビデンス　402*
　全般性不安障害の薬物療法　409
　老年期の不安の薬物療法　575
BZ (BZD) →ベンゾジアゼピン系薬物

　喘息患者に対する治療　349
　不安患者の治療　105

C

C 群パーソナリティ障害
　うつ・不安との鑑別　239
Calgary Depression Scale for Schizophrenia
　統合失調症に併存する抑うつ・不安の評価　174
Calgary 抑うつ重症度評価尺度
　統合失調症に併存する抑うつ・不安の評価　174
cAMP response element
　—と恐怖の条件付け　64
cAMP response element binding protein
　—と BDNF　54
　—と恐怖の条件付け　64
CAS
　不安の発生と性格　80
catastrophic reaction
　—と脳卒中後うつ病　284
Cattell Anxiety Scale
　不安の発生と性格　80
CBASP
　double depression の治療　247
　うつ病に対する—　420
CBGT-A
　小児・思春期の社交不安障害と—　537
CBT→認知行動療法
　うつ病に対する—　419
　不安に対する—　444
　小児うつ病と—　532
　小児の不安障害と—　535
CD4/CD8 比
　うつ病との関係　268*
CDSS
　統合失調症に併存する抑うつ・不安の評価　174
CEA→扁桃体中心核
　恐怖の条件付けのメカニズム　63
　不安障害の神経回路　68
Center for Epidemiologic Studies Depression Scale
　うつ病の発見　113
　糖尿病とうつ・不安の測定　297
central nucleus of amygdala
　恐怖の条件付けのメカニズム　63
CES-D
　うつ病の発見　113
　糖尿病とうつ・不安の測定　297
CFS
　—とうつ状態　138
CGI
　—と Panic and Agoraphobia Scale

　　121
　—と DGSS　124
chronic fatigue syndrome
　—とうつ状態　138
chronic obstructive pulmonary disease
　—と不安・うつ　310
CIDI
　—と comorbidity の問題点　153
　—と構造化面接法　488
cisapride
　薬物動態と臨床効果との関連　387
citalopram
　喘息患者に対する治療　349
　—と STAR*D　392
　パニック障害の薬物療法　395,397
　パニック障害に用いる薬剤と用量　397*
　パニック障害に対する治療のエビデンス　399*
　社交不安障害の薬物療法　401
　強迫性障害の薬物療法　402
　社交不安障害に対する治療のエビデンス　402*
　強迫性障害に用いる SSRI の用量　403*
　老年期うつ病の薬物治療　566
claustrophobia
　—不安の種類　103
Clayton
　—と不安うつ病　11
Clinical Global Impression Severity Scale
　—と Panic and Agoraphobia Scale　121
　—と DGSS　124
clinically-defined VDep
　血管性うつ病の概念　288
closed question
　面接の原則と技法　89
CMI 健康調査票
　老年期の不安の検査　573
cognitive behavioral analysis system of psychotherapy
　うつ病に対する—　420
cognitive behavioral therapy
　うつ病に対する—　419
　不安に対する—　444
cognitivebehavioral analysis system of psychotherapy
　double depression の治療　247
Cognitive-Behavioral Group Therapy for Adolescents
　小児・思春期の社交不安障害と—　537
comorbidity
　うつ病とパニック障害の合併　7
　うつ・不安と—　22
　パニック障害とうつ病　40

一次性不安障害と—	103
パニック発作との—	143
—概念導入の歴史	150
—の由来	150
—に影響する要因	151
—の研究をめぐる問題点	152
—の定義	182
不安とうつの—	182
パニック障害とうつの—	184
全般性不安障害とうつの—	185
症状精神病とうつ・不安の—	206

Composit International Diagnostic Interview
| —と comorbidity の問題点 | 152 |
| —と構造化面接法 | 488 |

Comprehensive Psychopathological Rating Scale
| うつの評価尺度 | 110 |

conditioned responses
| 神経科学からみた不安の発生のメカニズムと病態 | 62 |

conditioned stimulus
| 神経科学からみた不安の発生のメカニズムと病態 | 62 |

COPD
不安症状を惹起する可能性のある身体疾患	102*
—と不安・うつ	310
—にうつ症状を伴う割合	321*

Cornell Scale for Depression in Dementia
| 認知症者のうつ状態評価 | 114 |

corticotropin-releasing factor
| 中枢性のストレスマーカー | 317 |

corticotropin-releasing hormone
| 過敏性腸症候群と— | 324 |

CPRS
| うつの評価尺度 | 110 |

CR
| 神経科学からみた不安の発生のメカニズムと病態 | 62 |

CRE
| —と恐怖の条件付け | 64 |

CREB
| —と BDNF | 54 |

CREB protein
| —と恐怖の条件付け | 64 |

CRF
| 中枢性のストレスマーカー | 317 |

CRH
| 過敏性腸症候群と— | 324 |
| うつ病と喘息の関係 | 345 |

CS
| 神経科学からみた不安の発生のメカニズムと病態 | 62 |

CSDD
| 身体疾患に伴ううつ状態の評価尺度 | 114 |

Cushing 症候群
不安症状を惹起する可能性のある身体疾患	102*
—とうつ状態	137
—とうつ・不安	206
—の精神症状	333

cycloid/obsessive syndrome
| 高次脳機能障害の症状 | 212 |

CYP
| 薬物動態と臨床効果との関連 | 386, 387 |

cytochromeP450
| 薬物動態と臨床効果との関連 | 386 |

D

DALY
うつ病と社会的問題	514
うつ病の—	515
傷病別—	516
各疾患の—	518

DD → double depression
| —の定義 | 244 |

dementia with Lewy bodies
| —と抑うつ状態 | 220 |

demoralization
| うつ病と— | 424 |

demoralization syndrome
| —と統合失調症の抑うつ | 176 |

depletion syndrome
| 老年期うつ病の亜型 | 565 |

depression
major —	7
atypical —	12
smiling —	28
masked —	29
morning —	29
post-schizophrenic —	176
akinetic —	177
double —	244
vascular —	270
post poststroke —	284
alterioscleriotic —	288
anxious —	290

depression with reversible dementia
| 老年期うつ病の亜型 | 564 |

depression without sadness
| 老年期うつ病の亜型 | 565 |

depression-executive dysfunction syndrome
| 老年期うつ病の亜型 | 565 |

depressive episode
| —と診断基準（ICD-10） | 133* |

depressive illness
| 不安状態との症状の比較 | 5* |

desipramine
| パニック障害に用いる薬剤と用量 | 397* |

| 強迫性障害の薬物療法 | 402 |

desired outcome
| —と認知行動分析システム精神療法 | 420 |

DGSS
| 全般性不安障害の評価尺度 | 124 |

Diagnostic and Statistical Manual of Mental Disorders
| —と comorbidity という考え方 | 22 |

Diagnostic Melancholia Scale
| うつの評価尺度 | 109 |

disability-adjusted life year
| うつ病と社会的問題 | 514 |

DLB
| —と抑うつ状態 | 220 |

DMS
| うつの評価尺度 | 109 |

DO
| —と認知行動分析システム精神療法 | 420 |

double depression → DD
—の定義	244
—の疫学	245
—と血中脳由来神経栄養因子	246
—の治療	247

Dreyfus
| —と躁うつ病 | 4 |

DSM
| —と comorbidity という考え方 | 22 |
| うつ病の診断 | 417 |

DSM に基づく GAD 症状重症度尺度
| 全般性不安障害の評価尺度 | 124 |

DSM-III
—とパニック障害	6
—と操作的診断基準	91
不安発作	141
—による comorbidity 概念の導入	150
不安とうつの comorbidity	182
—による身体表現性障害	227

DSM-III-R
| —における広場恐怖 | 8 |
| —と double depression | 244 |

DSM-IV
—と抑うつ状態	24
—のうつ病概念	29
精神病症状をともなう重症うつ病	31
うつ病，うつ状態の診断	131
精神病後抑うつの分類	176
小児のうつ病	527
PTSD の診断基準	539

DSM-IV-TR
不安障害の分類	36
パニック障害の診断基準	39
不安障害の診断基準	61
—と ICD-10 の特徴	91
—の活用状況	91
全般性不安障害の診断基準	146

不安障害と気分障害 154
双極性障害の概念 168
症状精神病と器質性精神障害の分類 200,202
パーソナリティ障害の定義 236
脳卒中後うつ病の診断 285
大うつ病エピソードの診断基準 380
—と小児の不安障害 535

DSM-IV-PC
プライマリケア医による面接・診断のポイント 486
—による抑うつ気分アルゴリズム 488 *
—による不安アルゴリズム 489 *

DSM-V
うつ病と不安の分類 154

dysmenorrhea
—とうつ・不安 363

dysphoria
統合失調症の前駆期にみられる症状 176

dysthymia
DSM-III による分類 12

E

ECT
—に反応しないうつ病 12
—と内因性うつ病 380
うつ病に対する— 468

electroconvulsive therapy
—に反応しないうつ病 12
—と内因性うつ病 380
うつ病に対する— 468

Ellis の ABC 図式
心理学からみたうつの発生のメカニズムと病態 70

Ellis の論理情動療法
心理学からみたうつの発生のメカニズムと病態 70

Emminghaus1
—と子どものうつ 526

Emotionelle Symptomenkomplexe
不安精神病の分類 4

endogenous anxiety
—不安の種類 103

Enhancing Recovery in Coronary Heart Disease
循環器疾患とうつ病・うつ状態 304

ENRICHD
循環器疾患とうつ病・うつ状態 304

EPSP
恐怖の条件付けのメカニズム 63

Erikson
—の漸成発達理論 550
—の青年期以降の発達段階 543

escitalopram
—と抗うつ薬の薬理作用 386

パニック障害の薬物療法 395,397
パニック障害に用いる薬剤と用量 397 *
パニック障害に対する治療のエビデンス 399 *
社交不安障害の薬物療法 401
強迫性障害の薬物療法 402
社交不安障害に対する治療のエビデンス 402 *
強迫性障害に用いる SSRI の用量 403 *
全般性不安障害の薬物療法 409
老年期うつ病の薬物治療 567

Esquirol
—とメランコリー 3

excitatory postsynaptic potential
恐怖の条件付けのメカニズム 63

exogenous anxiety
—不安の種類 103

explosive/social dementia syndrome
高次脳機能障害の症状 212

F

FD
—と機能性身体症候群 321

fear conditioning
神経科学からみた不安の発生のメカニズムと病態 62

Fear of Negative Evaluation Scale
社交不安障害の評価尺度 121

Fear Questionnaire
恐怖症状の重症度評価 124

Feinstein
—と comorbidity 150

Fink
不安発作に対するイミプラミンの効果 2

Flemming
—による前胸部不安 3

fluoxetine
—と抗うつ薬の薬理作用 386
パニック障害の薬物療法 395
パニック障害に用いる薬剤と用量 397 *
パニック障害に対する治療のエビデンス 399 *
強迫性障害の薬物療法 401,403
強迫性障害に用いる SSRI の用量 403 *
PTSD の薬物療法 405
小児うつ病の薬物療法 532
—と特定の恐怖症 540

fMRI
—と不安の病態 50
うつ病の病態メカニズム 52

FNE

社交不安障害の評価尺度 121

Foster
—による不安と激越 3

free thyroxine
うつ病との鑑別 137

free triiodothyronine
うつ病との鑑別 137

Freud
不安神経症の概念化 2
—の不安とうつに関する見解 4
神経衰弱と不安神経症 4
—の不安神経症 34
—の不安発作 42

FSS
うつ・不安と— 320

FT3
うつ病との鑑別 137

FT4
うつ病との鑑別 137

functional dyspepsia
—と機能性身体症候群 321

functional magnetic resonance imaging
—と不安の病態 50
うつ病の病態メカニズム 52

functional somatic syndrome
うつ・不安と— 320

G

GAD →全般性不安障害
—と DSM-III 7
親族の診断比率 15 *
不安障害の合併とうつ病の併存率 45
—の評価尺度 124
—の comorbidity 158 *
—の薬物療法 394,409

GAD
小児・思春期の— 537

Galenos
—とヒポコンドリー 3

GAP-43
うつ病の病態メカニズム 57

Garside
うつ・不安の二元論的見解 5

GDS
高齢者のうつ病スクリーニング 114
認知症に共存するうつの評価 224
老年期の不安の検査 573

Genaral Health Questionnaire
肥満とうつ・不安 297

General Health Questionnaire-30
—と疼痛性障害 232

generalized anxiety disorder →全般性不安障害
—と DSM-III 7
不安障害の合併とうつ病の併存率

―の評価尺度	45	
―の評価尺度	124	
―の comorbidity	158*	
―の薬物療法	394	
Geriatric Depression Scale		
高齢者のうつ病スクリーニング	114	
認知症に共存するうつの評価	224	
老年期の不安の検査	573	
GHQ		
肥満とうつ・不安	297	
GHQ-30		
―と疼痛性障害	232	
Glasgow Coma Scale		
症状精神病の診断	204	
GR205171		
社交不安障害の薬物療法	401	
Gurney		
うつ・不安の二元論的見解	5	

H

H₂ 受容体拮抗薬
　薬剤惹起性うつ病を起こしやすい
　　薬剤　　　　　　　　　　　140
　―と症状精神病　　　　　　　203
　老年期うつ症状を呈しうる薬剤
　　　　　　　　　　　　　　562*

HADS
　うつ・不安の症状評価　　　　　21
　がん患者の抑うつのスクリーニン
　　グ　　　　　　　　　　　　360

halo effects
　―と診断基準　　　　　　　　152

HAM-A
　不安全般の評価尺度　　　　　117

HAM-D
　―の評価項目　　　　　　　109*
　うつの評価尺度　　　　　　　109

Hamilton
　―の不安評価尺度とうつ病評価尺
　　度　　　　　　　　　　　　10

Hamilton うつ病評価尺度
　うつの評価尺度　　　　　　　109

Hamilton 不安尺度
　不安全般の評価尺度　　　　　117
　―と全般性不安障害の　　　　124

Hamilton Anxiety Scale
　不安全般の評価尺度　　　　　117

Hamilton Rating Scale for Depression
　うつの評価尺度　　　　　　　109

HAS
　不安全般の評価尺度　　　　　117

HC
　―と恐怖の再生　　　　　　　65

HDL コレステロール
　メタボリックシンドロームと―　294

HDS-R
　老年期の不安の検査　　　　　573

Hebb rule
　恐怖の条件付けのメカニズム　64

Helicobacter pylori
　―と消化性潰瘍　　　　　　　325

hippocampus
　―のメランコリーと恐怖　　　2
　―と恐怖の再生　　　　　　　65

Holmberg
　―と修正型電気痙攣療法　　　468

hormone replacement therapy
　―と中年期のうつ病　　　　　547

Hospital Anxiety and Depression Scale
　うつ・不安の症状評価　　　　　21
　がん患者の抑うつのスクリーニン
　　グ　　　　　　　　　　　　360

HRT
　―と中年期のうつ病　　　　　548

Huntington 病
　不安症状を惹起する可能性のある
　　身体疾患　　　　　　　　102*
　―とうつ病　　　　　　　　　270

hypochondriasis/hesitating syndrome
　高次脳機能障害の症状　　　　212

I

IBQ
　―と疼痛性障害　　　　　　　232

IBS
　―と機能性身体症候群　　　　321

ICD-10
　―と神経衰弱　　　　　　　　4
　―における広場恐怖　　　　　8
　―と不安うつ病　　　　　　　11
　―と抑うつ状態　　　　　　　24
　精神病症状をともなう重症うつ病
　　　　　　　　　　　　　　　31
　―と DSM-IV-TR の特徴　　　91
　―の活用状況　　　　　　　　91
　うつ病，うつ状態の診断　　　131
　不安症状を主症状とする精神疾患
　　　　　　　　　　　　　　141
　全般性不安障害の診断ガイドライ
　　ン　　　　　　　　　　　　145
　双極性障害の概念　　　　　　168
　精神病後抑うつの分類　　　　176
　症状精神病と器質性精神障害の分
　　類　　　　　　　　　200,202
　―による身体表現性障害　　　227

ICD-10/F-PC
　プライマリケア医による面接・診
　　断のポイント　　　　　　　486

ICD-10/F-PC フローチャート

ICF
　高次脳機能障害と―　　　　　210

ICMs
　―と恐怖の消去のメカニズム　65

IDS
　うつの評価尺度　　　　　　　111

IGF-1
　うつ病の病態仮説　　　　　　59

IL-6
　うつ病との関係　　　　　　268*

Illness Behavior Questionnaire
　―と疼痛性障害　　　　　　　232

INH
　―と薬物誘発性うつ病　　　　270

Inkludenz
　Tellenbach のメランコリー親和型
　　構造　　　　　　　　　　　417

intercalated cell masses
　―と恐怖の消去のメカニズム　65

International Classification of Diseases-10 → ICD-10

International Classification of Functioning, Disability and Health
　高次脳機能障害と―　　　　　210

interpersonal and social rhythm therapy
　―による双極性障害の治療　　455

interpersonal psychotherapy
　うつ病に対する―　　　　　　420
　―によるうつ病の治療　　　　455

Inventory for Depressire Symptomatology-Clinician Rated
　うつの評価尺度　　　　　　　111

Inventory for Depressive Symptomatology
　うつの評価尺度　　　　　　　111

involutional melancholia
　―とうつ病　　　　　　　　　31

iproniazid
　うつ病の薬物療法　　　　　　384

IPSRT
　―による双極性障害の治療　　455

IPT
　うつ病に対する―　　　　　　420
　―によるうつ病の治療　　　　455

irritable bowel syndrome
　―と機能性身体症候群　　　　321

isolated phobia
　―不安の種類　　　　　　　　103

J

Japan Coma Scale
　症状精神病の診断　　　　　　204

Japanese Adult Reading Test
　うつ病診療と心理面　　　　　383

JART
　うつ病診療と心理面　　　　　383

K

Keller
　—と double depression　244
Kendell
　不安とうつの連続論　6
Klein
　不安発作に対するイミプラミンの効果　2
　パニック障害の窒息誤警報説　49
Klerman
　—と対人関係療法　455
Kraepelin
　—によるメランコリーの解釈　3
　—によるうつ病の不安　9
　不安精神病と躁うつ病　10
　躁うつ病の概念　168
　症状精神病の概念　201
　—と double depression　244
　—と躁うつ病　501

L

Lam Employment Absence and Productivity Scale
　うつの評価　115
Lange
　不安精神病の分類　4
LDL コレステロール
　メタボリックシンドロームと—　294
LEAPS
　うつの評価　115
learned helplessness
　反応性うつ病の動物モデル　8
levetiracetam
　社交不安障害に対する治療のエビデンス　402*
Lewis
　うつ・不安の一元論的見解　5
Lewy 小体型認知症
　—と抑うつ状態　220
Liebowitz Social Anxiety Scale
　社交不安障害の重症度評価　121
Liebowitz 社交不安障害尺度
　社交不安障害の重症度評価　121
long-term potentiation
　—と恐怖の条件付け　64
LSAS
　社交不安障害の重症度評価　121
LSAS-J
LTP
　—と恐怖の条件付け　64
lypemia
　Esquirol によるメランコリーの解釈　3

M

M.I.N.I.
　プライマリケア医による面接・診断のポイント　485
　—と構造化面接法　488
　—による大うつ病エピソードモジュール　490*
MADRS
　うつの評価尺度　109
　—の評価項目　110*
major depression →うつ病, 大うつ病
　向精神薬の効果　7
　不安障害の合併とうつ病の併存率　45
major depressiv episode
　—と診断基準（DSM-IV）　132*
major depressive episode
　—の診断基準　131
MANGA
　うつ病の治療戦略　389
MANGA 研究
　—とうつ病の薬物治療　393
mania
　Kraepelin によるメランコリーの解釈　3
manisch-depressives Irresein
　Kraepelin による—　3
MAO
　抗うつ薬の薬理作用　384
MAO-A
　—と抗うつ薬の薬理作用　385
MAO-B
　—と抗うつ薬の薬理作用　385
MAOI
　うつ病治療における BDNF との関連　53
　double depression の治療　247
　うつ病の薬物療法　384
　社交不安障害の薬物療法　401
　社交不安障害に対する治療のエビデンス　402*
　—と非定型うつ病　493
MAO 阻害薬
　不安と抑うつの薬物療法結果　6*
　うつ病治療における BDNF との関連　53
Mapother
　うつ・不安の一元論的見解　5
masked depression
　うつ病の症候学　29
MBT
　—と境界性パーソナリティ障害の治療　241
McCullough
　—と認知行動分析システム精神療法　420
MCI
　—とうつ病　220
MD →うつ病, 大うつ病
　向精神薬の効果　7
　不安障害の合併とうつ病の併存率　45
MDQ
　単極性うつ病と双極性うつ病の鑑別　495
Measurement-Based Approach
　うつの評価　115
m-ECT
　脳血管障害に伴う感情障害の治療　292
　うつ病に対する—　468
medically unexplained physical symptoms
　—と機能性身体症候群　320
medication overuse headache
　—に伴う気分障害　278
melancholia agitata
　—と不安精神病　4
　Kraepelin によるメランコリーの解釈　3
mental disorders due to a general medical condition
　DSM-IV の分類　202
mentalization-based treatment
　—と境界性パーソナリティ障害の治療　241
Meta-Analysis of New Generation Antidepressants
　うつ病の治療戦略　389
mid-life crisis
　うつ病とライフサイクル　544
mild cognitive impairment
　—とうつ病　220
mild depressive ipisode
　—と診断基準（ICD-10）　133*
mild traumatic brain injury
　高次脳機能障害と—　210
MIND-IT
　循環器疾患とうつ病・うつ状態　304
Mini International Neuropsychiatric Interview
　プライマリケア医による面接・診断のポイント　485
Mini Mental State Examination
　老年期の不安の検査　573
Minnesota Multiphasic Personality Inventory
　うつ病診療と心理面　383
MMPI
　うつ病診療と心理面　383
MMSE
　老年期の不安の検査　573
moclobemide
　—と抗うつ薬の薬理作用　385
　パニック障害に対する治療のエビデンス　399*

社交不安障害の薬物療法	401	
modified electroconvulsive therapy（modified-ECT）		
脳血管障害に伴う感情障害の治療	292	
うつ病に対する—	468	
MOH		
—に伴う気分障害	278	
monoamine oxidase		
抗うつ薬の薬理作用	384	
monoamine oxidase inhibitor →MAOI, モノアミン分解酵素阻害薬		
うつ病治療における BDNF との関連	53	
double depression の治療	247	
うつ病の薬物療法	384	
社交不安障害の薬物療法	401	
monomania		
Esquirol によるメランコリーの解釈	3	
Montgomery-sberg Depression Rating Scale		
うつの評価尺度	109,110	
Mood Disorder Questionnaire		
単極性うつ病と双極性うつ病の鑑別	495	
mood reactivity		
うつ病の症候学	31	
morning depression		
うつ病の症候学	29	
MRI-defined VD		
身体疾患によるうつ病	270	
MRI-defined VDep		
血管性うつ病の概念	288	
Mundt		
うつ病の構造類型	417	
MUPS		
—とプライマリケア	491	
Murphy		
気分変調症と大感情病患者の比較	12*	
Myocardial Infarction and Depression-Intervention Trial		
循環器疾患とうつ病・うつ状態	304	

N

N-アセチルトランスフェラーゼ		
高照度光療法の作用機序	462	
Narcotics Anonymous（NA）		
物質使用障害とうつ・不安の comorbidity	191	
NARI		
パニック障害に対する治療のエビデンス	399*	
NaSSA →ノルアドレナリン作動性・特異的セロトニン作動性抗うつ薬		

神経内科疾患に伴う気分障害の治療	281	
脳血管障害に伴う感情障害の治療	291	
喘息患者に対する治療	349	
—と抗うつ薬の薬理作用	386	
うつ病の治療戦略	389	
National Comprehensive Cancer Network		
—のガイドライン	360	
National Epidemiologic Survey for Alcohol and Related Conditions		
不安と自殺	261	
National Institute for Health and Clinical Excellence		
パニック障害の薬物療法	399	
National Institute of Mental Health		
—のうつ病評価尺度	113	
NCCN		
—のガイドライン	360	
NDDS		
うつの評価尺度	108	
nefazodone		
PTSD の薬物療法	405	
negative affect		
うつ病の不安と—	9	
NESARC		
不安と自殺	261	
Neurasthenia		
—と不安神経症	4	
neurofatigue		
高次脳機能障害の症状	210	
neurogenesis		
—からみたうつ病の病態	55	
neuroleptic-induced dysphoria		
—と統合失調症の抑うつ	177	
neuropil		
うつ病の病態メカニズム	57	
Neuropsychiatric Inventory		
精神症状の検査	223	
neuropsychological spiral		
高次脳機能障害の症状	211	
neurosis		
Freud の—	35	
Newcastle Depression Diagnostic Scale		
うつの評価尺度	108	
NICE		
パニック障害の薬物療法	399	
NIMH		
—のうつ病評価尺度	113	
NK 細胞活性		
うつ病との関係	268*	
NMDA 受容体		
—と恐怖の条件付け	64	
noradrenergic and specific serotonergic antidepressant		
神経内科疾患に伴う気分障害の治療	281	

—と抗うつ薬の薬理作用	386	
NPI		
精神症状の検査	223	
認知症に共存するうつの評価	224	

O

obsessive compulsive disorder		
不安障害の合併とうつ病の併存率	45	
—の薬物療法	394	
小児・思春期の—	539	
OCD →強迫性障害		
不安障害の合併とうつ病の併存率	45	
DSM-V の分類	154	
—の薬物療法	394,401	
小児・思春期の—	539	
open-ended question		
面接の原則と技法	89	
organic brain syndrome		
DSM-II の分類	202	
organic mental syndromes and disorders		
DSM-III-R の分類	202	
organic, including symptomatic, mental disorders		
ICD-10 の分類	202	

P

Panic and Agoraphobia Scale		
不安障害の評価尺度	121	
Panic Diary		
不安障害の評価尺度	121	
panic disorder → PD, パニック障害		
—と DSM-III	7	
不安障害の合併とうつ病の併存率	45	
Panic Disorder Severity Scale		
不安障害の評価尺度	120	
PANSS		
統合失調症に併存する抑うつ・不安の評価	174	
Paracelsus		
—とメランコリー	3	
Parkinson 病		
不安症状を惹起する可能性のある身体疾患	102*	
—とうつ状態	137	
—とうつ病	270	
—とアパシー	272	
—とうつ・不安	272	
—に伴う気分障害	275	
—における不安障害	276	
—に伴う気分障害の有病率	279*	
—に対する断眠療法	478	

老年期の不安との併存症　571
Pavlov の犬
　神経科学からみた不安の発生のメカニズムと病態　62
PCOS
　―の精神症状　365
PD →パニック障害
　―と DSM-III　7
　不安障害の合併とうつ病の併存率　45
　小児・思春期の―　536
PD →パーソナリティ障害
　―とうつ・不安の comorbidity　236
　回避性―　236
　境界性―　236
　統合失調症型―　237
　妄想性―　237
　依存性―　238
　演技性―　238
　回避性―　238
　強迫性―　238
PDFTBI
　高次脳機能障害の症状　213
PDSS
　不安障害の評価尺度　120
personality disorder → PD, パーソナリティ障害
　―とうつ・不安の comorbidity　236
PET
　―と不安の病態　50
　うつ病の病態メカニズム　52
PFC
　―と恐怖の消去のメカニズム　65
phenelzine
　パニック障害に対する治療のエビデンス　399*
　社交不安障害の薬物療法　401
　社交不安障害に対する治療のエビデンス　402*
phobia
　―と不安の概念　102
　acro ―　102
　arachno ―　103
　isolated ―　103
　specific ―　103
phobic anxiety disorders
　―不安の種類　103
PMDD
　―とうつ状態　138
　―とうつ・不安　363
PMS
　―とうつ・不安　363
polycystic ovary syndrome
　―の精神症状　365
polysurgery
　―と身体表現性障害　233
POMS
　うつ・不安の症状評価　21
positive affect

　うつ病の不安と―　9
Positive and Negative Syndrome Scale
　統合失調症に併存する抑うつ・不安の評価　174
positron emission tomography
　―と不安の病態　50
　うつ病の病態メカニズム　52
post poststroke depression
　―の歴史的背景　284
post stroke depression
　―に伴う気分障害　280
Postpsychotic Disorder of Schizophrenia
　DSM-IV の基準　176
Post-schizophrenic depression
　ICD-10 の基準　176
post-stroke depression
　―の評価スケール　114
　身体疾患によるうつ病　270
post-traumatic stress disorder →心的外傷後ストレス障害, PTSD
　―とパニック障害　42
　不安障害の合併とうつ病の併存率　45
　神経科学からみた不安の発生のメカニズムと病態　62
　DSM-III の分類　101
　双極性障害に併存する―　170
　―の薬物療法　394
Praecordialangst
　Flemming による―　3
prazosin
　PTSD の薬物療法　408
prefrontal cortex
　―と恐怖の消去のメカニズム　64
pregabalin
　社交不安障害の薬物療法　401
　全般性不安障害の薬物療法　409
　老年期の不安の薬物療法　575
premenstrual dysphoric disorder
　―とうつ状態　138
　―とうつ・不安　363
premenstrual syndrome
　―とうつ・不安　363
Present State Examination
　―と構造化面接法　488
Profile of Mood States
　うつ・不安の症状評価　21
PSD
　―の評価スケール　114
　―に伴う気分障害　280
　―の歴史的背景　284
PSE
　―と構造化面接法　488
pseudo dementia
　―とうつ病　220
pseudodementia
　老年期うつ病の亜型　564

psychotic disorder following TBI
　高次脳機能障害の症状　213
psychotic/delusional syndrome
　高次脳機能障害の症状　213
PTSD →心的外傷後ストレス障害
　―とパニック障害　42
　不安障害の合併とうつ病の併存率　45
　神経科学からみた不安の発生のメカニズムと病態　62
　―と恐怖の再生　66
　―と不安　86
　精神療法の鉄則　98
　DSM-III の分類　101
　ICD-10 の分類　102
　双極性障害に併存する―　170
　―の生涯有病率　182*
　不安障害とうつ病の生涯診断での comorbidity の割合　184*
　―とうつの comorbidity　186
　―と物質使用障害　191
　高次脳機能障害と―　213
　―とは　214*
　―と喘息の関係　340
　―の薬物療法　394,403
　―の治療アルゴリズム（IPAP）　406*
　―のガイドライン　408*
　不安に関する心理教育　446
　―の自殺既遂率　519*
　小児・思春期の―　538
　―の診断基準　539
　―と老年期の不安　570

Q

QIDS
　うつの評価尺度　111
　認知行動療法の評価尺度　438
QIDS-16
　うつの評価尺度　111
Quick Inventory of Depressive Symptomatology
　うつの評価尺度　111
Quick Inventory of Depressive Symptomatology
　認知行動療法の評価尺度　438

R

rapid cycler
　双極性障害の―　331
rapid eye movement
　―と断眠療法　478
reboxetine
　パニック障害の薬物療法　398
　パニック障害に対する治療のエビ

デンス　399*
recovery
　うつ病の治療ゴール　108
REM
　―と断眠療法　478
REM 断眠
　―の抗うつ効果　478
Remanenz
　Tellenbach のメランコリー親和型構造　418
remission
　うつ病の治療ゴール　108
reversed vegetative symptoms type
　非定型うつ病の―　12
reversible dementia
　老年期うつ病の亜型　564
reversible inhibitor of MAO-A
　―と抗うつ薬の薬理作用　385
RIMA
　―と抗うつ薬の薬理作用　385
　パニック障害に対する治療のエビデンス　399*
Robins
　自殺の研究　251
Rosenthal
　―と高照度光療法　461
Roth
　うつ・不安の二元論的見解　5

S

SAD
　DSM-IV-TR の診断基準　61
　神経科学からみた不安の発生のメカニズムと病態　62
SAD →社交不安障害
　―の comorbidity　157*
　―の薬物療法　394,401
　―に対する高照度光療法　461
　―の特徴　463
　小児・思春期の―　537,538
SAD-P
　単極性うつ病と双極性うつ病の鑑別　496
SADS
　社交不安障害の評価尺度　123
SAS
　不安全般の評価尺度　117
Schacter
　―の感情2要因説　70
Scheeringa
　PTSD の診断基準　539
schizoid personality disorder
　―の前駆症状としての不安　104
Schneider
　―の一級症状　25
　症状精神病の概念　201
SCI
　―とうつ病　288
SCID
　―と構造化面接法　488
SCID-II
　うつ病診療と心理面　383
SCN
　高照度光療法の作用機序　462
Screening Assessment of Depression-Polarity
　単極性うつ病と双極性うつ病の鑑別　495
SDS
　うつ状態の重症度評価　21
　うつ病の重症度評価　113
　循環器疾患とうつ病・うつ状態　301
　―とうつ病の診断　380
　老年期の不安の検査　573
seasonal affective disorder
　―に対する高照度光療法　461
selective serotonin reuptake inhibitor → SSRI, 選択的セロトニン再取り込み阻害薬
　うつ病治療における BDNF との関連　54
　―とうつ病が軽症化　130
　うつ病の薬物療法　384
　―と抗うつ薬の薬理作用　386
　不安障害の薬物療法　394
Self-rating Anxiety Scale
　不安全般の評価尺度　117
Self-rating Depression Scale
　うつ状態の重症度評価　21
　―とうつ病の診断　380
Seligman
　学習性無力　8
　―の学習性無力感理論　72
semi-structured interview
　精神科面接　90
sensitivity
　ICD-10 と DSM-IV-TR の特徴　91
separation anxiety disorder
　小児・思春期の―　538
Sequenced Treatment Alternatives to Relieve Depression
　うつの評価尺度　111
　うつ病の治療戦略　389
serotonin noradrenalin reuptake inhibitor → SNRI, セロトニン・ノルアドレナリン再取り込み阻害薬
　―と抗うつ薬の薬理作用　386
　―とうつ病が軽症化　130
serotonin syndrome
　SSRI，SNRI による―　499
SHAPS スコア
　アンヘドニアの評価，診断　273
SHARE プログラム
　がん医療におけるコミュニケーション　361
Sheehan
　パニック障害の内因性不安　7
　パニック障害の起こり　38
Sheehan Patient Rated Anxiety Scale
　不安全般の評価尺度　119
Sheehan 不安尺度
　不安全般の評価尺度　119
SIGH-A
　―と Hamilton 不安尺度　117
SIGMA
　うつの評価尺度　110
silent cerebral infarction
　―とうつ病　288
Singer
　―の感情2要因説　70
single nucleotide polymorphism
　うつ病の病態メカニズム　52
SLE
　―に不安障害が合併した場合の自殺リスク　261
smiling depression
　異常な感情表現　28
　抑うつ的な表出の存在　32
Snaith-Hamilton Pleasure Scale スコア
　アンヘドニアの評価，診断　273
SNP
　うつ病の病態メカニズム　52
SNRI →セロトニン・ノルアドレナリン再取り込み阻害薬
　―とうつ病が軽症化　130
　統合失調症に併存する抑うつ・不安の治療　179
　うつ・不安を伴う身体表現性障害の治療　233
　double depression の治療　247
　神経内科疾患に伴う気分障害の治療　280
　脳血管障害に伴う感情障害の治療　291
　機能性ディスペプシアに対する治療　323
　喘息患者に対する治療　349
　―患者の不安とうつに対する治療　376
　うつ病の治療計画　381
　―と抗うつ薬の薬理作用　386
　―の副作用　387
　薬物動態と臨床効果との関連　387
　うつ病の治療戦略　389
　パニック障害の薬物療法　395,398
　パニック障害に用いる薬剤と用量　397*
　パニック障害に対する治療のエビデンス　399*
　社交不安障害の薬物療法　401
　社交不安障害に対する治療のエビデンス　402*
　PTSD の薬物療法　405

全般性不安障害の薬物療法　409
　　プライマリケア医によるうつ病の治療と管理　498
　　ひきこもりに対する効果　522
social anxiety disorder →社交不安障害
　　DSM-IV-TR の診断基準　61
　　―不安の種類　103
　　―の comorbidity　157 *
　　―の薬物療法　394
Social Avoidance and Distress Scale
　　社交不安障害の評価尺度　123
social phobia
　　―と不安の概念　102
Social Readjustment Rating Scale
　　ライフイベントとストレス　554
Social Skills Training: Enhancing Social Competence in Children and Adolescents
　　小児・思春期の社交不安障害と―　537
soft bipolar disorder
　　小児のうつ病診断　528
soft bipolar spectrum
　　―と双極性障害　495
　　―の概念　495 *
Sollendruck
　　Tellenbach のメランコリー親和型構造　417
somatic syndrome
　　―と診断基準（ICD-10）　133 *
somatoform disorder
　　―の概念　227
SP
　　小児・思春期の―　540
Specht
　　―による不安と激越　3
specific phobia
　　―不安の種類　103
　　小児・思春期の―　540
specificity
　　ICD-10 と DSM-IV-TR の特徴　91
spectrum disorders
　　うつ病と不安の分類　154
SPIKES
　　がん医療におけるコミュニケーション　361
SRRS
　　ライフイベントとストレス　554
SSRI →選択的セロトニン再取り込み阻害薬
　　―と向精神薬の分類体系　2
　　―とパニック障害，全般性不安障害　7
　　プラセボとの効果の比較　23
　　パニック障害の予後　42
　　―と扁桃体活性化の改善　50
　　―による抗不安効果　51

　　うつ病治療における BDNF との関連　54
　　―と強迫性障害　102
　　不安患者の治療　105
　　―とうつ病が軽症化　130
　　統合失調症に併存する抑うつ・不安の治療　179
　　認知症に伴う抑うつに対する治療　225
　　うつ・不安を伴う身体表現性障害の治療　233
　　double depression の治療　247
　　神経内科疾患に伴う気分障害の治療　280
　　神経内科疾患に伴う不安障害の治療　281
　　脳血管障害に伴う感情障害の治療　291
　　循環器疾患に合併したうつ病・うつ状態の治療　304
　　COPD と不安・うつ　312
　　機能性ディスペプシアに対する治療　323
　　過敏性腸症候群の治療　324
　　身体疾患に精神症状を持つ患者の治療　328
　　糖尿病患者のうつ病と不安障害の治療　336
　　喘息患者に対する治療　349
　　喘息にパニック障害を合併した患者の治療　350
　　月経前気分不快障害の治療　364
　　―患者の不安とうつに対する治療　376
　　うつ病の治療計画　381
　　うつ病の薬物療法　384
　　―と抗うつ薬の薬理作用　386
　　―の副作用　387
　　薬物動態と臨床効果との関連　387
　　―と activation syndrome　388
　　―の離脱症状　388
　　うつ病の治療戦略　389
　　胎児への影響　389
　　不安障害の薬物療法　394
　　パニック障害に用いる薬剤と用量　397 *
　　パニック障害で使用される薬剤の利点／不利点　398 *
　　パニック障害の薬物療法　398
　　パニック障害に対する治療のエビデンス　399 *
　　強迫性障害の薬物療法　401
　　社交不安障害の薬物療法　401
　　特定の恐怖症の薬物療法　401
　　強迫性障害の薬物療法　402
　　社交不安障害に対する治療のエビデンス　402 *
　　PTSD の薬物療法　405
　　高照度光療法との併用療法　466

　　プライマリケア医によるうつ病の治療と管理　498
　　ひきこもりに対する効果　522
　　小児うつ病の薬物療法　532
　　小児の不安障害の治療　535,536
　　小児に対する薬物療法の副作用　536
　　小児・思春期のパニック障害と―　537
　　小児・思春期の全般性不安障害と―　538
　　老年期うつ病の薬物治療　566
　　老年期の不安の薬物療法　575
SST
　　小児・思春期の社交不安障害と―　537
St John's wort
　　強迫性障害の薬物療法　402
STAI
　　不安の評価　21
　　不安の発生と性格　80
　　不安全般の評価尺度　117
　　循環器疾患と不安障害の予後研究　306
　　老年期の不安の検査　573
STAR*D
　　うつの評価尺度　111
　　うつの評価　115
　　うつ病の治療戦略　389
　　うつ病の薬物治療　391
State Trait Anxiety Inventory
　　不安の評価　21
　　循環器疾患と不安障害の予後研究　306
　　老年期の不安の検査　573
State-Anxiety
　　―と STAI　117
State-Trait Anxiety Inventory
　　不安の発生と性格　80
　　不安全般の評価尺度　117
　　―と STAI　117
stress and fear-circuitry disorders
　　うつ病と不安の分類　154
stress-induced fear circuitry disorders
　　パニック障害の病態メカニズム　67
Structured Clinical Interview for DSM-III-R
　　―と構造化面接法　488
Structured Clinical Interview for DSM-IV Axis II Personality Disorders
　　うつ病診療と心理面　383
structured interview
　　精神科面接　89
Structured Interview Guide for MADRS
　　うつの評価尺度　110
Structured Interview Guide for the Hamilton Anxiety Rating Scale

―と Hamilton 不安尺度　117
subjective unit of disturbance
　―と曝露療法　450
substance use disorders
　―とうつ・不安の comorbidity　191
SUD
　―と曝露療法　450
synaptogenesis
　うつ病の病態メカニズム　57

T

T₃
　double depression の治療　247
T₄
　double depression の治療　247
TBI
　高次脳機能障害と―　210
TCA →三環系抗うつ薬
　―と BDNF　54
　喘息患者に対する治療　349
　うつ病の薬物療法　384
　―の薬物有害反応と使用上の注意　387
　薬物動態と臨床効果との関連　387
　うつ病の治療戦略　389
　パニック障害の薬物療法　395,398
　パニック障害に用いる薬剤と用量　397*
　パニック障害で使用される薬剤の利点/不利点　398*
　強迫性障害の薬物療法　402,403
　PTSD の薬物療法　405
　全般性不安障害の薬物療法　409
Teasdale の抑うつ的処理活性仮説
　心理学からみたうつの発生のメカニズムと病態　69,71
Tellegen
　気分の対立構造　9*
　5つの気分尺度の二因子構造　10*
Tellenbach
　―のメランコリー親和型構造　417
terfenadine
　薬物動態と臨床効果との関連　387
testing
　パーソナリティ障害と―　237
The International Psychopharmacology Algorithm Project
　PTSD のアルゴリズム　409
　全般性不安障害のアルゴリズム　409
threshold hypothesis
　血管性うつ病の―　288
thyroid stimulating hormone
　うつ病との鑑別　137
tiagabine
　パニック障害に対する治療のエビデンス　399*
　社交不安障害に対する治療のエビ

デンス　402*
Torgersen
　双生児法による比較　13,14*
Trait-Anxiety
　―と STAI　117
tranylcypromine
　うつ病治療における BDNF との関連　53
　社交不安障害に対する治療のエビデンス　402*
TRH
　―と断眠療法　479
tricyclic antidepressant
　うつ病の薬物療法　384
tricyclic antidepressive agent
　―と BDNF　54
trip
　大麻の作用　196
trkB
　―と BDNF の発現　55,56
　うつ病の病態メカニズム　57
TSH
　うつ病との鑑別　137
　―と断眠療法　479
TSH 単独欠損症
　―の精神症状　330
TSH 不応症
　―の精神症状　330
TSH 産生下垂体腫瘍
　―の精神症状　329

U

unconditioned responses
　神経科学からみた不安の発生のメカニズムと病態　62
unconditioned stimulus
　神経科学からみた不安の発生のメカニズムと病態　62
unexplained physical symptoms
　―とプライマリケア　492
UR
　神経科学からみた不安の発生のメカニズムと病態　62
Urangst
　Schneider による―　11
US
　神経科学からみた不安の発生のメカニズムと病態　62

V

V 型
　非定型うつ病の―　12
VaD
　―とうつ病　220
vascular dementia

　―とうつ病　220,288
vascular depression
　―とうつ病　270
　老年期うつ病の亜型　564
VCD
　―と喘鳴　343
VD
　―とうつ病　270
VDep
　→血管性うつ病　288
venlafaxine
　―と抗うつ薬の薬理作用　386
　パニック障害の薬物療法　397
　パニック障害に対する治療のエビデンス　399*
　社交不安障害の薬物療法　401
　社交不安障害に対する治療のエビデンス　402*
　PTSD の薬物療法　405
　全般性不安障害の薬物療法　409
venlafaxine ER
　パニック障害に用いる薬剤と用量　397*
Verzweiflung
　Tellenbach のメランコリー親和型構造　418
VFGF
　うつ病の病態仮説　59
vigabatrin
　パニック障害に対する治療のエビデンス　399*
vocal cord dysfunction
　―と喘鳴　343

W

Weissman
　―と対人関係療法　455
Wernicke
　―と不安精神病　3
West
　―と非定型うつ病　12
Westpha
　うつ・不安の概念と歴史的展望　3
WFSBP
　パニック障害の薬物療法　399
Wieck
　症状精神病の概念　201
　―の通過症候群　204
World Federation of Societies of Biological Psychiatry
　パニック障害の薬物療法　399
worry
　不安の語義　144
　全般性不安障害の診断　146

Y

Yale-Brown Obsessive Compulsive Scale
　強迫性障害の評価尺度　　　123
Yale-Brown 大学強迫性障害評価尺度
　強迫性障害の評価尺度　　　123
Yalom
　—の集団精神療法　　　421
Y-BOCS　　　126＊
　強迫性障害の評価尺度　　　123
year lived with a disability
　うつ病と社会的問題　　　514
year of life lost
　うつ病と社会的問題　　　514
Yele-Brown 大学強迫性障害評価尺度
Yerkes-Dodson 曲線
　不安に関する心理教育　　　446
YLD
　うつ病と社会的問題　　　514
YLL
　うつ病と社会的問題　　　514

Z

Zeller
　—によるメランコリーの解釈　　　3
Zung Self-Rating Depression Scale
　うつ病の重症度評価　　　113
　循環器疾患とうつ病・うつ状態　301
Zung 自己評価不安尺度
　不安全般の評価尺度　　　117
Zung's Self-Rating Depression Scale
　老年期の不安の検査　　　573
Zung の自己評価式抑うつ性尺度

ギリシャ字

$α_1$ 遮断薬
　PTSD の薬物療法　　　408
$α_2$ 受容体
　—と抗うつ薬の薬理作用　　　385
α アドレナリン作動薬
　—による不安様症状の惹起　　　572
α - メチルドパ
　薬剤惹起性うつ病を起こしやすい薬剤　　　140
β 遮断薬
　薬剤惹起性うつ病を起こしやすい薬剤　　　140
　—と症状精神病　　　203
　—と薬物誘発性うつ病　　　270
　パニック障害の薬物療法　　　398
　PTSD の薬物療法　　　408

数字

1 型糖尿病
　うつ病を合併した場合の予後　　　269
I 軸障害
　—と comorbidity の問題点　　　152
2 型糖尿病
　うつ病を合併した場合の予後　　　269
2 型糖尿病患者
　—とうつ病　　　268
II 軸障害
　—と comorbidity の問題点　　　152
3- メトキシ -4- ヒドロキシフェニルエチレングリコール
　断眠療法の作用機序　　　480
III 軸障害
　—と comorbidity の問題点　　　152
5-HT
　—と SSRI の機序　　　51
　過敏性腸症候群と—　　　324
　—と抗うつ薬の薬理作用　　　386
$5-HT_1A$
　—と抗うつ薬の薬理作用　　　385
$5-HT_1A$ 受容体作動薬
　全般性不安障害の薬物療法　　　409
$5-HT_2$ 受容体
　—と抗うつ薬の薬理作用　　　385
5-HTT
　うつ病の遺伝子研究　　　58
5-HTT 遺伝子
　うつ病の治療戦略　　　390
5-hydroxytryptamine
　過敏性腸症候群と—　　　324
12 ステップ
　物質使用障害とうつ・不安の comorbidity　　　191

脳とこころのプライマリケア 1　うつと不安

2010年6月15日　第1版第1刷発行

監　修　　日野原重明・宮岡　等
編　集　　下田和孝
発行者　　七野俊明
発行所　　株式会社シナジー
　　　　　〒101-0062 東京都千代田区神田駿河台3-4-2
　　　　　TEL：03-5209-1851（代）
　　　　　URL：http://www.syg.co.jp
編集協力　株式会社学樹書院
装丁・DTP　有限会社プロジェクト・エス（藤岡雅史，外松香里）
印刷・製本　図書印刷株式会社

ISBN 978-4-916166-25-8　　　©Synergy, 2010. Printed in Japan.
乱丁・落丁本はお取り替えいたします．

本書の複写・複製・転載・翻訳・上映・譲渡・データベースへの取り込み，および送信に関する許諾権は，株式会社シナジーが保有します．

『脳とこころのプライマリケア』全8巻＋総索引

■**監修**（五十音順）
　日野原　重明（聖路加国際病院理事長）
　宮岡　　等（北里大学教授）

■**編集委員**（五十音順）
　飯田　順三（奈良県立医科大学教授）
　池田　　学（熊本大学大学院教授）
　下田　和孝（獨協医科大学教授）
　千葉　　茂（旭川医科大学教授）
　中山　和彦（東京慈恵会医科大学教授）
　福居　顯二（京都府立医科大学教授）
　堀口　　淳（島根大学教授）
　宮岡　　等（北里大学教授）

■**シリーズの構成と刊行スケジュール**（変更になる場合もございます。ご了承ください。）

1　うつと不安	（編集：下田和孝）	ISBN:978-4-916166-25-8
第1回配本（2010年6月発行）	定価（本体 29,800円＋税）	
2　知能の衰え	（編集：池田学）	ISBN:978-4-916166-26-5
第8回配本（2011年8月発行予定）	定価（未定）	
3　こころと身体の相互作用	（編集：宮岡等）	ISBN:978-4-916166-27-2
第7回配本（2011年6月発行予定）	定価（未定）	
4　子どもの発達と行動	（編集：飯田順三）	ISBN:978-4-916166-28-9
第2回配本（2010年8月発行予定）	定価（未定）	
5　意識と睡眠	（編集：千葉茂）	ISBN:978-4-916166-29-6
第6回配本（2011年4月発行予定）	定価（未定）	
6　幻覚と妄想	（編集：堀口淳）	ISBN:978-4-916166-30-2
第5回配本（2011年2月発行予定）	定価（未定）	
7　食事と性	（編集：中山和彦）	ISBN:978-4-916166-31-9
第4回配本（2010年12月発行予定）	定価（未定）	
8　依存	（編集：福居顯二）	ISBN:978-4-916166-32-6
第3回配本（2010年10月発行予定）	定価（未定）	
別巻　総索引		ISBN:978-4-916166-33-3
第9回配本（2011年10月発行予定）	定価（未定）	

プロバイオティクスの金字塔　反響続々!!

研究，開発の現場に必備の1冊！

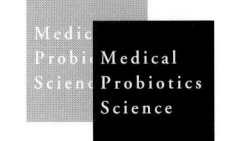

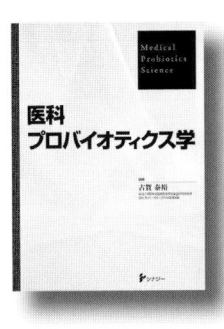

医科プロバイオティクス学

編集：古賀泰裕（東海大学医学部基礎医学系感染症研究室教授・日本プロバイオティクス学会理事長）

本書は，プロバイオティクスが臨床医学や健康食品の現場でどのように評価されているか，その全貌をまとめた画期的な学術書である．前半は歴史に始まり，基礎研究の最新情報，臨床応用の現状，安全性を，後半は各科臨床応用における具体的成果と問題点を，エビデンスを示しながら詳述されている．すでにプロバイオティクスに取り組んでいる研究者や開発者だけでなく，これからプロバイオティクス分野への参入を目指す企業やベンチャーにとっても，格好の参考書といえる．

定価18,900円（本体18,000円＋税）
ISBN978-4-916166-24-1
B5変型判，上製本，オールカラー，
650頁

本書の特長
1. 基礎から臨床応用までを1冊に凝縮．
2. 最先端で活躍する研究者77人の叡智を結集．
3. 基礎編では，最新のゲノム解析から作用機序までを仔細に解説．
4. 臨床編では，臨床応用の詳細と可能性を探る．
5. 研究テーマ・開発テーマのリソーステキストとして活用できる．
6. プロバイオティクスのアンチエイジング効果にも言及．
7. オールカラーのイラストで視覚的に理解しやすい．

I 総説　1 プロバイオティクスは加齢医学から始まった／2 細菌学の歴史におけるプロバイオティクス
II 基礎編　1 ヒト口腔内・腸内常在菌の構成／2 フローラ解析—培養法／3 フローラ解析—分子生物学的方法／4 フローラ解析—メタゲノム解析／5 腸内フローラ・腟内フローラの生理的役割／6 腸内フローラの免疫系に及ぼす効果／7 口腔フローラの免疫系に及ぼす影響／8 プロバイオティクスの効能と作用機序／9 プロバイオティクス医薬品の現状と展望／10 プロバイオティクス食品の現状と展望／11 プレバイオティクス，シンバイオティクス／12 プロバイオティクスの安全性評価
III 臨床編　1 *Helicobacter pylori* に対するプロバイオティクス応用の基礎的検討／2 *Helicobacter pylori* 感染症に対するプロバイオティクスの臨床応用／3 ウイルス感染症／4 衛生仮説（hygiene hypothesis）／5 アレルギー性鼻炎に対するプロバイオティクスの基礎的検討と臨床トライアル／6 アレルギー性鼻炎，花粉症／7 アトピー疾患／8 胃・十二指腸疾患／9 NSAIDs潰瘍／10 functional dyspepsia／11 小腸・大腸疾患／12 炎症性腸疾患／13 過敏性腸症候群／14 感染性腸炎／15 周術期腸内管理／16 経腸・経静脈栄養／17 MODS，SIRS／18 肝・胆・膵疾患／19 脂質異常症／20 高血圧症／21 糖尿病／22 慢性腎臓病（CKD）／23 大腸癌予防／24 心身医学／25 脳腸相関／26 口腔歯科学の臨床／27 口臭外来／28 歯周病の治療とプロバイオティクス／29 歯周病に対するプロバイオティクスLS1株の検討／30 新生児期・乳児期医療／31 乳児腸内細菌叢形成における母子間垂直伝播の役割／32 新生児外科疾患／33 小児アレルギー疾患／34 小児の *Helicobacter pylori* 感染症／35 加齢医学の基礎／36 高齢者診療におけるプロバイオティクスの可能性

シナジー　〒101-0062 東京都千代田区神田駿河台3-4-2 日専連朝日生命ビル6F
TEL：03-5209-1853　FAX：03-3252-1771　http://www.syg.co.jp

●できることよりも，できないことに視座を置いた異色シリーズ

循環器検査の
グノーティ・セアウトン

最新刊

■ 過信せず侮らず，
謙虚で緻密な検査とは

編集：山科　章
（東京医科大学第2内科教授）

「見落とし」なのか？
「そもそも見えない」のか？

検査結果をみて，「こんなハズがない」という経験をしたことはありませんか？
＊Gnothi Sautonとは「汝自身を知れ」の意味．

B5変型判　オールカラー　388ページ
定価：10,500円（本体：10,000円）　ISBN:978-4-916166-23-4

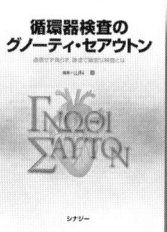

Contents

虚血性心疾患
・運動負荷心電図の結果を鵜呑みにすることなかれ
・狭心症状のない運動負荷心電図のST下降
・冠動脈CTと核医学所見の乖離：形態学的検査と機能学的検査の限界
・MDCTはすべての狭心症を診断できるわけではない：冠攣縮性狭心症の存在を忘れないように
・アセチルコリン冠攣縮誘発試験はトリッキー
・ステント内狭窄の評価は64列MDCTによる冠動脈造影で十分か？…など

心不全
・心機能検査だけで心不全の重症度を判定できるか？
・BNPの正常値を考える：心血管事故を予測できるか
・安静時の左室駆出率から心筋収縮予備能は類推できない　など

不整脈，失神
・Brugada症候群の診断は心電図で可能か
・加算平均心電図：標準12誘導心電図では補足できない微小電位で何がわかるか
・tilt試験単独では失神が誘発されない患者でも，薬剤負荷を併用すると陽性になるケースが多い
・心臓電気生理検査で異常が出ないときは，睡眠時無呼吸症候群を疑え…など

高血圧，血管機能
・心血管イベントと血圧値：血圧の日内変動を正しく把握して測定するには
・末梢動脈閉塞疾患の検査：ABIのピットフォールと追加試験…など

心筋症，弁膜症
・心尖部に潜む疾患を心エコー検査で見つけることができるか
・エコー法による圧較差が実際と乖離する理由
・ゆがむ僧帽弁，ずれる僧帽弁…など

心電図
・ST上昇は必ずしも心筋梗塞とはかぎらない
・心アミロイドーシスの心電図所見：左室肥大所見を示す症例が10数％存在する…など

冠危険因子，凝固，血栓，マーカ，その他
・LDL-コレステロール値だけで，すべての動脈硬化リスクを評価できない
・混沌とする血小板機能検査…など

脳神経検査の
グノーティ・セアウトン

好評シリーズ　第2弾
編集：小川　彰（岩手医科大学学長）
近刊
B5変型判　並製　オールカラー

Now Editing

眼科検査の
グノーティ・セアウトン

好評シリーズ　第3弾
編集：山下英俊（山形大学眼科学教授）
　　　谷原秀信（熊本大学眼科学教授）
近刊
B5変型判　並製　オールカラー

Now Editing

シナジー　〒101-0062 東京都千代田区神田駿河台3-4-2 日専連朝日生命ビル6F
TEL：03-5209-1853　FAX：03-3252-1771　http://www.syg.co.jp

AHA救急救命テキストシリーズ

American Heart Association® Learn and Live℠

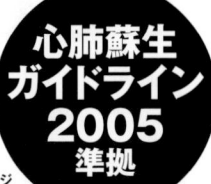

心肺蘇生ガイドライン2005準拠

- ●AHA心肺蘇生と救急心血管治療のためのガイドライン2005
  定価:5,775円(本体:5,500円)
  [ISBN] 978-4-916166-15-9
- ●AHA コアインストラクターコースパッケージ
  定価:7,875円(本体:7,500円)
  [ISBN] 978-4-916166-19-7
- ●ECC(救急心血管治療)ハンドブック2008
  定価:2,100円(本体:2,000円)
  [ISBN] 978-4-916166-20-3
- ●ACLSプロバイダーマニュアル
  定価:6,720円(本体:6,400円)
  [ISBN] 978-4-916166-09-8
- ●AHA ACLSインストラクターパッケージ
  定価:29,400円(本体:28,000円)
  [ISBN] 978-4-916166-11-1
- ●BLSヘルスケアプロバイダーマニュアル
  定価:4,830円(本体:4,600円)
  [ISBN] 978-4-916166-13-5
- ●AHA BLSヘルスケアプロバイダーインストラクターパッケージ
  定価:24,150円(本体:23,000円)
  [ISBN] 978-4-916166-14-2
- ●ハートセイバーAEDワークブック
  定価:2,100円(本体:2,000円)
  [ISBN] 978-4-916166-10-4
- ●AHAハートセイバーAEDインストラクターパッケージ
  定価:18,900円(本体:18,000円)
  [ISBN] 978-4-916166-12-8
- ●PALSプロバイダーマニュアル
  定価:15,750円(本体:15,000円)
  [ISBN] 978-4-916166-17-3
- ●AHA PALSインストラクターパッケージ
  定価:30,450円(本体:29,000円)
  [ISBN] 978-4-916166-18-0

主要書店にて新シリーズ好評発売中

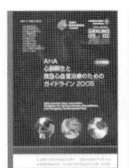

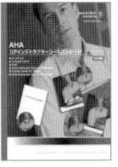

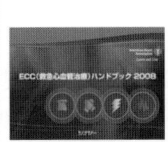

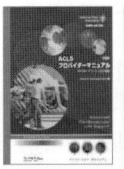

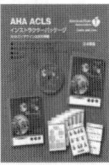

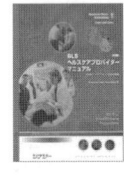

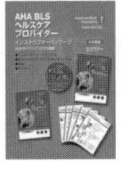

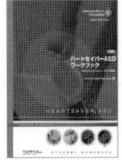

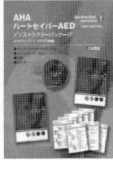

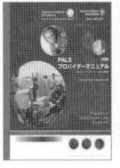

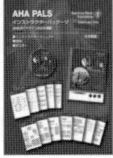

TBL 医療人を育てるチーム基盤型学習 〈好評発売中〉

日本初! Team-Based Learningテキスト

監修:瀬尾宏美(高知大学医学部総合診療部)
原著:Larry K.Michaelsen 他
定価:4,200円(本体4,000円)
B5判 208頁 ISBN:978-4-916166-22-7

医学英単語 〈好評発売中〉

オーディオCD 2枚付. リズムに乗ってらくらく学習!

監修:富田りか(東邦大学医学部医学科)
定価:2,520円(本体2,400円)
A5判 2色 144頁 ISBN:978-4-916166-21-0

臨床粘膜免疫学

粘膜免疫の基礎から臨床までの最新の研究成果をまとめ、今後の可能性を探る

編集:清野 宏(東京大学医科学研究所炎症免疫学分野教授)
B5判 上製 4色 500頁

Now Editing

Contents
1. 粘膜免疫歴史的検証 2. 粘膜免疫とは(総論) 3. 粘膜免疫の最前線としての上皮 4. 粘膜における自然免疫 5. 粘膜関連リンパ組織の特徴と組織構築分子基盤 6. 粘膜を介した獲得免疫誘導 7. 粘膜免疫におけるダイナミックな細胞移動 8. 分泌型IgA誘導における分子・細胞環境 9. 粘膜を介した共生関係構築・維持機構 10. 粘膜免疫の破綻による疾病発症 11. 病原微生物と粘膜免疫 12. 粘膜免疫を使った予防・治療戦略 13. 粘膜免疫と臨床

シナジー

〒101-0062 東京都千代田区神田駿河台3-4-2 日専連朝日生命ビル6F
TEL:03-5209-1853 FAX:03-3252-1771 http://www.syg.co.jp

TBL−医療人を育てるチーム基盤型学習
成果を上げるグループ学習の活用法

Team-Based Learning for Health Professions Educations
A Guide to Using Small Groups for Improving Learning

原著者：Larry K. Michaelsen 他
監修：瀬尾宏美 高知大学医学部総合診療部教授

- 講義でも，PBLでもない！学生のやる気と満足度を高め，プロフェッショナルへと脱皮させる"しかけ"を探、チーム基盤型学習（team-based learning）を概説した日本初のTBLテキスト
- 「受け身でメモを取る場」から，「自分たちのアイデアを使い仲間とともに積極的に参加する場」へと教室を変貌させることが出来る、医学教育、看護学教育に携わるすべての関係者必読の1冊。

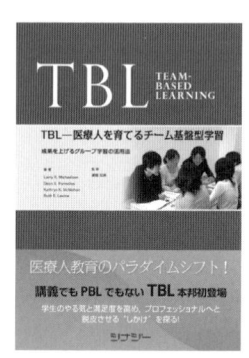

B5判、208頁
定価（本体4,000円+税）
ISBN 978-4-916166-22-7

目次

第1部 基礎編

1. 医療専門職教育におけるチーム基盤型学習：なぜTBLが医療専門職教育に適するのか
2. チーム基盤型学習の基本原則と実践
3. 効果的なチーム課題の作成
4. チーム基盤型学習による医療専門職の批判的思考能力の向上
5. チーム基盤型学習を利用する教育学的根拠：講義形式の教育対討論形式の教育
6. チームの編成
7. チーム管理
8. ファシリテーターの技能
9. チーム基盤型学習における同僚評価
10. 研究と研究活動：医療専門職教育におけるチーム基盤型学習

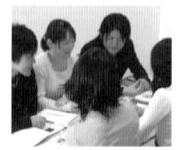

第2部 経験者の声

11. 医学部進学準備コースでのチーム基盤型学習：遺伝学
12. 生化学入門のコースにおけるチーム基盤型学習：初めてTBLを行う教員の視点
13. 看護学部教育の必修コースの講義に代わるチーム基盤型学習
14. 医師助手の教育プログラムにおけるチーム基盤型学習
15. 読書課題と学習のポイントの使用：チーム基盤型学習カリキュラムにおける解剖学講義に代わるもの
16. スポーツ・運動心理学におけるチーム基盤型学習：事例に基づく学習と応用演習としての概念図
17. 精神科のクリニカル・クラークシップにおけるチーム基盤型学習
18. チーム基盤型学習によるレジデント研修プログラムの再生：物療医学とリハビリテーションプログラムにおける経験

発行：バイオメディスインターナショナル　発売：シナジー
TEL:03-5209-1853
FAX:03-3252-1771